U0397046

# 壮药药理研究

ZHUANGYAO
YAOLI
YANJIU

组织编写　广西壮族自治区中医药研究院

总 主 编　钟　鸣

本书主编　钟　鸣　韦桂宁　李冬梅

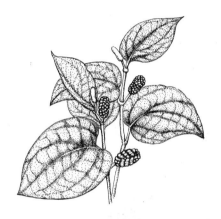

广西科学技术出版社
·南宁·

图书在版编目（CIP）数据

壮药药理研究 / 钟鸣，韦桂宁，李冬梅主编 . —南宁：
广西科学技术出版社，2022.9
（壮瑶药现代研究丛书）
ISBN 978-7-5551-1752-0

Ⅰ.①壮… Ⅱ.①钟… ②韦… ③李… Ⅲ.①壮医—
药理学—研究 Ⅳ.① R291.8

中国版本图书馆 CIP 数据核字（2022）第 161219 号

**壮药药理研究**

钟鸣　韦桂宁　李冬梅　主编

策划组稿：罗煜涛
责任编辑：李　媛　　　　　　　　　　　装帧设计：韦娇林
责任印制：韦文印　　　　　　　　　　　责任校对：吴书丽

出　版　人：卢培钊　　　　　　　　　　出版发行：广西科学技术出版社
社　　　址：广西南宁市东葛路 66 号　　邮政编码：530023
网　　　址：http://www.gxkjs.com

经　　　销：全国各地新华书店
印　　　刷：广西民族印刷包装集团有限公司
开　　　本：787 mm×1092 mm　　1/16
字　　　数：927 千字　　　　　　　　　印　　　张：41.25
版　　　次：2022 年 9 月第 1 版
印　　　次：2022 年 9 月第 1 次印刷
书　　　号：ISBN 978-7-5551-1752-0
定　　　价：198.00 元

# 前　言

　　广西壮族自治区地处祖国岭南地区，气候属亚热带季风型，夏季炎热多雨，冬季偶有奇寒。境内河流纵横，丛山绵延，植物种类繁多，草木茂盛，四季常青。广西壮族自治区是壮族人口最主要和最集中的分布区域。一方水土养育一方人，一方水土也影响了一方人。壮族人民在长期与大自然和疾病的斗争中，认识并发现了植物、动物、矿物的药用价值，积累了丰富的用药经验，形成了丰富多彩的壮医药文化。经过民族医药工作者多年坚持不懈地发掘整理和研究提高，壮医药基本形成了阴阳为本、三气同步、三道两路、脏腑气血、筋骨肌肤的理论体系，是我国中医药和民族医药的重要组成部分，具有丰富的科学内涵。

　　为充分发挥少数民族医药在防病治病中的独特优势，继续推进少数民族医药传承创新，用现代科学技术对少数民族医药经验进行总结、整理和提高，阐明作用机制，增强核心竞争力，在"广西壮瑶医药与医养结合人才小高地"建设项目的支持下，广西壮族自治区中医药研究院组织人员编写《壮药药理研究》，这是第一部系统、全面介绍壮药药理学和毒理学研究的专著。本书分为总论和各论两部分。在总论部分，总结了壮药的命名与分类、性味功效、用药原则与特点、组方配伍、炮制与加工，对壮药药理学的研究思路与方法进行了概述，并对壮药药理学和毒理学的研究进展做了综述；在各论部分，根据壮医药理论体系将壮药分类，按照解毒、补虚、调气机、通三道、通两路、治"巧坞"病、止血、止痛、打虫、收涩等类别，对252种壮药进行了详细的介绍，系统阐述了壮药在药理学和毒理学方面最新的研究成果及进展。本书的出版，对促进民族医药的现代化研究，指导民族医药工作者的科研工作具有重要的意义。

　　本书的编写参考了大量的相关文献和优秀编写成果，在此表示由衷的感谢。由于编者水平有限，不足之处在所难免，欢迎读者斧正。

编者

# 目 录

## 总 论

# 各 论

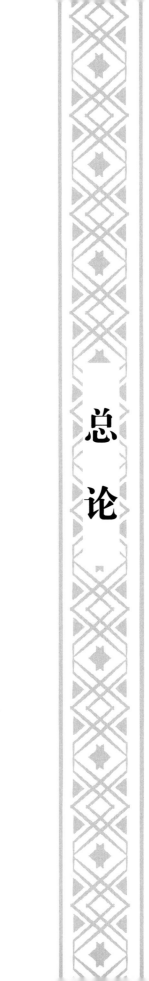

总　论

# 第一章 壮药理论体系简述

## 第一节 壮药命名与分类

壮药一般根据药材的产地、生长环境、生长季节、药用部位、形态特征、颜色、味道、功效、用量、动物名称、数字等方面进行命名。此外，还有以药材贮存期限、炮制加工方法、人名命名等。

### 一、壮药的命名

#### 1. 以产地命名

某些壮药为体现道地药材，在命名时冠以主产地，如桂枝、广木香、广西莪术、广西地不容、田七等。

#### 2. 以生长环境命名

某些壮药为体现药材的生长环境，以便采集，在命名时冠以其生长环境，如山苍子、岩黄连、石菖蒲、海蛇等。

#### 3. 以生长季节命名

某些壮药命名时注明药材的生长季节，以便及时采集加工，如夏枯草夏至后花叶枯萎，半夏成熟于仲夏，忍冬（金银花）之叶凌冬不凋，毛冬青之叶严寒尤青等。

#### 4. 以药用部位命名

为方便临床用药，不少壮药以其入药部位作为命名依据，如黄根、广豆根、葛根等以药用部位为根而名之；黄皮树叶、紫苏叶、桑叶、荷叶、侧柏叶等以药用部位为叶而名之；决明子、莱菔子、白芥子、牛蒡子等以药用部位为子而名之；七叶一枝花、金银花、木棉花等以药用部位为花而名之；草果、白果、桃金娘果等以药用部位为果而名之。

#### 5. 以形态特征命名

药材形态是识别药材的重要依据，许多壮药以其形态命名，如金钱草、排钱草、山乌龟、猫爪草、七叶一枝花、鹰不扑、八角莲、海带、两面针、刺天茄、倒生根、不出林等。

#### 6. 以颜色命名

一些壮药以其天然颜色命名，如红色的有朱砂、丹参、鸡血藤等，白色的有白及、白芷、白术等，黑色的有玄参、乌梅，黄色的有黄连、黄芩、黄柏、黄根，青色的有青黛、青蒿、大青叶，紫色的有紫苏等。

### 7. 以味道命名

某些壮药以其味道命名，苦味的有苦参、苦楝、苦丁茶等，甜味的有甜茶等，辣味的有细辛、辣椒，酸味的有牛甘果、杨桃等。

### 8. 以功效命名

某些壮药以其治疗功效为命名依据，以便指导临床用药，如防风可治伤风感冒、沉香可降气调理气机、泽泻可去湿毒、益母草可治妇科病、大驳骨可治骨科病症、决明子可明目、血竭可止血、伸筋草可舒筋活络、何首乌可治须发早白等。

### 9. 以用量命名

某些壮药毒性较强，用药不能超量，故以其用量命名，如三钱三等。

### 10. 以动物名称命名

如马蹄莲、牛尾蕨、羊肝菜、鸭跖草、鹅不食草、猫爪草、虎杖、狼毒、蛇床子等，均以动物名称命名。

### 11. 以数字命名

如一点红、两面针、三白草、四方木皮、五月艾、六月雪、七叶一枝花、八角茴香、九节风、十姐妹、百部、千年健、万年青等，皆以数字命名。

## 二、壮药的分类

壮医对药物的分类方法也具有特色。

### 1. 按性味分类

受中医药理论和阴阳理论等影响，壮药分为寒药、热药、温药、凉药、平药及有毒药、无毒药等。

### 2. 按临床科目分类

随着壮医临床分科的出现，壮药分为内科药、外科药、妇产科药、小儿科药、骨伤科药、皮肤科药等。

### 3. 按治疗病症分类

根据可治疗病症，壮药分为治跌打损伤药、治黄疸药、治毒蛇咬伤药、治疗疮痈疖药等。

### 4. 按功效主治分类

根据壮药的治疗功效，分为清热解毒药、解毒药（包括解痧毒药、解瘴毒药、祛风毒药、除湿毒药、清热毒药、祛寒毒药、解其他毒药等）、补虚药（补气药、补血药、补阴药、补阳药）、调气机药、通三道药（通气道药、通谷道药、通水道药）、通两路药（通龙路药、通火路药）、散瘀止痛药、拔毒生肌药、祛风湿药、化痰止咳药等。

### 5. 按颜色分类

根据颜色，壮药分为红药、黑药、白药、黄药等。

## 第二节　壮药性味功效

经过长期的实践，壮医工作者运用眼、耳、鼻、舌等感官来识别药物的形、色、味，逐渐形成了对"药"的感性认识，并总结出壮药的性味与功效。壮药性味功效理论来自实践，又指导临床用药安全有效。

壮药的性味功效理论是壮药基本理论的核心，主要用于解释壮药药理作用，对指导临床用药具有重要的作用。壮医认为，药物的治疗作用，是通过药物的性味来调节人体阴阳偏胜或三气不同步、三道两路不通畅等病理状态而实现的。不同的性味有不同的作用，性味相同的药物，作用往往相似；性味不同的药物，作用也常常有所不同。壮药的功效与药性和药味直接相关，但药性或药味并不是决定功效的唯一因素，药性相同、药味不同则功效不同，反之，药味相同、药性不同则功效也不一样，这种错综复杂的关系体现了药物具有多种作用。

### 一、壮药的药性

壮药的药性是指壮药自身具有与治疗有关的特性，包括寒、热、温、凉、平五种。临床上，寒凉药多用于热性病证，如大青叶、苦地胆、木黄连、石膏等可解热毒，用于治疗如瘴病、痧病、痢疾等热毒引发的疾病；温热药多用于寒证，如肉桂、八角茴香、荆芥、紫苏可解寒毒，用于治疗如胃寒疼痛、冻疮等寒毒引发的疾病；平缓性质的药物介于前两者之间，寒热不显著，如土人参、土沙参、茯苓等，用于补益或缓和烈性药物的毒副作用。

### 二、壮药的药味

壮药的药味是指口尝药物所感觉出的感官味道，也有一些是根据临床用药经验推测出来的，有辛、酸、苦、麻、涩、咸、甘、淡八种，其功效用途可归纳如下。

辛：具有发散、疏通气血的作用，用于外感疾病、气血阻滞、龙路或火路不通引起的病证，药物有山芝麻、黄皮树叶、桑叶等。

酸：具有收敛、固涩的作用，用于久病体虚、虚汗外泄、久泻不止、遗精带下等病证，药物有诃子、金樱子、算盘子、五味子等。

苦：具有除湿毒、清热毒、泻火毒等作用，用于热毒内盛的病证，如高热、头痛、目赤、便秘、痰喘等，药物有半边莲、半枝莲、布渣叶、大飞扬、木黄连等。

麻：具有麻醉镇定、止痛等作用，用于痛证、顽痰等病证，药物有两面针、了刁竹、蔓荆子、娃儿藤等。

涩：具有收敛、固脱、止泻的作用，用于血证、烧伤等病证，药物有侧柏、芦荟、番桃叶等。酸与涩常同时存在于同一种药物中，但侧重不同。以酸味为主者，补阴的作用略强；以涩味为主者，其收涩固脱的作用稍胜。

咸：具有软坚散结的作用，用于皮下肿块、结核、便秘等，药物有芒硝、石决明、海螵蛸等。

甘：具有补益、调和的作用，用于气血虚弱、病后体弱等，药物有人参、黄精、甲鱼、海马等。

淡：具有清热解毒、利水湿、利尿的作用，用于中暑发热、实证腹水、痢疾、消化不良、湿疹等病证，药物有鸭跖草、排钱草、薏苡仁、布渣叶、淡竹叶、灯心草、木豆、肾蕨、茯苓、广金钱草等。

## 第三节　壮药用药原则与特点

### 一、主张辨证与辨病相结合

辨证与辨病相结合是壮医重要的用药原则之一。

壮医认为，证是疾病进程中全身状况的综合反映。病有两种"证"，即阴证和阳证。阴证与阳证是以寒和热、虚和实来辨别的。阴证多表现为寒、虚；阳证多表现为热、实。每一种疾病在不同的时期均可表现为阴证或阳证，或经治疗后证型可以相互转换。

临床治疗时，壮医主张辨病与辨证相结合，以辨病为主。辨病，是决定治疗原则和选方用药的主要依据；辨证，则是处方用药的重要参考。壮医临床主张专病专方专药。如针对瘴疾，选用青蒿、槟榔、薏苡仁等；针对痧病，选用救必应、金银花、板蓝根、三叉苦、山芝麻、黄皮叶等；针对痛证，选用三七、桃仁、赤芍、苏木等；针对疮肿，选用大青叶、蒲公英、地丁、七叶莲、两面针等；针对胃病，选用一枝箭、过江龙、金不换等；针对痨病，选用不出林、铁包金、石油茶、穿破石、黑吹风等；针对红白痢，选用凤尾草、地桃花、金银花藤等；针对骨折，选用天青地红、小叶榕、七叶莲、泽兰、接骨草、铁板栏、两面针等。在此基础上，针对不同的兼证，结合对症治疗的药物。如外感热毒痧证，咽痛甚者可加毛冬青、鱼腥草、穿心莲、玉叶金花之类的药物，咳甚者可加瓜蒌根、十大功劳、百部、穿破石之类的药物。

### 二、重视调气、解毒、补虚

壮医认为毒虚致百病，因此，在治疗上重视运用调气、解毒、补虚三大治疗原则。

#### 1.调气

壮医认为，宇宙之间有天、地、人，人体内部也有天、地、人三部，即上部为天，中部为人，下部为地。三部之气同步运行，制约化生，才有生命的生生不息。在生理上，天气在上，主降，其气以降为顺；人气在中，其气主和，纳天地之气；地气在下，其气以升为顺。若天气不降，地气不升，人气不和，即为人体气机不调，人即生病。气病主要表现为疼痛以及其他功能障碍性疾病，调气药能调节、激发或通畅人体之气，使之正常运行，与天地之气保持同步。如咪胴（胃）为人体消化系统的主要器官，以气机通畅为顺，气机不畅为病。若饮食不节，情志不舒，特别是感受寒毒，影响咪胴（胃）的气机运行，导致气机不畅，不通则痛，故见胃脘胀痛诸证。治宜调气机，止胴尹（胃痛）。可用壮药佛手、砂仁、元胡等治之。常用的调气壮药有九里香、黄皮叶、假蒌、莎草、山橙、石葫芦、三头水蜈蚣、荔枝核、乌药、香附、佛手、砂仁等。

### 2. 解毒

壮医毒论是壮医认识和防治疾病的重要理论。由于特殊的地理和气候环境，壮族地区存在痧毒、瘴毒、风毒、湿毒及毒草、毒虫、毒蛇、毒水等种类繁多的"毒"。壮医对"毒"的认识大致分为三类。第一类为"无形之毒邪"，常见的痧、瘴、风、湿、热等致病毒邪。第二类为"有形之毒物"，如毒草、毒树、毒虫、毒蛇、毒水、毒矿等。第三类为"内生之毒浊"，由疾病而生，又反过来成为致病毒邪，如痰浊、湿浊、瘀血等。

毒病主要表现为红肿痛热、溃烂、肿瘤、疮疖、黄疸等急性组织及器官炎症并伴有功能改变。解毒药能化解、祛除体内毒邪，使毒去则正安气复而向愈。解毒药大部分是按其功效进行分类的，分为解痧毒、解瘴毒、祛风毒、除湿毒、解蛊毒、解药毒、解食物中毒、解酒毒、解虫蛇毒、解箭毒、解金属毒，以及解毒范围较大的解诸毒等。壮医还认为，疾病以毒为因，用毒药以毒攻毒，常能收到显著的疗效。但使用有毒药须严格掌握用量，不仅要通过炮制减毒增效，还要合理配伍，防止中毒。

临床中根据不同原因的毒病使用相应的解毒药，常见有以下几种。

解痧毒药：常用药物有地胆草、狗肝菜、狗脚迹、狗仔花、磨盘草、木蝴蝶、山芝麻、蜈蚣草、鸭跖草等。

解瘴毒药：常用药物有黄花蒿、假鹰爪、萝芙木、马鞭草、牡蒿、香茅等。

祛风毒药：常用药物有大猪屎豆、独脚莲、防风草、粉葛、葛根、金钱白花蛇、牛白藤、爬山虎、排钱草、桑寄生、沙姜、四方木皮、威灵仙、走马胎等。

除湿毒药：常用药物有八角枫、白饭树、草果、翠云草、大风艾、大叶千斤拔、地枫皮、地桃花、蛤壳、广藿香、鬼画符、红鱼眼、胡枝子、虎杖、黄根、九节风、榼藤子、苦参、龙船花、炉甘石、路路通、麻骨风、田基黄、土茯苓、一点红等。

清热毒药：常用药物有白花蛇舌草、斑鸠菊、半边莲、半枝莲、蓖麻、冰糖草、布渣叶、草龙、穿心莲、垂盆草、椿白皮、刺苋、大飞扬、淡竹叶、岗梅根、功劳木、广豆根、金银花、救必应、苦丁茶、苦玄参、了哥王、六月雪、路边青等。

祛寒毒药：常用药物有八角茴香、苍耳子、鹅不食草、木姜子、肉桂、水半夏、小茴香、艳山姜、阴香、紫苏等。

解其他毒药：常用药物有甘蔗、岗松、七叶一枝花、酸藤子、乌桕、阳桃等。

### 3. 补虚

虚病多见于慢性病、老年病或邪毒祛除之后的恢复期内。在壮医的阴阳为本、三气同步、脏腑气血、三道两路、毒虚致病学说和调气解毒补虚治疗原则等核心理论的指导下，补虚是通过调整阴阳气血，强调以通为要，注重补虚和善用动物药来实现的。补虚药分为补气药、补血药、补阴药、补阳药四类。

临床上常用的补气药有黄花倒水莲、灵芝、土人参等；补血药有何首乌、龙眼、桃金娘等；补阴药有旱莲草、黄精、甲鱼、麦冬、龟板等；补阳药有补骨脂、刺海马、杜仲、核桃、金毛狗脊、千斤拔、仙茅等。

壮族民间有"扶正补虚，必配用血肉之品"的独特经验，常用的补虚动物药有蛇肉、山羊肉、麻雀肉、老母鸭肉等。壮医认为飞禽走兽能滋养气血、燮理阴阳，虫类药能祛风止痛镇惊，鱼鳞之品能化瘀通络、软坚散结，介甲之属能滋补潜阳、安神定魄。壮医通过养生使天地人三气同步运行，脏腑骨肉、阴阳气血、三道两路同步调节，达到养身健体、延年益寿的目的，重视药膳食疗补虚，强调药补不如食补，重视肺脾肾三脏的调理。

壮医在养生保健中注重进补，进补遵循"春升，夏清淡，秋平，冬滋阴"的原则。根据患者的病因、体质的不同，结合环境、季节合理使用。如应用山羊肉、麻雀肉、鲜嫩益母草、黑豆互相配合治疗妇女花肠（子宫）虚冷；用黑豆煮乌骨鸡治疗产后血虚；饮用龙眼酒既能补血又能治疗心悸、失眠、健忘等症；用黑墨草炖猪肺服治疗"肺痨"久咳等。

### 三、注重内外联合用药

壮医治病时既讲究内治法，也重视外治法，或外治法与内治法联合运用。壮医外治法的内涵十分广泛，方法丰富多样，疗效显著，在我国传统治疗方法中占有重要地位。常见的外治法有药线点灸疗法、火攻疗法、外敷疗法、针挑疗法、药罐疗法、熏洗疗法、捏挟疗法、药刮疗法、足浴疗法等。外治法通过外部刺激而达到调气、祛毒的治疗目的，包括外病外治和内病外治两个方面，以及药物外治和非药物外治两大类，在许多病证上采取内服和外治法并用。如因痧病出现头痛、头晕、胸脘胀闷等患者，治疗时多用挑法和刮法，使道路畅通而痧毒尽去；因热毒证出现发热伴咽喉红肿疼痛的患者，常用金果榄、玉叶金花等水煎内服，同时配合在四肢末端指（趾）处用针刺放血，使热毒得泄而解热。

## 第四节　壮药组方配伍

### 一、方剂组成与配伍方法

壮族先民经过长期的实践总结，积累了大量的壮医方药，逐渐形成独特的药物配伍方法。这些壮医方药在配伍上有一定的规律性，通常将药物功能相似或不相似，但能产生协同作用的药物相互配伍，以增加或提高疗效。另外，还将能产生拮抗作用的药物配伍应用，以改变药性或降低毒副作用。药物配伍讲求简便廉验。

壮医方剂一般由主药、帮药、带药组成。病证有阴证和阳证，因此处方中设有公药和母药，分别应用于阴证和阳证。处方中主药又称"头药"，是针对主要病症或病因起作用的药物。帮药即辅佐药，是帮助主药治疗主病的辅助药物，或针对兼症起作用的药物。带药又叫"药引"，是带领或引导方中其他药物作用到达病灶，加强主、帮药的治疗作用，或调和药味，减轻药物毒副作用的药物。

壮医临床上选方配药时，公药、母药、主药、帮药、带药的组合及剂量是根据病因、病症和药性合理选择的，不强求面面俱到。

## 二、配伍禁忌

通过药物合理配合，以达到调节病体偏阴或偏阳状态，降低药物毒性，增强或改变药物原有功能，减少或消除对人体的不良影响。但有些药物合用会降低药物原有功效，甚至失去药效，应避免配伍使用。壮医临床选药组方时需注意以下几个方面。

### 1. 根据病情、体质、年龄用药

如寒性体质忌用寒药，热性体质忌用热药；体质虚者忌用发散、泻下药；体质壮实者慎用温补之药；体质虚弱、谷道虚弱者，忌用攻下药；有过敏史者，大病愈后者，老人、小儿等一定要在医生的指导下用药，以免引起意外事故。

### 2. 禁用反药

反药是指合用会产生中毒或严重不良反应的药物，壮医临床上禁止使用反药。

### 3. 孕妇禁忌

一般情况下，壮医不轻易给孕妇使用内服药，以免扰动胎气，外用药也应慎用。有些毒性较强或药性猛烈的药能损害胎儿甚至导致流产，是妊娠禁忌药，如巴豆、卜芥、猪屎豆、八角枫、龙血树等；有些药物散瘀通经，孕妇应慎用，如石吊兰、鸢尾、仙人掌等。

### 4. 忌口

壮医治病时还讲究忌口。患病和治疗期间忌食生冷、油腻、辛辣以及母猪肉、公鸡肉、鲤鱼等食物。一般用发汗药禁生冷之品，治谷道病药禁油腻之品，消肿理气药禁豆类，治咳喘药禁鱼腥之品，止泻药禁瓜果。疮疡、无名肿毒、皮肤病及手术后忌食鱼、虾、蟹、葱、韭菜、菠萝、烈酒、牛肉、竹笋等"发物"，以免病情加重或迁延不愈。

# 第五节 壮药炮制与加工

壮药的炮制与加工，是指药材在临床应用之前，根据临床、调剂、制剂的要求，对药材进行各种技术处理和适当的加工，以利于调配及贮存。药材通过炮制与加工可以达到以下目的：降低或消除药物的毒副作用，保证用药安全；增强药物的作用，提高临床疗效；改变药物的性能或功效，使之更能适应病情的需要；矫臭、矫味，便于服用；除去杂质和非药用部位，使药材纯净，保证药材品质和用量准确。采收有季节性的药物、有烈性或毒性不能直接服用的药物、易变质的药物、有恶味不利于服用的药物等，更需要对药物进行必要的炮制。

## 一、炮制方法

壮药材常用的炮制方法主要有修制法、水制法、火制法、水火合制法和其他制法等。

## 二、加工方法

壮药的传统加工方法多种多样，主要如下。

煎煮法：将壮药加水煎煮为汤药后内服。这是壮医最常用的方法，煎煮时对水和火候有要求。

炖蒸法：将壮药与鸡、鸡蛋、甲鱼等清蒸或炖后内服。壮医补虚药多用此法，适用于慢性虚弱疾病患者。

磨汁法：将壮药用酒或水磨汁后，内服或外搽治疗慢性疾病。如水磨栀子，取汁外搽治疗疮疡。

酒泡法：将壮药用酒浸泡后，制成药酒内服或外搽，多用白酒或黄酒浸泡1周左右备用。

研末法：将壮药研成粉末后，用开水冲服。如将三七打粉后冲服。

蜜丸法：将壮药研成粉末后，用提炼过的蜂蜜混合，制成丸备用。

榨汁法：将新鲜壮药材捣烂，用酒或水浸泡后绞汁，取汁内服或外搽。

外洗法：将壮药用水煎煮后，去渣取药水洗患处。

外敷法：将壮药煎膏外敷，或用鲜药捣烂外用，多用于皮肤疮疡、夺扼（骨折）、跌打损伤、关节扭伤、外伤、虫蛇咬伤等。

塞鼻法：将具有止血作用的药物捣烂后填塞入鼻腔内止血，多用于鼻腔出血。

熏蒸法：包括烟熏法和蒸汽法。烟熏法，即是用壮药燃烧产生的烟熏患处，多用于皮肤病。蒸汽法，即用壮药煎煮产生的蒸汽熏蒸患处，多用于风湿骨痛。

熏洗法：用壮药煎水，趁热取药液熏洗皮肤患处，等药液温度适宜后，再行沐浴，多用于外感、痧证、内伤、腰腿痛、风湿性关节炎、皮肤病等。

## 三、常用壮药制剂与新技术

### 1.常用壮药制剂

汤剂：是一种传统制剂，是指将壮药材用水煎煮或浸泡后去渣取汁制成的液体剂型。汤剂是壮医应用最广泛的剂型，常用壮药汤剂有咳嗽草汤、火把螺旋汤等。

丸剂：是指壮药材细粉或药材提取物加适宜的黏合辅料制成的球形或类球形制剂。常用壮药丸剂有芳竭丸、壮腰健肾丸、中华跌打丸、绞股蓝丸、牛至肝康丸等。

散剂：是指壮药材与适宜的辅料经粉碎、均匀混合制成的干燥粉末状制剂，可分为口服散剂和局部用散剂。常用壮药散剂有七叶一枝花散、七叶一枝花碧玉散、木鳖子散、止血散等。

煎膏剂：是指壮药材加水煎煮，去渣浓缩后，加蜂蜜或加糖，制成的稠厚状半流体制剂。壮药煎膏剂有固本止咳膏、调气通路膏等。

酒剂：是指用白酒（白酒含乙醇量为 50%～60%）浸提壮药材而制得的澄明液体制剂。壮药酒剂通常具有祛风活血、止痛散瘀的功能，主要用于风寒湿症，常见的有祛风活络酒、十一方药酒、复方三七酒等。

酊剂：是指药物用规定浓度的乙醇浸出或溶解而制成的澄清液体制剂，亦可用流浸膏稀释制成，供内服或外用。壮药酊剂有正骨水、跌打扭伤灵酊、武打将军酊剂、双活止痛酊、云香精等。

茶剂：是指含茶叶或不含茶叶的药材或药材提取物用沸水泡服或煎服用的制剂。常用茶剂有罗汉果茶、若泽耶非茶（由芭蕉树心、黑木耳、山楂组成）等。

口服液：是指以壮药材经适当提取、精制，加入适宜的添加剂制成的一种无菌或半无菌口服液体制剂。壮药口服液有复方扶芳藤合剂、乌圆补血口服液、金蛤口服液等。

片剂：是指壮药材细粉或药材提取物与适宜的辅料混合压制而成的片状或异形片状制剂。壮药片剂有壮药咽喉灵饮片、芒果止咳片、炎见宁片、复方罗汉果止咳片等。

颗粒剂：是指由壮药材提取物或部分药材细粉与适宜辅料混匀，而制成的干颗粒状剂型。颗粒剂按溶解性能分为可溶性颗粒剂、混悬颗粒剂和泡腾颗粒剂，可溶性颗粒剂又可分为水溶性颗粒剂和酒溶性颗粒剂。壮药颗粒剂主要有红花冲剂、金鸡冲剂、妇血康颗粒、解毒抗白颗粒等。

胶囊剂：是指将药物装填于硬胶囊或包裹于软胶皮中而制成的固体制剂。胶囊剂主要包括硬胶囊剂、软胶囊剂（胶丸）和肠溶胶囊三大类。壮药胶囊剂主要有排毒胶囊、金鸡胶囊、芒果止咳胶囊等。

注射剂：改变了传统的给药方式，为壮医急症提供了新的给药途径和剂型。注射剂特点是药效迅速、作用可靠，适用于不宜口服给药的患者及不宜口服的药物。壮药注射剂主要有血栓通注射液、岩黄连注射液等。

外用膏剂：是指采用适宜的基质将壮药材制成专供外用的半固体或近似固体的一类剂型。外用膏剂因透皮吸收、可内病外治而日益被重视，如壮药生肌膏。

其他剂型：如洗剂、凝胶剂等。

## 2. 壮药新技术

随着药剂学新工艺、新技术、新辅料的发展和应用，特别是固体分散技术、透皮技术、纳米球和微型包囊技术、环糊精包合技术、药物微粉化技术、固体分散技术、冷冻干燥技术等药物制剂新技术的应用，以及缓释、控释、靶向新制剂的研发推广，壮药制剂产品的品种数量快速增加和质量快速提升，且具有易于质量控制、起效快捷、方便携带、临床疗效确切等优点。

# 第二章　壮药药理研究思路与方法

## 第一节　从壮医临床用药经验、壮药性味归类寻找共性规律

### 一、从壮医临床用药经验寻找共性规律

壮药理论是壮族先民千百年防病治病的经验总结，从临床现象反证药物作用规律，通过相关单味壮药或复方壮药的药理研究进行反证，可逐步发现壮医药理论的内在实质。从这一思路出发，研究者必须十分重视临床，从壮医学辨病论治中寻找规律，从痧、瘴、蛊、毒、风湿等病证的临床表现中寻找共性和药物的治疗机理。

壮医认为，人的发病与毒有密切联系。如在壮医学理论中，风湿病属于"发旺"范畴，邪毒阻滞人体三道两路，气血运行不畅，导致关节、肌肉疼痛肿胀。根据临床判断毒的性质、侵犯部位，对风湿病的病因病机进行鉴别诊断，有助于准确使用解毒药。

壮医临床用药经验发现，解毒药治疗风湿病是切实有效的。而现代药理学研究发现，常用的壮药解毒药可以在多个方面改善风湿病。如海风藤显著抑制血小板活化因子诱导的血小板聚集，使血流通畅；八角枫具有显著的强心和松弛肌肉作用，能够改善血液循环。因此，从壮医临床用药经验中寻找共性规律，可以为解毒药的药理研究奠定理论基础。

### 二、从壮药性味归类寻找共性规律

壮药性味和功用理论是壮医药基本理论的核心，是解释壮药药理作用的关键。不同的性味有不同的作用和意义。性味相同的药物，其作用往往相似；性味不同的药物，其作用有所不同。

如将治疗呼吸道肿瘤的壮药进行统计，结果显示壮医治疗呼吸道肿瘤用药多为寒性药物，其次为平缓药和温药。辛味常为发散、行气、祛寒湿药，酸、涩味常为收敛固涩药，苦味常为清热解毒药，麻味常为镇痛药，咸味常为软坚散结药，甘味常为滋补药，淡味常为浸湿利水药。

因此，从性味归类中寻找共性规律，有助于药理学工作者对壮药开展新的药理研究，为壮药的研究与开发提供理论依据。

## 第二节　依靠现代科学的最新技术来探索壮药作用机制

壮医药的研究需要不断依靠现代科学的最新技术来探讨药物的作用机制，才能研究得更加深入，才能有新的成果或新的突破。为了阐明壮药药效物质基础，需将化学成分研究和药理研究相结合，既要避免成分的纯学术研究，又要避免药理研究"知其然不知其所以然"，才能知晓壮药产生作用的本质及其原因。近几年，现代科学技术取得了重大进展，围绕壮药药效开展研究主要包含以下几个方面。

### 一、结合现代药理学技术探讨壮药药效物质基础

壮医学着重辨病论治，着眼于对人体功能的调节，即"对症下药"。通过挖掘"证"与"药"的关键对应关系，探究壮药现代药效物质基础可作为拓展壮药药效学研究的重要途径。壮药方剂以单味或者多味药构成，而且每味药含有多种化学成分，通过多个活性成分作用于人体多个靶标，进而发挥生物效应。近几年，壮药药效物质基础研究思路主要有以下四个方面。

（1）基于体内药理活性追踪原则，通过建立合乎临床疾病症候的动物模型和选取精准的功效评价指标，寻求有效部位（群）、最佳配伍及拆方，筛选有效的药物活性成分。

（2）基于谱-效关系原则，通过化学分析手段获取体外及血清中的药物化学成分群的指纹图谱，结合体内外药效实验评价指标，利用适宜的数据处理技术构建"谱"与"效"的相关网络，最终阐明有效化学成分的整体疗效与其药效之间的相互关系。常用的手段包括高效液相色谱分析、气相色谱分析、液相色谱质谱联用分析、气相色谱质谱联用分析、灰度分析、聚类分析等。

（3）基于血清药物化学和代谢组学理论，探索药物体内代谢过程，寻找药物真实入血成分及代谢产物，联合机体代谢过程中内源性小分子水平变化，构建"复方-体内起效成分-生物标记物"的生物评价体系，有助于揭示药物在疾病中真正发挥药效的活性成分。

（4）基于计算机模拟网络药理学理论，构建药物成分-靶点-疾病的生物网络，通过网络特征分析手段，预测药物发挥作用的活性成分，阐明药物作用机制、发现新的适应证等。同时，网络药理学结合基因组学、蛋白质组学、代谢组学等高通量组学技术，更有助于壮药方剂与人体生物效应间复杂系统的研究。但由于网络药理学分析手段是基于计算机模拟技术，其准确性仍然需要结合具体实验，以说明其结果的可靠性。

### 二、用现代科学技术阐释壮药药理作用机制

（1）体外细胞培养技术：通过采用体细胞或者肿瘤细胞，加入含有一定浓度的中药提取物（如有效部位、有效组分或含药血清）进行培养，检测药物对细胞增殖和生化过程中涉及的酶、受体、基因及转录因子等的影响。

（2）中药血清药理学分析：以动物体内分离的含药血清为样品，通过现代化的化学分析手段综合分析、鉴定含药血清中的入血成分与代谢产物，揭示中药入血后的有效物质成分，以及不同成分、代谢产物的药物代谢动力学特点。

（3）基因组学技术：利用转录组学、表观遗传组学技术，确定药物对基因转录结构及基因功能的影响。转录组学研究方法主要包括基因芯片技术和高通量RNA测序技术（RNA Sequencing，RNA-Seq），通过对组织或细胞样本内基因表达谱的扫描检测，寻找生物学功能中基因表达的差异，为寻找药物在机体中的作用靶点提供有力的技术支持。表观遗传学具有遗传性和可逆性的特点，主要涉及有丝分裂中基因表达的稳定改变，但并不改变相关的DNA序列。近几年来，表观遗传学的研究思路和相关技术已经逐渐应用于壮医药的现代研究，包括从微观的角度阐释壮医症候、壮药作用机制。

（4）代谢组学技术：通过对活体系统内经病理生理刺激或者遗传修饰引起动态变化的内源性小分子代谢物进行整体性、系统性的测定和分析，获得给药后机体功能状态的代谢指纹特征和代谢网络，从而解释药物对机体生命活动代谢以及机体微环境的影响，有利于寻找疾病生物标志物及相关药物靶标，进一步从多途径、多靶点系统阐释药物药效的作用机制。近几年，整合转录组学和代谢组学的联合分析越来越受欢迎，它弥补了单一组学分析的局限性，在基因和代谢层面进行了有效关联，使药理作用机制研究逐步从分子水平向代谢物水平进行深入，有助于丰富药理作用机制研究体系。

## 第三节　壮药药效学的实验方法

壮药药效学的研究方法与中药药效学研究方法相似，注重多学科的相互交叉和融合。在进行药效学研究工作之前，需查阅和熟悉文献，并制订试验设计或方案，拟定开展药效学试验的范围和方法，选择观察指标，确定阳性对照药，选择动物模型和采用的动物，设立分组和剂量，选择给药途径，准备所需仪器设备及其他材料。实验设计参照组方、剂型、给药途径，特别是功能主治，参照临床经验及有关科研和文献资料等。壮药及其组方的药理作用广泛，常为多成分、多靶点、多系统的综合效应，故应选择相应的实验方法并从多方面研究壮药的药效。其原则是实事求是，坚持壮医药特色。研究工作要严格做到"随机、对照、重复"。壮药药效学实验的主要方法有体外实验和体内实验。

体外实验包括离体器官实验、离体组织实验、细胞体外培养及试管内实验等。该方法可以排除体内多种因素干扰，重复性好，结果易于分析，具有省药、省动物等优点，适用于分析实验，特别是药物作用机制的研究。但该方法同时存在一定的缺点和局限性。壮药粗制剂直接与器官、细胞等接触，杂质和理化性质均能影响实验结果，如药物的溶解性、粒度、pH值、无机离子及鞣质、不溶物质等；再则，体外实验失去了机体完整统一的内环境和神经体液的调节，与临床状态差别较大，有些药物须在体内代谢成活性成分后才具有药理作用。因此，体外实验与体内实验结果不一致的现象时有发生。血清药理学的实验方法是首先给动物服药，然后取其血清作为药物源进行药理学观察。这样，粗制剂经过消化、吸收、分布、代谢、排泄等体内过程，再取含药血清进行药理实验，比较接近药物在机体内环境中产生药理作用的真实过程，故适用于壮药研究，特别是复方进行药效评价及其作用机制的研究，以及血清药物化学及药动学的研究。但血清药理学也受到诸多因素的影响，如血清的来源及含药浓度、加药剂量、动物给药剂量、给药方式、采血时间和血清处理等。另外，血清药理学无法观察和反映药物不经过血液而起的作用，尤其是壮药对整体的调节功能。

体内实验是采用整体动物进行药理实验的方法，是壮药药理实验中最常用的实验方法。体内实验比较接近临床状态，尤其符合壮药多成分、多靶点、多系统的调节整体作用，并且可以弥补与突破体外实验的不足和局限性。体内实验的动物模型应选择符合壮医病症的模型，若尚无与所研究药效对应的理想动物模型，可选用近似的或能体现有关病症的某一阶段或某种典型症状或病理变化的动物模型。动物模型主要分为自发性动物模型和诱发性动物模型。自发性动物模型是实验动物在自然情况下或由于基因突变的异常表现通过遗传育种保留下来的动物疾病模型，常用的主要有自发性高血压大鼠、各种自发性肿瘤小鼠等。诱发性动物模型是实验动物在物理、化学和生物的致病因素作用下，动物组织、器官或全身受到一定损害，出现某些类似人类疾病时的功能、代谢或形态结构方面的病变。诱发性动物模型制作方法较为简便，实验条件相对简单，使用率较高。

# 第三章　壮药药理学和毒理学研究进展

## 第一节　壮药药理学研究进展

近年来，广大壮医药研究工作者在壮药及其复方制剂的药理学方面开展了大量的研究工作，进一步明确了部分壮药及其复方制剂在治疗肿瘤、肝病、心脑血管疾病以及抗炎镇痛、止咳平喘等方面的药效及作用机理，为临床应用提供了药理学依据。这些研究虽基于传统的壮药应用领域，但又不局限于此，尤其在传统的基础上进行了拓展与深化，极大地丰富了壮药的理论研究与实践应用。

### 一、抗肿瘤作用

恶性肿瘤是世界性难治疾病，许多国家的肿瘤死亡率居各种死因首位。广西是我国肿瘤高发地区之一。通过对广西居民恶性肿瘤死亡原因进行回顾性抽样调查发现，大部分恶性肿瘤死亡率呈明显上升趋势。广西是全国5个省级民族自治区之一，壮族是全国少数民族中人口最多的民族。壮族先民在长期的生活、生产实践和同疾病作斗争的过程中积累了不少防治肿瘤的有效方法和药物，但大多以口传身授的方式流传于民间，没有得到系统的发掘整理，尤其是得不到科学的总结和归纳。近年来，在社会各界的共同努力下，壮医药在肿瘤学领域的研究取得了可喜的进展。在广西经济相对落后的情况下，用广西特色医药来防治肿瘤就显得尤为有意义。

#### 1.壮医对肿瘤的认识

恶性肿瘤属于壮医的"毒病"范畴，壮医认为毒、虚致百病。由于机体正气不固，体虚导致毒邪内侵，正不胜邪，影响"三气"同步；毒邪阻滞"三道""两路"，导致人体阴阳失调。因此，壮医在治疗上提出"调气解毒补虚"、天人合一的立体论治思想。提倡在调理"三气""三道""两路"的基础上平衡阴阳、补虚泻实；通调"三道"解毒排毒，毒去则正安，气复而痊愈。长期以来，壮医药学在"毒病"的治疗方面积累了丰富的经验，临床应用疗效显著。而目前壮医药学存在的问题主要是如何充分应用现代医药学的理念和方法来认识与解释壮医药学在"毒病"治疗功效方面的具体作用机制。

#### 2.壮药单味药材及活性成分抗肿瘤机制

具有抗肿瘤作用的壮药多见于：①清热毒药，如蒲公英、夏枯草、穿心莲、广豆根、龙葵、半枝莲、薜荔、板蓝根、滨盐肤木、苦瓜等；②除湿毒药，如大风艾、虎杖、蛇床子、岩黄连等；③解痧毒药，如地胆草、木蝴蝶、南蛇簕等；④祛风毒药，如铜钻、天麻、威灵仙、桑寄生、黄荆等；⑤补气药，如蛤蚧、莲、四叶参等；⑥调气机药，如乌药、山附、黄皮和姜黄等。

结合壮医理论和壮药的性味功效，运用现代药理学的研究思路与方法，阐明壮药的药理作用及相关机制，对于壮药的临床应用有重要促进作用。目前研究发现，壮药抗肿瘤作用的机制主要包括以下几个方面。

（1）抑制肿瘤细胞增殖：肿瘤的发生发展与肿瘤细胞的过度增殖和异常分化密切相关，壮药抑制肿瘤细胞大量增殖的作用是其抗肿瘤的重要机制之一。具有抑制肿瘤细胞增殖作用的壮药有马齿苋、南蛇簕、黄精、凤尾草、金刚刺、岩黄连、地胆草、木蝴蝶、鬼针草、黑蚂蚁、十大功劳等。

（2）影响细胞生长周期：癌症的发生发展与细胞周期的异常调节有关。细胞周期蛋白（Cyclin）和细胞周期蛋白依赖性激酶（CDK）对细胞周期具有显著的调节作用，可调节细胞周期 $G_1/S$ 期和 $G_2/M$ 期重要稽查点的相关细胞周期蛋白复合物，对控制细胞的有丝分裂也尤为重要。具有影响细胞生长周期作用的壮药有大枣、七叶一枝花、苦参、天麻、广西莪术、苦瓜、龙葵、姜黄等。

（3）诱导肿瘤细胞凋亡：凋亡主要包括由死亡受体介导的外源性途径和线粒体介导的内源性途径。在线粒体途径中，B 淋巴细胞瘤-2（Bcl-2）蛋白家族可以通过控制线粒体膜的通透性来诱导细胞凋亡。该家族蛋白包括 Bcl-2、Bcl-xl、Bcl-w 等抗凋亡蛋白，还包括 Bcl-2 相关 X 蛋白（Bax）等促进细胞凋亡的蛋白。具有诱导肿瘤细胞凋亡的壮药有冰糖草、蒲公英、乌药、香附、黄皮、扁豆、莲、鸡血藤、金刚藤等。

（4）抑制肿瘤新生血管生成：血管新生在哺乳动物器官发育、组织修复和再生过程中发挥着关键作用，与肿瘤的发生发展关系密切。这一过程受到许多因素的影响，其中血管内皮生长因子（VEGF）是影响这一过程的关键因子，且具有较高的特异性。具有抑制肿瘤新生血管生成作用的壮药有高良姜、三白草、夏枯草、滨盐肤木、广西血竭、水菖蒲等。

（5）抑制肿瘤细胞转移：肿瘤转移是一个连续的多步骤过程，使癌细胞从原发肿瘤转移到远处的组织。破坏细胞外基质（ECM）屏障，上皮间质转化（EMT）及肿瘤新生血管生成是其中几个重要的环节。具有抑制肿瘤细胞转移作用的壮药有龙葵、半枝莲、青葙子、枇杷叶、虎杖、穿心莲、地榆、沙姜等。

（6）调节免疫功能：近年来，肿瘤免疫疗法已成为肿瘤治疗领域的焦点，肿瘤免疫疗法是利用人体自身免疫系统对肿瘤进行杀伤，主要包括对免疫器官（脾、胸腺），免疫细胞组成和功能的调节以及对各类细胞因子如干扰素（IFN）、白介素（IL）、趋化因子、集落刺激因子（CSF）、肿瘤坏死因子（TNF）系统调节等方面。具有调节免疫功能的壮药有茯苓、荔枝、天麻、板蓝根、余甘子、鸡骨草、蛤蚧、巴戟天等。

## 二、治疗心脑血管疾病

### 1. 抗心肌缺血作用

民间常使用通调两路（龙路、火路）药、解毒（清热毒、除湿毒）药及补虚药治疗心肌缺血，其药物的作用机制涉及拮抗心肌氧化应激损伤、抑制心肌细胞凋亡、抑制炎症等。

具有抗氧化作用的壮药主要有红花、两面针、扶芳藤、九龙藤等；具有抑制心肌细胞凋亡作用的壮药主要有红花、血竭、华凤仙、九龙藤、黄精等；具有抗炎作用的壮药主要有红花、两面针、血竭、扶芳藤、九龙藤、布渣叶、蜈蚣等。

### 2. 神经保护作用

壮药在神经系统疾病的临床应用中使用广泛，常用通调两路药、解毒药、祛风药、治"巧坞"病药等应用于脑缺血、癫痫、阿尔茨海默病、抑郁症等脑部疾病的治疗。药物作用机制主要涉及改善脑血流、拮抗钙超载、增强抗氧化能力、减轻炎症、减少细胞凋亡等。

具有抗脑缺血损伤作用的壮药有天麻、钩藤、路路通、玄参、红花、两面针、益母草、蛇床子等；具有抗癫痫作用的壮药有钩藤、益智、石菖蒲、猪牙皂等；具有抗抑郁作用的壮药有天麻、钩藤、石菖蒲、蜘蛛香、拟黑多刺蚁等。

### 3. 降血压作用

民间使用壮药降血压的历史悠久，常用解毒药和通调气谷道药。药物作用机制主要涉及促进血管舒张物质（NO、$PGI_2$等）释放，减少缩血管物质（血管紧张素Ⅱ、内皮素等）释放，抑制细胞内钙离子释放和细胞外钙离子内流，促进肾脏排水等。

具有促血管舒张作用的壮药有鬼针草、葛根、夏枯草、陈皮、钩藤、决明子、玫瑰茄、洗手果、吴茱萸等；作用于钙离子通道的壮药有夏枯草、钩藤、玫瑰茄、吴茱萸等；具有利尿作用的壮药有车前草等。有部分药材具有降血压效果，但其作用机制未明，如红花、蚯蚓、救必应等。

### 4. 抗动脉粥样硬化作用

民间应用于高血脂、动脉粥样硬化等疾病的壮药材比较广泛，主要集中在清热毒药、补虚药等。药物作用机制主要包括抑制脂肪酸合成、减少脂质沉积、减少血管内泡沫细胞损伤、降低总胆固醇/甘油三酯/低密度脂蛋白水平、调控胆固醇逆转运途径、调控PPARα脂质代谢通路等。

具有可调节血脂作用的壮药主要有夏枯草、黄花倒水莲、苦丁茶、决明子、余甘子、姜黄、红花、黄精、杜仲等。有研究显示，绞股蓝、乌药等可抑制胆固醇逆转录过程，肉桂等大宗壮药对脂肪酸合成具有明显的抑制作用。

## 三、保肝作用

肝损伤引发的肝脏疾病是临床的常见病、多发病，是由生物、理化、病毒、酒精等因素引起的，其持续恶化会发展为脂肪肝、肝纤维化、肝硬化、肝癌等疾病，严重危害人类健康。现代医学已从多方面探讨了肝损伤的发生机制，也开发出了抗脂质过氧化剂、抗免疫反应剂、膜保护剂等一系列保肝药物，但目前尚未有特效药，同时此类药因副作用较大且价格昂贵而限制其临床应用。因此，安全有效防治肝脏疾病成为目前重点研究课题。

壮药品种繁多，资源丰富。多年来，国内外学者以化学性、药物性、酒精性和免疫性等保肝活性模型对壮药保肝活性进行了许多有益的探讨，发现了约90种具有保肝活性的药物。将具有保肝作用的壮药进行大致分类，主要有以下六类。①对化学性肝损伤具有保护作用的药物，如排钱草、岗松、黄根、荔枝核、黄花倒水莲、狗肝菜、溪黄草、山芝麻、线纹香茶菜、荷包山桂花（黄花远志）、大枣、木蝴蝶、鸭跖草、野甘草（冰糖草）、苦石莲、天麻、三七、蒲公英、铁包金（黄鳝藤）、北玄参、高良姜、黄皮、姜黄、葫芦茶、红花、两面针、牛大力、青葙子、布渣叶、穿破石、鸡骨草、金线风、龙葵、芦根、马蹄金、猕猴桃、木棉花、黄珠子草、大叶千斤拔、虎杖、三白草、马齿苋、苦参、岩黄连、羊耳菊、金荞麦、六月雪、薜荔叶、牡蛎、肾茶、余甘子、救必应、地胆草、鬼针草、威灵仙、广金钱草、马蹄金、田基黄、白饭树、博落回、山栀子根、叶下珠、茯苓、木芙蓉叶、金刚藤、白蚁巢、白背叶、穿心莲叶、虾须豆、凤尾草、夏枯草、枇杷叶、桂莪术。②对酒精性肝损伤具有保护作用的药物，如甘蔗、白扁豆、四叶参、黄花倒水莲、地胆草、鸭跖草、天麻、三七、高良姜、姜黄、牛大力、黄珠子草、何首乌、鸡血藤、乌药。③对药物性肝损伤具有保护作用的药物，如黄花倒水莲、黄河滩枣、六月雪、无患子（洗手果）、磨盘草、三七、黄皮、黄珠子草、狗肝菜、天麻、猕猴桃。④对免疫性肝损伤具有保护作用的药物，如山芝麻、牛白藤、青葙子、穿心莲、山豆根、天麻、罗汉果、荔枝核、鬼针草、香附。⑤对非酒精性肝损伤具有保护作用的药物，如荔枝核、蛤蚧、威灵仙、布渣叶、鸡骨草、益智。⑥具有抗病毒作用的药物，如山芝麻、马鞭草、溪黄草、岩黄连、黄花倒水莲、六月雪、木芙蓉叶、田基黄。

壮药在治疗肝损伤方面有着多环节、多靶点综合作用的特点，对各类肝损伤的保护作用多与抗脂质过氧化损伤、增加自由基清除能力有关，也与细胞色素酶活性的调节或抑制TGF-β1/Smads等信号通路有关。根据壮医药理论，运用现代药理学研究思路与方法，广泛深入研究壮药保肝作用及其作用机制，将有助于壮药在临床上的推广应用。

## 四、平喘镇咳祛痰作用

在壮医理论指导下，运用壮药治疗呼吸系统疾病有良好的临床效果。壮医药防治呼吸系统疾病具有治法多样、整体调节及副作用小的特点，研究壮药在呼吸系统方面的药效和药理作用，对于开发壮药新药具有重要意义。

## 1. 平喘作用

支气管哮喘是一种以慢性气道炎症和气道高反应性为特征的异质性疾病，以反复发作的喘息、咳嗽、气促、胸闷为主要临床表现。平喘药主要通过抑制气道炎症、缓解气道阻塞、解除平滑肌痉挛、扩张支气管等达到缓解喘息的作用。壮医称哮喘为"奔墨"，病机以风毒、痰毒、正虚为主。壮医认为，哮喘是以阵发性的哮鸣气喘、呼气延长为特征的一种疾病。哮喘的病因有内因和外因两大类，内因是由于机体虚弱，痰湿内盛，阻于气道，气逆上冲；外因则是因为毒邪侵袭，或因接触某些物质（如花粉、绒毛、烟尘、鱼虾、油漆、寄生虫、螨等），或过食生冷、过咸、过酸、过辣的食物引动伏痰，气逆上冲。壮医治疗哮喘的主要方式是解毒、通气道和补气。具有平喘作用的壮药主要有通气道药陈皮、牡荆、青天葵、龙脷叶、不出林等，解毒药翠云草、地胆草、金钮扣等，调气机药黄皮，等等。

## 2. 镇咳祛痰作用

由于社会的老龄化以及环境污染的加剧，呼吸系统疾病的发病率不断上升，咳嗽、咳痰是呼吸系统疾病的常见症状。一般情况下，咳嗽是一种重要的反射性保护机制，通过咳嗽排出呼吸道内的痰液或异物，保持呼吸道的清洁和通畅，从而防止感染。咳嗽、咳痰发生的机制及病因复杂，可能与体内多种受体、细胞因子等密切相关。镇咳药的主要药理机制是：中枢型镇咳药直接抑制延髓的咳嗽中枢而发挥作用；外周型镇咳药则通过抑制咳嗽反射弧中的任何环节来发挥作用。祛痰药主要是通过改善痰的流变学性状或呼吸道分泌细胞的功能，进而改善咳嗽清除率和黏液纤毛系统清除率来减轻排痰困难。具有镇咳祛痰作用的壮药主要有解毒药鸭跖草、翠云草、地胆草、木蝴蝶、金钮扣、马鞭草、万寿菊、走马胎等，通三道两路药佛手柑、牛大力、蚯蚓、黄根、陈皮、牡荆、罗汉果、不出林、车前草等，补气药四叶参、隔山香等，调气机药山橙，等等。

## 五、抗病毒作用

由于病毒的不断变异与新病毒的不断出现，寻找安全有效的抗病毒药物显得尤为重要。部分壮药在抗病毒治疗中能够发挥杀灭病毒、抑制病毒复制、阻止病毒致细胞病变等作用。

部分壮药具有抗流感病毒、乙肝病毒、呼吸道合胞病毒、艾滋病病毒、单纯疱疹病毒、柯萨奇病毒和脊髓灰质炎病毒的作用，部分壮药可用于多种病毒性疣的治疗，对尖锐湿疣、平疣、鸡眼等均有效。

具有抗流感病毒作用的壮药，包括鸭跖草、南蛇簕、艾纳香、广藿香、虎杖、苦参、路路通、田基黄、玉叶金花、雷公藤、岗梅根、板蓝根、金银花、玫瑰茄、木芙蓉、千里光、夏枯草、鸦胆子、金莲花、姜黄、蜘蛛香和鱼腥草等。

具有抗呼吸道合胞病毒作用的壮药，包括地胆草、薄荷、广藿香、苦参、玉叶金花、岗梅、穿心莲、金银花、了哥王、木芙蓉、千里光、桑白皮、肉桂和金樱子等。

具有抗艾滋病病毒作用的壮药，包括雷公藤、黄花败酱、了哥王、白背叶和蜘蛛香等。

具有抗乙肝病毒作用的壮药，包括山芝麻、马鞭草、苦参、田基黄、岩黄连、板蓝根、黄花败酱、火炭母、鸡骨草、金银花、苍耳子、车前草和白背叶等。

具有抗单纯疱疹病毒作用的壮药，有鸭跖草、薄荷、路路通、板蓝根、鸡骨草、金银花、鱼腥草、黄花倒水莲、青天葵和苦楝等。

具有抗柯萨奇病毒作用的壮药，有广藿香、苦参、三白草、山豆根、鸡骨草、金银花、鱼腥草、黄花倒水莲和金樱子等。

具有抗脊髓灰质炎病毒作用的壮药，有山豆根和苦楝等。

# 第二节　壮药毒理学研究

药物都有一定的毒性（或偏性），分为急性毒性、长期毒性和特殊毒性三类。药物与毒物并无绝对的界限，使用得当可以治疗疾病，使用不当则会产生毒副作用。毒理学研究的目的是对药物进行安全性评价，为临床使用剂量和不良反应监测提供参考依据。传统壮药的应用主要是基于既往的经验积累，很少关注壮药的毒理效应。对药物可能导致的毒理效应的研究，是推进壮药研究与应用现代化、规范化的必要举措。

## 一、急性毒性研究

急性毒性试验是指受试动物在一次大剂量给药后所产生的毒性反应和死亡情况。其目的是求出致死剂量及其他急性毒性参数；观察中毒表现、中毒强度和死亡情况，初步评价毒性的毒效应特征；为其他毒理试验提供接触剂量和选择观察指标的依据，为毒理学机制研究提供实验室依据。药物毒性的大小常用动物的致死量来表示，因为动物生与死的生理指标较其他指标明显、客观、容易掌握，致死量的测定也较准确。在测定致死量的同时，还应仔细观察动物是否出现耸毛、倦卧、耳壳苍白或充血、突眼、步态失调、肌肉瘫痪、呼吸困难、昏迷、惊厥、大小便失禁等不良反应。

## 二、长期毒性研究

长期毒性试验是指实验动物连续多日接触较大剂量的药物所引起的中毒效应，为观察这种中毒效应而设计的毒理学试验。其目的是预测药物可能引起的临床不良反应，判断药物反复给药产生毒性靶器官或组织，推测临床试验的起始剂量和重复用药的安全剂量范围，提示临床试验需重点监测的指标、为临床试验的解毒或解救措施提供参考。其意义在于了解实验动物能耐受的最大剂量，找出完全无毒的安全界量，这个界量是判断一个待选新药是否有进一步开发研究的价值以及能否过渡到临床试用的重要依据，同时，也可为其他毒性实验和临床初始剂量的选择提供依据。因此，长期毒性试验是药物临床前安全性评价的主要内容，与急性毒性试验、生殖毒性以及致癌性等毒理学研究有着密切的联系，是新药报批临床时重点审评的项目之一，也是药物从药学研究进入临床试验的重要环节。按照我国药政管理部门的要求，长期毒性试验的给药期限一般为临床疗程的 3～4 倍时间，创新药品试验周期应不少于 90 天，超过 180 天的新药可以在试验开始 90 天后，同时进行 I 期临床试验。可供参考的具体方法有半数致死量法（$LD_{50}$ 法）、短期蓄积试验过渡法、药代动力学法（MBS 法）、最大耐受量法（MTD 法）、临床拟用剂量法（ACD 法）、等效剂量法。

## 三、特殊毒性研究

特殊毒性试验包括生殖毒性试验、发育毒性试验、致突变试验和致癌作用试验。生殖毒性试验主要研究外来化合物对生殖细胞产生、卵细胞受精、胚胎形成、妊娠、分娩和哺乳过程的损害，其目的是了解外源化合物及其代谢产物对成年哺乳动物的生殖功能和生育力的影响。发育毒性指出生前经父体和（或）母体接触外源理化因素引起的，在子代到达成体之前体内出现的有害作用，包括畸形、生长迟缓、功能障碍及死亡。发育毒性试验的目的在于通过计数胚胎或胎仔的存活数或死亡数，测量胎仔的重量和性别比，检查外观、内脏和骨骼的形态，来评判外源理化因素对胚胎或胎仔致死、致畸或其他毒性作用。致突变作用是指外来因素特别是化学因子对细胞核中的遗传物质发生改变的能力，而且这种改变可随细胞分裂过程传递，其类型主要分为基因突变和染色体突变，其目的是通过检测外源化学物对哺乳动物的致突变性，预测其对人的致癌性；检测外源化学物对哺乳动物生殖细胞的遗传毒性，预测其对人体的遗传危害性。致癌作用试验的目的是对某种化学物是否具有致癌的危险性进行评价，包括短期致癌作用试验和长期致癌作用试验。经特殊毒性研究的壮药主要有黄花蒿、桑寄生、穿心莲、鸡蛋花、七叶一枝花、两面针、槟榔、板蓝根、白英、土荆芥、雷公藤等。

目前，已经进行全面毒理学研究的壮药仍较少，主要集中在已上市的且应用较为广泛的药物，如槟榔、板蓝根、青蒿素、决明子等。大部分壮药毒理学研究做了急性毒性试验，如鬼画符、榼藤、苦参、三白草、土荆芥、眼镜蛇、五指毛桃、海芋、黄花败酱、黄药子、鸡蛋花、金银花、木鳖子、龙脷叶、八角枫、猪牙皂、飞龙掌血、千里光、岗松、洗手果、草豆蔻等；少部分壮药做了长期毒性试验和特殊毒性试验，如雷公藤、钩藤、广豆根、威灵仙、广西血竭、吉祥草、金边蚂蟥、桑寄生、穿心莲等。因此，为了保障壮药更快更好更安全地走向市场，对效果显著的壮药仍需进行全面的毒理学研究。

各 论

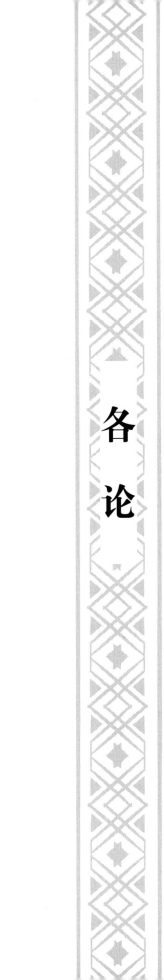

# 第一章 解毒药

## 第一节 解痧毒药

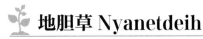

### 地胆草 Nyanetdeih

【别名】草鞋根。

【来源】为菊科植物地胆草 *Elephantopus scaber* L. 的全草。

【生境分布】生于山谷、村边及路旁、荒地、耕地等低草丛中。在广西主要分布于富川、蒙山、苍梧、岑溪、藤县、平南、桂平、容县、南宁、那坡、凤山等地，浙江、福建、台湾、江西、湖南、广东、云南、贵州等亦有分布。

【性味功能】苦，寒。清热毒，除湿毒，解瘴毒，利水道。用于感冒、咽痛、咳嗽、鼻衄、黄疸、痢疾、淋证、脚气、水肿、痈疮、疔疮、蛇虫咬伤。

【用法用量】15～30 g，水煎服。

【现代药理学研究】

1. 抗炎镇痛作用

地胆草能抑制二甲苯所致小鼠耳郭肿胀、1% 角叉菜胶所致大鼠足趾肿胀、棉球肉芽肿等各种炎症反应。地胆草水提取物能抑制角叉菜胶引起的大鼠足趾肿胀，显著降低二甲苯致小鼠腹部皮肤毛细血管的通透性，提高热板法实验小鼠的痛阈值，减轻醋酸致小鼠的扭体次数，有抗炎镇痛效果。地胆草的有效成分咖啡酸乙酯能显著抑制 ConA 诱导的正常小鼠 T 淋巴细胞活化、干预细胞因子（Th1、IL-2、IL-6、IFN-γ）的水平、下调高致病性 Th17 表达，调控 Th17/Treg 细胞平衡。

2. 抗病毒作用

地胆草全草甲醇提取物对脊髓灰质炎病毒、辛德毕斯病毒具有抑制作用。地胆草水提取物具有抗呼吸道合胞病毒作用。地胆草的根和叶的水提取物具有抗艾滋病病毒逆转录酶活性。地胆草 $1\alpha,2\beta$-$O$-dicaffeoylcyclopentan-$3\beta$-ol 二咖啡酸类物质对呼吸道合胞病毒具有良好的抑制作用。

### 3. 镇咳平喘作用

地胆草叶子的乙醇提取物可显著减少由组胺和乙酰胆碱引起的支气管痉挛，保护肥大细胞的去颗粒，显著减少组胺诱导的豚鼠离体气管条收缩。

### 4. 抗肿瘤作用

地胆草的醇提取物具有体外抗鼻咽癌细胞增殖活性。地胆草中的倍半萜内酯类化合物对人肝癌细胞 SMMC-7721、宫颈癌细胞 Hela、结直肠腺癌细胞 Caco-2 均有显著抑制作用。异去氧地胆草内酯能抑制人脐静脉内皮细胞增殖、迁移以及小管状结构形成，从而切断肿瘤细胞的营养供给，具有抗肿瘤活性。

### 5. 抗菌作用

地胆草 95% 醇提取物的乙酸乙酯部位对金黄色葡萄球菌、表皮葡萄球菌、绿脓杆菌等化脓性皮肤感染致病菌以及红色毛癣菌、须癣毛癣菌、犬小孢子菌等浅表性真菌感染致病菌均有显著的抑制作用。

### 6. 保肝作用

地胆草甲醇提取物可显著降低 N-亚硝基二乙胺（NDEA）诱导肝毒性大鼠 AST、ALT、ALP 和 MDA 的含量，减少肝脏的脂肪累积，提高抗氧化酶和蛋白水平，逆转肝损伤，具有一定的保肝作用。地胆草水提取物可减少脂多糖诱导的小鼠小胶质瘤细胞 BV-2 中 NO、IL-1、IL-6、ROS、$PGE_2$ 的生成和 COX-2 的表达；减少脂多糖诱导的大鼠 AST 及 ALT 水平；显著减少氨基末端激酶及 p38 MAPK 的磷酸化，减少 p38 MAPK 和 COX-2 在肝脏中的表达。去氧地胆草素可阻止脂多糖半乳糖胺诱导的爆发性肝炎 F4/80 单核细胞和巨噬细胞渗透，增加肝组织硝基酪氨酸和 COX-2 的含量；抑制血清转氨酶的活性、TNF-α、IL-6 水平和 MMP-9 的活性；减少脂多糖半乳糖胺诱导小鼠的死亡率；有效地恢复脂多糖半乳糖胺诱导的小鼠肝对二异丙基亚胺醋酸的摄取和分泌时间的延迟。

## 【参考文献】

[1] 梁侨丽，闵知大. 地胆草倍半萜内酯化合物的结构修饰 [J]. 药学学报，2007，42（11）：1159-1161.

[2] 梁侨丽，龚祝南，绪广林，等. 地胆草倍半萜内酯化合物体外抗肿瘤作用的研究 [J]. 天然产物研究与开发，2008，20（3）：436-439.

[3] 吴霞，李药兰，张冬梅，等. 25 种中草药体外抑制鼻咽癌细胞增殖活性研究 [J]. 中成药，2010，32（12）：2161-2163.

[4] 贺利军. 两种中草药单体抑制肿瘤血管新生的研究 [D]. 上海：华东师范大学，2011.

[5] 何昌国，董玲婉，阮肖平，等. 地胆草全草提取物抗菌抗炎作用的实验研究 [J]. 中国中医药科技，2008，15（3）：191-192.

［6］温先敏，杨缅南，胡田魁.地胆草水提取物抗炎镇痛作用的动物实验研究［J］.云南中医中药杂志，2015，36（12）：71-72.

［7］陈昌刚.地胆草有效成分免疫抑制效应及作用机制研究［D］.昆明：云南中医学院，2015.

［8］董臣林.地胆草化学成分分离纯化及抑菌作用研究［D］.广州：广东药科大学，2016.

［9］Linza A，Wills P J，Ansil P N，et al. Dose-response effects of *Elephantopus scaber* methanolic extract on *N*-nitrosodiethylamine-induced hephatotoxicity in rats［J］. Chinese Journal of Natural Medicines，2013，11（4）：362-370.

［10］付露，沙合尼西·赛力克江，洪吟秋，等.地胆草抗氧化活性成分分离鉴定［J］.中国实验方剂学杂志，2019，25（2）：156-162.

［11］Ho W Y，Yeap S K，Ho C L，et al. Hepatoprotective activity of *Elephantopus scaber* on alcohol-induced liver damage in mice［J］. Evidence-Based Complementary and Alternative Medicine，2012：417953.

［12］Hung H S，Hou C W，Chen Y L，et al. *Elephantopus scaber* inhibits lipopolysaccharide-induced liver injury by suppression of signaling pathways in rats［J］. The American Journal of Chinese Medicine，2011，39（4）：705-717.

［13］Huang C C，Lin K J，Cheng Y W，et al. Hepatoprotective effect and mechanistic insights of deoxyelephantopin, a phyto-sesquiterpene lactone, against fulminant hepatitis［J］. The Journal of Nutritional Biochemistry，2013，24（3）：516-530.

［14］Sagar R，Sahoo H B. Evaluation of antiasthmatic activity of ethanolic extract of *Elephantopus scaber* L. leaves［J］. Indian Journal of Pharmacology，2012，44（3）：398-401.

［15］Taylor R S L，Manandhar N P，Hudson J B，et al. Antiviral activities of Nepalese medicinal plants［J］. Journal of Ethnopharmacology，1996，52（3）：157-163.

［16］Geng H W，Zhang X L，Wang G C，et al. Antiviral dicaffeoyl derivatives from *Elephantopus scaber*［J］. Journal of Asian Natural Products Research，2011，13（7）：665-669.

［17］Wiwat C，Kwantrairat S. HIV-1 reverse transcriptase inhibitors from Thai Medicinal Plants and *Elephantopus scaber* Linn［J］. Mahidol University Journal of Pharmaceutical Sciences，2013，40（3）：35-44.

［18］孙莉.采用 ICP-MS 法测定地胆草中 5 种重金属的含量［J］.中南药学，2019，17（10）：1725-1728.

## 🌱 狗肝菜 Caemjcejnoeg

【别名】路边青。

【来源】为爵床科植物狗肝菜 *Dicliptera chinensis*（L.）Juss. 的全草。

【生境分布】生于村边园中、草丛中，半阴生。在广西主要分布于河池、百色、南宁、龙州、凭祥、陆川、北流、容县、平南、岑溪、贺州、柳州等地，广东、福建、安徽等亦有分布。

【性味功能】微甘，寒。解热毒，通气道、谷道，利水道。用于感冒、咳嗽、火眼、疔疮、便血、尿血、眩晕、淋证。

【用法用量】15～30 g，水煎服。外用适量，水煎洗。

【现代药理学研究】

1. 免疫调节作用

狗肝菜多糖可增强由环磷酰胺所致免疫抑制小鼠的免疫功能，抑制小鼠脾的萎缩和胸腺萎缩，具有免疫调节作用。

2. 保肝作用

狗肝菜多糖可减少炎症介质 TNF-α、IL-1β 和 NO 的分泌，减轻肝组织坏死的范围和程度，降低血清氨基转移酶水平，降低肝损伤大鼠的死亡率；对异烟肼和利福平类抗结核药物致肝损伤具有保护作用。狗肝菜多糖可通过升高大鼠 MMP-1、TIMP-1 与 VEGF 的表达发挥其抗肝纤维化作用。

## 【参考文献】

［1］朱华，陈力锋，张可锋. 狗肝菜多糖的抗肝纤维化研究［J］. 华西药学杂志，2012，27（6）：634-635.

［2］朱华，张小玲，张可峰，等. 狗肝菜多糖对免疫功能低下小鼠免疫功能的影响［J］. 中国现代医学杂志，2011，21（4）：393-395，399.

［3］Tu W S，Zhu J H，Bi S X，et al. Isolation，characterization and bioactivities of a new polysaccharide from *Annona squamosa* and its sulfated derivative［J］. Carbohydrate Polymers，2016，152：287-296.

［4］李南薇，刘长海，陆映机. 狗肝菜功能性成分的抗氧化活性［J］. 食品科学，2011，32（13）：71-74.

［5］张小玲，肖胜军，容明智，等. 狗肝菜多糖减轻 D-氨基半乳糖与脂多糖诱导的大鼠急性肝损伤［J］. 中国病理生理杂志，2010，26（5）：952-955.

［6］崔红花，于治成，沈志滨，等. 狗肝菜不同相对分子质量多糖对四氯化碳所致大鼠急性肝损伤的保护作用［J］. 中国实验方剂学杂志，2013，19（9）：185-190.

［7］高雅，钟明利，钟家良，等. 狗肝菜多糖对抗结核药物致肝损伤的研究［J］. 广州中医药大学学报，2014，31（6）：953-956，1032.

［8］李志超，曹庆生. 狗肝菜多糖对肝纤维化大鼠肝组织 MMP-1 及 TIMP-1 表达的影响［J］. 临床

和实验医学杂志，2012，11（16）：1314-1315.

［9］李志超，曹庆生.狗肝菜多糖对肝纤维化大鼠肝组织 VEGF 表达的影响［J］.贵阳中医学院学报，2012，34（4）：192-193.

# 🌱 木蝴蝶 Cocienciengceij

【别名】千层纸、土黄柏。

【来源】为紫葳科植物木蝴蝶 *Oroxylum indicum*（L.）Bentham ex Kurz 的树皮或种子。

【生境分布】生于旷野、山坡、路旁。在广西主要分布于柳州、玉林、钦州、南宁、百色、河池、梧州等地，福建、云南、贵州、四川、广东等亦有分布。

【性味功能】苦，寒。通调气道，清热毒，和胃生肌。用于咳嗽、喉痹、音哑、肝胃气痛、疮口不敛。

【用法用量】3～10 g，水煎服。外用适量。

【现代药理学研究】

1. 抗炎、免疫调节作用

木蝴蝶水提取物可降低小鼠耳郭肿胀度、小鼠胸腺指数和脾脏指数，对小鼠免疫功能有一定的抑制作用。木蝴蝶黄酮可促进 α-糜蛋白酶对酪蛋白的水解，当木蝴蝶中的黄酮类成分与 α-糜蛋白结合后，其抗炎作用加强，对葡萄糖引起的小鼠水肿有抑制作用。

2. 镇咳祛痰作用

木蝴蝶能够减少氨水引起的小鼠咳嗽次数并延长咳嗽潜伏期，增加小鼠气管酚红的排泌量，具有镇咳祛痰作用。

3. 抗肿瘤作用

木蝴蝶提取物对急性粒细胞白血病细胞、黑色素瘤细胞和结肠癌细胞均有一定的抑制作用。木蝴蝶甲醇和水提取物可诱导乳腺癌细胞 MDA-MB-435S、肝癌细胞 Hep2G 和前列腺癌细胞 PC-3 的凋亡。木蝴蝶黄芩苷元可以诱导急性粒细胞白血病细胞 HL-60 的凋亡，抑制肿瘤细胞的增殖。

4. 抗菌作用

木蝴蝶 95% 乙醇提取物对金黄色葡萄球菌和大肠埃希菌呈高度敏感性。木蝴蝶根及树皮的二氯甲烷提取物（主要成分为拉帕醇）对金黄色葡萄球菌、大肠埃希菌、枯草杆菌、白色念珠菌和绿脓杆菌均有抑制作用。木蝴蝶树皮中的化合物 SDP-F38 可抑制对多种药有耐药性的致病菌。

5. 降血糖作用

木蝴蝶根提取物对四氧嘧啶诱导的糖尿病和地塞米松诱导的胰岛素抵抗大鼠具有显著的降血糖作用。

## 6. 保肝作用

木蝴蝶树皮石油醚、乙酸乙酯、甲醇和乙醇提取物和 SDP-F38 化合物对 $CCl_4$ 诱导的肝毒性小鼠具有保肝作用。

# 【参考文献】

［1］胡庭俊，刘姗姗，赵灵颖，等.木蝴蝶提取物制备及其抗菌抗炎活性的研究［J］.中国畜牧兽医，2010，37（3）：225-228.

［2］Das S，Choudhury M D，Mandal S C，et al. Antibacterial activity of a compound from stem bark of *Oroxylum indicum* Vent. and its MIC against antibiotic resistant bacteria［J］. Drug Invention Today，2012，4（10）：530-532.

［3］Le T D H，Nguyen X T. Influence of flavonoids from *Oroxylum indicum* Vent. towards α-chymotrypsin in relation to inflammation［J］. Tap Chi Duoc Hoc，2005，45（8）：23-26，36.

［4］祝双来，黄洪林.黄芩黄酮类化合物抗炎作用机制研究进展［J］.江西中医学院学报，2010，22（3）：97-100.

［5］毛绍春.木蝴蝶提取物抗氧化及降低香烟自由基的研究［J］.玉溪师范学院学报，2006（9）：91-93.

［6］杨艳.10 种中药提取物的抗氧化作用及 ESR 波谱研究［D］.北京：中国中医科学院中药研究所，2010.

［7］Raghbir C G，Vivek S，Nisha S，et al. In vitro antioxidant activity from leaves of *Oroxylum indicum*（L.）Vent. -A North Indian highly threatened and vulnerable medicinal plant［J］. Journal of Pharmacy Research，2008，1（1）：65-72.

［8］潘勇，韦健全，郑子敏，等.木蝴蝶对小鼠的镇咳祛痰作用研究［J］.右江民族医学院学报，2008（4）：550-551.

［9］Rajkumar V，Guha G，Kumar R A. Induction of apoptosis in MDA-MB-435S，Hep3B and PC-3 cell lines by extract of *Oroxylum indicum*［J］. Journal of Pharmacy Research，2011，4（7）：2054-2056.

［10］Roy M Kumar，Nakahara K，Na Thalang V，et al. Baicalein, a flavonoid extracted from a methanolic extract of *Oroxylum indicum* inhibits proliferation of a cancer cell line in vitro via induction of apoptosis［J］. Die Pharmazie，2007，62（2）：149-153.

［11］Costa-Lotufo L V，Khan M，Ather A，et al. Studies of the anticancer potential of plants used in Bangladeshi folk medicine［J］. Journal of Ethnopharmacology，2005，99（1）：21-30.

# 🌱 鸭跖草 Nyavangxbeuj

【别名】竹夹菜、竹壳菜。

【来源】为鸭跖草科植物鸭跖草 *Commelina communis* L. 的地上部分。

【生境分布】生于田野间及湿润的荒地、溪边。在广西主要分布于三江、贺州、钟山等地，我国大部分地区亦有分布。

【性味功能】甘、淡，寒。解痧毒，清热毒，调水道，消肿。用于痧病、瘴病、咽痛、痈疮、疔疮、发热、腮腺炎、水肿、高血压、黄疸、尿路感染。

【用法用量】15～30 g。外用适量。

【现代药理学研究】

1. 抗炎镇痛作用

鸭跖草水提取物可抑制二甲苯所致的小鼠耳郭肿胀，减少小鼠棉球肉芽的肿胀程度，可减少醋酸所致的小鼠扭体反应次数。鸭跖草乙醇提取物能延长小鼠痛阈值。

2. 镇咳作用

鸭跖草甲醇提取物对氨水诱导的小鼠咳嗽反应具有抑制作用。

3. 抗病毒作用

鸭跖草可抑制流感病毒引起的细胞病变和小鼠肺部炎症，降低流感病毒感染小鼠的死亡率并延长其存活时间。鸭跖草对单纯疱疹病毒 I 型具有抑制作用。

4. 抑菌作用

鸭跖草对金黄色葡萄球菌、白色念珠菌、白色葡萄球菌、溶血性链球菌、痢疾志贺菌、枯草杆菌、大肠埃希菌具有抗菌活性。鸭跖草 95% 乙醇提取物的乙酸乙酯提取部位对金黄色葡萄球菌、白色葡萄球菌、大肠埃希菌和伤寒杆菌具有抗菌活性。

5. 抗高血糖作用

鸭跖草甲醇提取物和鸭跖草中的 1-脱氧野尻霉素、2,5-二羟甲基-3,4-二羟基吡咯烷可抑制 α-葡萄糖苷酶的活性，抑制血糖升高。

6. 保肝作用

鸭跖草水提取物能够抑制 $CCl_4$ 和乙醇所致的小鼠血清 ALT 活性的升高，保护小鼠肝脏。

## 【参考文献】

[1] 吕贻胜，李素琴，丁瑞梅.鸭跖草药理学研究 [J].安徽医科大学学报，1995，34（3）：244-245.

[2] 唐祥怡，周莱华，张执候，等.鸭跖草的有效成分研究 [J].中国中药杂志，1994（5）：297-

298，321.

[3] 余昕，朱烨，欧丽兰.鸭跖草抗炎活性部位筛选及抗炎机制 [J].中成药，2015，37（8）：1824-1827.

[4] 陈芳.鸭跖草抗炎镇痛有效部位实验研究 [J].海峡药学，2016，28（1）：214-216.

[5] 吕燕宁.鸭跖草中的 α- 葡萄糖苷酶抑制剂 [J].国外医学（中医中药分册），2000，22（6）：338-339.

[6] 张贵峰.鸭跖草变种中的成分及其抗高血糖活性 [J].国外医学（中医中药分册），2003（2）：124.

[7] Shibano M，Baba K. The potential to reduce postprandial hyperglycemia of *Commelina communis* var. *hortensis* [J]. Foods & Food Ingred J Jpn，2004，209（6）：465-471.

[8] Kim H S，Kim Y H，Hong Y S，et al. Alpha-Glucosidase inhibitors from *Commelina communis*. [J]. Planta Medica，1999，65（5）：437-439.

[9] 谭志荣，蒋友福，李沛波.鸭跖草水提取物抗流感病毒的实验研究 [J].中国热带医学，2009，9（5）：829-831.

[10] 袁琦，侯林，刘相文，等.鸭跖草不同提取方法提取物的体外抗病毒实验研究 [J].中华中医药学刊，2017，35（7）：1755-1758.

[11] 张善玉，张艺莲，金在久，等.鸭跖草对四氯化碳和乙醇所致肝损伤的保护作用 [J].延边大学医学学报，2001（2）：98-100.

[12] 万京华，章晓联，辛善禄.鸭跖草的抑菌作用研究 [J].公共卫生与预防医学，2005（1）：25-27.

# 🌱 山芝麻 Ngazndoeng

【别名】坡油麻、野芝麻。

【来源】为锦葵科植物山芝麻 *Helicteres angustifolia* L. 的根或全株。

【生境分布】野生于山坡、路旁及丘陵地。在广西主要分布于宁明、南宁、贵港、陆川、平南、梧州、桂林等地，广东、四川、贵州、云南、湖南、福建等省亦有分布。

【性味功能】微苦、辛，寒。调气道、谷道，清热毒，除湿毒，祛风毒。用于感冒、麻疹、腮腺炎、痈疮、疔疮、风湿骨痛、泄泻、痢疾、虫蛇咬伤。

【用法用量】9 ～ 15 g，水煎服。外用适量，煎汤洗患处，或研末敷患处。

【现代药理学研究】

1. 抗炎镇痛作用

山芝麻可抑制二甲苯诱导的小鼠耳郭肿胀，抑制醋酸诱导的小鼠腹腔毛细血管通透性增高，并降低小鼠热板痛阈值，减少醋酸诱导的扭体次数。山芝麻正丁醇部位可以抑制小鼠耳肿胀和大鼠足肿胀、减少小鼠扭体次数和延长痛阈值时间，缩短小鼠凝血和止血时间。山芝麻水提取物能平衡溃疡性结肠炎大鼠血清中的炎症因子水平，并改善其病理组织损伤和症状，显著升高溃疡性结肠炎大鼠血清中的 IL-10 水平，降低 IL-6、TNF-α 水平，并改善大鼠的组织学损伤和症状。

2. 抗肿瘤作用

山芝麻乙醇提取物对 S180 荷瘤小鼠具有抑制作用。山芝麻葫芦素 D 和葫芦素 J 对肝癌细胞 BEL-7402 和恶性黑色素瘤细胞 SK-MEL-28 具有抑制作用。山芝麻白桦脂酸和 pyracrenic acid 对人结肠癌细胞 COLO205 和人胃癌细胞 AGS 具有细胞毒作用。

3. 抗乙肝病毒作用

山芝麻具有抗乙肝病毒作用。山芝麻可抑制 HepG2.2.15 细胞 HBV DNA 的复制。山芝麻水提取物可抑制鸭乙型肝炎病毒 DNA 的复制。

4. 保肝作用

山芝麻可降低 Con A 诱导的肝损伤小鼠血清中的 AST、ALT 水平，提高 CD3$^+$、CD4$^+$ 水平及 CD4$^+$/CD8$^+$ 比率，降低血清炎性细胞因子的 IFN-γ 和 TNF-α 水平；可改善肝纤维化大鼠的肝脏组织结构，减轻肝纤维化，抑制 Col I、α-SMA、TIMP-1 的表达，具有抗肝纤维化作用；可降低 MDA、NO 含量，提高 SOD 活性和 T-AOC 水平，具有抗脂质过氧化作用。山芝麻水提取物可调节 T 细胞亚群的活性和减少炎性细胞因子对免疫性肝损伤具有保护作用。山芝麻中的山芝麻酸甲酯可抑制 TGF-β1/Smads 信号通路，抑制肝星状细胞的增殖、促进其凋亡、减少胶原的生成和过度沉积。

5. 其他药理作用

山芝麻水提取物能显著减轻百草枯诱发的大鼠肺纤维化，干预大鼠肺纤维化进程，抑制 SHH 信号途径 Smo 和 Gli1 蛋白表达，抑制胶原纤维及成纤维细胞增生。山芝麻多糖可抑制 α-葡萄糖苷酶，具有降血糖作用。

【毒理学研究】

山芝麻内服过量（鲜品 250 ~ 500 g，干品 50 ~ 150 g）时，除可出现恶心、呕吐、腹泻、头晕等反应外，尚有中毒者出现肾、肝、消化道、心脏及中枢神经系统等多系统、多脏器损害，尤以急性肾功能严重损害为突出，表现为浮肿、少尿、血尿素氮及血肌酐明显升高、电解质紊乱、酸碱平衡失调等，重者可因急性肾功能衰竭而死亡，提示肾脏为中毒时的主要受损靶器官。

## 【参考文献】

[1] 黄权芳，韦刚，杨辉，等. 山芝麻含药血清对 HepG2.2.15 细胞 HBV 复制的抑制作用 [J]. 时珍国医国药，2012，23（7）：1849-1850.

［2］黄权芳，杨辉，韦刚，等.山芝麻抗鸭乙型肝炎病毒作用［J］.中国实验方剂学杂志，2011，17（20）：179-181.

［3］黄权芳，林兴，张士军，等.山芝麻水提液对 HepG2.2.15 细胞 HBsAg 和 HBeAg 的抑制作用［J］.中国现代应用药学，2011，28（7）：594-597.

［4］高玉桥，胡莹，张文霞.山芝麻的抗炎镇痛作用研究［J］.今日药学，2012，22（5）：267-269.

［5］蒋才武，杜冲，伍敏，等.壮药山芝麻抗炎镇痛止血有效部位的研究［J］.中华中医药杂志，2010，25（10）：1672-1674.

［6］林兴，冯志强，卢锷英，等.山芝麻水提取物对大鼠肝纤维化组织中 α-SMA、TIMP-1 蛋白表达的影响［J］.山东医药，2010，50（7）：46-47.

［7］林兴，黄权芳，张士军，等.山芝麻提取物对肝纤维化大鼠肝组织 Col Ⅰ mRNA 和 Col Ⅰ 蛋白表达的影响［J］.中国药房，2010，21（43）：4041-4043.

［8］林兴，黄权芳，张士军，等.山芝麻对 $CCl_4$ 诱导小鼠肝损伤的脂质过氧化反应的影响［J］.中国实验方剂学杂志，2010，16（10）：147-149.

［9］徐建国，夏靖燕.中草药山芝麻中毒 28 例临床分析［J］.浙江中西医结合杂志，2004（12）：4，6.

［10］徐建国，徐峰.中草药山芝麻中毒 28 例临床观察［J］.邯郸医学高等专科学校学报，2001（5）：406-407.

［11］刘钱薇，葛小东，张钱，等.山芝麻多糖的超声辅助提取工艺优化及对 α-葡萄糖苷酶的抑制活性［J］.江苏农业科学，2017，45（5）：183-188.

［12］金孝勤，庞素秋.山芝麻中化学成分与抗肿瘤活性研究［J］.安徽医药，2016，20（1）：34-37.

［13］Chen W L, Tang W D, Lou L G, et al. Pregnane, coumarin and lupane derivatives and cytotoxic constituents from *Helicteres angustifolia*［J］. Phytochemistry, 2006, 67（10）: 1041-1047.

［14］Pan M H, Chen C M, Lee S W, et al. Cytotoxic triterpenoids from the root bark of *Helicteres angustifolia*［J］. Chemistry & Biodiversity, 2008, 5（4）: 565-574.

［15］林兴，黄权芳，张士军，等.山芝麻水提取物对小鼠免疫性肝损伤的保护作用［J］.中国现代应用药学，2012，29（1）：1-5.

［16］聂金兰.山芝麻酸甲酯对肝星状细胞 TGF-β1/Smads 信号通路的调控作用机制［D］.南宁：广西医科大学，2017.

［17］高玉桥，苏丹，胡莹，等.山芝麻对大鼠溃疡性结肠炎的影响［J］.中药材，2013，36（4）：597-600.

［18］周媛媛，魏蕾，曾凡军.山芝麻水提取物对百草枯致大鼠肺纤维化干预研究［J］.职业与健康，2015，31（20）：2772-2775.

# 🌱 鬼针草 Nyagvaeknoux

【别名】针人草、一包针、下钳补、牙钳不。

【来源】为菊科植物白花鬼针草 *Bidens pilosa* L. 的全草。

【生境分布】生于村旁、路边及荒地中。广西各地均有分布，华南其他地区及华东、华中、西南亦有分布。

【性味功能】苦，平。清热解毒，疏风散瘀。用于痧症、流感、乙脑、咽喉肿痛、肠炎、痢疾、黄疸、肠痈、疮疡疥痔、跌打损伤、毒蛇和蜈蚣咬伤。

【用法用量】9～10 g。外用适量。

【现代药理学研究】

1. 抗炎镇痛作用

鬼针草炔苷可显著抑制巴豆油诱发的小鼠耳郭肿胀、蛋清诱发的小鼠足趾肿胀、醋酸诱发的小鼠毛细血管通透性增加、大鼠棉球肉芽肿以及大鼠白细胞游走，具有抗炎镇痛作用。

2. 降血压作用

鬼针草可抑制肾素水平和血管紧张素转换酶的活性，增加 NO 的产生，减少内源性缩血管活性物质 Ang II 和 ET-1 的释放，具有降血压作用。鬼针草对心肌有保护作用，能改善高血压大鼠心肌肥厚状况。

3. 调节血脂作用

鬼针草可降低血浆胆固醇含量、提高血浆高密度脂蛋白含量、调节脂代谢、降低氧化应激损伤和保护血管内皮，防止动脉血栓的形成，防治动脉粥样硬化和冠心病。鬼针草乙醇提取物和水提取物可显著降低高脂饮食诱导的非酒精性脂肪肝大鼠的 MDA 水平，提高 SOD 活性，降低血清中的 ALT、AST 水平，并逆转肝脂肪变性。鬼针草总黄酮具有调节脂质代谢的作用，可调节 GGT、ALP 等关键酶活力，显著降低高脂血症大鼠的 TC、TG 水平，升高 HDL 水平。

4. 降血糖作用

鬼针草提取物对链脲佐菌素所致的大鼠血糖升高具有抑制作用，可降低大鼠空腹血糖，提高血清 HK 活性，提高肝糖原含量，降低血清 FFA 含量。鬼针草黄酮可改善细胞胰岛素抵抗，调控 PI3K/Akt1/GLUT4 信号通路中转录因子的基因及蛋白表达，改善细胞胰岛素抵抗状态，增加细胞的葡萄糖转运能力，提高葡萄糖利用率。

5. 促泪腺分泌作用

鬼针草可发挥拟雄激素效应，促进眼睑腺体分泌，抑制泪腺组织的凋亡，调节泪腺局部炎症反应，改善围绝经期兔的泪液分泌，改变泪液蛋白含量，改善干眼兔的角膜上皮损伤，对干眼症泪腺组织具有保护作用；拟胆碱作用成分集中在水部位和正丁醇部位，作用于 M 受体，增加泪液的分泌。

6. 抗肿瘤作用

鬼针草可提高小鼠 IL-2、TNF-α 水平，具有抗肿瘤作用。鬼针草乙酸乙酯萃取物对人结肠癌细胞具有抑制作用。鬼针草醇提取物对 U14 小鼠移植肿瘤的生长具有抑制作用，可提高小鼠机体非特异性免疫功能。鬼针草的石油醚提取物对人 A549、HepG-2、CNE-2 和 B16 细胞的体外生长具有抑制作用。鬼针草矢车菊黄素具有抑制肿瘤细胞增殖及诱导肿瘤细胞凋亡的作用。

7. 保肝作用

鬼针草水提取物可改善 LPS 引起的小鼠肝组织病理损伤，降低 TNF-α、IL-6 水平，减轻氧化应激损伤，具有保肝作用。鬼针草黄酮类化合物可在体外抑制 HSC-T6 细胞增殖，抑制巨噬细胞分泌 IL-1 和 TNF-α，阻断 HSC 中 TGF-β1 分子的信号转导；在体内可降低 ALT、AST、ALP 水平，增加 Alb、T-AOC 的含量，降低 iNOS 的表达，并减轻肝损伤程度；可降低免疫性肝纤维化大鼠胶原含量，抑制 HSC 活化，促进活化的 HSC 凋亡；可抑制 $CCl_4$ 诱导的大鼠肝纤维化的氧自由基的生成，对 $CCl_4$ 所致大鼠肝纤维化有明显的治疗作用。

## 【参考文献】

[1] Chen Y, Luo J G, Zhang Q, et al. Identification of active substances for dually modulating the renin-angiotensin system in *Bidens pilosa* by liquid chromatography-mass spectrometry-based chemometrics [J]. Journal of Functional Foods, 2016, 21: 201-211.

[2] 郑梅生，朱琳，郑云菊，等. 鲜鬼针草降压作用的实验研究 [J]. 中医临床研究, 2016, 8 (24): 16-19.

[3] 阮氏香江，陈宁，黄婉苏，等. 鬼针草水提取物的降血压作用及其作用机制研究 [J]. 广西医科大学学报, 2017, 34 (2): 177-180.

[4] 黄川锋，马瑜红，周新，等. 鬼针草提取物对实验性高脂血症大鼠血脂和 NO 及 NOS 的影响 [J]. 中国现代药物应用, 2009, 3 (17): 14-16.

[5] 马瑜红，李玲，欧阳静萍. 鬼针草不同提取物对非酒精性脂肪肝大鼠的实验研究 [J]. 中国中医药咨讯, 2011, 3 (7): 5-6.

[6] 张媛媛. 鬼针草总黄酮对高脂血症大鼠的治疗作用及部分机制研究 [D]. 合肥: 安徽医科大学, 2012.

[7] 姜李红，张胜男，龚桂芬，等. 鬼针草化学成分及 α- 葡萄糖苷酶抑制活性研究 [J]. 中南药学, 2022, 20 (12): 2740-2746.

[8] 黄敏珠，陈海生，刘建国. 鬼针草提取物对糖尿病大鼠降糖活性的初步观察 [J]. 东南国防医

药，2010，12（2）：100-101.

［9］黄桂红，刘天旭，朱钊铭，等.鬼针草黄酮对 HepG2 胰岛素抵抗细胞 PI3K/AKT1/GLUT4 信号
通路的调控作用［J］.实用医学杂志，2016，32（24）：3994-3998.

［10］李巧兰，党博，褚代芳，等.鬼针草煎液对 DM 大鼠模型血糖水平及肝 HK、血清 FFA 含量
影响的实验研究［J］.中华中医药学刊，2012，30（9）：1987-1989.

［11］杨继红.鬼针草对雄激素缺乏性大鼠干眼眼表和泪腺的作用机制［D］.南京：南京中医药大
学，2017.

［12］邵毅，胡佩宏，张颖，等.鬼针草滴眼液治疗兔围绝经期干眼症的实验［J］.医药导报，
2016，35（7）：688-692.

［13］杨继红，李凯，王育良，等.鬼针草水提取物对雄激素缺乏性干眼大鼠泪液分泌和泪腺炎症
的影响［J］.中国中医眼科杂志，2017，27（4）：211-217.

［14］李凯，王育良，张传伟.鬼针草治疗阿托品干眼兔模型的实验研究［J］.西部中医药，2017，
30（2）：13-15.

［15］袁丽萍，陈飞虎，鹿玲，等.鬼针草总黄酮对肝纤维化大鼠肝星状细胞 TGF-β1 信号传导通路
的影响［J］.中国药理学通报，2009，25（12）：1655-1659.

［16］周毕军，赵岩，黄川锋.鬼针草水提取物对脂多糖诱导肝损伤小鼠肿瘤坏死因子 -α、白细胞
介素 -6 的影响［J］.中国老年学杂志，2016，36（12）：2858-2859.

［17］吴繁荣.鬼针草总黄酮对免疫性肝纤维化大鼠治疗作用及部分机制研究［D］.合肥：安徽医
科大学，2008.

［18］万仲贤，吴建国，蔡巧燕，等.闽产白花鬼针草对人结肠癌 RKO 细胞的抑制作用及诱导凋亡
［J］.福建中医药大学学报，2011，21（1）：40-42.

［19］陈飞虎，袁丽萍，钟明媚，等.鬼针草总黄酮抗大鼠肝纤维化的实验研究［J］.中国临床药
理学与治疗学，2006，11（12）：1369-1374.

［20］程新燕.鬼针草总黄酮对 D-GalN 致急性肝损伤小鼠的保护作用［J］.中国实验方剂学杂志，
2013，19（14）：268-271.

［21］胡世林，钟明媚，陈飞虎，等.鬼针草抗小鼠急性肝损伤有效部位的筛选［J］.中国临床保
健杂志，2007（6）：601-603.

［22］付达华，熊典虹，张晶，等.鬼针草中矢车菊黄素的分离提取及体外抗肿瘤活性研究
［J］.海峡药学，2013，25（5）：27-29.

［23］付达华，刘志礼，刘军仕.鬼针草提取物对 Hela 细胞及 A549 细胞增殖及细胞周期的影响
［J］.江西医学院学报，2009，49（12）：50-53.

［24］冯涛，李青旺，李健，等.鬼针草 90% 醇提取物对 U14 荷瘤小鼠的抑瘤效应［J］.安徽农业
科学，2007，35（4）：1037-1038.

［25］李巧兰，杨素婷，李志刚，等.鬼针草煎液对 S180 荷瘤小鼠抑瘤率及 IL-2、TNF-α 影响的研

究 [J]. 陕西中医学院学报，2011，34（3）：39-40.

[26] Shen Y W, Sun Z L, Shi P Y, et al. Anticancer effect of petroleum ether extract from *Bidens pilosa* L. and its constituent's analysis by GC-MS [J]. Journal of Ethnopharmacology, 2018, 217: 126-133.

# 🌱 冰糖草 Nyadiengj

【别名】野甘草、土甘草、热痱草、假枸杞、节节珠、米碎草、叶上珠。

【来源】为玄参科植物野甘草 *Scoparia dulcis* L. 的全草。

【生境分布】生于村边、路旁、坡地、沟边等阴湿草地。在广西主要分布于南宁、合浦、博白、北流、桂平、平南、藤县、岑溪等地，江西、福建、广东、云南亦有分布。

【性味功能】甘，凉。清热毒，除湿毒，通气道、水道。用于痧病、咳嗽、咽炎、泄泻、水肿、湿疹、痈疮、丹毒。

【用法用量】15～30 g，鲜品60～90 g。外用适量，捣敷患处。

【现代药理学研究】

1. 抗炎镇痛作用

野甘草水提取物和乙醇提取物具有镇痛、抗炎和解热作用，均能延长由戊巴比妥钠诱导的小鼠睡眠时间。野甘草乙醇提取物可抑制 α-阻滞剂诱导的高血压。野甘草乙醇提取物和 β-粘霉烯酮可减轻角叉菜胶诱发的足肿胀和胸膜炎，减轻右旋糖酐或组胺引起的足肿胀。野甘草 β-粘霉烯酮和黄酮在急性炎症过程的早期阶段发挥镇痛作用。

2. 抗菌作用

野甘草对伤寒杆菌、金黄色葡萄球菌、黄色葡萄球菌、大肠埃希菌、枯草芽孢杆菌、铜绿假单胞菌、普通变形杆菌、棉黑斑病菌、白色念珠菌、黑曲霉菌、尖孢镰刀菌和甲型副伤寒沙门菌均有抑制作用。

3. 抗氧化作用

野甘草可降低噪声暴露大鼠大脑皮层、小脑、脑干、纹状体、海马和下丘脑的自由基水平，减轻噪音对大鼠的不良影响。野甘草己烷、氯仿和甲醇提取物可清除 DPPH 自由基，抗脂质过氧化，抑制黄嘌呤氧化酶和脂氧合酶的活性。

4. 抗胃溃疡作用

野甘草水提取物可抑制吲哚美辛诱导的胃溃疡形成，保护胃黏膜。野甘草乙醇提取物可缩小胃溃疡模型大鼠的胃溃疡面积，降低大鼠胃 $H^+$-ATP 酶活性。

5. 抗肿瘤作用

野甘草的粗提物对6种人胃癌细胞系 SCL、SCL-6、SCL-37′6、SCL-9、Kato-3 和

NUGC-4 具有细胞毒性。野甘草中的 scopadulcic acid B 有强细胞毒性，可延长接种艾氏腹水瘤细胞小鼠的平均存活时间；可抑制人胃腺癌 AGS 细胞中的 TOP 活性，降低 Cyclin D1、c-myc 和 Survivin 的蛋白水平，增加死亡受体的水平，使 AGS 细胞对肿瘤坏死因子相关的细胞凋亡配体诱导的细胞凋亡敏感。

6. 降血糖作用

野甘草提取物对 STZ 诱导的糖尿病大鼠具有降糖作用，可提高肝、肾、脑中的 SOD、CAT、GSH-Px、GST、GSH、胰岛素、维生素 C 和维生素 E 水平，对脂质过氧化引起的膜损伤具有保护作用；可减少葡萄糖流入多元醇途径，导致抗氧化酶和胰岛素活性增强和山梨糖醇脱氢酶活性降低，具有调节血糖作用。野甘草二萜-scoparic acid D 可增加胰岛素水平而改善大鼠血糖水平，减轻 STZ 介导的细胞毒性和减少 NO 的产生，具有抗高血糖及细胞保护作用。

7. 保肝作用

野甘草可降低 $CCl_4$ 所致肝损伤大鼠血清 ALT、AST 水平，能减少肝损伤，包括空泡形成、中性粒细胞浸润和坏死减少，降低肝组织中 MDA 水平，升高 GSH 活性，提高肝抗氧化酶的活性。

8. 神经保护作用

野甘草甲醇提取物能增强 PC12D 细胞中神经生长因子介导的神经突触的活性。野甘草水提取物可缓解噪声应激对大鼠免疫系统的影响。

【毒理学研究】

野甘草甲醇和水（50∶50）提取物经瑞士白化小鼠口服的 $LD_{50}$ 大于 8000 mg/kg 体重。Wistar 大鼠分别口服 250 mg/kg、500 mg/kg 体重，每天 1 次，连续 30 天，大鼠心脏和肝脏的血管和门静脉出现轻度间质性充血。

## 【参考文献】

［1］Latha M，Pari L. Modulatory effect of *Scoparia dulcis* in oxidative stress-induced lipid peroxidation in streptozotocin diabetic rats［J］. J Med Food，2003，6（4）：379-386.

［2］Latha M，Pari L. Effect of an aqueous extract of *Scoparia dulcis* on blood glucose，plasma insulin and some polyol pathway enzymes in experimental rat diabetes［J］. Brazilian J Med Biol Res，2004，37（4）：577-586.

［3］Latha M，Pari L，Ramkumar K M，et al. Antidiabetic effects of scoparic acid D isolated from *Scoparia dulcis* in rats with streptozotocin-induced diabetes［J］. Natural Product Research，2009，23（16）：1528-1540.

［4］Pari L，Latha M. Protective role of *Scoparia dulcis* plant extract on brain antioxidant status and lipid peroxidation in STZ diabetic male wsitar rats［J］. BMC Complem Alternat Med, 2004, 4（16）: 1-8.

［5］Zulfiker A H M, Ripa F A, Rahman M M. Antidiabetic and antioxidant effect of *Scoparia dulcis* in alloxan induced albino mice［J］. Int J PharmTech Res, 2010, 2（4）: 2527-2534.

［6］Wankhar W, Srinivasan S, Rajan R, et al. Antioxidant mediated response of *Scoparia dulcis* in noise-induced redox imbalance and immunohistochemical changes in rat brain［J］. J Biomed Res, 2017, 31（2）: 143-153.

［7］Coulibaly A Y, Kiendrebeogo M, Kehoe PG, et al. Antioxidant and anti-inflammatory effects of *Scoparia dulcis* L.［J］. J Med Food, 2011, 14（12）: 1576-1582.

［8］Tsai J C, Peng W H, Chiu T H, et al. Anti-inflammatory effects of *Scoparia dulcis* L. and betulinic acid［J］. Am J Chin Med, 2011, 39（5）: 943-956.

［9］蔡幼清. 野甘草提取物和 β-粘霉烯酮在啮齿动物中的镇痛和抗炎特性［J］. 国外医学中医中药分册, 1994, 16（4）: 42-43.

［10］Tsai J C, Peng W H, Chiu T H. Hepatoprotective effect of *Scoparia dulcis* on carbon tetrachloride induced acute liver injury in mice［J］. Am J Chin Med, 2010, 38（4）: 761-775.

［11］Praveen T K, Dharmaraj S, Bajaj J, et al. Hepatoprotective activity of petroleum ether, diethyl ether, and methanol extract of *Scoparia dulcis* L. against $CCl_4$-induced acute liver injury in mice ［J］. Indian J Pharmacol, 2009, 41（3）: 110-114.

［12］Babincová M, Schronerová K, Sourivong P. Antiulcer activity of water extract of *Scoparia dulcis* ［J］. Fitoterapia, 2008, 79（7-8）: 58758-8.

［13］Wu W H, Chen T Y, Lu R W, et al. Benzoxazinoids from *Scoparia dulcis*（sweet broomweed）with antiproliferative activity against the DU-145 human prostate cancer cell line［J］. Phytochemistry, 2012, 83: 110-115.

［14］Madakkannu B, Ravichandran R. In vivo immunoprotective role of *Indigofera tinctoria* and *Scoparia dulcis* aqueous extracts against chronic noise stress induced immune abnormalities in Wistar albino rats［J］. Toxicol Rep, 2017, 4: 484-493.

［15］祝传宝. 野甘草中能增强神经生长因子活性的乙酰化黄酮苷［J］. 国外医药（植物药分册）, 2005, 20（2）: 75.

［16］Ahsan M, Islam S N, Gray A I, et al. Cytotoxic diterpenes from *Scoparia dulcis*［J］. J Nat Prod, 2003, 66（7）: 958-961.

［17］Hayashi T. Investigation on traditional medicines of guarany indio and studies on diterpenes from *Scoparia dulcis*［J］. Yakugaku Zasshi, 2011, 131（9）: 1259-1269.

# 🌱 薄荷 Bozojcah

【别名】野薄荷。

【来源】为唇形科植物薄荷 *Mentha canadensis* Linnaeus 的地上部分。

【生境分布】生于小溪沟边、路旁及山野湿地，或为栽培。在广西主要分布于隆林、马山、资源、富川、陆川、北流等地，华南其他地区及华北、华东、华中、西南亦有分布。

【性味功能】辛，凉。祛风毒，清热毒。用于痧病、痛症、咽痛、麻疹、风疹。

【用法用量】3～6 g，后下。

【现代药理学研究】

1. 抗炎镇痛作用

薄荷提取物可抑制角叉菜胶诱导的大鼠足肿胀。薄荷提取物和左旋薄荷酮均可抑制小鼠醋酸扭体反应。薄荷油乳剂经皮给药可抑制小鼠耳郭肿胀。薄荷蒙花苷可调节炎性细胞分泌因子和介质的水平而发挥抗炎作用。

2. 抗病毒作用

薄荷水提取物可抑制牛痘病毒、孤儿病毒、Semliki 森林病毒和流行性腮腺炎病毒。薄荷的水溶性成分和薄荷油可抑制单纯疱疹病毒。薄荷多糖可抑制呼吸道合胞病毒。

3. 利胆作用

薄荷油可使大鼠胆汁流量和胆汁酸含量增加，胆固醇含量减少，有明显的利胆作用。

4. 解痉作用

薄荷油能抑制豚鼠离体回肠的正常收缩活动，降低其收缩幅度、频率和张力，拮抗组胺或乙酰胆碱所致的肠管痉挛，可干预钙离子跨膜运动，解除电刺激、吗啡刺激引起的平滑肌痉挛。

5. 抗真菌作用

薄荷水提取物在体外对表皮枯草杆菌、肺炎链球菌、黄细球菌等均具有抑菌作用。薄荷醇是抗真菌的有效成分，对核盘菌、匍枝根菌、毛霉菌有明显的抑制作用。

6. 止痒作用

薄荷醇可以延长组胺诱导的搔抓潜伏期，抑制豚鼠腹腔细胞组胺的释放，具有明显的止痒作用。

7. 抗肿瘤作用

薄荷提取物可通过抑制环氧化酶、降低调节酶的表达发挥抗肿瘤作用。薄荷醇对人的膀胱癌细胞、人结肠腺癌细胞生长、人前列腺癌细胞迁移、人胃癌细胞增殖均有抑制作用，能诱导人结肠腺癌细胞 Caco-2 的凋亡，促进 Caco-2 细胞内微管蛋白的聚合，引起癌细胞凋亡。

【毒理学研究】

小鼠口服薄荷油的 $LD_{50}$ 为 3.0 ml/kg，小鼠一次性口服大剂量薄荷油可导致急性肝损伤，造成肝细胞损伤，出现脂肪变性、坏死等结构变化，甚至死亡。

# 【参考文献】

[1] 苑如，王喆，宋小莉，等.薄荷油乳剂经皮给药对小鼠耳肿胀的保护作用 [J].山东中医杂志，2014，33（4）：296-298.

[2] 陈向阳，张乐，吴莹，等.LCMS-IT-TOF 法快速分析薄荷黄酮部位的主要化学成分 [J].北京中医药大学学报，2015，38（8）：546-550.

[3] 陈向阳.薄荷酚类部位化学成分及抗炎活性研究 [D].北京：北京中医药大学，2016.

[4] 杨倩.薄荷挥发油的化学型分析及抑菌、抗炎活性研究 [D].镇江：江苏大学，2017.

[5] 徐凌玉.薄荷化学成分及其质量评价研究 [D].南京：南京中医药大学，2014.

[6] 王微，吴楠，付玉杰，等.薄荷精油抗菌活性研究 [J].植物研究，2007，27（5）：626-629.

[7] 梁呈元，李维林，张涵庆，任冰如.薄荷化学成分及其药理作用研究进展 [J].中国野生植物资源，2003，22（3）：9-12.

[8] 陈晨，刘兆国，汪思亮，等.薄荷醇及其受体 TRPM8 与肿瘤关系研究进展 [J].中国药理学通报，2015，31（3）：312-314.

[9] Faridi U, Dhawan S S, Pal S, et al. Repurposing L-Menthol for systems medicine and cancer therapeutics？L-Menthol induces apoptosis through caspase 10 and by suppressing HSP90 [J]. Omics A J Integrative Biol, 2016, 20（1）：53-64.

[10] 苗延青，梁静，刘漫.黄芩苷协调大黄素薄荷醇对胃癌 SGC-7901 细胞增殖抑制作用的研究 [J].山西医药杂志，2019，48（8）：888-890.

[11] 朱丽云，张春苗，高永生，等.抗癌活性植物精油的主要功效成分及作用机制研究进展 [J].中草药，2017，48（6）：1229-1239.

[12] Faridi U, Sisodia B S, Shukla A K, et al. Proteomics indicates modulation of tubulin polymerization by L-menthol inhibiting human epithelial colorectal adenocarcinoma cell proliferation [J]. Proteomics, 2011, 11（10）：2115-2119.

[13] Li Q, Wang X, Yang Z, et al. Menthol induces cell death via the TRPM8 channel in the human bladder cancer cell line T24 [J]. Oncology, 2009, 77（6）：335-341.

[14] Zhu G B, Wang X H, Yang Z H, et al. Effects of TRPM 8 on the proliferation and angiogenesis of prostate cancer PC-3 cells in vivo [J]. Oncol Lett, 2011, 2（6）：1213-1217.

[15] 李佩佩，杨子君，陈荫，等.薄荷多糖的提取工艺及其抗氧化、抗病毒活性的研究 [J].食

品科技，2014，39（12）：195-201.

［16］侯学敏，李林霞，张直峰，等.响应面法优化薄荷叶总黄酮提取工艺及抗氧化活性［J］.食品科学，2013，34（6）：124-128.

［17］Samarth R M，Samarth M. Protection against radiation-induced testicular damage in Swiss albio mice by *Mentha piperita*（Linn.）［J］. Basic Clin Pharm，2009，104（4）：329-334.

［18］Haksar A. Mint oil（*Mentha spicata* Linn.）offers behavioral radioprotection：a radiation-induced conditioned taste aversion study［J］. Phytother Res，2009，23（2）：293-296.

［19］陈飞，姚梅悦，张霞，等.薄荷抗单纯疱疹病毒有效部位筛选研究［J］.山东中医杂志，2015，34（4）：289-291.

［20］林月彬，王晖，梁庆，等.薄荷醇止痒作用的研究［J］.中华中医药学刊，2009，27（7）：1488-1490.

［21］刘红杰，金若敏，张文斌，等.薄荷油致小鼠肝毒性时-量关系及其机理研究［J］.时珍国医国药，2007，18（12）：2954-2956.

［22］闫峻，王维亭，赵专友，等.薄荷油治疗肠易激综合征的药理与临床研究［J］.国外医药（植物药分册），2006，21（2）：59-62.

# 🌱 野葛 Gaeugat

【别名】葛根、葛麻藤。

【来源】为豆科植物野葛 *Pueraria montana* var. *lobata* 的块根或花。

【生境分布】生于山坡草丛中或路旁及较阴湿的地方。在广西主要分布于南丹、隆林、龙州、防城港、钦州、富川、全州等地，辽宁、河北、河南、山东、安徽、江苏、浙江、福建、台湾、广东、江西、湖南、湖北、四川、贵州、云南、山西、陕西、甘肃亦有分布。

【性味功能】甘、辛，平。清热解毒，透疹止泻，除烦止渴。用于伤寒、湿热头痛、烦热消渴、泄泻、痢疾、斑疹不透、高血压、心绞痛、耳聋。

【用法用量】10～200 g。

【现代药理学研究】

1. 抗炎作用

葛根素可阻止角叉菜胶诱导的 GSH-Px 含量的降低，维持 CAP 和 SOD 的活性水平，增加溶血红细胞中 LPO 和 CRP 的含量，通过自由基介导的途径发挥作用；可调节 COX-2、星形胶质细胞和小神经胶质细胞而发挥功能。四乙酰葛根素可以抑制角叉菜胶诱导的大鼠急性足肿胀，降低肿胀组织中 $PGE_2$、TNF-α、IL-1β 的含量，延缓炎性因子的释放，发挥调控作用。

## 2. 清除自由基和抗氧化作用

葛根素可抑制 $H_2O_2$ 诱导豚鼠红细胞的溶血作用及过氧化物的生成，提高心室乳头肌细胞内超氧化物歧化酶的活性，降低超氧阴离子、羟自由基和丙二醛的含量，能有效地清除脂多糖诱导的大鼠巨噬细胞中的超氧自由基、氢氧根、ABTS 自由基，抑制 NO 的释放，降低一氧化氮合酶的含量，具有清除自由基及抗氧化作用。

## 3. 保护心肌作用

葛根素可以降低杂种犬的心肌梗死面积，抑制心肌梗死急性期血小板凝集，并降低血液黏度，促进冠状侧支循环的开放和形成，改善微循环；可以降低异丙肾上腺素诱导的急性心肌缺血 SD 大鼠血清中乳酸脱氢酶、肌酸激酶和丙二醛的含量，提高超氧化物歧化酶的含量与活性水平，对急性缺血心肌组织具有重要的保护作用。

## 4. 保护缺血缺氧组织作用

葛根乙醇提取物可以降低 SD 大鼠脑部海马 CA1 区中胶质原纤维酸性蛋白和抗体 CD11b 的活性，对动脉闭塞 SD 大鼠的脑部缺血具有保护作用。葛根素可降低神经元细胞内 $Ca^{2+}$ 和 NO 的流动与合成，抑制神经细胞的谷氨酸/$Ca^{2+}$/NO 信号途径，抑制氧糖剥离和谷氨酸诱导的细胞凋亡，有效地保护缺氧缺糖对神经元细胞的损伤作用；可以增加 6-羟多巴胺诱导的帕金森病 SD 大鼠的黑质组织 BDNF 和 TrkB 的表达，增加 GSH-Px、SOD 的活性水平，降低 MDA 的含量与 Caspase-3 蛋白的表达，降低神经细胞的凋亡程度，进而发挥其保护作用。乙酰葛根素对氧糖剥离的胎鼠神经元细胞具有重要的保护作用，可以降低神经元细胞的凋亡数目，降低细胞内 NF-κB p65、HIP-1α、p53 的 mRNA 水平，增加 Hsp70 蛋白的表达。

## 5. 降压作用

葛根素可以降低两肾一夹法诱导肾性高血压雄性大鼠血清的 Apelin-12 和 NO 水平，降低血管紧张素 II 的水平，进而降低大鼠血压；可减少肾脏局部 Ang II 的含量，降低血压，对肾脏有抗纤维化作用；可以松弛自发性高血压大鼠脑部小动脉血管，并增加动脉血管的流动，扩张自发性高血压大鼠的小动脉直径，发挥降血压作用；可以降低脑部组织的浮肿、缺血和小动脉重构情况，增加微血管的密度，通过丝裂原活化蛋白激酶 p42/44 介导的信号途径改善脑部微循环和对内皮活性物质的表达调控来发挥作用。

## 6. 抑制动脉粥样硬化作用

葛根素可以降低动脉粥样硬化模型兔子胆固醇、甘油三酯和低密度脂蛋白-胆固醇的含量，升高高密度脂蛋白-胆固醇的含量，降低增殖细胞核抗原和血小板生长因子的表达水平，减小动脉粥样硬化斑块的体积，抑制动脉粥样硬化斑块的形成和发展，抑制血管平滑肌细胞的迁移和增殖。

# 【参考文献】

[ 1 ] 袁叶飞, 胡祥宇, 欧贤红. 葛根素磺酸钠与葛根素对大鼠急性心肌缺血的保护作用的比较研究 [ J ]. 时珍国医国药, 2011, 22 ( 12 ): 2911-2912.

[ 2 ] 雷碧霞, 侯小虎, 王建平. 野葛的抗脑缺血缺氧作用 [ J ]. 中国医院药学杂志, 2000, 20 ( 1 ): 15-16.

[ 3 ] 杨华, 石冠华, 方从兵, 等. 野葛愈伤组织提取物体外清除自由基活性的研究 [ J ]. 热带作物学报, 2011, 32 ( 3 ): 398-402.

[ 4 ] 刘东梅, 张岫美, 娄凤兰. 乙酰葛根素对氧糖剥离诱导海马神经元凋亡的影响 [ J ]. 中国药理学通报, 2013, 29 ( 7 ): 981-984.

[ 5 ] 黎荣, 徐灵源, 梁韬, 等. 葛根素对帕金森病大鼠黑质组织 BDNF, TrkB, caspase-3 表达的影响 [ J ]. 中国实验方剂学杂志, 2013, 19 ( 3 ): 208-211.

[ 6 ] 黎荣, 徐灵源, 梁韬, 等. 葛根素对 6- 羟多巴胺致帕金森病模型大鼠黑质组织神经细胞的保护作用 [ J ]. 中国实验方剂学杂志, 2013, 19 ( 2 ): 247-250.

[ 7 ] 张晓丹, 赵凤华, 张秀梅, 等. 葛根素通过线粒体途径诱导肺动脉平滑肌细胞凋亡 [ J ]. 中国中药杂志, 2011, 36 ( 16 ): 2255-2258.

[ 8 ] 李恒华, 陈国庆, 张毅, 等. 四乙酰葛根素抗炎作用及机制研究 [ J ]. 中国实验方剂学杂志, 2012, 18 ( 13 ): 177-180.

[ 9 ] 马麟, 赵玉堂. 桂枝加葛根汤抗炎镇痛作用研究 [ J ]. 中国实验方剂学杂志, 2012, 18 ( 7 ): 249-251.

[ 10 ] 黄帧桧, 张培, 杨帆, 等. 葛根素对肾性高血压大鼠 Apelin-12、Ang Ⅱ 及 NO 含量与血压的影响 [ J ]. 中国病理生理杂志, 2011, 27 ( 12 ): 2323-2327.

[ 11 ] 黄帧桧, 陈莉, 柏松, 等. 葛根素联用氯沙坦对肾性高血压大鼠心肌 MMP-1/TIMP-1 比值的影响 [ J ]. 中成药, 2014, 36 ( 3 ): 462-467.

[ 12 ] Wu X D, Wang C, Zhang Z Y, et al. Puerarin attenuates cerebral damage by improving cerebral microcirculation in spontaneously hypertensive rats [ J ]. Evid-Based Compl Alt, 2014 : 408501-408508.

[ 13 ] 吴文华, 张继业, 王宇, 等. 葛根素影响自发性高血压大鼠血压的机制 [ J ]. 中医药学报, 2010, 38 ( 4 ): 26-29.

[ 14 ] 张年宝, 程慧珍, 崔卫东, 等. 葛根素对肾性高血压大鼠的降压作用及对肾组织 ANG Ⅱ 的影响 [ J ]. 中药药理与临床, 2010, 26 ( 2 ): 26-29.

[ 15 ] Bao L D, Zhang Y, Wei G M, et al. The anti-atherosclerotic effects of puerarin on induced-atherosclerosis in rabbits [ J ]. Biomed Pap Med Fac Univ Palacky Olomouc Czech Repub, 2015, 159 ( 1 ): 53-59.

# 🌱 南蛇簕 Oenmeuz

【别名】石上花、石莲藤、苦石莲。

【来源】为豆科植物喙荚鹰叶刺 *Caesalpinia minax* Hance 的根、种子、嫩茎叶。

【生境分布】生于海拔 400～1500 m 的山沟、溪旁或灌木丛中。广西各地均有分布，广东、云南、贵州、四川亦有分布。

【性味功能】苦，凉。清热毒，祛风毒，解痧毒。用于痧病、痹病、跌打损伤、骨折、痈疮、风疹、毒蛇咬伤。

【用法用量】6～15 g。外用适量。

【现代药理学研究】

1. 抗蛇毒作用

南蛇簕提取物可抗眼镜蛇毒的凝集反应，具有较强的抗眼镜蛇毒作用。

2. 镇痛抗炎作用

南蛇簕对大鼠非细菌性前列腺炎有明显的治疗作用，可降低前列腺炎大鼠前列腺液白细胞数和前列腺指数，增加卵磷脂小体密度，对前列腺炎模型大鼠病理组织学的改变有改善作用。南蛇簕水提取物具有显著的抗细菌内毒素作用。南蛇簕种子的乙醇提取物可抑制 IL-6 和 IL-8 的分泌，对牙周炎的诊断和治疗具有一定的临床应用价值。

3. 抗病毒作用

南蛇簕乙酸乙酯提取物和 casealmin C 具有抗流感甲型病毒活性。

4. 抗肿瘤作用

南蛇簕蛋白质可抑制小鼠黑色素瘤细胞 K1735M2 的增殖，对小鼠黑色素瘤 B16 细胞的体外增殖有抑制作用。南蛇簕 minaxin A 对人肝癌细胞 HepG2 的生长具有抑制作用。

5. 抑菌作用

南蛇簕 95% 乙醇提取物对大肠埃希菌、金黄色葡萄球菌、绿脓杆菌和镰刀菌具有抑制作用。

6. 保肝作用

南蛇簕 60% 乙醇提取物能降低 $CCl_4$ 引起的急性肝损伤小鼠的血清 ALT、AST 含量及肝脏系数，对 $CCl_4$ 所致的小鼠急性肝损伤有保护作用。

7. 治疗阿尔茨海默病作用

南蛇簕醇提取物可显著改善 D-半乳糖所致痴呆小鼠的学习、记忆力，提升脑组织氧自由基的清除率，减少 β 淀粉样蛋白的生成，对 AD 小鼠神经损伤具有保护作用。

# 【参考文献】

［1］袁经权，邹忠杰，杨新洲，等.苦石莲化学成分研究［J］.药物分析杂志，2008，28（9）：1489-1493.

［2］Cheng Y，Ma L Y，Miao J H，et al. A new cassane diterpenoid lactone from the seed of *Caesalpinia minax*［J］. Chinese Chemical Letters，2009，20（4）：444-446.

［3］Yu X Y，Xie L P，Zhang Y，et al. Multiple suppressive effects of a protein from *Caesalpinia minax* on murine melanoma cells［J］. Tsinghua Science and Technology，2002，7（6）：641-644.

［4］余旭亚，李涛，林连兵，等.南蛇勒蛋白对黑色素瘤细胞的抑制及分化作用［J］.中国生化药物杂志，2004，25（5）：294-296.

［5］李涛，余旭亚，陈云俐.苦石莲蛋白分离纯化及抗肿瘤作用探讨［J］.昆明理工大学学报（理工版)，2008，33（6）：91-93，97.

［6］吴兆华.喙英云实中一个新二萜类化合物［J］.中草药，2008，39（8）：1127-1129.

［7］叶焕优，唐荣德，蒋三员，等.南蛇勒外用治疗带状疱疹的临床观察［J］.中国中西医结合皮肤性病学杂志，2005，4（2）：105.

［8］李景新，蒋三员，唐荣德，等.南蛇勒抗眼镜蛇毒的实验研究［J］.蛇志，2006，18（2）：96-97.

［9］蒋三元，罗治华，张健民，等.南蛇勒抗细菌内毒素作用的实验研究［J］.中国医药导报，2006，3（30）：148.

［10］王寒，周英，李燕，等.苦石莲提取物对 *C. Rectus* 侵染的 THP-1 细胞中 IL-6 及 IL-8 浓度的影响［J］.食品工业科技，2009，30（11）：74-76.

［11］邹忠杰，龚梦鹃.苦石莲提取物抗炎镇痛作用的实验研究［J］.时珍国医国药,2009,20(12)：3016-3017.

［12］余旭亚，李涛，汪帅，等.南蛇勒提取物抑菌作用研究［J］.昆明理工大学学报（理工版)，2006，31（3）：69-71.

［13］刘明，李丽仙，罗廷顺，等.苦石莲对 $CCl_4$ 所致小鼠急性肝损伤保护作用研究［J］.中国药师，2009，12（3）：300-301.

［14］陈露，刘冠萍，吕林艳，等.南蛇勒在制备治疗阿尔兹海默病药物方面的新用途：CN201511022849. X［P］.2016-05-04.

［15］龚梦鹃，谢媛媛，邹忠杰.苦石莲对大鼠非细菌性前列腺炎的影响［J］.世界中西医结合杂志，2011，6（11）：938-939，952.

## 第二节　解瘴毒药

### 🌱 黄花蒿 Go'ngaizseij

【别名】青蒿、香青蒿、臭青蒿。

【来源】为菊科植物黄花蒿 *Artemisia annua* L. 的地上部分。

【生境分布】生于旷野、山坡、路边、河岸等处。广西各地均有分布，我国大部分省区亦有分布。

【性味功能】苦、辛，寒。清热毒，除湿毒，补阴虚。用于瘴病、痧病、发热、黄疸、泄泻。

【用法用量】6～12 g，后下。

【现代药理学研究】

1. 抗疟疾作用

青蒿、青蒿素及其衍生物对疟疾具有一定的治疗作用。青蒿琥酯对Ⅰ～Ⅳ期恶性疟原虫早期配子体都有杀灭作用。双氢青蒿素可迅速杀灭间日疟原虫配子体；感染伯氏疟原虫的小鼠经双氢青蒿素灌胃治疗后，脾脏及血液中的辅助性 T 细胞、CD8$^+$T 细胞、自然杀伤细胞及自然杀伤 T 细胞数量增加而促炎性细胞因子的产生降低，维持宿主免疫系统的平衡；可通过抑制疟原虫感染红细胞膜的通透性，阻碍山梨醇透过红细胞膜，阻止和杀灭疟原虫红内期的生长增殖。疟原虫的主要致病阶段是红细胞内期的裂体增殖期，青蒿素类药物通过干预嘌呤代谢、嘧啶代谢、蛋氨酸代谢、乙醛酸和二羧酸代谢及磷酸戊糖信号通路来发挥抗疟疾作用。

2. 抗炎作用

青蒿素可降低炎性因子 TNF-α 和 IL-1β 的水平，对腹腔注射脂多糖（LPS）致全身炎症反应综合征小鼠具有显著的保护作用；可下调肺细胞 RAI14 基因的表达，抑制 LPS 诱导的炎症反应；可抑制老年小鼠炎症发生和促进老年小鼠脑内神经递质水平，对老年小鼠学习记忆能力降低具有改善作用；调控 AD 小胶质细胞 NF-κB 信号通路，下调 iNOS、COX-2 的表达，减少炎性因子 TNF-α、IL-1β 的产生，发挥神经元保护作用。双氢青蒿素可抑制炎症反应，促进软骨修复，对Ⅱ型胶原诱导的类风湿关节炎大鼠具有一定的治疗作用；可通过 MAPK/NF-κB 信号通路抑制角质形成细胞的过度增殖及其所分泌的细胞因子，改善咪喹莫特诱导的小鼠银屑病样皮肤炎症反应；可通过下调 iNOS 蛋白表达，抑制巨噬细胞释放炎症因子 TNF-α、IL-6 和炎症介质 NO，发挥抗炎活性。青蒿琥酯可下调 LC3-Ⅰ、LC3-Ⅱ和 LC3-Ⅱ/LC3-Ⅰ的表达水平，减轻细胞自噬，对自身免疫性脑脊髓炎小鼠具有神经保护作用，减轻脑组织脱髓鞘改变。

### 3. 免疫调节作用

双氢青蒿素可通过调控巨噬细胞 mRNA m6A 甲基化修饰水平，抑制 TLR7、TLR9 蛋白的表达，对系统性红斑狼疮具有一定的治疗作用；可显著降低系统性红斑狼疮所致的小鼠骨吸收增加，阻止骨量丢失，改善骨微结构和生物力学性能。青蒿素衍生物 SM934 可通过抑制 TLR7/9 mRNA 的表达，减少活化 B 细胞的数量，使 B 细胞停滞于生发中心阶段而不转化为浆细胞，减少 IgG 和 IgM 抗体的分泌，对系统性红斑狼疮具有一定的治疗作用。青蒿琥酯可通过抑制 MRL/lpr 小鼠脾脏中 Tfh 细胞的分化和肾脏中的 Jak2-Stat3 信号通路，维持 Tfr/Tfh 比率趋于正常水平，降低自身抗体产生和抑制炎症性细胞因子生成，显著缓解 MRL/lpr 小鼠的狼疮表型，延缓 MRL/lpr 小鼠的发病进程。

### 4. 抗菌作用

青蒿精油对金黄色葡萄球菌、大肠埃希菌、枯草芽孢杆菌、黑曲霉菌和酿酒酵母具有一定的抑菌作用。青蒿素对金黄色葡萄球菌、枯草芽孢杆菌、大肠埃希菌、酿酒酵母和黑曲霉菌具有一定的抑制作用。青蒿琥酯可降低生物膜中 Fe（Ⅱ）的含量，减少生物膜内活菌数，破坏成熟生物膜的结构，刺激铜绿假单胞菌的颤搐运动，干预铜绿假单胞菌生物膜的形成。青蒿素衍生物可抑制真菌麦角甾醇的合成，破坏细胞膜，阻碍真菌细胞的新陈代谢，破坏真菌孢子，有效抑制、杀死真菌。

### 5. 抗肿瘤作用

青蒿素可通过抑制 β-Catenin 从细胞质向细胞核的转运，抑制细胞上皮间充质转换，抑制肝癌细胞 HepG2 的增殖和迁移。双氢青蒿素通过上调 Bax、Caspase-3、Caspase-8 的表达，促进细胞 BGC-823 凋亡，对细胞 BGC-823 增殖有抑制作用；可通过抑制 PI3K/Akt 信号通路，提高荷瘤小鼠的免疫能力，增强放疗效果；可下调 Bcl-2 蛋白的表达，上调 Bax 蛋白的表达，升高 Bax/Bcl-2 蛋白的表达比例，升高 Cleaved caspase-3、Cleaved caspase-9 和 Cyto C 蛋白的表达，诱导胰腺癌细胞 JF-305 凋亡；可通过靶向 Akt1、p70S6K 激酶下调 mTOR-p70S6K-RPS6 信号通路，抑制食管鳞癌的增殖；可抑制 PTEN/Akt 通路，诱导急性髓系白血病细胞凋亡。青蒿琥酯通过酸化溶酶体促进胞内铁蛋白的降解，提高肝癌细胞内可螯合的铁池水平，动员肝癌细胞可螯合铁在内质网的蓄积，并诱导内质网源性的致死性 ROS 和内质网膜脂质过氧化的蓄积，破坏内质网膜的完整性，对肝癌细胞的生长具有抑制作用；可调控细胞线粒体膜电位，诱导细胞凋亡，对乳腺癌细胞 MDA-MB-231 具有生长抑制作用，且能抑制其侵袭及迁移；可抑制 TGF-β1 表达，促进 Smad4 表达，抑制人结肠癌细胞移植瘤生长，抑制细胞的增殖及侵袭，促进细胞凋亡。双氢青蒿素及青蒿琥酯可抑制 PTEN-Akt 信号通路，抑制卵巢癌细胞 OVCAR3 增殖，促进其发生凋亡。

### 6. 保肝作用

双氢青蒿素可降低小鼠肝组织中的 TGF-β1 和 TNF-α 的水平，拮抗小鼠肝纤维化。

青蒿琥酯可抑制胶原蛋白合成及 CHI3L1/ERK 信号通路，对血吸虫性肝纤维化具有显著的抑制作用；具有抗氧化作用，可减少炎症反应及抑制细胞凋亡，对乙酰氨基酚诱导的小鼠急性肝损伤具有明显的保护作用；可通过抑制 NF-κB 信号通路，对伴刀豆球蛋白 A（Con A）诱导的小鼠免疫性肝损伤具有保护作用；可调节 Wnt/β-Catenin 信号通路，对大鼠肝星状细胞具有抑制作用；可通过上调神经酰胺，抑制肝星状细胞增殖、促进其凋亡；可降低胶原的生成，减少 KLF6 蛋白的表达，对人源肝星状细胞 LX-2 有显著的抑制作用，抑制肝纤维化的发生。

### 7. 肾保护作用

青蒿素可下调肾组织内 TGF-β1、Rho A、ROCK1、α-SMA 蛋白及其 mRNA 的表达，上调 E-Cadherin 蛋白及其 mRNA 的表达，减少糖尿病肾病大鼠的 24 小时尿蛋白排泄，减轻肾小球基底膜增厚、系膜基质增宽，改善糖尿病肾病大鼠的血糖、血脂及血液流变学等指标，抑制肾间质纤维化，延缓糖尿病肾病的发展，对糖尿病肾病起到预防治疗的作用；可双向调节 MRL/lpr 狼疮鼠体内的氧化 / 抗氧化平衡，对狼疮鼠具有改善作用。青蒿琥酯可增强自噬，抑制肾纤维化相关信号通路 TGF-β1/Smad2 的活性，对糖尿病大鼠具有肾脏保护作用；可抑制高糖环境下肾小管上皮细胞 TLR4、NF-κB 的高表达及合成。蒿甲醚可增加 STZ 小鼠胰岛素的分泌，降低血糖，调节肾脏氧化应激反应，抑制 Akt/mTOR/p70S6K 和 MAPK/Erk 信号通路，改善 1 型糖尿病肾脏线粒体对丙酮酸的摄取和氧化能力，从而提升线粒体功能。双氢青蒿素可抑制 TGF-β1/Samd 信号通路，延缓肾脏纤维化，对肾脏具有保护作用。

### 8. 对心脏的影响

青蒿素可上调离子通道蛋白（KV4.2，Kir2.1，KchIP2）以及肌浆网钙泵蛋白（SERCA2a），缩短梗死周边区动作电位时程，降低动作电位交替幅值和升高心率交替阈值，对心梗大鼠具有一定的改善作用；青蒿素可通过减轻心脏的纤维化，提高大鼠的心功能。

### 9. 降糖作用

青蒿琥酯可改善胰岛损伤，降低 db/db 小鼠血糖水平，减轻胰岛素抵抗。

【毒理学研究】

### 1. 急性毒性

小鼠、大鼠口服青蒿素水混悬液的 $LD_{50}$ 分别为 4228 mg/kg 及 5576 mg/kg，肌内注射青蒿素油混悬液的 $LD_{50}$ 分别为 3840 mg/kg 及 2571 mg/kg。

### 2. 长期毒性

恒河猴连续 14 天肌内注射青蒿素，96 mg/kg 和 192 mg/kg 组引起多器官组织损伤，主要表现为骨髓红系和粒系细胞数减少，成熟发育障碍，巨核细胞增生，心肌细胞变形和灶性坏死，肝、肾营养不良性改变，淋巴组织萎缩，注射部位损伤等，其中以骨髓和心肌损伤较为严重。停药 35 天后，上述病变显著减轻或消失。

### 3. 神经毒性

青蒿素类药物分子结构中存在的过氧桥,在亚铁离子的作用下可产生自由基,含铁的血红素可促进二氢青蒿素与神经瘤细胞及脑匀浆形成共价化合物,而自由巯基及氨基减少。啮齿类、犬和猴等动物体内实验发现,青蒿素的神经毒性主要表现为听力损伤、共济失调和震颤。组织学检查发现神经元染色质溶解、坏死、细胞体肿胀、核固缩、胞浆空泡化和轴突变性等,且好发于脑干、前庭系统和听觉系统的某些核团。神经毒性表现(听力损伤等)在临床上患者的发生率仅为 3.3%。

### 4. 胚胎毒性

青蒿素能提高活性氧水平和抑制小鼠胚体的血管生成,破坏层粘连蛋白的结构和基质金属蛋白酶 1、2、9 的表达,下调缺氧诱导因子 $1\alpha$、血管内皮生长因子 IL-8 的表达,因而可能影响胎儿发育甚至引起胎儿畸形。

### 5. 遗传毒性

青蒿琥酯具有潜在的遗传毒性,实验证实其对哺乳动物细胞和多种肿瘤细胞系有毒性,可通过直接或间接方式损伤 DNA 或导致细胞坏死。

### 6. 血液和免疫毒性

动物体内实验发现,青蒿素类对红系细胞生成抑制作用明显。

### 7. 心脏毒性

青蒿素及其衍生物的心脏毒性和神经毒性同时出现时,神经元损伤就可能影响心脏心电传导性,因而无法确定心脏毒性的表现是药物直接引起的还是由神经毒性导致的。

## 【参考文献】

[1] 赵一,李爱媛,周芳.青蒿素抗疟作用原理与增效的探讨 [J].中医杂志,1979(11):58-60.

[2] 陈沛泉,郭兴伯,李广谦,等.双氢青蒿素对恶性疟原虫有性生殖期的影响 [J].中药新药与临床药理,1999,10(6):333-335,380.

[3] 谷丽维,李玉洁,蔡维艳,等.双氢青蒿素体外对疟原虫感染人红细胞膜通透性的影响研究 [J].中国中药杂志,2018,43(17):3589-3594.

[4] 梁瑞玲,刘天伟,屈凌波,等.基于过氧键裂解的青蒿素抗疟机制量子化学研究 [J].药学学报,2006,41(6):544-547.

[5] 张俊,袁映红,冯志蔚,等.双氢青蒿素对 II 型胶原诱导的类风湿关节炎大鼠的抗炎和软骨修复作用 [J].广州中医药大学学报,2021,38(5):1002-1008.

[6] 张红,杨庆,孙立冬,等.青蒿素对全身炎症反应综合征小鼠的保护作用 [J].中国实验方剂学杂志,2020,26(15):20-25.

[7] 魏强,金权鑫,金琳博,等.双氢青蒿素通过抑制角质形成细胞的增殖和促炎因子的产生改善

小鼠银屑病样皮肤炎症［J］.中国免疫学杂志，2020，36（5）：543-548.

［8］王光辉，钟鸣，郑公朴，等.青蒿素对老年小鼠学习记忆及炎性细胞因子和单胺类神经递质的影响［J］.中华行为医学与脑科学杂志，2018，27（7）：593-597.

［9］徐彦楠，孟丽，朱艳，等.双氢青蒿素对人胃癌细胞 BGC-823 细胞增殖、凋亡的影响及机制研究［J］.河北医科大学学报，2020，41（11）：1245-1250.

［10］徐靖达，杨公利，杜井峰，等.双氢青蒿素通过调控 PI3K/AKT 通路增强肝癌 H22 细胞荷瘤小鼠放疗效果［J］.中国病理生理杂志，2020，36（10）：1782-1788.

［11］茅菲，程芳，蒋维洪，等.青蒿素衍生物对卵巢癌细胞增殖和凋亡影响［J］.中国临床药理学杂志，2020，36（14）：2079-2081.

［12］杨超，张彦收，张庚，等.青蒿琥酯对乳腺癌细胞的生长抑制作用及其机制［J］.解放军医学杂志，2020，45（8）：804-809.

［13］安依涵，杜璟，侯志文，等.双氢青蒿素抑制 PTEN/AKT 通路诱导急性髓系白血病细胞凋亡［J］.中国实验血液学杂志，2020，28（1）：88-92.

［14］王惠国，李丹，王嗣瑶，等.青蒿琥酯对肝癌细胞增殖的抑制作用和机制［J］.沈阳药科大学学报，2020，37（4）：321-327，343.

［15］杨加顺，冯宝民，韩鑫龙，等.青蒿素对肝癌 HepG2 细胞增殖、凋亡及 β-catenin 蛋白表达的影响［J］.中国药理学通报，2019，35（12）：1659-1664.

［16］刘松，齐放，赵宇，等.青蒿琥酯对人结肠癌细胞侵袭转移及 TGF-β1/Smad4 信号通路表达的影响［J］.中国医科大学学报，2019，48（1）：34-38.

［17］李亚巍，张巍，许娜，等.双氢青蒿素通过调节凋亡相关蛋白的表达及活性氧的产生而抑制胰腺癌 JF-305 细胞的增殖［J］.中国中药杂志，2017，42（15）：3026-3030.

［18］桂建雄，曹蕾，王斌，等.青蒿素衍生物 SM934 抑制 TLR7/9 信号通路对系统性红斑狼疮小鼠 B 细胞的影响研究［J］.中国临床药理学杂志，2019，35（19）：2343-2346.

［19］钟志国，罗世英，黄连芳，等.二氢青蒿素对系统性红斑狼疮小鼠继发性骨损害的防治作用初探［J］.中药药理与临床，2019，35（2）：56-59.

［20］孔庆明，戴方伟，丁豪杰，等.青蒿琥酯抗小鼠血吸虫性肝纤维化的作用［J］.中国药理学通报，2019，35（6）：854-858.

［21］毛小强，楼炳恒，陈毓.青蒿琥酯对乙酰氨基酚诱导的小鼠急性肝损伤的保护作用研究［J］.中国中医急症，2019，28（3）：425-428.

［22］曹婕，赵昕，刘明江，等.青蒿琥酯对 Con A 诱导小鼠自身免疫性肝损伤的保护作用研究［J］.中国中药杂志，2018，43（10）：2123-2128.

［23］梁晨，李维，陈怡，等.青蒿琥酯对糖尿病大鼠肾脏的保护作用及机制［J］.山东医药，2020，60（14）：9-12.

［24］梁春娜，罗志文，郑晔辉，等.双氢青蒿素对糖尿病肾病大鼠肾脏纤维化的影响及其可能机

制［J］.广东医科大学学报，2020，38（1）：24-28，36.

［25］吴家慧，党若楠，吴元胜，等.青蒿素对 MRL/lpr 狼疮鼠血清及肾组织 MDA、TAOC 水平的
　　 影响［J］.时珍国医国药，2019，30（3）：537-538.

［26］李佳熙，马瑜瑾，袁静雅，等.青蒿琥酯对糖尿病 db/db 小鼠的降糖作用研究［J］.中国临床
　　 药理学杂志，2020，36（22）：3743-3746.

［27］李玲玲.青蒿精油的提取及抑菌性能研究［J］.贵州师范大学学报（自然科学版），2020，38
　　 （5）：9-13，34.

［28］黄梅，沈建英，杜成成，等.青蒿素及其衍生物的抗菌活性初步研究［J］.中国中药杂志，
　　 2019，44（9）：1946-1952.

［29］徐杰，邓龙兴，胡国元，等.青蒿素衍生物抗菌机理研究［J］.天然产物研究与开发，2018，
　　 30（5）：725-730.

［30］尹纪业，王和枚，丁日高.青蒿素及其衍生物毒理学研究进展［J］.中国药理学与毒理学杂
　　 志，2014，28（2）：309-314.

# 🌱 假鹰爪 Funghdaiqgaeq

【别名】鸡爪风、鸡香木。

【来源】为番荔枝科植物假鹰爪 *Desmos chinensis* Lour. 的叶。

【生境分布】生于丘陵及海滨的疏林中或灌木丛间。在广西主要分布于玉林、大新等
地，贵州、云南、广东等亦有分布。

【性味功能】辛，热；有小毒。祛风毒，除湿毒，消肿痛，杀虫止痒。用于痹病、水
肿、产后腹痛、跌打损伤、风疹、癣。

【用法用量】鲜品 15～30 g。外用适量，煎水洗或捣碎外敷。

【现代药理学研究】

1. 免疫抑制作用

假鹰爪中的 7-甲氧基黄芩素和 2′,3′-dihydroxy-4′,6′-dimethoxydi hy-droch alcone 具有
免疫抑制作用。

2. 抗 HIV 作用

假鹰爪中的 2′,4′-二羟基-3′-（2,6-二羟基苯基)-6′-甲氧基查耳酮具有抗 HIV 活性。

3. 抗肿瘤作用

鸡爪风 85% 乙醇提取物对 HCC-LM3、BEL-7404、SMMC-7721、HepG2 等 4 种人肝
癌细胞株增殖具有一定的抑制作用。

4. 抑菌作用

假鹰爪 95% 乙醇提取物的氯仿部位具有明显的抗菌活性。假鹰爪二氯甲烷提取物具

较强的抗真菌活性。假鹰爪（S）–chinendihydrochalcone 对真菌亦有抑制作用。

## 【参考文献】

［1］罗艳，焦杨，邱莉，等.广西瑶药鸡爪风提取物抑制 4 种人肝癌细胞株体外增殖作用的研究［J］.西北药学杂志，2014，29（4）：376-380.

［2］吴久鸿，史宁，潘敏翔，等.毛叶假鹰爪根化学成分及其抗艾滋病毒活性的研究［J］.中国药学杂志，2005，40（7）：495-497.

［3］Wu J H，Wang X H，Yi Y H，et al. Anti-AIDS agents 54. A potent anti-HIV chalcone and flavonoids from genus *Desmos*［J］. Bioorg Med Chem Lett，2003，13（10）：1813-1815.

［4］Qais N，Rahman M M，Jabbar A，et al. 5-Methoxy-7-hydroxyflavanone from *Desmos chinensis*［J］. Fitoterapia，1996，67：476.

［5］Patimaporn P，Vasun P，Samerchai C，et al. Voravuthikunchai. *Desmos chinensis*：A new candidate as natural antifungicide to control rice diseases［J］. Industrial Crops & Products，2013，42（11）：324-331.

［6］Monchanok T，Suda C，Chanita P，et al. Voravuthikunchai. Antifungal and cytotoxic substances from the stem barks of *Desmos chinensis*［J］. Chinese Chemical Letters，2012，23（5）：587-590.

［7］Kiem P V，Minh C V，Hoang T H，et al. Phenolic constituents with inhibitory activity against NFAT transcription from *Desmos chinensis*［J］. Arch Pharm Res，2005，28（12）：1345-1349.

# 🌱 萝芙木 Meizlauxbaeg

【别名】羊屎木、鱼胆木、山马蹄、蛇根木。

【来源】为夹竹桃科植物萝芙木 *Rauvolfia verticillata*（Lour.）Baill. 的全株。

【生境分布】生于溪边、河畔、村边坡地，或山腰以下的疏木、灌木丛中。在广西主要分布于百色、龙州、马山、柳江等地，广东、云南、贵州等亦有分布。

【性味功能】苦，寒；有小毒。通龙路、火路，清热毒，解瘴毒，凉血止血。用于感冒、疟疾、眩晕、咽痛、痈疮、疔疮、咳血、尿血、跌打损伤、水肿、毒蛇咬伤。

【用法用量】15 ～ 30 g。外用适量。

【现代药理学研究】

1. 抗高血压、抗心律失常作用

萝芙木多种吲哚生物碱通过耗竭周围交感神经末梢的肾上腺素、心脑及其他组织中的儿茶酚胺和5-羟基色胺，减少心输出量和降低外周阻力，部分抑制心血管反射，起到抗高血压、减慢心率、抗心律失常和抑制中枢神经系统的作用。

2.抗菌、抗病毒和抗炎作用

萝芙木根乙醇提取物对肺炎克雷伯菌、葡萄球菌、枯草芽孢杆菌具有一定的抑制作用。萝芙木吲哚生物碱具有一定的抗菌、抗病毒和抗炎活性。萝芙木阿马里斯具有抗菌作用。萝芙木伪阿库阿密进碱可抑制角叉菜胶诱导的小鼠水肿。萝芙木阿马灵、四氢鸭脚木碱具有抗病毒活性。

3.镇痛和麻醉作用

萝芙木阿枯明、阿枯米辛、阿枯米亭、伪阿库阿密进碱可结合δ-,κ-,μ-ORL-opio位点，具有一定的镇痛作用。萝芙木甲素、利血平可延长小鼠睡眠时间，具有镇静作用。

【毒理学研究】

萝芙木主要成分利血平具有显著的副作用，诱发致抑郁、强直性痉挛、运动障碍、认知障碍等表现。尾静脉注射过量的海南萝芙木根水溶性物质后，小鼠出现一定的中毒反应，其半数致死量 $LD_{50}$ 为 294.2 mg/kg，而采用灌胃给药方式则毒性较小，其最大耐受量为 3445 mg/kg。

## 【参考文献】

［1］Ezeigbo I I，Ezeja M I，Madubuike K G，et al. Antidiarrhoeal activity of leaf methanolic extract of *Rauwolfia serpentina*［J］. Asian Pac J Trop Biomed，2012，2（6）：430-432.

［2］Bunkar A R. Phytochemical and antimicrobial study of *Rauwolfia serpentina*［J］. Int J Biol Res，2017，2（2）：13-16.

［3］Siddique N A，Bari M A，Naderuzzaman A T M，et al. Collection of indigenous knowledge and identification of endangered medicinal plants by questionnaire survey in Barind tract of Bangladesh［J］. Journal of Biological Sciences，2004，4（1）：72-80.

［4］Chauhan S，Kaur A，Pareek R K. Pharmacobotanical and pharmacological evaluation of ayurvedic crude drug：*Rauwolfia serpentina*（Apocynaceae）［J］. Int J Green Pharm，2018，11（4）：S686-S693.

［5］Bhadane B S，Patil M P，Maheshwari V L，et al. Ethnopharmacology，phytochemistry，and biotechnological advances of family Apocynaceae：A review［J］. Phytother Res，2018，32（7）：1181-1210.

［6］Bakhtiarpoor M M，Setorki M P，Kaffashian M R P. Effects of essential oil of *Satureja bachtiarica* Bunge in a rat model of reserpine-induced depression［J］. Iran J Med Sci，2018，43（4）：409-415.

［7］Peres F F，Levin R，Suiama M A，et al. Cannabidiol prevents motor and cognitive impairments induced by reserpine in rats［J］. Frontiers in Pharmacology, 2016, 7（1）: 343-353.

［8］Peres F F, Levin R, Suiama M A, et al. Sex differences in the progressive model of parkinsonism induced by reserpine in rats［J］. Behav Brain Res, 2019, 363（4）: 23-29.

［9］Leal P C, Bispo J M M, Engelberth R C G J, et al. Serotonergic dysfunction in a model of parkinsonism induced by reserpine［J］. J Chem Neuroanat, 2019, 96: 73-78.

［10］Isyraqiah F, Kutty K, Durairajanayagam D, et al. Effect of reserpine on the expression of tumour promoter, tumour suppressor and ulcer healing genes in the stomach of female Sprague-Dawley rats［J］. Int Med J, 2019, 26（1）: 2-6.

［11］刘平怀, 刘洋洋, 时杰, 等. 海南萝芙木根水溶性物质急性毒性实验研究［J］. 时珍国医国药, 2011, 22（4）: 869-871.

# 🌱 马鞭草 Gobienmax

【别名】顺律草、马鞭梢、铁马鞭。

【来源】为马鞭草科植物马鞭草 *Verbena officinalis* L. 的地上部分。

【生境分布】生于河岸草地、荒地、路边、田边、草坡和林边等。广西各地均有分布, 贵州、湖北和江苏等亦有分布。

【性味功能】苦, 凉。通龙路, 调水道, 解瘴毒, 清热毒, 除湿毒。用于瘴病、肝胆肿大、经闭、痛经、血精、咽痛、痈疮、水肿、淋证。

【用法用量】5～10 g, 水煎服。

【现代药理学研究】

1. 抗炎镇痛作用

马鞭草具有抗炎作用, 能够提高小鼠热板法所致的痛阈值, 对醋酸所致小鼠扭体反应有明显对抗作用。马鞭草醇提取物可抑制组胺及5-羟色胺的合成与释放。马鞭草总苷可抑制前列腺炎大鼠前列腺局部 IL-2、TNF-α、IL-1 等细胞因子的产生; 能抑制醋酸导致的小鼠扭体反应, 提高小鼠对热刺激的痛阈值, 对急性锐痛和慢性钝痛均有抑制作用。

2. 镇咳作用

马鞭草水提取物、醇提取物、乙酸乙酯萃取物、正丁醇萃取物可抑制氨水引咳小鼠及枸橼酸引咳豚鼠的咳嗽次数, 均具有镇咳作用。

3. 增强免疫作用

马鞭草醇提取物可增强小鼠T淋巴细胞的增殖能力、抗体形成细胞分泌抗体的能力, 抑制小鼠吞噬细胞功能。马鞭草及其提取物还具有增强免疫的作用。

4. 抗病毒作用

马鞭草及其提取物具有抗病毒的作用，能抑制 HBV 和 HBsA 增殖，其在治疗病毒性乙型肝炎方面有显著的疗效，对于病毒性疱疹也具有较好的治疗作用。

5. 抗菌作用

马鞭草黄酮类成分对革兰氏阴性菌和革兰氏阳性菌具有显著的抑制作用。马鞭草醇提取物对假单胞菌和匍枝根霉也具有较强的抑制活性。马鞭草挥发油类成分对于蜡状芽孢杆菌和铜绿假单胞菌有较强的抑制作用，其所含有的单体成分香芹酚能够抑制橘青霉菌。

6. 抗肿瘤作用

马鞭草醇提取物对绒毛膜癌细胞 JAR 有明显的抑制作用，且具有特异性。马鞭草氯仿部位可抑制 JAR 细胞人绒毛膜促性腺激素的分泌，调控 Bax 和 Bcl-2 水平，下调 Fasl 的表达，诱导 JAR 细胞凋亡。马鞭草水提取物和醇提取物可抑制 H22 荷瘤小鼠体内肿瘤的生长。马鞭草可抑制 B16 黑色素瘤细胞的增殖。马鞭草总黄酮可显著抑制人肝癌细胞 HepG2 的增殖，降低 HepG2 细胞的侵袭力，下调 HepG2 细胞内 MMP-9 和 VEGF 的表达水平。

7. 抗早孕作用

马鞭草抑制蜕膜细胞生长及促进其凋亡，具有抗早孕作用。马鞭草乙醇提取物直接损伤滋养层细胞，抑制 HCG 的合成和分泌，抑制滋养层琥珀酸脱氢酶从而终止早孕。马鞭草甲醇总提取物对雌性 SD 大鼠具有明显的抗早孕作用，其环烯醚萜苷类成分能兴奋大鼠离体子宫平滑肌条。

8. 神经系统作用

马鞭草醇提取物可抑制脑组织中 AQP4 的表达，具有抗脑水肿作用。马鞭草水提取物可以降低 β 淀粉样蛋白的表达水平，提高模型鼠的学习和记忆能力。

【毒理学研究】

给怀孕大鼠灌服马鞭草提取物会影响其繁殖能力，因此孕妇应尽量避免使用马鞭草。

## 【参考文献】

[1] 钟有添，王小丽，辜宝祥. 中医药治疗病毒性乙型肝炎研究进展 [J]. 赣南医学院学报，2004，24（2）：224-227.

[2] 李彦卿. 马鞭草治疗病毒性乙型肝炎 [J]. 中医杂志，2001，42（7）：392.

[3] 蓝正字. 马鞭草善治病毒性疱疹 [J]. 中医杂志，2001，42（6）：329-331.

[4] 任非，袁志芳，段坤峰，等. 马鞭草提取物的镇咳、抗炎和祛痰作用研究 [J]. 中国药房，2013，24（31）：2887-2890.

[5] 谭文波，李奉权. 马鞭草醇提液的抗炎作用与组胺、5-羟色胺的关系 [J]. 中国医药指南，

2012, 10 (9): 405-406.

[6] 王琳琳, 李寒冰, 苗明三. 马鞭草总苷对大鼠慢性非细菌性前列腺炎的干预作用 [J]. 中国医药导报, 2016, 13 (16): 4-7.

[7] 王振富. 马鞭草镇痛作用的实验研究 [J]. 中国民族民间医药, 2009, 18 (17): 35-36.

[8] 王琳琳, 王灿, 苗明三. 马鞭草总苷对大鼠慢性非细菌性前列腺炎的影响及其抗炎、镇痛作用研究 [J]. 中国药房, 2016, 27 (19): 2608-2611.

[9] 王文佳, 王平, 俞琦, 等. 马鞭草醇提取物免疫活性的初步研究 [J]. 贵阳中医学院学报, 2008, 30 (4): 17-18.

[10] 王文佳, 王平, 俞琦, 等. 马鞭草醇提取物对小鼠 IL-2 生物活性的影响 [J]. 甘肃中医学院学报, 2008, 25 (2): 14-15.

[11] 刘玉琴. 中西医结合治疗女性免疫性不孕 645 例效果分析 [J]. 中原医刊, 2004, 31 (18): 32-33.

[12] 徐珊, 焦中秀, 徐小晶, 等. 马鞭草醇提液对绒毛膜癌 JAR 细胞增殖及表皮生长因子受体表达的影响 [J]. 中国药科大学学报, 2000, 31 (4): 281.

[13] 徐昌芬, 曾群, 徐珊, 等. 马鞭草醇提液中有效部位的提取及筛选 [J]. 交通医学, 2003, 17 (5): 604.

[14] 张立平, 徐昌芬. 马鞭草诱导人绒毛膜癌 JAR 细胞凋亡作用观察 [J]. 现代预防医学, 2009, 36 (8): 1523-1527.

[15] 王家俊, 罗莉, 张立平, 等. 马鞭草 C 部位对人绒癌 JAR 细胞 hCG 分泌的影响和作用机制 [J]. 中国药科大学学报, 2004, 35 (6): 569-572.

[16] 任丽平, 李先佳, 朱宝安. 马鞭草总黄酮对 HepG-2 细胞增殖及侵袭力影响 [J]. 中国公共卫生, 2016, 32 (7): 935-937.

[17] 曹志然, 王蓓, 戎瑞雪, 等. 马鞭草水提取物对荷瘤小鼠抑瘤作用及免疫功能影响 [J]. 军医进修学院学报, 2009, 30 (4): 545-546.

[18] 郭殿锐, 李沁莹, 张广唱, 等. 马鞭草经皮透过液对 B16 黑色素瘤细胞的作用 [J]. 中药新药与临床药理, 2016, 27 (1): 19-22.

[19] 徐华娥, 袁红宇, 欧宁. 马鞭草醇提液小剂量时能显著增加紫杉醇的抗肿瘤活性 [J]. 南京医科大学学报 (自然科学版), 2008, 28 (10): 1275-1278.

[20] 张曙萱, 王海琦, 宁欧. 马鞭草提取液对体外培养人早孕蜕膜细胞的影响 [J]. 中国天然药物, 2004, 2 (4): 52-56.

[21] 张涛, 李万, 阮金兰. 马鞭草化学成分对大鼠离体子宫平滑肌条作用的研究 [J]. 中国中医药科技, 2001, 8 (5): 313.

[22] 谭文波, 谭刚. 马鞭草醇提液对大鼠局灶性缺血再灌注后脑水肿的影响 [J]. 中国老年学, 2013, 33 (12): 2815-2817.

[23] Lai S W, Yu M S, Yuen W H, et al. Novel neuroprotective effects of the aqueous extracts from *Verbena officinalis* Linn [J]. Neuropharmacology, 2006, 50（6）: 641-650.

[24] Fateh A H, Mohamed Z, Chik Z, et al. Prenatal developmental toxicity evaluation of *Verbena officinalis* during gestation period in female Sprague-Dawley rats [J]. Chemico-biological interactions, 2019（304）: 28-42.

# 金钮扣 Gonougaet

【别名】天文草。

【来源】为菊科植物金钮扣 *Spilanthes paniculata* Wall. ex DC. 的全草。

【生境分布】生于山坡林下、河边、村边空地。分布于广西、云南、四川、广东等地。

【性味功能】微苦，凉。清热毒，通龙路，消肿痛。用于扁桃体发炎、咽炎、牙痛、胃痛、跌打损伤。

【用法用量】10～15 g。外用适量。

【现代药理学研究】

1. 镇咳化痰平喘作用

金钮扣水提取物及醇提取物具有止咳、化痰作用，均能延长咳嗽潜伏期和减少咳嗽次数。

2. 解热、镇痛作用

金钮扣醇提取物的石油醚萃取物、氯仿萃取物、乙酸乙酯萃取物、正丁醇萃取物对干酵母引起的大鼠发热均有一定的解热作用和外周性镇痛作用。

3. 抗炎作用

金钮扣醇提取物具有抗急、慢性炎症作用；氯仿提取物和水提取物能较好地抑制慢性炎症组织细胞增生和组织液渗出。

4. 抑菌作用

金钮扣水提取物对金黄色葡萄球菌、柠檬色葡萄球菌、微球菌、枯草芽孢杆菌、痢疾杆菌、白色葡萄球菌具有抑制作用。金钮扣醇提取物及金钮扣经石油醚萃取得的浸膏对耐甲氧西林金黄色葡萄球菌、金黄色葡萄球菌、柠檬色葡萄球菌、微球菌、枯草芽孢杆菌、痢疾杆菌均具有较强的抑制作用。

## 【参考文献】

[1] 冯承恩，黄庆芳，房志坚，等. 金钮扣止咳、化痰及平喘作用的研究 [J]. 中药材, 2012, 35（5）: 783-785.

［2］黄庆芳，冯承恩，房志坚，等.金钮扣醇提取物中解热、镇痛有效部位的研究［J］.今日药学，2012，22（8）：474-477.

［3］黄庆芳，冯承恩，房志坚，等.金钮扣提取物的抗炎作用及有效部位探讨［J］.中药材，2012，35（3）：462-464.

［4］冯承恩，黄庆芳，房志坚，等.金钮扣提取物体外抑菌活性的初步研究［J］.安徽农业科学，2012，40（2）：723-725，762.

# 第三节　祛风毒药

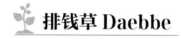

# 排钱草 Daebbe

【别名】龙鳞草根、龙鳞草、钱串草、金钱草、午时灵。

【来源】为豆科植物排钱草 *Phyllodium pulchellum*（L.）Desv. 的根和根茎。

【生境分布】生于草地、山谷、山坡疏林下。在广西主要分布于恭城、金秀等地，广东、海南、江西、福建、台湾、云南亦有分布。

【性味功能】淡、涩，平；有小毒。通龙路、火路，通谷道，利水道，清热毒，除湿毒。用于黄疸、子宫脱垂、肝脾肿大、感冒、风湿骨痛、跌打损伤。

【用法用量】15 ～ 30 g，水煎服。

【现代药理学研究】

1. 保肝作用

排钱草可降低肝细胞损伤和抑制肝纤维化，对 CCl$_4$ 诱导的食蟹猴肝纤维化有较好的治疗作用，能明显改善肝功能，降低肝纤维化程度。排钱草总生物碱可下调 COL-Ⅰ、COL-Ⅲ、TGF-β1 mRNA 的表达，具有抗肝纤维化作用。排钱草生物碱对乙醛刺激的肝星状细胞的增殖具有明显的抑制作用；可抑制 LX-2 细胞的增殖和减少细胞外基质的合成，发挥抗肝纤维化作用。

2. 抗氧化作用

排钱草对超氧自由基具有显著的清除活性。

# 【参考文献】

［1］黄琳芸，杨增艳，余胜民，等.排钱草的毒性研究［J］.云南中医中药杂志，2001，22（4）：37.

［2］陈少锋，赵湘培，余胜民，等.排钱草总生物碱对 HSC-T6 细胞胶原蛋白及细胞因子 mRNA 表达的影响［J］.现代医药卫生，2017，33（24）：3709-3711.

［3］陈少锋，赵湘培，余胜民，等.排钱草总生物碱对大鼠肝星状细胞相关细胞因子蛋白表达的影响［J］.广西医学，2018，40（2）：174-176.

［4］钟鸣，张宝璟，王超，等.排钱草生物碱对乙醛刺激的人源肝星状细胞增殖及细胞外基质的影响［J］.中国现代应用药学，2017，34（1）：4-7.

［5］刘雪萍，韦启球，李振明，等.排钱草对食蟹猴肝纤维化的影响［J］.中国实验方剂学杂志，2017，23（24）：133-140.

［6］韦英群，钟鸣，张树球，等.排钱草及其复方三草胶囊对 $O_2^-$ 的影响［J］.现代中西医结合杂志，2003（12）：795-796.

# 🌱 桑寄生 Gogeiqseng

【别名】广寄生、梧州寄生茶、苦楝寄生、桃树寄生、松寄生、寓木、宛童。

【来源】为桑寄生科植物广寄生 *Taxillus chinensis*（DC.）Danser 的带叶茎枝。

【生境分布】生于海拔 20～400 m 的平原或低山常绿阔叶林中，寄生于桑树、桃树、李树、龙眼、荔枝、杨桃、油茶、油桐、橡胶树、榕树、木棉、马尾松或水松等多种植物上。在广西主要分布于桂南、桂东、桂中地区，云南、四川、甘肃、陕西、山西、河南、贵州、湖北、湖南、广东、江西、浙江、福建、台湾等地亦有分布。

【性味功能】苦、甜，平。祛风毒，除湿毒，通龙路，补虚，安胎。用于胃痛、痹病、腰膝酸痛、体虚、眩晕、胎动不安、崩漏、产后缺乳、阳痿、遗精、跌打损伤、痈疮。

【用法用量】9～15 g，水煎服。

【现代药理学研究】

1. 抗病毒作用

桑寄生提取物对严重急性呼吸综合征相关冠状病毒（SARS-CoV）具有较强的抑制作用，对 SARS-CoV 3CL 蛋白酶活性有显著的抑制作用。桑寄生黄酮类和二芳基庚烷类化合物具有抗丙型肝炎病毒活性。

2. 抗骨质疏松作用

桑寄生通过促进 OPG 表达和降低 IL-1 水平，对卵巢切除所致的大鼠骨质疏松症具有一定的治疗作用。桑寄生总黄酮通过提高血清 $Ca^{2+}$ 含量，降低 ALP 和 TRAP 水平，对骨质疏松大鼠有一定的治疗作用。

3. 降血糖作用

桑寄生醇提取物可改善 2 型糖尿病模型血糖水平及肝肾并发症、保护肝肾功能，其机制可能与提高免疫功能、上调抗凋亡相关因子的表达、下调促凋亡及促炎相关因子的表达，维持肝细胞功能状态、减轻肾细胞受损程度有关。桑寄生总黄酮可降低链脲佐菌素致高血糖小鼠的血糖水平，具有调节高血糖动物血脂紊乱的作用，对高血糖及并发症有预防和治疗的作用。

4. 抗肿瘤作用

桑寄生提取物能抑制人结肠癌 HT-29 细胞的增殖、侵袭及迁移，其作用机制可能与抑制 PI3K/Akt 信号通路有关。桑寄生乙醚萃取部位、乙酸乙酯萃取部位、正丁醇萃取部位可抑制白血病细胞的增殖。

5. 其他药理作用

桑寄生还具有抗氧化、抑制脂肪酸合成酶、保护软骨细胞和祛风湿等药理作用。桑寄生提取物具有显著的抗氧化活性；可以抑制脂肪酸合成酶并减轻大鼠体重；可以促进 IL-1β 作用的人原代骨性关节软骨细胞的活力，并抑制细胞凋亡。桑寄生总黄酮可以降低血清中 IL-6、TNF-α 的含量，升高 IL-10 的含量，具有明显的祛风湿作用。

【毒理学研究】

桑寄生用药剂量达到人体用药剂量的 66.7 倍时才体现一定的遗传毒性，达到人体用药剂量的 133.3 倍时具有潜在的胚胎发育毒性作用。体外致畸试验中，高剂量（2 mg/mL）桑寄生对肢芽细胞有一定的细胞毒性作用，但并未引起器官发生畸变。桑寄生只有在较大剂量时才会产生一定的胚胎发育毒性和遗传毒性作用，因此，在临床应用中要尽量避免过大剂量或者长期服用桑寄生，特别是妊娠期妇女更应注意。

# 【参考文献】

［1］Wen C C, Shyur L F, Jan J T, et al. Traditional Chinese medicine herbal extracts of *Cibotium barometz*, *Gentiana scabra*, *Dioscorea batatas*, *Cassia tora*, and *Taxillus chinensis* inhibit SARS-CoV replication ［J］. J Tradit Complement Med, 2011, 1（1）: 41-50.

［2］Zhang L, Koyyalamudi S R, Jeong S C, et al. Immunomodulatory activities of polysaccharides isolated from *Taxillus chinensis* and Uncaria rhynchophylla ［J］. Carbohydr Polym, 2013, 98（2）: 1458-1465.

［3］Zhang L, Ravipati A S, Koyyalamudi S R, et al. Antioxidant and anti-inflammatory activities of selected medicinal plants containing phenolic and flavonoid compounds ［J］. J Agric Food Chem, 2011, 59（23）: 12361-12367.

［4］Wang Y, Zhang S Y, Ma X F, et al. Potent inhibition of fatty acid synthase by parasitic loranthus ［*Taxillus chinensis*（DC.）Danser］and its constituent avicularin ［J］. J Enzyme Inhib Med Chem, 2006, 21（1）: 87-93.

［5］Wang Y, Deng M, Zhang S Y, et al. Parasitic loranthus from Loranthaceae rather than Viscaceae potently inhibits fatty acid synthase and reduces body weight in mice ［J］. J Ethnopharmacol,

2008, 118 (3): 473-478.

[6] 罗泽萍, 李丽, 潘立卫, 等. 桑寄生醇提取物改善2型糖尿病模型小鼠血糖水平及其肝肾并发症的作用及机制研究 [J]. 中国药房, 2019, 30 (6): 796-801.

[7] 张瑾, 周欣欣, 梁毅, 等. 桑寄生不同萃取部位的体外抗白血病作用研究 [J]. 时珍国医国药, 2011, 22 (10): 2452-2454.

[8] 冯海洋, 刘卓, 付志璇. 桑寄生提取物对人结肠癌HT-29细胞侵袭迁移的影响及作用机制 [J]. 浙江医学, 2020, 42 (7): 666-669.

[9] 董佳梓, 鞠大宏, 贾朝娟, 等. 桑寄生、枸杞子、桑椹对去卵巢大鼠骨质疏松症的治疗作用及其机理探讨 [J]. 中国中医基础医学杂志, 2010, 16 (6): 483-486.

[10] 卓泽铭, 范忠诚, 郭祥. 桑寄生提取物联合miR-375对骨关节炎软骨细胞 [J]. 中国病理生理杂志, 2020, 36 (6): 1082-1088.

[11] 陈金月, 周芳. 红花夹竹桃、红花寄生及桑寄生对小鼠的半数致死量测定 [J]. 时珍国医国药, 2008, 19 (10): 2418-2419.

[12] 刘星, 李丽娟, 徐秀英, 等. 桑寄生水煎液对小鼠胚胎肢芽生长发育及Tbx2和BMP-2基因表达影响 [J]. 毒理学杂志, 2017, 31 (2): 109-114.

[13] Yang L Y, Lin J, Zhou B, et al. Activity of compounds from *Taxillus sutchuenensis* as inhibitors of HCV NS3 serine protease [J]. Natural Product Research, 2017, 31 (4): 487-491.

[14] 陈晓琪, 蒙田秀, 方紫薇, 等. 桑寄生总黄酮降糖效果初步研究 [J]. 海峡药学, 2020, 32 (7): 25-26.

[15] Li Y Y, Cui Y, Wang H L, et al. Effect of total flavonoids of Herba Taxilli on osteoporotic rats induced by retinoic acid [J]. World Journal of Traditional Chinese Medicine, 2019, 5 (4): 243-249.

[16] 王红丽, 管俊, 冯静, 等. 桑寄生总黄酮对大鼠佐剂关节炎模型的影响 [J]. 世界中医药, 2018, 13 (4): 799-802, 807.

# 🌱 沙姜 Hinggaeq

【别名】山奈、三奈。

【来源】为姜科植物山奈 *Kaempferia galanga* L. 的根状茎。

【生境分布】生于山坡、林下、草丛中, 多为栽培。广西各地均有分布, 广东、云南、福建、台湾等亦有分布。

【性味功能】辛, 温。散寒消滞, 祛风止痛, 祛瘀消肿, 辟秽行气。用于寒凝腹痛、谷道不畅、牙痛、风寒湿痹、跌打损伤、无名肿毒、上吐下泻、瘴毒。

【用法用量】3～6 g。外用适量。

【现代药理学研究】

1. 抗炎作用

沙姜石油醚提取物可通过抑制中性粒细胞浸润有效抑制大鼠急性和慢性炎症的进展。沙姜二芳基庚烷类化合物可以抑制 LPS 诱导巨噬细胞 RAW 264.7 细胞产生 NO，表现出抗炎作用。

2. 抗肿瘤作用

沙姜多糖能有效保护荷瘤小鼠的胸腺和脾脏免受实体瘤侵袭，增强 CD4$^+$T 细胞的免疫调节能力，增强 CD8$^+$T 细胞和 NK 细胞的细胞毒性作用，最终实现对 H22 实体瘤的抑制作用。沙姜中的肉桂酸酯类化合物，尤其是反式和顺式的对甲氧基肉桂酸乙酯具有一定的抗肿瘤作用，可通过多种途径影响致癌过程中的促癌阶段。沙姜中的对甲氧基肉桂酸乙酯可以抑制人肝细胞肝癌 HepG2 细胞系的增殖，转移细胞中的磷脂酰丝氨酸到细胞膜表面，诱导细胞凋亡，影响细胞周期的进程。

3. 其他药理作用

沙姜还具有抗菌、抗组胺、抗血管形成的作用。沙姜根状茎煎剂体外对许兰毛癣菌及其蒙古变种、共心性毛癣菌、堇色毛癣菌等 10 种常见致病菌均有抑制作用。95% 沙姜乙醇提取物对豚鼠离体气管具有抗组胺作用。沙姜中的对甲氧基肉桂酸反乙酯在体外特异性抑制人脐静脉内皮细胞的迁移和管形成，在体内阻止 bFGF 诱导的血管形成。

## 【参考文献】

［1］钟鸣，黄瑞松，梁启成. 中国壮药学［M］. 南宁：广西民族出版社，2016：219-220.

［2］薛颖，村上明，小清水弘一，等. 沙姜中抗促癌有效成分的分离鉴定［J］. 中国中药杂志，2002，27（7）：522-524.

［3］Yao F Z，Huang Y Y，Wang Y H，et al. Anti-inflammatory diarylheptanoids and phenolics from the rhizomes of kencur（*Kaempferia galanga* L.）［J］. Industrial Crops & Products，2018（125）：454-461.

［4］Jagadish P C，Latha K P，Mudgal J，et al. Extraction，characterization and evaluation of *Kaempferia galanga* L.（Zingiberaceae）rhizome extracts against acute and chronic inflammation in rats［J］. Journal of ethnopharmacology，2016（194）：434-439.

［5］Liu B G，Liu F，Chen C G，et al. Supercritical carbon dioxide extraction of ethyl p-methoxycinnamate from *Kaempferia galanga* L. rhizome and its apoptotic induction in human HepG2 cells［J］. Natural Product Research，2010，24（20）：1927-1932.

# 威灵仙 Raglingzsien

【别名】百条根、老虎须。

【来源】为毛茛科植物威灵仙 *Clematis chinensis* Osbeck、棉团铁线莲 *Clematis hexapetala* Pall. 或辣蓼铁线莲 *Clematis terniflora* var. *mandshurica*（Rupr.）Ohwi 的根和根茎。

【生境分布】生于山坡、村旁或林下半阴湿的肥沃土壤上。野生或栽培。在广西主要分布于南宁、上思、贵港、灵山、百色等地，广东、四川、云南、福建、台湾等亦有分布。

【性味功能】辛、咸、微苦，温；有小毒。祛风毒，除湿毒，通龙路，止痛。用于痹病、肢体麻木、筋脉拘挛、牙痛、癃闭、诸骨哽喉。

【用法用量】6～10 g，水煎服。

【现代药理学研究】

1. 抗炎、镇痛、平痉作用

威灵仙提取物具有一定的抗炎、镇痛、平痉作用。威灵仙能显著减轻大鼠足跖肿胀，减轻小鼠的耳郭肿胀，提高小鼠痛阈值。威灵仙、棉团铁线莲、东北铁线莲水提取物均能减轻大鼠关节炎模型足跖肿胀，改善关节肿胀及屈伸不利症状，降低血清炎症因子 IL-1β、TNF-α 水平。东北铁线莲根的水提取物对小鼠炎症有抑制作用，能显著减少其滑膜细胞上清液中 TNF-α 和 IL-1 的水平，增加滑膜细胞中 IL-10 的水平。威灵仙水提取物可降低兔膝骨关节炎局部 IL-1β、TNF-α、$PGE_2$ 水平。东北铁线莲根的乙醇提取物可显著阻断 LPS 或干扰素 γ 诱导小鼠腹腔巨噬细胞模型中 NO 和 $PGE_2$ 的产生；威灵仙根的乙醇提取物可抑制 COX-1 活性。威灵仙丙酮提取物可抑制 $PGE_2$、MMP-3、基质金属蛋白酶-13 和 COX-2 的表达。东北铁线莲常春藤皂苷元可抑制 NF-κB 通路，减少 RAW264.7 细胞中 NO、$PGE_2$、TNF-α、IL-1β、IL-6 的表达，具有抗炎活性。威灵仙总皂苷可调节脂代谢、氨基酸代谢和能量代谢，抑制 IL-6 的表达和提高 IL-10 的含量，抑制 pJAK2、pSTAT3 的表达，调控 JAK2/STAT3 信号通路，对佐剂性关节炎大鼠具有一定的治疗作用。

2. 免疫抑制作用

威灵仙具有显著的免疫抑制作用。威灵仙可以显著提高 $CD8^+$ 细胞数量，降低 $CD4^+/CD8^+$ 比值，抑制致敏小鼠耳郭肿胀。威灵仙总皂苷能减轻二硝基氟苯（DNFB）致敏小鼠耳片的肿胀程度、降低免疫器官指数，抑制鸡红细胞致小鼠溶血素的生成。

3. 保肝作用

威灵仙具有保肝作用。威灵仙总皂苷可调节肝脏免疫、对抗肝脏氧化应激、改善胰岛素抵抗等，能有效改善实验性非酒精性脂肪性肝炎大鼠肝脏脂肪变性和炎症损伤，降低血清炎症细胞因子水平。威灵仙多糖可降低实验性非酒精性脂肪性肝炎大鼠血清 RBP4 水平，改善胰岛素抵抗，具有效治疗作用。威灵仙对 α-萘异硫氰酸酯所致黄疸大鼠具有退黄降酶作用，降低 ALT、AST、TBIL、ALP、γ-GT、MDA 水平，增高 SOD 活性，减轻肝细胞变性、坏死和肝内胆汁淤积。威灵仙通过清除超氧自由基发挥抗氧化作用，并抑制脂质过氧化物的生成，显著提高血清和肝脏中超氧化物歧化酶、谷胱甘肽过氧化物酶的活力，降低肝细胞内氧化物含量与肝细胞活化水平以及调节机体免疫，同时促进肝细胞再生，降低基质金属蛋白和 α-SMA 水平，起到治疗和干预肝纤维化的作用。

### 4. 抗肿瘤作用

威灵仙具有一定的抗肿瘤活性。威灵仙总皂苷对小鼠移植性肿瘤肉瘤（S180）、肝癌腹水型（HepA）、白血病腹水型（P388）均有显著的抑制作用；在体外可有效抑制 HL60 细胞增殖，并诱导 HL60 细胞凋亡。威灵仙水提取物可以影响 Cleaved-Caspase-3/Caspase-3、Bax/Bcl-2 等信号通路水平，对 HTh74Rdox 细胞的增殖有明显的抑制作用。威灵仙多糖对人舌鳞癌细胞 Tca-8113 具有明显的杀伤和抑制作用。

### 5. 降血糖作用

威灵仙具有一定的降血糖作用。威灵仙水提取物可抑制胰岛细胞凋亡，提高胰岛细胞活性及增殖率，保护胰岛细胞，改善胰岛功能，治疗糖尿病。威灵仙提取物可明显降低糖尿病大鼠血清 BUN、SCr、CCr、IL-6、尿白蛋白、UAER、肾肥大指数和 FBG 的水平，降低 TG、TC 和 LDL-C 的水平，升高 HDL-C 的水平，降低肾脏 MDA 的含量，升高 SOD 和 GSH-Px 活性，显著减轻糖尿病大鼠肾小球基膜和肾小管增厚和膨胀的程度。

### 6. 改善微循环作用

威灵仙正丁醇部位、乙酸乙酯部位、石油醚部位和水部位均可抑制肾上腺递质所激活的信号通路，显著增加耳郭微血管管径及毛细血管开放数目，改善肾上腺素所致的耳郭微循环障碍，改善微循环。

### 7. 保护软骨作用

威灵仙提取物能有效提高人软骨细胞活力，抑制人软骨细胞凋亡。威灵仙提取物能够通过调控 TGF-β 的表达，抑制间歇性循环牵张拉伸诱导的软骨细胞分解代谢，促进软骨细胞外基质的合成，维持软骨细胞表型稳定。

### 8. 其他药理作用

威灵仙可以促进病理组织修复。威灵仙、棉团铁线莲、东北铁线莲水提取物均能改善痔疮大鼠肛周溃疡症状，加速痔疮创面修复，促进创面愈合，减轻肛周肿胀。

威灵仙具有抑制黑色素的作用。威灵仙 95% 乙醇提取物可抑制 melan-a 小鼠黑色素细胞酪氨酸酶，抑制酪氨酸酶相关蛋白 TRP-1、TRP-2 的表达，抑制 Tyr 的多巴氧化活性，抑制黑色素的产生。

威灵仙还具有显著的抗氧化作用。威灵仙多糖在体内、体外均可清除氧自由基，发挥抗氧化作用。

【毒理学研究】

长期对 Wistar 大鼠灌胃低剂量（0.065 g/mL）、中剂量（0.13 g/mL）、高剂量（0.26 g/mL）的威灵仙，每天 1 次，连续 26 周，均可导致大鼠肾组织病理学改变，对肾脏有一定的毒性。

# 【参考文献】

［1］苗明三，于舒雁，魏荣瑞. 不同品种威灵仙外用抗炎镇痛作用研究［J］. 时珍国医国药，2014，25（8）：1836-1839.

［2］甘露，任振堃，叶彪，等. 威灵仙不同提取物的抗炎、镇痛、平痉作用［J］. 华西药学杂志，2020，35（2）：179-182.

［3］周效思，周凯，封芬. 威灵仙对兔膝骨关节炎 IL-1β、TNF-α、PGE$_2$ 的影响［J］. 时珍国医国药，2011，22（5）：1143-1144.

［4］于舒雁，魏荣锐，苗明三. 不同品种威灵仙水煎液外用对大鼠痔疮、佐剂性关节炎模型的影响［J］. 中国现代应用药学，2014，31（4）：391-397.

［5］Hsieh M S, Wang K T, Tseng S H, et al. Using 18F-FDG microPET imaging to measure the inhibitory effects of *Clematis chinensis* Osbeck on the pro-inflammatory and degradative mediators associated with inflammatory arthritis［J］. J Ethnopharmacol，2011，136（3）：511-517.

［6］Lee C W, Park S M, Zhao R, et al. Hederagenin, a major component of *Clematis mandshurica* ruprecht root, attenuates inflammatory responses in RAW264. 7 cells and in mice［J］. Int Immunopharmacol，2015，29（2）：528-537.

［7］Li R W, David L G, Myers S P, et al. Anti-inflammatory activity of chinese medicinal vine plants［J］. J Ethnopharmacol，2003，85（1）：61-67.

［8］Suh S J, Kim K S, Lee S D, et al. Effects and mechanisms of *Clematis mandshurica* Maxim- as a dual inhibitor of proinflammatory cytokines on adjuvant arthritis in rats［J］. Environ Toxicol Pharmacol，2006，22（2）：205-212.

［9］Park E K, Ryu M H, Kim Y H, et al. Anti-inflammatory effects of an ethanolic extract from *Clematis mandshurica* Rupr.［J］. J Ethnopharmacol，2006，108（1）：142-147.

［10］柳清，汪永忠，姜辉，等. 基于 GC-TOF-MS 研究威灵仙总皂苷对佐剂性关节炎大鼠血清代谢谱的影响［J］. 中国中药杂志，2016，41（12）：2321-2328.

［11］汪永忠，邓龙飞，韩燕全，等. 威灵仙总皂苷对佐剂性关节炎（AA）大鼠 IL-6、IL-10 及滑膜中 p-JAK2，p-STAT3 表达的影响［J］. 中药药理与临床，2015，31（1）：86-90.

［12］邓龙飞，汪永忠，韩燕全，等. 威灵仙总皂苷抑制佐剂性关节炎大鼠 JAK2/STAT3 信号通路［J］. 细胞与分子免疫学杂志，2015，31（2）：153-158.

［13］向虹，琚坚.威灵仙对实验性肝纤维化的干预作用［J］.中国中西医结合消化杂志，2014，22（7）：377-380.

［14］闫福媛，琚坚，高藩，等.威灵仙总皂苷对实验性NASH大鼠模型血清IL-6、IL-17、TNF-α水平和肝脏病理的影响［J］.胃肠病学，2016，21（9）：523-527.

［15］胡敏敏，王伟，毕洪钟，等.威灵仙多糖对实验性非酒精性脂肪性肝炎大鼠血清RBP4水平和胰岛素抵抗指数的干预作用［J］.胃肠病学和肝病学杂志，2016，25（4）：386-390.

［16］王君，何炳书.威灵仙对α-萘异硫氰酸酯所致大鼠黄疸模型的作用研究［J］.时珍国医国药杂志，2008，19（7）：1742-1743.

［17］赵英，余春粉，张桂英，等.威灵仙总皂苷抗肿瘤作用及其对癌细胞增殖周期的影响［J］.时珍国医国药，2010，21（8）：1908-1909.

［18］黄莉，黄纯兰.威灵仙总皂苷对HL60细胞株体外作用的研究［J］.中国实验方剂学杂志，2012，18（23）：311-315.

［19］李俊妍，钟辉，李德超.威灵仙多糖对舌鳞癌细胞生长抑制作用的研究［J］.生物技术通讯，2011，22（2）：255-257.

［20］周临娜，曹萌，毛春芹，等.威灵仙水提取物对阿霉素耐药的人甲状腺未分化癌细胞株HTh74Rdox的作用机制［J］.中国实验方剂学杂志，2017，23（3）：91-95.

［21］石强.粘鱼须威灵仙和棉团铁线莲对细胞免疫与体液免疫的影响比较［J］.医药导报，2011，30（2）：163-166.

［22］夏伦祝，徐先祥，张睿.威灵仙总皂苷对小鼠免疫功能的影响［J］.安徽医药杂志，2009，13（5）：496-497.

［23］李敏超，吴敏，顾刘宝，等.威灵仙水提取物对多氯联苯诱导胰岛细胞凋亡的保护作用研究［J］.中华中医药杂志，2017，32（10）：4616-4619.

［24］邹新蓉，王长江，王小琴.威灵仙提取物对糖尿病肾病大鼠的作用［J］.中国实验方剂学杂志，2015，21（16）：152-156.

［25］杨文雁，石孟琼，龚学谦，等.威灵仙不同部位对小鼠耳郭微循环的影响［J］.中药材，2013，36（8）：1316-1321.

［26］徐扬，桂鉴超，高峰，等.威灵仙提取物干预膝骨关节炎软骨细胞的生长活力［J］.中国组织工程研究，2013，17（2）：241-246，

［27］仲少敏，吴艳，汪科，等.威灵仙等4种中药抑制黑素生成作用的机制研究［J］.临床皮肤科杂志.2006，35（11）：701-704.

［28］陈彦，孙玉军，方伟.威灵仙多糖的抗氧化活性研究［J］.中华中医药杂志，2008，23（3）：266-270.

［29］马书太.威灵仙灌胃对大鼠的肾脏毒性作用研究［J］.山东医药，2014，54（22）：32-34.

# 🌱 走马胎 Gofunghlwed

【别名】毛莪术、桂莪术大叶紫金牛、大发药、血枫、红背草、慢惜、苗希。

【来源】为紫金牛科植物走马胎 *Ardisia gigantifolia* Stapf 的根及根茎。

【生境分布】生于林下、山谷或溪旁等潮湿处。在广西主要分布于上思、上林、天等、那坡、隆林、凌云、罗城、金秀等地，广东、江西、福建等亦有分布。

【性味功能】辛，热。祛风毒，除湿毒，祛瘀止痛，调龙路、火路。用于风湿骨痛、半身不遂、跌打损伤、痈疮、小儿麻痹后遗症、月经不调、下肢溃疡、崩漏。

【用法用量】9～15 g，水煎服。

【现代药理学研究】

1. 抗炎、抗氧化作用

走马胎石油醚提取物可改善佐剂性关节炎大鼠炎症状态和踝关节组织病变、抑制机体免疫反应、降低氧化损伤和下调炎性介质 $PGE_2$ 的表达，具有抗类风湿性关节炎作用。走马胎没食子酸、表儿茶素具有一定的抗氧化活性。

2. 祛痰作用

走马胎醇提取物可延长引咳潜伏期，减少咳嗽次数，提高小鼠气管酚红排泌量，具有显著的镇咳、祛痰作用。

3. 抗肿瘤作用

走马胎水提取物显著抑制肝癌细胞 HepG2 和 SK-hep1 的生长并促进其凋亡，下调 CDK2 的表达、上调 Caspase-3 和 E-cadherin 的表达。走马胎活性组分可以促进 DUSP1、DUSP4 和 DUSP5 mRNA 和蛋白表达，同时降低 JNK、ERK 和 p38 的磷酸化蛋白水平，抑制肝癌的发生和发展。走马胎醇提取物的 70% 甲醇洗脱部位可能存在皂苷以外的抗肝癌活性组分。利用燕麦曲霉对走马胎中的化合物 Ag3 进行生物转化，得到新的化合物 S1 对 6 种肿瘤细胞株均有一定的抑制作用。走马胎皂苷成分 AG4 可抑制乳腺癌细胞 MCF-7 的增殖，干预 MCF-7 细胞内的氧化还原系统、阻滞周期，并通过激活线粒体凋亡信号转导通路诱导细胞凋亡。走马胎中的三萜皂苷 AG8 通过诱导 ROS 的产生，抑制 ERK 和 Akt 信号通路，以及通过触发三阴性乳腺癌细胞的线粒体凋亡途径，发挥抗肿瘤作用。

4. 抗血栓作用

走马胎提取物能延长血栓大鼠体内的 PT、TT 和 APTT，降低全血黏度及血浆 Fg 含量，影响机体内、外源性凝血系统，具有抗凝血作用。

## 【参考文献】

[1] 贺珊，廖长秀，潘勇，等.走马胎水提取物对肝癌的抑制作用及其机制 [J].江苏医药，2018，44（4）：365-367，371，481.

[2] 贺珊，廖长秀，罗莹，等.走马胎抗肝癌活性部位的分离及其抗肝癌活性筛选 [J].广东医学，2019，40（12）：1689-1693.

[3] 谷永杰，穆丽华，刘屏，等.走马胎生物转化产物 S1 的抗肿瘤活性及对 Bel-7402 肝癌细胞凋亡及细胞周期的影响 [J].中药药理与临床，2018，34（3）：26-29.

[4] 郑小丽，董宪喆，穆丽华，等.走马胎中皂苷成分 AG4 对 MCF-7 肿瘤细胞增殖的影响及机制研究 [J].中国药理学通报，2013，29（5）：674-679.

[5] 戴卫波，吴凤荣，董鹏鹏，等.走马胎对类风湿性关节炎模型大鼠踝关节组织病理学的影响 [J].中药材，2017，40（5）：1203-1207.

[6] 戴卫波，董鹏鹏，梅全喜，等.走马胎石油醚提取物抗类风湿性关节炎的作用机制 [J].中药材，2018，41（2）：459-463.

[7] 杨竹，黄敬辉，王乃利，等.走马胎中新的岩白菜素衍生物的提取分离及体外抗氧化活性测定 [J].沈阳药科大学学报，2008，25（1）：30-34.

[8] 沈诗军，周定刚，黎德兵.走马胎提取液体内抗血栓作用研究 [J].时珍国医国药杂志，2008，19（9）：2224-2226.

[9] 黄永毅，谭秋兰，罗莹，等.走马胎醇提取物镇咳祛痰作用实验研究 [J].右江民族医学院学报，2018，40（5）：427-428，440.

[10] 贺珊，廖长秀，罗莹，等.走马胎活性组分对肝癌 HepG2 细胞 DUSPs/MAPK 信号通路的影响 [J].中成药，2021，43（2）：344-349.

# 🌱 大血藤 Gaeubengzlaz

【别名】红藤、活血藤、槟榔钻。

【来源】为木通科植物大血藤 Sargentodoxa cuneata（Oliv.）Rehd. et Wils. 的藤茎。

【生境分布】生于山坡疏林及沟谷的灌木丛中。在广西主要分布于金秀、恭城等地，河北、河南、陕西以及长江流域各地亦有分布。

【性味功能】苦，平。调龙路、火路，通谷道，祛风毒，除湿毒，活血。用于风湿骨痛、跌打肿痛、胃痛、痛经。

【用法用量】9～15 g，水煎服。

【现代药理学研究】

1. 抗骨质疏松作用

大血藤醇提取物和水提取物可以促进 MC3T3-E1Subclone 14 细胞的增殖分化，对破骨细胞分化及骨吸收功能具有抑制作用，对骨质疏松有一定的防治作用。

2. 抗炎作用

大血藤可以抑制二甲苯致小鼠耳郭肿胀，抑制小鼠肉芽组织增生；可降低慢性盆腔炎模型大鼠血清中的 IL-6、TNF-α 含量，显著改善子宫内膜病理组织形态学，减轻子宫肿胀；抑制佐剂性关节炎大鼠滑膜细胞分泌 MMP-2、MMP-9，减轻其参与或介导的对滑膜组织造成的损害，控制滑膜炎症的发生，阻止关节软骨及骨的损坏。

大血藤多糖通过下调 iNOS 的水平，抑制 LPS 诱导的 RAW264.7 细胞中 NO 的释放；抑制角叉菜胶诱导的大鼠足爪肿胀，抑制大鼠血清和肝脏 MDA 和 $PGE_2$ 水平；增加大鼠血清和肝脏中的 SOD 活性，发挥抑制作用。

3. 抗肿瘤作用

大血藤提取物可抑制肝癌细胞 HepG2 的增殖，升高 $G_0/G_1$ 期细胞比例，降低 S 期和 $G_2/M$ 期细胞比例，降低细胞 PCNA、Cyclin D1、CDK4 的表达；对人乳腺癌细胞具有显著抑制作用。大血藤不同溶剂部位对脂肪酸合酶表现出一定的抑制作用。

4. 抗氧化作用

大血藤乙酸乙酯部位、正丁醇部位、水部位和石油醚部位均具有一定预防氧化损伤的作用，可增强 SOD、CAT 和 GSH-Px 等酶的活性。大血藤原花色素具有较强的体外抗氧化活性和酶抑制作用。

5. 抗菌作用

大血藤对大肠埃希菌、肺炎克雷伯菌、粪肠球菌、铜绿假单胞菌、金黄色葡萄球菌的标准株、临床株均有抑菌效果。

6. 其他药理作用

大血藤具有保胎、镇痛、抗缺血再灌注损伤作用。大血藤可以对抗 LPS 所致的小鼠流产，影响孕鼠子宫巨噬细胞的数量、分布和亚群，抑制 TNF-α 的分泌；能延长醋酸致疼痛模型小鼠的痛阈潜伏期，减少扭体次数，具有显著的镇痛作用。大血藤总酚酸具有抗氧化作用，可以改善脑组织能量代谢，对脑缺血再灌注大鼠有改善作用。

## 【参考文献】

[1] 陈香君，俸婷婷，杨周洁，等. 大血藤不同极性部位对 $H_2O_2$ 损伤成骨细胞的保护作用研究 [J]. 中国骨质疏松杂志，2017，23（3）：291-297.

[2] 李彦，李鑫，刘景玲，等. 大血藤原花色素抗氧化活性及酶抑制活性研究 [J]. 林产化学与工业，2017，37（3）：73-81.

[3] 陈红，王维. 红藤提取物联合 5-氟尿嘧啶抑制肝癌细胞生长作用及机制研究 [J]. 中草药，2019，50（9）：2115-2120.

［4］李夏冰，高全，汤锋，等.37种植物提取物对人乳腺癌细胞及脂肪酸合酶抑制作用［J］.天然产物研究与开发，2017，29（4）：641-647，552.

［5］李华，黄淑凤，邓翀，等.大血藤镇痛作用和抗炎作用研究［J］.陕西中医，2013，34（10）：1427-1428.

［6］刘清，邓翀，黄淑凤，等.大血藤对慢性盆腔炎模型大鼠血清IL-6、TNF-α及子宫病理组织形态学的影响［J］.西部中医药，2016，29（7）：11-14.

［7］付钰，王光义.中药大血藤对佐剂性关节炎大鼠滑膜细胞MMP-2、MMP-9的影响［J］.贵州医药，2009，33（12）：1097-1099.

［8］陈丽珍，周英，黄俊飞，等.大血藤对破骨细胞活性及成骨细胞增殖分化作用的研究［J］.中国中药杂志，2015，40（22）：4463-4468.

［9］王宇歆，李惠芬，周静，等.大血藤有效部位含量测定及对腹腔感染细菌的抑制活性的研究［J］.中成药，2008，30（8）：1230-1232.

［10］王卫华，闫坤，王丽霞，等.红藤对LPS诱导流产小鼠的保胎作用及子宫巨噬细胞的影响［J］.中国免疫学杂志，2011，27（4）：325-329.

［11］苗明三，彭孟凡，方晓艳，等.大血藤总酚酸对局灶性脑缺血再灌注大鼠脑组织氧化应激水平和能量代谢的影响［J］.神经药理学报，2019，9（1）：1-5.

［12］Guo L F, Ma R L, Sun H F, et al. Anti-inflammatory activities and related mechanism of polysaccharides isolated from *Sargentodoxa cuneata*［J］. Chemistry & Biodiversity，2018，15（11）：e1800343.

# 🌱 黄荆 Go'ndukma

【别名】蚊子柴、黄荆子、布荆、荆条。

【来源】为马鞭草科植物黄荆 *Vitex negundo* L. 的全株。

【生境分布】生于向阳的山坡、路旁、溪边及树林小灌木丛中。广西各地均有分布，长江流域及南部其他地区亦有分布。

【性味功能】苦、微辛，平。疏风清热，止咳化痰，截疟。用于风湿、感冒、疟疾、胃痛、水肿、支气管炎。

【用法用量】内服10～20 g，水煎服。外用适量。

【现代药理学研究】

1. 抗炎镇痛作用

黄荆子可改善哺乳期急性乳腺炎大鼠贫血状态及降低红细胞体积分布宽度，降低哺乳期急性乳腺炎大鼠的血小板数量、平均体积及分布宽度，对大鼠哺乳期急性乳腺炎有良好预后趋势。黄荆提取物通过调节卵清蛋白-脂多糖诱发的过敏性哮喘小鼠模型中的AMPK/

PI3K/Akt/p38–NF–κB 和 TGF–β/Smad/Bcl–2/Caspase/LC3 级联和巨噬细胞活化来减轻炎症和肺损伤。黄荆子氯仿提取物对二甲苯所致小鼠耳肿胀具有显著抑制作用；可抑制角叉菜胶诱导的大鼠足肿胀。黄荆子水提取物可显著抑制热和醋酸刺激引起的小鼠疼痛。黄荆子乙酸乙酯提取物可抑制 p38MAPK 细胞信号转导通路，对四种急性炎症模型均有显著抑制作用。

2. 抗肿瘤作用

黄荆子乙酸乙酯提取物可诱导人乳腺癌细胞 MCF–7 凋亡，下调 Mcl–1 及 Bcl–2 表达，上调 Bax 表达；可抑制人绒毛膜癌细胞 JEG–3 的增殖，诱导其凋亡，降低 JEG–3 细胞 mTOR 和 4E–BP1 的 mRNA 水平；体内外均可抑制人胃癌细胞 SGC–7901 的生长和增殖，并在体内诱导其凋亡。黄荆子 EVn–50 及黄荆子木脂类化合物体内外均能抑制人卵巢癌细胞 COC1 的生长和增殖。黄荆子木脂素 3 可抑制人肝癌细胞 HepG2 的增殖，抑制 Akt、ERK1/2 蛋白磷酸化水平。

3. 抑菌作用

黄荆对产酸克雷伯菌、克氏假单胞菌、布氏不动杆菌、鲍氏鞘氨醇单胞菌、荧光假单胞菌、戈登链球菌、粪肠球菌和枯草芽孢杆菌均有抑制作用。

4. 杀虫作用

黄荆叶片二甲苯提取物对菜青虫、斜纹夜蛾幼虫及菜蚜有较高的杀虫活性，对菜青虫有较强的拒食作用。黄荆种子二氯甲烷提取物具有杀棉蚜活性，其中的生物碱是主要的杀棉蚜活性成分，且对棉蚜的生长发育及产仔和蜜露分泌具有一定的抑制作用。

5. 降糖作用

黄荆条果实可降低糖尿病小鼠的血糖浓度，明显改善小鼠的多饮多食、体重减轻的高糖体征。

6. 其他药理作用

黄荆提取物能靶向异丙肾上腺素（ISO）诱导的心肌梗死中 Akt1 和 NF–κB 的心脏信号转导级联，对 ISO 诱导的大鼠心肌梗死具有保护作用。黄荆通过抑制鼠神经 2A 细胞系中的电压门控钠通道来诱导抗惊厥作用。黄荆甲醇提取物可以诱导海马原代神经元产生长的神经突，具有神经保护作用。

## 【参考文献】

［1］方呈祥，孙海燕，姜浩，等.黄荆子乙酸乙酯提取物对人乳腺癌 MCF-7 细胞 Mcl-1、Bcl-2、Bax 蛋白的影响［J］.现代中西医结合杂志，2014，23（9）：939-941.

［2］方呈祥，孙海燕，姜浩，等.黄荆子乙酸乙酯提取物对人乳腺癌 MCF-7 细胞凋亡的影响［J］.中国临床药理学杂志，2013，29（11）：847-849.

［3］邓君，张怡，谭智慧.黄荆子乙酸乙酯提取物对人绒毛膜癌 JEG-3 细胞增殖与凋亡的影响及其

作用机制［J］.中南大学学报（医学版），2013，38（5）：476-482.

［4］邓宇傲，谢宛玉，李秀云，等.黄荆子乙酸乙酯提取物及木脂类化合物对人卵巢癌COC1细胞体外增殖及裸鼠皮下移植瘤的抑制作用［J］.现代妇产科进展，2011，20（11）：863-867.

［5］韩家凯，焦东晓，曹建国，等.黄荆子乙酸乙酯提取物体内外对胃癌SGC-7901细胞作用的研究［J］.中国药理学通报，2008，24（12）：1652-1656.

［6］李一春，杨文军，陈艳.黄荆子木脂素3对人肝癌HepG2细胞增殖的抑制作用及对蛋白激酶Akt、ERK1/2信号通路的影响［J］.中国药房，2013，24（33）：3099-3101.

［7］熊彪，周毅峰，李健，等.黄荆不同器官甲醇提取物的抑菌作用［J］.湖北农业科学，2006，45（6）：741-742.

［8］孔靖，裴世成，陈君.黄荆子不同溶剂提取物的抗炎镇痛作用［J］.中国医院药学杂志，2011，31（10）：803-806.

［9］白军，宁映霞，陈砚芬，等.黄荆子乙酸乙酯提取物体内抗炎作用及机制［J］.延安大学学报（医学科学版），2014，12（4）：5-9，13.

［10］岳海洋，赵海梅，徐荣，等.黄荆子对哺乳期急性乳腺炎大鼠血小板水平及体积的影响［J］.中华中医药学刊，2016，34（3）：633-635.

［11］徐荣，赵海梅，岳海洋，等.黄荆子对哺乳期急性乳腺炎大鼠红细胞体积分布相关特征的改善作用［J］.中华中医药学刊，2016，34（9）：2144-2146.

［12］谭武宾，米长忠，谢庭裕，等.黄荆条果实对糖尿病模型血糖的影响［J］.四川中医，2018，36（8）：42-44.

［13］廖世纯，曾涛，韦桥现.黄荆提取物的杀虫生物活性研究［J］.中国农学通报，2006，22（6）：304-306.

［14］蒋恩顺，朱毅，王江勇.黄荆提取物对棉蚜的生物活性［J］.昆虫学报，2016，59（5）：538-545.

［15］Kalita C，Raja D，Saikia A，et al. Antibacterial property of *Azadirachta indica*，*Ocimum sanctum*，and *Vitex negundo* against oral microbes［J］. J Conserv Dent，2019，22（6）：602-606.

［16］Koirala N，Dhakal C，Munankarmi N N，et al. *Vitex negundo* Linn.：phytochemical composition，nutritional analysis，and antioxidant and antimicrobial activity［J］. Cell Mol Biol（Noisy-le-grand），2020，66（4）：1-7.

［17］Tirpude N V，Sharma A，Joshi R，et al. *Vitex negundo* Linn. extract alleviates inflammatory aggravation and lung injury by modulating AMPK/PI3K/Akt/p38-NF-κB and TGF-β/Smad/Bcl-2/Caspase/LC3 cascade and macrophages activation in murine model of OVA-LPS induced allergic asthma［J］. J Ethnopharmacol，2021（271）：113894.

［18］Prasad M E，Mopuri R，Pulaganti M，et al. Molecular assessment of protective effect of *Vitex*

*negundo* in ISO induced myocardial infarction in rats [J]. Biomedicine & Pharmacotherapy,
2017 (92): 249-253.

[19] Khan F, Saify Z S, Jamali K S, et al. *Vitex negundo* induces an anticonvulsant effect by
inhibiting voltage gated sodium channels in murine Neuro 2A cell line [J]. Pakistan Journal of
Pharmaceutical Sciences, 2018, 31 (1): 297-303.

[20] Siddiqui S, Saify Z S, Jamali K S, et al. Neuroprotective capabilities of *Vitex negundo* in primary
hippocampal neurons [J]. Pakistan Journal of Pharmaceutical Sciences, 2018, 31 (1): 341-
344.

# 🌱 七叶莲 Gocaetdouj

【别名】七叶藤、七加皮、七多、汉桃叶、小叶鸭脚木。

【来源】为五加科植物鹅掌藤 *Schefflera arboricola* Hayata. 的全株。

【生境分布】生于沟谷常绿阔叶林中。在广西主要分布于防城港,我国东南部各地亦
有分布。

【性味功能】苦,温。祛风除湿,活血止痛。用于风湿骨痛、跌打肿痛、外伤出血、
骨折。

【用法用量】内服 10 ～ 50 g,水煎服。外用适量,捣敷。

【现代药理学研究】

1. 抗炎镇痛作用

七叶莲可显著改善佐剂性关节炎大鼠的关节炎肿胀度和热痛超敏,降低关节炎指数评
分。七叶莲花可减少醋酸致小鼠扭体次数、增加热板法实验小鼠的痛阈值,以及抑制福尔
马林、二甲苯致小鼠耳郭肿胀及大鼠胸膜炎炎症反应,降低血清 $PGE_2$、MDA、NO 及相关
细胞因子的水平。七叶莲果实水提取物对热板和醋酸导致的疼痛、二甲苯所致的耳郭肿胀
均有不同程度的抑制作用。

2. 降尿酸作用

七叶莲总皂苷可降低小鼠的血清尿酸水平,抑制黄嘌呤氧化酶活性和降低肾脏尿酸转
运蛋白 URAT1 的表达。

3. 保护心脑血管作用

七叶莲浸膏对心脑血管疾病具有一定的改善和保护作用,可延长小鼠在常压缺氧环境
中的存活时间,延长尾静脉注射胶原–肾上腺素诱导小鼠体内血栓形成后的存活时间;可
显著延长结扎颈总动脉后小鼠的存活时间。七叶莲浸膏可显著改善大鼠手术后神经功能评
分,显著降低脑梗死率,降低脑组织匀浆中的 MDA 含量。

## 【参考文献】

[1] 张梦麒，郭琰，龚吕东，等.七叶莲浸膏抗心脑血管疾病作用研究 [J].中药药理与临床，2019，35（3）：87-91.

[2] 孙爱静，徐先祥，黄晓东，等.七叶莲花抗炎镇痛作用及机制研究 [J].中药材，2014，37（2）：311-315.

[3] 孙爱静，庞素秋，徐先祥，等.七叶莲花醇提取物对胸膜炎模型大鼠的影响 [J].中药材，2015，38（3）：595-597.

[4] 黄玉香，徐先祥，陈剑雄，等.七叶莲果实的抗炎镇痛作用研究 [J].食品工业科技，2012，33（24）：397-398，402.

[5] 廖婉婷，潘文疆，蔡聪艺，等.七叶莲对佐剂性关节炎大鼠的治疗作用 [J].海峡药学，2018，30（6）：25-27.

[6] 朱玲玲，陈宝军.七叶莲总皂苷体内外降尿酸作用及对高尿酸血症小鼠尿酸转运蛋白的影响 [J].新中医，2018，50（5）：41-44.

# 🌱 千年健 Go'ngaeucah

【别名】山藕。

【来源】为天南星科植物千年健 Homalomena occulta（Lour.）Schott 的根茎。

【生境分布】生于山谷密林下、竹林和山坡灌木丛中。在广西主要分布于百色、龙州等地，西南及华南其他地区亦有分布。

【性味功能】苦、辛，温。祛风湿，壮筋骨。用于风寒湿痹、腰膝冷痛、下肢拘挛麻木。

【用法用量】10～15 g，水煎服。

【现代药理学研究】

1. 抗骨质疏松作用

千年健可抑制骨吸收、骨形成，增加 OB 和 MSC 的 OPG mRNA 水平及表达，抑制 RANKL mRNA 水平及表达，对骨质疏松症具有防治作用。千年健倍半萜类成分 Oplodiol、Oplopanone、Homalomenol C 和 Bullatantriol 具有促进成骨细胞增殖和分化的作用，氯仿部位和 Oplodiol 可显著促进成骨细胞的矿化节形成。

2. 抗炎镇痛作用

千年健水提取物和醇提取物可降低小鼠耳郭肿胀度，减少冰醋酸致小鼠的扭体反应次数。千年健挥发油可降低佐剂性关节炎大鼠原发性和继发性关节肿胀度，减轻大鼠关节周围组织炎性细胞浸润、关节滑膜细胞增生，形态得到改善，其机制与其减少血清 IL-1β、

TNF-α 水平有关。千年健部分倍半萜类成分可抑制 LPS 诱导巨噬细胞中 NO 的释放。

3. 其他药理作用

千年健挥发油对红色毛癣菌、白色念珠菌、粉小孢子菌、白吉利毛孢子菌、石膏样小孢子菌、须毛癣菌具有抗菌活性。

千年健提取物具有清除羟自由基能力，具有抗氧化作用。

千年健中部分酚酸类化合物对 β-分泌酶均有一定的抑制作用，具有抗老年痴呆作用。

千年健中的 euadesma-4-ene-1β,15-diol 和甲基赤芝萜酮对肺腺癌细胞株 A549 具有细胞毒作用。

## 【参考文献】

［1］谢丽莎，蒙田秀，欧阳炜，等. 千年健镇痛抗炎药理研究［J］. 宁夏农林科技，2012，53（9）：159-160.

［2］胡远，李晋奇，张舒涵，等. 千年健挥发油对佐剂性关节炎模型大鼠的药效作用及其机制研究［J］. 中国药房，2016，27（10）：1353-1356.

［3］Zhao F，Sun C，Ma L，et al. New sesquiterpenes from the rhizomes of *Homalomena occulta*［J］. Fitoterapia，2016，109：113-118.

［4］Tian X Y，Zhao Y，Yu S S，et al. BACE1（beta-secretase）inhibitory phenolic acids and a novel sesquiterpenoid from *Homalomena occulta*［J］. Chem Biodivers，2010，7（4）：984-992.

［5］张颖，Gary Guishan Xiao，荣培晶，等. 杜仲、千年健对去卵巢大鼠骨质疏松症的治疗作用及其机理探讨［J］. 中国中医基础医学杂志，2011，17（9）：960-962.

［6］Hu Y M，Liu C，Cheng K W，et al. Sesquiterpenoids from *Homalomena occulta* affect osteoblast proliferation，differentiation and mineralization in vitro［J］. Phytochemistry，2008，69（12）：2367-2373.

［7］Policegoudra R S，Goswami S，Aradhya S M，et al. Bioactive constituents of *Homalomena aromatica* essential oil and its antifungal activity against dermatophytes and yeasts［J］. J Mycol Med，2012，22（1）：83-87.

［8］Zhao J，Wu J，Yan F L. A new sesquiterpenoid from the rhizomes of *Homalomena occulta*［J］. Nat Prod Res，2014，28（20）：1669-1673.

［9］林向成，汤泉，罗杨合. 千年健中总黄酮的提取及其抗氧化活性研究［J］. 广东农业科学，2012，39（5）：96-98.

# 天麻 Go'ngaeucah

【别名】定风草、明天麻、白龙皮、赤箭。

【来源】为兰科植物天麻 Gastrodia elata Blume 的块茎。

【生境分布】生于林下阴湿、腐殖质较厚的地方。在广西主要分布于隆林、资源、全州等地，贵州、云南、西藏、陕西、吉林、辽宁、河北、河南、安徽、湖北等亦有分布。

【性味功能】甘，平。祛风定惊，平肝息风。用于眩晕、头风头痛、肢体麻木、半身不遂、小儿惊风、高血压、癫痫。

【用法用量】3～10 g，水煎服。

【现代药理学研究】

1. 益智作用

天麻具有健脑增智、改善学习记忆能力的作用，对预防和治疗阿尔茨海默病具有较好疗效。天麻提取物可清除自由基、减轻海马区的氧化损伤，缩短双侧颈总动脉永久性结扎术后大鼠逃避潜伏期和搜索距离。天麻可减少阿尔茨海默病大鼠海马中淀粉样蛋白的沉积数量，增加中隔和海马胆碱乙酰转移酶的表达，降低前额叶皮层、中隔和海马三个区域的乙酰胆碱酯酶的活性，改善阿尔茨海默氏病大鼠的空间记忆。

天麻素可提高脑内胆碱能系统、改善细胞能量代谢，提高血管性痴呆大鼠的学习记忆能力，降低脑内乙酰胆碱酯酶的活性，提高脑内胆碱乙酰转移酶的活力，降低谷氨酸含量；可下调血管性痴呆模型大鼠 p53 的表达、抑制缺血海马神经细胞的凋亡，改善大鼠学习记忆能力；可改善阿尔茨海默病模型大鼠的空间学习记忆能力；可上调 Nrf2 和 ERK1/2 的基因表达及磷酸化，显著减轻 Aβ 对海马神经元的神经毒性，对阿尔茨海默病起到预防作用；可上调阿尔茨海默病对鼩脑内海马脑源性神经营养因子的表达；可通过抑制 β-分泌酶的表达进而抑制 Aβ 及其纤维斑块的形成，抑制 5×FAD 鼠脑内 Aβ 纤维斑块形成，改善其学习记忆及认知能力；可改善 Tg2576 转基因小鼠的学习和记忆能力，并减轻 Tg2576 小鼠海马中的细胞内氧化应激；通过抑制 PKR/eIF2α 途径来改善小鼠的记忆缺陷并抑制 BACE1 表达。

2. 脑保护、抗抑郁作用

天麻对大脑具有一定的保护作用，具有抗抑郁作用。天麻水提取物通过激活 BDNF/CREB/Akt 途径对慢性社交衰竭压力（CSDS）模型小鼠产生抗抑郁样作用。天麻乙酸乙酯提取物能明显改善 $H_2O_2$ 氧化损伤 PC12 模型细胞的形态，在体外具有抗氧化损伤作用，可提高细胞存活率、降低细胞内活性氧水平，对大脑中动脉栓塞模型大鼠神经突触可塑性也有一定的改善作用。

天麻酚类成分对脑缺血大鼠海马 NO 损伤有保护作用。天麻酚性成分可上调 BBB 标志蛋白 Occludin 和 Claudin-5 的表达水平，也可下调星形胶质细胞标志蛋白 GFAP、小胶质细胞标志蛋白 CD68 的表达水平，在脑缺血 2 h 再灌注 24 h 下对线栓法模型大鼠神经血管单元有保护作用。

天麻多糖可上调 HO-1 的表达，改善细胞抗氧化能力，减弱谷氨酸对小鼠 HT22 海马神经元细胞的伤害；通过上调缺血性病变周围脑组织中 BDNF 和 SCF 的表达而具有神经保护作用。

天麻对羟基苯甲醇可促进 NADPH 和 NQO1 的表达，抑制氧化应激过程而发挥脑神经保护作用；可通过调节细胞保护基因，以及神经营养因子发挥脑保护作用；可抑制 NO 和 iNOS，调节脂多糖诱导的 BV-2 小胶质细胞的神经炎症，下调 8-羟基-2′-脱氧鸟苷含量，增加 γ-GABAT 表达，防止全脑缺血引起的海马 CA1 区神经细胞死亡。

天麻中的香草醇通过减轻氧化应激和调节细胞凋亡过程来保护多巴胺能 MN9D 细胞免受 $MPP^+$ 诱导的凋亡。

天麻素可增强缺血损伤的大鼠脑微血管内皮细胞活力，可提高受损内皮细胞的生存率，并促使其 NO 分泌增加；可改善大鼠脑缺血后神经功能缺失，减少脑梗死体积，降低血脑屏障的通透性，减低炎症反应，对局灶性脑缺血损伤发挥保护作用；可抑制谷氨酸诱导的 PC12 细胞凋亡，可升高线粒体膜电位水平，下调磷酸化 p-38、磷酸化 ERK1/2 蛋白的表达，对谷氨酸损伤的 PC12 细胞具有保护作用；可有效治疗铅暴露引起的海马 CA1 区突触的可塑性损伤；对氯化钴诱导大鼠缺氧性脑神经元损伤具有修复作用，能够显著降低 EphA4 的表达水平，抑制神经元细胞乳酸脱氢酶活性，增强细胞相对活力，对大鼠皮质神经元损伤的保护具有积极作用。

3. 镇静催眠作用

天麻超微粉对小鼠戊巴比妥钠诱导睡眠时间具有显著延长作用，对小鼠自主活动次数具有显著抑制作用。天麻单体化合物 N6-(4-hydroxybenzyl) adenosine（NHBA）可激活腺苷 $A_1/A$（2A）受体和刺激睡眠中枢 VLPO，显著降低小鼠自发活动能力，增强戊巴比妥钠的催眠作用；可降低小鼠体温，影响小鼠运动协调能力的作用；可降低脑内促觉醒神经递质去甲肾上腺素的水平。天麻素对小鼠自主活动具有明显抑制作用，对巴比妥钠具有协同作用，能缩短小鼠入睡所需时间，增加阈下剂量巴比妥钠致小鼠睡眠指数，具有明显的镇静催眠作用。

4. 抗炎镇痛作用

天麻可减轻由颅脑外伤（TBI）引起的运动缺乏，通过抑制 TBI 脑中的促炎性细胞因子应答来介导抗炎作用。天麻素可减轻大鼠神经病理性痛，抑制脊髓背角和背根神经节 p-ERK1/2 通路激活，具有镇痛作用。

5. 抗癫痫作用

天麻素可降低致痫大鼠惊厥的易感性及抑制大鼠颞叶和海马区 Cx43 的表达，抑制异常缝隙连接的形成，发挥抗癫痫作用；可抑制致痫大鼠海马兴奋性氨基酸神经递质受体谷氨酸和激活海马抑制性神经递质受体 γ-氨基丁酸的活性与表达，降低大脑皮质的兴奋性，抑制癫痫的形成及发展；可减轻致痫大鼠海马区血管的损伤，减轻大鼠海马区神经元损伤，降低星形胶质细胞胶质原纤维酸性蛋白的过度表达以减少星形胶质细胞的损伤，具有血管内皮保护作用，从多个层面保护脑组织以减轻由癫痫导致的损伤。

### 6. 抗眩晕作用

天麻多糖能显著缩短眩晕小鼠逃避电击所用的时间，增加眩晕后小鼠的进食量，对机械旋转所致眩晕症具有一定疗效。

### 7. 降压、降血脂作用

天麻根茎提取物可改善睾丸激素缺乏症大鼠的动脉血栓形成、血脂异常和胰岛素反应。天麻地上部分能明显降低肾性高血压大鼠的收缩压。天麻粉对血清 TC、LDL-C 有明显的降低作用。天麻细粉、天麻素均对高脂血症金黄地鼠 TC、甘油三酯和 LDL 有降低作用，并使 LDL-C 与 HDL-C 比值及动脉硬化指数明显下降。天麻水提取物通过增强葡萄糖刺激的胰岛素分泌和增加 β 细胞质量来介导在非肥胖 2 型糖尿病动物中的抗糖尿病活性；可通过减少饮食诱导的肥胖大鼠体内的脂肪来改善胰岛素抵抗。天麻发酵液对链脲佐菌素诱导的糖尿病小鼠具有降血糖作用。

### 8. 抗氧化作用

天麻素可促进离体脂肪组织释放游离脂肪酸，其作用可能经 β₃-肾上腺素能受体、异搏定敏感的 L 型 $Ca^{2+}$ 通道及腺苷酸环化酶介导，明显增强离体脂肪组织抗氧化能力，使脂肪组织脂质过氧化程度减轻。天麻多糖可改善 D-半乳糖致衰老小鼠的学习记忆能力，促进脑神经的恢复，显著改善机体氧化代谢相关酶的活性，具有一定的抗氧化活性。天麻多糖具有一定的抗氧化作用，可通过增加 UVA 辐照的人皮肤成纤维细胞 HDF 中 PC1 的产生，并抑制 MMP-1 的产生和 elastase-1 的活性，调节人皮肤成纤维细胞的抗氧化活性和紫外线 A 照射的皮肤衰老。

### 9. 保肝作用

天麻多糖对卡介苗加脂多糖致小鼠免疫性肝损伤有良好的保护作用，能显著降低小鼠血清中 AST、ALT、NO 的活性及 TNF-α 与 IL-1 的含量，抑制肝脏中的 MDA 水平和提高 SOD 活性，显著提升脾 T 淋巴细胞、B 淋巴细胞的增殖能力，提高小鼠的脾脏、胸腺指数，降低肝脏指数。

天麻素可改善 CCl₄ 致肝损伤模型脂质过氧化物对肝细胞的损伤，增强细胞抗氧化酶活性，提高肝细胞的抗氧化能力，使肝细胞发挥正常的防御和代偿功能，促进 iNOS 的表达，增加 NO 的合成，发挥肝保护作用；对长春新碱所致大鼠肝损伤具有保护作用，显著改善长春新碱引起的肝细胞水肿、脂肪变性及肝细胞坏死等病理变化；可降低乙醇诱导损伤的肝细胞株 L02 细胞内的细胞活性氧簇的含量，增加细胞线粒体膜电位和腺苷三磷酸的水平，通过抑制脂质过氧化反应、改善线粒体功能及增加能量合成而发挥保护肝细胞的作用。

10. 抗肿瘤、增强免疫力作用

天麻提取物可刺激小鼠抗体的产生、特异玫瑰花环结形成细胞增多、IgG 产生，使抗体分泌量增加，对骨髓细胞增殖有明显促进作用，可以增强小鼠的特异性免疫功能。天麻苷可增强小鼠脾脏 B 淋巴细胞和巨噬细胞的功能，提高机体非特异和特异性免疫功能。

天麻提取物对小鼠 B16F10 黑色素瘤中的 α-黑素细胞刺激激素诱导的黑色素生成具有抑制作用。天麻多糖能升高 H22 荷瘤小鼠的白细胞水平及脾、胸腺器官指数，对肝癌 H22 细胞增殖有显著的抑制作用；与环磷酰胺联用可使环磷酰胺对白细胞计数、胸腺指数和脾指数的影响降低，降低环磷酰胺对免疫系统的伤害。天麻素可促进 CD4$^+$ T 细胞 NF-κB 介导的基因转录；可降低人胃癌 SGC-7901 细胞的活力并增加其凋亡指数；通过诱导氧化应激相关的细胞凋亡，诱导细胞周期停滞和 p53 活化对胶质母细胞瘤细胞有毒性作用，但对正常星形胶质细胞没有作用。

11. 其他药理作用

天麻对乙酰氨基酚诱导的大鼠肝肾毒性具有抑制作用。

天麻可通过破坏细胞壁和细胞膜，引起遗传物质的泄漏以及干扰细胞代谢而发挥抗菌活性。

天麻可以改善受损的胃腺和生化指标，增强胃酸分泌，并显著缓解胃部炎症。

## 【参考文献】

［1］张乐多，龚晓健，胡苗苗，等.天麻素抗血管性痴呆作用及其机理［J］.中国天然药物，2008，6（2）：130-134.

［2］段小花，李秀芳，周宁娜，等.天麻提取物对血管性痴呆大鼠学习记忆及海马氧化损伤的作用［J］.中成药，2011，33（7）：1138-1141.

［3］周楠楠，朱燃，赵雪梅，等.天麻素抑制小鼠大脑内 Aβ 斑块形成及其作用机制［J］.药学学报，2016，51（4）：588-594.

［4］李文君，徐振田，索大琴，等.天麻素对大鼠局灶性脑缺血损伤的保护作用研究［J］.中国生化药物杂志，2014，34（5）：40-43.

［5］Kam K Y，Yu S J，Jeong N，et al. p-Hydroxybenzyl alcohol prevents brain injury and behavioral impairment by activating Nrf2, PDI, and neurotrophic factor genes in a rat model of brain ischemia［J］. Mol Cells, 2011, 31（3）：209-215.

［6］Kim B W，Koppula S，Kim J W，et al. Modulation of LPS-stimulated neuroinflammation in BV-2 microglia by *Gastrodia elata*：4-hydroxybenzyl alcohol is the bioactive candidate［J］. J Ethnopharmacol, 2012, 139（2）：549-557.

［7］周雪，陈婷婷，蒋朝晖，等.基于镇静催眠作用的天麻超微粉生物活性限值测定方法研究［J］.中药药理与临床，2018，34（5）：132-136.

［8］陈琛，李鑫鑫，徐尤美，等.天麻多糖的分离纯化与抗氧化活性研究［J］.中国临床药理学杂志，2018，34（18）：2203-2206.

［9］柏志全，胡巢凤，孙丽萍.天麻素对乙醇诱导肝细胞株 L02 细胞损伤的影响［J］.细胞与分子免疫学杂志，2010，26（3）：211-213.

［10］李峰，朱洁平，王艳梅，等.天麻多糖对小鼠免疫性肝损伤的保护作用［J］.中药药理与临床，2015，31（1）：111-113.

［11］王强，张沂，李佳，等.天麻多糖通过影响小鼠免疫系统抑制肿瘤生长［J］.免疫学杂志，2014，30（6）：566-568.

［12］Shu G W, Yang T M, Wang C Y, et al. Gastrodin stimulates anticancer immune response and represses transplanted H22 hepatic ascitic tumor cell growth：involvement of NF-κB signaling activation in CD4[+]T cells［J］. Toxicol Appl Pharmacol, 2013, 269（3）：270-279.

［13］Zhang J S, Zhou S F, Wang Q, et al. Gastrodin suppresses BACE1 expression under oxidative stress condition via inhibition of the PKR/eIF2α pathway in Alzheimer's disease［J］. Neuroscience, 2016, 325：1-9.

［14］Lin Y E, Chou S T, Lin S H, et al. Antidepressant-like effects of water extract of *Gastrodia elata* Blume on neurotrophic regulation in a chronic social defeat stress model［J］. Journal of Ethnopharmacology, 2017, 215：132-139.

［15］Seok P R, Kim J H, Kwon H R, et al. Protective effects of *Gastrodia elata* Blume on acetaminophen-induced liver and kidney toxicity in rats［J］. Food science and biotechnology, 2018, 27（5）：1445-1454.

［16］Shim E, Song E, Choi K S, et al. Inhibitory effect of *Gastrodia elata* Blume extract on alpha-melanocyte stimulating hormone-induced melanogenesis in murine B16F10 melanoma［J］. Nutrition Research and Practice：Nutrition Research and Practice, 2017, 11（3）：173-179.

［17］Kong F G, Cai X Y, Zhai S Y, et al. Possible mechanisms of the antimicrobial effects of polypeptide-enriched *Gastrodia elata* Blume extracts［J］. Molecular Medicine Reports, 2019, 20（5）：4723-4730.

# 🌱 铜钻 Cunjdongz

【别名】假丁公藤、定心藤、风药、冻骨风。

【来源】为茶茱萸科植物定心藤 *Mappianthus iodoides* Hand. –Mazz. 的全株或藤茎。

【生境分布】生于林中，常攀缘于树上。分布于广西、云南、贵州、广东、湖南等地。

【性味功能】微苦、涩，平。祛风除湿，调经活血。用于月经不调、痛经、闭经、风湿痹痛。

【用法用量】10～20 g，水煎服。外用适量，水煎洗。

【现代药理学研究】

1. 保护心脑血管作用

铜钻总黄酮对大鼠心肌缺血再灌注损伤具有一定的保护作用，具有降血脂及预防动脉粥样硬化的作用；可明显降低缺血再灌注模型大鼠血清 CK、LDH 水平，降低 Bax 表达，升高 Bcl-2 表达，抑制细胞凋亡，显著改善大鼠心肌组织病理形态学损伤；能够降低高脂血症大鼠血清 TC、TG、LDL-C、MDA 的水平，升高 HDL-C、SOD、T-AOC 的水平，通过提高机体的抗氧化能力调节 NO 和 VEGF 的释放，降血脂及预防动脉粥样硬化形成。

2. 抗肿瘤作用

铜钻超临界 $CO_2$ 提取挥发油具有抑制人白血病细胞 K562、肺腺癌细胞 SPC-A-1、肝癌细胞 BEL-7402 增殖的活性。铜钻异黄酮类化合物对人原髓细胞白血病细胞 HL-60、人肝癌细胞 SMMC-7721、人非小细胞癌细胞 A549、人乳腺癌细胞 MCF-7 和人结肠癌细胞 SW480 有一定的增殖抑制作用。

## 【参考文献】

[1] 路倩，朱开梅，齐俊斌，等.瑶族药铜钻总黄酮对大鼠心肌缺血再灌注损伤的保护作用 [J].中国实验方剂学杂志，2016，22（10）：128-132.

[2] 杨光，杜云龙，朱开梅，等.定心藤总黄酮对高脂血症大鼠降血脂的作用研究 [J].重庆医学，2017，46（4）：433-435，438.

[3] 杨光，杜云龙，朱开梅，等.定心藤总黄酮对动脉粥样硬化大鼠血脂及一氧化氮和血管内皮生长因子的影响 [J].广东医学，2017，38（9）：1309-1313.

[4] 李维峰，王娅玲，郭芬，等.定心藤醇提取物不同极性部分的体外抗氧化活性研究 [J].食品工业科技，2015，36（14）：107-110，114.

[5] 阿西娜，黄潇，刘春兰.定心藤多糖提取工艺优化及其清除自由基研究 [J].时珍国医国药，2013，24（6）：1335-1338.

[6] 黄琼，田玉红，蒲香.定心藤总黄酮的提取及抗氧化活性的研究 [J].中成药，2012，34（11）：2242-2244.

[7] 曾立，尹文清，朱琪，等.定心藤挥发油抗氧化活性研究 [J].广东农业科学，2011，38（18）：80-82.

[8] 曾立，向荣，傅春燕，等.瑶药定心藤挥发油的抗肿瘤活性研究 [J].现代肿瘤医学，2013，

21（4）：710-712.

［9］曾立，向荣，傅春燕，等.瑶药定心藤挥发油对肺腺癌细胞和肝癌细胞的抑制活性研究［J］.国际中医中药杂志，2013（1）：34-36.

［10］Liu Y P，Sun L L，Zhang X L，et al. Prenylated isoflavones with potential antiproliferative activities from *Mappianthus iodoides*［J］. Natural Product Research，2020，34（16）：2295-2300.

# 🌱 牛耳枫 Meizcihmbe

【别名】南岭苦皮楠、老虎耳、美结列、羊屎木。

【来源】为虎皮楠科植物牛耳枫 *Daphniphyllum calycinum* Benth. 的全株。

【生境分布】生于海拔 100 ～ 700 m 的山坡、路旁、沟边灌木丛或疏林中。广西各地均有分布，江西、海南、广东、云南等亦有分布。

【性味功能】苦、辛，寒；有小毒。调龙路、火路，清热毒，活血止痛。用于感冒、咽痛、乳痈、泄泻、痢疾、风湿骨痛、骨折、跌打损伤、毒蛇咬伤。

【用法用量】内服 10 ～ 15 g，水煎服。外用鲜叶适量，加食盐捣烂敷患处。

【现代药理学研究】

1. 抗炎作用

牛耳枫提取物对醋酸诱导的小鼠腹腔毛细血管通透性增高有显著抑制作用，可显著抑制 NO、TNF-α、IL-1β 及 IL-10 的释放，抑制 iNOS 和 TNF-α 蛋白的表达，表现出抗炎作用。

2. 抗胆碱酯酶作用

从牛耳枫中分离得到的化合物具有抗乙酰胆碱酯酶和丁酰胆碱酯酶的活性。

3. 抗肿瘤作用

牛耳枫生物碱对人肝癌细胞 HepG-2、人乳腺癌细胞 MCF-7 及人宫颈癌细胞 HeLa 有明显的抑制作用。

4. 解痉作用

牛耳枫对 $BaCl_2$ 引起的肠痉挛有明显的解痉作用。

5. 保护胃黏膜作用

牛耳枫可减轻 95% 乙醇对大鼠胃黏膜的损伤，具有保护胃黏膜的作用。

6. 抑菌作用

从牛耳枫果实甲醇提取物的乙酸乙酯萃取物中分离得到的化合物对水稻纹枯病菌、番茄白绢病菌和香蕉枯萎病菌具有抑制作用。

## 【参考文献】

[1] 杨卫丽，曾祥周，张俊清，等. 牛耳枫与辣蓼提取物药效学研究 [J]. 时珍国医国药，2008（9）：2229-2231.

[2] 宋青，朱粉霞，李冬玉，等. 牛耳枫提取物的抗炎作用 [J]. 中成药，2017，39（9）：1771-1776.

[3] 王永丽，刘伟，尉小慧，等. 牛耳枫的化学成分及抗胆碱酯酶活性分析 [J]. 中国实验方剂学杂志，2016，22（20）：53-57.

[4] 王蓓，戎瑞雪，郑聪毅，等. 牛耳枫生物碱 2-hydroxyyunnandaphnine D 体外抗肿瘤活性及作用机制 [J]. 河北大学学报（自然科学版），2013，33（4）：401-407.

[5] 曹志然，王永丽，戎瑞雪，等. 牛耳枫生物碱 F21 对 HepG-2 细胞的抑制作用及机制 [J]. 中国药理学与毒理学杂志，2012，26（1）：63-67.

[6] 李晶晶，曾东强. 牛耳枫果实中抑菌活性成分的初步分离 [J]. 农药学学报，2013，15（3）：261-266.

# 第四节　除湿毒药

## 🌱 八角枫 Betgokvuengz

【别名】华瓜林、白龙须、木八角、橙木。

【来源】为八角枫科植物八角枫 Alangium chinense（Lour.）Harm. 的细根及须根。

【生境分布】生于山野或林中，喜温暖向阳，宜生长在深厚、肥沃、排水良好的夹沙土中。分布于长江流域及南方各地。

【性味功能】苦、辛，微热；有毒。通龙路、火路，祛风毒，散瘀止痛。用于风湿骨痛、肢体麻木、肩周炎、颈椎病、跌打损伤、腰痛。

【用法用量】3～9 g，水煎服。

【现代药理学研究】

1. 抗炎作用

八角枫水提取物可减轻Ⅱ型胶原诱发关节炎模型大鼠的炎症反应、关节软骨退变及骨破坏，下调血清 IL-1β、TNF-α 水平，调节 OPG/RANKL/RANK 系统平衡。八角枫醇提取物、八角枫总碱可明显减轻佐剂性关节炎大鼠的足肿胀度，降低其关节炎指数，改善关节的病理学变化。八角枫水杨苷可挽救Ⅱ型胶原蛋白和聚集蛋白聚糖降解，减少氧化应激，减弱促炎细胞因子的表达，以及抑制晚期糖基化终产物刺激的软骨细胞中 NF-κB 促炎信号通路的激活。八角枫水杨苷通过调节成纤维细胞氧化膜细胞中的氧化应激和 Nrf2-HO-1-ROS

途径，降低体内炎症浸润和滑膜增生来减轻胶原蛋白诱发的关节炎，改善类风湿关节炎。

2. 抗肿瘤作用

八角枫根对急性早幼粒细胞白血病细胞 NB4、人非小细胞肺癌细胞 A549、人神经母细胞瘤细胞 SHSY5Y、人前列腺癌细胞 PC-3 和人乳腺癌细胞 MCF-7 具有一定的细胞毒活性。

3. 抑菌作用

八角枫的叶和花对大肠埃希菌、沙门氏菌、金黄色葡萄球菌和绿脓杆菌具有一定程度的抑制作用。

【毒理学研究】

八角枫可引起肌肉松弛、呼吸肌麻痹，其主要成分为毒藜碱。八角枫毒性作用的主要靶器官或靶组织为肺、肝和血管平滑肌，毒性作用与剂量具有相关性。小鼠腹腔注射须根煎剂的 $LD_{50}$ 为 9.98 g/kg。鼠注射须根煎剂 1.25 g/kg、犬静注 4 g/kg 均立即产生抽搐，随后转入四肢瘫痪、呼吸停止，心跳可维持 30 min。兔静注八角枫总苷最小肌松量为（2.47 ± 0.17）g/kg，最小致死量为（5.65 ± 0.58）g/kg。兔静注毒藜碱最小肌松量为（1.18 ± 0.02）g/kg，最小呼吸麻痹量为（1.47 ± 0.13）g/kg。

## 【参考文献】

[1] 江勇，梁子聪，陈其宽，等.苗药八角枫水提液对 CIA 模型大鼠血清 IL-1β、TNF-α 水平及滑膜 OPG/RANKL/RANK 系统的影响［J］.中国药房，2018，29（24）：3401-3406.

[2] 张威，徐红梅，任娜，等.八角枫对佐剂性关节炎大鼠的治疗作用及毒性［J］.合肥工业大学学报（自然科学版），2012，35（6）：832-836.

[3] Gao F, Zhang S Y. Salicin inhibits AGE-induced degradation of type II collagen and aggrecan in human SW1353 chondrocytes : therapeutic potential in osteoarthritis［J］. Artificial Cells, Nanomedicine, and Biotechnology, 2019, 47（1）: 1043-1049.

[4] Zhai K F, Duan H, Khan G J, et al. Salicin from *Alangium chinense* Ameliorates Rheumatoid Arthritis by Modulating the Nrf2-HO-1-ROS Pathways［J］. Journal of Agricultural and Food Chemistry, 2018, 66（24）: 6073-6082.

[5] 邢欢欢，周堃，杨艳，等.八角枫根中 1 个新的生物碱及其细胞毒活性研究［J］.中国中药杂志，2017，42（2）：303-306.

[6] 舒刚，唐婵，林居纯，等.八角枫花、叶体外抑菌活性的初步研究［J］.江苏农业科学，2012，40（6）：286-288.

[7] 梅全喜.广东地产药材研究［M］.广州：广东科技出版社，2011：50.

[8] 张长银，张礼俊，胡永良，等.小鼠急性八角枫中毒的病理学观察［J］.法医学杂志，2009，25（5）：329-331.

# 白饭树 Gorabya

【别名】白鱼眼，鱼眼木，鹊饭树。

【来源】为大戟科植物白饭树 *Flueggea virosa*（Roxb. ex Willd.）Voigt 的全株。

【生境分布】生于河边、路边、坡地、灌木丛中或疏林下。广西各地均有分布，福建、台湾、广东、贵州、云南等地亦有分布。

【性味功能】苦、微涩，凉；有小毒。祛风毒，除湿毒，杀虫，拔脓毒，敛疮。用于痹病、湿疹、脓疱疮、痈疽、带下病、小儿水痘。

【用法用量】6～10 g，水煎服。外用适量，水煎洗。

【现代药理学研究】

1. 抗炎镇痛作用

白饭树醇提取物及水提取物对二甲苯致小鼠耳郭肿胀、冰醋酸致小鼠扭体、小鼠棉球肉芽肿、热致痛具有抑制作用。白饭树氯仿提取物及水提取物对佐剂性关节炎小鼠继发性足肿胀有明显的抑制作用，可减轻胸腺和脾脏质量。

2. 抗肝纤维化作用

白饭树水提取物对肝纤维化大鼠有保肝降酶、改善蛋白质、抗肝纤维化的作用，能降低肝纤维化模型大鼠血清中 ALT、AST 含量，提升 ALB 含量，降低肝纤维化模型大鼠血清中 HA、LN、PC Ⅲ的含量。白饭树萜类化合物具有抗丙型肝炎病毒活性。

3. 抑菌作用

白饭树石油醚、乙酸乙酯、正丁醇、水提取物均有抑菌作用。

4. 抗乙酰胆碱酯酶作用

白饭树叶中分离得到的 2 种生物碱类化合物表现出一定的抗乙酰胆碱酯酶活性。

5. 抗 HIV 作用

白饭树中分离得到的氟甲醚 A 和松香碱 A 显示有轻微的体外抗 HIV 活性。

## 【参考文献】

［1］韦志英，黄燕. 白饭树不同极性部位提取物的抑菌作用研究［J］. 大众科技，2020，22（1）：27-28，31.

［2］张东博，宋忠兴，唐志书. 白饭树叶生物碱类成分及其抗乙酰胆碱酯酶活性研究［J］. 中药材，2018，41（1）：99-102.

［3］梁业飞，周有旺. 白饭树提取物抗炎镇痛作用研究［J］. 内科，2015，10（6）：845-847.

［4］付翔，邓俊刚，陈薇，等. 白饭树不同提取物对小鼠佐剂性关节炎的作用［J］. 中国医院药学杂志，2010，30（22）：1926-1927.

［5］唐哲，韦少宣，廖厚知.白饭树水提取物对肝纤维化大鼠血清学的影响［J］.中国医院用药评价与分析，2011，11（7）：621-623.

［6］Chao C H，Cheng J C，Shen D Y，et al. Terpenoids from *Flueggea virosa* and their anti-hepatitis C virus activity［J］. Phytochemistry，2016（128）：60-70.

［7］Zhang H，Zhu K K，Han Y S，et al. Flueggether A and Virosinine A，Anti-HIV Alkaloids from *Flueggea virosa*.［J］. Organic Letters，2015，17（24）：6274-6277.

［8］Chao C H，Cheng J C，Shen D Y，et al. Anti-hepatitis C virus dinorditerpenes from the roots of *Flueggea virosa*.［J］. Journal of Natural Products，2014，77（1）：22-28.

# 白簕 Baeklaeg

【别名】三加皮、三叶五加、九季风、芙蓉箭。

【来源】为五加科植物白簕 *Eleutherococcus trifoliatus* (L.) S. Y. Hu 的根、叶。

【生境分布】多生于山坡、溪边、石山上灌木丛中。广西各地均有分布，华南其他地区及西南、华中地区亦有分布。

【性味功能】苦、辛，凉。祛风清热，消肿止痛。用于手足麻木、腰膝痿软、咳嗽、哮喘、白带多、月经失调、跌打损伤、疔疮。

【用法用量】内服 15 ～ 60 g，水煎服。外用适量，水煎洗。

【现代药理学研究】

1. 抗炎镇痛作用

白簕茎多糖可使大鼠足肿胀度减小，使小鼠痛阈值增高。白簕叶黄酮可有效抑制角叉菜胶致大鼠足趾肿胀的程度。

2. 抗疲劳作用

白簕茎多糖可使小鼠力竭游泳时间延长，肝糖原含量增加，血清中 CK 含量降低，小鼠肌糖原的含量增加，血清中 BUN 和 LDH 含量减少。

3. 抗肿瘤作用

白簕乙酸乙酯提取物可抑制 NF-κB 的转录活性，降低 ERK1/2 和 Akt 的磷酸化水平，提高 Caspase-3 水平，对前列腺癌细胞具有抑制作用。白簕石油醚和乙酸乙酯部分对 SF-268、MCF-7、HepG2 和 NCI-H460 细胞有明显的抑制作用。

4. 降血糖作用

白簕中性多糖 ATP1-1 可有效降低 1 型糖尿病小鼠血糖，提高耐受性，修复受损糖代谢，其机制可能与提高 GLUT1 表达、促进糖酵解和肝糖原合成、降低 PEPCK 和 G6Pase 表达而抑制糖异生有关。

## 【参考文献】

[1] Li D L, Zheng X, Chen Y C, et al. Terpenoid composition and the anticancer activity of *Acanthopanax trifoliatus* [J]. Arch Pharm Res, 2015, 39 (1): 51-58.

[2] Wang H Q, Li D L, Lu Y J, et al. Anticancer activity of *Acanthopanax trifoliatus* (L.) Merr. extracts is associated with inhibition of NF-κB activity and decreased Erk1/2 and Akt phosphorylation [J]. Asian Pac J Cancer Prev, 2014, 15 (21): 9341-9346.

[3] 郑诗嘉, 杨慧文, 程轩轩, 等. 白簕中性多糖ATP1-1对1型糖尿病小鼠糖代谢的影响 [J]. 中成药, 2018, 40 (12): 2618-2623.

[4] 杨慧文, 张旭红, 陈婉琪, 等. 白簕茎多糖对大、小鼠的抗炎镇痛及抗疲劳作用研究 [J]. 中国药房, 2015, 26 (31): 4364-4367.

[5] 杨慧文, 张旭红, 梁嘉君, 等. 白簕叶黄酮的提取纯化及其抗炎作用初探 [J]. 食品工业科技, 2014, 35 (8): 295-298.

[6] 许东颖, 王玉栋, 等. 白簕黄酮分离纯化及其体外抗氧化性能的研究 [J]. 国际医药卫生导报, 2018, 24 (24): 3711-3716.

[7] 程轩轩, 张旭红, 杨慧文, 等. 白簕多糖的分离纯化及抗氧化活性研究 [J]. 中草药, 2017, 48 (20): 4219-4223.

[8] 林春华, 乔燕春, 谭雪, 等. 野生蔬菜白簕的安全性评价 [J]. 广东农业科学, 2014, 41 (8): 47-51, 2.

# 🌱 白英 Gaeubwnhgauh

【别名】胡毛藤、排风藤、毛风藤、毛秀才、白毛藤。

【来源】为茄科植物白英 *Solanum lyratum* Thunb. 的全草。

【生境分布】生于路边、山野草丛中、竹林或灌木丛下。在广西主要分布于全州、灌阳、岑溪、宁明、大新、田林、凌云、贺州等地,陕西、甘肃、山东、河南及长江以南各地亦有分布。

【性味功能】甘、苦,寒;有小毒。清热毒,除湿毒。用于瘴病、黄疸、水肿、淋证、痹病、带下、疔疮。

【用法用量】内服10～15 g,水煎服或浸酒。外用适量,煎水洗;鲜品捣敷或捣汁涂患处。

【现代药理学研究】

1. 抗炎作用

白英水提取物对二甲苯致小鼠耳郭肿胀具有显著抑制作用。白英总生物碱、总皂苷能够明显降低大鼠急性踝关节肿胀度，降低大鼠足趾渗出液中 $PGE_2$、血清中 COX-2 的含量。白英甾体化合物能明显抑制小鼠 RAW264.7 细胞的 TNF-α 的炎症因子的表达，提高炎症细胞的线粒体膜电位，保护线粒体，发挥抗炎作用。

2. 免疫调节作用

白英提取物能有效地增加正常小鼠的脾淋巴细胞转化率，增强小鼠迟发型变态反应、NK 细胞活性、抗体形成细胞活性、小鼠腹腔巨噬细胞吞噬鸡红细胞百分率。

3. 抗肿瘤作用

白英水提取物能显著抑制人大肠癌细胞 HT29 的增殖和促进细胞凋亡。白英乙醇提取物可显著抑制卵巢癌细胞 HO8910 增殖和诱导细胞凋亡；通过上调 Fas、Caspase-8、Caspse-3 和 p53 的表达，并下调 FasL 和 Bcl-2 的表达，在线粒体途径中诱导肝癌细胞 SMMC-7721 凋亡。白英氯仿提取物诱导人口腔癌 HSC-3、SAS、CAL-27 细胞 G0/G1 阻滞和凋亡。

白英生物碱对人肝癌细胞 SMMC-7721、人肺腺癌细胞 A-549、人胃癌细胞 BGC-803、人宫颈癌细胞 HeLa、人乳腺癌细胞 MDA-MB-231、人肝癌细胞 Huh-7 的增殖均有一定的抑制作用，可通过调控 VEGF 相关信号通路诱导 A549 细胞的凋亡，阻滞细胞周期于 $G_2$ 期；通过抑制促血管生成活性而发挥抗肿瘤血管生成的作用；抑制人神经母细胞瘤系细胞 SH-SY5Y 中活性氧的产生，降低叔丁基过氧化氢诱导的 SH-SY5Y 细胞的氧化应激，减少细胞凋亡；激活 p38 和 Caspase-3 蛋白，诱导 Huh-7 细胞凋亡。白英生物碱对小鼠肺癌细胞 Lewis 移植瘤、小鼠肝癌细胞 H22 移植肿瘤、小鼠 S180 移植瘤和人肺癌细胞 A549 裸鼠异种移植肿瘤的生长均具有抑制作用，且具有增强荷瘤小鼠免疫功能的作用。

白英中的倍半萜类成分对人乳腺癌细胞 MCF-7、人回盲肠癌细胞 HCT-8、人肺腺癌细胞 A-549、人胃癌细胞 SGC-7901 和人肝癌细胞 BEL-7402 均有一定的抑制作用。

4. 抗氧化作用

白英提取物具有一定的抗氧化作用，可提高小鼠体内过氧化物酶、超氧化物歧化酶活性及减少脂质过氧化产物。白英果实乙醇提取物、乙酸乙酯提取物能清除 DPPH 自由基。白英生物碱能够抑制 SH-SY5Y 细胞中活性氧产生，降低 tBHP 诱导的 SH-SY5Y 细胞的氧化应激，减少细胞凋亡。

5. 抑菌作用

白毛藤水提取物对金黄色葡萄球菌和链球菌具有显著的抑菌作用，酸性乙醇提取物对大肠埃希菌和沙门氏菌具有显著的抑菌作用。白毛藤脂溶性生物碱对大肠埃希菌、巴氏杆菌、金黄色葡萄球菌、链球菌均有抑制作用。

【毒理学研究】

白英果实能引起小猪先天颅面畸形，服用未成熟果实后会呈现毒性反应。

# 【参考文献】

［1］韩林，卓越，孙彩霞，等.白英抑瘤作用有效部位的初步筛选［J］.中华中医药杂志，2016，
　　31（9）：3770-3774.

［2］万春霞，赵凤达，万福生，等.白英诱导大肠癌HT29细胞凋亡作用及其机制研究［J］.江苏
　　中医药，2011，43（10）：83-85.

［3］黄宏思，韦星，黄衍强，等.白英乙醇提取物对人卵巢癌HO8910细胞体外生长的抑制作用
　　［J］.现代肿瘤医学，2011，19（7）：1279-1281.

［4］Mo X Q，Wei H Y，Huang G R，et al. Molecular mechanisms of apoptosis in hepatocellular
　　carcinoma cells induced by ethanol extracts of *Solanum lyratum* Thumb through the mitochondrial
　　pathway［J］. World Journal of Gastroenterology，2017，23（6）：1010-1017.

［5］Chiu C H，Chou Y C，Lin J P，et al. Chloroform extract of *Solanum lyratum* induced $G_0/G_1$ arrest via
　　p21/p16 and induced apoptosis via reactive oxygen species，caspases and mitochondrial pathways in
　　human oral cancer cell lines［J］. The American Journal of Chinese Medicine，2015，43（7）：1453-1469.

［6］韩林，卓越，孙彩霞，等.白英总碱对小鼠Lewis肺癌细胞移植瘤生长的抑制作用［J］.中药
　　新药与临床药理，2015，26（5）：573-576.

［7］王建农，臧雅丽，顾士萍，等.白英甾体总生物碱对人肺癌细胞A549裸鼠异种移植瘤的药效
　　研究［J］.中药新药与临床药理，2013，24（5）：469-472.

［8］卜璟，王建农，臧雅丽，等.白英甾体总生物碱抑制小鼠肝癌细胞H22移植瘤生长药效学研究
　　［J］.时珍国医国药，2013，24（7）：1593-1595.

［9］吴桐，王建农，杜肖.白英总甾体生物碱有效部位对体内肿瘤抑制及体外免疫调节作用研究
　　［J］.中南药学，2020，18（11）：1786-1790.

［10］丁书军，廖洁，张琛晓，等.白英生物碱对人宫颈癌HeLa细胞的抑制作用［J］.中国当代医
　　药，2019，26（24）：34-36.

［11］霍焰，王淳，王梅，等.白英生物碱对叔丁基过氧化氢诱导的人神经瘤母细胞系SH-SY5Y细
　　胞氧化应激和凋亡的作用机制研究［J］.中国医药，2018，13（11）：1738-1741.

［12］霍焰，王梅，王晓波，等.白英生物碱对人肝癌Huh-7细胞p38和Caspase-3表达的影响
　　［J］.环球中医药，2018，11（7）：987-990.

［13］Chen M，Wu J，Zhang X X，et al. Anticancer activity of sesquiterpenoids extracted from
　　*Solanum lyratum* via the induction of mitochondria-mediated apoptosis［J］. Oncology Letters，
　　2017，13（1）：370-376.

［14］Du X，Wang J N，Sun J，et al. Steroidal glycoalkaloids from *Solanum lyratum* inhibit the pro-
　　angiogenic activity of A549-derived exosomes［J］. Fitoterapia，2020，141：104481.

［15］韩林，孙彩霞，王建农.白英总碱通过VEGF相关信号通路调控A549细胞的凋亡与周期

［J］.中药新药与临床药理，2016，27（4）：509-513.

［16］林世和，易艳东，余南才.白英总皂苷的抗炎活性研究［J］.中国医院药学杂志，2016，36（7）：564-567.

［17］刘志坚，方仲家，徐建伟.白英水提取物对耳廓肿胀小鼠的影响［J］.浙江中医杂志，2011，46（6）：455.

［18］林世和，易艳东，余南才.白英总生物碱的抗炎活性研究［J］.中国药师，2016，19（7）：1263-1266.

［19］金丹丹，房岩，费瑞，等.白英甾体化合物的抗炎活性研究［J］.农业与技术，2020，40（22）：1-3.

［20］谢永芳，梁亦龙，舒坤贤，等.白英提取物的免疫调节作用研究［J］.时珍国医国药，2007，18（2）：386-387.

［21］谢永芳，廖系晗，梁亦龙，等.白英提取物的抗氧化作用研究［J］.时珍国医国药，2006，17（6）：899-900.

［22］陈丛瑾，黄克瀛，孙崇鲁.白英果提取物清除DPPH自由基活性研究［J］.食品研究与开发，2006，27（10）：45-48.

［23］孙志良，卢向阳，刘自逵，等.白毛藤提取液成份定性分析及抑菌效果［J］.中兽医学杂志，2003（2）：11-12.

［24］崔建国，陈小军，孙志良，等.白毛藤生物碱的提取及体外抗菌活性研究［J］.中兽医医药杂志，2004（5）：41-42.

［25］范文昌，梅全喜.广东地产药材中毒性中药归类分析及研究［J］.时珍国医国药，2012，23（10）：2655-2658.

# 🌱 草果 Caujgoj

【别名】草果仁、草果子、老蔻。

【来源】为姜科植物草果 *Amomum tsaoko* Crevost et Lemaire 的成熟果实。

【生境分布】栽培或野生于疏林下。分布于广西、云南、贵州等地。

【性味功能】辛，温。通调谷通、气道，除湿毒，解瘴毒。用于瘴病、腹胀、腹痛、食滞、呕吐、疟疾、痧病。

【用法用量】内服 3～6 g，水煎服。

【现代药理学研究】

1. 抗炎、抗氧化作用

草果甲醇提取物有明显的抗炎作用，可诱导 HO-1 表达。草果乙酸乙酯部位对 DPPH 自由基具有显著的清除活性，正丁醇部位对超氧阴离子自由基具有显著的清除能力和对 $Fe^{3+}$ 具有显著的还原能力。草果黄酮有显著的 DPPH 自由基清除力。草果精油对 DPPH 和

ABTS 自由基均显示出了显著的清除效果。草果甲醇溶出物能够显著提高 D-半乳糖所致衰老小鼠 SOD、GSH、GSH-Px 指标，降低 MDA 和 8-ISO-PGF2α 水平。

2. 抗肿瘤作用

草果具有一定的抗肿瘤作用。草果挥发油对人癌细胞系 HepG2、PC-3、A549、Hela、Bel7402、SGC-7901 有细胞毒性；可通过上调 Bax 蛋白表达，下调 Bcl-2 蛋白表达来诱导细胞凋亡，抑制 H22 荷瘤小鼠肿瘤细胞生长。草果挥发油和环磷酰胺联合用药比单用环磷酰胺对 HepG2 细胞生长的抑制作用更加明显，两者合用表现出化疗协同或相加作用，无拮抗作用，可以提高 HepG2 细胞对环磷酰胺的敏感性。

3. 抗菌、抗滴虫、抗球虫作用

草果具有抗菌、抗滴虫、抗球虫作用。草果提取物在体内外对幽门螺旋杆菌均有抑制作用，对幽门螺旋杆菌所致大鼠胃溃疡有显著的治疗作用。草果精油对大肠埃希菌具有显著的抑菌作用；具有抗耐甲氧西林金黄色葡萄球菌活性及逆转抗耐甲氧西林金黄色葡萄球菌对 β-内酰胺类抗生素的多重耐药活性能力；对米曲霉菌、根霉、青霉具有显著抑菌活性。草果石油醚萃取物、氯仿萃取物和乙酸乙酯萃取物可通过糖代谢的三羧酸循环途径抑制金黄色葡萄球菌细胞的呼吸速率；可导致细胞大片粘连，影响金黄色葡萄球菌细胞膜的功能。草果挥发油对桔青霉、黑曲霉、产黄青霉、黑根霉、黄绿青霉、黄曲霉具有显著的抑菌作用。草果香叶醇具有抗滴虫活性。草果可显著抑制柔嫩艾美耳球虫卵囊孢子化。

4. 降血糖、降血脂作用

草果具有降血糖、降血脂作用。草果醇提取物可以降低糖尿病大鼠的空腹血糖水平，改善大鼠糖耐量受损及胰岛素抵抗状态，提高胰岛 β 细胞的敏感性；改善脂质代谢紊乱；提高糖尿病大鼠的抗氧化能力；改善糖尿病大鼠胰腺组织的病变。草果儿茶素和表儿茶素通过抑制脂肪吸收和促进脂肪氧化发挥减肥降脂的作用。草果甲醇提取物含多酚部位可显著抑制脂肪酶和 α-葡萄糖苷酶的活性，抑制小鼠脂肪吸收，降低血浆葡萄糖。草果脂类提取物氯仿萃取部位和丙酮萃取部位可抑制 α-葡萄糖苷酶、α-淀粉酶和脂肪酶的活性，影响血浆和肝脂肪浓度；甲醇萃取部位具有清除自由基的活性，可显著降低小鼠血浆中葡萄糖和脂质过氧化物浓度。

5. 抑制小肠运动作用

草果具有明显的抑制小肠运动作用。草果挥发油可抑制小鼠小肠推进。草果水提取物能明显缩短小鼠首次排黑便的时间，增加小鼠 6 h 内粪便含水率、粪便总重、粪便粒数和小肠墨汁推进率，改善洛哌丁胺诱导的小鼠便秘症状，具有明显的润肠通便功效。

6. 其他药理作用

草果具有经皮促渗作用、抗惊厥作用。

草果油具有促进贴剂中罗通定渗透的作用。

草果对最大电休克惊厥有一定的对抗作用。

# 【参考文献】

[1] 张琪，杨扬.草果挥发油对肝癌 $H_{22}$ 荷瘤小鼠的抑瘤作用 [J].武汉大学学报（理学版），2015，61（2）：179-182.

[2] 时海荣，杨扬.草果挥发油联合环磷酰胺对肝癌细胞增殖的影响 [J].山东医药，2017，57（41）：31-33.

[3] 郭淼，宋江峰，豆海港.超声波辅助提取草果精油及其抗氧化活性研究 [J].食品研究与开发，2017，38（16）：58-61.

[4] 陈石梅，黄比翼，黄锁义.草果醇提取物不同极性部位的体外抗氧化活性研究 [J].中国药房，2020，31（8）：953-956.

[5] 袁园，张潇，陈碧琼，等.草果总黄酮的提取及 DPPH 自由基清除活性研究 [J].食品研究与开发，2017，38（15）：63-68.

[6] 韩林，汪开拓，王兆丹，等.草果精油的化学组成、抗氧化及抑菌活性研究 [J].食品工业科技，2013，34（14）：152-155.

[7] 闫倩，俞龙泉，陈野，等，魏刚.草果甲醇溶出物对 D-半乳糖致衰老小鼠的抗氧化作用机理研究 [J].食品工业科技，2014，35（6）：351-356.

[8] 徐航，龙娜娜，林琳，等.草果油抗 MRSA 体外活性研究 [J].成都医学院学报，2017，12（3）：241-246.

[9] 吴怡，张康宁，李文学.草果提取物对幽门螺旋杆菌抑制作用及对胃溃疡防治作用的试验研究 [J].现代医学与健康研究电子杂志，2018，2（5）：14-15.

[10] 黄聪亮，彭美芳，陈文学.草果萃取物对金黄色葡萄球菌的抑菌作用及其机理研究 [J].食品工业，2015，36（9）：185-188.

[11] 谢小梅，龙凯，钟裔荣，等.高良姜、草果防霉作用的实验研究 [J].中国药业，2002（5）：45-46.

[12] 孟大威，李伟，王鹏君，等.草果精油成分鉴定及其抗菌活性研究 [J].食品科学技术学报，2013，31（5）：24-30.

[13] 李蕴玉，贾青辉，李佩国，等.单味中草药对球虫卵囊体外抑制的试验研究 [J].黑龙江畜牧兽医，2015（9）：200-202.

[14] Dai M, Peng C, Peng F, et al. Anti-Trichomonas vaginalis properties of the oil of *Amomum tsaoko* and its major component, geraniol [J]. Pharm Biol, 2016, 54（3）：445-450.

[15] Shin J S, Ryu S, Jang D S, et al. *Amomum tsaoko* fruit extract suppresses lipopolysaccharide-induced inducible nitric oxide synthase by inducing heme oxygenase-1 in macrophages and in septic mice [J]. Int J Exp Pathol, 2015, 96（6）：395-405.

[16] Yu L, Shirai N, Suzuki H, et al. The effect of methanol extracts of tsaoko (*Amomum tsaoko*

Crevost et Lemaire) on digestive enzyme and antioxidant activity in vitro, and plasma lipids and glucose and liver lipids in mice [J]. J Nutr Sci Vitaminol (Tokyo), 2010, 56 (3): 171-176.

[17] Klaus S, Pültz S, Thöne-Reineke C, et al. Epigallocatechin gallate attenuates diet-induced obesity in mice by decreasing energy absorption and increasing fat oxidation [J]. Int J Obes (Lond), 2005, 29 (6): 615-623.

[18] 李姣. 草果醇提取物对糖尿病大鼠糖脂代谢及氧化应激影响的研究 [D]. 郑州: 郑州大学, 2020.

[19] 杨小方, 赵成城, 汪维云, 等. 草果挥发油提取工艺及对小鼠小肠运动影响的研究 [J]. 药物生物技术, 2011, 18 (5): 434-437.

[20] 杨伟倩, 田洋, 张爱静, 等. 草果水提取物对洛哌丁胺诱导的小鼠便秘症状的影响 [J]. 西南农业学报, 2020, 33 (10): 2209-2214.

[21] 黄金娥, 马云淑, 张贵华, 等. 草果挥发油对罗通定贴剂的经皮促渗作用 [J]. 中国实验方剂学杂志, 2012, 18 (13): 7-10.

[22] 王莉, 徐宁, 孙娟, 等. 12种中药乙醇提取物抗惊厥作用和时间 - 体存生物当量的比较研究 [J]. 中西医结合心脑血管病杂志, 2010, 8 (4): 460-462.

# 翠云草 Fongxngumx

【别名】翠羽草、蓝地柏、岩萍。

【来源】为卷柏科植物翠云草 Selaginella uncinata (Desv.) Spring 的全草。

【生境分布】生于林下阴湿的沟谷、溪边岩石上。在广西主要分布于南丹、柳江、龙州、凤山、金秀、藤县、钟山等地，华东、华中、华南其他地区及西南各地亦有分布。

【性味功能】微苦，寒。通龙路、火路，利水道，清热毒，除湿毒，止血止咳。用于黄疸、咳血、痢疾、水肿、风湿骨痛、咽痛、痔疮、淋证、烧烫伤。

【用法用量】内服 15～30 g，水煎服。外用适量，煎水洗患处或鲜品捣烂敷患处。

【现代药理学研究】

1. 镇咳、平喘、治疗肺损伤作用

翠云草具有止咳、平喘和治疗肺损伤的作用。翠云草水提取物可显著增加小鼠气管酚红排泌量，明显减少浓氨水引起的咳嗽次数，明显延长豚鼠咳嗽的潜伏期，减少枸橼酸刺激豚鼠的咳嗽次数，延长药物引喘和卵白蛋白气雾吸入引喘所致豚鼠抽搐的潜伏期。翠云草黄酮类化合物可有效减弱哮喘大鼠模型的肺组织病变程度，抑制炎症介质和炎症趋化因子的表达，调节 T2R10 信号通路，对哮喘具有一定的治疗作用。翠云草黄酮化合物二甲基-贝壳杉黄酮基-4'-醚可通过抑制 FLT3 介导的 Akt 和 MAPK 途径减轻 LPS 诱导的急性肺损伤，抑制中性粒细胞的活化，并降低细胞内钙的水平以及 CCR2 的表达。

## 2. 抗肿瘤作用

翠云草具有一定的抗肿瘤作用。翠云草提取物对人单核细胞白血病细胞 U937 的增殖具有抑制作用。翠云草总黄酮可明显抑制结肠癌细胞 HT-29 的增殖，能在 mRNA 水平上抑制 COX-2，进而抑制 COX-2 蛋白质的表达；对肺癌细胞 A549 和 H460 的生长增殖、周期进程具有抑制作用，抑制 ERK 通路。翠云草总生物碱可明显抑制 S180 实体瘤的生长，抑制 NF-κB 和 COX-2 的表达，继而抑制向肿瘤输送养分和氧气的血管生长从而实现抗肿瘤作用。翠云草总黄酮通过下调环状 RNA0009910 的表达促进胃癌细胞凋亡，抑制细胞增殖，以及降低糖酵解水平。

## 3. 抑菌作用

翠云草对鱼类中常见的海豚链球菌具有明显的抑菌活性。翠云草挥发油对粪肠球菌、化脓棒状杆菌、大肠埃希菌、铜绿假单胞菌和化脓棒状杆菌均具有较好的抗菌活性。

## 4. 其他药理作用

翠云草还具有一定的抗肾纤维化、降血糖和抗病毒作用。翠云草可下调单侧输尿管梗阻大鼠肾组织 α-SMA、TGF-β1 和 MCP-1 的水平，减少炎症细胞浸润，抑制肾纤维化进程。翠云草双黄酮类化合物对人肝癌细胞 HepG2 胰岛素抵抗有改善作用，并能改善模型细胞 IRS-1/PI3K/Akt 信号通路关键信号分子的蛋白表达水平。翠云草醇提取物的乙酸乙酯萃取部位具有较好的体外抗 HSV-1 和 Cox B3 活性。

## 【参考文献】

[1] 乔家法，俞冰. 翠云草水提液的祛痰止咳作用研究 [J]. 浙江中医药大学学报，2012，36（5）：563-565.

[2] 应华忠，王德军，徐孝平，等. 翠云草平喘作用的实验研究 [J]. 江西科学，2004，22（5）：379-381.

[3] 王岚，吴琳，宋春涵，等. 翠云草黄酮类化合物对哮喘大鼠模型中卵清蛋白诱导的气道炎症的改善作用 [J]. 基因组学与应用生物学，2020，39（6）：2806-2812.

[4] Wu X N, Yang Y, Zhang H H, et al. Robustaflavone-4′-dimethyl ether from *Selaginella uncinata* attenuated lipopolysaccharide-induced acute lung injury via inhibiting FLT3-mediated neutrophil activation [J]. International Immunopharmacology，2020，82（82）：106338.

[5] 江海燕，吴思超，朱家杰，等. 几种瑶药的体外抗病毒活性初步研究 [J]. 暨南大学学报（自然科学版），2008，29（5）：500-504.

[6] 张建海，俞建洪. 翠云草总黄酮对胃癌细胞增殖、凋亡及糖酵解水平的影响 [J]. 世界华人消化杂志，2020，28（22）：1121-1127.

[7] 盛磊，林慧，仇妮，等. 翠云草总黄酮经环状 RNA circ_0006528 通路抑制结直肠癌恶性生物学

行为研究［J］. 2022，26（4）：106-143.

［8］孙颖桢，陈科力，刘震. 翠云草总黄酮对结肠癌 HT-29 细胞 COX-2 mRNA 表达的抑制作用［J］. 中国药师，2010，13（2）：163-164，168.

［9］苏恒海，孙会静，李丽，等. 翠云草总生物碱对小鼠 S180 实体瘤的抑制作用［J］. 广西科学，2015，22（6）：646-650.

［10］金旭东，钟佳美，卢轩，等. 两种卷柏属植物对人单核细胞白血病 U937 细胞的增殖和凋亡影响［J］. 中药药理与临床，2018，34（5）：74-77.

［11］舒妲，毛知娟，杨勇，等. 翠云草总黄酮对肺癌细胞生长的抑制作用［J］. 中药与临床，2019，10（1）：27-29.

［12］吴颖瑞，龚庆芳，方宏，等. 153 种中草药对罗非鱼无乳链球菌和海豚链球菌的抑制活性研究［J］. 西北农林科技大学学报（自然科学版），2013，41（1）：25-32.

［13］雷杰，黎维维，欧阳陈琳，等. 翠云草挥发油成分分析、抗氧化及抗菌效果［J］. 食品工业科技，2020，41（17）：269-273，291.

［14］徐剑，袁红伶，倪凯，等. 翠云草对单侧输尿管梗阻大鼠肾间质纤维化抑制作用研究［J］. 上海交通大学学报（医学版），2016，36（12）：1689-1696.

［15］杨利君. 翠云草中双黄酮类成分的分离及降糖活性研究［D］. 太原：山西医科大学，2019.

# 大风艾 Godaizfungh

【别名】大艾、大毛香、冰片艾、梅片艾、艾纳香。

【来源】为菊科植物艾纳香 *Blumea balsamifera* (L.) DC. 的地上部分。

【生境分布】生于村边、路旁、旷地、山坡草地或灌木丛中，有栽培。在广西主要分布于百色、田林、凌云、天峨等地，广东、贵州、云南、台湾等亦有分布。

【性味功能】辛、苦，热。调龙路，通谷道，祛风毒，除湿毒，调经，杀虫。用于喯痧、痢疾、泄泻、月经不调、痛经、筋骨疼痛、跌打损伤、湿疹、癣。

【用法用量】10～20 g。外用适量，鲜品捣烂敷患处，或煎水洗患处，或研末调敷患处。

【现代药理学研究】

1. 抗炎、镇痛止血、促进伤口愈合作用

艾纳香油可抑制二甲苯所致的小鼠耳郭肿胀，抑制 TNF-α、IL-1β、IL-6、NO 和 PGE$_2$ 的生成，降低 iNOS 活力，抑制 iNOS 及 COX-2 mRNA 的表达，提高血清 SOD 的活性，降低血清 MDA 含量，提高机体抗氧化损伤，发挥抗炎作用。艾纳香油中的（-）-芳樟醇、反式石竹烯可通过抑制多种炎症介质和细胞因子及 NF-κB-p65 的表达来发挥抗炎作用。艾纳香叶废渣乙酸乙酯部位能减轻类风湿关节炎大鼠关节肿胀和关节炎指数，抑制关节滑膜增生，下调血清中氧化应激产物和炎症因子水平，上调抗氧化酶水平，具有抗炎作用。艾纳香中的萜类化合物通过抑制 LPS 诱导的 BV-2 细胞中 NO 的产生，发挥抗神经炎症作用。

艾纳香叶提取挥发油能显著降低炎症组织中蛋白质渗出及 $PGE_2$ 生成，缩短止血时间，具有一定的镇痛止血作用。

艾纳香总黄酮在创伤早期可增强创面 IL-1、TNF-α 的表达，提高创面愈合百分率，缩短愈合时间，改善伤口收缩，加速上皮形成。

**2. 抗氧化作用**

艾纳香具有一定的抗氧化作用。艾纳香残渣总黄酮具有良好的 DPPH 自由基和羟基自由基清除能力。艾纳香功能叶、嫩叶、嫩茎的 95% 乙醇提取物和 50% 乙醇提取物对 DPPH 自由基具有显著的清除活性。艾纳香油通过抑制 NF-κB 信号通路，下调 IL-6 释放，减少表皮中 8-羟基脱氧鸟苷（8-OHdG）和增殖细胞核抗原（PCNA）水平，增强抗氧化作用，缓解急性紫外线 UVB 引起的皮肤晒伤。可通过下调 TNF-α、IL-6、IL-10 等炎症因子的表达，有效抑制皮肤光老化。

**3. 抑菌作用**

艾纳香具有一定的抑菌作用。艾纳香黄酮类化合物对金黄色葡萄球菌、大肠埃希菌、枯草芽孢杆菌具有抑制作用。艾纳香精油对黄曲霉、黑曲霉、金黄色葡萄球菌、大肠埃希菌、绿脓杆菌和副猪嗜血杆菌均有一定的抑制作用。艾纳香残渣提取物具有较好的体外抗菌活性，三氯甲烷萃取部位对乙型溶血性链球菌和大肠埃希菌具有显著的抑制作用。艾纳香乙酸乙酯部位分离出的 7-甲氧基紫杉叶素和木犀草素-7-甲醚具有较好的抑制金黄色葡萄球菌活性的作用。

**4. 抗肿瘤作用**

艾纳香甲醇提取物可抑制大鼠肝癌细胞 McA-RH7777 和人肝癌细胞 HepG2 的增殖，诱导细胞 cylin-E 和 Rb 的减少从而使细胞停滞在细胞周期 G1 阶段，对正常细胞无细胞毒性。艾纳香二氯甲烷提取物可下调 VEGF 和 TNF-α 蛋白的表达，Lewis 肺癌模型小鼠的抑瘤作用显著。艾纳香倍半萜内酯可显著抑制宫颈癌细胞 Hela、乳腺腺癌细胞 MCF-7、肺腺癌细胞 A549、胃癌细胞 MGC-803、结肠癌细胞 COLO-205 的活性。

**5. 降脂作用**

艾纳香提取物能抑制 3T3-L1 前体脂肪细胞和 3T3-L1 脂肪细胞中脂质累积和甘油-3-磷酸脱氢酶的活性而且没有细胞毒性。艾纳香提取物也能减少脂肪形成过程中重要转录因子的表达，包括过氧化物酶体增殖激活受体（PPAR）γ，CCAAT 元素结合蛋白（C/EBPs）和瘦蛋白等。

**6. 其他药理作用**

艾纳香还具有抗病毒、抑制 α-葡萄糖苷酶活性、保护肝细胞等药理作用。艾纳香倍半萜酯对甲型 H3N2 流感病毒具有显著的抑制作用。艾纳香叶黄酮类化合物表现出较高

的 α-葡萄糖苷酶抑制作用。艾纳香二氢黄酮均能显著抑制受损伤肝细胞的转氨酶溢出、MDA 产生及 GSH 耗竭，保护肝细胞。

# 【参考文献】

[1] 梁艺瑶，任宇晴，吴玉玲，等.艾纳香残渣总黄酮抗氧化作用的研究 [J].广东化工，2019，46（23）：12-13.

[2] 庞玉新，袁蕾，王中洋，等.艾纳香不同部位提取物的抗氧化活性及其对酪氨酸酶的抑制作用 [J].中国实验方剂学杂志，2014，20（18）：4-8.

[3] 韦睿斌，杨全，庞玉新，等.艾纳香不同部位多酚和黄酮类抗氧化活性研究 [J].天然产物研究与开发，2015，27（7）：1242-1247，1286.

[4] 李小婷，庞玉新，王丹，等.艾纳香油对紫外线诱导小鼠皮肤晒伤的保护作用 [J].中成药，2017，39（1）：26-32.

[5] Zhang B，Tang M G，Zhang W H，et al. Chemical composition of *Blumea balsamifera* and *Magnolia sieboldii* essential oils and prevention of UVB radiation-induced skin photoaging [J]. Natural Product Research，2021，35（24）：5977-5980.

[6] 王鸿发，元超，庞玉新.艾纳香中的黄酮类化合物及其抗菌活性 [J].热带作物学报，2019，40（9）：1810-1816.

[7] 李安，刘印，张泽望，等.微波辅助提取艾纳香精油的工艺优化及抗菌活性的研究 [J].福建农业学报，2017，32（7）：751-755.

[8] 闻庆，庞玉新，胡璇，等.艾纳香残渣不同提取部位体外抑菌活性研究 [J].广东药学院学报，2015，31（6）：713-716.

[9] He C L，Yang P Y，Wang L，et al. Antibacterial effect of *Blumea balsamifera* DC. essential oil against *Haemophilus parasuis* [J]. Archives of Microbiology，2020，202（9）：2499-2508.

[10] 袁媛，庞玉新，元超.艾纳香乙酸乙酯部位抗菌活性成分研究 [J].热带作物学报，2018，39（6）：1195-1199.

[11] 夏嫱，李祥，陈建伟.艾纳香叶废弃物镇痛、抗炎、止血活性的初步研究 [J].天然产物研究与开发，2015，27（6）：1086-1091.

[12] 蔡亚玲，廖加美，彭俊超，等.艾纳香油中抗炎成分的筛选及其对炎性因子的影响 [J].天然产物研究与开发，2021，33（3）：402-409.

[13] 夏嫱，左坚，李祥，等.艾纳香叶废渣乙酸乙酯部位对佐剂类风湿关节炎大鼠药理作用研究 [J].中国中药杂志，2014，39（19）：3819-3823.

[14] 马青松，王丹，庞玉新，等，许罗凤.艾纳香油对小鼠耳肿胀的抗炎效果 [J].贵州农业科学，2016，44（4）：100-102.

［15］谢雪艳，李天珍，王万林，等.不同产源艾纳香油化学成分及其抗炎活性研究［J］.中药新药与临床药理，2019，30（9）：1069-1076.

［16］Ma J，Ren Q H，Dong B J，et al. NO inhibitory constituents as potential anti-neuroinflammatory agents for AD from *Blumea balsamifera*［J］. Bioorganic Chemistry，2018，76（76）：449-457.

［17］许罗凤，王丹，庞玉新，等.艾纳香总黄酮对大鼠皮肤创伤愈合的作用及机制研究［J］.热带农业科学，2017，37（1）：75-79，83.

［18］Pang Y X，ZhangY，Huang L Q，et al. Effects and mechanisms of total flavonoids from *Blumea balsamifera*（L.）DC. on skin wound in rats［J］. International Journal of Molecular Sciences，2017，18（12）：2766.

［19］Norikura T，Kojima-Yuasa A，Shimizu M，et al. Anticancer activities and mechanisms of *Blumea balsamifera* extract in hepatocellular carcinoma cells［J］. Am J Chin Med，2008，36（2）：411-424.

［20］Norikura T，Kojima-Yuaa A，Shimizu M，et al. Mechanism of growth inhibitory effect of *Blumea balsamifera* extract in hepatocellular carcinoma［J］. Biosci Biotechnol Biochem，2008，72（5）：1183-1189.

［21］胡永，段玉书，苑春茂，等.艾纳香中1个新倍半萜内酯及其细胞毒活性研究［J］.中草药，2019，50（14）：3274-3278.

［22］黄火强，蒋慧嫦，张亚琛，等.彝族"黄药"（艾纳香）二氯甲烷提取物对Lewis肺癌小鼠抑瘤作用的研究［J］.云南农业大学学报（自然科学），2016，31（6）：1058-1064.

［23］Kubota H，Kojima-Yuaa A，Morii R，Huang X，et al. Anti-obesity effect of *Blumea balsamifera* extract in 3T3-L1 preadipocytes and adipocytes［J］. Am J Chin Med，2009，37（5）：843-854.

［24］Xiong Y，Yi P，Li Y H，et al. New sesquiterpeniod esters form *Blumea balsamifera*（L.）DC. and their anti-influenza virus activity［J］. Natural Product Research，2020，36（5）：1151-1160.

［25］胡永，李亚男，李霞，等.艾纳香中的黄酮类化合物及其抗氧化与 α-葡萄糖苷酶抑制活性研究［J］.天然产物研究与开发，2018，30（11）：1898-1903.

［26］蒲含林，赵金华，许实波，等.艾纳香二氢黄酮对脂质过氧化损伤大鼠原代培养肝细胞的保护作用［J］.中草药，2000（2）：35-37.

# 🌱 大叶千斤拔 Saebndengx

【别名】天根不倒、千斤红、大猪尾、红药头、白马屎。

【来源】为豆科植物大叶千斤拔 *Flemingia macrophylla*（Willd.）Prain 的根。

【生境分布】生于空旷草地或草丛中。分布于广西、云南、四川、广东、江西、福建等地。

【性味功能】甘，平。通调龙道，祛风毒，除湿毒，补虚，强筋骨。用于腰痛、偏瘫、阳痿、风湿骨痛、自汗。

【用法用量】内服 15 ～ 30 g；补虚时取鲜品 60 g 水煎或炖猪骨服。外用适量。

【现代药理学研究】

1. 抗炎镇痛作用

大叶千斤拔可抑制去肾上腺大鼠角叉菜胶所致的足肿胀，抑制蛋清所致大鼠的足肿胀，可抑制 IκBα 蛋白的降解，降低 TNF-α、IL-6 等炎症因子的释放，降低 iNOS 的表达进而降低 NO 的产生，对慢性盆腔炎具有抗炎作用。大叶千斤拔还可以抑制 NLRP3 炎性小体激活、抑制炎症反应，对急性痛风性关节炎具有一定的治疗作用。

2. 保肝作用

大叶千斤拔提取物对肝损伤具有保护作用。大叶千斤拔可显著抑制 $CCl_4$ 引起急性肝损伤大鼠和小鼠的血清 AST 水平和 ALT 水平，减轻肝组织损伤程度，改善肝组织氧化应激，增加 CAT、SOD 和 GSH-Px 的活性，具有一定的保肝降酶作用。

3. 抗血栓作用

大叶千斤拔黄酮可降低大鼠血小板聚集率，保持血小板 α-颗粒膜蛋白基础水平，提高组织型纤溶酶原激活剂水平，降低 I 型纤溶酶原激活物抑制因子水平，抑制血小板活化与促进纤溶酶原激活，抑制血栓形成。

4. 免疫增强作用

大叶千斤拔多糖具有提高免疫力的作用，可增加正常及免疫低下小鼠的脾脏重量指数、胸腺重量指数，提高正常及免疫低下小鼠的廓清指数和血清溶血素抗体水平，增强免疫功能。

5. 类雌激素和抗雌激素作用

大叶千斤拔可显著增加去势大鼠子宫重量指数，升高血清 E2、IL-2 水平，降低血清 FSH、LH 水平，调节免疫内分泌，减轻子宫的萎缩。千斤拔活性成分 8-（1,1-dimethylallyl）genistein 可显著增加卵巢切除大鼠的子宫重量系数，5,7,3′,4′-Tetrahydroxy-6,8-diprenylisoflavone 具有显著的抗雌激素活性。

【参考文献】

[1] 曾春兰，钟正贤，卢文杰，等. 大叶千斤拔的药理作用研究 [J]. 中医药导报，2011，17（7）：79-81.

[2] 薛舒月，田涵文，石小敏，等. 千斤拔提取物对急性痛风性关节炎模型大鼠治疗效果及抗炎机制研究 [J]. 海南医学院学报，2021，27（2）：94-100.

[3] 李亚梅，张凯强，彭壮，等. 大叶千斤拔对慢性盆腔炎大鼠的抗炎作用及机制研究 [J]. 中国

药学杂志，2019，54（11）：874-880.

［4］Hsieh P C，Ho Y L，Huang G J，et al. Hepatoprotective effect of the aqueous extract of *Flemingia macrophylla* on carbon tetrachloride-induced acute hepatotoxicity in rats through anti-oxidative activities［J］. Am J Chin Med，2011，39（2）：349-365.

［5］张明秋，关铭，年晓莉，等. 千斤拔黄酮抑制血栓形成机制研究［J］. 中国老年学杂志，2009，29（16）：2074-2076.

［6］卓燊，乔雪，杨子明，等. 千斤拔多糖对小鼠免疫功能的调节作用［J］. 广西植物，2017，37（9）：1213-1218.

［7］韦丽君，陈惠民，王建慧. 壮药千斤拔饮对去卵巢大鼠免疫内分泌影响的研究［J］. 广西中医药，2009，32（6）：46-49.

# 🌱 地桃花 Vadauznamh

【别名】野桃花、虱麻头、刀伤药、三角风、桃子草、刺头婆。

【来源】为锦葵科植物肖地桃花 *Urena lobata* L. 的地上部分。

【生境分布】常生于村旁、旷野、荒坡和路边。在广西主要分布于百色、南宁、玉林、梧州等地，广东、湖南、湖北、云南、安徽、浙江、江西等亦有分布。

【性味功能】淡、涩，平。除湿毒，祛风毒，解热毒，通气道、谷道、水道。用于痧病、蛊病、风湿麻痹、痢疾、泄泻、淋证、带下、月经不调、跌打肿痛、喉痹、乳痈、蛇虫咬伤、小儿夜啼。

【用法用量】内服 15～30 g，鲜品 30～60 g。外用鲜叶适量，捣烂敷患处。

【现代药理学研究】

1. 抗炎作用

地桃花水提取物可抑制二甲苯所致的小鼠耳郭肿胀和角叉菜胶所致的小鼠足趾肿胀，抑制炎性介质释放，减少炎性渗出；可减轻小鼠棉球肉芽组织增生，减少气囊渗出液体积，降低腹腔炎症冲洗液和气囊灌洗液中的 $PGE_2$ 含量、蛋白含量及 MDA 含量，抑制灌洗液 NO 的产生，恢复灌洗液 SOD 活性，对非感染性炎症有一定的抑制作用。

2. 抗菌作用

地桃花根具有广谱的抗菌活性，甲醇提取物对枯草芽孢杆菌、金黄色葡萄球菌、表皮葡萄球菌、藤黄微球菌、大肠埃希菌、肺炎克雷伯菌、痢疾志贺菌、霍乱弧菌具有一定的抑制活性。地桃花水提取物可降低金黄色葡萄球菌肺炎小鼠肺组织菌落数，减少支气管炎性渗出物和肺泡炎性细胞浸润，减少血液中的 WBC、NEU%、NEU 以及血清中的 IgG、IgM 水平，促进肺泡结构恢复正常。地桃花水提取物可调节 TNF-α 和 IL-6 水平，对金黄色葡萄球菌、大肠埃希菌细菌、铜绿假单胞菌、普通变形杆菌和肺炎克雷伯菌引起的急性腹腔感染均有一定的抗菌作用。

3. 抗肿瘤作用

地桃花甲醇提取物可显著降低人乳腺癌 MB-MDA435 细胞的增殖，提高 SOD、CAT和 GST 的活性。地桃花山奈酚、槲皮素具有抗肿瘤的活性。

4. 降血糖作用

地桃花叶提取物可抑制二肽基肽酶Ⅳ活性，对糖尿病具有一定的治疗作用。地桃花叶的乙醇、己烷、水提取物可显著降低因高果糖饮食、链脲霉素所致糖尿病大鼠的血糖。

## 【参考文献】

[ 1 ] Yang Y F，Huang Z G，Zou X Q，et al. The antibactrial effect of *Urena lobatal* from Guangxi on mice with staphylococcus aureus pneumonia[ J ]. Afr J Tradit Complement Altern Med，2016，14( 1 )：73-88.

[ 2 ] 黄小理，邹小琴，杨玉芳，等. 广西地桃花对金黄色葡萄球菌肺炎小鼠的体内抗菌作用[ J ]. 中国实验方剂学杂志，2015，21（11）：116-120.

[ 3 ] 蒙小菲，黄振光，杨玉芳，等. 广西地桃花水提取物的急性毒性和体内抗炎作用的研究[ J ]. 广西医科大学学报，2015，32（6）：901-904.

[ 4 ] 黄春，杨玉芳，覃巧，等. 广西地桃花水提取物对小鼠非感染性炎症模型抗炎作用的研究[ J ]. 药学与临床研究，2018，26（1）：18-21.

[ 5 ] 魏江存，谢臻，陈勇，等. 地桃花水提取物对 5 种常见致病菌腹腔感染小鼠血清 TNF-α 和 IL-6含量变化研究 [ J ]. 辽宁中医药大学学报，2020，22（1）：29-32.

[ 6 ] 薛井中，刘帅兵，王立升，等. 地桃花提取物体外抗氧化活性研究 [ J ]. 食品工业，2013，34（10）：162-165.

[ 7 ] Odeloye O A，Akinpelu A D，Ogundaini O A，et al. Studies on antimicrobial，antioxidant and phytochemical analysis of *Urena lobata* leaves extract [ J ]. J Phys Nat Sci，2007，1 ( 2 )：1-9.

[ 8 ] Purnomo Y，Wahyuningtyas D，Widodo M A. Anti-hyperglycemic effect of ethanolic leaves extract，hexane and water of *Urena lobata* on diabetic rats induced by high fructose diets and streptozotocin [ J ]. Chinese Journal of Pharmacology and Toxicology，2015，29（S1）：76-77.

## 🌱 翻白草 Saedgajbaed

【别名】鸡腿儿、天藕儿、鸡脚草、鸡距草、鸭脚参。

【来源】为蔷薇科植物翻白草 *Potentilla discolor* Bge. 的带根全草。

【生境分布】生长于丘陵山地、路旁和畦埂上。全国各地均有分布。

【性味功能】甘、苦，平。清热解毒，凉血止血，消肿。用于痢疾、疟疾、肺痈、咳血吐血、下血、崩漏、痈肿、疮癣、瘰疬。

【用法用量】10～30 g。外用适量。

【现代药理学研究】

### 1. 抗炎作用

翻白草可调节炎症因子的表达，抑制趋化因子募集粒细胞浸润，调控 NF-κB P65 的表达，对三硝基苯磺酸-乙醇灌肠法复制溃疡性结肠炎大鼠具有治疗作用。翻白草总黄酮可显著下调脂多糖诱导的 RAW264.7 细胞炎症因子 iNOS、IL-1β 及 IL-6 的 mRNA 水平，具有抗炎活性。

### 2. 抗肿瘤作用

翻白草油可抑制 HepG2 细胞增殖，促进细胞凋亡，降低 CDK4 的表达，抑制肝癌细胞的迁移和侵袭。翻白草三萜类衍生物可调控 PI3K/Akt/mTOR 信号通路，增加 Bax/Bcl-2 比率和裂解的 Caspase-3/Caspase-9 的表达水平，加快 $G_2/M$ 细胞周期停止，诱导细胞凋亡；增加 LC3-Ⅰ到 LC3-Ⅱ的转换并提高 Beclin-1，诱导自噬，抑制 A549 细胞增殖。

### 3. 降血糖作用

翻白草可提高抗氧化能力和增强免疫力，降低葡萄糖所致高血糖大鼠的血糖水平，改善大鼠对葡萄糖的耐受能力，降低四氧嘧啶所致糖尿病大鼠的空腹血糖水平；可改善生理及病理性糖尿病大鼠的高血糖状态，对四氧嘧啶所致的胰岛损伤具有保护和修复作用。

翻白草水提取物可降低 2 型糖尿病大鼠的血糖和总 TC 水平，促进胰岛素释放；可降低 FoxO1 表达，增加 FoxO1 的磷酸化表达，调控胰腺 β 细胞数量和功能，对 2 型糖尿病大鼠胰腺细胞具有保护作用；可显著降低高脂饮食和链脲佐菌素诱导的 2 型糖尿病小鼠血清中脂多糖和促炎细胞因子的水平，减轻肠道炎症；可激活 AMPK，抑制脂肪酸合成，促进脂肪酸 β 氧化，抑制氧化应激所致胰岛细胞脂性凋亡，改善胰岛素分泌功能；可促进正常和胰岛素抵抗肝细胞糖代谢，增加肝糖原合成及肝葡萄糖激酶活性。

翻白草总黄酮可激活 Glp-1 介导的 MAPK 信号通路，上调肌肉组织 Glp-1、Akt mRNA 表达，下调肌肉组织 Erk、Caspase-9 mRNA 表达，上调胰岛 β 细胞 Glp-1、Akt 蛋白表达，下调胰岛 β 细胞 Erk、Caspase-9 蛋白表达，修复胰岛细胞，增强胰岛 β 细胞功能；可减少肝糖原的输出，提高肝组织胰岛素 IRS-2-PI3-K 蛋白表达，减弱外周胰岛素抵抗，纠正 2 型糖尿病大鼠糖代谢紊乱。

### 4. 抗菌作用

翻白草对金黄色葡萄球菌、八叠球菌、大肠埃希菌、普通变形杆菌、铜绿假单胞菌、粪肠球菌和福氏痢疾志贺菌具有一定的抗菌作用。

## 【参考文献】

[1] 谭荣荣，丛茜玉，王晓敏，等. 翻白草总黄酮调控 Glp-1 介导的 MAPK 通路修复胰岛 β 细胞研究 [J]. 中药药理与临床，2020，36（6）：114-120.

[2] 孙洁，马旗，王璐，等. 翻白草水提液对大鼠胰岛细胞脂毒性损伤的保护作用 [J]. 中成药，2019，41（6）：1242-1247.

[3] 丁海波，郑宇栋，徐杏，等. 翻白草水提取物对 2 型糖尿病大鼠胰岛形态及功能的保护机制研究 [J]. 天然产物研究与开发，2016，28（12）：1896-1902，1982.

[4] 胡建新，周志愉，王晓敏，等. 翻白草总黄酮对 2 型糖尿病大鼠胰岛素底物-2-磷脂酰肌醇-3激酶信号通路的影响 [J]. 中国实验方剂学杂志，2014，20（23）：146-150.

[5] 伍贤进，毛倩，刘胜贵，等. 翻白草提取物的抑菌作用研究 [J]. 辽宁中医杂志，2007（9）：1295-1296.

[6] 仁科. 翻白草 4 种提取物的体外抑菌活性研究 [J]. 四川畜牧兽医，2020，47（9）：26-29.

[7] 于泽秋，赵莹，史文杏，等. 翻白草总黄酮的制备及抗炎活性研究 [J]. 滨州医学院学报，2020，43（2）：132-135.

[8] 裴玲燕，张纯芳，刘伟志，等. 翻白草对大鼠溃疡性结肠炎的药效及作用机制研究 [J]. 中国中医基础医学杂志，2017，23（9）：1238-1240，1297.

[9] 张远荣，王锋. 翻白草鞣质的体外抗氧化作用研究 [J]. 中国药房，2011，22（11）：983-985.

[10] 邹志坚，王晓敏，冯劲松，等. 翻白草黄酮对糖尿病大鼠抗氧化的作用 [J]. 江西中医学院学报，2007，19（3）：64-65.

[11] Zhang R，Meng N N，Liu C，et al. PDB-1 from *Potentilla discolor* Bunge induces apoptosis and autophagy by downregulating the PI3K/Akt/mTOR signaling pathway in A549 cells [J]. Biomed Pharmacother，2020，129：110378.

[12] 李天柱，崔凤姬，王文涛，等. 翻白草油对肝癌 HepG2 细胞迁移和侵袭能力的影响 [J]. 赤峰学院学报（自然科学版），2018，34（1）：14-15.

[13] 史梦妮，付骞卉，刘宇，等. 翻白草对 TNBS 诱导的急性溃疡性结肠炎大鼠促炎因子及趋化因子的影响 [J]. 中国中医基础医学杂志，2020，26（10）：1475-1478，1534.

[14] 孟令云，闫晓辉，张冬冬，等. 翻白草对高血脂模型动物的影响 [J]. 中医药学报，2009，37（5）：41-42.

# 凤尾草 Nyagagaeq

【别名】凤尾蕨、井栏边草、山鸡尾、凤凰草。

【来源】为凤尾蕨科植物凤尾草 *Pteris multifida* Poir. 的全草。

【生境分布】生长于半阴湿的岩石及墙角石隙中。分布于广西、云南、四川、广东、湖南、江西、浙江、安徽、江苏、福建、台湾等省区。

【性味功能】淡、微苦，寒。清热利湿，凉血止血，消肿解毒。用于黄疸型肝炎、肠炎、菌痢、淋浊、带下、吐血、衄血、便血、尿血、扁桃体炎、腮腺炎、痈肿疮毒、湿疹。

【用法用量】内服 9 ～ 15 g，水煎服。外用适量，水煎洗。

【现代药理学研究】

1. 舒张气管平滑肌作用

凤尾草乙醇提取物可抑制电压依赖性钙离子通道和非选择性阳离子通道以及 $Na^+/Ca^{2+}$ 交换通道，阻止胞内钙库钙离子的释放和胞外钙离子的内流，降低 ACh 引起的 Rrs 上升，完全舒张高钾和 ACh 引起的气管平滑肌收缩，具有舒张气管平滑肌作用。

2. 抗肿瘤作用

凤尾草提取物能够抑制小鼠体内肿瘤细胞的增长，提高腹水瘤小鼠半数存活时间和生命延长率，提高荷瘤小鼠肿瘤细胞 P53 表达，降低 Bcl-2 表达，增加 Bax 表达，上调 Bax 与 Bcl-2 蛋白的比例；可抑制肝癌细胞增殖、迁移和侵袭；可诱导肿瘤细胞凋亡，抑制肿瘤 S180 生长。凤尾草总黄酮可抑制肺 A549 细胞的迁移，下调 FGF4 表达；抑制 IL-6 的表达，抑制人脑胶质瘤 U251 细胞迁移；可增加肿瘤小鼠的脾脏和胸腺指数，提高血清 TNF-α 和 IL-2 水平，提高血清 T-AOC 水平，降低肿瘤小鼠的血清 MDA 水平，显著抑制肿瘤生长。

3. 抗衰老作用

凤尾草可提高 D-半乳糖致衰老小鼠的胸腺重量系数和脾脏重量系数，对抗小鼠脑组织 NO 活性，抑制 NOS 活性，延缓小鼠衰老。

4. 止血作用

凤尾草可使小鼠凝血时间和出血时间明显缩短，血小板计数明显增高，具有止血作用。

5. 保肝作用

凤尾草乙醇提取物、水提取物及大孔树脂乙醇洗脱部位均可显著降低肝损伤小鼠血清 ALT、AST 水平，可对抗雷公藤甲素所致的小鼠急性肝损伤，具有保肝作用。

6. 治疗前列腺增生的作用

凤尾草总黄酮可降低血清 T 和 DHT 水平，提高 E2/T 比值，使体内雌、雄激素维持在相对平衡的状态，促进细胞凋亡，对丙酸睾酮诱导的去势大鼠前列腺增生具有明显的治疗作用。

7. 抗菌作用

凤尾草水提取物和乙醇提取物对金黄色葡萄球菌、枯草芽孢杆菌、大肠埃希菌、青霉、黑曲霉菌均有不同程度的抑制作用。

## 【参考文献】

[1] 余有贵，赵良忠，段林东，等.凤尾草抗菌药物的提取与开发研究 [J].邵阳高等专科学校学报，2001（3）：199-203.

[2] 余有贵，赵良忠，段林东，等.凤尾草功能成分提取与抗菌效果研究 [J].中国饲料，2004（23）：23-24.

[3] 周国梁，俞浩，魏敏.凤尾草不同提取物抑菌效果研究 [J].中兽医医药杂志，2017，36（6）：38-40.

[4] 金浩，余佳，王梓瑜，等.凤尾草提取物通过调控 lncRNA PGM5-AS1 抑制肝癌细胞增殖、迁移、侵袭 [J].中成药，2020，42（11）：2903-2907.

[5] 曲杰，郭静，褚会松，等.凤尾草总黄酮对肺癌细胞迁移抑制作用及机制的研究 [J].世界科学技术 - 中医药现代化，2020，22（7）：2589-2595.

[6] 王刚，张利敏.凤尾草提取物的抗肿瘤活性的研究 [J].河北省科学院学报，2008，25（4）：52-54.

[7] 王文芳，陈岩，王智勇.凤尾草提取物体内抗肿瘤作用的研究 [J].中国中医药科技，2013，20（3）：259-260.

[8] 刘银凤，张龙，杨大为，等.凤尾草总黄酮抑制 U251 细胞迁移的体外研究 [J].承德医学院学报，2014，31（2）：93-95.

[9] Yu C Q，Chen J W，Huang L. A study on the antitumour effect of total flavonoids from *Pteris multifida* Poir in H22 tumour-bearing mice [J]. Afr J Tradit Complement Altern Med，2013，10（6）：459-463.

[10] 汪燕，邵建兵，严小萍.凤尾草抗衰老作用研究 [J].河北医学，2012，18（9）：1230-1233.

[11] Wang T C，Ti M C，Lo S C，et al. Free radical-scavenging activity of aqueous extract of *Pteris multifida* Poiret [J]. Fitoterapia，2007，78（3）：248-249.

[12] Wang T C，Lee H I，Yang C C. Evaluation of in vitro antioxidant and anti-lipid peroxidation activities of Ching-Pien-Tsao（*Pteris multifida* Poiret）[J]. Journal of Taiwan Agricultural Research，2009，58（1）：55-60.

[13] 李燕，吴皓东.中药凤尾草止血作用的实验研究 [J].新疆中医药，2012，30（5）：50-51.

[14] 刘建群，张维，高书亮，等.凤尾草对雷公藤甲素致小鼠肝损伤的保护作用研究 [J].中国药房，2010，21（43）：4033-4035.

[15] 沈金花，邱海婷.凤尾草乙醇提取物舒张小鼠气管平滑肌作用机理 [J].中南民族大学学报（自然科学版），2021，40（2）：138-143.

[16] 代光成，王瑞涛，唐维，等.凤尾草总黄酮对大鼠前列腺增生的治疗作用及其机制 [J].中华实验外科杂志，2013，30（12）：2506-2508.

# 广藿香 Gohwyangh

【别名】藿香、海藿香、枝香。

【来源】为唇形科植物广藿香 *Pogostemon cablin*（Blanco）Benth. 的地上部分。

【生境分布】生于山坡或路旁。广西各地均有栽培。

【性味功能】辛，微温。除湿毒，祛风毒，通谷道。用于腹胀、纳呆、呕吐、泄泻、头痛、痧病。

【用法用量】5 ～ 10 g，煎汤，鲜者加倍，不宜久煎；或入丸、散。外用适量，煎水含漱，或浸泡患部，或研末调散。

【现代药理学研究】

1. 调节肠胃作用

广藿香可以刺激小鼠胃黏膜，促进胃液分泌，增强胃肠道消化的功能，可提高胃蛋白酶活性，增强胰腺分泌淀粉酶，提高血清淀粉酶活力；维持肠上皮细胞的完整性，维持机械屏障功能的正常，对肢体缺血-再灌注肠屏障具有保护作用。广藿香醇可以保护肠屏障功能，维持肠道菌群微生态的稳定，改善肠上皮通透性及抑制 TLR2/MyD88/NF-κB 通路，改善化疗诱导的肠黏膜炎模型大鼠的病症，减缓肠道炎症反应，改善腹泻状况，恢复体重和饮食，对肠道黏膜炎具有一定的治疗作用；可降低细菌脲酶相关的基因表达，在酸性条件和中性条件下均能抑制幽门螺杆菌脲酶的活性。广藿香油可调节感染后肠易激综合征大鼠结肠组织 ZO-1 及 Occludin 的表达，修复肠黏膜受损上皮细胞，调节炎症细胞因子的抑制水平，改善肠黏膜屏障功能。α-广藿香烯可降低炎症反应，改善血管生成，对吲哚美辛诱发的胃溃疡具有保护作用。

2. 抗病毒作用

广藿香乙酸乙酯提取物和甲醇提取物具有抗柯萨奇 B 组 3 型病毒的作用。广藿香油对H1N1、CVB3、Ad-3、RSV、HSV-1 和无胞膜病毒具有一定的抑制作用。广藿香酮和广藿香醇对腺病毒、甲型流感病毒、柯萨奇病毒等具有明显的抑制作用。藿香油和广藿香醇具有抗柯萨奇病毒、抗腺病毒、抗甲型流感病毒和抗呼吸道合胞病毒的作用。广藿香多糖基于抗氧化作用具有抗猪流行性腹泻病毒的作用。

3. 抗炎镇痛作用

广藿香提取物可抑制 iNOS 和 COX-2 活性，减少 NO 和 $PGE_2$ 生成，下调炎症因子TNF-α、IL-1β 和 IL-6 的水平，提高抗氧化酶 SOD、GPx 和 GRd 的活性，增强机体对抗氧化应激的能力。广藿香叶挥发油可降低角叉菜胶致炎症大鼠组织和血清中的 $PGE_2$ 和MDA 含量，降低血清 NO 含量；可抑制以血管扩张、组织液渗出、水肿为主的急性炎症及以组织增生为主的慢性炎症症状。广藿香挥发油和水提取物均能抑制二甲苯所致的小鼠耳郭肿胀，抑制外源性刺激所致局部血管扩张、抗炎消肿；均可延长醋酸扭体实验的潜伏期，同时减少小鼠扭体次数，延长小鼠热痛的痛阈值。β-广藿香烯可调节 Nrf2 和 NF-κB 信号通路，降低 LPS 诱导急性肺损伤小鼠的死亡率，对 LPS 诱导的急性肺损伤小鼠有保护作用。

### 4. 抗疟作用

广藿香酮对斜纹夜蛾和甜菜夜蛾具有强烈的拒食作用，且对这两种害虫具有较好的毒杀活性。广藿香精油对白纹伊蚊各龄期幼虫均有较强的毒杀活性，对白纹伊蚊成蚊具有快速熏杀作用。广藿香乙醇提取物和广藿香挥发油具有抗疟作用，广藿香挥发油可改变抗青蒿酯钠疟原虫膜的功能，使其膜流动性明显增加，具有选择性抗疟作用。

### 5. 抗肿瘤作用

广藿香提取物可诱导细胞周期停止和激活细胞凋亡，抑制肝癌细胞的生长；可调节相关蛋白的表达，抑制 $G_0/G_1$ 阶段的细胞增殖、诱导细胞周期停滞和细胞凋亡，具有抗结肠直肠癌作用。广藿香醇可调节 NF-κB、p-PKM2 和 Caspase-3 水平，抑制人白血病细胞 MV4-11 的增殖，并诱导其发生凋亡。

### 6. 抗菌作用

广藿香乙醚提取物、乙醇提取物、水提取物对金黄色葡萄球菌、黑根霉、假丝酵母菌均具有一定的抑制作用。广藿香醇可降低幽门螺杆菌的黏附能力，具有抗幽门螺杆菌作用；对革兰氏阴性菌和革兰氏阳性菌均有一定的抑制作用，且可抑制耐甲氧西林金黄色葡萄球菌。广藿香精油可破坏细胞的结构完整性和损伤胞膜，影响细胞壁和细胞膜的通透性，改变膜蛋白构象，对甲氧西林敏感金黄色葡萄球菌和耐甲氧西林金黄色葡萄球菌均有显著的抑制作用。广藿香油对皮肤癣菌具有选择性抑制作用。

### 7. 其他药理作用

广藿香酮可抑制耳黏膜中 TNF-α 及 ICAM-1 的表达，减轻分泌性中耳炎模型豚鼠听力损失，减轻黏膜厚度和中性粒细胞浸润，对分泌性中耳炎具有一定的治疗作用。广藿香醇可激活 mTOR 信号通路，抑制自噬，修复突触和增大自噬通量，在慢性温和不可预知性刺激大鼠中发挥抗抑郁作用。广藿香醇可显著提高急性肺损伤小鼠的生存率，减轻组织病理学损伤和肺水肿，降低小鼠支气管肺泡灌洗液中的蛋白含量，抑制 TNF-α 和 IL-6 的表达水平，降低骨髓过氧化物酶和 MDA 的水平，上调肺组织 SOD 和 GSH-Px 的活性。广藿香叶挥发油对小鼠具有一定的免疫调节作用。

## 【参考文献】

［1］伍世颖，庄惠玲，丁彧，等. 广藿香醇抗幽门螺杆菌的作用及对肠道微生物的影响［J］. 中药新药与临床药理，2019，30（8）：927-934.

［2］王振强，赵思蕾，余佳丽，等.广藿香不同药用部位挥发油物质基础差异与抗白色念珠菌的相关性研究［J］.天然产物研究与开发，2017，29（5）：774-782.

［3］Wan F，Peng F，Xiong L，et al. In vitro and in vivo antibacterial activity of patchouli alcohol from *Pogostemon cablin*［J］. Chin J Integr Med，2021，27（2）：125-130.

［4］万峰，彭成，曹小玉，等.广藿香精油对金黄色葡萄球菌的抑菌活性及机制研究［J］.中成药，2014，36（7）：1376-1381.

［5］罗超坤.广藿香水提取物的抗菌实验研究［J］.中药材，2005，28（8）：700-701.

［6］杨得坡，Chaumont J P，Millet J.藿香和广藿香挥发油对皮肤癣菌和条件致病真菌的抑制作用［J］.中国药学杂志，2000，35（1）：9-11.

［7］魏晓露，彭成，万峰.广藿香醇体外抗呼吸道病毒作用研究［J］.中药药理与临床，2013，29（1）：26-29.

［8］高相雷，熊盛，王一飞，等.广藿香三种有效部位体外抗柯萨奇病毒 B3 作用的初步研究［J］.中药材，2009，32（5）：761-764.

［9］魏晓露，彭成，万峰.广藿香油体外抗呼吸道病毒效果研究［J］.中药药理与临床，2012，28（6）：65-68.

［10］Huang X F，Sheu G T，Chang K F，et al. *Pogostemon cablin* triggered ROS-induced DNA damage to arrest cell cycle progression and induce apoptosis on human hepatocellular carcinoma in vitro and in vivo［J］. Molecules，2020，25（23）：5639.

［11］杨雨婷，何贝轩，何育霖，等.广藿香醇通过 PKM2 和 NF-κB 诱导 MV4-11 细胞凋亡相关机制［J］.中国实验方剂学杂志，2016，22（6）：99-103.

［12］张慧慧.藿香对小鼠胃肠功能影响的研究［D］.成都：成都中医药大学，2014.

［13］谢肆聪，唐方.广藿香挥发油对肠屏障功能的保护作用［J］.中草药，2009，40（6）：942-944.

［14］齐珊珊，胡丽萍.广藿香叶挥发油抗炎作用机制实验研究［J］.中国实用医药，2015，10（2）：249-251.

［15］张天浩，彭成，左静，等.广藿香油中 1 个新的广藿香烷型倍半萜及其抗炎活性［J］.药学学报，2022，57（10）：3163-3167.

［16］赵书策，贾强，廖富林.广藿香提取物的抗炎、镇痛药理研究［J］.中成药，2007，29（2）：285-287.

［17］陈晓盈.β-广藿香烯抗炎作用及机制研究［D］.广州：广州中医药大学，2016.

［18］李楚文.广藿香地下部分乙醇提取物化学成分分析及抗炎活性评价［D］.广州：广州中医药大学，2014.

［19］隋在云，吕丽莉，刘爱如，等.广藿香挥发油对抗青蒿酯钠伯氏疟原虫膜脂质流动性的影响［J］.中国中西医结合杂志，2002（S1）：209-210.

［20］刘爱如，于宗渊，吕丽莉，等.广藿香挥发油对抗青蒿酯钠伯氏疟原虫的选择性抗疟作用

　　　　［J］.中国中西医结合杂志，2000（S1）：126-127.

［21］吴嘉振.广藿香醇治疗 5- 氟尿嘧啶所致肠黏膜炎的作用机制研究［D］.广州：广州中医药大

　　　　学，2019.

［22］黄泓轲，罗健玮，李晓婷，等.广藿香油对感染后肠易激综合征大鼠肠黏膜屏障的影响

　　　　［J］.中华医院感染学杂志，2018，28（7）：971-974，990.

［23］Wu J Z，Liu Y H，Liang J L，et al. Protective role of β-patchoulene from *Pogostemon cablin*

　　　　against indomethacin-induced gastric ulcer in rats：Involvement of anti-inflammation and

　　　　angiogenesis［J］.Phytomedicine，2018（39）：111-118.

［24］连大卫，许艺飞，任文康，等.广藿香醇抑制幽门螺杆菌脲酶活性及其机制［J］.中国中药

　　　　杂志，2017，42（3）：562-566.

［25］曾祥悦，孙海燕，李阳阳，等.广藿香酮对分泌性中耳炎模型豚鼠耳黏膜中 TNF-α 及

　　　　ICAM-1 的表达影响研究［J］.中华中医药学刊，2019，37（7）：1629-1633，1807-1809.

［26］卓建仪.广藿香醇抗抑郁作用及其机制研究［D］.广州：广州中医药大学，2019.

［27］Su Z，Liao J，Liu Y，et al. Protective effects of patchouli alcohol isolated from *Pogostemon*

　　　　*cablin* on lipopolysaccharide-induced acute lung injury in mice［J］.Exp Ther Med，2015，

　　　　11（2）：674-682.

［28］齐珊珊，胡丽萍，陈文娜，等.广藿香叶挥发油对小鼠免疫调节作用的实验研究［J］.中华

　　　　中医药学刊，2009，27（4）：774-776.

# 🌱 鬼画符 Go'ndied

【别名】黑面神、夜兰茶、青凡木、四眼草、庙公仔、鸡肾叶、山桂花。

【来源】为大戟科植物黑面神 *Breynia fruticosa*（L.）Hook. f. 的全株。

【生境分布】生于山坡、荒野及近水灌木丛中。广西各地均有分布，广东、浙江、福建、贵州、云南等亦有分布。

【性味功能】微苦、涩，寒；有小毒。通龙路、火路，清热毒，除湿毒，化瘀消肿。用于腹痛吐泻、产后乳汁缺少、湿疹、跌打损伤、咽痛、疔疮、皮炎、漆疮、鹤膝风。

【用法用量】15 ～ 30 g。外用适量，水煎洗或鲜叶捣汁涂患处。

【现代药理学研究】

1. 抗炎作用

黑面神水提取物具有抗急性炎症作用，对二甲苯引起的小鼠耳郭肿胀及醋酸所致的组织毛细血管通透性均具有抑制作用，可减轻慢性皮炎–湿疹小鼠耳组织增厚、肿胀，抑制免疫器官指数，改善其病理学改变。

2. 抗菌作用

鬼画符提取物对金黄色葡萄球菌、绿脓杆菌、大肠埃希菌、福氏痢疾杆菌、甲型链球菌均有显著的抑菌作用。

3. 其他药理作用

黑面神水提取物可显著降低正常小鼠的脾脏及胸腺指数，显著降低小鼠网状内皮系统（RES）中巨噬细胞（MΦ）吞噬碳粒的能力，对小鼠免疫功能具有抑制作用。

黑面神正丁醇提取物可抑制酪氨酸酶。

黑面神水提取物可显著抑制阵发性皮肤瘙痒发作次数，减少持续时间，抑制小鼠毛细血管通透性，可通过抑制组胺的释放发挥抗皮肤 I 型超敏反应作用。

【毒理学研究】

黑面神水提取物对小鼠灌胃的 $LD_{50}$ 为 123.87 g 生药/kg。观察死亡动物和实验结束后处死的小鼠，肉眼观察除肺部瘀血外，小鼠心、肝、脾、肾等各主要脏器的色泽、性状、大小等未见异常。

## 【参考文献】

［1］彭伟文，王英晶，陆丹倩，等.黑面神茎、叶不同提取物抑菌作用对比研究［J］.中国医院药学杂志，2014，34（11）：869-873.

［2］彭伟文，王英晶，陆丹倩，等.黑面神枝叶水提取物抑菌有效部位的筛选研究［J］.中华中医药学刊，2014，32（12）：2937-2939.

［3］彭伟文，谭泳怡，梅全喜，等.黑面神水提取物抗炎作用实验研究［J］.今日药学，2012，22（3）：145-147.

［4］彭伟文，王英晶，王书芹，等.黑面神枝叶水提取物治疗小鼠慢性皮炎 - 湿疹疗效观察［J］.时珍国医国药，2014，25（12）：2954-2956.

［5］Ono K，Nakane H，Shimizu S，et al. Inhibition of HIV-reversetranscriptase activity by asterriquinone and its analogues［J］. Biochem Biophys Res Commun，1991，174（1）：56-62.

［6］孟正木，小野克彦，中根英雄，等.八种中草药的抗病毒活性研究［J］.中国药科大学学报，1995，26（1）：33-36.

［7］彭伟文，戴卫波，梅全喜，等.黑面神不同极性部位 HPLC 色谱与抗慢性皮炎 - 湿疹疗效的关联性研究［J］.亚太传统医药，2016，12（14）：41-45.

［8］卢武林，罗红军，李慧，等.黑面神提取物对酪氨酸酶的抑制动力学［J］.汕头大学医学院学报，2011，24（4）：204-206，210.

［9］彭伟文，戴卫波，梅全喜，等.黑面神水提取物抗皮肤 I 型超敏反应的研究［J］.中国药房，2013，24（19）：1747-1749.

# 🌱 过江龙 Gaeulumx

【别名】榼藤子、过山龙、过岗龙、眼镜豆。

【来源】为豆科植物榼藤 *Entada phaseoloides*（L.）Merr. 的藤茎。

【生境分布】生于混交林中，常攀缘于大乔木上。在广西主要分布于东兰、隆安、龙州、上思、桂平、金秀等地，华南其他地区及云南、台湾亦有分布。

【性味功能】涩、微苦，凉；有小毒。祛风毒，除湿毒，散瘀止痛。用于痹病、跌打损伤。

【用法用量】9～15 g。

【现代药理学研究】

1. 抗炎镇痛作用

榼藤水提取物可抑制醋酸所致小鼠扭体次数，提高小鼠热痛阈值，具有一定的镇痛作用。榼藤水提取物对二甲苯所致的小鼠耳郭肿胀、角叉菜胶所致的大鼠足肿胀以及小鼠腹腔毛细血管通透性均有抑制作用。

2. 促胃肠动力作用

榼藤子具有一定的促进胃肠动力作用。榼藤子生品及炮制品对正常小鼠、阿托品抑制状态小鼠的小肠推进有促进作用，对正常小鼠的胃排空有抑制作用，这可能与胆碱能系统有关。榼藤子醇提取物具有显著促进阿托品小鼠胃排空的作用。榼藤子苷具有显著促进多巴胺小鼠胃排空的作用。榼藤酰胺 A–β–D–吡喃葡萄糖苷（Ep-2）对正常小鼠肠推进率具有一定的促进作用。

3. 抗肿瘤作用

榼藤子生品和炮制品总皂苷能提升荷瘤小鼠血清 SOD 活性，降低 MDA 水平，抑制小鼠 S180 肉瘤生长。榼藤子水溶性提取物对 S180 有良好的抑制作用。榼藤子总皂苷可提高自由基清除水平和体内抗氧化酶活性，保护机体免受氧自由基侵害，对肿瘤的发生、发展可起到一定的抑制作用。

4. 降血糖作用

榼藤子提取物可调节 AMPK 信号通路，抑制肝糖异生，具有降血糖作用。榼藤子总皂苷对 2 型糖尿病大鼠胰腺组织具有保护作用，对骨骼肌组织中蛋白的异常表达具有干预作用；可影响 PTP-1B 的表达水平，改善 2 型糖尿病大鼠模型的胰岛素耐受。榼藤子酸可调节血脂代谢紊乱，改善胰岛素抵抗、保护肝脏和胰岛形态功能以及调控 GLUT4 蛋白表达，具有抗 2 型糖尿病作用。

【毒理学研究】

榼藤水提取物对小鼠的 $LD_{50}$ 为 85.4 g/kg。小鼠灌胃榼藤水提取物后，大部分出现活动减少、蜷曲、呼吸减慢，多在 24 h 内中毒死亡；肉眼未见心、肝等重要器官出血、坏死等异常表现。榼藤子生品经过炮制后能降低毒性，明显提高其安全性而药效犹存。

## 【参考文献】

［1］Xiong H，Zheng Y，Yang G，et al. Triterpene saponins with anti-inflammatory activity from the stems of *Entada phaseoloides*［J］. Fitoterapia，2015（103）：33-45.

［2］韦健全，罗莹，黄健，等.榼藤的镇痛抗炎及急性毒性的实验研究［J］.华西药学杂志，2012，27（4）：461-463.

［3］赵应红，林艳芳，赵远.傣药榼藤子仁及榼藤子总皂苷的镇痛作用研究［J］.中国民族医药杂志，2011，17（2）：53-55.

［4］Zhang L，Huang L，Liu Q，et al. N-butanol fraction of *Entada phaseoloides* ethanol extract inhibits hepatocellular carcinoma HepG2 cell proliferation by inducing apoptosis［J］. J BUON，2014，19（2）：406-411.

［5］邓悟红，肖二，熊慧，等.榼藤子生品和炮制品总皂苷体内抗肿瘤作用［J］.中国实验方剂学杂志，2012，18（6）：148-150.

［6］许腾，薛存宽，何学斌，等.榼藤子水溶性提取物对小鼠移植瘤 $S_{180}$ 的抑制作用［J］.中国药师，2006，9（5）：397-399.

［7］Zheng T，Hao X，Wang Q B，et al. *Entada phaseoloides* extract suppresses hepatic gluconeogenesis via activation of the AMPK signaling pathway［J］. J Ethnopharmacol，2016（193）：691-699.

［8］郑涛，舒广文，杨詹詹，等.榼藤子总皂苷抗糖尿病作用机制的初步研究［J］.中国中药杂志，2012，37（5）：615-619.

［9］王剑侠，郑涛，舒广文，等.榼藤子总皂苷改善胰岛素抵抗机制的初步研究［J］.中国实验方剂学杂志，2012，18（20）：157-161.

［10］张胜男.榼藤子酸的提取分离及抗糖尿病活性研究［D］.武汉：中南民族大学，2016.

［11］肖二，熊慧，赵应红，等.榼藤子及其炮制品的急性毒性及对胃肠运动的影响［J］.中药材，2010，33（11）：1704-1707.

［12］董玉琼.榼藤化学成分与药理活性研究［D］.上海：上海交通大学，2011.

# 虎杖 Godiengangh

【别名】大虫杖、苦杖、酸杖、斑杖、苦杖根、蛇总管、土大黄。

【来源】为蓼科植物虎杖 *Polygonum cuspidatum* Sieb. et Zucc. 的根茎及根。

【生境分布】在广西主要分布于罗城、资源、富川、钟山、昭平、岑溪、博白等地。

【性味功能】苦，寒。通气道、谷道、水道，清解热毒，除湿毒。用于黄疸、肝硬化、泄泻、带下、胰腺炎、肺结核、痛风、咳嗽、烧烫伤、淋证。

【用法用量】内服 9 ～ 15 g，水煎服。外用适量，制成煎液或油膏涂敷。

【现代药理学研究】

1. 保肝作用

虎杖苷可提高 miR-200a 的表达，修复 Keap 1/Nrf2 通路损伤减少 ROS 的生成，阻断 TXNIP/NLRP3 炎症小体的激活以降低 IL-1β 水平，调节脂代谢相关蛋白表达，减轻肝脏氧化应激、炎症与脂质蓄积，还可抑制 ZEB1 核转位以提高 miR-200a 和 miR-203 的表达，干扰 Survivin 激活 TGF-β1/Smads 信号通路，逆转肝细胞 EMT，缓解肝纤维化，对高果糖引起的代谢综合征肝损伤具有保护作用；可调节 CYP2E1、Nrf2/OH-1 和 TLR4/NF-κB 等通路，降低机体的氧化应激水平和炎症反应，缓解酒精对肝脏的损害；可减轻镉致小鼠肝细胞氧化应激损伤，并可能通过减弱镉诱导的肝细胞内质网应激强度降低细胞凋亡的产生；可降低大鼠血清 γ-GT 含量，提高 PPARγ 浓度和肝组织 GSH 活性，降低 TNF-α 与 LN 含量，对白酒诱导的酒精性脂肪肝具有保护作用；可上调 Nrf2/HO-1 通路，抑制肝星状细胞增殖活化及胶原合成，发挥抑制肝纤维化发生的作用。

2. 抗炎镇痛作用

虎杖对二甲苯所致的小鼠耳郭肿胀有抑制作用，可抑制冰醋酸致小鼠扭体次数。虎杖苷可调节炎症细胞因子和细胞黏附分子的表达，通过下调 IL-17 mRNA 的表达，降低活化人外周血单核细胞中 IL-17 的产生；可降低 NF-κB p65 的表达和活性，阻断 TNF-α、IL-6 表达，降低髓 MPO 活性，减轻溃疡性结肠炎小鼠炎症的损伤；可抑制 TLR4/NF-κB 信号通路，改善肺组织、支气管组织形态，降低大鼠气道炎症反应；可调节 p38 MAPK/Nrf2/HO-1 通路，在 OVA 诱导的哮喘小鼠模型中，通过抗氧化途径发挥抗炎作用；可调节 SIRT1/NF-κB 通路，能减轻哮喘小鼠气道的炎症。

3. 抗病毒作用

虎杖水提取物对 HSV-1、SV-2、甲型流感病毒、埃可病毒 2 型、腺病毒 III 型、2 型脊髓灰质炎病毒、埃可病毒 9 型、乙型脑炎病毒等具有抑制作用。虎杖白藜芦醇等可显著抑制 H1N1 流感病毒神经氨酸酶的活性。

4. 抗菌作用

虎杖水提取物对金黄色葡萄球菌、白色葡萄球菌、溶血性链球菌、卡他球菌、大肠埃希菌、变形杆菌、福氏痢疾杆菌、绿脓杆菌等均有抑制作用，且对钩端螺旋体有杀灭作用。

5. 抗肿瘤作用

虎杖白藜芦醇对多种肿瘤细胞均有杀伤作用，对肿瘤的起始、促进、发展 3 个阶段均有抑制作用，包括抗突变、抑制增殖、化疗增敏、诱导肿瘤细胞分化、促使肿瘤细胞凋亡、调节细胞增殖周期、抑制肿瘤血管生成、抗肿瘤细胞侵袭与转移等；可以诱导胃癌 HGC27 细胞 S 期抑制，使 S 期细胞比例减少，将肿瘤细胞周期阻滞在 $G_0/G_1$ 期，抑制其 DNA 生物合成。

虎杖苷可使细胞周期 S 期阻滞及诱导凋亡，具有广谱的抑制肿瘤细胞增殖的作用，对正常细胞的毒性较小；可以抑制 PI3K/Akt/mTOR 信号通路及其下游基因蛋白的表达，抑制宫颈癌 HeLa 细胞增殖及诱导凋亡；调节肿瘤相关基因表达和 ART/NF-κB 信号通路，抑制肺癌 A549 细胞增殖和侵袭；可抑制乳腺癌 MDA-MB-231 细胞增殖、侵袭和迁移；可使乳腺癌耐阿霉素 MCF-7/ADR 细胞周期 $G_0/G_1$ 期阻滞及发生凋亡。

### 6. 抗血栓作用

虎杖苷可抑制花生四烯酸、电刺激颈动脉和结扎大鼠下腔静脉等血栓大鼠的血栓形成；可抑制凝血酶引起的血小板与中性粒细胞间的黏附作用，抑制血小板-中性粒细胞间的相互作用；抑制胞质内钙离子的水平和亢进的血小板功能，降低血小板聚集，阻止血栓形成。白藜芦醇苷可降低血小板细胞的外钙内流和内钙释放，减少细胞内 $Ca^{2+}$ 的浓度，抑制血小板的聚集。

### 7. 对心血管的保护作用

虎杖苷可调节 Nrf2/HO-1 信号通路，抑制缺氧诱导的心肌细胞凋亡，通过抗氧化作用减轻急性心肌梗死所致的心脏损伤；可抑制急性心肌梗死时升高的 ROCK 活性，抑制心肌细胞缺血后纤维化和细胞凋亡的病理进程，显著改善急性心肌梗死后的心脏功能；可通过促进移植骨髓间充质干细胞在体内向神经元样细胞分化，促进轴突修复，改善脊髓损伤小鼠后肢运动功能；可改善动脉粥样硬化血管组织的形态，并减少脂质沉积，对高脂诱导的动脉粥样硬化 ApoE$^{-/-}$ 小鼠具有一定的治疗作用。

### 8. 对糖尿病及其并发症的作用

虎杖苷可激活 PPARβ，抑制 NF-κB 及 COX-2、iNOS 信号通路，增加糖尿病小鼠的体重，降低空腹血糖，降低糖化血红蛋白含量，胰岛素抵抗、心肌肥厚指标亦明显好转，具有保护糖尿病心肌肥厚的作用；可调节 TLR4/NF-κB 信号通路、AMPKα1/TLR4 信号通路，降低肾脏组织的炎症因子含量，对糖尿病肾病引起的肾脏炎症具有一定的保护作用；可调节 Akt 信号通路，调节糖脂代谢；可促进 2 型糖尿病小鼠溃疡创面愈合。

### 9. 抗休克作用

虎杖苷抗休克的作用机制是恢复脉压，促进心肌细胞钙离子的内流，升高细胞内的钙离子水平，增强心肌收缩力；激活血管平滑肌的 $K_{ATP}$ 通道，降低细胞内的 pH 值，下调血管平滑肌的钙离子水平，扩张微血管，提高失血性休克和烧伤性休克动物的存活率；恢复和增强脉压，形成特有的脉动血流，促进和恢复休克时的毛细血管灌流。虎杖白藜芦醇苷可显著增强烧伤性休克和失血性休克的心衰症状，加强心肌收缩力，增加心排血量，延长重度失血性休克大鼠的存活时间。虎杖苷可调节 SIRT3-SOD2 通路，保护线粒体功能，稳定溶酶体，保护动脉平滑肌，对失血性休克具有保护作用。白藜芦醇苷可调节 CCSP、PLA2 的基因和蛋白表达，对内毒素休克大鼠的肺脏具有保护作用。

### 10. 抗氧化作用

虎杖的有效成分能较好地控制自由基引起的过氧化脂质反应。虎杖白藜芦醇可显著干预 D-半乳糖导致的衰老大鼠氧自由基的应激损伤,降低 NO 形成和氧化脂质水平,减少脑脂褐质含量,升高体内 SOD 及 GSH-Px 活性,具有消除氧自由基的活性。虎杖对自由基引发的氧化脂质反应有抑制作用,白藜芦醇、白藜芦醇苷均可降低溶血率,有效保护红细胞结构的完整性,抑制 $H_2O_2$ 对生物膜的破坏损伤,维持细胞正常的生理功能。

11. 对骨关节和骨质疏松的影响

虎杖可调节 PPARγ/NF-κB 信号途径、抑制滑膜细胞增殖,改善胶原诱导性关节炎大鼠关节滑膜免疫炎性损伤。虎杖苷可调节 Wnt/β-Catenin 信号通路,抑制类风湿关节炎大鼠滑膜增殖,促进滑膜细胞凋亡,控制关节炎症状态。虎杖大黄素可上调促凋亡因子 Bax 表达,下调抑凋亡因子 Bcl-2 表达,缓解类风湿关节炎病情;可调节 TNF-α-HIF-1α-iNOS-NO 信号通路,对类风湿关节炎具有一定的保护作用;可增加 β-Catenin 表达,减少 GSK-3b 表达,对去卵巢骨质疏松具有一定的治疗作用。

12. 抗痛风作用

虎杖可抑制高尿酸血症大鼠肾组织中 GLUT9 和 URAT1 mRNA 的表达水平,提高高尿酸血症大鼠肾组织中的 OAT3 mRNA 表达水平,降低高尿酸血症大鼠的血尿酸水平,促进尿酸经肾小管的排泄,抑制肾小管对尿酸的重吸收,具有抗高尿酸作用。虎杖提取物、二苯乙烯和蒽醌均可降低 UA 和 XOD 水平,降低尿酸钠引起的肿胀,改善滑膜组织病理的变化。虎杖醇提取物可调控 NLRP3/ASC/Caspase-1 轴在基因和蛋白水平上的表达,防治小鼠急性痛风性关节炎。

13. 对肾脏的保护作用

虎杖苷对致病因素引起的肾损伤具有一定的保护作用。虎杖苷可下调肾脏组织中 TGF-β1、FN mRNA 表达,改善单侧输尿管结扎致大鼠肾纤维化;可上调大鼠肾组织中 MMP-9 蛋白表达和下调 TIMP-1 蛋白表达,升高 MMP-9/TIMP-1 的比值,延缓大鼠肾纤维化进程;可通过 AMPK 途径抑制 mTOR 的活性,对脓毒血症肾损伤肾小球血管内皮起保护作用;可调节 Keap1-Nrf2-ARE 信号通路,调控其下游基因表达,改变抗氧化酶系统,改善热应激引起大鼠肾脏损伤;可调控 Wnt 信号通路的蛋白表达,改善肾纤维化大鼠肾功能,延缓大鼠肾纤维化进展。

14. 对学习记忆的影响

虎杖醇提取物可抑制 Aβ25-35 致 tau 蛋白磷酸化表达;调节 AMPK/PGC-1α/BDNF/TRKB 信号通路,改善阿尔茨海默病小鼠的学习记忆能力。

## 【参考文献】

[1] 徐新,李德明,徐佳薇,等.虎杖提取物的抗炎作用及对一氧化氮生成的影响[J].中国医院药学杂志,2013,33(16):1311-1315.

［2］赵雨喆，姜京植，叶晶，等.虎杖苷通过 p38 MAPK/Nrf2/HO-1 通路减轻小鼠哮喘模型气道炎症［J］.中国药理学通报，2018，34（6）：851-856.

［3］朴玉华，王知广，朴艺花，等.虎杖苷对实验性哮喘小鼠气道炎症的影响及其机制［J］.吉林大学学报（医学版），2020，46（6）：1111-1116，1345.

［4］周勇，余洋，程文涛，等.虎杖苷对慢性阻塞性肺疾病大鼠气道炎症及 TLR4/NF-κB 信号通路的影响［J］.中药药理与临床，2019，35（2）：35-40.

［5］陈考坛，周伟玲，刘嘉炜，等.虎杖抗 H1N1 流感病毒神经氨酸酶活性成分研究［J］.中国中药杂志，2012，37（20）：3068-3073.

［6］冯传波，邵华，王钟林，等.虎杖苷对人乳腺细胞系 MDA-MB-231 增殖、侵袭和迁移的调节作用［J］.中国免疫学杂志，2019，35（10）：1204-1207，1212.

［7］潘纪红，王海滨，杜晓飞，等.虎杖苷通过 PI3K/AKT/mTOR 信号通路诱导人宫颈癌细胞凋亡的初步研究［J］.中国中药杂志，2017，42（12）：2345-2349.

［8］Wu X, Li Q, Feng Y, et al. Antitumor research of the active ingredients from traditional chinese medical plant *Polygonum cuspidatum*［J］. Evid Based Complement Alternat Med，2018(21)：2313021.

［9］Wang Y L, Horng C T, Hsieh M T, et al. Autophagy and apoptotic machinery caused by *Polygonum cuspidatum* extract in cisplatin-resistant human oral cancer CAR cells［J］. Oncol Rep，2019，41（4）：2549-2557.

［10］孙蓓，叶因涛.虎杖苷对肺癌 A549 细胞增殖和侵袭的抑制作用及机制探讨［J］.天津医药，2019，47（3）：255-259.

［11］周凤华，温子云，何泽淮，等.虎杖苷对 ApoE$^{-/-}$ 小鼠肝脏 miR-214 表达水平及肝功能的影响［J］.南方医科大学学报，2016，36（6）：763-767.

［12］刘玮，钱善军，黄平，等.虎杖对大鼠酒精性脂肪肝的作用及机制［J］.中成药，2018，40（1）：184-186.

［13］陈云燕，王兴民，宋瑞，等.重症失血性休克大鼠血小板线粒体变化及虎杖苷的干预作用［J］.中华创伤杂志，2013，29（9）：882-888.

［14］杨兰泽，王宜娟，李三强，等.白藜芦醇的抗衰老作用［J］.中国老年学杂志，2013，33（3）：628-629.

［15］杨蕾，张正菊，相瑞阳，等.虎杖改善胶原诱导性关节炎大鼠关节滑膜免疫炎性损伤的机制［J］.中华中医药杂志，2020，35（6）：3137-3141.

［16］杨蕾，张正菊，相瑞阳，等.虎杖对胶原诱导性关节炎大鼠滑膜 PPARγ/NF-κB 信号途径的影响［J］.中国中西医结合杂志，2019，39（5）：591-596.

［17］曾家顺，董晓，刘俊，等.虎杖苷对类风湿关节炎大鼠的治疗机制探究［J］.天然产物研究与开发，2018，30（10）：1681-1686.

［18］金泽旭，周兵望，王茂林，等.虎杖大黄素对类风湿关节炎大鼠 Bax 及 Bcl-2 表达的影响

[J].时珍国医国药，2018，29（11）：2572-2575.

[19] 潘书涵，王永萍，王茂林，等.基于 TNF-α-HIF-1α-iNOS-NO 信号通路探讨虎杖大黄素干预
类风湿关节炎的作用研究[J].中药药理与临床，2019，35（4）：62-67.

[20] 徐敏敏，刘绍凡，万锐杰，等.虎杖苷对去卵巢骨质疏松大鼠 β-Catenin 及 GSK-3β 蛋白表达
的影响[J].中国现代应用药学，2018，35（1）：103-106.

[21] 胡婷婷，周畅，胡春萍，等.虎杖苷在 ApoE⁻/⁻ 动脉粥样硬化模型小鼠中的抗氧化作用
[J].中成药，2016，38（11）：2493-2496.

[22] 曾晨，黄莺，毛莉娜.虎杖苷对急性心肌梗死所致心脏损伤的保护作用[J].基因组学与应
用生物学，2020，39（3）：1362-1368.

[23] 詹吉恒，栾继耀，罗丹，等.虎杖苷促进骨髓间充质干细胞向神经元样细胞分化治疗脊髓损
伤机制[J].中华中医药杂志，2020，35（5）：2628-2633.

[24] 毕静，白晓雪，王超.虎杖苷通过激活 Nrf2/HO-1 信号抑制氧化应激诱导的心肌细胞损伤
[J].中国老年学杂志，2020，40（2）：407-409.

[25] 刘世芬，丁玉峰，牛建一，等.虎杖苷对脓毒血症肾损伤大鼠的肾小球血管内皮的保护作用
[J].中国临床药理学杂志，2018，34（3）：297-299，311.

[26] 李鹏，杨荣华，彭福生，等.虎杖苷对单侧输尿管梗阻大鼠肾间质纤维化的治疗作用研究
[J].中国临床药理学杂志，2020，36（10）：1274-1276.

[27] 殷紫，张二飞，齐越，等.虎杖乙醇提取物对阿尔茨海默病小鼠学习记忆能力及磷酸化 tau 蛋
白的影响[J].中成药，2018，40（10）：2289-2292.

[28] 张二飞，殷紫，齐越，等.虎杖醇提取物对阿尔茨海默病模型小鼠的影响[J].中成药，
2019，41（11）：2770-2773.

[29] 马天红，盛涛，田崇梅，等.虎杖醇提取物通过 NLRP3/ASC/caspase-1 轴干预小鼠急性痛风
性关节炎的作用研究[J].中国中药杂志，2019，44（3）：546-552.

[30] 叶茂高.虎杖对高尿酸血症大鼠肾小管尿酸转运蛋白表达的影响[J].浙江中医杂志，2019，
54（12）：917-919.

[31] 韩延忠，沈娟，吴立蓉，等.虎杖苷对 2 型糖尿病小鼠溃疡创面愈合影响的实验研究
[J].中国临床药理学杂志，2017，33（19）：1934-1937.

[32] 张正菊，孟凤仙，白华，等.虎杖苷对糖尿病肾病小鼠 AMPKα1/TLR4 信号通路的影响
[J].中国中西医结合杂志，2019，39（11）：1378-1384.

## 🌱 金刚刺 Gaeugimjgangh

【别名】菝葜、金刚根、金刚藤、白茯苓、霸王利、铁刺苓、马加勒。

【来源】为菝葜科植物菝葜 *Smilax china* L. 的根状茎。

【生境分布】生于海拔 2000 m 以下的荒坡、林缘、路旁灌木丛中。在广西主要分布于马山、南宁、上思、灵山、平南等地，华东、中南、西南各省区亦有分布。

【性味功能】甘，温。清热毒，除湿毒，通水道，调谷道。用于痹病、肢体麻木、水肿、淋证、泄泻、痢疾、痔疮、瘰疬、痈疮。

【用法用量】内服 15 ～ 60 g，水煎服。

【现代药理学研究】

1. 抗炎镇痛作用

金刚藤可以减轻慢性盆腔炎大鼠子宫的炎症反应，减轻小鼠耳郭肿胀及足跖肿胀，减少小鼠的扭体次数，降低大鼠子宫组织中 $PGE_2$ 含量。金刚藤醇提取物可以抑制微晶型尿酸钠所致足跖肿胀及足渗出液中的 $PGE_2$ 生成，具有显著的抗急性痛风性关节炎作用。金刚藤多糖可用于慢性盆腔炎干预，能够抑制炎症介质分泌及细胞凋亡，调节免疫细胞功能。

2. 抗菌、抗感染作用

金刚藤对金黄色葡萄球菌、双球菌和大肠埃希菌、绿脓杆菌、大肠埃希菌、变形杆菌和福氏痢疾杆菌具有显著的抑制作用。

3. 抗肿瘤作用

金刚藤抗肿瘤的机制主要是通过阻滞细胞周期，抑制肿瘤细胞活性，发挥抗肿瘤作用。菝葜皂苷可诱导胃癌 BGC-823 细胞凋亡；可抑制结肠癌细胞 TCF-4 蛋白的表达，减少与上游信号分子 β-Catenin 的结合，抑制 Wnt/β-Catenin 信号通路的激活，抑制人结肠癌细胞增殖、迁移及侵袭，诱导细胞凋亡及分化。菝葜鞣质可下调 Bcl-2 及 CyclinD2 的表达，促进 A549 细胞凋亡，并使其细胞周期阻滞在 $G_0/G_1$ 期，具有抗肺癌作用。金刚藤白藜芦醇可上调裸鼠胃癌移植瘤细胞中的 PDCD5 表达，诱导移植瘤细胞凋亡。

4. 保肝作用

金刚藤水提取物可减轻肝脏炎症反应，促进白蛋白合成和提高肝脏对胆红素代谢能力，促进胶原纤维降解，减少细胞外基质在肝脏中沉积，改善大鼠肝纤维化程度。菝葜醇提取物可激活 AMP 依赖的蛋白激酶，促进脂肪酸氧化，减少脂肪沉积。菝葜多糖可显著降低 $CCl_4$ 引起的血清 ALT 和 AST 水平，提高肝脏 SOD 和 GSH 水平，降低 MDA 水平以及血清炎症因子 TNF-α 和 IL-1β 的水平。

5. 降脂减肥作用

菝葜水提取物可提升肝脏中脂肪氧化酶的活性，促进脂肪酸 β-氧化，抑制小鼠体内脂肪沉积和减少体重增加。菝葜醇提取物可提高酯酰肉碱转移酶、酰基辅酶 A 氧化酶、AMP 激活蛋白激酶活性，提高过氧化氢酶、人乌头酸酶、AMP 依赖地蛋白激酶的 mRNA 水平，促进脂肪氧化，减少小鼠体内脂肪蓄积，降低小鼠体质量及体质量增加。菝葜乙酸乙酯提取物可上调 SREBP-1 蛋白的表达，降低能引起 THP-1 源性荷脂细胞总胆固醇、游离胆固醇、胆固醇酯含量，具有一定的降脂作用。

【参考文献】

［1］陈嘉钰，唐琼，朱玲，等.金刚藤片的抗炎与镇痛作用观察［J］.四川生理科学杂志，2000，22（1）：16-19.

［2］黄显章，邹鹏程，高秋芳，等.金刚藤有效部位群治疗慢性盆腔炎的抗炎镇痛作用［J］.中国实验方剂学杂志，2010，16（17）：114-117.

［3］邓家刚，郑作文，黄丽贞.金刚藤醇提取物抗痛风作用的实验研究［J］.科学技术与工程，2009，9（6）：1393-1396.

［4］齐进，崔颖娜.金刚藤多糖对慢性盆腔炎大鼠炎症介质、细胞凋亡及免疫细胞功能的影响［J］.海南医学院学报，2018，24（13）：1219-1221，1225.

［5］帅丽乔娃，郑国栋，黎冬明，等.菝葜提取物抑菌作用研究［J］.食品工业科技，2015，36（7）：49-52，59.

［6］舒孝顺.菝葜提取工艺的改进及药理学研究［D］.武汉：华中科技大学，2005.

［7］王涛，薛淑好.菝葜乙酸乙酯提取物抑菌作用研究［J］.医药论坛杂志，2006，27（21）：23-25.

［8］邱千，邓爱萍，戴琪，等.菝葜鞣质抗肺癌活性研究［J］.湖北中医药大学学报，2017，19（1）：43-47.

［9］孙书凯，黄彦玲，刘超，等.菝葜皂苷抑制结肠癌细胞增殖的机制研究［J］.中国临床药理学杂志，2020，36（5）：540-543.

［10］吴成富.白藜芦醇对裸鼠胃癌移植瘤组织中凋亡相关基因 PDCD5 表达影响的研究［D］.郑州：郑州大学，2009.

［11］李凯，秦坚，黄李平，等.金刚藤对肝纤维化大鼠肝功能及肝纤维化指标的影响［J］.广西医学，2020，42（16）：2116-2119.

［12］郭红，黄艳丽，邢辉，等.菝葜皂苷元调控 circ-PRKCI/miR-130a-5p 抑制卵巢癌细胞 CAOV3 增殖、迁移及侵袭［J］.时珍国医国药，2001，32（12）：2875-2878.

［13］褚路路.菝葜多糖的理化性质、护肝活性及菝葜淀粉复合凝胶体系的探究［D］.南昌：江西农业大学，2019.

［14］潘永芳，郑国栋，张清峰，等.菝葜水提取物对高脂饮食诱导肥胖小鼠体重和脂肪代谢的影响［J］.现代食品科技，2014，30（2）：12-16.

［15］匡双玉，李熠，匡稳定，等.菝葜乙酸乙酯提取物对 THP-1 源性荷脂细胞胆固醇蓄积及 SREBP-1 表达的影响［J］.中国实验方剂学杂志，2014，20（3）：137-140.

# 🌱 九节风 Galoemq

【别名】肿节风、九节茶、接骨金粟兰、接骨木、草珊瑚、接骨莲。

【来源】为金粟兰科植物草珊瑚 Sarcandra glabra（Thunb.）Nakai 的全草。

【生境分布】生长于丛林阴湿处。广西各地均有分布，四川、云南、贵州、江西、浙江、安徽、福建、湖南、湖北、广东等亦有分布。

【性味功能】苦、辛，平。除湿毒，通龙路，祛风毒，活血散瘀，消肿。用于肺炎、菌痢、跌打损伤、骨折、水火烫伤、外伤出血、腰痛、胃痛、痛经、风湿麻痹。

【用法用量】内服 6～15 g。外用适量，水煎洗。

【现代药理学研究】

1. 抗炎作用

肿节风可以稳定内皮细胞的代谢活性，抑制 IL-1 的过度释放，阻断炎症的级联反应，对巴豆油所致的小鼠耳郭肿胀、角叉菜胶所致大鼠足肿以及小鼠棉球肉芽肿具有抑制作用。

2. 抗菌作用

肿节风具有广谱抗菌作用，对绿脓杆菌和痢疾志贺杆菌 I 型、溶血性链球菌、伤寒杆菌、大肠埃希菌具有一定的抗菌作用，可降低金黄色葡萄球菌菌血症死亡率。

3. 抗胃溃疡作用

草珊瑚浸膏可抑制胃蛋白酶的自体组织分解，可直接与胃黏膜蛋白结合形成保护膜，促进溃疡修复和黏膜再生，对胃黏膜有较强的保护和修复作用，对已溃烂出血的溃疡有明显的收敛功效，可促使溃疡于短期内愈合。对正常动物，草珊瑚还可起到增进食欲、促进胃液分泌的作用。

4. 抗白细胞、血小板降低作用

肿节风醇提取物可缩短小鼠断尾出血及凝血时间，加强血小板收缩，对正常血小板数量无明显影响；对阿糖胞苷引起的血小板及白细胞下降有显著的抑制作用。肿节风总黄酮可以增加骨髓中 SDF-1 及其受体 CXCR-4 的表达，促进巨核细胞增殖和巨核系祖细胞集落形成，促进巨核细胞分化和形成血小板，提升阿糖胞苷诱导的血小板减少症模型小鼠的外周血小板数目；可影响骨髓基质细胞，改善骨髓细胞微环境，提升特发性血小板数量，有抗免疫性血小板减少性紫癜作用；可对抗大剂量 5-FU 造成的血小板减少，预防并治疗化疗后血小板减少症的发生。

5. 抗肿瘤作用

肿节风可通过 TGF-β 信号通路诱导细胞周期蛋白激酶抑制剂 p21 的表达，使细胞周期阻滞在 $G_0/G_1$ 期，促进肺癌细胞的凋亡，抑制肺癌细胞的增殖；可抑制鼻咽癌细胞的增殖，抑制端粒酶活性，抑制鼻咽癌裸鼠移植瘤生长；对结肠癌 HCT-8 细胞具有诱导凋亡的作用；诱导白血病 CEM 细胞凋亡，抑制白血病 CEM 细胞生长。肿节风总黄酮可显著下调 Bcl-2、Caspase-3 的表达，上调 Cleaved Caspase-3 的表达，降低 K562 细胞存活率。肿节风中迷迭香酸可诱导细胞内 Bcl-2 基因的下调和 Bax 基因的上调，抑制 MDA-MB-231 细胞的增殖、迁移，诱导其凋亡。

6. 免疫增强作用

肿节风具有增强非特异性免疫功能的作用。肿节风可减轻化疗药物对骨髓系统的抑制，加速骨髓的巨核系统造血功能的恢复，减少化疗后的血小板减少，可改善血液循环及增强免疫力。肿节风挥发油对巨噬细胞吞噬功能有抑制作用，其黄酮部分及浸膏少量时可促进吞噬功能，大量则起抑制作用。肿节风含有较高的锌元素，可改善机体胸腺的正常发育和促进胸腺素的分泌，具有调节机体免疫功能的作用。

7. 对肾损伤的保护作用

肿节风总黄酮对溴酸钾诱发的小鼠肾损伤具有一定的保护作用，可清除自由基，缓解溴酸钾诱发的肾组织氧化应激状态。

8. 抗氧化作用

肿节风对超氧阴离子自由基具有显著的清除作用。肿节风颗粒对放射损伤所致小型猪腮腺 ROS 具有一定的清除作用。

## 【参考文献】

[1] 李宏，庄海林，林俊锦，等.肿节风中迷迭香酸成分对乳腺癌细胞增殖、迁移能力及凋亡相关基因表达影响 [J].中国中药杂志，2018，43（16）：3335-3340.

[2] 孙慧娟，卢晓南，胡星遥，等.肿节风总黄酮促进白血病 K562 细胞凋亡的效应及机制研究 [J].中药药理与临床，2019，35（6）：54-57.

[3] 朱大诚，王清，肖威.肿节风对白血病 CEM 细胞的抑制作用 [J].中药药理与临床，2014，30（6）：87-90.

[4] 康敏，唐安洲，梁刚.肿节风对鼻咽癌裸鼠移植瘤凋亡和端粒酶活性的影响 [J].临床耳鼻咽喉头颈外科杂志，2008，22（24）：1132-1137.

[5] 康敏，唐安洲，梁钢，等.肿节风提取物抑制鼻咽癌细胞增殖的实验研究 [J].广西医科大学学报，2008（3）：347-349.

[6] 陈宇燕，谢强，李宗禹，等.肿节风分散片对非小细胞肺癌增殖的影响及其分子机制的研究 [J].齐齐哈尔医学院学报，2018，39（22）：2626-2630.

[7] 谢雅，杨关根，袤建明，等.肿节风诱导人结肠癌 HCT-8 细胞凋亡的体外实验研究 [J].医药论坛杂志，2018，39（10）：10-13，16.

[8] 杜民.抗菌中药肿节风 [J].上海医药，2007（9）：416.

[9] 蒋伟哲，孔晓龙，黄仁彬，等.肿节风片的抗菌和抗炎作用研究 [J].广西中医学院学报，2000，17（1）：50-52.

[10] Li Y. Studies on the chemical constituents and bioactivities of *Sarcandra glabra*, *Cercis chinensis* and *Photinia parvifolia* [D]. Beijing: Chinese Academy of Medical Science and Peking Union

# 🌱 九节木 Cazromboh

【别名】大丹叶、暗山香、山大颜、刀斧伤、血丝罗伞、大罗伞、散血丹。

【来源】为茜草科植物九节 *Psychotria rubra* （Lour.）Poir. 的地上部分。

【生境分布】生于山谷溪边、平地、丘陵、山坡、灌木丛或林中。在广西主要分布于钦州、南宁、河池、柳州、玉林、梧州等地，浙江、福建、台湾、湖南、贵州、云南等地亦有分布。

【性味功能】苦，凉。除湿毒，祛风毒，清热毒，通龙路。用于唪疬、咽炎、痢疾、痈疽、痹病、跌打损伤。

【用法用量】10 ～ 30 g，水煎服。外用适量，水煎洗。

【现代药理学研究】

1. 改善记忆作用

九节木乙酸乙酯提取物和水提取物具有改善学习记忆能力的作用，可延长小鼠的潜伏期，减少错误次数，缩短小鼠寻找平台时间，降低 AChE 酶活力和 LPO、MDA 含量，提高 SOD 活性。

## 2. 抗抑郁作用

九节木地上部分的乙醇提取物具有一定的抗抑郁作用，可显著缩短小鼠悬尾和游泳不动时间，对利血平所致的小鼠体温下降和眼睑下垂有明显的改善作用。

### 【参考文献】

［1］卢海啸，勾玲，李典鹏.九节木的抗阿尔茨海默病活性部位筛选［J］.玉林师范学院学报，2015，36（5）：43-47.

［2］卢海啸，李家洲，勾玲，等.九节木不同极性提取物对小鼠学习记忆能力的影响［J］.中国实验方剂学杂志，2014，20（7）：140-143.

［3］卢海啸，李家洲，叶鋆，等.九节木地上部分抗抑郁作用的实验研究［J］.玉林师范学院学报，2011，32（5）：95-98.

# 🌱 九龙藤 Gaeuloeg'enq

【别名】过岗龙、燕子尾、羊蹄叉、五花血藤、埔痕梅、棵狗烟。

【来源】为豆科植物龙须藤 *Bauhinia championii*（Benth.）Benth. 的藤茎。

【生境分布】生于沟边、山谷、河边、疏林下及灌木丛中。在广西各地均有分布，广东、福建、台湾、浙江、湖南、湖北、江西、贵州等地亦有分布。

【性味功能】苦、涩，平。通调龙路、火路，祛风毒，除湿毒。用于风湿骨痛、骨折、胃痛。

【用法用量】15 ～ 30 g。外用适量。

【现代药理学研究】

## 1. 抗炎镇痛作用

九龙藤乙酸乙酯提取物可显著提高小鼠的痛阈值，抑制二甲苯所致的小鼠耳郭肿胀，具有一定的抗炎镇痛作用。九龙藤提取物可抑制 NF-κB 信号通路，改善炎症反应，对类风湿性关节炎具有一定的治疗作用。九龙藤乙酸乙酯提取物对 Ⅱ 型胶原诱导关节炎大鼠的足趾肿胀具有显著的抑制作用，可改善病理关节改变，包括滑膜增生、软骨和骨破坏。

## 2. 心肌保护作用

九龙藤总黄酮对心肌缺血 / 再灌注损伤程序性坏死具有调控作用，可增加总抗氧化能力，减少 TNF-α 含量，下调 RIPK3 表达，降低心肌细胞坏死率；可提高细胞生存率，并减弱由 H/R 引起的心肌细胞凋亡，抑制自噬，减轻心肌缺血 / 缺氧损伤；改善线粒体功能障碍，抑制 H9C2 心肌细胞缺氧诱导的细胞凋亡。

3. 抗凝血作用

九龙藤总黄酮对体内凝血时间和体外凝血时间的延长效果显著，可显著提高小鼠的出血时间和血浆复钙时间，具有显著的抗凝血作用。

4. 抗氧化作用

九龙藤乙酸乙酯提取物有良好的清除自由基作用。九龙藤总黄酮可显著提高抗氧化酶活性，增强自由基清除能力，改善 H/R 损伤心肌细胞形态，减轻氧化应激损伤，降低细胞凋亡率，从而提高细胞存活率。龙须藤多甲氧基总黄酮参与调节氧化–抗氧化应激及促炎–抗炎介质平衡过程，对酒精诱导的大鼠胃溃疡的形成具有抑制作用。

# 【参考文献】

［1］Xu W，Huang M Q，Zhang Y Q，et al. 3 Extracts of *Bauhinia championii*（Benth.）Benth. attenuate the inflammatory response in a rat model of collagen-induced arthritis［J］. Mol Med Rep，2016，13（5）：4167-4174.

［2］高杰，林炜鑫，钟屿云，等. 九龙藤乙酸乙酯提取物清除自由基、镇痛抗炎作用研究［J］. 安徽农业科学，2011，39（36）：22305-22306.

［3］张贻强，祝星宇，王艳宏，等. 天然药物基于核转录因子 κB 信号通路抗类风湿性关节炎的机制研究［J］. 中国药房，2019，30（7）：1004-1008.

［4］张婵. 九龙藤总黄酮抑制坏死抗心肌缺血/再灌注损伤的作用及机制研究［D］. 桂林：桂林医学院，2016.

［5］杨秀芳，简洁. 九龙藤总黄酮抑制自噬减轻心肌缺血/缺氧损伤［J］. 中国药理学通报，2020，36（7）：978-983.

［6］夏俊伟，周毅生，杨俊腾，等. 龙须藤总黄酮抗凝血的作用［J］. 广东药学院学报，2016，32（2）：210-213.

［7］刘俊法. 九龙藤总黄酮对大鼠心肌缺血再灌注损伤后自由基代谢和细胞凋亡的影响［J］. 中药药理与临床，2015，31（1）：83-86.

［8］周臻，李嘉俊. 龙须藤多甲氧基总黄酮对大鼠酒精性胃溃疡的预防作用及机制［J］. 中药材，2020，43（6）：1482-1485.

［9］周臻，李嘉俊. 龙须藤多甲氧基总黄酮对小鼠的急性毒性及抗胃溃疡作用研究［J］. 中草药，2018，49（12）：2942-2945.

［10］张玉琴，华丽萍，孙承韬，等. 龙须藤化学成分及其抗类风湿性关节炎活性研究［J］. 中药材，2018，41（4）：872-875.

［11］莫海珊，周毅生，黄叶东，等. 须藤总黄酮对佐剂关节炎大鼠的治疗作用及机制［J］. 中成药，2017，39（3）：593-596.

# 苦参 Caemhgumh

【别名】苦骨、川参、凤凰爪、牛参、地骨、野槐根、地参。

【来源】为豆科植物苦参 *Sophora flavescens* Alt. 的根。

【生境分布】生于山坡草地、平原、路旁、沙质地和红壤地的向阳处。在广西主要分布于那坡、隆林、乐业、凌云、资源、全州等地。

【性味功能】苦，寒。除湿毒，祛风毒，清热毒，杀虫。主治黄疸、泄泻、痢疾、便血、痔疮、脱肛、淋证、水肿、带下、阴痒、疥癣、皮肤瘙痒、痈疮。

【用法用量】3～10 g，或入丸、散。外用适量，煎水熏洗，或研末敷，或浸酒搽。

【现代药理学研究】

## 1. 抗炎镇痛作用

苦参碱可显著缓解小鼠耳郭肿胀、减少小鼠扭体次数，具有一定的抗炎镇痛作用。氧化苦参碱可以通过抑制巨噬细胞移动抑制因子的表达，减轻其介导的心肌损伤和炎症反应，减轻心肌组织的组织病理改变，减轻坏死病变和炎症细胞浸润。苦参黄酮可抑制慢性炎症反应和抑制促炎因子 COX-2、iNOS 和 IL-6 水平，具有一定的抗炎活性。

## 2. 抗菌作用

苦参碱具有广谱抗菌作用，对金黄色葡萄球菌、表皮葡萄球菌、溶血性链球菌、肺炎链球菌、大肠埃希杆菌、变形杆菌和铜绿假单胞菌具有一定的抑制作用。苦参总碱对表皮葡萄球菌生物膜形成具有显著抑制作用，可减弱细菌对氧化胁迫耐受性，下调表皮葡萄球菌氧化应激响应基因 serp2195 和 gpx A-2 表达，减弱表皮葡萄球菌对乳酸耐受性。

## 3. 抗病毒作用

苦参激活宿主细胞发挥拮抗病毒的作用，通过激活宿主细胞的 IFN-α，活化 IFN，激活 IFN-NK 系统以拮抗病毒病原体，拮抗冠状病毒在机体中的复制和组装等作用。苦参碱通过促进肝细胞表达微小 RNA-122 和 IFN-α，降低植物鞘氨醇含量和抑制 p38 磷酸化，以及下调钠离子-牛黄胆酸转运蛋白的基因及其蛋白表达，抑制肝炎病毒对肝细胞的伤害；通过阻滞肝炎病毒的吸附、进入细胞，抑制肝细胞表达和分泌 HBsAg、HBeAg、HBV-DNA，产生抗 HBV 作用。苦参碱对柯萨奇 B3 病毒、流感病毒、呼吸道合胞体病毒、牛乳头状瘤病毒、新城疫病毒和巨细胞病毒等具有一定的抑制作用；可直接灭活病毒、阻滞病毒吸附和进入细胞以及抑制病毒在细胞内复制，产生抗病毒作用。

## 4. 免疫调节作用

苦参素通过体液免疫、细胞免疫及其与免疫相关的信号通路，如 TLR 信号通路、JAKs/STATs 信号通路、PI3K/Akt 信号通路等，对免疫性或炎症性疾病有改善作用。苦参碱、氧化苦参碱可升高白细胞数和提高吞噬功能，能对抗环磷酰胺引起的白细胞数减少，对骨髓粒系造血功能具有双向调节作用；可提高淋巴细胞的免疫功能。氧化苦参碱通过上调甲型流感病毒感染的 HeLa 细胞的固有免疫系统中的 IFN-β1、IL-29、干扰素调节基因-3、干扰素刺激基因-15 表达，抑制 HeLa 细胞中的病毒增殖，提高 HeLa 细胞的存活率。

5. 抗肿瘤作用

苦参碱对肝癌 H22 细胞、SMMC-7721 细胞、BEL-7402 细胞、97H 细胞、CRBH-7919 细胞等多种细胞的增殖、黏附、迁移、侵袭具有抑制作用并诱导凋亡，可诱导人肝癌 SMMC-7721 细胞、BEL-7402 细胞、BEL-7404 细胞、化学品诱发肝癌大鼠体内的低分化肝卵圆细胞分化，提高荷瘤机体的免疫调节功能。苦参碱可抑制人鼻咽癌 CNE1 细胞、CNE1-GL 细胞、CNE2 细胞增殖并诱导凋亡，可增强天然杀伤细胞对耐药 CNE2/DDP 细胞的杀伤能力，逆转鼻咽癌 HONE1/DDP 细胞对顺铂的耐药性。氧化苦参碱可显著抑制骨肉瘤 U2OS 细胞的增殖，使细胞周期阻滞并诱导细胞凋亡，其机制与对 p53、Bcl-2、Bax 等基因的调控有关。

6. 抗变态反应作用

苦参具有抗 I 型变态反应的作用。苦参可抑制大鼠同种被动皮肤过敏反应，减少大鼠颅骨骨膜肥大细胞脱颗粒，对致敏局部皮肤染料渗出和颅骨膜肥大细胞脱颗粒具有抑制作用。氧化苦参碱可抑制疤痕成纤维细胞增殖和胶原合成，诱导凋亡和基质金属蛋白酶表达；可抑制皮肤癌细胞增殖并诱导凋亡，抑制表皮角质形成、细胞增殖和黑素形成。氧化苦参碱对各种免疫性和非免疫性皮肤炎症均有抗炎作用。

7. 保肝作用

苦参素可降低高脂血症大鼠的血脂水平，改善血凝系统，对肝脏有一定的保护作用；可使大鼠 ALT、AST、TG、LDL-C、纤维蛋白原（FIB）的含量及 AI1、AI2、R-CHR 水平明显降低，显著提高 HDL-C 含量，并使肝组织的空泡样病变得到明显改善。苦参碱通过上调 PXR 表达，诱导 CYP3A4 表达，具有抗胆汁淤积性肝损伤的作用，可显著降低模型大鼠血清 ALT、AST、TNF-α、IL-1β 水平，减轻肝组织病理学损伤和减少肝细胞凋亡，下调肝组织中 TNF-α 相关的凋亡诱导配体表达，抑制 Bax、半胱天冬酶活化，抑制肝细胞凋亡，产生保肝作用。

【毒理学研究】

小鼠静脉注射苦参碱 $LD_{50}$ 为 83 mg/kg，腹腔注射苦参碱 $LD_{50}$ 为 157 mg/kg，口服苦参碱 $LD_{50}$ 为 64 mg/kg。ICR 小鼠灌胃苦参碱 200 mg/kg 时，死亡率为 80%。

氧化苦参碱毒性要明显弱于苦参碱，氧化苦参碱属于低毒类药物。昆明种小鼠静脉注射氧化苦参碱 $LD_{50}$ 为 214 mg/kg，肌肉注射氧化苦参碱的 $LD_{50}$ 为 257 mg/kg，腹腔注射氧化苦参碱的 $LD_{50}$ 为 558 mg/kg；雄性 SD 大鼠腹腔注射氧化苦参碱的 $LD_{50}$ 为 898 mg/kg。

## 【参考文献】

[1] 张明发，沈雅琴.苦参碱类生物碱抗菌药理作用的研究进展［J］.抗感染药学，2018，15（3）：369-374.

[2] 王李俊，杨琴，叶敏，等.苦参总碱抗表皮葡萄球菌的作用机制研究［J］.中草药，2019，50（24）：6032-6037.

[3] 张明发，沈雅琴.苦参碱抗肝癌药理作用及临床应用的研究进展［J］.药物评价研究，2020，43（1）：157-165.

[4] 刘伟坤，虞荣昌，杨锐，等.氧化苦参碱对骨肉瘤U2OS细胞增殖的抑制作用及其机制研究［J］.中国中医骨伤科杂志，2020，28（2）：5-10.

[5] 张明发，沈雅琴.苦参碱和氧化苦参碱对鼻咽癌患者的药理作用研究进展［J］.抗感染药学，2020，17（8）：1085-1089.

[6] 张明发，王吉星，沈雅琴.苦参碱抗乳腺癌和卵巢癌的药理作用研究进展［J］.药物评价研究，2019，42（10）：2111-2118.

[7] 张明发，沈雅琴.氧化苦参碱对皮肤疾病的药理作用与临床应用研究进展［J］.药物评价研究，2020，43（4）：790-796.

[8] 孙彩青.苦参对I型变态反应的抑制作用［D］.青岛：青岛大学，2012.

[9] 吴甜甜，刘雪珂，刘妙华，等.苦参素的免疫药理作用途径研究进展［J］.中药药理与临床，2020，36（1）：234-238.

[10] 梁冰，李淑芳，王晓宇，等.氧化苦参碱对环磷酰胺增效减毒作用［J］.中华中医药杂志，2012，27（7）：1901-1904.

[11] 郝彩芹，李静，李兴玉，等.氧化苦参碱对骨髓来源细胞生长的双向调节作用［J］.现代生物医学进展，2013，13（21）：4016-4022.

[12] 刘伟伟.抗病毒中药的固有免疫调节机理研究［D］.成都：成都中医药大学，2010.

[13] 李振，俞科贤.苦参多路径抗冠状病毒的机制探究［J］.中草药，2020，51（4）：888-894.

[14] 张明发，沈雅琴.苦参碱类生物碱抗乙型肝炎病毒的临床药理作用研究进展［J］.抗感染药学，2018，15（1）：1-6.

[15] 陈佳欣，沈宏辉，刘晓琼，等.苦参碱类生物碱联合恩替卡韦抗耐药HBV的作用效果及机制分析［J］.中国实验方剂学杂志，2017，23（1）：107-113.

[16] 刘晓琼，沈宏辉，陈佳欣，等.苦参碱类生物碱联合胸腺肽抗HBV作用研究［J］.中国中药杂志，2016，41（7）：1275-1281.

[17] 张明发，沈雅琴.苦参碱类生物碱抗病毒的临床药理作用研究进展［J］.抗感染药学，2018，15（2）：185-191.

[18] 高佩佩，王珍，刘静，等.氧化苦参碱的药代动力学、毒理学及药理作用［J］.中国药理学

通报，2019，35（7）：898-902.

［19］郭秋平，金若敏.苦参碱和氧化苦参碱致小鼠肝毒性比较［J］.中国药理学与毒理学杂志，2016，30（7）：736-40

［20］钱利武，戴五好，周国勤，等.苦参及山豆根主要生物碱镇痛抗炎作用研究［J］.中成药，2012，34（8）：1593-1596.

［21］Jin J H，Kim J S，Kang S S，et al. Anti-inflammatory and anti-arthritic activity of total flavonoids of the roots of *Sophora flavescens*［J］. Journal of Ethnopharmacology，2010，127（3）：589-595.

［22］豆玉凤，史艳平，李丹，等.氧化苦参碱对病毒性心肌炎小鼠巨噬细胞移动抑制因子的影响研究［J］.陕西医学杂志，2018，47（8）：961-963.

［23］谢珍，刘小凡，乐源，等.苦参素对高脂血症大鼠肝脏的保护作用［J］.海峡药学，2019，31（5）：12-15.

［24］赵岩.苦参碱对四氯化碳肝损伤大鼠炎性因子的影响［J］.中医药临床杂志，2015，27（5）：727-728.

［25］阳丽梅，黄旭慧，曹娃，等.苦参碱对α-萘异硫氰酸酯诱导的大鼠胆汁淤积性肝损伤的作用［J］.中国药学杂志，2018，53（10）：783-787.

［26］白宁，王栋，欧阳锡武，等.苦参碱对大鼠肝缺血再灌注损伤的抑制作用及机制［J］.中国普通外科杂志，2018，27（1）：81-86.

# 🌱 炉甘石 Rindaepyiengz

【别名】甘石、卢甘石、羊肝石、浮水肝石、炉眼石。

【来源】为碳酸盐类矿物方解石族菱锌矿，主含碳酸锌（$ZnCO_3$）。

【生境分布】在广西主要分布于昭平、龙胜、资源、岑溪、临桂等地。

【性味功能】甘，寒。除湿毒，敛疮生肌。用于溃疡久不收口、湿疹。

【用法用量】外用适量。

【现代药理学研究】

1. 治疗皮肤病作用

炉甘石可用于治疗水疱大疱性皮肤病，对新生儿脓疱疮、早期带状疱疹、失禁性皮炎、小儿手足口病皮疹疗效显著，可加快脓疱疮消失速度，明显缩短病程，降低后遗症神经痛的发生率，且不良反应发生率低。中药熏洗联合血液透析与炉甘石洗剂治疗尿毒症伴皮肤瘙痒，能改善肾功能，并抑制5-HT表达，从而改善患者瘙痒症状。

2. 敛口生肌作用

炉甘石、煅炉甘石可促进大鼠伤口成纤维细胞和毛细血管的形成，加快肉芽组织增生，促进肉芽组织中的新生毛细血管生成，增加受损创面的血供，从而加速皮肤创口的愈合。炉甘石有助于缩小创口面积。

## 【参考文献】

[1] 何君，陈敬涛.炉甘石用于水疱大疱性皮肤病治疗与护理的临床探究 [J].医学食疗与健康，
　　2019（14）：60-62.

[2] 盛平卫，诸婧，陈丽芬.疱疹1号方合复方炉甘石洗剂治疗早期带状疱疹临床观察 [J].中国
　　社区医师，2018，34（34）：97-99，101.

[3] 梁双萍.炉甘石洗剂在失禁性皮炎中的应用 [J].中外医学研究，2019，17（7）：3-5.

[4] 陈妮娜，牛迪，王宁.炉甘石混合液治疗新生儿脓疱疮的护理分析 [J].基层医学论坛，2019，
　　23（9）：1223-1224.

[5] 王先锋.中药熏洗联合血液透析与炉甘石洗剂治疗尿毒症伴皮肤瘙痒临床研究 [J].新中医，
　　2020，52（19）：111-113.

[6] 周灵君，张丽，丁安伟.炉甘石敛口生肌的药效学研究 [J].中药新药与临床药理，2013，24
　　（4）：333-337.

# 🌱 马甲子 Baekfaenqma

【别名】铁篱笆、雄虎刺、石刺木、鸟刺仔、马甲枣、铁理风、铁菱角。

【来源】为鼠李科植物马甲子 *Paliurus ramosissimus*（Lour.）Poir. 的叶、根。

【生境分布】喜温暖气候，对土壤要求不严。常被栽种为绿篱，田边、屋角、隙地，
均能生长。在广西主要分布于临桂、金秀、梧州、北海、龙州、上林、东兰、南宁等地。

【性味功能】苦，平。除湿毒，祛风毒，通龙路。用于风湿痹痛、跌打损伤、咽炎、
咽喉痛、头痛、腹痛、痈疮。

【用法用量】内服 6 ～ 30 g，水煎服。外用适量，捣敷。

【现代药理学研究】

1. 抗炎作用

马甲子可降低结肠炎大鼠血清中 IFN-γ、IL-12 含量，提高 IL-4、IL-10 含量，提高
Th2 在外周血单个核细胞中的比例，降低结肠组织中髓过氧化物酶 MPO 活性，减轻实验
性结肠炎病理反应，改善结肠病理变化，对炎性肠病有潜在治疗作用。马甲子乙酸乙酯
提取物具有抗炎作用，可减轻 3% 硫酸葡聚糖钠所致实验性小鼠溃疡性结肠炎病变严重程
度，下调 TNF-α 等炎性因子分泌。马甲子正丁醇部位和水部位具有抑制炎症介质释放及
抗脂质过氧化的作用，对角叉菜胶液致胸膜炎大鼠胸腔渗出液及肺组织中 MDA、PGE$_2$、
TNF-α 及 IL-1β 的含量升高有抑制作用。

2. 抗肿瘤作用

马甲子乙酸乙酯提取部位可显著抑制体内 H22 和 S180 肿瘤生长，并对特异性免疫有抑制作用；可诱导 AGS 细胞凋亡，降低线粒体膜电位，下调 Bcl-2 和上调 Bax 蛋白水平；对 S180 荷瘤小鼠的体内抗肿瘤作用明显。

3. 抑菌作用

马甲子正丁醇部位和乙酸乙酯部位对金黄色葡萄球菌、枯草芽孢杆菌、大肠埃希菌和沙门氏菌具有一定的抑制作用。

## 【参考文献】

[1] 白筱璐，周静，胡竟一，等. 马甲子对实验性结肠炎的干预及 Th1/Th2 漂移相关作用机理研究 [J]. 中药药理与临床，2019，35（4）：116-119.

[2] 余悦，周静，陈健，等. 马甲子诱导 AGS/人胃腺癌细胞凋亡的研究 [J]. 中药药理与临床，2019，35（5）：56-60.

[3] 余悦，白筱璐，雷玲，等. 马甲子急性毒性抗肿瘤作用及对免疫功能影响的初步研究 [J]. 四川中医，2016，34（8）：53-56.

[4] 高媛，宋联强，樊梅，等. 马甲子叶提取物的抗肿瘤活性研究 [J]. 华西药学杂志，2015，30（3）：303-305.

[5] 何颖，董珊，张春. 马甲子叶抑菌有效部位的筛选 [J]. 中国实验方剂学杂志，2015，21（7）：159-162.

# 🌱 三白草 Nyasam'bak

【别名】过塘莲、水牛草、百节藕、水木通、白水鸡、田三白、蕺菜。

【来源】为三白草科植物三白草 *Saururus chinensis*（Lour.）Baill. 的地上部分。

【生境分布】生于低湿沟边、塘边或溪旁。在广西主要分布于宁明、邕宁、武鸣、马山、那坡、隆林、乐业等地。

【性味功能】甘、辛，寒。除湿毒，清热毒，消肿。用于水肿、黄疸、淋证、带下病、痢疾、痈疽、湿疹、下肢溃疡、蛇虫咬伤。

【用法用量】15 ～ 30 g。外用适量。

【现代药理学研究】

1. 抗炎作用

三白草可抑制二甲苯致小鼠耳郭肿胀、小鼠棉球肉芽肿增长及醋酸致小鼠腹腔毛细血管通透性增加，可减少醋酸致小鼠扭体次数，提高热板法致痛小鼠的痛阈值。三白草提取物可显著抑制 LPS 诱导的 RAW264.7 细胞 NO 的产生。三白草木脂素可调控 Nrf2/HO-1 信号通路，产生抗炎作用；可通过 Blimp-1 途径增加 Th17 细胞释放 IL-10 缓解炎症性肠炎。

2. 抗病毒作用

三白草水提取物可抑制 NF-κB 通路，抑制炎症因子的产生，达到抗病毒的作用。三白草芦丁可抑制 MEK1、ERK 通路，阻断 EV71 诱导的细胞病变效应和感染病毒粒子，抑制 EV71 病毒的复制，产生抗病毒作用。三白草马纳萨亭 B 可减少炎性细胞因子和趋化因子的产生，减弱 CVB3 病毒感染，增加线粒体 ROS 水平和 IRF-3 表达以及 STING 和 TBK-1 磷酸化，具有抗病毒作用。

3. 抗肿瘤作用

三白草乙醇提取物可抑制 Runx2 的转录，抑制乳腺癌转移；可增加荷瘤小鼠体质量、胸腺和脾脏指数，延长生存期。三白草酮可激活 Huh-7 细胞 JNK/p38 途径，诱导 $G_0/G_1$ 期细胞周期阻滞和线粒体功能障碍，引发细胞凋亡；诱导 AMP 活化蛋白激酶途径的激活，抑制 mTOR 及其下游靶标的磷酸化，减弱促血管生成因子，抑制肝癌细胞的细胞迁移和侵袭。

4. 抑制中枢神经作用

三白草氯仿提取物对小鼠的协调运动和自主活动、小鼠的神经系统有抑制作用，可缓解尼古丁依赖小鼠戒断症状。三白草木脂素可激活 Nrf2-ARE 信号通路，减弱氧化应激，保护脑组织免受创伤性脑损伤的影响。

5. 保肝作用

三白草石油醚部位和正丁醇部位均能显著降低小鼠血清中 GOT 和 GPT 的活力，提高小鼠肝脏匀浆液中 SOD 的活性，降低 MDA 的水平，对 $CCl_4$ 致小鼠急性肝损伤有一定的保护作用。三白草槲皮素和异槲皮苷对 $H_2O_2$ 损伤人正常肝细胞有保护作用。

6. 降血糖作用

三白草水提取物可减弱 β 细胞的损伤或改善受损 β 细胞的功能，降低四氧嘧啶糖尿病小鼠的血糖。三白草多糖类和黄酮类成分对四氧嘧啶糖尿病兔模型有降血糖作用，提高兔体内 SOD 的活性，降低 MDA 的水平，降低血糖。三白草总黄酮可降低自由脂肪酸，改善体内氧化应激反应，具有降血糖作用。

【毒理学研究】

三白草地上部分和根茎部分 95% 乙醇提取物的小鼠 $LD_{50}$ 分别为 17.15 g/kg 和 3.15 g/kg，病变部位为肝细胞轻度变性，而肾脏、胸腺及大脑等其他脏器均未见明显病变。

## 【参考文献】

［1］徐春蕾，李祥，陈宏降，等.三白草中化学成分对 $H_2O_2$ 损伤 LO2 细胞保护作用［J］.南京中医药大学学报，2012，28（2）：163-164.

［2］徐春蕾，张芳，陈宏降，等.三白草酮衍生物的合成及其保肝活性研究［J］.南京中医药大学学报，2014，30（5）：465-467.

［3］尹震花，顾雪竹，巩芳，等.三白草对四氯化碳致小鼠急性肝损伤的保护作用［J］.鲁东大学学报（自然科学版），2011，27（4）：335-338.

［4］匡蕾，颜仁杰，谢富贵，等.中药三白草提取物对尼古丁依赖小鼠戒断症状的影响［J］.江西中医学院学报，2011，23（6）：37-38.

［5］黄坤，潘琳娜，肖代彪，等.三白草氯仿提取部位对小鼠中枢抑制作用实验研究［J］.时珍国医国药，2015，26（5）：1054-1055.

［6］童汝有，董黎明.三白草木脂素对创伤性脑损伤大鼠神经保护作用及Nrf2-ARE信号通路的影响［J］.新中医，2020，52（6）：1-4.

［7］曾婉君，余应嘉，王叶茗，等.三白草抗炎镇痛作用研究［J］.中国医药导报，2012，9（11）：33-34，40.

［8］Kim D H，Cho J H，Cho Y J. Anti-inflammatory activity of extracts from ultra-fine ground *Saururus chinensis* leaves in lipopolysaccharide stimulated Raw 264. 7 cells［J］. Journal of Applied Biological Chemistry，2016，59（1）：37-43.

［9］Jung Y W，Lee B M，Ha M T，et al. Lignans from *Saururus chinensis* exhibit anti-inflammatory activity by influencing the Nrf2/HO-1 activation pathway［J］. Arch Pharm Res，2019，42（4）：332-343.

［10］Xiao J，Wang J，Chen Y，et al. *Sauchinone ameliorates* intestinal inflammation and promotes Th17 cell production of IL-10 via Blimp-1［J］. Biochem Biophys Res Commun，2020，522（2）：435-441

［11］叶蕴芝，许雪琴，林薇，等.三白草对四氧嘧啶型糖尿病小鼠治疗作用的实验研究［J］.福建中医学院学报，2004，14（3）：34-35.

［12］叶蕴芝，许雪琴，林薇，等.三白草多糖微波提取及其对糖尿病治疗的实验研究［J］.福建中医学院学报，2004，14（6）：28-30.

［13］邢冬杰，宿世震.三白草总黄酮对2型糖尿病胰岛素抵抗大鼠糖、脂代谢的影响［J］.中成药，2015，37（8）：1840-1842.

［14］吕红，邹乐兰，麻俊超，等.三白草提取物抗乳腺癌转移作用及其机制研究［J］.中国实验方剂学杂志，2015，21（7）：123-127.

［15］郭凌霄，苏国生.三白草提取物抑瘤作用初步研究［J］.国际检验医学杂志，2012，33（6）：643-644，647.

［16］王春阳，严琴琴，魏兰兰，等.三白草水提液抗肠道病毒71型作用初探［J］.中国免疫学杂志，2018，34（11）：1649-1653.

［17］田蕾，李晓艳，徐云霞，等.三白草抗单纯疱疹病毒作用及机制［J］.中国中药杂志，2012，

37（11）：1642-1645.

［18］Wang C Y，Wang P，Chen X Q，et al. *Saururus chinensis*（Lour．）Baill blocks enterovirus 71 infection by hijacking MEK1-ERK signaling pathway［J］. Antiviral research，2015，119：47-56.

［19］Song J H，Ahn J H，Kim S R，et al. Manassantin B shows antiviral activity against coxsackievirus B3 infection by activation of the STING/TBK-1/IRF3 signalling pathway［J］. Scientific Reports，2019，9（1）：9413.

［20］郭凌霄.三白草总黄酮的提取及抗氧化活性研究［J］.齐齐哈尔医学院学报，2010，31（14）：2192-2194.

［21］金佳慧，范嘉琪，李娇娇，等.不同采收期三白草中总黄酮含量测定及抗氧化活性研究［J］.人参研究，2019，31（2）：32-34.

［22］刘晓欣，曹光群，刘学.三白草提取物对自由基的清除作用研究［J］.应用化工，2014，43（5）：877-879.

［23］陈宏降，李祥，陈建伟.三白草不同药用部位不同提取物的急性毒性研究［J］.中国医药导报，2013，10（22）：13-15.

# 马齿苋 Nyaheujma

【别名】马齿草、马苋、马踏菜、瓜子菜、豆板菜、酸味菜、长寿菜。

【来源】为马齿苋科植物马齿苋 *Portulaca oleracea* L. 的地上部分。

【生境分布】生于田野、荒芜地及路旁。在广西主要分布于靖西、南宁、博白、北流、平南等地，我国大部分地区都有分布。

【性味功能】酸，寒。清热毒，调龙路，止血，止痢。用于痢疾、痈疮、疔疮、湿疹、毒蛇咬伤、痔疮、崩漏。

【用法用量】内服9～15 g，水煎服。外用适量，捣敷患处。

【现代药理学研究】

1. 抗炎镇痛作用

马齿苋提取物可抑制二甲苯和巴豆油致小鼠耳郭肿胀、小鼠棉球肉芽肿增生以及醋酸致小鼠腹腔毛细血管通透性增加，可减少醋酸所致小鼠扭体次数，提高热板法致痛小鼠的痛阈值；可抑制 NF-κB 通路和 MAPK 活化；可通过活化 PPAR-r，抑制硫酸葡聚糖诱导小鼠结肠炎的发展；可调节 TNF-α、IL-6 和 IL-1 的水平，对炎症性肠道疾病具有改善作用。

2. 抑菌作用

马齿苋是一种广谱的抗菌药，对大肠埃希菌、金黄色葡萄球菌、沙门氏菌、变形杆菌、志贺菌、枯草芽孢杆菌、痢疾杆菌、毛霉和黑曲霉具有一定的抑制作用。马齿苋的多糖类和黄酮类成分可抑制酵母菌、醋酸菌、黑曲霉和大肠埃希菌等，阻止或延缓菌体进入生长对数期，破坏细胞壁和细胞膜结构的完整性，改变细胞膜的通透性，抑制菌体蛋白质的合成。

### 3. 免疫增强作用

马齿苋多糖可激活 RAW264.7 细胞并增强其吞噬能力，提高 NO 的分泌水平，促进巨噬细胞分泌免疫因子 IL-6 和 TNF-α，刺激 T/B 细胞，诱导免疫级联反应，增强免疫功能；可提高小鼠腹腔巨噬细胞的吞噬百分率和吞噬指数，促进溶血素及溶血空斑的形成，促进淋巴细胞的转化，提高免疫功能；可提高荷瘤小鼠免疫器官的重量指数，增强荷瘤小鼠细胞免疫及体液免疫的功能；增强衰老小鼠的免疫能力。

### 4. 抗肿瘤作用

马齿苋醇提取物可下调 Notch-1、Notch-2、β-Catenin 的表达，抑制结肠癌细胞及其干细胞的增殖，加快结肠癌 HT-29 细胞和 HT-29 干细胞的凋亡。马齿苋多糖可抑制移植瘤组织 PCNA、Eag1 蛋白的表达，抑制裸鼠荷宫颈癌肿瘤的生长，促进移植瘤细胞凋亡，同时改善免疫功能。马齿苋黄酮可以抑制人恶性胚胎横纹肌瘤细胞和人肺癌细胞的增殖，诱导肿瘤细胞凋亡，影响肿瘤细胞周期，抑制肿瘤血管生成及侵袭转移，抑制蛋白激酶活性。

### 5. 抗氧化、抗衰老作用

马齿苋具有一定的抗氧化、抗衰老作用，可降低 MDA 的含量，提高 SOD、GSH-Px 和 CAT 的活性，清除自由基，减少过氧化脂质。马齿苋可有效改善热应激对小鼠造成的胃肠道运动功能降低，并可显著提高小鼠的抗氧化能力；可抑制 NF-κB 通路 MAPK 的活性，对 LPS 刺激的 RAW264.7 细胞具有显著的抗氧化作用。马齿苋多糖可增强内源性抗氧化酶活性，减弱机体衰老状态下的脂质过氧化，具有抗衰老作用。

### 6. 治疗阿尔茨海默病作用

马齿苋水提取物可提高 SOD 的活性，降低 MDA 的含量，清除多余的自由基，降低 AChE 的活性，改善 AlCl$_3$ 诱发的阿尔茨海默病（AD）小鼠的学习记忆能力。马齿苋总黄酮可改善 cAMP/PKA/CREB 信号通路，增加 ACh 和 AChE 的含量，增强 AD 小鼠海马胆碱能系统代谢，增强 CREB 磷酸化水平，提高 AD 小鼠的学习记忆能力。马齿苋酰胺 E 通过缓解 D-gal/NaNO$_2$ 诱导 AD 小鼠的氧化应激，上调海马神经元细胞抑制凋亡蛋白 Bcl-2 的表达，抑制促凋亡蛋白 Bax 的表达，从而抑制神经细胞凋亡，发挥神经元保护作用，改善 AD 小鼠的空间记忆能力。

### 7. 保肝作用

马齿苋可降低脂肪肝大鼠 TG、TC、AST、ALT、MDA 的水平，提高 SOD 的活性，防治脂肪肝。马齿苋可调节细胞色素 P450 相关基因，对 CCl$_4$ 所致急性肝损伤具有保护作用。马齿苋总黄酮可调节大鼠肝组织 TGF-β1 信号传导通路，下调 TGF-β1 的表达，抑制

TGF-β1/Smad7 信号通路，抑制细胞外基质过度沉积，减少炎性因子的释放，减轻肝细胞炎症，具有抗肝纤维化的作用。

8. 降血糖作用

马齿苋多糖可促进胰岛 β 细胞的增殖、增加细胞内 ATP 的含量、促进胰岛素的分泌、提高 SOD 的活性，抑制四氧嘧啶诱导的细胞内 $Ca^{2+}$ 水平升高，提高线粒体膜电位，可改善糖尿病胰岛素抵抗，促进胰岛素信号传导通路中关键蛋白的表达，影响葡萄糖转运，促进糖原合成，诱导糖酵解代谢通路；可调节 TGF-β1/Smad3 信号通路，改善幼年糖尿病大鼠的糖脂代谢，降低尿蛋白水平；可上调非胰岛素依赖型糖尿病小鼠 PKB、PPARγ 基因的表达，下调 PKC 基因的表达，具有降低血糖的作用。

# 【参考文献】

［1］秦孝智，王丹，张红英，等.马齿苋不同提取物的抗炎镇痛耐缺氧作用［J］.中国医院药学杂志，2010，30（22）：1909-1911.

［2］王国玉，王璐，王玮，等.马齿苋水提取物抗炎作用研究［J］.河北医学，2014，20（11）：1866-1868.

［3］范红艳，关丽萍，张红英.马齿苋水提取物对小鼠急性炎症的影响［J］.延边大学医学学报，2006（3）：184-185.

［4］Miao L，Tao H，Peng Y，et al. The anti-inflammatory potential of *Portulaca oleracea* L.（purslane）extract by partial suppression on NF-kappaB and MAPK activation［J］. Food Chem，2019（290）：239-245.

［5］Kim Y，Lim H J，Jang H J，et al. *Portulaca oleracea* extracts and their active compounds ameliorate inflammatory bowel diseases in vitro and in vivo by modulating TNF-alpha，IL-6 and IL-1beta signalling［J］. Food Res Int，2018，106：335-343.

［6］翟兴礼.马齿苋汁对 4 种细菌的作用研究［J］.农业与技术，2015，35（6）：11-12.

［7］孙燕杰.马齿苋提取物对产 ESBLs 大肠埃希菌体外抑菌作用及抑菌机理的研究［D］.南宁：广西大学，2016.

［8］Li Y H，Lai C Y，Su M C，et al. Antiviral activity of *Portulaca oleracea* L. against influenza A viruses［J］. J Ethnopharmacol，2019（241）：112013.

［9］熊祎虹，邓超，白文，等，金黑鹰.马齿苋醇提取物对结肠癌细胞及其干细胞体外增殖作用的机理研究［J］.北京中医药大学学报，2018，41（1）：39-44.

［10］徐鹤.马齿苋生物碱的提取及其对人肝癌细胞抑制作用的研究［D］.长春：长春工业大学，2011.

［11］郭君超，王颖梅.马齿苋多糖对荷宫颈癌裸鼠肿瘤生长的影响［J］.中国临床药理学杂志，

2020，36（20）：3295-3297，3309.

［12］李玉萍，曾宪伟，叶军，等.马齿苋活性成分体内外抗癌作用的初步筛选［J］.时珍国医国药，2009，20（11）：2726-2728.

［13］鞠兴荣，施洪飞.马齿苋抗氧化作用实验研究［J］.山东中医药大学学报，2000，24（6）：466-467.

［14］梁彦，吕艳荣.马齿苋多糖的抗衰老作用［J］.江苏农业科学，2014，42（4）：270-272.

［15］李银莉，张安勇，牛庆川，等.马齿苋多糖的乙酰化修饰及其抗氧化活性［J］.现代食品科技，2020，36（12）：84-91，110.

［16］林宝妹，张帅，洪佳敏，等.马齿苋不同溶剂提取物的抗氧化活性［J］.食品工业，2020，41（3）：141-145.

［17］郭月，包佳鹭，赵伟，等.马齿苋提取物对热应激小鼠胃肠道运动功能及抗氧化能力的影响［J］.中国兽医杂志，2019，55（11）：114-118.

［18］李晶，张红英.马齿苋水提取物对阿尔茨海默病模型小鼠学习行为的干预作用［J］.中国现代应用药学，2015，32（8）：944-947.

［19］勾洵，黄思莹，姚雪梅，等.马齿苋总黄酮对Aβ25-35阿尔茨海默症小鼠学习记忆功能的影响［J］.天然产物研究与开发，2017，29（11）：1846-1850.

［20］王培培.马齿苋酰胺生物碱标准化提取物和马齿苋酰胺E抗老年性痴呆活性研究［D］.济南：山东大学，2014.

［21］仇艳玲，卢丽莉，赵飞，等.马齿苋对大鼠脂肪肝的治疗和预防作用［J］.黑龙江医药科学，2016，39（4）：112-113.

［22］乔靖怡，李汉伟，胡锴，等.马齿苋总黄酮对四氯化碳致大鼠急性肝损伤的保护作用［J］.中药药理与临床，2020，36（5）：91-95.

［23］潘晓丽，熊永爱，谭玉柱，等.马齿苋总黄酮对肝纤维化大鼠转化生长因子-β1信号因子表达的影响［J］.医药导报，2014，33（9）：1140-1143

［24］陶贵斌，何慧楠，李雪惠，等.马齿苋多糖体外免疫调节活性研究［J］.食品研究与开发，2017，38（17）：176-179.

［25］赵蕊，高旭，邵兴月.马齿苋多糖对荷宫颈癌小鼠免疫刺激活性的研究［J］.中国免疫学杂志，2014，30（10）：1344-1348，1368.

［26］克里斯，郭建状，杨景云，等.马齿苋多糖对衰老小鼠免疫调节作用的研究［J］.黑龙江医药科学，2012，35（2）：27-28.

［27］卢新华，何军山，朱湘忠.马齿苋多糖对小鼠免疫功能影响的研究［J］.中药药理与临床，2006，22（3，4）：89-90.

［28］陈美琴，吴光杰，李玉萍，等.马齿苋多糖组分POP I对氧化损伤INS-1细胞的影响［J］.江西科技师范大学学报，2013（6）：15-20.

[29] 胡庆娟. 马齿苋多糖调控胰岛 β 细胞 $Na^+$ 通道的机理研究 [D]. 南昌：江西科技师范大学，
2018.

[30] 王成祥，刘玉霞，常绍鸿，等. 马齿苋多糖对幼年糖尿病大鼠糖脂代谢、肾功能的影响及其
作用机制 [J]. 中国医科大学学报，2021，50（1）：46-50，56.

[31] 李凤林，李青旺，耿果霞，等. 马齿苋多糖对糖尿病小鼠糖脂代谢相关因子的影响 [J]. 西
北农林科技大学学报：自然科学版，2012，40（4）：15-20.

# 路路通 Maklaeuj

【别名】枫木、香树、枫人、枫仔树、三角枫、黑饭叶。

【来源】为金缕梅科植物枫香树 *Liquidambar formosana* Hance 的成熟果实。

【生境分布】生于湿润及土壤肥沃的地方。分布于广西、陕西、河南、湖北、安徽、
江苏、浙江、福建、台湾、广东、江西、湖南、四川、云南、贵州等地。

【性味功能】苦，平。调火路，通水道，除湿毒。用于痹病、水肿、产后缺乳、闭经、
头痛。

【用法用量】内服 5 ～ 10 g，水煎服。

【现代药理学研究】

1. 抗炎镇痛作用

路路通水提取物和桦木酮酸可抑制角叉菜胶引起的小鼠足跖肿胀，降低醋酸致小鼠腹
腔毛细血管通透性增加，减少小鼠因醋酸引起的扭体次数。路路通没食子酸能减轻炎性细
胞的浸润，改善气道高反应性，下调 MyD88/NF-κB 信号通路，抑制 IL-33 介导的 ILC2 激
活和刺激 Th2 细胞因子释放，缓解卵白蛋白所致小鼠哮喘的症状。

2. 抗肿瘤作用

路路通桦木酮酸可把肝癌细胞阻滞于 S 期和 $G_2$ 期；可上调 p53 的活性，抑制 PI3K 和
Akt 蛋白的表达，抑制肝癌细胞的存活；可提高 Caspase-3、Caspase-9 的活性，促进肝
癌细胞凋亡；可使 S180 肿瘤细胞体积明显增大，通过引起肿瘤细胞肿胀诱发肝癌细胞凋
亡；可抑制肝癌细胞增殖，具有高度特异的抗前列腺癌活性，对前列腺癌 LNCaP 细胞有
显著的抑制作用；对乳腺癌 MCF-7 细胞、宫颈癌 C-33A 细胞的增殖均表现出一定的抑制
作用。

3. 抗菌、抗病毒作用

路路通挥发油对青霉菌、枯草杆菌、黄曲霉菌、大肠埃希菌、金黄色葡萄球菌均有
一定的抑制作用。路路通桦木酮酸及桦木酮酸 3-肟可抑制甲型流感病毒生长，桦木酮酸
3-肟与 L-蛋氨酸的结合物对 HIV-1 具有一定抑制活性，桦酸十八烷基酰胺可干预 1 型单
纯疱疹病毒的生长。路路通没食子酸对金黄色葡萄球菌、大肠埃希菌、肠炎沙门菌、鼠伤

寒沙门菌、蜡样芽孢杆菌、白色念珠菌均具有一定的抑制作用，可显著抑制白色念珠菌的生物膜形成。

### 4. 神经保护作用

路路通能够明显抑制脑水肿的发生，缩短水肿半暗带的恢复时间，对血肿周围缺血区的脑组织有保护作用，可用于脑出血急性期的治疗，促进侧支循环的建立；可减轻脑出血后继发性脑损害，减轻脑水肿，降低颅内压，加速血肿清除，减轻占位效应，改善神经功能缺损。路路通没食子酸可维持钙稳态及营养神经细胞；可维持钙稳态和促进 IGF-1 的表达，保护神经元免受谷氨酸诱导的神经元毒性侵扰；可改善皮层神经元抗氧化谱，抑制促炎性细胞因子的产生，具有抵抗谷氨酸神经毒性的作用；可提高 APP/PS1 双转基因 AD 小鼠的学习记忆能力，具有一定的营养神经及保护作用。

### 5. 抗氧化作用

路路通对 DPPH 自由基、一氧化氮以及羟自由基具有一定的清除活性，可抑制脂质氧化作用。路路通没食子酸对人肝微粒体细胞色素 P450 介导的氧化具有抑制作用，对自由基具有较强的清除活性，可减少组织细胞反应性氧原的堆积，减轻氧化失衡对机体造成的危害。

## 【参考文献】

［1］刘婷，孙玉茹，秦彩玲，等.路路通酸的抗炎镇痛作用［J］.中国实验方剂学杂志，2006，12（12）：45-47.

［2］Wang X H, Zhao H Q, Ma C H, et al. Gallic acid attenuates allergic airway inflammation via suppressed interleukin-33 and group 2 innate lymphoid cells in ovalbumin-induced asthma in mice［J］. Int Forum Allergy Rhinol, 2018, 8（11）: 1284-1290.

［3］Flekhter O B, Boreko E I, Tretiakova E V, et al. Synthesis and antiviral activity of amides and conjugates of betulonic acid with amino acids［J］. Bioorg Khim, 2004, 30（1）: 89-98.

［4］刘玉民，刘亚敏，李昌晓，等.路路通挥发油化学成分与抑菌活性研究［J］.食品科学，2010，31（7）：90-93.

［5］许维国，刘洋，刘多见，等.没食子酸抑菌活性分析［J］.中国公共卫生，2012，28（10）：1329-1331.

［6］郭鑫，李治建，艾西木江·热甫卡提，等.没食子酸对小鼠白色念珠菌感染的影响［J］.中药药理与临床，2014，30（2）：34-37.

［7］Maya S, Prakash T, Madhu K. Assessment of neuroprotective effects of Gallic acid against glutamate-induced neurotoxicity in primary rat cortex neuronal culture［J］. Neurochem Int, 2018, 121（12）: 50-58.

［8］刘群，朱辉，包雪鹦，等. 路路通对脑出血治疗的动物实验及临床观察［J］. 中风与神经疾病杂志，2001，18（4）：48-50.

［9］裘学辉. 路路通注射液对大鼠实验性脑出血的保护作用［J］. 吉林医学，2007，24（12）：1421-1422.

［10］张秀娟，李国媛，季宇彬，等. 桦木酮酸对人肝癌细胞及对动物移植性肿瘤 H$_{22}$ 细胞的影响［J］. 林产化学与工业，2009，29（1）：46-50.

［11］张秀娟，韩磊，季宇彬，等. 桦木酮酸对 H22 荷瘤小鼠肿瘤细胞周期及相关蛋白表达的影响［J］. 中国中药杂志，2008，33（14）：1739-1743.

［12］张秀娟，韩磊，凌莉莉，等. 桦木酮酸抑制 PI3K/AKT 通路体内抗肿瘤作用研究［J］. 哈尔滨商业大学学报（自然科学版），2008，24（3）：261-264.

［13］张秀娟，李宏伟，季宇彬，等. 桦木酮酸对肿瘤细胞 SGC-7901、HepG-2 及 S（180）荷瘤小鼠肿瘤细胞的影响［J］. 天然产物研究与开发，2009，21（5）：766-770.

［14］穆晓婷，钱平，蒋璐璐，等. 路路通酸对乳腺癌 MCF-7 细胞和宫颈癌 C-33A 细胞增殖的影响［J］. 实用药物与临床，2017，20（3）：254-257.

［15］Sorokina I V，Tolstikova T G，Zhukova N A，et al. Antitumor and antimetastatic effects of betulonic acid amides in mice with transplantable lewis carcinoma［J］. Bull Exp Biol Med，2006 142（1）：69-72.

# 🌱 蛇床子 Byaekhomjgya

【别名】蛇米、蛇床仁、蛇床实、双肾子。

【来源】为伞形花科植物蛇床 *Cnidium monnieri* (L.) Cusson 的果实。

【生境分布】生于山坡草丛中，或田间、路旁。我国大部分地区都有分布。

【性味功能】苦、辛，温。温肾助阳，祛风燥湿，杀虫止痒。用于阳痿、阴囊湿痒、带下阴痒、宫寒不孕、风湿痹痛、疥癣湿疮。

【用法用量】内服 3 ～ 10 g。外用适量。

【现代药理学研究】

1. 对心血管系统的作用

（1）抗心律失常作用

蛇床子可抑制心肌细胞 Na$^+$ 内流、Ca$^+$ 内流，具有预防和治疗心律失常的双重作用。蛇床子花椒毒酚对氯仿诱发的小鼠室颤和氯化钙诱发的大鼠室颤有预防作用，对乌头碱诱发的大鼠心律失常有治疗作用。

（2）抗心肌纤维化作用

蛇床子总香豆素可降低心肌梗死大鼠心肌纤维化，改善心脏功能，减少心肌线粒体碎片，下调 Drp1 并上调 Opa1 的表达，改善线粒体形态，降低心肌梗死大鼠的心肌损伤。蛇床子素可抑制氧化应激，改善心肌能量代谢，对肾性高血压诱导的大鼠心肌肥厚具有一定的治疗作用；可激活 PPAR-α 和 PPAR-γ，抑制 NF-κB/TGF-β1 通路以及增加 MMP-2 和 MMP-9 的表达，抑制异丙肾上腺素诱导小鼠心肌纤维化的形成。

### 2. 对神经系统的作用

（1）脑缺血损伤保护作用

蛇床子素可改善大鼠脑缺血／再灌注后神经功能行为缺陷评分，减轻脑水肿，降低大鼠脑组织中 IL-1β、IL-8 和 NO 的含量，抑制脑组织中 MPO 和 iNOS 的活性，对脑缺血／再灌注损伤具有一定的保护作用；可抑制 ROS 介导的线粒体凋亡信号途径，减轻大鼠肾脏缺血再灌注损伤；可下调慢性坐骨神经压迫大鼠背根神经节中 MyD88 的表达，减轻神经病理性疼痛。

（2）镇静催眠作用

蛇床子醇提取物可抑制小鼠自主活动，减少戊巴比妥钠催眠剂量和延长睡眠时间，有较强的催眠作用；有效组分可使大鼠海马组织 Glu 表达水平显著降低、GABA 表达水平显著升高，促进神经递质对神经的抑制作用，降低神经的兴奋性。蛇床子催眠活性组分可降低海马 Clock/Bmal1 的表达，提高 Cry1、Per1、Per2 的表达，减少兴奋性氨基酸类神经递质的表达，调节睡眠-觉醒周期，对失眠具有一定的治疗效果。蛇床子总香豆素可以显著缩短 PCPA 失眠大鼠的入睡潜伏期，延长睡眠持续时间，提高 PCPA 失眠大鼠脑干 5-HT、5-HIAA 水平，降低 NE 和 DA 的含量，改善睡眠觉醒周期。蛇床子素可通过抗氧化应激，减轻海马组织神经细胞的损害，对睡眠剥夺大鼠的记忆功能产生明显的保护作用；可抑制脊髓背角 CXCL1/CXCR2 的表达、抑制 p38 MAPK 信号传导从而缓解髓核致炎大鼠神经根性疼痛。

（3）记忆改善作用

蛇床子素可降低海马组织与血清中 MDA 的含量，恢复海马组织中 SOD 的活性，减少海马组织神经细胞损害，保护睡眠剥夺小鼠的记忆功能；可改善 Aβ25-35 诱导的 AD 大鼠海马 CA1 区神经元超微结构的病理损伤，缩短定向航行逃避潜伏期，延长空间探索逃避潜伏期，减轻学习记忆减退及海马神经元结构损伤；可减轻 LPS 所致的海马神经元凋亡及坏死，减少 TNF-α、IL-1β、iNOS 及 COX-2 的 mRNA 表达，改善学习记忆功能；可上调 miRNA-9 的表达，抑制 BACE-1 的表达；可调控 PI3K/AKT/GSK-3β 信号通路，下调 tau 磷酸化的水平，对阿尔茨海默病具有一定的治疗作用。

### 3. 抗肿瘤作用

蛇床子素具有广泛的抗肿瘤活性，可上调 Bax 的表达和下调 Bcl-2 的表达，抑制人宫颈癌 Hela-S3 细胞增殖、诱导凋亡；上调 PTEN 的表达，抑制肝癌细胞 HepG2 的增殖、促进凋亡；抑制 MMP-2、MMP-9 的表达从而抑制人肝癌 SMMC-7721 细胞的增殖、迁移及侵袭；下调 p-NF-κB 的表达，抑制人肺癌 H1299 细胞增殖并促进细胞凋亡；抑制 PI3K/Akt 信号通路，诱导外阴鳞癌 SW962 细胞凋亡，抑制细胞增殖；抑制肿瘤干细胞 p-GSK-3、β-Catenin、Cyclin D1 蛋白的表达，从而抑制干细胞增殖，增强癌细胞对放疗的敏感性；下调前列腺癌 LNCaP 细胞中 SIRT1 的表达，促进阿霉素诱导的 p53 依赖型细胞凋亡；激活线粒体凋亡途径和上调 DR5 的表达，增强 TRAIL 诱导 HL-60 细胞凋亡的敏感性。

### 4. 抗骨质疏松作用

蛇床子素可促进大鼠成骨细胞的矿化成熟，增强细胞成骨性活动，具有促进骨修复愈合及抗骨质疏松的作用；可通过抑制 NF-κB 信号通路，引起 NFATc1 等相关转录因子的下调，抑制破骨细胞的分化。蛇床子素可抑制 Wnt 信号通路的激活，减轻类风湿性关节炎大鼠的软骨损伤、炎症反应及关节软骨基质胶原的破坏。

## 【参考文献】

[1] 张志祖，连其深，曾靖，等.蛇床子总香豆素的抗心律失常作用 [J].中国中药杂志，1995，20（2）：114.

[2] 周俐，皮荣标，向仁德，等.花椒毒酚抗实验性心律失常作用的研究 [J].中草药，1996，27（6）：347-349.

[3] 周峰，钟文，薛洁，等.蛇床子素对肾性高血压大鼠心肌肥厚的治疗作用 [J].苏州大学学报（医学版），2012，32（3）：349-353.

[4] 权彦，孟庆华，刘靖丽.蛇床子总香豆素对心肌梗死大鼠线粒体形态的影响 [J] 西北药学杂志，2018，33（2）：189-192.

[5] 陈蓉.蛇床子素抑制异丙肾上腺素诱导小鼠心肌纤维化及其机制研究 [D] 苏州：苏州大学，2012.

[6] 何蔚，刘建新，周钰梅，等.蛇床子素对大鼠脑缺血/再灌注损伤的保护作用及其机制 [J].中国药理学通报，2008，24（11）：1528-1530.

[7] 张炯，王佳，王芳，等.蛇床子素对大鼠肾脏缺血再灌注损伤的保护作用研究 [J].安徽医科大学学报，2018，53（11）：1731-1735，1740.

[8] 温超，王春梅，杨柳.蛇床子素对慢性坐骨神经压迫模型大鼠背根神经节中 MyD88、p-ERK 表达的影响 [J].中国医科大学学报，2020，49（6）：528-531.

[9] 易智华，周聪发，雷琼琼，等.蛇床子素减轻 HIV gp120 诱发的周围神经病理痛 [J].中国药理学通报，2019，35（5）：680-685.

[10] 郝雨蒙，王若瑜，仲启明，等.蛇床子催眠活性组分对原代海马神经元细胞神经递质与钟基因表达的影响 [J].中药材，2019，42（5）：1133-1138.

[11] 魏文静，全立国，仲启明，等.蛇床子催眠活性组分对对氯苯丙氨酸致失眠大鼠海马钟基因

与氨基酸类神经递质表达的影响［J］.中草药，2018，49（11）：2614-2619.

［12］姚丽伟，刘梦，陈淑云，等.APOE-TREM2 介导的蛇床子素对阿尔兹海默病体外细胞模型的抗炎机制研究［J］.中药新药与临床药理，2021，32（11）：1607-1614.

［13］高凤娇，杨琳，张嘉明，等.蛇床子素通过抑制髓核致炎大鼠脊髓背角 CXCL1/CXCR2 的表达发挥抗炎镇痛作用［J］.中国药理学通报，2020，36（3）：347-354.

［14］张嘉明，易增兴，林世清，等.蛇床子素对髓核致炎神经根痛大鼠脊髓背角 p38 MAPK 表达的影响［J］.中国药理学通报，2018，34（2）：237-243.

［15］倪颖男，王雅萌，孔亮，等.蛇床子素对阿尔茨海默病小鼠脑内 tau 蛋白过度磷酸化及 PI3K/Akt/Gsk3β 信号通路的影响［J］.中国新药杂志，2019，28（23）：2865-2871.

［16］蔺莹，姚璎珈，梁喜才，等.蛇床子素上调 miRNA-9 抑制 BACE-1 表达治疗阿尔茨海默病［J］.中国药理学通报，2019，35（4）：524-529.

［17］龚其海，石京山，杨丹莉.蛇床子素减轻 $A\beta_{25-35}$ 诱导的大鼠学习记忆减退及海马神经元结构损伤［J］.遵义医学院学报，2011，34（34）：335-337，340.

［18］龚其海，丁利静，王丽娜，等.蛇床子素减轻脂多糖诱导的大鼠学习记忆减退［J］.中国新药与临床杂志，2011，30（8）：609-614.

［19］王景，曹广超，蒋光慧，等.蛇床子素对宫颈癌 Hela-S3 细胞活性、凋亡及相关信号通路的影响［J］.中国免疫学杂志，2020，36（23）：2850-2854.

［20］廖健思，宋雷，王建超，等.蛇床子素对人肝癌细胞增殖、迁移和侵袭能力及 MMP-2、MMP-9 表达的影响［J］.中药材，2020，43（6）：1473-1476.

［21］彭建明，朱扣柱，叶记林，等.蛇床子素对肺癌 H1299 细胞增殖和凋亡的作用［J］.天津医药，2020，48（2）：87-90.

［22］董思雨，卢烨，赵燕燕，等.蛇床子素通过 PI3K/Akt 通路诱导外阴鳞癌 SW962 细胞凋亡［J］.中国药理学通报，2019，35（6）：797-802.

［23］贾廷印，李好朝，乔泽强，等.蛇床子素通过上调抑癌基因 PTEN 抑制肝癌细胞 HepG2 增殖并促进细胞凋亡［J］.中国免疫学杂志，2019，35（2）：192-196，201.

［24］陈炯玉，张凡，庄轶轩，等.蛇床子素对低分化鼻咽癌 CNE2 干细胞增殖、放疗敏感性的影响［J］.中草药，2018，49（16）：3854-3860.

［25］陈小弟，赵贤宝，骆高健.蛇床子素通过抑制 SIRT1 的表达增强阿霉素对 p53 野生型前列腺癌细胞的凋亡诱导活性［J］.中国病理生理杂志，2018，34（3）：435-440.

［26］于有江，叶记林，彭建明，等.蛇床子素对 TRAIL 诱导白血病 HL-60 细胞凋亡的作用及其相关机制研究［J］中国实验血液学杂志，2018，26（4）：1016-1021.

［27］贝宇飞，朱清，王静，等.蛇床子素对 II 型胶原蛋白诱导的关节炎大鼠软骨损伤的改善及免疫调节作用［J］.南京医科大学学报（自然科学版），2020，40（4）：521-527.

［28］冯秀，何进鹏，华君瑞，等.蛇床子素对模拟微重力引起的骨质流失的防治作用［J］.中国

骨质疏松杂志, 2018, 24（8）: 1074-1079.

［29］明磊国, 王鸣刚, 陈克明, 等. 蛇床子素对体外培养成骨细胞成骨相关因子表达的影响 ［J］. 中药药理与临床, 2011, 27（2）: 53-56.

［30］王礼宁, 马勇, 郑苏阳, 等. 蛇床子素对 RAW264.7 细胞向破骨细胞分化的影响及其机制 ［J］. 北京中医药大学学报, 2018, 41（11）: 950-958.

［31］赵永见, 唐德志, 程少丹, 等. 不同剂量蛇床子素对 OPG 基因敲除小鼠和去卵巢骨质疏松大 鼠作用疗效的比较研究 ［J］. 中国骨质疏松杂志, 2015, 21（2）: 147-151.

［32］向丽华, 陈燕萍, 张智, 等. 24 味有毒中药长期毒性实验对大鼠脏器指数的影响 ［J］. 中国 中医基础医学杂志, 2006, 12（1）: 35-36, 52.

# 肾茶 Nyamunghmeuz

【别名】猫须草、猫须公、牙努秒、圆锥直管草。

【来源】为唇形科植物肾茶 *Clerodendranthus spicatus*（Thunb.）C. Y. Wu ex H. W. Li 的全草。

【生境分布】生于海拔高达 1050 m 的林下阴湿处, 有时也见于无阴平地上, 多为栽培。分布于广西、福建、台湾、广东、海南、云南等地。

【性味功能】微苦, 凉。清热祛湿, 通调水道, 排石利尿。用于急性肾炎、慢性肾炎、膀胱炎、尿路结石、风湿性关节炎、胆结石。

【用法用量】10 ～ 20 g, 水煎服。

【现代药理学研究】

1. 改善肾功能作用

肾茶可降低慢性肾功能衰竭大鼠体内 UTP、Scr、BUN 等水平, 抑制肾小球系膜细胞及基质增生, 减轻肾小管—间质损害, 改善慢性肾功能衰竭大鼠的肾功能及免疫功能; 可降低小鼠体内高血脂和氧化应激水平, 降低高脂饮食造成的小鼠肾损伤。肾茶水提取物可下调肾组织中 NLRP3、ASC、Caspase-1、bFGF 蛋白的表达, 对痛风性肾病大鼠具有一定的肾脏保护作用。肾茶黄酮可促进急性肾衰肾小管上皮细胞增殖, 抑制促凋亡蛋白的表达, 抑制凋亡, 抑制氧化应激, 从而减缓急性肾衰肾小管上皮细胞的损伤。

2. 利尿作用

肾茶提取物可降低肾结石大鼠尿液及肾组织中草酸钙的含量, 减小草酸钙晶体的平均粒径, 降低尿中草酸钙晶体的成核速率及增长率; 下调肾组织中 OPN 的表达, 增加尿草酸和钙离子的排泄, 减少草酸钙晶体在肾组织中的沉积。肾茶肌醇可使尿液碱化, 可增加尿酸排泄量, 促进排石。肾茶迷迭香酸可减少大鼠的尿草酸含量及尿钙分泌量, 抑制大鼠草酸钙结石的形成。

### 3. 抗炎作用

肾茶萜类、多酚和黄酮类可通过抗氧化作用清除自由基，抑制 iNOS 和 COX-2 的表达，抑制 STA1 激活，抑制炎症刺激产生的 NO 和 PGE$_2$ 的聚集从而发挥抗炎作用。肾茶总黄酮对大鼠慢性非细菌性前列腺炎有治疗作用，可降低血清和前列腺组织中 TNF-α 和 IL-8 的表达，纠正机体异常免疫功能。

### 4. 免疫调节作用

肾茶可提高正常小鼠特异性及非特异性免疫功能，具有免疫调节活性。肾茶水提取物对体外培养的 PBMCs 的增殖具有抑制作用；可启动免疫应答保护秀丽隐杆线虫免受金黄色葡萄球菌感染，影响 p38MAPK 和胰岛素样信号传导，增强感染线虫的存活率而又不干扰其生长。

### 5. 抑菌作用

肾茶水提取物对大肠埃希菌、肺炎克雷伯菌、不活跃大肠埃希菌、甲型副伤寒杆菌、赫尔曼埃希菌、铜绿假单胞菌、鲍曼不动杆菌及金黄色葡萄球菌均具有一定的抑制作用。

### 6. 降血糖作用

肾茶乙醇提取物及橙黄酮可抑制 α-葡萄糖苷酶和 α-淀粉酶的活性，延缓小肠内碳水化合物的消化，降低葡萄糖的吸收速率和餐后血浆葡萄糖水平，在非胰岛素依赖的糖尿病治疗中具有潜在的应用价值。肾茶水提取物可抑制 α-糖苷酶活性，刺激胰岛素分泌，增强抗氧化能力，降低糖尿病小鼠血清 TC、TG 含量及空腹血糖水平。

### 7. 抗肿瘤作用

肾茶提取物能增强前列腺癌 PC3 细胞中 Caspases 的活性，诱导 PC3 细胞凋亡。肾茶叶氯仿提取物可非特异性地抑制多种蛋白激酶，抑制癌细胞增殖，使细胞周期停滞在 G$_2$/M 期，阻断细胞有丝分裂继而引发细胞凋亡。肾茶总黄酮可调控细胞周期和凋亡，对肾癌细胞的生长具有一定的抑制作用；肾茶甲氧基黄酮可抑制癌细胞蠕动及癌细胞集落形成，抑制癌细胞的生长及诱导凋亡。

### 8. 其他药理作用

肾茶乙醇提取物对硫代乙酰胺诱导的大鼠肝毒性有保肝作用。肾茶甲醇提取物可改善胃黏膜损伤，抑制胃黏膜脂质过氧化反应，刺激胃黏膜分泌黏液。

肾茶提取物可降低高尿酸血症小鼠的血尿酸水平，缓解急性痛风性关节炎，减轻高尿酸血症小鼠和痛风性肾病大鼠的肾损伤。

## 【参考文献】

[1] 张建军，杨琦，王淳，等. 分清肾茶片对角叉菜胶致大鼠前列腺炎的治疗作用及对肿瘤坏死因子-α、前列腺素 E-2 的影响 [J]. 中华中医药杂志，2013，28（10）：2909-2913.

［2］甘典辉，唐爱存，伍小燕，等.肾茶总黄酮对大鼠慢性非细菌性前列腺炎的影响［J］.中国实验方剂学杂志，2013，19（8）：266-268.

［3］黄幼霞，黄荣桂，郑兴中.迷迭香酸对大鼠肾草酸钙结石形成的影响［J］.中国医院药学杂志，2011，31（14）：1196-1199.

［4］Zhong Y S，Yu C H，Ying H Z，et al. Prophylactic effects of *Orthosiphon stamineus* Benth. extracts on experimental induction of calcium oxalate nephrolithiasis in rats［J］. J Ethnopharmacol，2012，18，144（3）：761-767.

［5］Rodgers A L，Webber D，Ramsout R，et al. Herbal preparations affect the kinetic factors of calcium oxalate crystallization in synthetic urine：implications for kidney stone therapy［J］. Urolithiasis，2014，42（3）：221-225.

［6］徐福春，罗布占堆，杨东娟.肾茶水浸液抑菌作用研究［J］.西藏大学学报（自然科学版），2010，25（2）：82-85.

［7］Alshawsh M A，Abdulla M A，Ismail S，et al. Free radical scavenging，antimicrobial and immunomodulatory activities of *Orthosiphon stamineus*［J］. Molecules，2012，17（5）：5385-5395.

［8］王立强，孟萍萍，智利，等.肾茶提取物防治大鼠慢性肾功能衰竭的实验研究［J］.中国医药科学，2011，1（1）：33-35.

［9］符静泉，戴莉琳，韦曼莉，等.猫须草水提取物对痛风性肾病大鼠的肾脏保护作用［J］.中药材，2020，43（11）：2784-2788.

［10］刘德坤，张璐，陈旭洁，等.猫须草叶提取物对高脂饮食诱导小鼠肾损伤的调控作用［J］.饲料研究，2019，42（4）：60-64.

［11］郭银雪，胡茂蓉，葛平玉.肾茶黄酮对急性肾衰中肾小管上皮细胞保护作用的研究［J］.世界科学技术 - 中医药现代化，2020，22（6）：1773-1779.

［12］Iva D，Lucie R，Jiří G，et al. Antiproliferative and antiangiogenic effects of flavone eupatorin，an active constituent of chloroform extract of *Orthosiphon stamineus* leaves［J］. Fitoterapia，2012，83（6）：1000-1007.

［13］龙贺明，罗艳，程海燕，等.肾茶总黄酮抗肾癌活性研究［J］.赣南医学院学报，2017，37（2）：179-184.

［14］Mohamed E A，Siddiqui M J，Ang L F，et al. Potent α-glucosidase and α-amylase inhibitory activities of standardized 50% ethanolic extracts and sinensetin from *Orthosiphon stamineus* Benth as anti-diabetic mechanism［J］. BMC Complement Altern Med，2012（12）：176.

［15］Mohamed E A，Yam M F，Ang L F，et al. Antidiabetic properties and mechanism of action of *Orthosiphon stamineus* Benth bioactive sub-fraction in streptozotocin-induced diabetic rats［J］. J Acupunct Meridian Stud，2013，6（1）：31-40.

［16］李光，陈曦，路娟，等.肾茶水提取物喷干粉对链脲霉素所致糖尿病大鼠降血糖作用机制研究［J］.中华中医药杂志，2013，28（12）：3653-3656.

［17］Kong C，Tan M W，Nathan S. *Orthosiphon stamineus* protects Caenorhabditis elegans against Staphylococcus aureus infection through immunomodulation［J］. Biol Open，2014，3（7）：644-55.

［18］岑小波，王瑞淑.肾茶对小鼠免疫功能的影响［J］.现代预防医学，1997（1）：78-79，83.

［19］黄幼霞，蔡英健，吴宝花.肾茶对小鼠血尿酸水平的影响［J］.世界临床药物，2016，37（11）：744-747.

［20］蓝伦礼.肾茶对高尿酸血症及痛风性肾病肾损害的保护作用及机制研究［D］.广州：广州中医药大学，2016.

［21］陈珠，杨彩霞，倪婉晔，等.肾茶对急性痛风性关节炎大鼠的抗炎作用研究［J］.环球中医药，2016，9（9）：1051-1054.

［22］游建军，李光，李宇赤，等.肾茶总黄酮对帕金森病的神经保护作用［J］.中国实验方剂学杂志，2015，21（4）：139-143.

［23］陈涛，杨全伟.肾茶总黄酮抗大鼠慢性细菌性前列腺炎活性研究［J］.湖北民族学院学报（医学版），2016，33（4）：1-3.

［24］Mun F Y，Lee F A，Ibrahim M S，et al. *Orthosiphon stamineus* leaf extract protects against ethanol-induced gastropathy in rats［J］. J Med Food，2009，12（5）：1089-1097.

［25］Vogelgesang B，Abdul-Malak N，Reymermier C，et al. On the effects of a plant extract of *Orthosiphon stamineus* on sebum-related skin imperfections［J］. Int J Cosmet Sci，2011，33（1）：44-52.

# 十大功劳 Vangzdienhciuj

【别名】土黄柏、刺黄连、老鼠刺、竹叶黄连、土黄连、木黄连。

【来源】为小檗科植物十大功劳 *Mahonia fortunei*（Lindl.）Fedde 的茎、叶。

【生境分布】生于石灰岩向阳山坡灌木丛中。在广西主要分布于昭平、平乐、阳朔、全州、融水、宾阳等地，河南、陕西、安徽、浙江、江西、福建、湖北、湖南、四川等亦有分布。

【性味功能】苦，寒。清热燥湿，泻火解毒。用于湿热泻痢、目赤肿痛，胃火牙痛、疮疖、痈肿、黄疸型肝炎。

【用法用量】9～30 g，水煎服。外用适量，捣敷。

【现代药理学研究】

1. 抗炎作用

阔叶十大功劳水提取物、醇提取物均具有抗炎作用。小檗碱对肾小球肾炎具有抑制作用，阻止淋巴细胞 DNA 的合成；可抑制前列腺素产生从而抑制花生四烯酸诱导的小鼠炎性反应。

2. 抗病毒作用

阔叶十大功劳生物碱具有显著的抗流感病毒作用，可抑制与 AIDS 致病相关的白色念珠菌，可与酶及 RNA 模板相互作用从而抑制人体免疫缺损病毒反转录。小檗碱能插入 RNA 中，抑制 RNA 合成和反转录，发挥抗病毒作用。

3. 抗肿瘤作用

十大功劳小檗碱及其类似物可通过抑制肿瘤细胞呼吸、嘌呤及核酸的生物合成而发挥抗肿瘤作用，对人白血病、骨髓瘤、肝癌等多种肿瘤细胞的生长有明显抑制作用；可抑制结肠癌细胞 COX-2 的表达，抑制癌细胞生长；可抑制 MCF-7/ADR 及 MCF 细胞的增殖；对骨髓瘤细胞的细胞毒作用与直接阻断 $K^+$ 通道有关；可调节 P-gp170 的表达和功能，减少紫杉醇等药物治疗肿瘤引起的消化道不良反应。

4. 抗菌作用

阔叶十大功劳提取物对金黄色葡萄球菌、大肠埃希菌、绿脓杆菌、脑膜炎双球菌和痢疾杆菌具有一定的抑制作用。冬青叶十大功劳对金黄色葡萄球菌，大小孢子菌、白色念珠菌、抗酸性分枝杆菌、痢疾杆菌、大肠埃希菌、乙型链球菌均有一定的抑制作用。冬青叶十大功劳小檗碱对大肠埃希菌、枯草杆菌、金黄色葡萄球菌等具有抑制作用。十大功劳异喹啉类生物碱对马拉色菌属的细菌具有抑制作用。

5. 其他药理作用

十大功劳具有抗阿尔茨海默病的作用。十大功劳生物碱具有抗胃溃疡的作用。

## 【参考文献】

[1] Cernáková M, Kostálová D. Antimicrobial activity of berberine-a constituent of *Mahonia aquifolium* [J].Folia Microbiol(Praha), 2002, 47（4）: 375-378.

[2] Volleková A, Kostálová D, Sochorová R. Isoquinoline alkaloids from *Mahonia aquifolium* stem bark are active against Malassezia spp [J]. Folia Microbiol(Praha), 2001, 46（2）: 107-111.

[3] Volleková A, Kostálová D, Kettmann V, et al. Antifungal activity of *Mahonia aquifolium* extract and its major protoberberine alkaloids [J]. Phytother Res, 2003, 17（7）: 834-837.

[4] Yan D, Jin C, Xiao X H, et al.Antimicrobial properties of berberines alkaloids in Coptis chinensis Franch by microcalorimetry [J]. J Biochem Biophys Methods, 2008, 70（6）: 845-849.

［5］曾祥英，劳邦盛，董熙昌，等.阔叶十大功劳根中生物碱组分体外抗流感病毒试验研究［J］.中药材，2003，26（1）：29-30.

［6］刘泽，蔡少平.小檗碱抑制结肠癌细胞中COX-2表达作用的研究［J］.中国新药杂志，2004（9）：796-799.

［7］Liu X，Ji Q，Ye N J，et al. Berberine inhibits invasion and Metastasis of colorectal cancer cells via COX-2/PGE$_2$ mediated JAK2/STAT3 signaling pathway［J］. PLoS One，2015，10（5）：e0123478.

［8］Wang Y，Liu Y F，Du X Y，et al. Berberine reverses doxorubicin resistance by inhibiting autophagy through the PTEN/Akt/mTOR signaling pathway in breast cancer［J］. Onco Targets Ther，2020，13：1909-1919.

［9］Wu S N，Yu H S，Jan C R，et al. Inhibitory effects of berberine on voltage- and calcium-activated potassium currents in human myeloma cells［J］. Life Sci，1998，62（25）：2283-2294.

［10］Lin H L，Liu T Y，Wu C W，et al. Berberine modulates expression of mdr1 gene product and the responses of digestive track cancer cells to Paclitaxel［J］.Br J Cancer，1999，81（3）：416-422.

［11］李燕婧，钟正贤，陈学芬，等.长柱十大功劳与阔叶十大功劳水提取物药理作用比较［J］.中医药导报，2010，16（9）：92-93，96.

［12］李燕婧，钟正贤，陈学芬，等.长柱十大功劳与阔叶十大功劳醇提取物药理作用比较［J］.云南中医中药杂志，2010，31（8）：61-63，4.

［13］李燕婧，钟正贤，陈学芬，等.长柱十大功劳与阔叶十大功劳生物碱药理作用比较［J］.中国药师，2010，13（9）：1241-1244.

［14］Valéria H，Daniela K，Danka S，et al. Effect of *Mahonia aquifolium* active compounds on interleukin-8 production in the human monocytic cell line THP-1［J］. Planta Med，2002，68（3）：266-268.

［15］Hu W C，Wu L，Qiang Q，et al. The dichloromethane fraction from *Mahonia bealei*（Fort.）Carr. leaves exerts an anti-inflammatory effect both in vitro and in vivo［J］. J Ethnopharmacol，2016（188）：134-143.

［16］Zhang S L，Li H，He X，et al. Alkaloids from *Mahonia bealei* posses anti-H$^+$/K$^+$-ATPase and anti-gastrin effects on pyloric ligation-induced gastric ulcer in rats［J］.Phytomedicine，2014，21（11）：1356-1363.

# 田基黄 Nyavetrwz

【别名】地耳草、雀舌草、小叶对口莲、肝炎草、耳挖草。

【来源】为藤黄科植物地耳草 *Hypericum japonicum* Thumb. ex Murray 的全草。

【生境分布】生于海拔 2800 m 以下的草地、沟边、田边或撂荒地上。在广西主要分布于全州、兴安、平南、南宁等地，江西、福建、湖南、广东、四川等亦有分布。

【性味功能】苦、辛，平。清热毒，除湿毒。用于急性肝炎、慢性肝炎、急性结膜炎、痢疾、疮疖痈肿、湿疹、虫蛇咬伤。

【用法用量】9 ～ 15 g，水煎服。

【现代药理学研究】

1. 抗病毒作用

田基黄提取物能降低乙型肝炎鸭血清中 DHBV-DNA 的滴度、HBsAg 的水平及 AST、ALT 的活性，减少肝细胞的变性与坏死及炎症细胞浸润，具有抗乙型肝炎病毒的作用。田基黄乙醇提取物具有抗甲 3 型流感病毒的作用。

2. 保肝作用

田基黄水可抑制 $CCl_4$ 所致急性肝损伤小鼠血清 ALT、AST 的水平，加速自由基清除，抑制 NO、TNF-α 和 1L-6 的水平，保护肝脏。田基黄苷能降低胆总管结扎诱导的胆汁性肝纤维化大鼠血清 TBIL、DBIL、AST、PC-I、HA、LN 的水平及肝组织中 Hyp 的含量，可减轻 $CCl_4$ 致肝细胞脂肪变性、带状坏死及炎细胞浸润，具有保肝退黄作用。

3. 抗菌作用

田基黄总黄酮对幽门螺杆菌、大肠埃希菌、枯草芽孢杆菌及金黄色葡萄球菌均具有显著的抑菌活性。田基黄异巴西红厚壳素与头孢他啶、左氧氟沙星或氨苄西林联用时，能显著增强其抑菌活性，可抑制耐甲氧西林金黄色葡萄球菌的活性。

4. 抗肿瘤作用

田基黄对人舌癌细胞 TSCCa、喉癌细胞 Hep-2、鼻咽癌细胞 CNE-2、宫颈癌细胞 Hela 以及肝癌细胞 HepG2 等均具有抑制作用，可引起细胞周期阻滞，抑制癌细胞增殖；能有效提高 5-FU 对肿瘤的抑制率，具有协同作用。

5. 抗氧化作用

田基黄甲醇提取物可抑制脂质氧化分解，抑制活性氧造成的小牛胸腺细胞 DNA 氧化损伤。田基黄苷可抑制 ROS 过度产生及 GSH 耗损，保护甘氨鹅脱氧胆酸诱导的 L-02 细胞凋亡；可提高肝组织 SOD、GSH-Px 的活性，降低肝组织 MDA 及血清 TNF-α 的含量。

6. 其他药理作用

田基黄水提取物可降低 TRIG、LDL-C、TC 的水平，升高 HDL-C 的水平，对心血管系统有一定影响。田基黄总黄酮对 5/6 肾切除慢性肾衰竭大鼠具有治疗作用，可通过 TGF-β1 途径改善肾组织纤维化病变程度；可降低炎症反应，抑制系膜和基质的增生，改善肾小管病变，进而缓解肾纤维化。

# 【参考文献】

［1］陶鑫，张婷婷，曹美娇，等.苍耳草的酚酸成分及其抗菌作用研究［J］.中药材,2017,40（6）：1326-1330.

［2］虞金宝，聂荣庆，吴东风，等.中药田基黄抗幽门螺杆菌的实验研究［J］.中华中医药杂志，2009，24（6）：821-823.

［3］蒙明瑜，黄仁彬，梁红.剑叶耳草多糖对乙型肝炎病毒的抑制作用及其机制研究［J］.中药药理与临床，2019，35（4）：38-43.

［4］凌健安，陈颖，徐小惠，等.剑叶耳草对 ConA 诱导的小鼠免疫性肝损伤的保护作用［J］.中药药理与临床，2017，33（3）：111-114.

［5］郑超，刘敏，李健.田基黄体外抗乙型肝炎病毒活性成分的研究［J］.天然产物研究与开发，2014，26（9）：1350-1356.

［6］刘妮，胡溪柳，孟以蓉，等.田基黄体内抗甲 3 型流感病毒作用研究［J］.中药材，2008，31（7）：1022-1024.

［7］李沛波，杨翠平，王永刚，等.田基黄提取物抗鸭乙型肝炎病毒作用的实验研究［J］.中药材，2011，34（6）：956-958.

［8］毛羽，王冲，杜奕欣，等.田基黄主要成分抗缺氧活性的研究［J］.时珍国医国药，2012，23（5）：1111-1112.

［9］单佳铃，魏荣锐，王陆，等.基于 TLR2/MyD88/ NF-κB 和 NALP3 信号通路探讨藏族药短穗兔耳草提取物抗慢性酒精性肝损伤大鼠的作用机制［J］.中国实验方剂学杂志，2020，26（2）：80-85.

［10］李雪澈，魏春华，王洪玲，等.短穗兔耳草对 α- 萘异硫氰酸脂致肝损伤小鼠保护作用的研究［J］.中药新药与临床药理，2016，27（5）：613-617.

［11］马冬梅，高雅，郭丹，等.田基黄提取物抗 $CCl_4$ 诱导大鼠肝纤维化的作用及其机制研究［J］.天然产物研究与开发，2018，30（11）：1890-1897.

［12］王永刚，谭沛，李沛波，等.田基黄总黄酮抗胆管结扎所致大鼠肝纤维化的研究［J］.中山大学学报（自然科学版），2016，55（1）：12-15.

［13］Liang S, Su W W , Wang Y G , et al. Effect of quercetin 7-rhamnoside on glycochenodeoxycholic acid-induced L-02 human normal liver cell apoptosis［J］. Int J Mol Med，2013，32（2）：323-330.

［14］李沛波，杨翠平，王永刚，等.田基黄苷抗大鼠肝纤维化作用的实验研究［J］.中药材，2011，34（3）：424-428.

［15］李沛波，唐西，杨立伟，等.田基黄对大鼠急性肝损伤的保护作用［J］.中药材，2006，29（1）：55-56.

[16] 林久茂，赵锦燕，周建衡，等.田基黄对小鼠急性肝损伤的防治作用［J］.时珍国医国药，2008，19（3）：550-551.

[17] 金辉喜，李金荣.田基黄对人舌癌细胞株 TSCCa 细胞毒作用的研究［J］.临床口腔医学杂志，1997，13（1）：19-20.

[18] 肖大江，朱国臣，王亚平，等.田基黄对人鼻咽癌细胞株 CNE-2 细胞生长抑制的体外实验［J］.现代肿瘤医学，2008，16（1）：15-16.

[19] 林久茂，王瑞国，陈旭征，等.田基黄对人肝癌细胞 HepG2 增殖的影响［J］.中药药理与临床，2007，23（5）：136-137.

[20] Zhang H B，Lu P，Cao W B，et al. The effect - enhancingand toxicity - reducing activity of *Hypericum japonicum* Thunb. extract in murine liver cancer chemotherapy［J］.Mol Clin Oncol，2013，1（2）：395-399.

[21] 李雪萍，刘伟伟，刘兴隆，等.地耳草总黄酮对慢性肾衰竭大鼠肾纤维化相关因子的影响［J］.成都中医药大学学报，2018，41（2）：21-24，127.

[22] 胡向阳，舒晓春，马义.田基黄水煎液对应激＋高脂血症模型大鼠血脂、血液流变的作用研究［J］.中药材，2011，34（9）：1418-1420.

[23] 王强，米军，李兴平，等.地耳草总黄酮对 5/6 肾切除大鼠肾功能及组织纤维化的影响［J］.中药药理与临床，2013，29（2）：61-64.

# 🌱 铁线蕨 Gvutndaemz

【别名】铜丝草、铁丝草、猪宗七、乌脚枪。

【来源】为铁线蕨科植物铁线蕨 *Adiantum capillus-veneris* L. 的全株。

【生境分布】生于山地林下。分布于我国东北、华北、西南地区。

【性味功能】甘、微咸、苦，平。利水，除湿，通淋，调经，止痛。用于小便不利、淋症、血尿、痢疾、风湿肿痛、月经不调、崩漏、白带多、牙痛。

【用法用量】9～30 g，水煎服。

【现代药理学研究】

1. 利尿通淋作用

铁线蕨水煎液对小鼠的尿量具有双向调节作用，高剂量可减少尿量，低剂量则能缩短排尿潜伏期，增加尿量。铁线蕨不仅能利尿通淋，还可治疗尿路感染、腹痛等。

2. 抗炎镇痛作用

铁线蕨根茎的氯仿提取物和甲醇提取物有抗炎镇痛活性，可减少醋酸所致小鼠扭体次数。

### 3.抑菌作用

铁线蕨提取物对黑霉菌和匍枝根霉具有抑制作用。铁线蕨根茎醇提取物可降低耐利福平结核杆菌的代谢活性，抑制其增殖。铁线蕨水提取物对大肠埃希菌、铜绿假单胞菌、金黄色葡萄球菌、白色念珠菌等均具有一定的抑制作用。

### 4.平喘作用

铁线蕨总黄酮可改善哮喘大鼠的一般症状，减轻肺组织病理改变，降低血清IgE、IL-4、IL-5的水平，降低肺泡灌洗液中的炎症细胞数目及分类，参与哮喘模型大鼠体内的氨基酸代谢、能量代谢、脂肪代谢和糖代谢，改善哮喘模型大鼠的肺组织病理学变化。

### 5.其他药理作用

铁线蕨水提取物及醇提取物均具有显著的降低高胆固醇饮食大鼠血糖的作用，对慢性高原病模型大鼠的心脏具有保护作用。

## 【参考文献】

[1] Haider S, Kharbanda C, Alam M S, et al. Anti-inflammatory and anti-nociceptive activities of two new triterpenoids from *Adiantum capillus-veneris* Linn [J].Nat Prod Res, 2013, 27（24）: 2304-2310.

[2] Saqlain H, Syed N, Mohammad M A, et al. Anti-inflammatory and anti-nociceptive activities of ethanolic extract and its various fractions from *Adiantum capillus-veneris* Linn [J].J Ethnopharmacol, 2011, 138（3）: 741-747.

[3] 谭远友，向育民.铁线蕨根茎醇提取物对耐利福平结核杆菌的影响[J].武汉科技学院学报，2003，16（3）: 79-83.

[4] 袁倩颖，阮金兰，蔡亚玲.铁线蕨水煎液治疗泌尿系统感染实验研究[J].中国药学杂志，2010，45（18）: 1389-1392.

[5] 李国利，陈洪源，孙厚良，等.中药荷叶铁线蕨提取液体外抑菌活性研究[J].时珍国医国药，2011，22（10）: 2471-2472.

[6] Javerya H, Dildar A, Abdul W. Evaluation of anti-oxidative, antimicrobial and anti-diabetic potential of *Adiantum venustum* and identification of its phytochemicals through GC-MS [J]. Pak J Pharm Sci, 2017, 30（3）: 705-712.

[7] 江秀娟.荷叶铁线蕨对泌尿系统易感菌抑制作用的研究[D].长沙: 湖南中医药大学，2011.

[8] 余萍，刘艳如，郑怡.二种蕨类植物凝集素的细胞凝集和抑菌活性比较[J].福建师范大学学报（自然科学版），2004，20（2）: 77-81.

[9] 阿迪拉木·阿依甫江，麦合苏木·艾克木，古孜力努尔·依马木，等.维药铁线蕨总黄酮抗炎平喘作用研究[J].新疆医科大学学报，2016，39（1）: 17-20, 27.

［10］阿依古·吐热克，米合勒阿依·艾克帕，巴吐尔·买买提明，等.铁线蕨总黄酮对哮喘大鼠模型及其尿液代谢物的影响［J］.新疆医科大学学报，2018，41（5）：590-596，601.

［11］阿依古·吐热克，阿不都热依木·玉苏甫，巴吐尔·买买提明，等.铁线蕨总黄酮提取物对哮喘模型大鼠血清代谢物的影响［J］.中国实验方剂学杂志，2018，24（14）：76-83.

［12］Kasabri V, Al-Hallaq E K, Bustanji Y K, et al. Antiobesity and antihyperglycaemic effects of *Adiantum capillus–veneris* extracts：in vitro and in vivo evaluations［J］.Pharm Biol, 2017, 55（1）：164-172.

［13］木尼热·艾合买提，迪丽努尔·买买提依明，杨涛，等.铁线蕨提取物对慢性高原病大鼠模型心脏的保护作用［J］.上海中医药杂志，2019，53（1）：86-90，105.

# 🌱 土荆芥 Cawbceuj

【别名】臭蒿、鹅脚草、臭草。

【来源】为藜科植物土荆芥 *Chenopodium ambrosioides* L. 的地上部分。

【生境分布】生于村旁、路边、河岸。广西各地均有分布，海南、福建、台湾、浙江、江苏、江西、湖南、四川等亦有分布。

【性味功能】辛、苦，温，有毒。除湿毒，祛风毒，通龙路，杀虫，止痒。用于肠道寄生虫病、头虱、湿疹、疥疮、癣、痹病、跌打损伤、虫蛇咬伤。

【用法用量】3～10 g，水煎服。外用适量，水煎洗或捣敷。

【现代药理学研究】

1. 驱虫、杀虫作用

土荆芥对禽类或畜类血吸虫尾蚴具有杀灭作用，擦洗皮肤感染处可治疗尾蚴性皮炎。土荆芥挥发油含有以驱蛔素为主要成分的杀肠虫物质，具有抗肠道寄生虫活性，对锥虫属、疟原虫属、蠕虫属寄生虫均起作用，使其先兴奋后麻痹，最后发生不可逆性强直，达到杀虫效果；对蛔虫、钩虫、阿米巴原虫等均有杀虫效果；具有良好的治疗皮肤利什曼病的潜力。

2. 抑菌作用

土荆芥挥发油加凡士林制作的软膏剂可用于治疗脚癣菌病，土荆芥洗液可治疗股癣。土荆芥挥发油对炭疽芽孢杆菌、白色念珠菌、乙型溶血性链球菌等14种临床常见病菌具有抑菌作用；对皮肤真菌羊毛状小孢子菌、絮状表皮癣菌、红色毛癣菌等均具有抑制作用。土荆芥油可根除幽门螺杆菌，可修复、改善胃黏膜损伤的临床症状。

3. 抗肿瘤作用

土荆芥挥发油可抑制 HepG2、A549 细胞增殖。土荆芥挥发油及对聚伞花素、α-萜品烯可造成胞浆内出现空泡、细胞肿胀破裂、细胞核破碎，破坏细胞完整性，引起细胞内容物外流，直接杀死人乳腺癌 MCF-7 细胞；可通过阻滞细胞周期于 $G_0/G_1$ 期，使细胞核呈固缩状，诱导细胞发生 Caspase 途径依赖性凋亡，抑制人肝癌 SMMC-7721 细胞生长，诱导细胞凋亡。

【毒理学研究】

1. 急性毒性

大剂量服用土荆芥挥发油制剂，易引起恶心、呕吐等症状，对肾脏有一定的毒副作用。土荆芥挥发油小鼠灌胃 $LD_{50}$ 为 1183 μL/kg 体重。土荆芥挥发油灌胃给药后，部分试验小鼠出现死亡，小鼠急性死亡前有颤抖、抽搐现象。

2. 遗传毒性

慢性死亡小鼠有不进食、不进水现象。土荆芥挥发油具有遗传毒性，可诱导小鼠淋巴瘤细胞 L5178Y 发生基因突变，造成 DNA 损伤，可致突变。

## 【参考文献】

［1］许重远.土荆芥精油不同给药方式对感染亚马逊利什曼虫小鼠的药效、毒性和耐药性的初步研究［J］.国外医药（植物药分册），2008，23（2）：83-84.

［2］聂小妮.土荆芥挥发油成分分析及药用活性研究［D］.咸阳：西北农林科技大学，2011.

［3］张恩恩，叶晖，贾晓芬，等.土荆芥提取物在体外对幽门螺杆菌生物膜的作用［J］.中国中西医结合杂志，2020，40（10）：1241-1245.

［4］叶晖，于靖，张学智.土荆芥挥发油对小鼠体内幽门螺杆菌清除作用及对 NF-κB 表达的影响［J］.中华中医药杂志，2017，32（12）：5346-5349.

［5］于靖，张学智，史宗明，等.土荆芥挥发油对幽门螺杆菌甲硝唑耐药株及敏感株的体外抗菌作用研究［J］.北京中医药，2018，37（10）：929-931.

［6］陈利军，智亚楠，王国君，等.土荆芥果实挥发油的抑菌活性及其组分分析［J］.河南农业科学，2015，44（1）：70-76.

［7］Cysne D N, Fortes T S, Reis A S, et al. Antimalarial potential of leaves of *Chenopodium ambrosioides* L［J］.Parasitol Res, 2016, 115（11）：4327-4334.

［8］朱晓换，张杜宇，钟守慧，等.土荆芥醇提取物对 MCF-7 细胞增殖的影响［J］.四川师范大学学报（自然科学版），2017，40（4）：531-535.

［9］王亚男，朱晓换，马慧，等.土荆芥挥发油诱导人肝癌 SMMC-7721 细胞 Caspase 依赖性凋亡［J］.中药材，2016，39（5）：1124-1128.

［10］Ain Q U, David M, Shah Q, et al. Antifertility effect of methanolic leaf extract of *Chenopodium ambrosioides* Hook. in male Sprague Dawley rats［J］.Andrologia, 2018, 50（10）：e13129.

# 仙人掌 Gohaizdaej

【别名】龙舌、观音掌、观音刺、神仙掌、凤尾簕、龙舌。

【来源】为仙人掌科植物仙人掌 *Opuntia dillenii*（Ker Gawl.）Haw. 的地上部分。

【生境分布】生于村边石上、海滨沙滩等，亦有栽培。广西各地均有分布，广东、贵州、四川、云南等亦有分布。

【性味功能】苦，寒。清热毒，除湿毒，调气道，通龙路，止血。用于咽炎、咳嗽、咯血、吐血、心悸、失眠、腮腺炎、胃痛、湿疹、痢疾、肺痈、乳痈、痈疮、痔疮、毒蛇咬伤、水火烫伤、冻伤。

【用法用量】10～20 g。外用适量，研末调敷。

【现代药理学研究】

1. 抗炎作用

仙人掌总黄酮可抑制肿胀反应及毛细血管通透性，减轻肿胀和渗出等局部炎症反应，具有抗急性炎症的作用。仙人掌多糖可抑制 IL-8 的表达，促进 IL-6 的表达，抑制炎症的发生和发展；对活性氧引起的红细胞脂质过氧化损伤具有保护作用。

2. 免疫调节作用

仙人掌多糖可调节糖尿病小鼠体内 NO 至正常水平，增强巨噬细胞的吞噬功能，提高血清 IgM 或 IgG 的含量，提高 T 淋巴细胞、B 淋巴细胞的增殖能力，且能使之恢复至正常水平；可通过提高 $CD8^+$ T 细胞亚群比例，降低 $CD4^+/CD8^+$ 比值，改善糖尿病小鼠免疫功能紊乱的现象；可通过调节体液免疫和细胞免疫增强糖尿病小鼠的免疫功能，改善症状。

3. 抗菌、抗氧化作用

仙人掌总皂苷对大肠埃希菌、巨大芽孢杆菌、青霉菌均有一定的抑制作用；能够清除羟基活性，具有抗氧化作用。

仙人掌多糖可降低高脂血症大鼠肝脏 ALT 及 AST 的活性、心脏 MDA 的水平，增强心脏 SOD 的活性，提高心脏抗 $O^{2-}$ 的能力，有效清除体内的氧自由基及抗脂质过氧化。

4. 降血脂、抗动脉粥样硬化作用

仙人掌能够降低高脂血症小鼠血清 TC、TG 的含量，升高 HDL-C 的含量。仙人掌多糖可抑制肝脏 ApoB 及 Dgat1 蛋白的表达，降低血浆 TC、LDL 及 TG 的含量，改善动脉粥样硬化大鼠的血管舒张功能，具有抗动脉粥样硬化作用。

5. 降血糖作用

仙人掌多糖可降低 STZ 诱导的糖尿病大鼠的食物摄入量、取水量、尿量、器官重量和血糖水平，增加糖尿病大鼠 SOD、GSH-Px 和 CAT 的活性，并降低大鼠血清、肝、肾和胰腺的 MDA 水平，修复大鼠胰岛组织的结构；可降低糖尿病小鼠的血糖，缓解多饮、多食、体质量持续下降的症状。

6.抗肿瘤作用

仙人掌多糖可提高卵巢癌大鼠癌组织细胞的凋亡率，阻滞细胞周期，调控凋亡相关蛋白 Bcl-2、PI3K、Akt 及周期蛋白 PTEN、p-Akt、mTOR 的表达，对卵巢癌具有一定的治疗作用；对肺鳞癌细胞 SK-MES-1 具有抑制作用。

7.神经保护作用

仙人掌多糖可降低动脉栓塞法致缺血/再灌注损伤大鼠的神经行为学评分，减少梗死灶面积，改善大鼠皮质及海马组织神经细胞丢失、神经胶质增生、核固缩、核深染等；可缓解大鼠大脑中动脉栓塞的症状，具有神经保护作用；对慢性应激所致的小鼠认知功能损伤有一定的改善作用；可改善慢性低灌注脑缺血导致的小鼠学习记忆功能减退，减少海马 CA1 区细胞丢失。

8.其他药理作用

仙人掌具有镇痛作用。仙人掌可调控细胞 Bcl-2 与 p53 基因的表达，抑制细胞凋亡，具有抗辐射作用。仙人掌汁可快速缓解有机磷中毒家兔的中毒症状。仙人掌多糖具有抗凝血活性。仙人掌多糖对小鼠急性肝损伤具有一定的保护作用。

## 【参考文献】

［1］全桂静.仙人掌果红色素稳定性及抗氧化性的研究［J］.中国调味品，2017，42（11）：130-132，136.

［2］徐丛玥，林款，梁征，等.不同提取方法对米邦塔仙人掌粗多糖体外抗氧化性的影响［J］.食品工业科技，2018，39（3）：56-60.

［3］杨小舟，黄卫，曾富华，等.仙人掌多糖对高脂血症大鼠体内抗氧化作用的研究［J］.时珍国医国药，2009，20（10）：2440-2442.

［4］韩本勇.仙人掌总皂苷的提取及部分活性研究［J］.农产品加工，2016（10）：36-38，41.

［5］饶颖竹，陈蓉，莫锦坚，等.仙人掌对小鼠实验性高脂血症的降脂作用［J］.中国康复医学杂志，2004，19（7）：43-45.

［6］王玉春，齐占朋，刘振中，等.仙人掌多糖对大鼠动脉粥样硬化的治疗作用及其机制［J］.药学学报，2015，50（4）：453-458.

［7］Gao J, Han Y L, Jin Z Y, et al. Protective effect of polysaccharides from *Opuntia dillenii* Haw. fruits on streptozotocin-induced diabetic rats［J］.Carbohydr Polym，2015（124）：25-34.

［8］林爱琴，何爱明.仙人掌多糖对糖尿病小白鼠降糖作用的研究［J］.重庆工商大学学报（自然科学版），2015，32（10）：33-37.

［9］刘平平，李萌，王昌涛，等.仙人掌多糖发酵提取工艺优化及其抗炎功效研究［J］.食品工业

科技，2018，39（24）：216-221.

[10] 赵龙岩，兰琦杰，曾富华，等.仙人掌多糖主要组分对大鼠红细胞脂质过氧化损伤的影响
[J].时珍国医国药，2011，22（5）：1078-1080.

[11] 戴小华，李春红，阿依姑丽·艾合买提，等.仙人掌总黄酮对小鼠抗急性炎症作用的研究
[J].中国农学通报，2013，29（36）：400-403.

[12] 张松莲，赵龙岩，袁清霞，等.仙人掌多糖主要组分对糖尿病小鼠的免疫调节作用[J].中
国生化药物杂志，2012，33（5）：532- 536.

[13] 赵龙岩，张松莲，袁清霞，等.野生仙人掌多糖对小鼠特异性免疫功能的调节作用[J].中药
材，2012，35（1）：98-102.

[14] 赵龙岩，张松莲，袁清霞，等.仙人掌多糖主要组成成分分析及其对体外培养免疫细胞的影
响[J].时珍国医国药，2012，23（7）：1653-1656.

[15] 殷姿，余贤军，徐臣利.仙人掌多糖对卵巢癌大鼠癌组织细胞凋亡的干预作用[J].现代食
品科技，2019，35（9）：81-86.

[16] 韦国锋，韦启后，黄祖良，等.两种仙人掌提取物抗肿瘤作用的研究[J].时珍国医国药，
2006（12）：2435-2436.

[17] 吴迪，魏斌，王双，等.野生仙人掌多糖对肺鳞癌细胞 SK-MES-1 生长的抑制作用[J].现
代生物医学进展，2012，12（9）：1651-1654.

[18] 唐焜，谢小慧，陈志达，等.仙人掌多糖对大鼠局灶性脑缺血的神经保护作用[J].医药导
报，2012，31（9）：1109-1112.

[19] 王万铭，王金芳.仙人掌多糖对慢性脑低灌注小鼠学习记忆损伤的改善作用[J].神经损伤
与功能重建，2015，10（1）：68-69.

[20] 杨钧勇，李祖铭，余玲，等.米帮塔仙人掌多糖对小鼠慢性应激认知功能损伤的改善作用及
机制探讨[J].神经损伤与功能重建，2017，12（5）：385-387.

[21] 韦国锋，李振中，黄祖良，等.仙人掌药用成分的提取及其镇痛作用的实验研究[J].时珍
国医国药，2006，17（11）：2133-2134.

[22] 梁亦龙，舒坤贤，何伟，等.仙人掌对辐射小鼠 Bcl-2 和 p53 基因表达影响[J].时珍国医国
药，2007，18（12）：2948-2949.

[23] 喻宁华，曾富华，饶力群.仙人掌多糖对小鼠急性肝损伤的保护作用[J].中国生化药物杂
志，2009，30（4）：255-258.

[24] 蔡为荣，顾小红，汤坚.仙人掌多糖提取纯化及其抗凝血活性研究[J].食品科学，2010，
31（6）：131-136.

[25] 孙瑜针，漆平强，郑章亮，等.仙人掌对家兔有机磷中毒解救情况的研究[J].中外医疗，
2014，33（9）：22-23.

# 岩黄连 Ngumxlienz

【别名】菊花黄连、鸡爪莲、土黄连。

【来源】为罂粟科植物石生黄堇 *Corydalis saxicola* Bunting 的全草。

【生境分布】生于石灰岩、山地石缝中。在广西主要分布于百色、河池等地，贵州、云南、四川、西藏、湖北、甘肃等亦有分布。

【性味功能】苦，寒。通龙路、火路，调谷道，清热毒，除湿毒，散瘀肿。用于急性黄疸型肝炎、肝硬化、肝癌、食滞、疔疮、火眼、口腔糜烂。

【用法用量】内服 3 ～ 15 g，水煎服。外用适量或外用根适量，用醋磨取汁涂患处。

【现代药理学研究】

1. 保肝作用

岩黄连可增强肝脏胆汁酸转运体 BSEP、NTCP 的表达，抑制 α- 萘基异硫氰酸酯诱导的大鼠急性肝内胆汁淤积；可改善急性肝损伤大鼠血清异亮氨酸、丙氨酸、谷氨酰胺、磷酸胆碱和甘油水平。岩黄连总生物碱能抑制小鼠腹腔注射 $CCl_4$ 引起的急性肝损伤，降低血清 ALT 和 AST 的水平，升高肝组织 SOD 的活性，降低 MDA 的含量，减少肝组织坏死，降低肝组织羟脯氨酸含量，下调肝组织中 TGF-β1、MMP-9 的表达水平，改善肝脏病变。

2. 抗病毒作用

岩黄连提取物具有抗鸭乙型肝炎病毒的作用，使血清 DHBV-DNA 水平显著降低，对鸭乙型肝炎病毒所致的肝损伤有保护作用。岩黄连中去氢碎叶紫堇碱对 HBV 感染的 HepG2.2.15 细胞的外源 DNA、内源 DNA、cccDNA 均具有抑制作用，可减少 HepG2.2.15 细胞 HBsAg、HBeAg 的分泌，具有抑制乙肝病毒的作用。

3. 抗炎作用

岩黄连可抑制二甲苯所致小鼠耳郭肿胀，抑制醋酸致小鼠毛细血管通透性增加及棉球诱导的小鼠肉芽组织增生。岩黄连总生物碱可减轻蛋清性关节炎大鼠的足肿胀程度。

4. 免疫调节作用

岩黄连提取物可促进小鼠溶血素抗体的生成，提高细胞吞噬功能，抑制小鼠迟发型超敏反应。岩黄连总生物碱可增强小鼠脾脏淋巴细胞的增殖反应，增强 ConA 诱导的脾淋巴细胞增殖。

5. 镇静止痛作用

岩黄连总生物碱可抑制咖啡因诱导的小鼠兴奋活动，使猴和猫被驯服，可使部分猴、猫和大鼠产生僵直症；可抑制电刺激引起的小鼠"激怒反应"，阻断大鼠的条件反射。岩黄连总生物碱可减少醋酸致小鼠扭体反应次数，提高大鼠对热刺激的痛阈，具有一定的镇痛作用。

6.中枢抑制作用

岩黄连总生物碱可降低纹状体二羟苯乙酸、高香草醛、5-羟色胺、5-羟吲哚乙酸的含量，抑制 5- 羟色胺和多巴胺的更新率。

7.抗肿瘤作用

岩黄连水提取物可上调 NF-κB p65 的表达，抑制肝癌 HepG2 细胞的增殖、迁移。岩黄连总碱可上调 Caspase-3 的表达和下调 Survivin 的表达，抑制人肺腺癌 A549 细胞的增殖，诱导凋亡；可下调 Bcl-2 的表达，促进人舌鳞癌 Tca8113 细胞的凋亡。

8.抗菌作用

岩黄连脱氢卡维丁对革兰氏阳性菌有一定的抑制作用。

# 【参考文献】

［1］刘馨烛，邱剑楠，戚莉，等.岩黄连对急性肝内胆汁淤积大鼠的干预作用及胆汁酸转运体表达的影响［J］.中华中医药杂志，2019，34（4）：1700-1703.

［2］蒙田秀，谢丽莎，黄茂春.岩黄连提取物对 CCl₄ 致小鼠肝损伤的保护作用［J］.上海中医药杂志，2013，47（11）：89-91.

［3］梁永红，贾杰，Peter S S，等.岩黄连生物总碱对肝纤维化大鼠 TGF-β1 及 MMP-9 的影响［J］.时珍国医国药，2008，19（11）：2620-2622.

［4］梁永红，贾杰，Peter S S，等.岩黄连生物总碱对四氯化碳所致小鼠急性肝损伤的保护作用［J］.时珍国医国药，2008，19（12）：2922-2923.

［5］Liang Y H, Tang C L, Lu S Y, et al. Serum metabonomics study of the hepatoprotective effect of *Corydalis saxicola* Bunting on carbon tetrachloride-induced acute hepatotoxicity in rats by 1 H NMR analysis［J］.J Pharm Biomed Anal，2016，129（6）：70- 79.

［6］毕明刚，周娟，许扬，等.岩黄连总碱提取物对小鼠免疫性肝损伤的改善作用［J］.中国药理学与毒理学杂志，2009，23（1）：39-44.

［7］Liu X W, Tang C L, Zheng H, et al. Investigation of the hepatoprotective effect of *Corydalis saxicola* Bunting on carbon tetrachloride-induced liver fibrosis in rats by 1 H-NMR-based metabonomics and network pharmacology approaches［J］.J Pharm Biomed Anal，2018，10（159）：252-261.

［8］Zeng F L, Xiang Y F, Liang Z R, et al.Anti-hepatitis B virus effects of dehydrocheilanthifoline from *Corydalis saxicola*［J］.Am J Chin Med，2013，41（1）：119-130.

［9］王健，张士军，巫世红，等.岩黄连提取物体内抗乙型肝炎病毒作用研究［J］.中国药业，2009，18（11）：7-9.

［10］鞠佳霓，明志勇，代全楷，等.岩黄连水提取物对肝癌 HepG2 细胞增殖和迁移能力的影响及

其可能机制［J］.中国癌症防治杂志，2018，10（6）：434-438.

［11］李金花，王绩英，曾锦荣，等.岩黄连总碱对人肺癌 A549 细胞增殖，凋亡及 Caspase，Survivin 表达的影响［J］.中国实验方剂学杂志，2015，21（9）：165-169.

［12］朱颐，廖建兴.岩黄连总碱对 Tca8113 中 Bcl-2 表达活性的影响［J］.口腔颌面外科杂志，2011，21（2）：96-98.

［13］黄燮南，刘国雄，张宪德.岩黄连总生物碱镇痛、抗炎及利胆作用的初步观察［J］.遵义医学院学报，1981（2）：22-25.

［14］诸葛明丽，蒋伟哲，肖萍，等.岩黄连直肠栓抗炎镇痛作用实验研究［J］.中国民族民间医药，2019，28（9）：11-13.

［15］叶琦莉，吴练中，李辉，等.岩黄莲的主要成分脱氢卡维丁的抗菌实验［J］.广西中医药，1984，7（3）：48-49.

［16］童鲲，吴练中，梁益永.岩黄连总生物碱对小鼠免疫功能的影响［J］.免疫学杂志，1995，11（4）：238-241.

［17］黄兴振，刘雪萍，黄敏，等.岩黄连提取物主要药效学及急性毒性试验［J］.中国医院药学杂志，2007，27（2）：146-148.

［18］黄燮南，刘国雄，张毅.岩黄连总生物碱安定作用实验观察［J］.遵义医学院学报，1980（4）：59-61.

［19］吴春福，刘雯，李逢利，等.岩黄连总碱对大鼠脑中单胺类神经递质的影响［J］.沈阳药学院学报，1994，11（2）：101-104.

# 眼镜蛇 Ngwzgiengjda

【别名】五毒蛇、扁头风、吹风蛇、饭铲头、饭匙头。

【来源】为眼镜蛇科动物舟山眼镜蛇 *Naja atra*（Cantor）除去内脏的全体。

【生境分布】栖于平原及丘陵地带，多见于村庄附近。于夜间活动，捕食蛙、鱼、蜥蜴、蛇、鼠及鸟类等。分布于广西、浙江、福建、台湾、江西、湖南、广东、云南等地。

【性味功能】甘、咸，温，有毒。通三道两路，祛风湿，解湿毒。用于风湿关节痛、脚气。

【用法用量】内服 10～30 g，水煎。

【现代药理学研究】

1. 抗炎作用

眼镜蛇长链神经毒素可抑制弗氏完全佐剂致大鼠足部肿胀，抑制血清中 PGE 的水平；可显著减轻大鼠棉球肉芽肿的重量，对关节滑膜增生有一定保护作用；氧化修饰减毒后的蛇毒素可显著抑制大鼠关节肿胀，改善佐剂性关节炎大鼠的全身症状。

**2. 对神经系统的作用**

蛇毒神经生长因子可特异性刺激交感神经细胞和感觉神经细胞的生长，促进神经细胞的分化，可选择性作用于神经肌肉接头，在潜伏期中迅速不可逆地与神经末梢相结合，封闭乙酰胆碱从接头前释放，阻断神经肌肉间递质的传递。眼镜蛇毒可上调脊神经节 BDNF 和 c-Jun 的表达，代偿性修复脊神经节损伤。眼镜蛇镇痛素 najanalgesin 可以增加脊髓 GLT-120 mRNA 和蛋白的表达，具有脊髓镇痛作用。眼镜蛇毒组分 KD II -3 可抑制神经胶质瘤细胞 U251 的增殖，促进细胞凋亡。外源性蛇毒 NGF 可上调备用背根节内中小神经元 GAP-43 的表达，促进备用根轴突再生出芽。

**3. 对血液系统的作用**

眼镜蛇毒 PLA2 对血液系统有显著的抗凝、溶纤和溶血栓作用。台湾眼镜蛇毒 PLA2 可抑制血小板聚集。广东眼镜蛇毒酸性 PLA2-I 分离纯化得到的 IB 型 PLA 对二磷酸腺苷、花生四烯酸和凝血酶诱导的兔血小板聚集均有抑制作用。

**4. 抗药物依赖性作用**

眼镜蛇长链神经毒素不具有药物依赖性，能减少吗啡依赖性小鼠纳洛酮戒断时小鼠的跳跃次数和戒断症状，抑制小鼠体重降低。

**5. 抗肿瘤作用**

眼镜蛇毒蛇毒素对人红细胞白血病细胞 K562、人粒细胞白血病细胞 U937、人鼻咽癌细胞 CNE、淋巴瘤细胞 YAC、人宫颈癌细胞 Hela、人高度分化鼻咽癌细胞 CNE-1 和 CNE-2、肝癌细胞 HepG2 均具有显著的细胞毒作用；可使 Bel-7402 细胞出现胞质蛋白交联、细胞质破坏、细胞碎裂、细胞生长抑制；可抑制白血病细胞 MMP-2 和 MMP-9 的表达。

**6. 其他药理作用**

眼镜蛇毒对枯草芽孢杆菌具有抗菌作用，眼镜蛇毒 PLA2 对革兰氏阳性菌和革兰氏阴性菌均有显著的抗菌作用。广西中华眼镜蛇 natrin 可减轻 $H_2O_2$ 所致的心肌细胞钙超载，对心肌细胞过氧化损伤有良好的保护作用。

**【毒理学研究】**

小鼠肌肉注射眼镜蛇毒神经毒素注射液后，部分小鼠从出现右后肢（给药侧）跛行，逐渐发展至全身肌张力降低，出现呼吸减慢，最后死亡，部分小鼠症状持续约 26 h 后开始缓解并逐渐恢复正常，各脏器肉眼观察均未见明显异常；眼镜蛇毒神经毒素经口 $LD_{50}$ 均值为 169.749 μg/kg，眼镜蛇毒神经毒素注射液具有一定的急性毒性，且其毒性作用可能主要累及肌肉神经系统。

# 【参考文献】

［1］高红瑾.舟山眼镜蛇神经毒素的分离纯化、活性测定及镇痛作用研究［D］.福州：福建医科大学，2014.

［2］王金保，聂发传，易斌，等.眼镜蛇毒因子对神经病理性疼痛干预效应的实验研究［J］.医学研究生学报，2008，21（2）：129-133.

［3］程勃超，蒋星红，朱奇，等.眼镜蛇长链神经毒素 Cobratoxin 对丘脑束旁核神经元痛诱发放电的影响［J］.苏州大学学报（医学版），2008，28（3）：375-378，420.

［4］班建东，汤圣希.眼镜蛇神经毒素中枢性镇痛作用的研究［J］.广西医科大学学报2000，17（2）：192-194.

［5］Wang S Z, Qin Z H. Anti-inflammatory and immune regulatory actions of *Naja naja atra* Venom［J］. Toxins（Basel），2018，10（3）：100.

［6］张黎明，杨光，陈志龙.眼镜蛇毒素抗关节炎作用实验研究［J］.中国药理学通报，2001，17（5）：597.

［7］仲维高.眼镜蛇细胞毒素 CTXn、CTX1 戒毒作用及其机制的实验研究［D］.广州：广州医学院，2010.

［8］杨良，季红，吴亚维，等.蛇毒胶囊治疗海洛因成瘾临床疗效观察［J］.云南医药，1995，16（1）：42-44.

［9］Ebrahim K, Vatanpour H, Zare A, et al. Anticancer activity a of Caspian Cobra（*Naja naja oxiana*）snake venom in human cancer cell lines via induction of apoptosis［J］. Piran J Pharm Res，2016，15（Suppl）：101-112.

［10］伍健明，李维平，丁建军，等.中华眼镜蛇毒 C 组分诱导 U251 细胞凋亡及 bcl-2／bax 相关基因表达的研究［J］.中华实验外科杂志，2006，23（5）：560-562，642.

［11］顾少菊，覃媛，黄劲，等.眼镜蛇毒 C 组分对白血病细胞中基质金属蛋白酶-2、9 表达的影响［J］.广东医学，2014，35（5）：645-647.

［12］雷丹青，刘绵林，蓝利.广西眼镜蛇蛇毒细胞毒素的抗肿瘤作用［J］.实用癌症杂志，2004，19（2）：127-128.

［13］杨惠玲，余清声，简志瀚，等.中华眼镜蛇毒对人鼻咽癌等抑瘤作用的实验研究［J］癌症，1999，18（1）：27-29.

［14］夏成兴，孙王宏，冯相鑫，等.中华眼镜蛇毒麻毒素-12 对膀胱癌细胞侵袭、转移的抑制作用及机制［J］.山东医药，2018，58（46）：1-6.

［15］黎彬如，毕桂南.蛇毒神经生长因子与神经可塑性［J］.国际神经病学神经外科学杂志，2006，33（3）：288-291.

［16］林勤剑，江伟健，梁映霞，等.眼镜蛇镇痛素 najanalgesin 对大鼠神经病理性疼痛脊髓 GLT-1

的影响［J］.中国中药杂志，2011，36（7）：903-907.

［17］卢康荣，孔天翰，董伟华.眼镜蛇毒组分抑制人神经胶质瘤 U251 细胞增殖及其机制研究
　　　［J］.中国病理生理杂志，2011，27（7）：1309-1314.

［18］周荣海，丁见，熊克仁.眼镜蛇毒对成年大鼠脊神经节 BDNF 和 c-jun 表达的影响［J］.皖南
　　　医学院学报，2014，33（3）：193-195.

［19］罗健东，钟满森.眼镜蛇毒磷脂酶 $A_2$ 对兔血小板功能和血液凝固的影响［J］.广州医学院学
　　　报，1995，23（5）：4-7.

［20］张维文，钟倍华，张贵平.广东眼镜王蛇毒酸性磷脂酶 $A_2$ 的分离纯化及抗血小板聚集作用
　　　［J］.蛇志，2000，13（1）：3-6.

［21］Sudarshan S，Dhananjaya B L. The Antimicrobial Activity of an Acidic Phospholipase $A_2$（NN-XIa-
　　　$PLA_2$）from the Venom of *Naja naja naja*（Indian Cobra）［J］.Appl Biochem Biotechnol，2015，
　　　176（7）：2027-2038.

［22］Jin P，Yin F，Huang L，et al.Guangxi cobra venom-derived NGF promotes the osteogenic and
　　　therapeutic effects of porous BCP ceramic［J］. Exp Mol Med，2017，49（4）：e312.

［23］梁永红，苏延旭，马兴才，等.广西中华眼镜蛇的蛇毒蛋白 natrin 对过氧化氢损伤乳大鼠原
　　　代心肌细胞钙超载及相关基因表达的影响［J］.中国药理学与毒理学杂志，2016，30（2）：
　　　95-100.

［24］Shafqat J，Siddiqi A R，Zaidi Z H，et al.Extensive multiplicity of the miscellaneous type of
　　　neurotoxins from the venom of the cobra *Naja naja naja* and structural characterization of major
　　　components［J］.FEBS Lett，1991，284（1）：70-72.

［25］王秋雁，庄茂辛，林文珍，等.广西眼镜王蛇毒酸性磷脂酶 $A_2$ 的肌毒性研究［J］.蛇志，
　　　2001，13（1）：12-14.

［26］吴宁，张金娟，熊英，等.眼镜蛇神经毒素急性毒性试验［J］.贵阳医学院学报，2016，
　　　41（1）：57-59，66.

# 🌱 野荞麦 Mieg'vahgya

【别名】金荞麦、天荞麦根、荞麦三七、荞当归。

【来源】为蓼科植物金荞麦 *Fagopyrum dibotrys*（D. Don）Hara 的根或根茎。

【生境分布】生于山区草坡及林边土层疏松的阴湿处。分布于陕西、甘肃及中南、西南、华东各地区。

【性味功能】涩、微辛，凉。清热解毒，清肺排脓，健脾祛湿。用于肺脓疡、扁桃体炎、消化不良、痢疾、咽喉炎、蛇咬伤、鼻咽癌、红斑狼疮、无名肿毒、乳腺炎。

【用法用量】15～30 g，水煎服。

【现代药理学研究】

**1. 镇咳、祛痰、抗炎作用**

金荞麦可降低血清细胞因子 IFN-γ、IL-4 和 IL-8 的水平，对溃疡性结肠炎具有治疗作用；可抑制二甲苯导致的小鼠耳郭肿胀，减少氨水引起的小鼠咳嗽次数，增加小鼠气管酚红的排泌量，具有镇咳、祛痰和抗炎的作用。

**2. 免疫调节作用**

金荞麦可促进鸡脾淋巴细胞增殖，促进外周血 T 淋巴细胞分泌 IL-2、IFN-γ，具有免疫调节作用。

**3. 抗肿瘤作用**

金荞麦可抑制人食管癌细胞 CaEs-17 增殖，促进其凋亡；可下调 Tiam-l 基因和上调 nm23-HI 基因的表达，抑制肝癌细胞 HepG2 的生长和侵袭；对结肠癌细胞 HCTl16、骨肉瘤细胞 U2OS 具有抑制作用。金荞麦中多酚类成分 Fr4 可下调 MMP-9 的表达，抑制小鼠 lewis 肺癌的侵袭迁移。

**4. 抗菌作用**

金荞麦根状茎和茎叶提取物对细菌、真菌均有一定的抑制作用。各提取物对大肠埃希菌、苏云芽孢杆菌、金黄色葡萄球菌、卡拉双球菌、枯草芽孢杆菌等细菌有抑制作用；对松赤枯病菌、白色念珠菌、油菜菌核病菌、鞭毛菌、玉米弯胞杆菌、玉米纹枯病菌、绿色木霉、小麦赤霉病菌等真菌具有抑制作用。金荞麦中黄酮及酚酸类化合物对乙型溶血性链球菌及肺炎球菌具有抑制作用，可拮抗肺炎球菌菌株致小鼠感染。

**5. 其他药理作用**

金荞麦可下调 CAM-1、TNF-α、MIP-2 和 NF-κB 的表达，对肺炎大鼠肺组织及心肌组织的损伤具有保护作用。金荞麦可加快家鸽气管内纤毛运动速度，使豚鼠离体气管平滑肌得到松弛，使组胺致豚鼠离体气管平滑肌收缩得到明显解痉。金荞麦可以通过调节脊髓内 5-HT 的水平及其受体的数量，对 IBS 样大鼠有镇痛作用。金荞麦总黄酮可下调致敏中枢上脊髓后角和海马 NR2B 的表达，改善 IBS 样大鼠的痛觉过敏。金荞麦籽粒提取物对 CCl$_4$ 致急性肝损伤小鼠具有明显的降酶作用，保护实验性肝损伤。金荞麦可缓解 LPS 诱导的小鼠小肠炎症，可抑制 NLRP3 信号通路，改善溃疡性结肠炎引起的肠黏膜屏障功能损伤，抑制结肠组织中炎症反应的过度激活。

## 【参考文献】

[1] 张华，李苏宜，崔玖洁，等.刺梨和金荞麦提取物体外干预人食管癌细胞株 CaEs-17 增殖和凋亡 [J].肿瘤学杂志，2010，16（1）：35-39.

[2] 陈晓锋，顾振纶，杨海华，等.金荞麦 Fr4 对小鼠 lewis 肺癌细胞 MMP-9、TIMP-1 蛋白表达的

影响［J］.苏州大学学报（医学版），2005，25（3）：383-386.

［3］刘福丹，吕艳青，叶开和，等.FR/MA 对 HepG2 肝癌细胞侵袭能力的影响［J］.实用肿瘤杂志，2009，24（4）：337-340.

［4］Pui K C. Inhibition of tumor growth in vitro by the extract of *Fagopyrum cymosum*［J］.Life Sciences，2003，1（2）：128-131.

［5］冯黎莎，陈放，白洁.金荞麦的抑菌活性研究［J］.武汉植物学研究，2006，24（3）：240-244.

［6］张传博，陈荣林，殷幼平，等.金荞麦和苦荞麦抗菌活性内生真菌的筛选及鉴定［J］.微生物学通报，2011，38（1）：70-77.

［7］王立波，邵萌，高慧媛，等.金荞麦抗菌活性研究［J］.中国微生态学杂志，2005，17（5）：330-331.

［8］包鹏，张向荣，周晓棉，等.金荞麦提取物的药效学研究［J］.中国现代中药，2009，11（7）：36-37，41.

［9］程友斌，潘洪林.金荞麦抗炎活性部位筛选研究［J］.时珍国医国药，2009，20（9）：2219-2220.

［10］乔红杰，李春玲，王贵平.金荞麦根提取物对鸡 Th1 样淋巴因子 mRNA 表达影响的血清药理学研究［J］.黑龙江畜牧兽医，2010（5）：130-132.

［11］谭露霖，张定红，张洁，等.金荞麦对肉仔鸡生长性能、免疫功能和肠道形态结构的影响［J］.中国畜牧兽医，2017，44（12）：3505-3511.

［12］谭娅，甘麦邻，范源，等.金荞麦对脂多糖诱导小鼠小肠炎症的保护作用［J］.中国畜牧兽医，2020，47（2）：597-604.

［13］葛飞.金荞麦对溃疡性结肠炎的抗炎作用及机制研究［D］.南京：南京中医药大学，2016.

［14］唐艳芬，高想，蒋凤荣，等.金荞麦提取物对慢性阻塞性肺病大鼠血清细胞因子及肺组织病理形态学的影响［J］.中药新药与临床药理，2014，25（6）：679-683.

［15］董六一，汪春彦，吴常青，等.金荞麦对克雷伯杆菌肺炎大鼠肺组织损伤的保护作用及其机制［J］.中药材，2012，35（4）：603-607.

［16］高世乐，汪春彦，江勤，等.金荞麦对家鸽气管纤毛运动和豚鼠离体气管平滑肌舒张的影响［J］.安徽医药，2011，15（11）：1346-1348.

［17］刘丽娜，孙志广，张雪梅，等.金荞麦提取物对 IBS 大鼠脊髓镇痛的干预机制［J］.世界华人消化杂志，2012，20（15）：1290-1295.

［18］刘丽娜，周梁，田超，等.金荞麦总黄酮下调 NR2B 表达改善 IBS 大鼠痛觉过敏［J］.中国药理学通报，2012，28（9）：1289-1293.

［19］舒成仁，刘莺，李小娟.金荞麦籽粒提取物对小鼠化学肝损伤的保护作用［J］.中国医院药学杂志，2005，25（11）：1099.

# 🌱 一点红 Golizlungz

【别名】羊蹄草、野芥蓝、假芥蓝、乳汁草、红背紫丁。

【来源】为菊科植物一点红 *Emilia sonchifolia* (L.) DC. 的全草。

【生境分布】生于山坡、山脚溪边、田野杂草丛中。分布于广西、广东、贵州、福建、浙江、江西、湖南等地。

【性味功能】苦，寒。通龙路、火路，清热毒，祛风毒，杀虫。用于风湿骨痛、水肿、黄疸、咳嗽、感冒、火眼、咽痛、疔疮、痈肿、瘰疬、血淋、带下、毒蛇咬伤。

【用法用量】15～30 g，鲜品 30～60 g，水煎服。外用鲜品适量，捣烂敷患处。

【现代药理学研究】

## 1. 抗炎镇痛作用

一点红对小鼠耳郭肿胀和角叉菜胶致大鼠足跖肿胀具有抑制作用。一点红水提取物和醇提取物可改善小鼠腹腔毛细血管的通透性。一点红醇提取物对小鼠具有一定的镇静作用，可减少小鼠的自主活动，对呼吸系统具有轻微的抑制作用，比吗啡具有更强的抗伤害作用，有良好的镇痛效果。

## 2. 免疫增强作用

一点红甲醇提取物可提高骨髓细胞和 α-醋酸萘酯酶的活性，增加总白细胞计数和淋巴器官质量指数，使促细胞分裂素的生理作用被激发，增强 T 淋巴细胞的杀伤活性和增强 IL-2、IFN-γ 的分泌，进而增强细胞介导的免疫应答，提高机体免疫应答。

## 3. 抗菌、抗病毒作用

一点红乙醇提取物对金黄色葡萄球菌、大肠杆菌及枯草杆菌具有抑制作用。一点红黄酮对金黄色葡萄球菌有抑菌作用。一点红丙酮提取物能够抑制 VP19 和 ORF1b 基因的转录水平，有效减少白斑综合征病毒和黄头病毒的复制，提高淋巴细胞存活率，具有显著的抗病毒活性。

## 4. 抗肿瘤作用

一点红对黑色素肿瘤细胞和人结肠癌细胞具有一定的抑制作用。一点红甲醇提取物可抑制肿瘤的形成和延长小鼠的寿命；可调节细胞因子和血管内皮生长因子的水平，减少基质金属蛋白酶的表达，抑制肿瘤生长及转移。一点红 γ-葎草烯可促进人结肠癌细胞 HT29 的死亡；可增加人结肠癌细胞中 ROS 的含量，提高 ATM、p53、Fas 基因的表达水平，增强 Caspase-3、Caspase-8、Caspase-9 的活性，抑制人结肠癌细胞生长。

## 5. 降血糖作用

一点红可降低链脲佐菌素（STZ）致糖尿病大鼠血清的 TG、TC、LDL-C 水平，升高 HDL-C 水平；可提高血清 SOD 的活性，降低血清 MDA 及血脂的水平，对胰岛细胞具有一定的保护作用。一点红水提取物可修复受损胰岛细胞使其再生，稳定血糖水平，显著改善糖尿病模型大鼠消瘦现象。

# 【参考文献】

［1］George Kallivalappil G，Kuttan G.Evaluation of the anti-inflammatory and urotoxicity ameliorative effects of γ-humulene containing active fraction of *Emilia sonchifolia*（L.）DC.［J］. Inflammopharmacology，2019，27（2）：409-420.

［2］Nworu C S，Akah P A，Okoye F B，et al.Inhibition of pro-inflammatory cytokines and inducible nitric oxide by extract of *Emilia sonchifolia* L. aerial parts［J］.Immunopharmacol Immunotoxicol，2012，34（6）：925-931.

［3］蒋政萌.小一点红药材质量控制与抗炎谱效关系研究［D］.贵阳：贵州师范大学，2017.

［4］Couto V M，Vilela F C，Dias D F，et al. Antinociceptive effect of extract of *Emilia sonchifolia* in mice［J］.J Ethnopharmacol，2011，134（2）：348-353.

［5］陈光孝，陈燕婷，黄锐涛，等.一点红属植物有效成分提取及抗菌活性的研究［J］.中国医院用药评价与分析，2016，16（S1）：19-20.

［6］周吴萍，韦媛媛，李军生，等.广西一点红总生物碱的提取和抗菌活性研究［J］.时珍国医国药，2008，19（8）：1835-1836.

［7］李军生，阎柳娟，苏辉武，等.一点红黄酮类化合物分离及其抗菌性能研究［J］.食品科学，2007，28（9）：196-198.

［8］陈晓伟，韦媛媛，周吴萍，等.一点红不同溶剂浸提物的抑菌作用［J］.安徽农业科学，2008，36（22）：9595-9596.

［9］Maikaeo L，Chotigeat W，Mahabusarakam W.*Emilia sonchifolia* extract activity against white spot syndrome virus and yellow head virus in shrimp cell cultures［J］.Dis Aquat Organ，2015，115（2）：157-164.

［10］Faleye F J，Odeyemi A T，Aderogha A A. Evaluation of thechemical composition and antimicnobial activities of three nigerian medieinal plants［J］.Ann Appl Biol，2012（45）：7652-7656.

［11］Mihigo S O. Preliminary GC-MS profiling and anti-bacterial activity investigation of *Tridax procumbens* Linn.（Asteraceae）［J］.Int J Chem Aquat Sci，2015，1（2）：31-36.

［12］Shylesh B S，Padikkala J. In vitro cytotoxic and antitumor property of *Emilia sonchifolia*（L.）DC. in mice［J］.J Ethnopharmacol，2000，73（3）：495-500.

［13］田培燕，陈应康，杨小军，等.一点红对STZ诱导糖尿病大鼠的降血糖作用及机制研究［J］.中药材，2016，39（8）：1873-1875.

［14］冯协和，李聪，王珊，等 . 一点红对 STZ 致 2 型糖尿病大鼠肾脏保护作用机制研究［J］. 实用药物与临床，2018，21（10）：1094-1099.

［15］Gilcy G K, Kuttan G. Immune response modulatory effect of *Emilia sonchifolia*（L.）DC. : an in vivo experimental study［J］. J Basic Clin Physiol Pharmacol , 2015, 26（6）：613-622.

# 薏苡仁 Haeuxroeg

【别名】薏米、薏仁、珍珠米、水玉米、米仁、苡仁。

【来源】多生于湿润的屋旁、池塘、河沟、山谷、溪涧等地方，野生或栽培。为禾本科植物薏米 *Coix lacryma-jobi* L. var. *ma-yuen*（Roman.）Stapf 的干燥成熟种仁。

【生境分布】广西各地均有分布。

【性味功能】甜、淡，平。调水道、谷道，祛湿毒，清热毒，除瘴毒。用于泄泻、水肿、阑尾炎、胰腺炎、带下、湿疹、下肢溃烂、扁平疣、疟疾、癌肿、痛风。

【用法用量】20 ～ 50 g。

【现代药理学研究】

1. 抗炎、镇痛作用

薏苡仁提取物对二甲苯诱导的小鼠耳郭肿胀具有抑制作用。薏苡仁油可抑制二甲苯和蛋清所致的小鼠炎症反应，可降低醋酸所致的小鼠腹腔毛细血管通透性增加。薏苡仁蛋白可干预 IKK/NF-κB 信号通路，控制炎症因子的分泌，改善 2 型糖尿病小鼠胰岛素抵抗。薏苡仁蛋白和挥发油对大鼠类风湿关节炎具有治疗作用，可以减轻佐剂性关节炎大鼠足肿胀程度和关节红肿症状，降低大鼠血清中 TNF-α、IL-6 的含量，同时具有镇痛作用。

2. 免疫增强作用

薏苡仁水提液可提高免疫功能低下小鼠的免疫器官重量指数和白细胞数量，增加小鼠腹腔巨噬细胞的吞噬百分率及吞噬指数，增加血清溶血素的含量，提高 T 淋巴细胞酯酶阳性率，具有增强免疫的作用。薏苡仁油可增强脾淋巴细胞的增殖能力，升高小鼠血清溶血素水平，增强小鼠抗体生成能力和 NK 细胞活性。薏苡仁多糖可提高免疫功能低下小鼠的免疫器官重量指数，增强巨噬细胞吞噬指数及淋巴细胞增殖反应，提高血清半数溶血值，纠正免疫功能紊乱。

3. 降血脂作用

薏苡仁能降低高脂血症大鼠血浆 TC、TRIG、LDL 和 VLDL-C 水平，减少饲料摄取量；可提高脂蛋白酯酶和肝酯酶活性，抑制脂肪酸合成酶活性，降低高脂血症大鼠血清 TC 和 LDL 浓度。

#### 4.降血糖作用

薏苡仁多糖可以抑制肾上腺素引起的小鼠血糖升高，抑制肌糖原酵解和肝糖原分解，抑制糖异生；可降低大鼠血清中瘦素含量，升高血清脂联素含量，改善氯氮平诱导的大鼠糖脂代谢紊乱，减轻体质量，降低空腹血糖和餐后2h血糖水平。薏苡仁蛋白对血清胰岛素水平和胰岛素抵抗指数具有降低作用，可提高胰岛素敏感性，增强GLUT4的表达并促进PI3K/Akt通路的激活，改善2型糖尿病小鼠胰岛素抵抗。

#### 5.抗肿瘤作用

薏苡仁可抑制肿瘤细胞分裂增殖、肿瘤细胞转移和肿瘤血管形成，诱导肿瘤细胞凋亡。薏苡仁油对结肠癌细胞SW480、结肠癌细胞HT-29、人乳腺癌细胞MCF7、人肝癌细胞SMMC7721、人肺癌细胞A549、人早幼粒白血病细胞HL-60、人前列腺癌细胞PC-3、小鼠S180肉瘤均有抑制作用；可降低脂肪酸合成酶活性和上调Fas mRNA的表达，从而抑制癌细胞生长，诱导死亡；可抑制喉癌细胞Hep-2的增殖、侵袭和迁移。

#### 6.其他药理作用

薏苡仁可抑制抗水浸应激性溃疡和盐酸性溃疡的形成；可抑制番泻叶引起的大肠性腹泻；促进排卵，调节子宫收缩缓解痛经；抑制性激素合成和分泌，具有抗生育等活性。从薏苡仁中提取出的 $\alpha$-单亚麻酯，对人疱疹病毒Ⅳ型早期抗原激活有显著的抑制作用。薏苡仁甲醇提取物能够抑制细菌、霉菌和酵母菌的生长，具有广谱抑菌活性。

### 【参考文献】

[1] Manosroi A，Sainakham M，Abe M，et al. Potent anti-proliferation on the colon cancer cell line（HT-29）of liposomal formulations entrapped with semi-purified Job's tears（*Coix lacryma-jobi* Linn.）fractions［J］.J Nanosci Nanotechnol，2019，19（4）：1996-2007.

[2] 李津，林瑶，蓝秋宁，等.广西壮药薏苡茎提取物对小鼠S180肉瘤的抑制作用［J］.中国临床药理学杂志，2017，33（11）：1000-1002.

[3] 任莹.薏苡仁及其拆分组分抑制肿瘤生长的作用研究［D］.济南：山东中医药大学，2017.

[4] 张静美，施蕊，夏菁，等.低热河谷区薏苡仁油的提取及对癌细胞的抑制研究［J］.西部林业科学，2017，46（5）：113-118.

[5] 崔涛，高晶，曾勇，等.薏苡仁油对人前列腺癌PC-3细胞的抑制作用［J］.中草药，2017，48（21）：4460-4464.

[6] 熊美华，湛建平，操润琴，等.薏苡仁油对喉癌细胞侵袭迁移能力的影响［J］.当代医学，2018，24（8）：15-18.

[7] 刘宜峰，曹磊，杨华，等.薏苡仁汤加减内外合治对急性痛风性关节炎湿热痹阻证炎症因子的影响［J］.中国实验方剂学杂志，2020，26（9）：75-80.

［8］李红艳，曹阳，陶小军，等.薏苡仁水提取物的抗炎、镇痛、镇静作用研究［J］.亚太传统医药，2013，9（12）：58-60.

［9］陶小军，闫宇辉，徐志立，等.薏苡仁油抗炎消肿作用研究［J］.辽宁中医药大学学报，2015，17（1）：45-46.

［10］孟利娜.薏苡仁蛋白依赖 IKK/NF-κB 通道控制炎症及改善 2 型糖尿病胰岛素抵抗作用［D］.安徽：合肥工业大学，2018.

［11］岳静.薏苡仁及其组分对类风湿关节炎大鼠抗类作用研究［D］.济南：山东中医药大学，2017.

［12］张万芹，文廷池，邱国俊.薏苡种仁内生真菌的分离及其抗菌活性［J］.贵州农业科学，2014，42（10）：152-157.

［13］周岩飞，金凌云，王琼，等.薏苡仁油对小鼠免疫功能影响的研究［J］.中国油脂，2018，43（10）：77-81.

［14］叶敏.薏苡仁水提液对免疫抑制小鼠免疫功能的影响［J］.安徽医药，2006（10）：727-729.

［15］吕峰，林勇毅，陈代园.薏苡仁活性多糖对小鼠的免疫调节作用［J］.中国食品学报，2013，13（6）：20-25.

［16］王彦芳，季旭明，赵海军，等.薏苡仁多糖不同组分对脾虚水湿不化大鼠模型免疫功能的影响［J］.中华中医药杂志，2017，32（3）：1303-1306.

［17］李玲玲，李开，张月圆，等.薏苡仁醇溶蛋白源小分子肽生物学活性研究［J］.中医药学报，2017，45（5）：21-25.

［18］徐梓辉，周世文，黄林清.薏苡仁多糖的分离提取及其降血糖作用的研究［J］.第三军医大学学报，2000，22（6）：578-581.

［19］刘伟杰，陈永新，李佳桓，等.薏苡仁多糖对氯氮平诱导的糖脂代谢紊乱模型大鼠的影响［J］.新中医，2018，50（8）：1-4.

［20］徐梓辉，周世文，黄林清.薏苡仁多糖对四氧嘧啶致大鼠胰岛 β 细胞损伤的保护作用［J］.中国药理学通报，2000，16（6）：639-642.

［21］徐梓辉，周世文，黄林清，等.薏苡仁多糖对实验性 2 型糖尿病大鼠胰岛素抵抗的影响［J］.中国糖尿病杂志，2002，10（1）：42-46.

［22］Huang B W，Chiang M T，Yao H T，et al. The effect of adlay oil on plasma lipids, insulin and leptin in rat［J］.Phytomedicine，2005，12（6-7）：433-439.

［23］于飞.薏苡仁提取物抗肿瘤新靶点及降血脂抗氧化活性研究［D］.天津：天津大学，2010.

［24］张明发，沈雅琴.薏苡仁的消化系统药理研究［J］.现代中药研究与实践，1999（4）：36-38.

［25］李彦龙，伍春，廖志峰，等.薏苡仁水提液对溃疡性结肠炎大鼠血清 IL-6、IL-10 的影响［J］.辽宁中医药大学学报，2013，15（9）：42-45.

［26］朱自平，王红武，张明发，等.薏苡仁对消化系统药理研究［J］.基层中药杂志，1998（4）：

36-38.

［27］张明发，沈雅琴.薏苡仁对生殖系统和抗性器官肿瘤药理作用研究进展［J］.现代药物与临床，2012，27（3）：309-312.

 # 玉叶金花 Gaeubeizhau

【别名】白纸扇、山甘草、白茶、生肌藤、土甘草、凉藤、白头公。

【来源】为茜草科植物玉叶金花 *Mussaenda pubescens* W. T. Ait. 的茎和根。

【生境分布】生于灌丛、溪谷、山坡或林旁。在广西主要分布于桂平、北流、博白、陆川、北海等地。

【性味功能】甜、微苦，寒。调龙路，通水道、气道，清热毒，除湿毒。用于感冒、中暑、吐泻、水肿、咽痛、咳嗽、带下。

【用法与用量】15 ～ 30 g，外用适量。

【现代药理学研究】

1. 抗炎作用

玉叶金花水提取物、乙酸乙酯提取物及正丁醇提取物可减轻二甲苯致小鼠耳郭肿胀，抑制角叉菜胶致大鼠足跖肿胀及大鼠棉球肉芽肿增生。玉叶金花苷酸甲酯可减少 LPS 诱导的 RAW264.7 细胞 NO 的分泌量；可减轻二甲苯致炎小鼠的耳郭肿胀，延长热刺激引发的小鼠疼痛反应时间，减少醋酸所致的小鼠扭体反应次数。

2. 抗菌、抗病毒作用

玉叶金花水提取物和苷酸甲酯对金黄色葡萄球菌、大肠埃希菌、肺炎球菌、痢疾杆菌等均具有抑制作用。玉叶金花的水提取物对甲型流感病毒、呼吸道合胞病毒具有抑制作用。

3. 抗生育作用

玉叶金花水提取物和其 81% 醇沉物具有抗早孕作用。玉叶金花咖啡酸和阿魏酸对小鼠有不同程度的抗早孕作用。玉叶金花水提取物和正丁醇提取物对小鼠具有终止妊娠初期的作用。

## 【参考文献】

［1］张赟，黄逑，张慧，等.壮药玉叶金花抗炎镇痛作用的谱效关系研究［J］.中国药理学通报，2020，36（6）：870-874.

［2］潘利明，林励，胡旭光.玉叶金花水提取物的抗炎抑菌作用［J］.中国实验方剂学杂志，2012，18（23）：248-251.

［3］潘利明，林励.玉叶金花水提取物不同萃取部位的抗炎活性研究［J］.广东药学院学报，2013，29（5）：53 -532.

［4］邢文善，李艳华，朱玉花，等.玉叶金花提取液对动物模型抗炎抑菌作用研究［J］.中国实验方剂学杂志，2013，19（19）：267-270.

［5］潘利明，林励.玉叶金花苷酸甲酯对IPS诱导RAW264.7巨噬细胞NO分泌量的影响［J］.中医药导报，2014，20（4）：58- 60.

［6］潘利明，林励.玉叶金花苷酸甲酯抗炎、镇痛、抑菌作用研究［J］.中成药，2015，37（3）：633 -636.

［7］Li Y L，Ooi L S M，Wang H，et al. Antiviral activities of medicinal herbs traditionally used in southern mainland China［J］. Phytother Res，2004，18（9）：718-722.

［8］邢文善，李艳华，朱玉花，等.玉叶金花提取液对动物模型抗炎抑菌作用研究［J］.中国实验方剂学杂志，2013，19（19）：267-270.

［9］王遥.玉叶金花化学成分及其体外抗流感病毒抗炎活性研究［D］.广州：广州中医药大学，2017.

［10］刘星堦，梁国建，蔡雄，等.山甘草化学成分及其抗生育活性研究［J］.上海医科大学学报，1986（4）：273-277.

［11］周中林，雷佳琦，潘利明，等.玉叶金花醇提取物不同极性部位抗氧化活性研究［J］.广东化工，2017，44（7）：26-28.

# 🌱 五指毛桃 Meiznongmox

【别名】桐子油、油桐子。

【来源】为桑科植物粗叶榕 *Ficus hirta* Vahl 的根。

【生境分布】喜生于较低的山坡、山麓和沟旁，多为栽培。分布于全国各地。

【性味功能】甜，微热。除湿毒，补气虚，通水道。用于痹病、腰痛、水肿。

【用法用量】15 ～ 30 g，水煎服。

【现代药理学研究】

1.免疫增强作用

五指毛桃能提高环磷酰胺致免疫功能低下小鼠的碳粒廓清指数、胸腺重量指数、脾脏重量指数及血清溶血素水平，提高小鼠的免疫功能。五指毛桃水提取物可提高环磷酰胺免疫抑制小鼠的脾脏指数，增强巨噬细胞的吞噬功能、T淋巴细胞的增殖能力和杀伤活性，增加T细胞亚群数量及IL-1、INF-γ的含量。五指毛桃醇提取物可提高巨噬细胞的吞噬功能及血清溶血素水平，增强皮肤迟发型过敏反应；可提高贫血小鼠红细胞和血红蛋白的水平，具有较好的补益作用。

**2. 抗疲劳作用**

五指毛桃醇提取物可延长小鼠负重游泳、耐常压缺氧及耐脑缺血缺氧的时间。

**3. 抗氧化作用**

五指毛桃水提取物可延长正常小鼠和异丙肾上腺素性心肌缺氧小鼠的耐缺氧时间，可延长垂体后叶素加断头致急性脑缺血小鼠张口喘息的时间，提高模型小鼠血清 SOD 的活性，降低血清 MDA、CK 和 LDL 的水平，从而提高小鼠的耐缺氧能力，对心肌缺血小鼠的损伤有保护和抗氧化作用。

**4. 抗炎、镇痛作用**

五指毛桃水提液具有抗炎镇痛的作用，可抑制二甲苯致小鼠耳郭肿胀及醋酸引起的腹腔毛细血管通透性增加，减少醋酸所致的小鼠扭体反应次数，提高小鼠痛阈值。

**5. 消化系统作用**

五指毛桃可保护可卡因造成的肝损伤，可影响胃黏膜紧密连接蛋白、黏附连接蛋白及转录因子 SOX2 的表达，对吲哚美辛致大鼠胃黏膜损伤具有一定的防治作用。五指毛桃水提取物可使可卡因染毒小鼠的 ALT、AST 及 LDH 水平降低，减轻肝组织的病理改变；可减缓小肠推进速度，对肠道功能紊乱有一定的改善作用；可改善微循环保护胃黏膜；可调节血浆中 β-EP、MTL、GAS 的水平，改善大鼠脾虚证候。

**6. 平滑肌调节作用**

五指毛桃可减少枸橼酸喷雾致小鼠咳嗽的次数，增加小鼠气管酚红的排泌量，对小肠推进和平滑肌具有双向调节作用，对过度抑制状态的胃肠平滑肌有兴奋作用，对过度兴奋状态的胃肠平滑肌有抑制作用，对气管平滑肌则仅表现为舒张作用。

**7. 抗辐射作用**

五指毛桃可减轻 $^{60}Co\gamma$ 射线单次全肺照射引起的小鼠肺组织充血水肿、上皮细胞及间质细胞增生、炎症细胞浸润等炎性反应，对辐射损伤有一定的防治作用。五指毛桃补骨脂素具有吸收紫外线功能，可有效地抗辐射；五指毛桃多糖和生物碱可提高机体抗氧化能力，保护细胞膜结构的完整性，减轻 DNA 损伤，具有抗辐射作用。

**8. 其他药理作用**

五指毛桃能抑制 HepG2 细胞的增殖，诱导凋亡。五指毛桃具有良好的镇咳及平喘作用；具有抗衰老作用，可有效改善 AD 小鼠的记忆功能。五指毛桃水提取物对拘束负荷、$N,N$-二甲基甲酰胺诱导小鼠应激性肝损伤有一定的保护作用。

**【毒理学研究】**

急性毒性试验显示小鼠灌服五指毛桃水提取物 14 d 内，动物均无死亡，眼、鼻、口无黏液性分泌物，体重、饮水量及进食量均正常，各脏器无异常。小鼠一次灌服五指毛桃水煎液的最大耐受量相当于人一日剂量的 370 倍，说明五指毛桃毒性极低、生物安全性好。

# 【参考文献】

［1］蔡青圆，陈虎彪，赵中振，等.五指毛桃拮抗毒品可卡因的肝毒性作用及其活性成分研究［J］.中国中药杂志，2007，32（12）：1190-1193.

［2］张茹，曲中原，杜娟.基于Nrf2-HO-1/CYP2E1通路探讨五指毛桃醇提取物对酒精性肝损伤小鼠的抗氧化保护机制［J］.中药新药与临床药理，2021，32（12）：1769-1775.

［3］曾信平，李茹柳，梁欣仪，等.从细胞连接蛋白角度探讨五指毛桃防治胃黏膜损伤的作用机制［J］.中药新药与临床药理，2020，31（5）：583-589.

［4］杨敏，夏荃.五指毛桃水提液对脾虚模型大鼠胃肠功能的影响［J］.医药导报，2012，31（10）：1264-1267.

［5］王艳，叶木荣，唐立海，等.五指毛桃水提液保护胃黏膜及改善微循环的实验研究［J］.时珍国医国药，2011，22（5）：1181-1182.

［6］利红宇，林志云，王成蹊，等.五指毛桃根对呼吸道和消化道的作用［J］.中国现代药物应用，2008，2（17）：50-51.

［7］利红宇，王成蹊，黄雪薇，等.五指毛桃根对平滑肌的作用研究［J］.医药论坛杂志，2007，28（23）：9-10.

［8］杨杰，卫东锋，王文潇，等.五指毛桃水提取物对免疫抑制小鼠细胞免疫的影响［J］.中药药理与临床，2015，31（6）：111-114.

［9］刘春玲，徐鸿华，吴清和，等.五指毛桃对小鼠免疫功能影响的实验研究［J］.中药材，2004，27（5）：367-368.

［10］周添浓，王艳，刘丹丹，等.五指毛桃不同提取物补益作用的实验研究［J］.中药材，2009，32（5）：753-757.

［11］曾茂贵，叶华，陈学习，等.五指毛桃水提液对小鼠心、脑缺氧缺血的保护与耐缺氧能力的影响［J］.福建中医药，2009，40（1）：49-50.

［12］李南薇，黄燕珍.五指毛桃功能性成分抗氧化活性研究［J］.食品工业，2013，34（6）：127-130.

［13］周添浓，王艳，唐立海，等.五指毛桃抗炎镇痛及对急性肝损伤的保护作用研究［J］.今日药学，2008，18（2）：55-58.

［14］王晓平，段丽菊，黄翔，等.五指毛桃水提液对$^{60}$Coγ射线所致小鼠组织DNA损伤的防护作用［J］.卫生研究，2010，39（5）：590-592.

［15］王晓平，黄翔，陈晓白，等.瑶药五指毛桃对受辐射小鼠肺组织病理形态学的影响［J］.玉林师范学院学报，2010，31（5）：80-83.

［16］杨思霞，李纬，谢泽萍，等.五指毛桃提取物对 HepG2 细胞凋亡的影响及机制研究［J］.中药材，2019，42（7）：1670-1673.

［17］王敏，何蓉蓉，李怡芳，等.五指毛桃水提取物对拘束应激性肝损伤的保护作用［J］.中国医院药学杂志，2015，35（6）：522-525.

［18］吕颖坚，贾凤兰，阮明，等.五指毛桃水提取物对二甲基甲酰胺所致小鼠急性肝损伤的保护作用［J］.中药材，2008，31（9）：1364-1368.

［19］周添浓，唐立海，黄诗冲，等.五指毛桃镇咳及平喘作用研究［J］.中药材，2009，32（4）：571-574.

［20］叶碧颜，彭小敏，邓广海.五指毛桃水提取物的抗衰老实验研究［J］.内蒙古中医药，2017，36（11）：90-91.

［21］冯劲立，李想.五指毛桃对阿尔茨海默病小鼠学习记忆功能及过氧化损伤的影响［J］.湖南中医药大学学报，2015，35（9）：31-32，69.

［22］罗正茂，陈淑娟，刘艳艳，等.五指毛桃防治疲劳型亚健康小鼠的机制研究［J］.贵阳中医学院学报，2012，34（6）：25-28.

［23］罗骞，席萍，廖雪珍，等.五指毛桃水煎液的管理安全性实验研究［J］.今日药学，2009，19（2）：12-13.

# 雷公藤 Gaeumeihen

【别名】断肠草、三棱花、南蛇根、黄藤根、黄藤木、菜虫药。

【来源】为卫矛科植物雷公藤 *Tripterygium wilfordii* Hook. f. 的根、花、叶。

【生境分布】生于阴湿稍肥的山坡、山谷、溪边灌木林和次生杂木丛中。在广西主要分布于金秀、融水、乐业等地，广东、福建、台湾、湖南、安徽等亦有分布。

【性味功能】苦，寒；有大毒。除湿解毒，消肿止痛。用于风湿热痹、带状疱疹、肥疮、头癣、风疹瘙痒。

【用法用量】外用适量。

【现代药理学研究】

1.治疗关节炎作用

雷公藤可降低患者红细胞沉降率及 RF、HMGB1、SAA 的表达水平，改善患者的临床症状及免疫功能指标，对类风湿性关节炎具有一定的治疗作用。雷公藤多苷可调节炎症关节滑膜中失衡的 HIF-1α/Ang1 轴，对胶原诱导性关节炎大鼠关节滑膜组织的血管新生和体外 HUVEc 管腔形成具有抑制作用。雷公藤内酯醇可抑制类风湿性关节炎大鼠血管新生，激活 PTEN/PI3K/Akt 信号通路，发挥对类风湿性关节炎的治疗作用；可改善胶原诱导性关节炎大鼠关节肿胀程度，降低 AI 值及外周血 IFN-γ 和 IL-17A 的表达；可抑制佐剂性关节炎大鼠痛觉神经节中 MCP-1 及 CCR2 的表达，具有镇痛作用。

### 2. 抗炎作用

雷公藤对早期毛细血管通透性的增加、渗出和水肿有抑制作用，对晚期的增殖性病变具有迅速抗炎消肿的作用，对急慢性炎症具有治疗作用。雷公藤多苷对急性期炎症渗出和后期组织增生具有直接的抗炎作用，可影响多种炎症介质、细胞因子及转录因子的合成。雷公藤多苷、雷公藤内酯醇和雷公藤红素具有一定的抗炎作用。雷公藤甲素可抑制炎症趋化因子、巨噬细胞炎症蛋白、嗜酸粒细胞趋化因子和单核细胞趋化蛋白的表达，对胶原诱导的关节炎大鼠具有抗炎作用。

### 3. 抗病毒作用

雷公藤对 EB 病毒、单纯疱疹病毒 I 型、麻疹病毒、流感 A 型病毒等具有抑制作用，可抑制病毒基因转录、核酸合成及蛋白合成。雷公藤红素可抑制 HBsAg 的表达，抑制乙型肝炎病毒 DNA 在小鼠原代肝细胞中复制；抗逆转录过程，从而抑制 HIV Tat 蛋白介导的转录和复制过程。雷公藤多苷可抑制急性期 HIV 感染相关的炎症因子，对 HIV 相关的异常免疫激活指标有抑制作用；对 HIV 的抑制作用与病毒储存库的动态变化相关。雷公藤萨拉子酸具有抗艾滋病病毒作用。

### 4. 免疫抑制作用

雷公藤具有抑制细胞免疫的作用，脊髓后角 P 物质可参与雷公藤的细胞免疫抑制作用。雷公藤多苷通过影响 TLR/NF-κB 信号传导通路，降低 TLR4 及 NF-κB 的表达。雷公藤内酯酮可抑制小鼠耳郭急性炎症及毛细血管通透性，降低胸腺重量指数、碳粒廓清速率、血清溶血素含量及外周血 T 淋巴细胞的百分比，抑制脾细胞抗体的形成，具有抗炎及免疫抑制作用。雷公藤春碱和雷公藤新碱具有体液免疫抑制及细胞免疫抑制的作用，对迟发型超敏反应也具有抑制作用，可降低小鼠碳廓清速率和脾脏、胸腺的重量指数。雷公藤甲素通过 SOCS-1/3 下调 IL-2 和 IL-10 的分泌，增加 Th17 细胞比例，抑制 Treg 细胞比例。雷公藤对自身免疫性疾病的免疫功能具有抑制作用，可影响垂体 - 肾上腺皮质系统，对促炎性细胞因子 IL-2、TNF-α、IFN-γ、IL-4、IL-6 和 IL-10 具有一定的抑制作用。雷公藤甲素、雷酚萜酸、雷藤二萜醌 A、雷藤二萜醌 B 对体外淋巴细胞的转化有抑制作用。雷公藤多苷可调节自身免疫性甲状腺炎小鼠 Treg/Th17 的细胞比例，同时下调甲状腺组织 EGFR 的蛋白表达，上调 Nrf2 的蛋白表达，改善甲状腺功能。雷公藤红素可治疗胶原诱导的关节炎小鼠的炎症反应，减少 IL-6 等促炎因子的分泌，调节免疫平衡。

### 5. 抗肿瘤作用

雷公藤抗肿瘤具有多靶点作用，既可诱导细胞分化又可促进细胞凋亡，还可杀伤肿瘤细胞，通过烷化作用抑制肿瘤细胞 DNA 的合成。雷公藤甲素、雷公藤乙素、雷公藤红素对白血病、子宫肌瘤、胃癌、乳腺癌、胆管癌、胶质瘤、前列腺癌具有抗肿瘤作用。雷公藤甲素对小鼠肝癌 H22 细胞、人肝癌 Bel7402 细胞、人子宫内膜癌 HEC-1B 细胞具有诱导凋亡的作用；可抑制肺癌 A549 细胞的活力，通过调控线粒体信号通路诱导其发生自噬，增加 p-ERK 的蛋白水平，抑制肺腺癌 A549 细胞的生长，降低 Survivin 和 Bcl-2 的表达，促进 Fas 的表达，从而诱导细胞凋亡。雷公藤红素对胰腺癌、骨髓瘤、卵巢癌、肠癌、胰腺癌具有抑制作用，通过激活凋亡信号通路引发癌细胞凋亡。

### 6. 抗生育作用

雷公藤对大鼠精子的抑制作用表现为增加生精细胞凋亡，导致精子计数下降，精子畸形率升高。雷公藤甲素具有抗生育作用，影响雄性生殖系统的生精过程和精子成熟周期，导致精子质量和活力下降；抑制雌性生殖系统的卵巢功能，使卵母细胞受精率下降。雷公藤醇内酯有抗精子生成作用。雷公藤多苷具有抑精作用，可使雄性大鼠发生可逆性不育。雷公藤内酯酮对雄性具有抗生育作用，可增加精子细胞 Cyclin D1 和 CDK4 基因的表达，抑制附睾精核蛋白的生物合成。雷公藤多苷可使睾丸 Bax 的表达增加，诱导生精细胞凋亡。

### 7. 神经保护作用

雷公藤可促进神经元的存活和轴突伸展，延缓多种神经病变性疾病的发展，如多发性硬化、帕金森病、阿尔茨海默病等的病理进展，加快受损脑功能的恢复，具有神经保护作用；可抑制小角质细胞活化和炎症因子释放，拮抗兴奋性氨基酸毒性和钙超载，提高抗氧化活性，促进神经因子的释放等。雷公藤内酯、雷公藤多苷、雷公藤红素是雷公藤的主要活性成分，通过对 ox-42、GFAP、TNF-α、IL-1、NF-κB p65、p38 MAPK、Nrf2/ARE 通路、CREB-BDNF 通路和 Wnt/β-catenin 通路的调控，对阿尔茨海默病、癫痫、血管性痴呆、抑郁、局灶性脑缺血 / 再灌注损伤具有一定的保护作用。

### 8. 改善糖尿病并发症作用

雷公藤多苷能抑制糖尿病模型大鼠肾组织 MBL 及 MASP2 的表达，改善糖尿病大鼠的肾脏病理改变并抑制肾脏组织中的炎症及氧化应激反应，减轻糖尿病大鼠肾损伤；可激活 AMPK 途径，减少糖尿病肾病大鼠的尿蛋白排泄量，抑制肾脏肥大并减轻肾纤维硬化程度，改善肾脏功能。雷公藤内酯醇可降低皮质部位及海马部位 Glut-1 表达，增加海马部位 Glut-3 表达；能降低糖尿病大鼠脑内的 Glut-1 含量；可上调糖尿病大鼠心肌细胞内 Glut-1、Glut-4 的表达，减轻高血糖对糖尿病大鼠心肌的毒性作用；抑制 TLR-4/NF-κB 介导的炎症信号通路，减轻糖尿病大鼠肝脏损伤。

【毒理学研究】

### 1. 肝毒性

雷公藤多苷的肝毒性呈剂量依赖性。雷公藤多苷致大鼠肝损伤机制可能与 NK 细胞活性受到抑制、肝 Kupffer 细胞活化并诱导 TNF-α 的合成有关。雷公藤内酯醇在大鼠体内暴露越多，肝毒性越大。

## 2. 肾毒性

雷公藤多苷可活化巨噬细胞促进 TNF-α 分泌，上调肾细胞表面膜分子 Fas、p53、NF-κB 的表达，下调 Bcl-2 的表达，诱导肾细胞凋亡而发挥肾毒性作用。雷公藤内酯醇能够明显提升细胞的 ROS 水平，通过氧化应激反应产生肾毒性。

## 3. 生殖毒性

雷公藤多苷对雄性和雌性的生殖系统均有毒性作用，可调节下丘脑—垂体—性腺轴，抑制睾酮分泌，通过线粒体损伤途径诱导生殖细胞凋亡，从而对雄性生物产生生殖系统毒性；通过氧化应激反应对雌性生物产生生殖系统毒性。

## 【参考文献】

[1] 王欣之，农程，江振洲，等.雷公藤甲素对脾脏 Th17/Treg 细胞的影响 [J].中国中药杂志，2019，44（15）：3330-3334.

[2] 张敏，王守安，刘黎星.雷公藤多苷干预 TLR-NF-κB 通路发挥免疫抑制作用 [J].中草药，2014，45（9）：1288-1292.

[3] 张斓，刘灿华.雷公藤多苷对自身免疫性甲状腺炎小鼠甲状腺功能的影响 [J].中国临床药理学杂志，2020，36（22）：3782-3785.

[4] 卢嘉微，陈都，张淑芳，等.雷公藤红素对胶原诱导性关节炎小鼠的免疫作用研究 [J].南京中医药大学学报，2018，34（5）：491-494.

[5] 冯群，孙蓉，黄伟，等.不同剂量雷公藤对小鼠抗炎作用的效 - 毒关联评价 [J].中药药理与临床，2014，30（1）：75-79.

[6] 冯群，孙蓉.雷公藤多苷片抗炎作用及伴随肝毒性研究 [J].中药新药与临床药理，2014，25（6）：713-716.

[7] 钦丹萍，周毅骏，张绍珠，等.雷公藤多苷抗巨噬细胞炎症及对 TLR4/NF-κB 调控炎症作用的研究 [J].中国中药杂志，2015，40（16）：3256-3261.

[8] 谈发明，刘颜，陈茂华，等.雷公藤内酯醇对佐剂性关节炎大鼠抗炎作用的实验研究 [J].中药新药与临床药理，2014，25（2）：176-178.

[9] 杨丽娜，刘志宏，张晶，等.雷公藤次碱对脂多糖诱导 RAW264.7 细胞分泌炎症因子的影响 [J].中国医院药学杂志，2014，34（14）：1164-1167.

[10] 朱陵霞，孙晓艳，陈姣，等.雷公藤红素通过抑制 PAK1 抗胰腺癌作用及其机制研究 [J].药学学报，2020，55（1）：60-66.

[11] 柯波，万才水，李安娜，等.雷公藤红素诱导多发性骨髓瘤 H929 细胞凋亡 [J].中国病理生理杂志，2020，36（3）：487-494.

[12] 马著妍，吴田田，吴彤，等.雷公藤红素对卵巢癌细胞增殖、凋亡的影响及作用机制研究

［J］. 中国现代医学杂志，2020，30（16）：15-22.

［13］王红，李诗楠，李智，等. 雷公藤红素抑制 MGC-823 细胞增殖和迁移及诱导凋亡［J］. 现代预防医学，2020，47（14）：2602-2606，2622.

［14］杨益，唐文军，卓曼云，等. 雷公藤红素对骨肉瘤细胞增殖、凋亡的影响［J］. 中国临床药理学杂志，2019，35（16）：1788-1790.

［15］苏兰娣，李芹，江秀玲，等. 雷公藤红素对肠癌细胞 CCL-244 干性的作用机制［J］. 实用医学杂志，2019，35（6）：860-863.

［16］邹玉莲，黄秀旺，甘陈灵. 雷公藤内酯醇对小鼠 H22 腹水瘤细胞凋亡及 PD-L1 表达的影响［J］. 福建医科大学学报，2019，53（1）：5-8.

［17］高琦，郭艳，魏小娟. 雷公藤红素对人胰腺癌细胞 PANC-1 增殖、侵袭和迁移的抑制作用［J］. 中国癌症杂志，2019，29（1）：26-31.

［18］张才田，王雪松，胡雪玲，等. 雷公藤多甙抑制大鼠精子发生的研究［J］. 生殖医学杂志，2008，17（2）：118-122.

［19］张赛圣，杨宝林，程丽霞，等. 雷公藤内酯醇对阿尔茨海默病大鼠海马 drebrin 和 cofilin 表达的影响［J］. 中国康复理论与实践，2018，24（1）：23-28.

［20］黄灵，黄建敏，李雪斌，等. 雷公藤多甙对致痫大鼠学习记忆及海马 Ng 和 PKC 表达的影响［J］. 中风与神经疾病杂志，2017，34（2）：122-125.

［21］汪效松，汪银洲，张旭，等. 雷公藤氯内酯醇对血管性痴呆模型大鼠海马炎症因子及 β 淀粉样蛋白表达的影响［J］. 中国临床药理学杂志，2017，33（24）：2584-2587.

［22］陈力超，潘笑宇，费宁，等. 雷公藤内酯醇对应激小鼠抑郁样行为及脑源性神经营养因子的调节作用［J］. 中国药理学与毒理学杂志，2015，29（5）：801-807.

［23］邵亚，李红. 雷公藤红素改善阿尔茨海默病大鼠学习能力的作用机制［J］. 中国老年学杂志，2022，42（21）：5308-5311.

［24］王元伟，郑关毅，陈晓春，等. 雷公藤氯内酯醇对大鼠海马背侧注射 $A\beta_{25-35}$ 后胶质细胞及 p38MAPK 激活的抑制作用［J］. 中国药理学通报，2014，30（1）：108-113.

［25］胡小令，桂婷，黄涛波，等. 雷公藤内酯醇对阿尔茨海默病模型大鼠海马 iNOS 表达和突触超微结构的影响［J］. 中国老年学杂志，2014，34（22）：6379-6381.

［26］张朝弘，刘丹彦. 雷公藤红素后处理对大鼠局灶性脑缺血再灌注损伤后脑组织 NF-κB 及 TNF-α、IL-1β 的影响［J］. 重庆医科大学学报，2015，40（1）：37-41.

［27］边心超，孟繁凯，杨福伟，等. 雷公藤红素对 C6 胶质瘤细胞凋亡及细胞周期阻滞的影响［J］. 中华神经外科杂志，2012（3）：291-294.

［28］杨宝林，吕诚，胡小令，等. 雷公藤内酯醇对阿尔茨海默病模型大鼠海马补体 C1q 表达的影响［J］. 解剖学报，2010，41（6）：805-808.

［29］方莉，李庆军，方树友. 雷公藤多糖甙对大鼠脑缺血／再灌注损伤的影响［J］. 郑州大学学报

（医学版），2010，45（3）：472-474.

[30] 陈龙飞，阮志芳，李智文，等.雷公藤氯内酯醇对阿尔茨海默病大鼠学习记忆障碍的影响 [J].中国老年学杂志，2009，29（7）：790-792.

[31] 吴明，朱元贵，潘晓东，等.雷公藤氯内酯醇通过激活 Wnt/β-catenin 通路减轻寡聚态 Aβ_（1-42）诱导的神经元凋亡 [J].药学学报，2010，45（7）：853-859.

[32] 翁惠玲.雷公藤对急性期 HIV 感染者病毒储存库和免疫激活的影响 [D].北京：北京协和医学院，2017.

[33] 张欣蕊，易学瑞，袁有成，等.雷公藤红素对转基因小鼠原代肝细胞 HBV 的抑制作用 [J].中国新药杂志，2012，21（9）：980-982，988.

[34] 赵瑞萍，陈卫东，常保超，等.雷公藤多苷抑制糖尿病大鼠肾组织 MBL 及 MASP2 的表达并减轻肾损伤 [J].细胞与分子免疫学杂志，2017，33（11）：1498-1503.

[35] 尤丽菊，常景芝，李宜川.雷公藤内酯醇对糖尿病大鼠脑内葡萄糖转运蛋白表达的影响 [J].医药导报，2013，32（6）：698-700.

[36] 常景芝，王琛，沈永杰，等.雷公藤多苷对糖尿病大鼠肾脏病变影响的实验研究 [J].时珍国医国药，2012，23（12）：3043-3044.

[37] 宋其蔓，刘勇，徐新禹，等.雷公藤多式通过 AMPK 途径减轻糖尿病大鼠肾脏组织中炎症及氧化应激的实验研究 [J].临床和实验医学杂志，2020，19（5）：464-468.

[38] 尤丽菊，芦琨，李宜川.雷公藤内酯醇对糖尿病大鼠心肌内葡萄糖转运体 1 型 4 型表达的干预 [J].实用医技杂志，2015，22（6）：573-575.

[39] 白钰，刘应生，马晓丽.雷公藤多苷对糖尿病大鼠肝脏损伤的影响及机制 [J].山东医药，2018，58（14）：13-16.

[40] 邓媛，陈勇，陈振云，等.雷公藤对类风湿关节炎疗效及 IgA、IgG、RF 变化研究 [J].中华中医药学刊，2020，38（2）：234-236.

[41] 王靖霞，刘春芳，李逸群，等.雷公藤多苷片抑制实验性类风湿关节炎血管新生的作用研究 [J].中国中药杂志，2019，44（16）：3441-3447.

[42] 刘静，燕丽君.雷公藤内酯醇对类风湿性关节炎模型大鼠血管新生和 PTEN/PI3K/AKT 通路的影响 [J].吉林大学学报（医学版），2020，46（6）：1227-1233，1351.

[43] 马俊福，孟庆良，郑福增，等.雷公藤内酯醇对胶原诱导性关节炎大鼠 γ-干扰素和白细胞介素-17A 表达的影响 [J].北京中医药大学学报，2020，43（7）：592-598.

[44] 张旭东，杨若松，陈伟，等.雷公藤内酯醇对佐剂性关节炎大鼠脊髓背根神经节中 MCP-1 及 CCR2 表达的影响 [J].中成药，2016，38（6）：1390-1393.

# 第五节 清热毒药

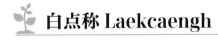 **白点称 Laekcaengh**

【别名】岗梅根、秤杆根、点秤根、山梅根。

【来源】为冬青科植物秤星树 *Ilex asprella*（Hook. et Arn.）Champ. ex Benth. 的根。

【生境分布】生于荒山坡地疏林下或灌木丛中。分布于广西各地，广东、湖南、江西等亦有分布。

【性味功能】苦、甘、寒。清解热毒，祛瘀消肿。用于发热、热痢、咽喉痛、肺痈、疥疮、跌打损伤、津伤口渴。

【用法用量】10～30 g，水煎服。外用适量，水煎洗。

【现代药理学研究】

1. 抗炎作用

岗梅水提取物对二甲苯致小鼠耳郭肿胀和角叉菜胶致大鼠足跖肿胀具有抑制作用，可抑制醋酸致小鼠毛细血管通透性增加及大鼠棉球肉芽肿增生；可提高感染病毒小鼠 IFN-γ、IL-10 的水平，降低 IL-6、MCP-1 和 TNF-α 水平，从而发挥抗炎作用。岗梅提取物可抑制 IP-10 的分泌，对 H1N1 感染的 A549 细胞炎症反应有抑制作用。岗梅根茎醇提取物对 LPS 所致急性咽炎小鼠血清中 NO、MDA 的水平有显著抑制作用。

2. 抗病毒作用

岗梅根水提取物具有体内抗流感病毒作用。岗梅根水提取物可降低甲型流感病毒 FM1 株感染的小鼠肺指数；降低 H9N2 亚型禽流感病毒滴鼻感染的小鼠肺指数，延长存活时间；可抑制 MDCK 细胞中甲 1 型流感病毒 FM1 株的血凝素。岗梅茎水提取物对病毒也有抑制作用，可抑制呼吸道合胞病毒（RSV）致 A549 细胞的病变；可抑制腺病毒 3 型病毒所致的 HEL 细胞病变。岗梅根三萜皂苷具有抗单纯疱疹病毒 I 型的作用。

3. 降血脂作用

岗梅根水提取物对束缚负荷下高脂饮食性脂肪肝大鼠的脂蛋白代谢和非酒精性脂肪肝大鼠的脂肪酸代谢有一定干预作用。岗梅根总皂苷可使高血脂模型大鼠血清中 TC、TG、LDL-C、LEP、IL-6、CRP 水平显著降低，使 HDL-C 和 ADP 水平显著升高，具有降血脂作用。

4. 抗菌作用

岗梅的根、茎水提取物对金黄色葡萄球菌和大肠埃希菌具有抑制作用。岗梅根 70% 乙醇提取物、丙酮提取物及水提取物对金黄色葡萄球菌、白色念珠菌、铜绿假单胞菌和大肠埃希菌具有一定的抑菌作用。

5. 其他药理作用

岗梅根、茎、叶及根茎混合醇提取物对氨水致咳喘小鼠均具有显著的止咳作用。岗梅根水煎液可显著抑制醋酸所致的小鼠扭体反应，延长热板实验的耐受时间，具有镇痛效果。岗梅根水提取物能改善病毒感染导致的细胞免疫损伤，提高 T 淋巴细胞的免疫功能。

## 【参考文献】

［1］Yang X, Gao X, Du B, et al. *Ilex asprella* aqueous extracts exert in vivo anti-inflammatory effects by regulating the NF-κB, JAK2/STAT3, and MAPK signaling pathways［J］. J Ethnopharmacol, 2018（225）：234-243.

［2］朱伟群，晏桂华，李沛波. 岗梅水提取物抗炎作用的实验研究［J］. 广东药学院学报，2007（3）：304-306，311.

［3］罗雅劲，孙永学，代珍青，等. 岗梅根醇提取物抗炎活性的实验研究［J］. 贵州畜牧兽医，2010，34（3）：1-2.

［4］刘郴淑，陈华萍，李卫群，等. 岗梅根乙醇提取物的抗炎作用［J］. 中药材，2004，27（7）：519-520.

［5］马霄行. 岗梅根抗甲 1 型流感病毒 FM1 株的作用及机制研究［D］. 广州：广州中医药大学，2007.

［6］Dai W P, Li G, Li X, et al. The roots of *Ilex asprella* extract lessens acute respiratory distress syndrome in mice induced by influenza virus［J］. J Ethnopharmacol, 2014, 155（3）：1575-582.

［7］Peng M H, Dai W P, Liu S J, et al. Bioactive glycosides from the roots of *Ilex asprella*［J］. Pharm Biol, 2016, 54（10）：2127-2134.

［8］陈炜璇，韩正洲，仰铁锤，等. 岗梅根、茎体外抗呼吸道病毒的作用比较研究［J］. 中国现代中药，2016，18（2）：156-160，163.

［9］Zhou M, Xu M, Ma X X, et al. Antiviral triterpenoid saponins from the roots of *Ilex asprella*［J］. Planta Med, 2012, 78（15）：1702-1705.

［10］喻良文，张敏敏，张玲玲，等. 岗梅根总皂苷对高脂血症大鼠降血脂作用的实验研究［J］. 新中医，2014，46（7）：191-193.

［11］张敏敏. 岗梅根总皂苷降血脂作用及其化学成分研究［D］. 广州：广州中医药大学，2013.

［12］何少璋，张一萍，喻丽元. 岗梅对微生物的作用研究［J］. 现代医院，2008，8（5）：12-13.

［13］肖彩虹. 岗梅功效成分及抗氧化、抑菌活性研究［D］. 广州：华南理工大学，2014.

# 🌱 白花蛇舌草 Nyarinngoux

【别名】蛇舌草、蛇利草、鹤舌草、羊须草、千打锤。

【来源】为茜草科植物白花蛇舌草 *Hedyotis diffusa* Willd. 的全草。

【生境分布】生于山坡、路边、溪畔草丛中。在广西主要分布于贺州、岑溪、容县、玉林、贵港、平南、金秀等地，广东、云南、福建、江苏和安徽等亦有分布。

【性味功能】苦、甜、寒。通龙路，解热毒，除湿毒，散结消肿。用于癌肿、黄疸、淋证、痢疾、瘰疬、疳积、咽痛、带下、毒蛇咬伤、痈疮。

【用法用量】15～60 g，水煎服。外用鲜品适量，捣烂敷患处。

【现代药理学研究】

1. 抗肿瘤作用

（1）抑制生殖系统肿瘤作用

白花蛇舌草可靶向 p38、P-ERK 和 NF-κB 抑制转移反应，从而抑制 MMP-9 和 ICAM-1 的表达，降低人类乳腺癌 MCF-7 细胞的侵袭转移能力。白花蛇舌草注射液对宫颈癌细胞 HeLa 及卵巢癌细胞 HO-8910 均有生长抑制作用。白花蛇舌草总黄酮对宫颈癌 U14 荷瘤小鼠的肿瘤生长具有抑制作用，同时具有提高免疫功能及抗氧化能力的作用。白花蛇舌草甲基蒽醌通过对 $Ca^{2+}$/Calpain/Caspase-4 通路的调控，诱导乳腺癌 MCF-7 细胞凋亡。

（2）抑制白血病作用

白花蛇舌草水提取物可显著抑制白血病 K562 细胞和 CEM 细胞的生长，诱导肿瘤细胞凋亡。白花蛇舌草提取物对白血病 HL-60 细胞的生长具有抑制作用，可直接影响肿瘤细胞的能量代谢。白花蛇舌草乙醇提取物可调节 Bax/Bcl-2 的表达，影响线粒体功能，激活 NF-κB 信号通路，抑制原癌基因 C-myc 和 AML1-ETO 融合基因的表达，诱导 Kasumi-1 细胞凋亡。白花蛇舌草的有效成分 2-羟基-3-甲基蒽醌可促进 THP-1 细胞凋亡，可通过激活 Fas/FasL、DR4 和 TRAIL，触发 Capsase-8 凋亡途径诱导细胞凋亡；上调 p-p38 MAPK 的表达和下调 p-ERK1/2 的表达，促进 U937 细胞凋亡。白花蛇舌草熊果酸可调控细胞内氧化应激反应，诱导白血病耐药 K562/ADM 细胞凋亡。

（3）呼吸系统作用

白花蛇舌草乙醇提取物可抑制肺腺癌 A459 细胞增殖；抑制 lewis 肺癌小鼠自发转移；阻滞细胞周期于 $G_1/G_0$ 期，上调 Bax、p53 的表达和下调 Bcl-2 的表达，诱导细胞凋亡。白花蛇舌草乙醇提取物可部分干预甚至逆转 TGF-β 诱导的肺腺癌 H358 细胞上皮间质转化过程。

（4）抑制消化系统肿瘤作用

白花蛇舌草提取物可能通过激活 Hippo-YAP 信号通路，抑制胰腺癌 SW1990 细胞上皮间质转化的发生；可抑制人胃癌 MKN-45 细胞增殖，阻滞细胞于 S 期，降低 CCNB1 和 CCND1 基因的表达；可抑制 Wnt/β-catenin 信号通路，调控关键因子的表达，对大肠癌细胞和大肠癌干细胞的生长具有抑制作用。白花蛇舌草乙醇提取物可下调 Pim-1 和 Pim-2 mRNA 的表达，抑制人结肠癌 HT-29 细胞的增殖。

（5）抑制肝癌作用

白花蛇舌草可诱导肝癌细胞 H22 移植瘤小鼠瘤组织 HSP70 的表达，促进肝癌细胞凋亡。白花蛇舌草注射液可调控 Bcl-2/Cyt C 信号通路，抑制人肝癌 SMMC-7721 细胞增殖，诱导其凋亡。白花蛇舌草总黄酮可抑制 TGF-β1 介导的 E-cadherin 蛋白下调，逆转肝癌 MHCC97-H 细胞的上皮间质转化。白花蛇舌草的有效成分 2-羟基 -3-甲基蒽醌可抑制 IL-6/STAT3 信号通路，抑制肝癌 HepG2 细胞生长及诱导其凋亡。

2. 抗炎作用

白花蛇舌草可调控 NF-κB、抑制 Bcl-2 和 cIAP1 的表达，提高 Cleaved Caspase-3 的表达，促进 HaCaT 细胞凋亡。白花蛇舌草可降低哮喘小鼠的炎症细胞计数，下调 IL-4、IL-5、1L-13 及 NF-κB p65 的表达水平，上升 IFN-γ 水平，抑制气道炎症。

3. 抗氧化作用

白花蛇舌草总黄酮可调控 ASK1/p38 MAPK 信号通路，对 $H_2O_2$ 干预的 HL-02 具有保护作用，白花蛇舌草乙醇提取物的石油醚部位、乙酸乙酯部位、正丁醇部位均具有抗氧化作用。白花蛇舌草粗多糖具有清除超氧阴离子自由基和羟自由基的作用，有较强的抗氧化活性。

4. 其他药理作用

白花蛇舌草对 LPS 诱导的急性肺损伤有保护作用；对 Col Ⅱ 诱导的大鼠类风湿性关节炎具有一定的治疗作用；对葡聚糖硫酸钠诱导的慢性溃疡性结肠炎小鼠具有一定的治疗作用。白花蛇舌草具有免疫调节作用。白花蛇舌草黄酮具有保肝作用。白花蛇舌草多糖具有抗疲劳作用。

## 【参考文献】

［1］Chung T W, Choi H, Lee J M, et al. *Oldenlandia diffusa* suppresses metastatic potential through inhibiting matrix metalloproteinase-9 and intercellular adhesion molecule-1 expression via p38 and ERK1/2 MAPK pathways and induces apoptosis in human breast cancer MCF-7 cells ［ J ］.J Ethnopharmacol, 2017（195）: 309-317.

［2］佘凌，孙越 . 白花蛇舌草注射液对人卵巢癌细胞 HO-8910PM 生物学行为的影响［ J ］. 中国药

师，2019，22（8）：1396-1400.

［3］张培影.白花蛇舌草对宫颈癌细胞增殖、凋亡和 Ki-67mRNA 影响的实验研究［D］.南京：南京中医药大学，2010.

［4］Liu Z, Liu M, Liu M, et al. Methylanthraquinone from *Hedyotis diffusa* WILLD induces Ca$^{2+}$-mediated apoptosis in human breast cancer cells［J］. Toxicol In Vitro, 2010, 24（1）：142-147.

［5］李美，张红艳，邵海鸥.白花蛇舌草总黄酮对宫颈癌 U14 荷瘤小鼠免疫及抗氧化能力的影响［J］.中药材，2019，42（6）：1417-1420.

［6］朱大诚，陈秀珍，高永涛，等.白花蛇舌草水提取物对白血病 K562 细胞的抑制作用及诱导其凋亡的研究［J］.时珍国医国药，2011，22（2）：334-336.

［7］Willimott S, Barker J, Jones L A, et al. Apoptotic effect of *Oldenlandia diffusa* on the leukaemic cell line HL60 and human lymphocytes［J］. J Ethnopharmacol, 2007, 114（3）：290-299.

［8］王苑，王优，谭燕珍，等.白花蛇舌草提取物对白血病 HL-60 细胞的抑制作用［J］.中国医药导报，2009，6（32）：33-34.

［9］Wang J H, Shu L H, Yang L L, et al. 2-Hydroxy-3-methylanthraquinone from *Hedyotis diffusa* WILLD induces apoptosis via alteration of Fas/FasL and activation of caspase-8 in human leukemic THP-1 cells［J］. Arch Med Res, 2011, 42（7）：577-583.

［10］Wang N, Li D Y, Niu H Y, et al. 2-hydroxy-3-methylanthraquinone from *Hedyotis diffusa* Willd. induces apoptosis in human leukemic U937 cells through modulation of MAPK pathways［J］. Arch Pharm Res, 2013, 36（6）：752-758.

［11］朱大诚，徐丽婷，况东，等.白花蛇舌草诱导白血病 CEM 细胞凋亡的分子机制［J］.中国老年学杂志，2019，39（15）：3738-3740.

［12］王博，武利强，叶宝东，等.白花蛇舌草熊果酸诱导白血病耐药 K562/ADM 细胞凋亡及其作用机理的研究［J］.中华中医药学刊，2013，31（4）：921-924，973-974.

［13］陈智，林圣云，李建新，等.白花蛇舌草乙醇提取物体外诱导人 AML-M2 白血病细胞凋亡机制研究［J］.中国现代应用药学，2020，37（17）：2067 -2072.

［14］高宝安，陈世雄，杨俊，等.白花蛇舌草乙醇提取物对肺腺癌 A549 细胞株增殖和凋亡的影响［J］.时珍国医国药，2009，20（6）：1392-1394.

［15］李洁.白花蛇舌草对人肺巨细胞癌细胞株 PG 细胞 bcl-2 基因表达的影响［J］.时珍国医国药，2009，20（4）：974-975.

［16］吕昕，周林水，杨莉，等.白花蛇舌草乙醇提取物对 TGF-β 诱导的人肺腺癌细胞 H358 上皮间质化的干预作用［J］.中国药学杂志，2015，50（7）：590-594.

［17］王自闯，张娟，陈小永.白花蛇舌草提取物通过 Hippo-YAP 信号通路抑制胰腺癌 SW1990 细胞上皮细胞间质转化［J］.中国免疫学杂志，2020，36（16）：1957-1961，1966.

［18］魏丽慧，林久茂，彭军，等.白花蛇舌草乙醇提取物对人结肠癌细胞 HT-29 Pim-1 和 Pim-2

mRNA 表达的影响［J］.世界中西医结合杂志，2011，6（4）：284-287.

［19］代飞，邵淑丽，焦凯贺，等.白花蛇舌草对人胃癌 MKN-45 细胞周期的影响［J］.基因组学与应用生物学，2020，39（6）：2866-2872.

［20］林久茂，魏丽慧，李琼瑜，等.白花蛇舌草通过调控 Wnt/β-catenin 通路抑制大肠癌细胞及大肠癌干细胞的生长［J］.中华中医药杂志，2015，30（5）：1805 -1808.

［21］史玉荣，徐海波，石梦莹，等.白花蛇舌草通过 Wnt 信号通路抑制结肠肿瘤干细胞分化［J］.中药药理与临床，2015，31（1）：133-136.

［22］孙超，吴铭杰，江泽群，等.白花蛇舌草有效成分 2- 羟基 -3- 甲基蒽醌通过 IL-6/STAT3 信号通路诱导肝癌细胞凋亡作用机制［J］.中华中医药杂志，2018，33（12）：5346-5350.

［23］张彦兵，朱娇，肖菊香，等.白花蛇舌草总黄酮对 TGF-β1 诱导的肝癌 MHCC97-H 细胞 EMT 的逆转作用及其机制［J］.西安交通大学学报（医学版），2016，37（2）：279-282，306.

［24］李文婷，赵凤鸣，戴紫函，等.白花蛇舌草注射剂抑制人肝癌细胞 SMMC-7721 增殖及调控 Bcl-2/CytC 信号通路诱导线粒体凋亡［J］.中成药，2015，37（10）：2264-2267.

［25］胡玲，罗晓韵，谢字晖，等.白花蛇舌草诱导 HSP70 表达对 H22 肝癌细胞移植瘤细胞凋亡的影响［J］.中药新药与临床药理，2009，20（6）：536.

［26］Li Y L，Chen X，Niu S Q，et al. Protective antioxidant effects of amentoflavone and total flavonoids from *Hedyotis diffusa* on $H_2O_2$ -induced HL-02 cells through ASK1/p38 MAPK pathway［J］. Chem Biodivers，2020，17（7）：e2000251.

［27］许海顺，蒋剑平，徐攀，等.白花蛇舌草不同萃取物的抗氧化作用研究［J］.甘肃中医学院学报，2012，29（2）：48-51.

［28］高嘉屿，杨櫊，宋天星，等.白花蛇舌草多糖提取的工艺优化及抗氧化活性研究［J］.辽宁中医杂志，2016，43（1）：109-111.

［29］朴红梅，宋秋红，金延燕，等.白花蛇舌草对哮喘模型小鼠 Th1/Th2 免疫平衡的影响［J］.中国医院药学杂志，2013，33（17）：1381-1385.

［30］Tan J，Li L，Shi W，et al. Protective effect of 2-hydroxymethyl anthraquinone from *Hedyotis diffusa* Willd. in lipopolysaccharide-induced acute lung injury mediated by TLR4-NF-κB［J］. Inflammation，2018，41（6）：2136-2148.

［31］贾鹏，刘未，刘生，等.白花蛇舌草对 Ⅱ 型胶原蛋白诱导的大鼠类风湿性关节炎的治疗作用［J］.中国应用生理学杂志，2018，34（6）：558-561.

［32］刘若轩，李阿荣，郭洁文，等.白花蛇舌草对肝内胆汁淤积模型大鼠的保护作用［J］.中药材，2018，41（6）：1475-1478.

［33］郑岳，徐梅梅，孙伟，等.白花蛇舌草粗黄酮对小鼠肝损伤保护作用的研究［J］.重庆医学，2016，45（24）：3340-3342.

［34］张振芳，赵宏伟，柴煊，等.白花蛇舌草对葡聚糖硫酸钠诱导的慢性溃疡性结肠炎小鼠的影

响［J］.中草药，2015，46（23）：3520-3525.

［35］李明.白花蛇舌草多糖的抗疲劳抗氧化作用研究［J］.食品科技，2014，39（7）：190-193.

［36］瞿俊勇，田梦，贺建华，等.白花蛇舌草多糖对免疫抑制小鼠的免疫调节作用研究［J］.中
药材，2015，38（9）：1942-1945.

［37］付丹丹，宋向凤，李占国，等.白花蛇舌草提取物对表皮生长因子诱导的HaCaT细胞增殖、
凋亡和TNF-α诱导的炎症因子影响［J］.中国中西医结合杂志，2016，36（8）：975-980.

# 🌱 白薇 Cacucijmoz

【别名】白荡草、知微草、白马薇。

【来源】为萝藦科植物白薇 *Cynanchum atratum* Bunge 的根及根状茎。

【生境分布】生于山坡或树林边缘。在广西主要分布于灵山、大新、百色、隆林、凌云、乐业、天峨、南丹、金秀、临桂、全州、昭平、贵港、玉林等地，黑龙江、吉林、辽宁、河北、山西、山东、江西、福建、湖北、湖南、广东、陕西、四川、贵州、云南等亦有分布。

【性味功能】苦、咸，寒；全株有毒。清热凉血，通调水道。用于肺热咳血、温疟、瘴疟、产后虚热、热淋、血淋、小便涩痛、风湿痛、瘰疬。

【用法用量】8～15 g，水煎服。

【现代药理学研究】

1. 退热、抗炎作用

白薇水提取物对大鼠发热有退热作用；对巴豆油致小鼠耳郭渗出性炎症具有抗炎作用；可下调LPS致鸡小肠损伤血清中SAA、OVT、AGP、IL-1β的表达，对肠黏膜具有一定的保护作用。

2. 抗肿瘤作用

白薇 $C_{21}$ 类固醇通过线粒体途径下调Bcl-2的表达，上调Bax的表达，激活Caspase-9和Caspase-3，诱导人肝癌HepG2细胞凋亡。白薇苷C可调节Caspase家族的活性，诱导人肺癌A549细胞凋亡。

3. 其他药理作用

白薇根皂苷B具有显著的AChE抑制活性，可减轻东莨菪碱致小鼠记忆障碍，拮抗失忆。白薇提取物可改善糖尿病大鼠脊神经传导速度，降低脊神经致痛通道蛋白的表达，对糖尿病周围神经病变具有较好的防治作用。白薇具有一定的美白作用。

## 【参考文献】

［1］薛宝云，梁爱华，杨庆，等.直立白薇退热抗炎作用［J］.中国中药杂志，1995（12）：751-752，763.

［2］李秋月，韦东来，贺尚文，等.白薇对 LPS 诱导的鸡小肠损伤及炎症因子的表达［J］.北京农学院学报，2020，35（4）：93-96.

［3］梁爱华，薛宝云，杨庆，等.白前与白薇的部分药理作用比较研究［J］.中国中药杂志，1996（10）：46-49，65.

［4］Zhang J，Ma L，Wu Z F，et al. Cytotoxic and apoptosis-inducing activity of C21 steroids from the roots of *Cynanchum atratum*［J］.Steroids，2017，122：1-8.

［5］杨利红，赵费敏，张特，等.直立白薇苷 C 诱导肺癌 A549 细胞凋亡的作用机制［J］.中成药，2017，39（3）：612-615.

［6］Lee K Y，Yoon J S，Kim E S，et al. Anti-acetylcholinesterase and anti-amnesic activities of a pregnane glycoside，cynatroside B，from *Cynanchum atratum*［J］.Planta Med，2005，71（1）：7-11.

［7］郑全喜，王昆，刘超.白薇煎对糖尿病神经病变大鼠脊神经致痛通道蛋白的影响［J］.中国实验方剂学杂志，2014，20（14）：145-149.

［8］陈晓璐，毕颖娜，刘承萍，等.白薇经皮透过液对 B16 黑色素瘤细胞的作用［J］.中国实验方剂学杂志，2014，20（12）：193-196.

# 板蓝根 Goromz

【别名】大青叶。

【来源】为十字花科植物菘蓝 *Isatis indigotica* Fort. 的根。

【生境分布】生于地势向阳、土层深厚、排水良好的土地。广西各地均有栽培，黑龙江、河北、陕西、甘肃、青海、河南等地亦有栽培。

【性味功能】苦，寒。清热解毒，凉血化结。用于流行性感冒、流行性腮腺炎、流行性脑脊髓膜炎、流行性乙型脑炎、急性传染性肝炎、肺炎、丹毒、热毒发斑、神昏吐衄、咽喉肿痛、火眼、疱疹。

【用法用量】15～30 g，水煎服。

【现代药理学研究】

1. 抗病毒作用

板蓝根对流感病毒、腮腺炎病毒、肝炎病毒、单纯疱疹病毒、肾病出血热病毒、乙型脑炎病毒、巨细胞病毒等均有抑制作用；对感染甲型 H1N1 流感病毒的小鼠有一定的保护作用，可明显延长小鼠的存活天数。高浓度板蓝根注射液对肾病出血热病毒有明显的抑制作用。板蓝根苯丙烷部位、有机酸部位可抑制流感病毒的增殖、预防和阻断流感病毒 FM1 株的附着，缓解 FM1 株感染所致炎性反应，并可修复气管、肺组织的病理损伤。板蓝根多糖可激活 JAK/STAT 信号通路，具有抗乙肝病毒、单纯疱疹病毒 II 型的活性；可调节机体免疫功能，提高小鼠抗单纯疱疹病毒 II 型感染的能力。

2. 抗炎作用

板蓝根对二甲苯所致的小鼠耳郭肿胀、蛋清所致的大鼠足跖肿胀均有一定的抑制作用；可下调 iNOS 蛋白的表达，抑制 TNF-α 和 NO 释放，进而发挥抗炎作用。板蓝根 70% 乙醇提取物可抑制炎性因子 $PGE_2$ 及 TNF-α 释放。板蓝根多糖可调节 TLR4/NF-κB 通路，减轻结核分歧杆菌感染引起的肺部炎症。

3. 免疫增强作用

板蓝根多糖能明显增加正常小鼠的脾脏重量指数、淋巴细胞数及白细胞总数，提高小鼠的免疫功能；可改善环磷酰胺致免疫抑制模型小鼠的免疫抑制状态。

4. 抗菌作用

板蓝根水提液对大肠埃希菌、脑膜炎双球菌、表皮葡萄球菌、金黄色葡萄球菌、肺炎双球菌、流感杆菌、甲型链球菌均有抑制作用。板蓝根的抗菌有效成分主要是色胺酮，板蓝根总有机酸也有较强的抑菌活性。板蓝根微粉水提取物可破坏细胞壁和细胞膜的完整性，抑制细菌遗传物质的合成和代谢，影响丙酮酸和 ATP 的生成，具有抗大肠埃希菌的作用。

5. 抗内毒素作用

板蓝根水提取物对 LPS 诱导的内毒素血症小鼠具有保护作用，可调控 IRF3 下游炎症指标 IFN-β 的转录及释放，阻断 IFN-β/STAT 信号传导通路，抑制下游促炎细胞因子 CXCL9、CXCL10、CXCL11 的转录，保护小鼠脏器组织，减缓内毒素引起的机体损伤。板蓝根三氯甲烷提取部位及水杨酸组分是抗内毒素的主要成分。

6. 抗肿瘤作用

板蓝根中的不饱和脂肪酸可抑制 S180 肉瘤的生长，降低人肝癌 BEL-27402 细胞的活性。板蓝根二酮 B 可抑制卵巢癌 A2780 细胞和肝癌 BEL-7402 细胞的增殖，降低端粒酶的活性，诱导癌细胞向正常细胞转化。板蓝根多糖可提高食管癌 Eca-109 细胞中 NKG2D 配体表达，促进 NK-92 细胞中 TNF-α 和 IFN-γ 表达，增强 NK-92 细胞对食管癌细胞的杀伤作用；可增强荷瘤小鼠的免疫功能，对荷瘤小鼠具有抗肿瘤作用，能延长荷瘤小鼠的生存时间，降低肿瘤微血管密度，减少瘤组织中 VEGF 的表达，抑制癌细胞增殖和血管生成。

7. 其他药理作用

板蓝根多糖对醋酸铅致小鼠多器官损伤、糖尿病大鼠早期肝损伤具有一定的保护作用。板蓝根水提取物对大鼠高脂血症具有预防作用。板蓝根活性组分具有抗疲劳作用。

【毒理学研究】

1. 免疫毒性

板蓝根制剂不良反应的发生与性别无关，各个年龄段均有分布，但以儿童为多；临床表现主要为过敏反应，严重者会出现过敏性休克；不良反应多以板蓝根注射剂最多见，以速发型为主。

2. 遗传毒性

板蓝根水提取物可明显诱发小鼠骨髓嗜多染红细胞微核和小鼠精子畸形，具有致突变作用。

# 【参考文献】

[1] 胡晓燕，刘明华，孙琴，等.板蓝根抑菌活性部位的谱效关系研究[J].中草药,2013,44(12)：1615-1620.

[2] 姜晓文，燕鸽，李叔洪，等.板蓝根微粉水提取物抗大肠埃希菌活性及其机制的探究[J].中国畜牧兽医，2020，47（9）：2968-2978.

[3] Wang T, Wang X, Zhuo Y, et al. Antiviral activity of a polysaccharide from Radix Isatidis (*Isatis indigotica* Fortune) against hepatitis B virus (HBV) in vitro via activation of JAK/STAT signal pathway [J]. J Ethnopharmacol, 2020 (257): 112782.

[4] 程淼，曹鸿云，王成祥，等.板蓝根对流感病毒FM1所致肺炎小鼠病理损伤修复作用的研究[J].中华中医药杂志，2017，32（8）：3684-3687.

[5] 何立巍，杨婧妍，侯宪邦.板蓝根正丁醇部位抗病毒活性组分及相关化学成分研究[J].中草药，2017，48（14）：2843-2849.

[6] 张李唯，何立巍，张军峰，等.板蓝根提取物体外抗呼吸道合胞病毒机制研究[J].辽宁中医杂志，2017，44（5）：1007-1011.

[7] 池絮影，傅咏梅，崔曰新，等.板蓝根化学成分与抗流感病毒神经氨酸酶活性相关性的探讨[J].中草药，2016，47（22）：3982-3989.

[8] Xiao P, Ye W Y, Chen J W, et al. Antiviral activities against influenza virus (FM1) of bioactive fractions and representative compounds extracted from Banlangen (Radix Isatidis) [J]. J Trad Chin Med, 2016, 36 (3): 369-376.

[9] 左娅，朱慧娟，刘军，等.板蓝根多糖抗单纯疱疹病毒Ⅱ型的实验研究[J].华西药学杂志，2013，28（3）：267-269.

[10] 李闻文，施凯.板蓝根在体外对肾病综合征出血热病毒的作用[J].临床医学研究，1994（3）：55.

[11] 阮德清.板蓝根水提取物对LPS诱导内毒素败血症小鼠的保护作用及机制研究[D].上海：

上海中医药大学，2019.

［12］李友，马莉，沈芃，等.板蓝根三氯甲烷提取部位抗内毒素作用的"谱效"关系研究［J］.中国药学杂志，2011，46（10）：741-744.

［13］李敬，刘云海，汤杰，等.板蓝根中水杨酸的抗内毒素作用［J］.中国医院药学杂志，2007，27（10）：1349-1351.

［14］方建国，汤杰，王文清，等.板蓝根抗内毒素活性部位的研究［J］.中国药学杂志，2005（17）：1299-1301.

［15］Shin E K，Kim D H，Lim H，et al. The anti-inflammatory effects of a methanolic extract from Radix Isatidis in murine macrophages and mice［J］. Inflammation，2010，33（2）：110-118.

［16］陈凯，窦月，孟凡刚，等.板蓝根抗炎作用有效部位初步筛选［J］.中国实验方剂学杂志，2012，18（6）：200-203.

［17］马毅敏，李娜，刘承伟，等.板蓝根不同提取部位抗炎镇痛活性比较研究［J］.中草药，2014，45（17）：2517-2521.

［18］陈瑞华，谢婷，田冰，等.板蓝根多糖通过TLR4-NF-κB通路对结核大鼠肺部炎症影响的机制研究［J］.海南医学院学报，2019，25（16）：1215-1218，1223.

［19］杜萍，方辉，高万，等.板蓝根提取物对RAW 264.7细胞生成NO及表达iNOS的影响［J］.亚太传统医药，2012，8（9）：39-40.

［20］胡娅，王贵林，唐曦.板蓝根对脂多糖致HL-60细胞产生TNF-α及TACE的影响［J］.长江大学学报（自科版），2006，3（2）：216-218，206.

［21］Liao H，Lu M，Chang H，et al. Effects of herbal medicinal formulas on suppressing viral replication and modulating immune responses［J］. Am J Chin Med，2010，38（1）：173-190.

［22］薛瑞，章激，曹军华，等.板蓝根多糖对小鼠免疫功能的调节作用［J］.中医药导报，2012，18（9）：94-96.

［23］董向楠，周彤，霍洪楠，等.板蓝根提取物对小鼠免疫功能的影响［J］.中国微生态学杂志，2013，25（4）：384-386.

［24］梁宗英，侯继申，孙光蕊，等.板蓝根多糖促进NKG2D配体表达增强NK细胞对食管癌细胞的杀伤作用及机制研究［J］.中国免疫学杂志，2020，36（8）：965-970.

［25］李吉萍，朱冠华，袁野，等.板蓝根多糖体内抗肿瘤作用与免疫功能调节实验研究［J］.天然产物研究与开发，2017，29（12）：2010-2016.

［26］覃雪峰.板兰根双糖Fructopyrano-（1→4）-glucopyranose靶向VEGF/VEGFR通路对肝癌细胞增殖和血管生成的影响［D］.泸州：四川医科大学，2015.

［27］侯华新，黎丹戎，秦箐，等.板蓝根高级不饱和脂肪组酸体内抗肿瘤实验研究［J］.中药新药与临床药理，2002，13（3）：156-157，198.

［28］梁永红，侯华新，黎丹戎，等.板蓝根二酮B体外抗癌活性研究［J］.中草药，2000，31

（7）：53-55.

[29] 樊永恒. 板蓝根多糖对醋酸铅致小鼠损伤的保护作用研究 [D]. 郑州：河南农业大学，2018.

[30] 胡天骄，姜振，张文友，等. 板蓝根水提取物对糖尿病大鼠早期肝损伤的影响 [J]. 中国现代应用药学，2017，34（2）：196-199.

[31] 张文友，袁野，李吉萍，等. 板蓝根水提取物预防大鼠高脂血症 [J]. 中成药，2017，39（11）：2225-2230.

[32] 李吉萍，孙婷婷，胡天骄，等. 板蓝根活性组分对小鼠耐缺氧及抗疲劳作用的实验研究 [J]. 中国药理学通报，2016，32（5）：712-715.

[33] 萧毅鹏，李镇华，李泳娜，等. 板蓝根制剂所致29例不良反应回顾性分析 [J]. 中医临床研究，2013，5（14）：22-23，25.

[34] 庞竹林，汤郡，朱蔚云，等. 板蓝根对试验性小鼠遗传毒性的影响 [J]. 广州医学院学报，2000，28（3）：41-44.

#  半枝莲 Nomjsoemzsaeh

【别名】耳挖草、牙刷草、狭叶韩信草、水韩信。

【来源】为唇形科植物半枝莲 Scutellaria barbata D. Don 的全草。

【生境分布】生于海拔2000 m以下的水田边、溪边或阴湿的草地上。在广西主要分布于上林、金秀、桂平、平南、藤县、昭平等地，河南、河北、陕西、山东、江苏、浙江、江西、湖北、福建、广东等亦有分布。

【性味功能】辛、苦，寒。清热毒，除湿毒，通水道。用于痈疮肿毒、咽喉肿痛、跌打损伤、水肿、黄疸、毒蛇咬伤。

【用法用量】内服15～30 g，水煎服。外用适量，水煎洗，或鲜品捣敷。

【现代药理学研究】

1. 抗肿瘤作用

半枝莲水提取物可增加荷瘤小鼠免疫器官的重量，增强小鼠的免疫力，具有显著的抗肿瘤作用。半枝莲总黄酮可抑制B16-F1黑色素瘤细胞荷瘤小鼠移植瘤的生长，缩小肿瘤体积、减轻肿瘤重量，抑瘤作用显著；可诱导肿瘤细胞发生自噬，抑制NLRP3炎症小体的表达，改变肿瘤生长微环境，发挥抗肿瘤作用；可降低Survivin蛋白的表达和提高Caspase-3蛋白的表达，抑制人肺癌A549细胞的增殖并诱导凋亡；可显著抑制胰腺癌PANC-1细胞的增殖、侵袭转移以及在裸鼠体内的成瘤能力；可抑制PI3K/Akt/mTOR通路，诱导黑色素瘤细胞自噬及凋亡，抑制体内黑色素瘤生长。半枝莲多糖能够调节H22荷瘤小鼠瘤组织中蛋白质的表达，对肝癌实体瘤的生长具有一定抑制作用。半枝莲中木犀草素、黄芩素、芹菜素、野黄芩苷和汉黄芩素对人卵巢癌SKOV3细胞的增殖有抑制作用。

## 2. 改善记忆作用

半枝莲黄酮可缓解雌激素缺乏所致的记忆障碍；抑制复合 Aβ 诱导的脑内 Aβ 异常生成，调节 β/γ-分泌酶的表达，具有改善学习记忆障碍和神经损伤的药理活性；可逆转脑室注射复合 Aβ 致线粒体膜凋亡因子 Bcl-2、Bax、Bcl-xL 和 BaK 的异常表达，减轻 Aβ 致大鼠皮层细胞凋亡；可下调细胞中 Cyt-C、Apaf-1、Caspase-9 和 Caspase-3 蛋白的表达，在一定浓度范围内对复合 Aβ25-35 损伤的星形胶质细胞具有保护作用。

## 3. 抗氧化作用

半枝莲的两个多糖成分 SBPw 和 SBPs 在一定浓度范围内均可抑制化学法诱导的红细胞溶血和肝组织过氧化物生成，可提高给药小鼠血清、肝组织中 SOD 的活性，降低血清、肝组织中 MDA 的水平。

## 4. 抗病毒、抑菌作用

半枝莲总生物碱粗提取物对金黄色葡萄球菌及耐甲氧西林金黄色葡萄球菌均具有较强的抑菌作用。半枝莲发酵液对鼠伤寒沙门氏菌和腐生葡萄球菌具有抑制作用，发酵后的挥发油对腐生葡萄球菌和阴沟肠杆菌具有抑制作用。半枝莲总黄酮在体外对人副流感病毒 1 型致喉癌 Hep-2 细胞病变有明显的抑制作用。

## 5. 保肝作用

半枝莲可抑制 NF-κB 信号通路缓解炎症反应，提高机体的抗氧化能力，减轻黄药子所致的肝损伤。半枝莲醇提取物可减少肝星状细胞凋亡，改善肝组织的纤维化程度，具有抗大鼠肝纤维化作用。半枝莲多糖可清除自由基，提高抗氧化能力，对 CCl₄ 致小鼠急性肝损伤有保护作用。半枝莲水提取物可降低免疫性肝纤维化大鼠 Col Ⅰ、Col Ⅱ、TGF-β1 及 TIMP-1 的表达，具有抗肝纤维化的作用。

## 6. 其他药理作用

半枝莲总黄酮可减轻急性脑缺血再灌注大鼠大脑神经功能损伤，减轻炎症反应，减轻神经元损伤；有明显的降血糖作用，可修复胰岛组织、保护肾脏。

## 【参考文献】

［1］侯晓婵，王崇志，王子怡，等.半枝莲黄酮对复合 Aβ 所致大鼠脑内 Aβ 和 NFT 异常生成及对相关酶表达的影响［J］.中国新药杂志，2017，26（18）：2218-2224.

［2］郗玉玲，刘敏华，张晓峰，等.半枝莲黄酮对去卵巢大鼠记忆障碍的改善作用［J］.中国老年学杂志，2011，31（2）：242-245.

［3］郭可，缪红，王树松，等.半枝莲黄酮抑制复合 Aβ 所致大鼠皮层细胞 NFT 沉积及其调节机制［J］.中国病理生理杂志，2016，32（12）：2147-2156.

［4］范悦，吴晓光，缪红，等.半枝莲黄酮对 β-淀粉样蛋白所致星形胶质细胞损伤的影响［J］.医

药导报，2015，34（2）：141-145.

［5］代志军，刘小旭，汤薇，等.半枝莲提取物对 H22 荷瘤小鼠免疫功能的影响及其抑瘤作用［J］.南方医科大学学报，2008，28（10）：1835-1837.

［6］陈明，王举涛，高华武，等.基于自噬途径探讨半枝莲总黄酮抑制肿瘤细胞 NLRP3 炎症小体表达的机制研究［J］.中国中药杂志，2017，42（24）：4841-4846.

［7］任守雷，郭晓晓，陈翠翠，等.半枝莲总黄酮对非小细胞肺癌细胞增殖及迁移的影响［J］.安徽医药，2019，23（10）：1939-1942，2122.

［8］蔡芸芸，高嵩，刘鲁明，等.半枝莲提取物通过 Hippo/YAP 通路抑制胰腺癌 PANC-1 细胞的增殖、侵袭转移和成瘤能力的研究［J］.中华中医药杂志，2017，32（7）：2947-2951.

［9］陈明，王举涛，吴珍妮，等.半枝莲总黄酮通过 PI3K/AKT/mTOR 通路诱导肿瘤细胞自噬的体内实验研究［J］.中国中药杂志，2017，42（7）：1358-1364.

［10］郭丽华，齐聪，杨红，等.半枝莲黄酮类单体对人卵巢癌 SKOV3 细胞增殖的影响［J］.上海中医药杂志，2013，47（1）：61-65.

［11］许晓义，武蕾蕾，李丽，等.半枝莲多糖对 H22 荷瘤小鼠组织蛋白质的影响［J］.中国老年学杂志，2016，36（19）：4709-4710.

［12］王志远，戴玲，张凯.半枝莲多糖的提取纯化及抗氧化活性研究［J］.中国生化药物杂志，2008，29（2）：96-99，103.

［13］陈红梅，谢翎.响应面法优化半枝莲黄酮提取工艺及体外抗氧化性分析［J］.食品科学，2016，37（2）：45-50.

［14］王桂玲，房建强，边书芹，等.半枝莲中总生物碱的提取及抑菌作用的初步研究［J］.中成药，2013，35（6）：1315-1319.

［15］周凌凌，胡筱希，丁霞.半枝莲提取物抗乙肝病毒体外实验研究［J］.中药材，2015，38（5）：1042-1045.

［16］郭姗姗，时宇静，高英杰，等.半枝莲总黄酮抗副流感病毒的作用机制［J］.药学学报，2009，44（12）：1348-1352.

［17］康旭，李冬生，胡征，等.微生物转化半枝莲抑菌活性的研究［J］.时珍国医国药，2010，21（12）：3212-3214.

［18］牛成伟，季莉莉，王峥涛.半枝莲对黄药子肝毒性的保护作用及其机制［J］.药学学报，2016，51（3）：373-379.

［19］赵晓芳，李中华，吴诚，等.半枝莲醇提取物对 $CCl_4$ 诱导的肝纤维化大鼠模型肝星状细胞凋亡的影响［J］.中国保健营养，2012，22（10）：1245-1246.

［20］赵杰，孙设宗，官守涛，等.半枝莲多糖对四氯化碳致小鼠肝损伤保护作用的研究［J］.中国中医药科技，2012，19（1）：39-40.

［21］李中华，赵晓芳，李圭，等.半枝莲水煎液对免疫性肝纤维化大鼠 TGF-β1 及 TIMP-1 表达的

影响［J］.时珍国医国药，2010，21（11）：2820-2821.

［22］宋高臣，于英君，王喜军.半枝莲多糖的抗肿瘤作用及其调节免疫的实验研究［J］.世界科学技术（中医药现代化），2011，13（4）：641-643.

［23］宋高臣，王桂云，董琦，等.SBPS 对 CTX 增效减毒作用及其免疫学机制的研究［J］.中国普通外科杂志，2010，19（3）：279-281.

［24］张立波，姚袁媛，王清勇，等.半枝莲总黄酮调控 RIP1/RIP3 通路减轻急性脑梗死缺血再灌注大鼠大脑皮层神经元的损伤［J］.中医学报，2020，35（7）：1476-1484.

［25］康乐，吕景蒂，乔静怡，等.半枝莲总黄酮对糖尿病小鼠模型的影响［J］.时珍国医国药，2018，29（12）：2925-2928.

# 薜荔 Makbup

【别名】凉粉果、木莲藤、石壁莲。

【来源】为桑科植物薜荔 *Ficus pumila* L. 的花序托。

【生境分布】生于丘陵地区。分布于广西各地，华东、华南其他地区、西南地区亦有分布。

【性味功能】甘，寒。通龙路，利水道，祛风毒，除湿毒。用于风湿骨痛、痢疾、淋证、跌打损伤、月经不调、乳汁不通、痈肿疮疖。

【用法用量】6～15 g，水煎服。

【现代药理学研究】

1. 抗炎作用

薜荔乙醇提取物对二甲苯致小鼠耳郭肿胀及醋酸致小鼠腹腔毛细血管通透性增加均具有显著抑制作用。薜荔茎叶的甲醇提取物能够减轻角叉菜胶诱导的小鼠足跖肿胀，增加肝脏中 SOD、GSH-Px 和 CAT 等酶的活性，抑制水肿足中炎性因子 NO 和 MDA 的水平，降低炎症介质 IL-β、TNF-α 和 COX-2 的水平，具有抗炎作用。

2. 抗菌作用

薜荔水提液对大肠埃希菌的抑菌效果明显。薜荔乙醇提取液对枯草芽孢菌的抑菌效果较为显著。薜荔茎叶乙醇提取物的乙酸乙酯部位对金黄色葡萄球菌具有显著的抑制作用。薜荔叶佛手内酯可显著抑制金黄色葡萄球菌、大肠埃希菌和伤寒沙门氏菌的生长。水合氧化前胡素对伤寒沙门氏菌的生长具有抑制作用。薜荔叶中三萜类化合物新藿烷对大肠埃希菌、绿脓杆菌、枯草芽孢杆菌和白念珠菌具有抗菌活性。薜荔茎中倍半萜类化合物对大肠埃希菌、白色葡萄球菌具有抑菌作用。

### 3. 抗肿瘤作用

薜荔叶甲醇提取物及其石油醚、氯仿、乙酸乙酯和正丁醇部位对人白血病细胞株 MT-4 的增殖具有抑制作用。薜荔叶乙醇提取物对人白血病细胞株 Jurkat 和 HL-60 的增殖具有显著的抑制作用，且对人白血病细胞株具有较好的选择性。薜荔果多糖对淋巴肉瘤 I 号腹水型及皮下型、网织细胞肉瘤腹水型及皮下型、S180 肉瘤腹水型有显著的抑制作用。

### 4. 降血糖、血脂作用

薜荔多糖可调节 IRS-1/PI3K/Akt/GSK-3β 和 AMPK/ GSK3β 信号通路，调控肝糖原的生成和糖原分解，降低 PCKI 和葡萄糖-6 磷酸酶的表达，降低 C57BL/KsJ-db/db 小鼠的血糖水平；可改善 HFD 诱导的肠道发育失调，调节肠道微生物群落及其相关代谢物，降低血清 TC 和 LDL-C 的水平。

## 【参考文献】

［1］毛彩霓，谭银丰，杨卫丽，等.薜荔不同提取部位抗炎作用研究［J］.时珍国医国药，2011，22（7）：1596-1597.

［2］毛彩霓，谭银丰，严沪明，等.薜荔药材醇提取物抗炎活性的研究［J］.中国医药科学，2012，2（13）：37-38，50.

［3］吴文珊，王扬飞，方玉霖，等.薜荔抑菌效应的研究［J］.福建热作科技，2004（2）：15-16.

［4］毛彩霓，杨卫丽.薜荔药材不同提取部位的抑菌作用研究［J］.科技创新导报，2012（24）：2-3.

［5］蔡月.薜荔叶化学成分及其药理活性研究［D］.海口：海南师范大学，2017.

［6］肖文琳.薜荔茎的化学成分及其药理活性研究［D］.海口：海南师范大学，2015.

［7］王晶晶，李均，陈炳华，等.薜荔果实乙醇提取液抗氧化活性的初步分析［J］.福建师范大学学报（自然科学版），2009，25（1）：110-114.

［8］Ramcharan G，Clement Y N，Maxwell A R. Cytotoxic activity of selected West Indian medicinal plants against a human leukaemia cell line［J］. W Ind Med J，2010，59（6）：597-601.

## 🌱 滨盐肤木 Maeqcwj

【别名】五倍子树、盐肤木、泡木树、酸桶。

【来源】为漆树科植物滨盐肤木 *Rhus chinensis* var. *roxburghii*（DC.）Rehder 的根、叶及果实。

【生境分布】生于山坡、沟谷的疏林或灌丛中。广西各地均有分布，江西、湖南、四川、贵州、广东、云南等亦有分布。

【性味功能】咸，凉。解毒清热，活血凉血，散瘀消肿。用于咳血、感冒发热、喉炎、食滞腹泻、毒蛇咬伤、痔疮、跌打肿痛、骨折、创伤出血、黄蜂蜇伤、湿疹、牛皮癣、稻田皮炎。

【用法用量】9～30g，水煎服，外用适量，鲜品捣敷。

【现代药理学研究】

1. 抗病毒作用

滨盐肤木的石油醚提取物可在非细胞毒性浓度下，抑制合胞体和HIV-1p24抗原的形成。盐肤木的活性成分可抑制HIV-1诱导的合胞体形成。盐肤木活性糖可减少狂犬病病毒的滴度，抑制病毒mRNA的复制和蛋白质的合成，抑制mTOR依赖的自噬信号通路，抑制自噬，直接灭活狂犬病病毒，降低感染小鼠的死亡率。

2. 抗肿瘤作用

滨盐肤木活性糖具有抗肿瘤活性，可抑制肿瘤细胞DNA的复制，诱导细胞凋亡；可调节COX-2和MAPK依赖的血管生成途径，具有抗血管生成的作用；可抑制MMP-9和c-Jun蛋白的表达，抑制小鼠黑色素瘤细胞B16F10的侵袭能力；可抑制LDH-A的活性，减弱人乳腺癌MDA-MB-231细胞的增殖。滨盐肤木三萜类化合物可调节ENO1、ALDOA、PFKFB3、PKM2、LDHA的水平，调控谷氨酰胺酵解和糖酵解途径，具有抗结肠癌的活性；抑制ASIC2诱导的calcineurin/NFAT途径，发挥抗结肠直肠癌的作用。

3. 其他药理作用

滨盐肤木五没食子酰葡萄糖具有抗氧化活性，对大鼠神经元细胞氧化损伤有保护作用。此外，滨盐肤木还具有保肝、抗骨质疏松及降糖作用。

## 【参考文献】

[1] Wang R R, Gu Q, Wang Y H, et al.Anti-HIV-1 activities of compounds isolated from the medicinal plant *Rhus chinensis* [J]. J Ethnopharmacol, 2008, 117（2）: 249-256.

[2] Gu Q, Wang R R, Zhang X M, et al. A new benzofuranone and anti-HIV constituents from the stems of *Rhus chinensis* [J]. Planta Med, 2007, 73（3）: 279-282.

[3] Wang R R, Gu Q, Yang L M, et al.Anti-HIV-1 activities of extracts from the medicinal plant *Rhus chinensis* [J]. J Ethnopharmacol, 2006, 105（1-2）: 269-273.

[4] Tu Z Z, Gong W J, Zhang Y, et al.Inhibition of rabies virus by 1, 2, 3, 4, 6-Penta-*O*-galloyl-*β*-D-glucose involves mTOR dependent autophagy [J].Viruses, 2018, 10（4）: 201.

[5] Huh J E, Lee E O, Kim M S, et al. Penta-*O*-galloyl-beta-D-glucose suppresses tumor growth via inhibition of angiogenesis and stimulation of apoptosis: roles of cyclooxygenase-2 and mitogen-activated protein kinase pathways [J]. Carcinogenesis, 2005, 26（8）: 1436-1445.

[6] Zhang J, Li L, Kim S H, et al. Anti-cancer, antidiabetic and other pharmacologic and biological

activities of penta-galloyl-glucose［J］. Pharm Res，2009，26（9）：2066-2080.

［7］Ho L L，Chen W J，Lin-Shiau，et al.Penta-O-galloyl-beta-D-glucose inhibits the invasion of mouse melanoma by suppressing metalloproteinase-9 through down-regulation of activator protein-1［J］. Eur J Pharmacol，2002，453（2-3）：149-58.

［8］Wang G，Wang Y Z，Yu Y，et al.Triterpenoids extracted from *Rhus chinensis* Mill act against colorectal cancer by inhibiting enzymes in glycolysis and glutaminolysis：Network analysis and experimental validation［J］. Nutr Cancer，2020，72（2）：293-319.

［9］Wang G，Wang Y Z，Yu Y，et al. Inhibitory ASIC2-mediated calcineurin/NFAT against colorectal cancer by triterpenoids extracted from *Rhus chinensis* Mill［J］. J Ethnopharmacol，2019（235）：255-267.

［10］Choi B M，Kim H J，Oh G S，et al.1，2，3，4，6-penta-O-galloylbeta-D-glucose protects rat neuronal cells（Neuro 2A）from hydrogen peroxide mediated cell death via the induction of heme oxygenase-1［J］. Neurosci Lett，2002，328（2）：185-189.

［11］Park E J，Zhao Y Z，An R B，et al. 1，2，3，4，6-penta-O-galloyl-*β*-D-glucose from Galla R hois protects primary rat hepatocytes from necrosis and apoptosis［J］. Planta Med，2008，74（11）：1380-1383.

［12］Hwang Y H，Jang S A，Kim T，et al. Anti-osteoporotic and anti-adipogenic effects of *Rhus chinensis* nutgalls in ovariectomized mice fed with a high-fat diet［J］. Planta Med，2019，85（14-15）：1128-1135.

［13］Zhou J X，Liu X J，Chen T M，et al. Preventive effect of ethanol extract from Chinese sumac fruits against tetrachloromethane-induced liver fibrosis in mice［J］. Food Funct，2020，11（8）：7061-7072.

［14］Shim Y J，Doo H K，Ahn S Y，et al. Inhibitory effect of aqueous extract from the gall of *Rhus chinensis* on alpha-glucosidase activity and postprandial blood glucose［J］. J Ethnopharmacol. 2003，85（2-3）：283-287.

［15］Wu Z H，Zhang Y，Gong X R，et al.The preventive effect of phenolic-rich extracts from Chinese sumac fruits against nonalcoholic fatty liver disease in rats induced by a high-fat diet［J］. Food Funct，2020，11（1）：799-812.

# 🌱 布渣叶 Govajlwij

【别名】破布叶、薢宝叶、瓜布木叶。

【来源】为椴树科植物破布叶 *Microcos paniculata* L. 的叶。

【生境分布】生于山谷、平地、斜坡的丛林中。在广西主要分布于凌云、天等、龙州、武鸣、防城港、北流、岑溪等地，云南、广东、海南等亦有分布。

【性味功能】酸、淡，平。清热毒，除湿毒，通谷道。用于痧病、黄疸纳呆、腹痛、泄泻、疮疡、蜈蚣咬伤。

【用法用量】15～30 g，水煎服。外用适量，捣敷。

【现代药理学研究】

1. 解热、镇痛作用

布渣叶甲醇提取物、石油醚提取物、氯仿提取物、二氯甲烷提取物和水提取物均对中枢神经系统具有抑制作用。布渣叶水提取物具有较好的解热作用，能使大鼠体温维持在正常水平。布渣叶水提取物和石油醚提取物可提高小鼠热板痛阈值，可减少化学刺激所致小鼠扭体次数，具有一定的解热镇痛作用。

2. 抗炎作用

布渣叶水提取物能抑制醋酸引起的组织毛细血管通透性增加，抑制二甲苯引起的小鼠耳郭肿胀，具有抗急性炎性的作用。布渣叶黄酮类成分可以下调 LPS 诱导的 p38、ERK1/2 和 JNK 的磷酸化水平，上调 Bcl-2 的表达，下调 Bax 和 Caspase-3 的表达。在急性肺损伤过程中，黄酮类成分通过抑制 TLR4 / TRPC6 信号通路，抑制 LPS 引起的 TLR4 和 TRPC6 的过表达，从而抑制急性炎症和细胞凋亡。

3. 心肌缺血保护作用

布渣叶水提取物可增加心冠状动脉血流量，提高小鼠耐缺氧能力，延长缺氧小鼠的存活时间，对垂体后叶素引起的急性心肌缺血有保护作用。布渣叶总黄酮可提高心肌的抗氧化能力、减轻氧化应激反应，对大鼠急性心肌缺血损伤有明显的保护作用。

4. 促消化作用

布渣叶水提取物能提高小鼠小肠推进率，降低胃液 pH 值，提高胃蛋白酶活性，有一定的促进小肠蠕动作用和显著的促消化作用。布渣叶正丁醇部位和水层部位是布渣叶影响大鼠胃液分泌的主要活性部位。

5. 调血脂作用

布渣叶可降低小肠对胆固醇的吸收，抑制高脂膳食大鼠血清 TC、TG 的水平，升高 HDL 和 HDL/TC 的比值，增加肝合成或分泌 HDL，具有调血脂作用。

6. 退黄作用

布渣叶水提取物可降低 α-萘异硫氰酸萘酯致黄疸小鼠血清中总胆红素与直接胆红素的含量，抑制 ALT、AST、ALP 的活性，具有退黄和改善肝功能作用。

7. 保肝作用

布渣叶提取物可降低 $CCl_4$ 致急性肝损伤小鼠血清中 AST、ALT 的水平，提高 GSH 和

SOD 的活性，改善肝脏组织病理损伤。布渣叶水提取物可降低非酒精性脂肪肝大鼠血清和肝组织 TC、TG 的水平及肝指数，降低血清中促肝纤维化因子水平，并降低肝组织中 TNF-α、MCP-1 和 NF-κB 等炎性因子的表达，抑制氧化应激，对非酒精性脂肪肝大鼠的血脂、促肝纤维化因子及炎症反应具有改善作用。

### 8. 其他药理作用

布渣叶提取物可作为皮肤美容剂、食品及饮料的添加剂，有防止皮肤老化、抗衰老的作用。

布渣叶氯仿和甲醇提取物对伊蚊属蚊子幼卵的生长和毒性有抑制作用。

布渣叶具有一定的抑菌作用。

布渣叶甲醇和石油醚提取物具有止泻作用。

## 【参考文献】

［1］曾聪彦，梅全喜，高玉桥，等．布渣叶水提取物解热退黄作用的实验研究［J］．中国药房，2010，21（11）：973-974.

［2］曾聪彦，梅全喜，高玉桥，等．布渣叶水提取物镇痛药效学的实验研究［J］．中华中医药学刊，2009，27（8）：1757-1758.

［3］宿世震，项东宇，刘晓庆，等．布渣叶对非酒精性脂肪性肝病小鼠的作用及机制［J］．中国实验方剂学杂志，2018，24（1）：130-135.

［4］黄黎月，许雅苹，张岗，等．布渣叶提取物对小鼠急性肝损害的保护作用［J］．中国煤炭工业医学杂志，2017，20（9）：1068-1071.

［5］胡向阳，李安，林春淑，等．布渣叶水煎液对非酒精性脂肪肝大鼠促肝纤维化因子的作用研究［J］．中药与临床，2013，4（4）：27-29.

［6］胡向阳，李安，林春淑，等．布渣叶水煎液对非酒精性脂肪肝大鼠血脂及炎症反应影响研究［J］．实用中医药杂志，2013，29（8）：624-626.

［7］梅全喜，戴卫波，曾聪彦，等．布渣叶水提取物抗炎作用的实验研究［J］．国际中医中药杂志，2010，23（1）：16.

［8］罗集鹏．布渣叶的药学研究与临床应用概述［J］．中药材，2008，31（6）：935.

［9］曾巧煌，陈玉兴，曾晓会，等．布渣叶总黄酮分散片对不同高血脂症模型调血脂作用研究［J］．江西中医药，2016，47（1）：63-65.

［10］曾聪彦，钟希文，高玉桥，等．布渣叶水提取物对小鼠及大鼠胃肠功能的影响［J］．今日药学，2009，19（8）：11-12，15.

［11］戴卫波，梅全喜，曾聪彦，等．布渣叶不同提取部位对大鼠胃液分泌功能的影响研究［J］．时珍国医国药，2010，21（3）：606-607.

[12] 陈淑英，余佩瑛，练美莲，等.布渣叶对血脂影响的实验研究［J］.中药新药与临床药理杂志，1991，2（3）：53-56.

[13] 黄志恒，宋延秋，闫东升.布渣叶总黄酮离子液体协同超声辅助提取工艺考察及其调血脂活性研究［J］.中草药，2019，50（24）：5995-6001.

[14] 宿世震，项东宇，刘晓庆.布渣叶对高脂血症大鼠血脂及抗氧化能力的影响研究［J］.世界中西医结合杂志，2016，11（11）：1540-1543.

[15] 孙冬梅，江洁怡，董玉娟，等.布渣叶不同提取物降血脂活性研究［J］.辽宁中医药大学学报，2014，16（11）：5-7.

[16] 曾聪彦，梅全喜，高玉桥，等.布渣叶水提取物解热退黄作用的实验研究［J］.中国药房，2011，11（21）：973-974.

[17] 戴卫波，梅全喜，曾聪彦，等.布渣叶不同提取部位降酶退黄试验［J］.中医药学报，2009，37（6）：24-26.

[18] Doik，NIiho D. An tioxidant for use in skin externalp reparationsuch as cosmet icse. g. milky lotion，contains extract from plant be-longing to microcosm as active ingredient［J］. Photochemistry，2003，12（8）：562-566.

# 穿破石 Manhyiengz

【别名】小柘树、拉牛入石、黄龙脱皮。

【来源】为桑科植物构棘 *Cudrania cochinchinensis*（Lour.）Kudo. et Masam. 或柘树 *Cudrania tricuspidata*（Carr.）Bur. 的根。

【生境分布】生于海拔 600～1100 m 的山坡、溪边灌木丛中。在广西主要分布于隆林、凌云、田阳、马山、上林、龙州、龙胜、防城港等地，湖南、安徽、浙江、江西、福建、广东、云南等亦有分布。

【性味功能】微苦，凉。通龙路、火路，消肿痛，祛风毒，通水道。用于跌打损伤、痹病、咽炎、尿路结石、水肿、黄疸、淋证、腹水、闭经、咯血、疔疮、痈疽。

【用法用量】9～30 g，水煎服。外用适量，水煎洗。

【现代药理学研究】

1. 抗炎镇痛作用

穿破石可抑制二甲苯致小鼠耳郭肿胀，降低角叉菜胶引起的大鼠足跖肿胀，抑制醋酸致小鼠腹腔毛细血管通透性增加，减少醋酸致小鼠扭体反应次数，提高小鼠热板痛阈值，具有镇痛抗炎作用。

2. 保肝作用

穿破石具有抗脂质过氧化活性，对 $CCl_4$ 致急性肝损伤小鼠具有保护作用。穿破石水提取物和醇提取物可使血清中 ALT、AST 的活性明显降低。穿破石总黄酮可明显抑制动物血清中 ALT、AST 的活性和 MDA 的水平，提高 SOD 的活性；对急性肝损伤以及 $CCl_4$ 诱导的肝纤维化具有显著的抑制作用。

3. 其他药理作用

穿破石对金黄色葡萄球菌、宋氏痢疾杆菌和伤寒杆菌具有一定的敏感性。

穿破石可以减弱 Aβ 介导的小胶质细胞活化，促进胶质相关的 Aβ 清除，具有治疗阿尔茨海默病的潜力。

## 【参考文献】

［1］韦健全，罗莹，黄健，等.穿破石抗炎镇痛活性观察及最大给药量测定［J］.中成药，2011，（9）：1589-1592.

［2］李明，张可锋.穿破石总黄酮对小鼠急性肝损伤的保护作用［J］.华西药学杂志，2013（5）：470-471.

［3］杨增艳，滕红丽.穿破石总黄酮对两种肝纤维化模型大鼠的实验研究［J］.四川中医杂志，2009，27（7）：30-31.

［4］金俊杰，钟鸣，余胜民，等.穿破石对四氯化碳所致小鼠急性肝损伤的保护作用［J］.时珍国医国药，2012（8）：1903-1904.

［5］Wang C J，Chen C C，Tsay H J，et al. *Cudrania cochinchinensis* attenuates amyloid β protein-mediated microglial activation and promotes glia-related clearance of amyloid β protein［J］.Journal of Biomedical Science，2013，20（1）：1385-1390.

# 🌱 穿心莲 Nyafaenzlenz

【别名】榄核莲、苦胆草、苦草、一见喜、四方莲。

【来源】为爵床科植物穿心莲 *Andrographis paniculata*（Burm. f. ）Nees 的地上部分。

【生境分布】生于温暖湿润环境或排水较好的肥沃沙质土壤中，多为栽培，部分地区亦有野生。广西各地均有分布，江苏、江西、浙江、福建、广东、云南和山东等亦有分布。

【性味功能】苦，寒。通火路，清热毒，除湿毒，消肿止痛。用于感冒、鼻衄、咽痛、咳嗽、黄疸、肺痨、泄泻、痢疾、淋证、痈疮、钩端螺旋体病、带下、烧烫伤、毒蛇咬伤。

【用法用量】6～9 g，水煎服。外用适量，捣敷。

【现代药理学研究】

1. 抗炎、抗氧化作用

穿心莲可抑制 NF-κB 的表达，提高 Nrf2 的活性，提高氧化防御能力，具有抗炎作用。穿心莲内酯、异穿心莲内酯、去氧穿心莲内酯、脱水穿心莲内酯、新穿心莲内酯和穿心莲酸均具有抗炎活性，其中异穿心莲内酯活性最强。穿心莲提取物能减轻碘乙酸钠诱导的骨关节炎和醋酸诱导的动物模型疼痛和炎症反应。穿心莲总内酯可抑制 LPS 诱导的小鼠巨噬细胞 RAW264.7 中 NO 的释放。从穿心莲中甲醇提取物可降低皮肤成纤维细胞 HaCaT 中 ROS 的水平和 TNF-α 的表达，提高 HaCaT 细胞抵抗炎症和氧化应激的能力。穿心莲内酯通过调控 HaCaT 细胞 Nrf2/ARE 信号通路介导的 HO-1、NQO1、AKR1C1 的表达，减少氧化应激损伤；通过抑制 NF-κB 和 MAPKs 信号通路，抑制促炎细胞因子 mRNA 的表达进而抑制促炎细胞因子的产生，最终发挥抗炎作用。从穿心莲中分离得到的二萜类化合物具有体外抗炎和抗增殖作用。

2. 解热作用

穿心莲软胶囊可抑制 LPS 引起的家兔发热，降低啤酒酵母诱导发热大鼠的体温。穿心莲内酯片对内毒素所致发热及呼吸道感染发热均有显著的解热作用；可降低和减缓肺炎双球菌和溶血性乙型链球菌所引起的体温升高；对于伤寒、副伤寒菌引起发热家兔、肺炎双球菌和溶血性链球菌培养物共同引起的发热家兔及 2,4-二硝基苯酚所致的发热大鼠具有一定解热作用。

3. 抗病毒作用

穿心莲内酯具有明显的抗登革热病毒的活性，可降低细胞感染率和病毒输出程度；对埃博拉病毒和呼吸道合胞病毒均具有拮抗作用。穿心莲内酯琥珀酸衍生物可抑制埃博拉病毒、呼吸道合胞病毒包膜表面糖基蛋白荧光肽的裂解，阻止病毒进入细胞，对细胞起保护作用。

4. 抗菌作用

穿心莲乙醇提取物对枯草杆菌、大肠埃希菌、黑曲霉菌和青霉菌都有显著抑菌作用。穿心莲叶甲醇提取物对大肠埃希菌、结核分枝杆菌、粪大肠菌群、志贺菌、沙门菌、肠球菌和耐甲氧西林金黄色葡萄球菌均表现出抑菌活性。穿心莲内酯能干预金黄色葡萄球菌氨基酸及葡萄糖的代谢，通过提高细菌对环境的营养物质摄入从而降低其致病性，间接发挥抗细菌毒力的作用。

5. 心血管保护作用

穿心莲内酯可调节大鼠血管活性物质平衡，抑制血浆中血管紧张素 II 及内皮素的合成，提高心肌组织 LDH 的活性、血浆 ANP 及血清 NO 的水平，从而抑制心肌肥大及心力衰竭的进程，对心脏起保护作用；可以降低高脂血症大鼠的血脂水平和炎症反应，抑制心肌细胞凋亡，对高脂血症大鼠心肌缺血再灌注损伤有一定的预防保护作用。穿心莲二氯甲烷提取物可显著降低冠状动脉灌注压力和心率。穿心莲内酯和新穿心莲内酯可降低高脂血症大鼠和小鼠的血脂，具有心血管保护作用。

6. 抗肿瘤作用

异穿心莲内酯、去氧穿心莲内酯和脱水穿心莲内酯可显著抑制人结肠癌细胞 HT-29 的增殖。穿心莲内酯可抑制人肝癌细胞 HepG2 的增殖，抑制 HepG2 细胞中 MDR1、GST-π 的表达。穿心莲二萜内酯对小鼠接种的 H22 肝癌皮下瘤和 Lewis 肺癌皮下瘤均有一定抑制作用。

7. 保肝作用

穿心莲叶水提取物对六氯环己烷引起的小鼠肝损伤具有保护作用，可降低 ALT、AST 的活性和脂质过氧化的水平，对肝脏有保护作用。穿心莲内酯对刀豆蛋白 A 引起的肝损伤具有保护作用，可降低氧化反应基因 mRNA 水平，显著降低血清 LDH 和 POX 的活性，防止肝脏损伤。

8. 降糖作用

穿心莲提物对四氧嘧啶诱导的糖尿病小鼠具有降糖作用，可改善受损胰腺 β 细胞的功能。穿心莲内酯可降低喂养高糖饲料大鼠的血糖。脱水穿心莲内酯可降低 STZ 致糖尿病大鼠的血糖，其机制与减轻胰腺组织病理损害，下调 TNF-α 的表达有关。

9. 抗血小板聚集作用

穿心莲总黄酮可显著抑制二磷酸腺苷、肾上腺素和花生四烯酸诱导的血小板聚集，升高血小板内 cAMP 的水平。穿心莲内酯、脱水穿心莲内酯具有抑制血小板聚集作用，可抑制 ERK1/2 信号通路。

10. 抗生育作用

穿心莲注射液对小鼠有显著的抗受精卵着床和抗妊娠作用。穿心莲内酯丁二酸单醋钠盐对人早期妊娠胎盘绒毛有明显的损害；可导致精子运动性降低、精子数减少、输精管内精子分化不完全、输精管上皮完全破坏。

【毒理学研究】

1. 生殖毒性

穿心莲提取物和穿心莲内酯对雄性小鼠具有生殖毒性作用。

2. 急性毒性

穿心莲内酯衍生物对小鼠经口 $LD_{50}$ 为 718.28 mg/kg 体重，腹腔注射 $LD_{50}$ 为 342.44 mg/kg 体重。穿心莲内酯衍生物毒性极低，但对眼睛有一定刺激，对胃有一定影响。

## 3. 肾脏毒性

穿心莲制剂可因一次性高浓度静脉给药、配伍禁忌等引起急性肾毒性。穿心莲内酯注射液对大鼠的肾脏不产生明显毒性，但短期大量给药可致一定程度的肾损害。

## 【参考文献】

[1] 韩光，曾超，杜钢军，等.穿心莲内酯衍生物的合成及其抗炎免疫活性 [J].中草药，2006（12）：1771-1775.

[2] 徐芳芳，金治全，石伟，等.穿心莲总内酯的 NO 抑制活性研究 [J].世界科学技术 - 中医药现代化，2015，17（5）：1061-1065.

[3] Daniel Tan W S，Liao W P，Zhou S，et al. Is there a future for andrographolide to be an anti-inflammatory drug? Deciphering its major mechanisms of action [J].Biochemical Pharmacology，2017（139）：71-81.

[4] 任秀华，杜光，宗凯，等.穿心莲提取物抗血小板聚集作用的有效部位研究 [J].中国医院药学杂志，2014，34（2）：116-118.

[5] 徐志勇，刘启德，张银卿.穿心莲软胶囊与穿心莲片的药理作用及急性毒性实验研究 [J].广州中医药大学学报，2005，22（5）：401-402.

[6] Panraksa P，Ramphan S，Khongwichit S，et al. Activity of andrographolide against dengue virus [J].Antiviral Research，2016（1396）：69.

[7] 刘志祥，曾超珍，张映辉.穿心莲提取物体外抗菌活性及稳定性的研究 [J].北方园艺，2009（1）：105-106.

[8] Pushpendra K M，Rahul K S，Anamika G，et al. Antibacterial activity of *Andrographis paniculata*（Burm. f.）Wall ex Nees leaves against clinical pathogens [J].No longer published by Elsevier，2013，7（5）：459-462.

[9] 黄志华，曾雪亮，裘莉莉，等.穿心莲内酯对异丙肾上腺素诱导的心肌肥厚大鼠血管活性物质的影响 [J].中国实验方剂学杂志，2012，18（12）：166-169.

[10] 彭鹏，赵逸超，郑建兴，等.穿心莲内酯对 HepG2 细胞增殖、凋亡和 MD R1、GST-π 表达的影响 [J].中药材，2014，37（4）：649-652.

[11] Nugroho A E，Ardrie M，Warditiani N K，et al. Antidiabetic and antihiperlipidemic effect of *Andrographis paniculata*（Burm. f.）Nees and andrographolide in high-fructose-fat-fed rats [J].Indian J Pharmacol，2012，44（3）：377-381.

[12] 田凤胜，王元松，苏秀海，等.穿心莲对糖尿病大鼠血管病变保护机制的研究 [J].中国实验方剂学杂志，2009，15（10）：85-88.

[13] 张丹丹，陈娟娟，方建国，等.穿心莲抗人巨细胞病毒的体外实验研究 [J].医药导报，

2010, 29（6）：704-707.

[14] 钟琼，杨占秋，赵玲敏，等.穿心莲提取物体外抗呼吸道合胞病毒作用的研究［J］.湖北中医学院学报，2005, 7（2）：23-25.

[15] 薛佳，李文兰，王学志，等.穿心莲生殖毒性的时效关系研究［J］.哈尔滨商业大学学报（自然科学版），2011（5）：645-648, 666.

[16] 翟娜，许启泰，宋沛然，等.穿心莲内酯衍生物的急性毒性实验［J］.时珍国医国药杂志，2008（5）：1156-1157.

[17] 张玉萌，栗晓东，刘萍，等.穿心莲制剂引起急性肾毒性的文献回顾性分析［J］.中国药物应用与监测，2010,（6）：360-362.

[18] 胡中慧，王全军，廖明阳.穿心莲内酯注射液肾毒性与安全使用［J］.药物不良反应杂志，2009, 11（1）：28-30.

[19] Shraddha N，Koley K M，Durga C，et al. Evaluation of antipyretic and anti-inflammatory activity of methonolic extract of *Androgenphis paniculata* in albino Rats［J］. Journal of Animal Research，2019, 9（4）：537-542.

[20] 何思蓉，余黄合，杨珍，等.穿心莲内酯调控 HaCaT 细胞中 Nrf2/ARE 通路的抗氧化作用机制研究［J］.中国药学杂志，2019, 54（10）：777-782.

[21] 金典，陈思敏，王丽娟，等.穿心莲内酯对金黄色葡萄球菌氨基酸及糖代谢的影响研究［J］.中药药理与临床，2019, 35（1）：39-42.

[22] 杨毅猛，田俊斌，马磊.穿心莲内酯对高脂血症大鼠心肌缺血再灌注损伤保护作用研究［J］.辽宁中医药大学学报，2020, 22（6）：29-33.

[23] 黄桔，李晓文，蒋艳平，等.穿心莲内酯对人胶质瘤细胞 U87-MG 的生长抑制及凋亡诱导作用的研究［J］.右江民族医学院学报，2020, 42（6）：685-689, 697.

[24] 于剑，李佳锜，周怡婷，等.穿心莲内酯通过 Hippo 通路调控伊立替康对结肠癌 HT-29 细胞凋亡及 TOPO-1 表达影响［J］.临床军医杂志，2020, 48（11）：1332-1334, 1337.

[25] 余瑛，张群贵，崔华子，等.穿心莲内酯类似物对宫颈癌细胞增殖的抑制作用机制研究［J］.中国临床药理学杂志，2020, 36（18）：2852-2855.

[26] 李晓文，周越菌，邓健志，等.穿心莲内酯对急性淋巴细胞白血病细胞的生长抑制及凋亡诱导作用［J］.中国病理生理杂志，2020, 36（6）：977-984.

[27] 范羿，周宇，高伟，等.穿心莲内酯通过抑制 PI3K/AKT 通路对人肝癌 HEPG2 细胞凋亡的影响［J］.肿瘤学杂志，2020, 26（6）：496-500.

[28] 石欢，曾有桂，牛一桐，等.穿心莲内酯调控 JAK2/STAT3 信号通路对佐剂诱导的小鼠脚掌炎性肿胀的抗炎作用［J］.广西医科大学学报，2020, 37（2）：172-176.

[29] 段龙士，危玮，尹晓明，等.穿心莲内酯及其磺酸盐抗血小板聚集的实验研究［J］.实用中西医结合临床，2016, 16（12）：83-84.

# 刺苋 Byaeklwgen

【别名】野苋菜、刺苋菜、土苋菜、猪母菜、野勒苋、刺刺草、酸酸苋。

【来源】为苋科植物刺苋 *Amaranthus spinosus* L. 的全草。

【生境分布】广西各地均有分布。

【性味功能】甜、淡，微寒。通谷道，清热毒，除湿毒，止血。用于痢疾、泄泻、淋证、痔疮出血、便血、湿疹。

【用法用量】15 ～ 60 g，鲜品加倍。外用鲜品适量，捣烂敷患处。

【现代药理学研究】

1. 镇痛、抗炎作用

刺苋乙醇提取物对小鼠福尔马林致痛、醋酸致痛、热板致痛及热水缩尾致痛均有明显的抑制作用。刺苋根三萜皂苷对小鼠醋酸致痛及热板致痛、LPS 致耳郭肿胀和醋酸致腹腔毛细血管通透性增加均有明显的抑制作用。

2. 利尿作用

刺苋水提取物可作用于肾远曲小管，抑制 $Na^+$ 的再吸收，增加 $Na^+$、$K^+$、$Cl^+$ 的排泄，碱化尿液，具有显著的利尿作用。

3. 降糖作用

刺苋乙醇提取物、甲醇提取物以及水提取物对葡萄糖苷酶有较强的抑制作用。

4. 抗疟疾作用

刺苋提取物对疟原虫有一定的杀灭作用，其抗疟疾的活性成分可能是甜菜苷、苋苷或多酚类化合物。

5. 其他药理作用

刺苋叶有显著的抗氧化活性。刺苋总多酚对羟基自由基有很强的清除能力。刺苋水提取物能显著促进小鼠 B 淋巴细胞增殖。刺苋乙醇提取物对 $CCl_4$ 致肝损伤具有保护作用，保肝活性成分可能为黄酮类或酚类化合物。刺苋水提取物具有诱导凋亡和细胞毒性的作用。

## 【参考文献】

[1] 郑作文，周芳，李燕．刺苋根皂苷镇痛抗炎作用的实验研究［J］．广西中医药，2004，27（3）：54-55.

[2] Zeashan H，Amresh G，Rao C V，et al. Antinociceptive activity of *Amaranthus spinosus* in experimental animals［J］. Journal of Ethnopharmacology，2009，122（3）：492-496.

［3］廖里，郑作文.刺苋的药理研究［J］.广西中医学院学报，1999，16（3）：107.

［4］Amuthan A，Chogtu B，Bairy K L，et al. Evaluation of diuretic activity of *Amaranthus spinosus* Linn. aqueous extract in Wistar rats［J］. Journal of Ethnopharmacology，2012，140（2）：424-427.

［5］Lin B F，Chiang B L，Lin J Y. *Amaranthus spinosus* water extract directly stimulates proliferation of B lymphocytes in vitro［J］. International Immunopharmacology，2005（5）：711-722.

［6］贤景春，占小青.刺苋提取物对葡萄糖苷酶的抑制活性研究［J］.广东农业科学，2011，16：94-95.

［7］Zeashan H，Amresh G，Singh S，et al. Hepatoprotective activity of *Amaranthus spinosus* in experimental animals［J］. Food and Chemical Toxicology，2008，46（11）：3417-3421.

［8］Zeashan H，Amresh G，Singh S，et al. Hepatoprotective and antioxidant activity of *Amaranthus spinosus* against CCl$_4$ induced toxicity［J］. Jourmal of Ethnopharmacology，2009，125（2）：364-366.

［9］Hilou A，Nacoulma O G，Guiguemde T R. In vivo antimalarial ac-tivities of extracts from *Amaranthus spinosus* L. and *Boerhaavia erecta* L. in mice［J］. Journal of Ethnopharmacology，2006（103）：236-240.

［10］贤景春，杨清，郭香云.刺苋总多酚提取工艺及其抗氧化性研究［J］.贵州农业科学，2011，39（1）：194-196.

［11］Prajitha V，Thoppil J E. Cytotoxic and apoptotic activities of extract of *Amaranthus spinosus* L. in Allium cepa and human erythrocytes［J］. Cytotechnology，2017，69（1）：123-133.

# 🌱 淡竹叶 Gogaekboux

【别名】山鸡谷、山鸡米、竹叶门冬青、竹叶麦冬、淡竹米、林下竹、土麦冬。

【来源】为禾本科植物淡竹叶 *Lophatherum gracile* Brongn. 的茎叶。

【生境分布】生于山林坡下或阴湿处。在广西主要分布于天等、田阳、乐业、凤山、东兰、金秀、富川、苍梧、藤县、平南、容县、桂平、贵港、玉林、博白等地，华南其他地区、西南地区等亦有分布；日本、印度、马来西亚等也有分布。

【性味功能】甜、淡，寒。清热毒，通水道。用于发热、淋证、口舌生疮。

【用法用量】6～10 g，水煎服。

【现代药理学研究】

1.抑菌作用

淡竹叶醇提取物对金黄色葡萄球菌、溶血性链球菌、绿脓杆菌、大肠埃希菌有一定的抑制作用。淡竹叶黄酮苷成分对真菌、细菌均有一定的抑制作用。

**2. 心肌保护作用**

淡竹叶总黄酮对大鼠心肌缺血/再灌注损伤具有保护作用；可抑制大鼠心肌和血清中 LDH 及 CK 的含量，提高 SOD、GSH-Px 和 NO 的水平，抑制炎性因子 NF-κB 和 TNF-α 表达，下调 Caspase-3 蛋白的表达。

**3. 保肝作用**

淡竹叶提取物具有抑制丙型肝炎的作用。淡竹叶总黄酮对拘束应激负荷致小鼠肝损伤具有保护作用，可降低小鼠血浆 ALT 的活性、肝组织 MDA 和 NO 的含量，提高血浆和肝组织的抗氧化能力。

**4. 血管收缩作用**

淡竹叶黄酮类化合物可收缩正常小鼠腹主动脉，兴奋 α 受体，收缩动脉血管的作用可被钙离子通道阻断剂拮抗。

**5. 其他药理作用**

淡竹叶乙醇提取物可显著降低高脂血症大鼠血清的总胆固醇；可以抑制癌细胞转移和血管生成，在人癌细胞中表现出抗癌活性；可以抑制呼吸道合胞病毒感染。淡竹叶碳苷黄酮类化合物具有抗呼吸道合胞体病毒活性。淡竹叶多糖在体外具有直接清除自由基的抗氧化活性。淡竹叶通过抑制 JNK 信号传导和钙动员来减轻中性粒细胞炎症。

## 【参考文献】

[1] 刘晓蓉.淡竹叶提取物抑菌防腐作用的研究 [J].广东轻工职业技术学院学报，2008（2）：20-23.

[2] 薛月芹，宋杰，叶素萍，等.淡竹叶中黄酮苷的分离鉴定及其抑菌活性的研究 [J].华西药学杂志，2009（3）：218-220.

[3] 李志洲.淡竹叶多糖的提取及体外抗氧化性研究 [J].中成药，2008（3）：434-437.

[4] 林冠宇，姚楠，何蓉蓉，等.淡竹叶总黄酮对拘束负荷所致小鼠肝损伤的保护作用 [J].中国实验方剂学杂志，2010（7）：177-179.

[5] 孙涛，刘静，曹永孝.淡竹叶黄酮收缩血管的作用 [J].中药药理与临床，2010（5）：57-59.

[6] Wang Y, Chen M, Ye W C, et al. Flavone C-glycosides from the leaves of *Lophatherum gracile* and their in vitro anti-viral activity [J]. Planta Med，2012，78（1）：46.

[7] 付彦君，陈靖.淡竹叶提取物对实验性高脂血症大鼠血脂的影响 [J].长春中医药大学学报，2013（6）：965-966.

[8] 邵莹，吴启南，周婧，等.淡竹叶黄酮对大鼠心肌缺血/再灌注损伤的保护作用 [J].中国药理学通报，2013（2）：241-247.

[9] Kim A, Im M, Gu M J, et al. Ethanol extract of Lophatheri Herba exhibits anti-cancer activity in

human cancer cells by suppression of metastatic and angiogenic potential［J］. Scientific Reports, 2016, 6（1）: 646-674.

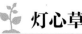 # 灯心草 Mwnhdwnghcau

【别名】灯草、虎须草、碧玉草、水灯心。

【来源】为灯心草科植物灯心草 *Juncus effusus* L. 的茎髓。

【生境分布】生于湿地、溪边、田边、稻田旁等潮湿处。在广西主要分布于宾阳、那坡、南丹、罗城、金秀、玉林等地，陕西、福建、四川、贵州等亦有分布。

【性味功能】甜、淡，微寒。清热毒，利水道。用于失眠、癃闭、淋证、疔疮。

【用法用量】1～3 g。

【现代药理学研究】

1. 抗菌作用

灯心草中的去氢灯心草二酚对枯草芽孢杆菌、金黄色葡萄球菌和白假丝酵母菌均有一定抗菌作用。

2. 镇静作用

灯心草提取物能够减少小鼠的自主活动，延长戊巴比妥钠所致的睡眠时间，具有显著的镇静催眠作用。灯心草菲类化合物具有抗焦虑作用。

3. 其他药理作用

灯心草二氢菲类及菲类化合物均具有较强的抑藻活性。灯心草去氢厄弗酚具有抑制肿瘤及肿瘤血管生成的活性。灯心草通过抑制破骨细胞分化过程中关键基因的表达进而抑制破骨细胞的形成。

## 【参考文献】

［1］陈玉，杨光忠. 灯心草属植物菲类化合物结构和生物活性的研究进展［J］. 天然产物研究与开发，2005，17（4）: 505.

［2］王衍龙，黄建梅，张硕峰，等. 灯心草镇静作用活性部位的研究［J］. 北京中医药大学学报，2006，29（3）: 181-183.

［3］Pacher T, Seger C, Engelmeier D, et al. Antifungal stilbenoids from Stemona collinsae［J］. J Nat Prod, 2002, 65（6）: 820-827.

［4］李娜. 灯心草现代研究分析及特点［J］. 按摩与康复医学，2015（17）: 79-81.

［5］王鹏，郭狄，陈利华，等. 灯心草抑制 RANKL 诱导的破骨细胞形成［J］. 天津医药，2018，46（6）: 624-628.

# 地菍 Gonimreih

【别名】山地菍、地茄、地捏、地红花、铺地菍、红地茄、落地稔、地稔藤。

【来源】为野牡丹科植物地稔 *Melastoma dodecandrum* Lour. 的全草。

【生境分布】广西各地均有分布。

【性味功能】甜、涩，凉。清热毒，调龙路，止血。用于发热、肺痈、痢疾、黄疸、水肿、淋证、痛经、崩漏、带下病、月经过多、产后腹痛、奶疮、咽炎、痔疮、瘰疬、痈疽、蛇虫咬伤。

【用法用量】10 ~ 15 g，水煎服。外用适量，捣敷。

【现代药理学研究】

1. 止血作用

地菍总酚可用于治疗胃、十二指肠溃疡合并上消化道出血，其止血功效显著。

2. 抗炎镇痛作用

地菍水煎液能提高小鼠痛阈值，降低毛细血管通透性，抑制二甲苯致小鼠耳郭肿胀，具有明显的抗炎镇痛作用。

3. 抗氧化作用

地菍多糖对自由基具有显著的清除作用，可抑制人红细胞膜脂质过氧化。地菍总黄酮可显著清除氧自由基，抑制 $Fe^{2+}$– 半胱氨酸诱导的肝线粒体脂质过氧化，对肝线粒体有保护作用。

4. 降血糖、降血脂作用

地菍可以调节糖储存与分解，增加胰岛素敏感性，具有降血糖及改善糖尿病大小鼠糖代谢紊乱的作用；对正常小鼠空腹血糖无影响，可提高葡萄糖耐量，减轻小鼠体重；对高脂血症小鼠具有降血脂作用。地菍总黄酮对糖尿病模型小鼠有降血糖、降血脂作用，能调节糖脂代谢，提高胰岛素敏感性，有效缓解小鼠试验性胰岛素抵抗症状。地菍黄酮类化合物具有抑制 AGEs 生成的作用。地菍能明显降低四氧嘧啶致糖尿病小鼠的血糖水平。

5. 其他药理作用

地菍对肝炎、肝肿大、肾盂肾炎有一定的治疗作用。地菍水提取物可以显著降低 $CCl_4$ 致急性肝损伤小鼠血清中 ALT 和 AST 的活性，提高肝脏 SOD 的活性，降低 MDA 的含量，具有一定的保肝作用。

## 【参考文献】

[ 1 ] 张超，姚惠珍，徐兰琴 . 地稔多糖 MD 清除活性氧自由基及对人红细胞膜脂质过氧化作用影响的研究［J］. 广州医学院学报，2002，30（4）：18.

［2］张超，张婷，姚慧珍，等．地稔总黄酮体外抗小鼠肝线粒体脂质过氧化作用的研究［J］．中医药学刊，2005，23（9）：1680．

［3］周敬凯，黄馨慧，刘舒凌，等．地菍总黄酮对胰岛素抵抗小鼠的干预作用及机制研究［J］．中国畜牧兽医，2020，47（9）：3030-3037．

［4］翁竞玉，周敬凯，陈静梅，等．地菍黄酮对糖尿病小鼠糖脂代谢及氧化应激的影响［J］．中国老年学杂志，2020，40（9）：1950-1953．

［5］翁竞玉，罗泽萍，陈俊，等．地菍乙酸乙酯提取部位提取液对糖尿病大鼠糖代谢的影响及其机制［J］．中国老年学杂志，2019，39（3）：654-656．

［6］李丽，罗泽萍，周焕第，等．地菍乙酸乙酯提取部位对糖尿病小鼠血糖、血脂及抗氧化作用的影响［J］．中国老年学杂志，2015，35（12）：3250-3252．

［7］李丽，罗泽萍，杨秀芬，等．地菍醇提取物对糖尿病模型小鼠血糖的影响［J］．中国老年学杂志，2014，34（11）：3091-3093．

［8］李丽，罗泽萍，周焕第，等．地菍正丁醇萃取物对链脲佐菌素致糖尿病模型小鼠的影响［J］．医药导报，2014，33（2）：173-176．

［9］李丽，罗泽萍，周焕第，等．地菍醇提取物对正常小鼠血糖及糖耐量的影响［J］．时珍国医国药，2013，24（3）：631-632．

［10］李丽，罗泽萍，周焕第，等．地菍提取物降血脂作用的实验研究［J］．时珍国医国药，2012，23（11）：2783-2784．

［11］李丽，周芳．地菍提取物对高血糖模型小鼠血糖的影响［J］．中国实验方剂学杂志，2011，17（20）：187-189．

［12］周芳，张兴桑，张旖萧，等．地稔水煎液镇痛抗炎药效学的实验研究［J］．时珍国医国药，2007，18（10）：2370．

［13］李丽，周焕第，罗泽萍，等．瑶药地菍对四氯化碳致小鼠急性肝损伤的保护作用［J］．时珍国医国药，2014，25（4）：819-820．

# 🌱 飞扬草 Gocehyuengz

【别名】乳汁草。

【来源】为大戟科植物飞扬草 *Euphorbia hirta* L. 的全草。

【生境分布】生于路旁、草丛、灌丛及山坡。分布于广西、江西、福建、台湾、广东、贵州、云南等地。

【性味功能】甘、酸，凉；有小毒。通乳汁，调水道，清热毒。用于产后缺乳、牙周炎、水肿、痢疾、湿疹、烫伤、痈疮。

【用法用量】6～9g。外用适量，煎水洗。

【现代药理学研究】

**1. 解热、抗炎作用**

飞扬草对急性炎症有较强的抑制作用，对二甲苯引起的小鼠耳郭肿胀有显著的抑制作用，可抑制角叉菜胶诱导的大鼠足水肿，减少 $PGI_2$、$PGE_2$ 和 $PGD_2$ 释放。飞扬草水提取物对酵母诱导的大鼠高热具有退热作用。

**2. 抗过敏作用**

飞扬草乙醇提取物具有抗过敏作用，可防治大鼠全身性及皮肤性过敏反应；可抑制 DNP-HAS 蛋白激活的大鼠腹腔肥大细胞释放 TNF-α 和 IL-6。飞扬草乙醇提取物通过抗组胺、免疫抑制和炎症反应等机制抑制大鼠过敏反应的早期和晚期阶段。

**3. 镇静、镇痛作用**

飞扬草对大鼠焦虑症具有治疗作用，通过 γ-氨基丁酸（A）受体—苯二氮受体—Cl（-）通道复合体发挥作用。飞扬草全草水提取物、乙醇提取物及无水乙醇提取物具有镇静和抗焦虑作用。飞扬草水提取物冻干粉具有中枢镇痛作用，该作用能被纳洛酮所抑制，具有吗啡样镇痛作用，也作用于吗啡受体。

**4. 止泻作用**

飞扬草可延缓蓖麻油引起的肠蠕动加速，降低正常大鼠的胃肠动力，具有止泻作用。飞扬草水提取物可通过抗菌、抗阿米巴、抗痉挛等途径实现止泻作用。飞扬草多酚可抑制溶组织内阿米巴生长，抑制 ACh 和 KCl 溶液诱导的离体豚鼠回肠收缩。飞扬草中的栎素成分被证实具有止泻作用。

**5. 抗病原微生物作用**

飞扬草甲醇提取物对痢疾杆菌、弗氏志贺菌具有抑菌活性。飞扬草乙醇提取物具有抗菌活性，对大肠埃希菌、痢疾杆菌、绿脓杆菌和金黄色葡萄球菌有抑菌作用。飞扬草乙醇提取物抗幽门螺杆菌也有一定效果。飞扬草乙醇提取物、石油醚提取物及异戊醇提取物均表现出较高的抗疟原虫活性。

**6. 抗肿瘤作用**

飞扬草可抑制人黑色素瘤细胞 MM96L、宫颈癌细胞 Hela 和鳞状上皮细胞癌细胞 SCC 的生长。飞扬草对大鼠瓦氏肉瘤 256 具有抗癌活性。

## 【参考文献】

[1] Youssouf M S, Kaiser P, Tahir M, et al. Anti-anaphylactic effect of *Euphorbia hirta* [J].
Fitoterapia，2007，78（7-8）：535-539.

［2］Singh G D, Kaiser P, Youssouf M S, et al. Inhibition of early and late phase alerpic reactions by *Euphorbia hirta* L.［J］. Phytother Res, 2006, 20（4）: 316-321.

［3］Anuradha H, Srikumar B N, Shankaranarayana R B S, et al. *Euphorbia hirta* reverses chronic stress-induced anxiety and mediates its action through the GABA（A）receptor benzodiazepine receptor-Cl（-）channel complex［J］. J Neural Transm, 2008, 115（1）: 35 -42.

［4］陈惠芳.防治炎症、风湿病疼痛的飞扬草等植物提取物［J］.国外医药·植物药分册, 2008, 13（4）: 172 -173.

［5］陈任宏, 黄艳萍, 唐省三, 等.飞扬草化学成分及药理作用的研究进展［J］.今日药学, 2011（7）: 393-395.

［6］Hore S K, Ahuja V, Mehta G, et al. Efect of aqueous *Euphorbia hirta* leaf extract on gastrointestinal motility［J］.Fitoterapia, 2006, 77（1）: 35 -38.

［7］Wang Y C, Huang T L. Sereening of anti-Helicobacter pylo-ri herbs deriving from Taiwanese folk medicinal plants［J］. FEMS Immunol Med Microbiol, 2005, 43（2）: 295-300.

［8］Sudhakar M, Rao C V, Rao P M, e al. Antimicrobial activity of *Caesalpinia pulcherrima*, *Euphorbia hirta* and *Asystasia gangeticum*［J］. Fitoterapia, 2006, 77（5）: 378-380.

［9］褚小兰, 廖万玉, 楼兰英, 等.地锦类中草药的药理研究［J］.时珍国医国药, 2001, 12（3）: 193-194.

［10］李素琴, 袁其朋, 徐健梅.鞣花酸的生理功能及工艺开发研究现状［J］.天然产物研究与开发, 2001, 13（5）: 71.

## 🌱 粪箕笃 Gvaekgeujmeh

【别名】田鸡草、畚箕草、飞天雷公、雷砵嘴、犀牛藤、青蛙藤。

【来源】为防己科植物粪箕笃 *Stephania longa* Lour. 的茎叶。

【生境分布】生于村边、旷野、山地等处的灌木丛中。在广西主要分布于灵山、马山、龙州、靖西、那坡、河池、来宾等地，福建、台湾、广东、云南等亦有分布。

【性味功能】微苦、涩, 平。清热毒, 祛风毒, 调龙路、火路, 通谷道。用于黄疸、痢疾、便秘、痈疮、毒蛇咬伤。

【用法用量】3 ～ 9 g, 鲜品 15 ～ 30 g, 水煎服。外用适量, 鲜叶捣敷。

【现代药理学研究】

1. 镇静、镇痛作用。

粪箕笃有明显的镇静及镇痛作用。粪箕笃生物碱、非生物碱对醋酸致小鼠扭体反应次数均有抑制作用。

2. 利尿、抗菌作用

粪箕笃茎叶醇提取物有利尿效果，其中非生物碱部分具有显著的利尿作用。粪箕笃非生物碱部分可使动物尿量明显增加，可显著抑制细菌生长。粪箕笃各部位提取物对柑橘疮痂病菌、柿角斑病菌、梨锈病菌、西瓜枯萎病菌、稻瘟病菌、甘蔗凤梨病菌和玉米炭疽病菌 7 种植物病原真菌均有抑制效果。

3. 抑制前列腺增生作用

粪箕笃氯仿萃取物可明显降低前列腺增生小鼠的前列腺湿重、前列腺体积和前列腺指数。

## 【参考文献】

[1] 林启云，谢金鲜 . 粪箕笃利尿、镇静及镇痛作用研究［J］. 广西中医药杂志，2001（3）：167-169.

[2] 宁蕾，邓业成，骆海玉，等 . 粪箕笃提取液抑菌活性初步研究［J］. 江苏农业科学，2011（1）：166-168.

[3] 庄锡伟，曾旺焕，何汝帮，等 . 粪箕笃治疗前列腺增生有效部位的筛选［J］. 江西医药，2016，51（7）：633-634.

# 钩藤 Gaeucunghngouh

【别名】大钩丁、裸华贯、挂勾藤、钓钩藤、双钩藤、金钩藤、倒挂金钩。

【来源】为茜草科植物钩藤 *Uncaria rhynchophylla*（Miq.）. Miq. ex Havil、大叶钩藤 *Uncaria macrophylla* Wall. 、毛钩藤 *Uncaria hirsuta* Havil. 、华钩藤 *Uncaria sinensis*（Oliv.）Havil. 或白钩藤 *Uncaria sessilifructus* Roxb. 的带钩茎枝。

【生境分布】生于低海拔至中海拔的山谷疏林下、溪边或灌木丛中。在广西主要分布于防城港、上思、武鸣、德保、那坡、凌云、融水、金秀、苍梧、灵川、兴安等地，陕西、甘肃、安徽、浙江、江西、福建、台湾、湖北、湖南、广东、四川、贵州、云南等亦有分布。

【性味功能】微甜，寒。通火路、龙路，清热毒，祛风毒，除湿毒。用于眩晕、头痛、感冒、小儿惊风、疳积、胃痛、跌打损伤、风湿骨痛、中风、面瘫。

【用法用量】3 ～ 12 g，入煎剂宜后下。

【现代药理学研究】

1. 对心血管系统的作用

（1）降压作用

钩藤具有良好的降压效果。钩藤生物碱可显著降低高血压动物的平均血压和心肌收缩力；可通过扩张血管，降低心排血量和钙离子内流起到直接降压作用，通过阻断神经传导，降低神经递质分泌起到间接降压作用。异钩藤碱可调控 NF-κB 信号通路，进而下调 NOS 活力、减少 NO 释放、抑制心肌细胞凋亡，对血管紧张素 II 诱导的大鼠心肌细胞肥大有抑制作用。

（2）抗心律失常作用

钩藤生物碱通过阻滞钙离子释放，抑制多种离子通道，从而降低心率、抑制动作电位由房室和希氏束向蒲氏纤维传导，具有抗心律失常作用。

2. 对中枢神经系统的作用

（1）镇静、抗惊厥、抗癫痫、抗抑郁作用

钩藤能够降低脑损伤早期癫痫的易感性，并具有神经保护作用。钩藤生物碱对中枢多巴胺系统具有调节作用，可提高大鼠脑内高香草酸及 3,4-二羟苯乙酸的含量，抑制小鼠运动反应；可抑制中枢神经系统的突触传递，降低致癫痫大鼠离体海马 CA1 区顺向诱发 PS 的幅度，具有镇静和抗癫痫作用。钩藤碱能够降低大脑皮层中过氧化脂质的水平，降低红枣氨酸引发的湿狗式震颤发生率，具有抗惊厥作用。钩藤总碱和钩藤中的黄烷醇儿茶素具有抗抑郁活性，可以通过调节下丘脑－垂体－肾上腺轴功能，减少血清中 TNF-α 和 NO 的含量。

（2）神经元损伤保护作用

钩藤提取物可提高海马神经元钠电流的幅度，增强海马神经元对急性缺氧的耐受性。钩藤能阻断 $Ca^{2+}$ 通道，保护神经细胞和神经胶质细胞对 Aβ 诱导的神经毒性。钩藤碱、异钩藤碱均可抑制 M 受体和 5-HT2 受体介导的 PS 电流降低，减弱局部缺血引起的具有浓度相关性的神经元损害，对缺血诱导的神经元损伤具有保护作用。钩藤碱对 NMDA 诱导的神经元损伤和细胞毒性有一定的保护作用，抑制 NMDA 受体介导的离子电流，并抑制 NMDA 诱导的大鼠海马脑片细胞凋亡。

钩藤提取物可以通过清除氧自由基、提高机体抗氧化能力和抑制炎症反应，从而减少神经元的凋亡，对帕金森模型小鼠具有治疗作用。钩藤碱能抑制小胶质细胞的活化和炎症反应，减少海马中 nNOS 与 iNOS 的表达和细胞凋亡，保护癫痫大鼠海马 CA1 区和 CA3 区神经元功能；通过调节 PI3K / Akt / mTOR 信号通路，在 MPTP 诱导的实验性帕金森病模型小鼠中表现出神经保护作用。钩藤总碱对阿尔茨海默病斑马鱼的运动功能和反应能力有明显的改善作用，并且能够显著改善 AD 小鼠的记忆能力。

（3）抗成瘾作用

钩藤碱可显著抑制斑马鱼对苯丙胺的依赖作用，通过提高脑中内啡肽的含量，减轻苯丙胺诱导的条件性位置偏爱效应，对伏核和杏仁核内（NR2B）基因表达的抑制作用与对苯丙胺诱导大鼠条件性位置偏爱效应的抑制作用基本一致，伏核和杏仁核 NR2B 的蛋白表达水平可能与钩藤碱抗苯丙胺依赖作用机制有关。钩藤碱可以保护神经元细胞，并迅速减轻细胞内钙超载，抑制甲基苯丙胺的神经毒性；可使苯丙胺诱导的条件性位置偏爱模型大鼠伏核及下丘脑内 GluR2/3 亚基蛋白的表达恢复至正常水平，可拮抗苯丙胺成瘾。钩藤叶水提取物可以减轻 TH-GFP 转基因斑马鱼幼鱼对甲基苯丙胺的依赖。

（4）脑缺血保护作用

钩藤碱可促进纹状体内单胺类递质 NA 及 5-HT 的代谢；可调节脑缺血大鼠纹状体和海马中单胺类神经递质及代谢物的含量；可显著改善大鼠缺血再灌注后海马 CA1 区的病变，并能提高缺血再灌注后脑组织中 SOD、LDH 的活性，降低 MDA、NO 的含量；可减少 NO 生成量，抑制脑内的氮气加速系统活性，抑制自由基产生，对于大鼠脑缺血具有一定的保护作用。

3. 抗血小板聚集作用

钩藤碱能明显降低肺血栓小鼠的死亡率，抑制血小板膜释放花生四烯酸、胶原及 ADP 等活性物质，减少 $TXA_2$ 的合成，抵抗血小板聚集以及血栓形成。钩藤通过对抗自由基诱发剂引起的溶血，发挥对红细胞的保护作用。

4. 抗肿瘤作用

钩藤三萜酯类和钩藤酸类对结肠癌、肺癌、膀胱癌及乳腺癌等癌细胞的增殖均有抑制作用，对 PLC-γ1 具有抑制作用。钩藤乌索酸对体外培养的骨肉瘤细胞 U2OS 和小鼠体内 S180 肉瘤的增殖均有较好的抑制作用。钩藤酸 E 能抑制人肝癌细胞增殖，异钩藤碱能逆转 A549/DDP 细胞的耐药性。绒毛钩藤帽柱木碱和钩藤碱能抑制 NF-κB 途径的细胞凋亡，修复 DNA，延长免疫细胞的存活周期，具有良好的抗肿瘤作用。毛钩藤碱可抑制 Cyclin-D1、MMP-2、IL-6、STAT3 和 VEGF 蛋白的表达，促进 Caspase-3 蛋白的表达，抑制结肠癌细胞的增殖、迁移和侵袭，促进其凋亡；可降低人乳腺癌 MDA-MB-231 细胞中 Bcl-2/Bax 的比值，从而引起 MPTP 持续开放和 Cyt C 释放，最终导致 Caspase-9 和 Caspase-3 活化，诱导细胞凋亡；可在体外抑制缺氧诱导的人乳腺癌 MCF-7 细胞的侵袭和迁移，下调 HIF-1α、Snail 和 MMP-9 的表达，上调 E-cadherin 的表达。钩藤可逆转肿瘤细胞的多药耐药性，增强免疫力，增强 DNA 修复，具有良好的抗肿瘤作用。

5. 抗炎、抗氧化、镇痛作用

钩藤醇提取物能够降低毛细血管通透性，抑制 LPS 致小鼠耳郭肿胀，抑制转录因子 NF-κB 的表达具有一定的抗炎作用。钩藤生物碱提取物可以改善 LPS 诱导的子痫模型大鼠的子痫前期症状，减轻炎症反应。钩藤总生物碱能够通过增强细胞自噬而降低氧化应激诱导的内皮细胞炎症反应，减少细胞凋亡。

### 6. 其他药理作用

钩藤碱可降低氯胺酮诱导的条件位置偏爱模型大鼠心脏中 miR-96-5p 的表达水平，缓解氯胺酮对心脏的损害作用。

【毒理学研究】

在降压有效剂量下，钩藤总碱有肝毒性，长期使用或可导致死亡。钩藤总碱缓释 80 mg/kg 体重，灌胃给药，每天 1 次，连续 12 月，可产生肝毒性。

## 【参考文献】

[1] 宋雪云.钩藤方提取物对自发性高血压大鼠降压作用的研究［J］.中国实验方剂学杂志，2012，18（11）：216.

[2] 潘文慧，蒋海强，李运伦.钩藤提取液对自发性高血压大鼠尿液代谢组学的影响［J］.中医杂志，2019，60（1）：62-66，71.

[3] 宋婷婷.异钩藤碱对血管紧张素 II 诱导大鼠心肌细胞肥大的影响及机制［J］.山东医药，2017，57（38）：44-47.

[4] 刘卫，张兆芹，赵晓民，等.钩藤总碱预处理对海马神经元急性缺氧的保护作用［J］.中国中药杂志，2006，31（9）：763-765.

[5] Zhou J Y, Zhou S W. Isorhynchophylline：a plant alkaloid with therapeutic potential for cardiovascular and central nervous system diseases［J］. Fitoterapia, 2012, 83（4）：617-626.

[6] Wu L Z, Xiao X M. Evaluation of the effects of *Uncaria rhynchophylla* alkaloid extract on LPS-induced preeclampsia symptoms and inflammation in a pregnant rat model［J］. Brazilian Journal of Medical and Biological Research，2019，52（6）：e8273.

[7] 严瑶瑶，马瑶，周童，等.钩藤对脑损伤早期癫痫易感性的影响［J］.时珍国医国药，2019，30（7）：1575-1578.

[8] Geng C A, Yang T H, Huang X Y, et al. Antidepressant potential of *Uncaria rhynchophylla* and its active flavanol, catechin, targeting melatonin receptors［J］. Journal of Ethnopharmacology, 2019，232：39-46.

[9] Zheng M Z, Chen M H, Liu C M, et al. Alkaloids extracted from *Uncaria rhynchophylla* demonstrate neuroprotective effects in MPTP-induced experimental parkinsonism by regulating the PI3K/Akt/mTOR signaling pathway［J］. Journal of Ethnopharmacology, 2021（266）：113451.

[10] 苏华，何飞，韦桂宁，等.钩藤总碱治疗阿尔茨海默病的药理作用研究［J］.中医药导报，2019，25（21）：48-51，66.

[11] 聂玲辉，陈毅飞，宿爱山，等.钩藤叶水提取物对 TH-GFP 转基因斑马鱼甲基苯丙胺依赖的

影响［J］.中国临床药理学杂志，2019，35（18）：2149-2152.

［12］周吉银，莫志贤.钩藤碱对苯丙胺依赖大鼠脑内氨基酸类神经递质含量的影响［J］.中国药物依赖性杂志，2007，16（2）：95-98.

［13］周吉银，莫志贤.钩藤碱对苯丙胺依赖大鼠神经核团中 NR2BmRNA 表达的影响［J］.中国药理学通报，2007，23（9）：1141-1145.

［14］周吉银，莫志贤.钩藤碱对苯丙胺依赖大鼠伏核和杏仁核中 NR2B 蛋白表达的影响［J］.中国药物依赖性杂志，2007，16（1）：12-19.

［15］Xu D D, Hoeven R, Rong R, et al. Rhynchophylline protects cultured rat neurons against methamphetamine cytotoxicity［J］. Evid Based Complement Alternat Med,2012, 2012（1）: 1-7.

［16］林晓亮，汤伟，陈文倩，等.钩藤碱对甲基苯丙胺条件性位置偏爱大鼠 AMPA 受体蛋白改变的影响［J］.中华行为医学与脑科学杂志，2010，19（2）：104-107.

［17］陆远富，吴芹，文国容，等.钩藤碱对大鼠脑内去甲肾上腺素、5-羟吲哚乙酸的影响［J］.贵州医药，2003，27（9）：771-773.

［18］陆远富，吴芹，黄燮南，等.钩藤碱对脑缺血大鼠中枢单胺类递质的影响［J］.中国药理通讯，2003，12（1）：45.

［19］吴二兵，孙安盛，吴芹，等.钩藤碱对脑缺血/再灌损伤的保护作用［J］.中国药学杂志，2005，39（11）：833-835.

［20］Song Y, Qu R, Zhu S, et al. Rhynchophylline attenuates LPS induced pro-inflammatory responses through down-regulation of MAPKNF-κB signaling pathways in primary microglia［J］. Phytother Res, 2012, 26（10）: 1528-1533.

［21］徐淑梅，何津岩，林来祥，等.钩藤对致痫大鼠海马脑片诱发场电位的影响［J］.中国应用生理学杂志，2011，17（3）：259-261.

［22］Liu C H, Lin Y W, Tang N Y, et al. Neuroprotective effect of *Uncaria rhynchophylla* in kainic acid-induced epileptic seizures by modulating hippocampal mossy fiber sprouting, neuron survival, astrocyte proliferation, and S100B expression［J］. Evid Based Complement Alternat Med，2012, 2012（1）: 1-11.

［23］Tang N Y, Liu C H, Su S Y, et al. *Uncaria rhynchophylla*（Miq.）Jack plays a role in neuronal protection in kainic acid-treated rats［J］. Am J Chin Med, 2010, 38（2）: 251-263.

［24］赵明宏，郭涛，王敏伟，等.钩藤酸 E 对人肝癌 HepG2 细胞的抑制作用及其机制研究［J］.现代肿瘤医学，2010，18（11）：2091.

［25］刘卫，王中师，张辉，等.口服钩藤总碱对高血压大鼠的肝毒性［J］.中国药理学通报，2014（6）：883-884.

［26］李婵，李汉成，朱晨，等.miR-96-5p 在氯胺酮依赖的大鼠心脏中的表达及钩藤碱干预作用［J］.时珍国医国药，2019，30（3）：534-536.

［27］王海波，王波，邸学，等.钩藤生物碱部位对 AD 大鼠学习记忆作用研究［J］.时珍国医国药，2017，28（5）：1027-1029.

［28］李超，杨雯晴，王宇，等.钩藤总生物碱增强自噬降低氧化应激诱导的内皮细胞炎性反应［J］.中华中医药杂志，2017，32（5）：2137-2141.

［29］刘松林，徐玉秀，黄燕俊，等.钩藤总生物碱对慢性束缚应激小鼠的抗抑郁作用［J］.广东药科大学学报，2017，33（1）：72-76.

［30］卢芳，井月娥，任燕冬，等.钩藤提取物对 MPTP 诱导帕金森病模型小鼠神经元的影响［J］.中国中医药信息杂志，2016，23（4）：57-60.

［31］黄器伟，翟娜娜，黄涛，等.毛钩藤碱通过线粒体途径诱导乳腺癌 MDA-MB-231 细胞凋亡［J］.生理学报，2018，70（1）：40-46.

［32］翟娜娜，黄器伟，陈奎生.毛钩藤碱对缺氧乳腺癌 MCF-7 细胞迁移和侵袭能力的影响［J］.中国病理生理杂志，2017，33（11）：2009-2014.

［33］王盟，华南，王超花，等.钩藤总碱缓释滴丸的急性毒性研究［J］.泰山医学院学报，2009（6）：405-406.

［34］王盟，孙清海，刘卫.钩藤总碱缓释滴丸的长期毒性实验研究［J］.国际中医中药杂志，2014，36（10）：905-908.

［35］韩晓丽，席作武，王凯，等.毛钩藤碱调控 IL-6/STAT3 信号通路抑制结肠癌细胞增殖、迁移及诱导细胞凋亡的体外实验［J］.中国老年学杂志，2020，40（18）：3955-3959.

# 🌱 广豆根 Lagdujbyaj

【别名】山豆根、苦豆根、柔枝槐。

【来源】为豆科植物越南槐 Sophora tonkinensis Gagnep. 的根及根茎。

【生境分布】生于石山脚下或岩缝中。我国南部均有分布。

【性味功能】苦，寒；有小毒。通龙路、火路，通气道、水道，清热毒，止痛。用于咽痛、牙龈肿痛、咳嗽、黄疸、痔疾、痔疮、痈疮、痤疮、疥癣、蛇虫犬咬伤。

【用法用量】3～6 g，外用适量。

【现代药理学研究】

1. 抗炎镇痛作用

山豆根水提取物可减少咽喉实热证小鼠血清 $PGE_2$ 和 MDA 的含量，升高 SOD 的水平，对混合致炎液（含巴豆油和无水乙醇）致咽喉实热证模型小鼠耳郭肿胀具有抑制作用。山豆根怀槐二氢黄酮 B 具有抗炎作用，通过抑制 NF-κB 和 MAPK 信号通路发挥抗炎作用，可抑制 iNOS 和 COX-2 的表达。

2. 抗病毒、抑菌作用

山豆根水提取物具有抗柯萨奇 B3 病毒、柯萨奇 B5 病毒、埃可病毒 9 型、埃可病毒 29 型和脊髓灰质炎病毒的作用。山豆根根状茎苦参碱类有抗柯萨奇 B3 病毒和 H3N2 流感病毒的作用。喹诺里西啶类生物碱具有抗乙肝病毒的作用。山豆根总生物碱对多种菌类有抑制作用。

3. 保肝作用

山豆根非生物碱部位对刀豆蛋白诱导的小鼠免疫性肝损伤具有保护作用。山豆根非生物碱及粗多糖部位在一定剂量范围内具有降酶保肝作用。

4. 抗肿瘤作用

山豆根饮片及颗粒可显著抑制肝癌 H22 腹水瘤、S180 实体瘤生长，提高荷瘤小鼠血清中 TNF-α、INF-γ、IL-2 的水平。山豆根水提取物对人非小细胞肺癌 A549 细胞具有抑制增殖和促进凋亡的作用，可使细胞周期停滞于 $G_0/G_1$ 期。山豆根金雀花碱对人宫颈癌 HeLa 细胞和人乳腺肿瘤 MDA-MB-231 细胞具有明显的细胞毒性。

5. 其他药理作用

山豆根多糖具有良好的抗氧化活性。

山豆根非生物碱部位能够明显改善环磷酰胺诱导的小鼠免疫器官发育抑制，具有增强免疫的作用。

【毒理学研究】

1. 肝毒性

山豆根醇提取物和水提取物对小鼠肝脏具有一定的毒性。

2. 神经毒性

山豆根汤剂可引起大脑基底神经核和海马的病理改变，能诱发帕金森综合征样症状。山豆根水煎液可诱导大鼠出现人扭转痉挛样的运动障碍，运动能力和运动协调能力明显下降，大脑纹状体神经元变性缺失，神经元细胞出现空泡现象及核边缘现象，部分神经元细胞轮廓不清，层次排列紊乱等神经毒性表现，存在细胞凋亡和坏死。

3. 胃肠道反应

山豆根水可引起大鼠肠上皮细胞线粒体严重肿胀、微绒毛稀疏、核边缘化等消化道毒性。

4. 呼吸系统毒性

山豆根总生物碱可使小鼠先出现呼吸急促，后呼吸停止致死亡的现象，具有抑制呼吸中枢作用。

# 【参考文献】

［1］彭百承，黄健，李萍，等.山豆根颗粒及其饮片抗肿瘤作用及其机制［J］.中国实验方剂学杂志，2014，20（23）：190.

［2］张奇峰.山豆根提取物体外抗肿瘤实验研究［J］.中医药临床杂志，2015，27（9）：1269.

［3］Ding P L, Huang H, Zhou P, et al. Quinolizidine alkaloids with anti HBV activity from *Sophora tonkinensis*［J］. Planta Med, 2006, 72（9）：854.

［4］戴五好，钱利武，杨士友，等.苦参、山豆根生物碱及其总碱的抑菌活性研究［J］.中国实验方剂学杂志，2012，18（3）：177.

［5］孙蓉，冯群，谢元璋，等.山豆根对实热证小鼠抗炎作用的效 - 毒 - 证关联评价［J］.中国中药杂志，2015，40（14）：2760.

［6］Chae H S, Yoo H S, Choi Y H, et al. Maackiapterocarpan B from *Sophora tonkinensis* suppresses inflammatory mediators via nuclear factor-kB and mitogen tactivated protein kinase pathways［J］. Biol Pharm Bull, 2016（39）：259.

［7］周明眉，范自全，赵爱华，等.山豆根非生物碱部位对免疫性肝损伤模型小鼠的影响［J］.时珍国医国药，2011，22（11）：2709.

［8］尹龙萍，中药山豆根降酶护肝活性部位研究［D］.上海：上海交通大学，2007.

［9］蔡锦源，朱炽雄，李林轩，等.山豆根多糖的微波预处理热水浸提工艺及其抗氧化活性研究［J］.应用化工，2016，45（10）：1860.

［10］杨倩，郑丽娜，谢元璋，等.山豆根不同组分对小鼠急性肝毒性"量时毒"关系研究［J］.中国药物警戒，2010，7（7）：385.

［11］李素君，钱晓路，李晓宇，等.山豆根不同组分多次给药肝毒性损伤实验研究［J］.中国药物警戒，2011，8（10）：577.

［12］张建武，郑茹丹，梅雪，等.山豆根乙醇提取物对小鼠蓖麻油性腹泻及对兔离体空肠平滑肌的影响［J］.川北医学院学报，2020，35（5）：749-753，801.

［13］王莉，刘雨娟，姚兰，等.山豆根对沙尘所致慢性咽炎 NF-κB 信号传导通路的影响作用［J］.中国中医基础医学杂志，2018，24（4）：471-473.

［14］Wang L P, Lu J Y, Sun W, et al. Hepatotoxicity induced by radix *Sophorae tonkinensis* in mice and increased serum cholinesterase as a potential supplemental biomarker for liver injury［J］. Experimental and Toxicologic Pathology, 2017, 69（4）：193-202.

［15］蔡锦源，韦坤华，熊建文，等.山豆根黄酮的提取及抗氧化抑菌活性［J］.精细化工，2017，34（3）：285-293.

［16］黄银秋.山豆根中主要生物碱对免疫性肝损伤小鼠的干预作用［D］.成都：成都中医药大学，2017.

［17］桑秀秀. 山豆根主要活性成分的保肝抗病毒作用及免疫学机制研究［D］.承德：承德医学院，
2017.

# 🌱 过塘蛇 Byaekmbungjraemx

【别名】草里银钗、白玉钗草、玉钗草、水瓮菜、过江龙、水芥菜。

【来源】生于水田、浅水塘，为柳叶菜科植物水龙 *Ludwigia adscendens*（L.）Hara. 的全草。

【生境分布】广西各地广均有分布。

【性味功能】苦、甘，寒。清热毒，调水道。用于口疮、牙痛、咽痛、咳嗽、瘰疬、淋证、水肿、痈疮、乳痈、泄泻、痢疾、中暑、发热、带状疱疹、火烫伤、跌打损伤。

【用法用量】内服 10～30 g，水煎服。外用适量，捣敷或烧灰调敷，或煎汤洗。

【现代药理学研究】

1. 解毒、消肿作用

过塘蛇具有清热利湿、解毒消肿的作用。过塘蛇可治疗带状疱疹，减轻神经疼痛，促进皮损愈合。鲜品塘蛇可治疗背痈疮、蛇泡疮。

2. 抗炎作用

过塘蛇齐墩果酸对不同致炎物引起的大鼠足跖肿胀及二甲苯引起的小鼠耳郭肿胀均有抑制作用；对二肽基肽酶引起的耳郭肿胀、佛波酯引起的皮炎、缓激肽引起的爪水肿具有抑制作用。

3. 保肝作用

过塘蛇广寄生苷的酰化产物，具有保肝护肝的作用。过塘蛇齐墩果酸可显著抑制血清 ALT、LDH 和 LPO 的活性，减少肝细胞坏死及肝组织的炎症反应和纤维化，促进肝细胞再生；可提高小鼠肝脏内 GSH、金属硫蛋白、CST 等抗氧化物的水平，提高肝脏解毒能力。

## 【参考文献】

［1］张尊听，贺云，刘谦光，等. 分光光度法测定太白山 20 种中草药的抗氧化活性［J］.分析试验室，2002，21（2）：50-52.

［2］Tasneem K，Ayan R，Soumitri B，et al. Studies of antidiabetic property in *Jussiaea repens* in alloxan induced male rats［J］. Journal of Environment and Sociobiology，2017，14（S1）：18-19.

［3］郭国华. 临床中药辞典［M］.湖南：湖南科学技术出版社，2007：225.

［4］Marzouk M S，Soliman F M，Shehata I A，et al. Flavonoids and biological activities of Jussiaea repens［J］. Natural Product Research，2007，21（5）：436-43.

［5］Liu Y, Hartley D P, Liu J. Protection against carbon techachloride hepa-totoxicity by oleanolic acid is not mediated though metallothionein ［J］. Toxicol Lett, 1998, 95（2）：77.

［6］Zhang L Z, Li X F. Study on the mechanism of oleanolic acid against experimental liver injury in rats ［J］. Traditional Medicine and clinical Pharmacology, 1992, 8（2）：24-26.

［7］赵骏, 蓝茹. 从齐墩果酸结构分析抗肝细胞损伤的作用机制 ［J］. 中草药, 1998, 29（12）：117.

［8］卢汝梅, 谭新武, 廖彭莹, 等. 水龙化学成分的研究 ［J］. 中国实验方剂学杂志, 2016, 16（14）：99-101.

# 🌱 海芋 Gofangzlengi

【别名】广东狼毒、尖尾野芋头、狼毒头、独脚莲、野芋、老虎芋。

【来源】为天南星科植物海芋 Alocasia macrorrhiza（L.）Schott 的根茎或茎。

【生境分布】成片生长于热带雨林林缘或河谷野芭蕉林下。广西各地均有分布。

【性味功能】辛，寒；有毒。清热毒，除湿毒，调气机，散结消肿。用于痧病、腹痛、肺结核、风湿痹痛、痈疮、瘰疬、斑秃、疥癣、蛇虫咬伤。

【用法用量】3～9 g，鲜品 15～30 g。需切片与大米同炒至米焦，加水煮至米烂，去渣用。或久煎 2h 后用。外用适量，捣敷（不可敷健康皮肤），或焙贴，或煨热擦。

【现代药理学研究】

1. 抗炎镇痛作用

海芋提取物可减少热板法或化学刺激法引起的小鼠疼痛反应，对小鼠炎症也具有抑制作用。广东狼毒生药和水提取物醇溶部分可抑制大鼠酵母性发热。广东狼毒能抑制下丘脑 PEG₂ 升高，具有解热作用。

2. 抗肿瘤作用

广东狼毒乙酸乙酯提取物对人肺癌细胞株 A549、黑色素瘤细胞株 B16、人胃腺癌细胞株 BCC-823 具有一定的抑制作用。丙酮提取物对 A549、B16 细胞具有一定的抑制作用。广东狼毒水提取物对小鼠 S180 腹水瘤、裸小鼠人胃腺癌移植瘤具有一定的抑制作用，具有抗肿瘤作用。

3. 抗真菌作用

广东狼毒叶、茎和叶柄的甲醇提取物对荔枝霜疫霉病菌、稻瘟病菌和白菜黑斑病菌等有一定的抗真菌活性。从广东狼毒根茎中分离得到一种分子量为 11 kDa 的蛋白，具有抗葡萄孢属作用，能够降低 HIV-1 逆转录酶的活性。

### 4. 其他药理作用

广东狼毒还常用于治疗鼻咽癌咽喉部的放射治疗反应、肺结核、阑尾炎、流行性感冒及牛出败等疾病。

广东狼毒散治疗牛出败，能使牛精神沉郁、呆立不动、食欲废绝、口吐白沫及流涎、流清鼻液、下颌或头部热肿、呼吸困难等病症快速得到缓解。

### 【毒理学研究】

广东狼毒丙酮和乙酸乙酯提取物最大耐受量分别为 60 g/kg 和 36.5 g/kg。

## 【参考文献】

［1］卢桂明，黄国均，蒋桂华，等．海芋抗炎镇痛的药效学研究［J］．四川中医，2005，23（10）：44-45.

［2］张俊荣，李育浩，炅清和，等．海芋不同提取部位对大鼠酵母性发热的抑制作用对下丘脑中 PGE$_2$ 含量的影响［J］．新中医，1999，31（5）：40-41.

［3］赵俊．不同溶剂海芋提取物的体外抗肿瘤活性研究［J］．时珍国医国药，2008，19（8）：1865-1866.

［4］王亚东，廖美德，张竞立，等．海芋甲醇提取物的抑真菌作用［J］．农药，2006，45（11）：744-745.

［5］Wang H X，Ng T B. Alocasin, an anti-fungal protein from rhizomes ofthe giant taro *Alocasia macrorhiza*［J］. Protein Expr Punif，2003，28（1）：9-14.

［6］Huang W J，Li C，Wang Y H，et al. Anti-inflammatory lignanamides and monoindoles from *Alocasia macrorrhiza*［J］. Fitoterapia，2017（117）：126-132.

［7］Elsbaey M，Ahmed K F M，Elsebai M F，et al. Cytotoxic constituents of *Alocasia macrorrhiza*［J］. Zeitschrift für Naturforschung C，2017，72（1-2）：21-25.

［8］Fang S T，Lin C Y，Zhang Q B，et al. Anticancer potential of aqueous extract of *Alocasia macrorrhiza* against hepatic cancer in vitro and in vivo［J］. Journal of Ethnopharmacology，2012，141（3）：947-956.

［9］赵俊．不同溶剂海芋提取物的体外抗肿瘤活性研究［J］．时珍国医国药，2008（8）：1865-1866.

［10］王雅东，廖美德，张竞立，等．海芋甲醇提取物的抑真菌作用［J］．农药，2006（11）：744-745，757.

# 虎耳草 Nyagoengzget

【别名】老虎耳、丝棉吊梅、耳聋草、红线草、红线绳、水耳朵、倒垂莲。

【来源】为虎耳草科植物虎耳草 *Saxifraga stolonifera* Curt. 的全草。

【生境分布】生于海拔 400 ~ 4500 m 的林下、灌丛、草甸和阴湿岩隙。在广西主要分布于武鸣、那坡、凌云、乐业、南丹、恭城等地。

【性味功能】苦、辛，寒；有小毒。清热毒，调龙路，止血。用于咳嗽、口疮、中耳炎、风疹、外伤出血、崩漏。

【用法用量】10 ~ 15 g。外用适量，捣汁滴或煎水熏洗。

【现代药理学研究】

1. 强心利尿作用

虎耳草压榨的鲜汁滤液和乙醇提取液按 1 : 1 对离体蛙心均有一定的强心作用。虎耳草强心作用较氯化钙发生慢，持续时间长。虎耳草乙醇提取液对麻醉犬及清醒兔呈明显的利尿作用。

2. 抗菌作用

虎耳草提取物对金黄色葡萄球菌和大肠埃希菌的生长具有显著的抑制作用。

3. 抗肿瘤作用

虎耳草乙醇提取物乙酸乙酯萃取部位对前列腺癌细胞具有诱导凋亡作用，对前列腺癌细胞的生长具有抑制作用。虎耳草黄酮类化合物具有抗胰腺癌作用。虎耳草槲皮素可显著抑制癌细胞 DNA 合成，对人卵巢癌细胞、乳腺癌细胞、白血病细胞和胃肠道肿瘤细胞均具有抑制增殖的作用。

4. 抗雌雄性激素作用

虎耳草可调节体内性激素的动态平衡，对乳腺增生大鼠的乳腺组织有治疗作用。虎耳草中原儿茶酸、没食子酸、琥珀酸具有抗雌雄性激素作用，可影响前列腺二氢睾丸酮、各种生长因子及生长抑制因子的分泌，调控前列腺细胞的生长与凋亡，促使增生的前列腺萎缩，降低国际前列腺症状评分。

5. 其他药理作用

虎耳草各提取物均对小鼠成纤维细胞有抑制作用。

黑蕊虎耳草岩白菜素衍生物 11–$O$– 岩白菜素对 HCV 的丝氨酸蛋白具有抑制活性。

虎耳草素可明显提高由脊神经损伤引起的大鼠机械缩足反射阈值以及热缩足反射潜伏期延长，具有明显的抗神经病理性疼痛作用。虎耳草可去除氧自由基和过氧化脂质对组织的损伤，起到抗衰老作用。

## 【参考文献】

［1］国家中医药管理局《中华本草》编委员会.中华本草（第十卷第四分册）［M］.上海：上海科学技术出版社，1999.

［2］钮绪燕，吴文君，刘虎奇，等.虎耳草科植物杀菌活性的初步研究［J］.西北农业学报，1996，5（2）：61-65.

［3］刘世旺，徐艳霞，石宏武.虎耳草乙醇提取物对细菌生长曲线的影响［J］.安徽农业科学，2007，35（4）：943-946.

［4］崔玮，杨爱梅，李玉兰.藏药甘青虎耳草总黄酮的抗衰老作用［J］.中国老年学杂志，2013（2）：33（4）：877-879.

［5］周欣，陈华国，黄志金，等.虎耳草抗前列腺癌生物活性部位筛选研究［J］.中国药理学通报，2013，29（6）：867-870.

［6］丁家欣，张立石，张玲，等.虎耳草提取物对前列腺癌细胞凋亡的影响［J］.中国中医基础医学杂志，2005，11（12）：905-907.

［7］居龙涛，鄂群.虎耳草制剂对乳腺增生动物模型治疗的效果观察［J］.求医问药：学术版，2010，8（12）：114-115.

［8］张立石，丁家欣，张秋海，等.虎耳草提取物对大鼠成纤维细胞的抑制作用［J］.中国中医基础医学杂志，2005，11（12）：920-922.

［9］左国营，李正全，陈丽蓉，等.黑蕊虎耳草中岩白菜素没食子酸酯类及其对丙型肝炎丝氨酸蛋白酶的抑制作用［J］.云南植物研究，2007，29（4）：486-488.

［10］胡传银，丁银润.大鼠鞘内虎耳草素抗神经病理性疼痛效果分析［J］.现代医药卫生，2012，28（12）：1766-1767.

［11］张岩，陈怀庆，陶金巧，等.虎耳草提取物对酪氨酸酶的激活及抗氧化作用［J］.食品工业，2019，40（11）：174-177.

［12］崔玮，丁玲强，曾巧英.甘青虎耳草乙酸乙酯提取物对小鼠肝癌细胞及原位移植瘤的抑制作用［J］.中国实验动物学报，2020，28（4）：463-469.

［13］崔玮，曾巧英.甘青虎耳草黄酮对H22肝癌小鼠抗肿瘤作用的研究［J］.中国兽医科学，2020，50（2）：262-268.

［14］刘东.虎耳草及其主要活性成分以及对小鼠Lewis肺癌移植瘤的抗肿瘤作用［D］.苏州：苏州大学，2017.

［15］Liu D，Yang P，Zhang Y Q. Water-soluble extract of *Saxifraga stolonifera* has anti-tumor effects on Lewis lung carcinoma-bearing mice［J］. Bioorganic & Medicinal Chemistry Letters，2016，26（19）：4671-4678.

［16］Nagata T，Win N，Xiao L L，et al. Anti-cancer Effect of *Saxifraga stolonifera* Meerb.［J］.

Clinical & Experimental Pharmacology，2016，6（3）：1-6.

 # 黄花败酱 Bwzcenzdoq

【别名】臭艾、鸡肠风。

【来源】为败酱科植物败酱 *Patrinia scabiosifolia* Link 的全草。

【生境分布】生于山坡草地。在广西主要分布于邕宁、博白等地。

【性味功能】苦，平。清热解毒，排脓破瘀。用于肠痈、赤白带下、黄疸型肝炎、产后瘀滞腹痛、目赤肿痛、痈肿、疥癣。

【用法用量】15～30 g，外用适量。

【现代药理学研究】

1. 保肝利胆作用

黄花败酱可促进肝细胞再生、改善肝功能、抗肝炎病毒、促进胆汁分泌。黄花败酱齐墩果酸可治疗急性黄疸型肝炎，可防止大鼠肝硬化及实验性肝损伤。

2. 抗菌作用

黄花败酱对金黄色葡萄球菌、福氏痢疾杆菌、宋氏痢疾杆菌、伤寒杆菌、绿脓杆菌、大肠埃希菌、炭疽杆菌、白喉杆菌、乙型溶血性链球菌均具有抑菌作用。黄花败酱水提取物对金黄色葡萄球菌、链球菌、大肠埃希菌、巴氏杆菌和沙门氏菌具有一定的抑菌作用。

3. 抗病毒作用

黄花败酱种子三萜类化合物可抑制 HIV，具有抗病毒作用。

4. 增强免疫作用

黄花败酱可增强网状细胞和白细胞的吞噬能力，促进抗体形成及提高血清溶菌酶的水平；可对抗环磷酰胺致白细胞数量降低，刺激骨髓造血功能，具有升白作用。

5. 抗肿瘤作用

黄花败酱根对 JTC-26 癌细胞的生长具有抑制作用。

6. 镇静作用

黄花败酱醇提取物和黄花败酱精具有镇静作用，直接作用于中枢。

【毒理学研究】

1. 急性毒性

黄花败酱醇浸膏 30 g/kg 给小鼠灌胃，对小鼠有轻度呼吸抑制和轻度致泻作用。黄花败酱精 200 mg/kg 口服有多尿现象。

2. 肝脏毒性

黄花败酱根甲醇提取物使小鼠血清转氨酶升高，并有组织病理改变。

## 【参考文献】

[ 1 ] 陈靖宇，陈健民 . 败酱属植物的研究概况［J］. 中草药，1994，25（2）：101-105.

[ 2 ] 万新，石晋丽，刘勇，等 . 败酱属植物化学成分与药理作用［J］. 国外医药·植物药分册，
　　　2006，21（2）：53-59.

[ 3 ] 毛金军，王丽敏，张明远，等 . 黄花败酱提取物抗肿瘤作用的实验观察［J］. 黑龙江医药科学，
　　　2004，27（5）：35.

[ 4 ] 沈德凤，杨波，李进京 . 黄花败酱总皂苷提取物抗肿瘤作用的实验研究［J］. 黑龙江医药科学，
　　　2007，30（3）：35.

[ 5 ] 高雅琴，邓玉诚，朱廷儒 . 野生植物黄花败酱（*Patrinia scabiosaefolia* Fisch.）抗肝炎的有效成
　　　分 - 齐墩果酸的分离与鉴定［J］. 自然资源研究，2007，30（3）：35.

[ 6 ] 肖珍，彭向东 . 黄花败酱草提取物镇静活性部位的研究［J］. 广州医药，2010，41（6）：
　　　53-55.

[ 7 ] 彭向东，王学锋 . 黄花败酱不同部位对小鼠镇静催眠效果的比较［J］. 中国医师杂志，2010（8）：
　　　1022-1024.

[ 8 ] 赵雪，孔维军，麻馨月，等 . 黄花败酱发状根培养体系的建立及其抑菌作用研究［J］. 世界中
　　　医药，2015，10（12）：1947-1952.

[ 9 ] 董岩，祁伟 . 黄花败酱超临界萃取物的化学成分及其抑菌活性研究［J］. 中国药学杂志，
　　　2014，49（9）：717-720.

[ 10 ] 赵琳，赵焕君，包永睿，等 . 败酱总黄酮提取纯化工艺优化及纯化前后体外抗肝肿瘤药效对
　　　比研究［J］. 时珍国医国药，2019，30（3）：546-550.

[ 11 ] 李玉基，张淑娜，李洁，等 . 黄花败酱草对小鼠肝癌细胞血道转移的影响［J］. 食品与药品，
　　　2013，15（4）：248-250.

[ 12 ] 刘伟，武贺，张巧群，等 . 黄花败酱有效成分提取及其体外抗氧化研究［J］. 通化师范学院
　　　学报，2020，41（10）：25-28.

[ 13 ] 孙晓春，雷莉妍，黄文静，等 . 败酱草提取物的化学成分与抗氧化活性相关性的研究［J］.
　　　中国药师，2018，21（12）：2111-2113，2132.

# 🌱 黄药子 Ywhenj

【别名】黄药根、苦药子、三慈姑、金钱吊蛤蟆、红药子。

【来源】为薯蓣科植物黄独 *Dioscorea bulbifera* L. 的块茎。

【生境分布】生于河谷边、山谷阴沟或杂木林边缘。在广西主要分布于上林、南宁、
龙州、靖西、田林、隆林、罗城、资源、全州、岑溪、玉林等地。

【性味功能】苦，凉；有小毒。清热毒，通龙路、火路，止咳，散结消瘿。用于瘿瘤、肿瘤、慢性白血病急变、大颈病、痈疮、百日咳、咳喘、各种血证、蛇虫咬伤。

【用法用量】3～9 g，浸酒；或1～2 g，研末。外用适量，鲜品捣敷，或研末挑敷，或磨汁涂。

【现代药理学研究】

1. 抗炎作用

黄药子对急性、亚急性炎症均有抑制效果。黄药子乙素可抑制角叉菜胶致大鼠足跖肿胀。

2. 抗病毒作用

黄药子乙醇提取物可杀死 DNA 病毒，抑制 RNA 病毒转录，且杀灭病毒后细胞仍能继续传代。

3. 抗菌作用

黄药子有机溶剂提取物对乳房炎链球菌、鸡沙门菌、牛金黄色葡萄球菌、肺炎克雷伯菌等均有不同程度的抑制作用。黄药子二氢薯蓣碱可抑制多种植物致病真菌的生长。

4. 抗肿瘤作用

黄药子乙醇提取物可抑制佛波酯诱导的 JB6 小鼠表皮细胞癌变，抑制肿瘤细胞形成。黄药子醚提取物和醇提取物均具有抑制肿瘤腹腔积液形成的作用，具有杀伤腹腔积液中肿瘤细胞的作用，促进肿瘤细胞退化，使肿瘤细胞表面结构发生变化，出现微绒毛倒伏、减少甚至消失，增强机体对肿瘤细胞的反应性。黄药子黄独素 A、黄独素 B 及黄独素 A2-$O$-葡萄糖苷对小鼠 S180 实体瘤有抑制作用。

5. 抗甲状腺肿作用

黄药子对 0.1% 硫氰酸钾造成的轻度甲状腺肿有对抗作用，对缺碘致甲状腺肿有一定的治疗作用，可使肿大的甲状腺质量减轻、腺组织和血清蛋白结合碘增加；对大鼠自发性甲状腺肿亦能改善。

6. 其他药理作用

黄药子粉末敷脐可治疗老年人前列腺肥大性尿潴留。

【毒理学研究】

1. 消化道毒性

黄药子中毒患者，初期可见咽干口燥、恶心呕吐纳差、腹痛腹泻等消化系统体征。

2. 肝肾毒性

黄药子中毒患者可出现黄疸、转氨酶升高、肝功能异常，严重者还可以出现肝肿大、腹腔积液等中毒性肝炎症状，甚至神志不清、呼吸困难、瞳孔缩小、心肌麻痹，直至危及生命。黄药子对小鼠毒性作用的靶器官为肝和肾，靶细胞为小鼠肝细胞和肾小管上皮细胞。中毒机制主要是：①对肝细胞的直接损伤，使细胞内参与物质代谢的酶（如 G-6-P、SDH）活性受抑制，致肝细胞物质代谢障碍；②对肾小管的直接损害，进而引起肾功能的降低。

### 3. 急性毒性

黄药子丙酮和乙酸乙酯提取物可使小鼠给药后 30 min 内出现烦躁、痉挛、打嗝，持续 10 min 至数小时，以后活动减少、呼吸急促、精神萎靡，多数小鼠给药后 48 h 内死亡。

## 【参考文献】

［1］Chaniad P，Wattanapiromsakul C，Pianwanit S，et al. Anti-HIV-1 integrase compounds from *Dioscorea bulbifera* and molecular docking study ［J］. Pharmaceutical Biology，2016，54（6）：1077-1085.

［2］闫浩，王强，李曙晶. 黄药子醇提取物对人肝癌细胞凋亡的影响及其机制［J］. 中华实验外科杂志，2020，37（7）：1238-1240.

［3］郑彬，孙峰. 黄药子醇提取物对人胃癌细胞凋亡及 FABP-5 表达的影响［J］. 中国临床药理学与治疗学，2016，21（3）：252-258.

［4］王磊磊，王丹丹，陈贯虹，等. 黄药子醇提取物抑制胃癌细胞功能的研究［J］. 天津医药，2015，43（2）：133-136，225.

［5］李春峰，邱军强，苗晶囡，等. 黄药子体外抗胃癌活性成分的筛选及分析［J］. 中成药，2014，36（2）：387-390.

［6］刘佳，王蝉，刘培，等. 黄药子甲醇提取物对 LPS 诱导的小鼠腹腔巨噬细胞释放 NO 及 iNOS 表达的影响［J］. 贵阳中医学院学报，2008（2）：79-80.

［7］盛云华，金若敏，姚广涛，等. 黄药子醇提取物致大鼠肝损伤血清总胆汁酸早期变化研究［J］. 中药药理与临床，2012，28（1）：118-121.

［8］Hou H P，Zhang G P，Li H，et al. Mitochondria are main targets of time/dose-dependent oxidative damage-based hepatotoxicity caused by rhizoma *Dioscoreae bulbiferae* in Mice ［J］. World Journal of Traditional Chinese Medicine，2020，6（4）：461-468.

［9］梁玉琼，黄庆，时乐，等. 黄药子总皂苷对小鼠的肝毒性及其机制［J］. 中华中医药学刊，2020，38（10）：240-244，296.

［10］Yang R，Yang F，Huang Z L，et al. Serum microRNA-122-3p，microRNA-194-5p and microRNA-5099 are potential toxicological biomarkers for the hepatotoxicity induced by Airpotato yam ［J］. Toxicology Letters，2017（280）：125-132.

［11］熊印华，徐英，杨莉，等. 黄药子诱导肝损伤大鼠血清脂肪酸的代谢轮廓［J］. 药学学报，2017，52（5）：753-759.

［12］齐静，侯红平，张广平，等. 黄药子水提取物对小鼠肝毒性及其线粒体 ATP 酶和超氧化物歧

化酶的抗氧化机制［J］.中国药理学与毒理学杂志，2016，30（8）：802-807.

［13］盛云华，乔靖怡，金若敏，等.基于¹H核磁共振代谢组学研究黄药子乙醇提取物致肝损伤的
潜在生物标志物［J］.中国药理学与毒理学杂志，2016，30（4）：306-316.

［14］李寅超，石金金，富显祖，等.黄药子醇提取物肝细胞毒性机制的初步研究［J］.时珍国医
国药，2014，25（10）：2345-2346.

# 🌱 火炭母 Gaeumei

【别名】火炭藤、火炭头、水洋流、老鼠蔗、乌炭子、地肤碟。

【来源】为蓼科植物火炭母 *Polygonum chinense* L. 或粗毛火炭母 *Polygonum chinense* L. var. *hispidum* Hook. f. 的全草。

【生境分布】生于丘陵地带向阳草坡、林边、路旁湿润土壤。分布于广西各地，台湾、福建、江西、广东、四川、贵州等亦有分布。

【性味功能】酸、涩，寒。清热毒，除湿毒，凉血止痛。用于痢疾、泄泻、黄疸、咽痛、霉菌性阴道炎、乳痈、痈疮、湿疹、毒蛇咬伤。

【用法用量】15～30 g，水煎服，外用适量，水捣敷。

【现代药理学研究】

1. 抗炎镇痛作用

火炭母对变质性和渗出性炎症均有抑制作用。火炭母能减少醋酸致小鼠扭体反应次数，提高热刺激致小鼠疼痛阈值，对外周性疼痛和中枢性疼痛均具有镇痛作用。

2. 抗菌作用

火炭母提取物对金黄色葡萄球菌、痢疾杆菌、枯草杆菌、藤黄球菌、白色念珠菌均具有抗菌活性。

3. 抗病毒作用

火炭母可抑制激发条件下培养的 B95-8 细胞 BE 病毒壳抗原 EBV-VCA 的表达。火炭母有抗乙型肝炎病毒的作用。

4. 抗腹泻作用

火炭母乙醇提取物、正丁醇部位、水部位、鞣花酸和 Corilagin 均有抗腹泻作用。

5. 其他药理作用

火炭母对肝癌细胞的增殖具有抑制作用。

火炭母醇提取物可抑制急性肝损伤大鼠血清中 ALT、AST 的活性，降低 MDA 的水平，提高 SOD 的活性，具有保肝作用。

火炭母还具有保护平滑肌和骨骼肌、降血压及中枢抑制等作用。

## 【参考文献】

[1] 蔡家驹，曾聪彦，梅全喜.火炭母水提取物抗炎、镇痛作用的实验研究 [J].时珍国医国药，2017，28（1）：100-102.

[2] 林泽燕，杨彩媚，林燕燕，等.火炭母总黄酮局部给药治疗细菌性阴道炎的可行性 [J].包头医学院学报，2019，35（2）：85-87.

[3] 欧阳蒲月，朱翠霞，陈功锡，等.火炭母提取物抑菌活性的初步研究 [J].化学与生物工程，2012，29（4）：37-40，44.

[4] 蔡家驹，曾聪彦，梅全喜.火炭母水提取物解热、退黄作用的实验研究 [J].中药材，2016，39（12）：2871-2874.

[5] Xiao H T，Tsang S W，Qin H Y，et al. A bioactivity-guided study on the anti-diarrheal activity of *Polygonum chinense* Linn [J]. Journal of Ethnopharmacology，2013，149（2）：499-505.

[6] 黄思茂，王梦楠，许琼梅，等.火炭母总黄酮对 D-氨基半乳糖诱导的肝损伤小鼠的保护作用及其机制 [J].中药药理与临床，2018，34（2）：32-35.

[7] 高雅，朱华.火炭母醇提取物对大鼠急性肝损伤的保护作用研究 [J].华西药学杂志，2012，27（3）：283-284.

# 🌱 鸡蛋花 Va'gyaeqgaeq

【别名】缅栀子、蛋黄花、甲脚木、番缅花、蕃花、蕃花仔。

【来源】为夹竹桃科植物鸡蛋花 *Plumeria rubra* L. 的花及茎皮。

【生境分布】在广西主要栽培于南宁市。

【性味功能】甘、微苦，凉。清热毒，除湿毒。用于痧病、咳嗽、肝炎、泄泻、痢疾、尿路结石、乳痈、中暑。

【用法用量】花 5～10 g，茎皮 10～15 g。外用适量，捣敷。

【现代药理学研究】

1. 抗炎镇痛作用

鸡蛋花提取物对啤酒酵母致大鼠发热具有解热、镇痛作用。鸡蛋花乳汁蛋白酶可抑制角叉菜胶致大鼠足跖肿胀，促进伤口愈合。

2. 抑菌作用

鸡蛋花提取物对枯草芽孢杆菌、粪肠球菌、金黄色酿脓葡萄球菌、铜绿假单胞菌、鼠伤寒沙门氏菌、黑曲霉、白色念珠菌、表皮葡萄球菌、肺炎杆菌、绿脓杆菌、炭疽杆菌、大肠埃希菌等均具有抑制作用。鸡蛋花不同部位（叶、茎和树皮）乙醇提取物对淋病奈瑟菌有抑制作用。鸡蛋花叶子不同溶剂提取物对表皮葡萄球菌和大肠埃希菌均有抑制作用。

### 3. 抗氧化、降血脂作用

鸡蛋花茎皮黄酮苷可明显降低四氧嘧啶致高血糖大鼠血清中 TG 的含量，具有抗氧化和降血脂作用。

【毒理学研究】

### 1. 神经毒性

鸡蛋花不同部位水提液对兔、豚鼠、猫、小鼠有局部麻醉及非特异性解痉作用。

### 2. 胃肠道毒性

鸡蛋花树皮中含有的白色结晶化合物具有泻下作用。

## 【参考文献】

［1］Lawal U，Egwaikhide P A，Longbap D B，et al. Preliminary phytochemical and anti-bacterial studies on the leaf extracts of *Plumeria rubra* Linn［J］. Journal of Natural Sciences Research，2014，2（4）：1-6.

［2］覃茜柠，李远辉，黄莹，等.鸡蛋花水提取物对小鼠镇咳及祛痰作用［J］.医药导报，2015，34（12）：1569-1571.

［3］Chatterjee M，Verma R，Lakshmi V，et al. Anxiolytic effects of *Plumeria rubra* var. *acutifolia*（Poiret）L. flower extracts in the elevated plus-maze model of anxiety in mice［J］. Asian J Psychiatr，2013，6（2）：113-118.

## 🌱 鸡骨草 Gogukgaeq

【别名】黄食草、黄头草、猪腰草、相思子、大黄草、红母鸡草。

【来源】为豆科植物广州相思子 *Abrus cantoniensis* Hance 的全株。

【生境分布】生于海拔 200 m 以下的坡地灌木丛或草丛中。在广西主要分布于南宁、贵港、博白、北流、平南、岑溪、藤县、苍梧、钟山等地，广东亦有分布。

【性味功能】甘、微苦，微寒。清热毒，除湿毒，消肿痛。用于黄疸、肝硬化、乳腺炎、急性结膜炎。

【用法用量】15～30 g，水煎洗，外用适量。

【现代药理学研究】

### 1. 保肝作用

鸡骨草水提取物可降低非酒精性脂肪肝大鼠肝细胞 SREBP-1C 的表达；可降低非酒精性脂肪肝大鼠肝组织 Rho 相关激酶（ROCK）、CD14 的表达，对肝组织具有一定保护作用。

鸡骨草总黄酮碳苷通过调节脂质代谢相关基因的表达水平减少脂质合成，促进脂质氧化代谢，对乙硫氨酸引起的小鼠肝脏脂肪蓄积具有保护肝脏的作用。鸡骨草大豆皂苷 I 和芥子皂苷 III 可降低 $CCl_4$ 致急性肝损伤小鼠肝组织中 ALT、AST 的水平。

2. 抗炎镇痛作用

鸡骨草水提取物对二甲苯致小鼠耳郭肿胀有抑制作用，能降低小鼠腹腔毛细血管高通透性。鸡骨草水提取物对急性、早期和晚期炎症具有抗炎作用。相思子碱能抑制小鼠耳郭肿胀度。

3. 抗病毒作用

鸡骨草萃取物水部位及乙醇部位在体外均具有抗合胞病毒、单纯疱疹病毒、柯萨奇病毒的作用。鸡骨草乙醇提取物具有抗乙型肝炎病毒 HBsAg 和 HBeAg 的作用。

4. 免疫增强作用

鸡骨草能提高小鼠腹腔巨噬细胞的吞噬率和吞噬指数，促进溶血素形成，有效促进小鼠脾脏淋巴细胞增殖和 NO 分泌，具有提高免疫功能的作用。

5. 抗肿瘤作用

鸡骨草乙醇提取物可以抑制 H22 荷瘤小鼠肝癌细胞的生长，保护小鼠免疫器官。鸡骨草甲醇提取物和乙酸乙酯萃取物可显著抑制肿瘤细胞的增殖。

6. 促伤口愈合作用

鸡骨草乙酸乙酯提取物能缩短小鼠皮肤伤口愈合时间，提高伤口愈合效果，增强愈合后皮肤的抗拉能力。鸡骨草对创面、溃疡的愈合具有很强的促进作用。

7. 抑菌作用

鸡骨草醇提取物对大肠埃希菌和铜绿假单胞菌均具有抑菌作用。鸡骨草乙酸乙酯提取物对幽门螺杆菌具有显著的抑制作用。

## 【参考文献】

［1］零新岚，郑鸿娟，张航，等 . 鸡骨草醇提取物对 H22 荷瘤小鼠的体内抗肿瘤作用研究 ［J］. 中国医院药学杂志，2016，36（11）：883-886.

［2］Wu S，Fu X，Brennan M A. The effects of different purifying methods on the chemical properties，in vitro anti-tumor and immunomodulatory activities of *Abrus cantoniensis* polysaccharide fractions ［J］. Int J Mol Sci，2016，17（4）：511.

［3］秦建鲜，黄锁义 . 鸡骨草分级多糖的体外抗氧化活性 ［J］. 中国临床药理学杂志，2017，33（23）：2411-2415.

［4］扶雄，吴少微，孟赫诚，等 . 鸡骨草多糖的分离纯化及抗氧化活性研究 ［J］. 现代食品科技，2013，29（7）：1559-1564.

［5］韦坤华，蔡锦源，董青松，等.鸡骨草多糖的微波预处理提取工艺及其羟基自由基清除作用研究［J］.河南工业大学学报，2017，38（1）：66-71.

［6］黄敏，廖春燕.鸡骨草总黄酮的超声波提取工艺及抗氧化活性研究［J］.湖北农业科学，2015，54（14）：3502-3505.

［7］史柳芝，史恒芝，黄锁义，等.鸡骨草黄酮体外抗活性氧自由基作用的研究［J］.天然产物研究与开发，2014，26（2）：252-254.

［8］Yang M，Shen Q，Li L Q，et al. Phytochemical profiles，antioxidant activities of functional herb *Abrus cantoniensis* and *Abrus mollis*［J］. Food Chemistry，2015（177）：304-312.

［9］刘燕，刘艳，马宇颖，等.鸡骨草叶总生物碱的含量测定及其体外抗氧化活性研究［J］.中国医药导报，2016，13（28）：25-27，55.

［10］林壮民，何秋燕，周秀，等.鸡骨草中抗炎药效物质基础辨识研究［J］.时珍国医国药，2018，29（8）：1825-1827.

［11］周芳，李爱媛.鸡骨草与毛鸡骨草抗炎免疫的实验研究［J］.云南中医中药杂志，2005，26（4）：33-35.

［12］刘相文，侯林，崔清华，等.鸡骨草不同洗脱部位体外抗病毒实验研究［J］.中华中医药学刊，2017，35（9）：2277-2279.

［13］陈晓白，韩余健，许潘健.鸡骨草提取物对体外乙型肝炎病毒的抑制作用［J］.医药导报，2009，28（4）：418-420.

［14］雷清瑶.探讨鸡骨草胶囊联合抗病毒治疗慢性乙型肝炎的疗效及对肝功能、血清 TGF-β、ECM 水平的影响［J］.现代诊断与治疗，2018，29（13）：2036-2038.

［15］黄凯文，吴菲，李常青，等.鸡骨草对非酒精性脂肪肝大鼠肝组织 SREBP4c 表达的影响［J］.中药材，2015，38（11）：2368-2371.

［16］江生周，江辉.鸡骨草总黄酮对小鼠实验性肝损伤的保护作用［J］.安徽医药，2009，13（10）：1174-1176.

［17］雷清瑶.鸡骨草胶囊辅助治疗对非酒精性脂肪肝患者肝纤维化的影响［J］.深圳中西医结合杂志，2018，28（10）：37-39.

［18］雷清瑶.鸡骨草对 NAFLD 大鼠肝组织 ROCK、CD14 表达的影响观察［J］.中国现代药物应用，2018，12（15）：219-221.

［19］王昀，陈蜜，江振洲，等.鸡骨草总黄酮碳苷对乙硫氨酸导致的小鼠脂肪肝的影响［J］.中国临床药理学与治疗学，2014，19（1）：1-7.

［20］Zeng Q，Xie H，Song H，et al. In vivo woundhealing activity of *Abrus cantoniensis* extract［J］. Evid-Based Compl Alt，2016，16（4）：e6568528.

［21］Wu S，Fu X，You L，et al. Antioxidant，antitumor and immunomodulatory activities of water-soluble polysaccharides in *Abrus cantoniensis*［J］. Int J Biol Macromol，2016（89）：707-716.

［22］程瑛珉，陈勇，王璐，等.鸡骨草醇提取物抗菌活性研究［J］.现代中药研究与实践，2006，20（2）：39-41.

［23］Li Y，Xu C，Zhang Q，et al. In vitro anti-helicobacter pylori action of 30 Chinese herbal medicines used to treat ulcer diseases［J］.J Ethnopharmacol，2005，98（3）：329-333.

［24］姚香草，薛兢兢，肖晓，等.鸡骨草总皂苷对化学性及免疫性肝损伤的保护作用［J］.中国临床药理学杂志，2019，35（18）：2071-2074.

［25］贺茂林.鸡骨草总皂苷抗人肝癌 HepG2 细胞活性［D］.广州：南方医科大学，2019.

［26］姚香草，肖晓，黄宝康，等.鸡骨草抗病毒性乙型病毒性肝炎活性的分子对接及体外活性研究［J］.中国临床药理学杂志，2019，35（5）：439-441，448.

［27］李庭树，黄锁义.鸡骨草提取物体内抗肿瘤活性研究［J］.右江民族医学院学报，2020，42（6）：690-697.

# 绞股蓝 Gocaekmbaw

【别名】蛇王、七叶胆、小苦药、公罗锅底、夫腩胆。

【来源】为葫芦科植物绞股蓝 *Gynostemma pentaphyllum*（Thunb.）Makino 的全草。

【生境分布】生于海拔 300～3200 m 的山坡疏林、灌木丛中或路边小丛中，多为栽培。在广西主要分布于灵山、龙州、靖西、那坡、隆林、凌云、河池、柳江、龙胜、融水、蒙山、金秀、平南、容县、贺州、灵川等地，长江以南其他地区和陕西南部亦有分布。

【性味功能】苦，寒。通调三道两路，清热解毒，止咳祛痰。用于慢性气管炎、病毒性肝炎、肾盂肾炎、胃肠炎、泄泻、高血压、动脉硬化、高血脂、痈疮肿毒、蛇咬伤。

【用法用量】10～20 g，外用适量。

【现代药理学研究】

1. 免疫调节作用

绞股蓝可有效改善糖尿病肾病患者的免疫功能。绞股蓝粗多糖在体内具有免疫调节活性。绞股蓝皂苷能够增强环磷酰胺诱导的免疫功能低下小鼠的免疫功能。

2. 保肝作用

绞股蓝通过调节 TGF-β1/ NDRG2 / MAPK 轴防止肝纤维化。绞股蓝总皂苷可有效抑制非酒精性脂肪肝大鼠氧化应激反应及肝细胞凋亡，恢复其肝功能；可通过激活 Nrf 2/ NF-κB 信号通路有效地改善小鼠急性酒精性肝损伤。绞股蓝总皂苷水解物衍生的三萜类化合物具有抗肝纤维化和拮抗 $H_2O_2$ 损伤的作用。

3. 抗心血管作用

绞股蓝总皂苷可通过抑制 ROS/NF-κB 通路减轻 LPS 诱导的 HUVEC 炎症损伤；可通

过调控自噬减少动脉粥样硬化斑块形成，进而防治动脉粥样硬化；可通过促进自噬小体形成，降低 Apo E$^{-/-}$ 小鼠血清血脂的水平，保护内皮细胞 EA.hy926 免受损伤，进而发挥其防治 AS 的生物学作用，在该过程中人参皂苷 GRb3 和绞股蓝皂苷 XILX 可能是绞股蓝总皂苷中发挥关键作用的有效成分。绞股蓝总黄酮可以减轻缺血再灌注大鼠氧化应激反应，减少心肌梗死面积，起到保护心肌的作用。

### 4. 降血脂作用

绞股蓝总皂苷可上调 ABCAl、CYP7Al 和 SR-Bl 的表达，降低血脂；对高胆固醇血症模型小鼠肝组织中 Mups 基因的表达具有一定的调控作用，可通过下调 Mup4、Mup5、Mup21 基因的过表达来降低模型小鼠的糖脂水平。绞股蓝皂苷 A 通过影响线粒体的融合裂解及能量代谢功能，对 ox-LDL 诱导的血管内皮细胞损伤发挥保护作用，进而防治动脉粥样硬化。

### 5. 降糖作用

绞股蓝叶水提取物可降低 STZ 诱导的糖尿病大鼠的空腹血糖，逆转骨骼肌 TNF-α 和肌膜 GLUT-4 的表达；绞股蓝多糖具有降低糖尿病小鼠空腹血糖的作用。绞股蓝总皂苷能够改善 2 型糖尿病小鼠糖脂代谢的水平，减轻肝脏脂质变性的程度，调节肝脏自噬基因 Beclin-1 及 LC3B 的表达。

### 6. 抗神经性疾病作用

绞股蓝皂苷具有镇静催眠、抗焦虑、保护神经的作用。绞股蓝皂苷可通过激活 Nrf2 信号通路减轻蛛网膜下腔出血造成的脑损伤和神经炎症反应；可调节 ERK1/2 的表达来改善由 SNCA 过表达导致的多巴胺能神经元细胞死亡；可通过抑制凋亡通路 p38/Caspase-3，减少神经元细胞凋亡，从而对神经元细胞发挥保护作用。

### 7. 抗肿瘤作用

绞股蓝对人肺癌细胞 A549 有较强的杀伤活性。绞股蓝多糖可通过增强小鼠的免疫功能抑制 H22 腹水肿瘤的生长。绞股蓝水解产物中的皂苷元 H 可诱导人乳腺癌细胞凋亡。绞股蓝皂苷 LI 可抑制黑素瘤细胞的增殖，诱导细胞凋亡，使细胞周期停滞在 S 期，抑制 Wnt/β-catenin 信号通路，上调 miR-128-3p 的表达，以 miR-128-3p 依赖的方式抑制人类黑素瘤细胞。

### 8. 抗氧化作用

绞股蓝黄酮类化合物对 $H_2O_2$ 诱导的人肺腺癌细胞 A549 氧化损伤具有修复作用。绞股蓝黄酮类化合物可降低细胞内 ROS、MDA 的含量，提高 SOD、GSH 的活性，激活 Nrf2、NOQ1、HO-1 蛋白的表达，从而改善 A549 细胞的氧化应激损伤，具有一定的抗氧化作用。

# 【参考文献】

［1］张瑶丹，姜新宇，操兰洁，等.绞股蓝总苷颗粒改善高脂血症 C57BL/6J 小鼠脂代谢的研究
　　　［J］.中国药科大学学报，2019，50（6）：713-720.

［2］王同壮，王尚，马朋，等.绞股蓝叶水提取物对糖尿病大鼠降血糖作用研究［J］.中草
　　　药，2020（10）：2828-2834.

［3］王玉荣，杨康，崔伟业，等.绞股蓝黄酮对过氧化氢损伤 A549 细胞的作用［J］.中国中药杂
　　　志，2018（5）：1014-1020.

［4］孙晓宁，宋茵，杨潇，等.绞股蓝皂苷 A 通过调节线粒体功能改善 ox-LDL 诱导的 EA. hy926
　　　细胞损伤的机制研究［J］.中华中医药学刊，2020，38（1）：77-80.

［5］Wang Z, Wang Z, Huang W, et al. Antioxidant and anti-inflammatory activities of an anti-diabetic
　　　polysaccharide extracted from *Gynostemma pentaphyllum* herb［J］. Int J Biol Macromol,
　　　2020, 15（145）: 484-491.

［6］张琼，黄晓飞，翟文海.绞股蓝总皂苷对 2 型糖尿病小鼠糖脂代谢水平及肝脏自噬基因表达的
　　　影响［J］.时珍国医国药，2018，29（2）：325-327.

［7］Wang J, Meng X H, Wang W F, et al. Dammarane triterpenoids with rare skeletons from
　　　*Gynostemma pentaphyllum* and their cytotoxic activities［J］. Fitoterapia, 2022, 162: 105280.

［8］常江，张晓乐，余华，等.绞股蓝总皂苷预处理对大鼠蛛网膜下腔出血后脑水肿和神经炎症反
　　　应的影响［J］.陕西医学杂志，2020，49（11）：1379-1382，1386.

［9］Park H J, Zhao T T, Kim S H, et al. Ethanol extract from *Gynostemma pentaphyllum* ameliorates
　　　dopaminergic neuronal cell death in transgenic mice expressing mutant A53T human alpha-synuclein
　　　［J］. Neural Regen Res, 2020, 5（2）: 361-368.

［10］阳晓晴，唐雪梅，苏湲淇，等.绞股蓝总苷对慢性脑缺血大鼠海马神经元的保护作用及其机
　　　制研究［J］.中国现代应用药学，2019，36（12）：1487-1491.

［11］Zhang X, Shi G, Wu X, et al. Gypensapogenin H from hydrolyzate of total *Gynostemma
　　　pentaphyllum* saponins induces apoptosis in human breast carcinoma cells［J］. Nat Prod
　　　Res, 2020, 34（11）: 1642-1646.

［12］Zu M L, Piao X L, Gao J M, et al. Monomer gypenoside LI from *Gynostemma pentaphyllum*
　　　inhibits cell proliferation and upregulates expression of miR-128-3p in melanoma cells［J］.
　　　J Biochem Mol Toxicol, 2020, 34（5）: e22460.

［13］He X Y, Wang Z, Xiao Y, et al. *Gynostemma pentaphyllum* polysaccharide prevents the growth
　　　of H22 ascites tumour by enhancing immunity rather than cytotoxicity in mice［J］. Food and
　　　Agricultural Immunology, 2020, 31（1）: 367-378.

［14］聘宝，李龙昱，何均，等.绞股蓝皂苷调节环磷酰胺诱导免疫功能低下小鼠的免疫调节作用

[J].西北药学杂志，2020，35（5）：680-684.

［15］郎志芳，刘兰涛，王洪伟，等.绞股蓝对糖尿病肾病大鼠免疫功能的影响［J］.中国现代药物应用，2019，13（7）：235-237.

［16］Shang X，Chao Y，Zhang Y，et al. Immunomodulatory and antioxidant effects of polysaccharides from *Gynostemma pentaphyllum* makino in immunosuppressed mice［J］.Molecules，2016，21（8）：1085.

［17］Huang H，Wang K，Liu Q，et al. The active constituent from *Gynostemma pentaphyllum* prevents liver fibrosis through regulation of the TGF-β1/NDRG2/MAPK Axis［J］. Front Genet，2020（11）：594824.

［18］Zhang X，Shi G，Sun Y，et al. Triterpenes derived from hydrolyzate of total *Gynostemma pentaphyllum* saponins with anti-hepatic fibrosis and protective activity against $H_2O_2$-induced injury［J］. Phytochemistry，2017（144）：226-232.

［19］蔡宇，周红俐，段文涛，等.绞股蓝总皂苷对非酒精性脂肪肝大鼠氧化应激及肝细胞凋亡的影响［J］.中国临床药理学杂志，2020，36（10）：1256-1259.

［20］南瑛，张薇，常晋瑞，等.绞股蓝皂苷通过Nrf2/NF-κB信号通路发挥抗小鼠急性酒精性肝损伤作用［J］.中国药理学通报，2019，35（1）：40-45.

［21］吴迪，焦雪，袁泽利，等.绞股蓝总皂苷抑制脂多糖诱导的血管内皮损伤［J］.中国新药杂志，2020，29（3）：323-328.

［22］宋因，杨芳，曹慧敏，等.绞股蓝总甙调控mTOR/ULK1通路对Apo E$^{-/-}$小鼠动脉粥样硬化的影响［J］.中国动脉硬化杂志，2018，26（2）：127-132.

［23］张妮，宋因，曹慧敏，等.绞股蓝总皂苷调节自噬小体对动脉粥样硬化的防治作用［J］.天然产物研究与开发，2017，29（12）：2112-2116，2127.

## 🌱 金果榄 Gimjlamz

【别名】地胆、地苦胆、九龙胆、青牛胆。

【来源】为防己科植物青牛胆 *Tinospora sagittata* (Oliv.) Gagnep. 的块根。

【生境分布】生于灌木林下石缝间。在广西主要分布于三江、融水、罗城、龙胜、金秀、靖西、上林等地，湖南、湖北、四川、贵州等亦有分布。

【性味功能】苦，寒。清热解毒，通气道，调火路，清肝明目。用于咽喉痛、胃热痛、大头瘟、乳痈、痈疔疮、肝火上炎、肺热、咽干、咳嗽。

【用法用量】3～9 g，水煎洗。

【现代药理学研究】

1. 抗炎作用

金果榄水提取物可降低二甲苯致小鼠耳郭肿胀和蛋清致大鼠足跖肿胀，对实验性腹膜炎小鼠及实验性皮肤炎症大鼠的炎症反应有明显抑制作用，具有抗炎作用。金果榄氯仿提取物可预防 LPS 诱导的促炎性生物标志物的上调，且不会抑制 COX-1 的表达。

2. 抗菌作用

金果榄在体外能抑制结核杆菌。金果榄及其主要成分棕榈碱在体外和体内均对幽门螺杆菌有杀菌活性。金果榄水提取物可提高环磷酰胺诱导的免疫抑制小鼠的免疫功能并消除系统性念珠菌病。金果榄叶正己烷提取物具有抑制分枝杆菌的作用。

3. 抗溃疡作用

金果榄可降低应激性胃溃疡大鼠的溃疡指数，提高溃疡抑制率、血清 $PGE_2$ 和 NO 的水平，调节黏膜血流量，促进溃疡愈合。

4. 抗骨质疏松作用

金果榄可使维甲酸致实验性骨质疏松大鼠的骨密度增加，改善大鼠的血清生化指标，对于临床预防和治疗骨质疏松症有一定作用。

5. 抗焦虑作用

金果榄有助于减轻与睡眠剥夺相关的压力并改善认知功能，显示出良好的抗焦虑作用。

6. 降糖作用

金果榄水提取物和醇提取物能降低空腹血糖，增加葡萄糖耐受量，促进胰岛素分泌，增加葡萄糖的摄取，抑制外周葡萄糖的释放。

## 【参考文献】

[1] 王刚，涂自良，陈黎，等.金果榄对实验性应激性胃溃疡的保护作用及其机制 [J].中国医院药学杂志，2008（23）：2009-2012.

[2] 王刚，涂自良，陈黎，等.金果榄抗炎作用的实验研究 [J].时珍国医国药杂志，2009，20（5）：1232-1233.

[3] Philip S，Tom G，Vasumathi A V. Evaluation of the anti-inflammatory activity of *Tinospora cordifolia*（Willd.）Miers chloroform extract - a preclinical study [J]. J Pharm Pharmacol，2018，70（8）：1113-1125.

[4] Mishra R，Manchanda S，Gupta M，et al. *Tinospora cordifolia* ameliorates anxiety-like behavior and improves cognitive functions in acute sleep deprived rats [J]. Scientific reports，2016（6）：25564.

［5］姜月霞，刘侠，刘明生.海南青牛胆抗骨质疏松的药效学研究［J］.中草药，2010，41（8）：1348-1350.

［6］袁胜浩，方建敏，涂青梅，等.武当青牛胆化学成分与抑菌活性的初步研究［J］.中国药学杂志，2010，45（10）：733-735.

［7］姜月霞，海南青牛胆抗骨质疏松作用研究［D］.海南：海南医学院，2009.

［8］Alrumaihi F, Allemailem K S, Almatroudi A, et al. *Tinospora cordifolia* aqueous extract alleviates cyclophosphamide-induced immune suppression, toxicity and systemic candidiasis in immunosuppressed mice：In vivo study in comparison to antifungal drug fluconazole［J］. Curr Pharm Biotechnol，2019，20（12）：1055-1063.

［9］Wang Q Q, Sun Q R, Ji X Y, et al. The combined analgesic, sedative, and anti-gastric cancer mechanisms of *Tinospora sagittata* var. *yunnanensis*（S. Y. Hu）H. S. Lo based on integrated ethnopharmacological data［J］. J Ethnopharmacol，2023，303：115990.

［10］Rong Q, Xu M, Dong Q, et al. In vitro and in vivo bactericidal activity of *Tinospora sagittata*（Oliv.）Gagnep. var. *craveniana*（S. Y. Hu）Lo and its main effective component, palmatine, against porcine Helicobacter pylori［J］. BMC Complement Altern Med，2016，16（1）：331.

# 🌱 金银花 Rokgimjngaenz

【别名】忍冬花、双花、鹭鸶花、金花。

【来源】为忍冬科植物忍冬 *Lonicera japonica* Thunb. 的花蕾。

【生境分布】生于丘陵、山谷、林边。主要分布于广西，全国大部分地区亦有分布。

【性味功能】甘，寒。清热解毒，除痧毒，凉血止痢。用于热毒血痢、流行性感冒、大叶性肺炎、肺脓疡、乳腺炎、扁桃体炎、咽喉肿痛、急性阑尾炎、痈疮肿毒、丹毒、瘰疬、痧症、外伤感染、子宫糜烂。

【用法用量】10～15 g，水煎服。外用适量，捣敷。

【现代药理学研究】

1. 抗病原微生物作用

金银花对细胞内外的牛病毒性腹泻病毒（BVDV）、呼吸道合胞病毒（RSV）、甲型流感病毒、单纯疱疹病毒（HSV-1）、肠道病毒 71 型（EV71）、柯萨奇病毒 B5（COX-B5）、柯萨奇病毒 B3（COX-B3）具有抑制作用。金银花部分成分具有抗石斑鱼虹彩病毒的活性。金银花通过上调 HBx 的表达和激活乙肝病毒转录调控相关信号来抑制 HBV 转录和复制，可治疗乙型肝炎。

金银花水煎剂可在体外通过消除 R 质粒的方式逆转产金属酶铜绿假单胞菌的耐药性。金银花对沙门氏菌、伤寒及副伤寒杆菌、金黄色葡萄球菌、溶血性链球菌、大肠埃希菌、痢疾杆菌、肺炎球菌、脑膜炎双球菌、绿脓杆菌、变形链球菌、放线黏杆菌、产黑色素类杆菌、牙龈类杆菌及伴放线嗜血菌具有抗菌活性。

金银花在体外有一定的抗钩体作用，对皮肤真菌有一定抑制作用，对革兰氏阴性细菌的内毒素也有较强的拮抗作用。

2. 解热抗炎作用

金银花可抑制鸡蛋清、角叉菜胶等致大鼠足跖水肿，抑制大鼠巴豆油性肉芽囊的炎性渗出和炎性增生；抑制人球蛋白的 $Cu^{2+}$ 热变性；能减少兔耳毛囊脂质栓塞，抑制皮脂腺导管上皮增生，并减少炎症细胞的浸润，具有治疗痤疮的作用。

3. 免疫调节作用

金银花具有促进白细胞、炎性细胞吞噬功能的作用；可降低豚鼠 T 细胞的百分率，降低中性粒细胞体外分泌的功能，恢复巨噬细胞的功能，调理淋巴细胞的功能，增加 IL-2 的产生。金银花黄酮可促进 RAW264.7 巨噬细胞的增殖，且对 $H_2O_2$ 诱导的 RAW264.7 细胞损伤有保护作用；可调节小鼠血清免疫酶的活性，提高淋巴器官的抗氧化功能，具有良好的免疫调节功能。金银花多糖可增强环磷酰胺所致免疫功能低下小鼠的免疫功能。

4. 保肺作用

金银花可通过调节肠道菌群结构来影响炎症因子水平，从而对急性肺损伤发挥预防作用；通过抑制 ROS 产生，抑制 NLRP3 炎症小体通路介导的促炎因子释放，缓解肺组织炎症损伤，对重症急性胰腺炎大鼠的肺损伤具有保护作用；可降低肺泡灌洗液中促炎细胞因子和 TNF-α 的释放，减轻组织脏器的损伤，对急性呼吸窘迫综合征大鼠具有保护作用。金银花多酚粗提物能够抑制肺癌细胞增殖，诱导细胞周期阻滞，促进肺癌细胞凋亡。金银花石油醚部位具有抗特发性肺纤维化的活性。

5. 降糖作用

金银花提取物通过抗高血糖和抑制 AGEs 的形成来改善糖尿病，具有抗高血糖活性。金银花提取物多糖组分具有降血糖作用，可作为 2 型糖尿病功能性食品的有效成分。金银花水提取物通过抑制神经小胶质细胞的活化，抑制 NF-κB 介导的炎性信号通路，缓解视网膜的炎性损伤和血 - 视网膜屏障的渗漏，具有改善糖尿病视网膜病变的作用。

6. 降血脂作用

金银花可降低多种模型小鼠血清 TC 水平及动脉粥样硬化指数，提高 HDL-C 水平，有保护胰腺细胞及降脂作用。金银花总黄酮能改善高脂诱导小鼠肝脏的氧化应激水平，从而维持小鼠正常的血脂水平。

7. 利胆保肝作用

金银花所含多种绿原酸类化合物具有利胆作用，可促进大鼠胃肠蠕动，促进胃液及胆汁分泌。金银花总黄酮能降低大鼠肝纤维化程度，可有效减轻肝细胞损伤，改善肝功能。

### 8.其他药理作用

金银花绿原酸可引起大鼠和小鼠中枢神经系统兴奋；可轻微增强肾上腺素及去甲肾上腺素对猫与大鼠的升压作用。金银花木樨草苷可逆转大鼠慢性应激引起的抑郁样行为。金银花水提取物对大鼠幽门结扎性胃溃疡有轻度预防作用。金银花能减少肠道对胆甾醇的吸收。金银花黄酮类提取物具有抗心肌纤维化作用，可明显抑制病毒性心肌炎小鼠 Caspase-3、NF-κB 的表达；能减轻 CVB3 感染小鼠氧自由基损伤，对心肌具有保护作用。金银花乙醇提取后煎剂对小鼠、狗、猴等多种动物具有抗生育作用。金银花提取物对 UVB 辐射致雄性小鼠生殖系统损伤有一定的保护作用。

【毒理学研究】

### 1.急性毒性

金银花小鼠皮下注射 $LD_{50}$ 为 53 g/kg。

### 2.免疫毒性

金银花主要成分绿原酸作为小分子物质，以半抗原形式存在，本身不具有致敏性，但它能与血清蛋白结合形成复合物而产生免疫原性，从而引起过敏反应。金银花粗提取物 15 mg/kg 体重静脉注射，豚鼠出现类过敏反应。

### 3.血液毒性

金银花总皂苷的质量浓度为 0.6 g/L（相当于生药质量浓度 20 g/L）时具有较弱的溶血作用，其潜在的溶血风险较小。

## 【参考文献】

［1］皮建辉，谭娟，胡朝暾，等.金银花黄酮对小鼠免疫调节作用的研究［J］.中国应用生理学杂志，2015，31（1）：89-92.

［2］毛淑敏，许家珍，焦方文，等.金银花多糖对免疫低下小鼠免疫功能的影响［J］.辽宁中医药大学学报，2016，18（2）：18-20.

［3］刘畅，刘雄伟，李嘉欣，等.基于 16S rRNA 基因测序研究金银花和山银花对急性肺损伤大鼠肠道菌群的影响［J］.中国微生态学杂志，2021，33（2）：130-137.

［4］阮辉辉，卫巍，许永富.金银花提取物对重症急性胰腺炎肺损伤大鼠 ROS/NLRP3 炎症小体信号通路的影响［J］.中国中医急症，2019，28（8）：1344-1348，1353.

［5］陈垒，张伟，杜亚明.金银花的多酚粗提物诱导人肺癌 H1299 细胞凋亡作用及机制研究［J］.中药药理与临床，2018，34（3）：89-93.

［6］王华，迟琼，熊石龙，等.金银花提取物对 LPS 致 ARDS 大鼠肺炎症影响的研究［J］.广东药科大学学报，2017，33（3）：379-382.

［7］李世升，杨报，向福，等.金银花绿原酸提取物对 α-葡萄糖苷酶的体外抑制作用［J］.基因组

学与应用生物学，2017，36（8）：3096-3102.

［8］李雅群.金银花石油醚部位抗特发性肺纤维化的药效活性与作用机制研究［D］.济南：山东中医药大学，2018.

［9］Yuko S，Masaharu S，Midori S，et al. Anti-hyperglycemic activity and inhibition of advanced glycation end products by *Lonicera japonica* Thunb. in streptozotocin-induced diabetic rats：Original papers［J］. Food Science and Technology Research，2020，26（6）：825-835.

［10］叶清华.中药金银花提取物降糖作用实验研究［J］.中医临床研究，2018，10（19）：4-7.

［11］周玲玉，余增洋，帕丽达·阿不力孜，等.金银花水提取物对小鼠糖尿病视网膜病的改善作用［J］.中国药理学通报，2015，31（12）：1710-1714.

［12］赵孟，王玉婷，戢汉斌.金银花木樨草苷对大鼠抑郁及中枢海马神经递质调控的影响［J］.中成药，2020，42（10）：2751-2755.

［13］葛雄，刘亮，王赛，等.金银花黄酮类提取物对血管紧张素Ⅱ诱导的大鼠心肌成纤维细胞增殖和胶原合成的影响［J］.中西医结合心脑血管病杂志，2018，16（20）：2951-2955.

［14］娄序笙，胡京红，王芬，等.金银花对病毒性心肌炎小鼠 Caspase-3、NF-κB 表达的影响［J］.上海中医药杂志，2019，53（9）：71-74.

［15］刘占惺，李智杰，刘泽余，等.中药金银花体外抗牛病毒性腹泻病毒的作用研究［J］.黑龙江畜牧兽医，2020（14）：116-120，154-155.

［16］Yan L Y，Xie Y L，Wang Y Y，et al. Variation in contents of active components and antibacterial activity in different parts of *Lonicera japonica* Thunb.［J］. Asian Biomedicine，2020，14（1），19-26.

［17］丁洁，闫光玲，杨培，等.金银花多糖的指纹图谱及体外抗病毒活性研究［J］.中国药房，2020，31（9）：1061-1067.

［18］Liu M Z，Yu Q，Yi Y，et al. Antiviral activities of *Lonicera japonica* Thunb. Components against grouper iridovirus in vitro and in vivo［J］. Aquaculture，2020（519）：734882.

［19］贾伟，毛淑敏，张盼盼，等.金银花多糖体内抗病毒作用研究［J］.辽宁中医药大学学报，2018，20（6）：25-27.

［20］王剑，侯林，陈亚乔，等.金银花多糖的提取纯化及抗病毒活性研究［J］.中国医院药学杂志，2018，38（8）：810-812.

［21］刘心伟，王志盛，许晓娜，等.金银花水煎剂对产金属酶铜绿假单胞菌耐药性的体外逆转作用［J］.中华医院感染学杂志，2019，29（15）：2251-2255.

［22］李畅，崔鸿峥，王海琦，陈双双等.金银花颗粒对调节兔耳痤疮模型 NF-κB 信号通路的实验研究［J］.中药药理与临床，2019，35（2）：88-92.

［23］付晶晶，肖海芳，宋元达.金银花等6种植物提取物总黄酮含量与抗氧化性相关性研究［J］.食品与机械，2017，33（6）：159-163.

［24］刘豪，张冬青，刘硕，等.金银花不同提取物抗氧化活性的研究［J］.食品研究与开发，2016，37（1）：48-52.

［25］杨明建，郑燕，陈建中，等.金银花提取物对中波紫外线辐射致雄性小鼠生殖系统损伤的保护作用［J］.食品工业科技，2016，37（24）：366-368，385.

［26］罗磊，张冰洁，韦倩倩，等.金银花黄酮对过氧化氢诱导RAW264.7巨噬细胞损伤的保护作用［J］.中国食品学报，2019，19（5）：18-25.

［27］徐晓燕，苗芳，王晓丹，等.金银花总黄酮对四氯化碳致大鼠肝纤维化的影响及机制［J］.泰山医学院学报，2020，41（1）：1-4.

［28］朱琪，曾立，李庚喜，等.金银花水提取总黄酮对高血脂小鼠的降血脂机制研究［J］.中国预防医学杂志，2020，21（7）：737-743.

# 筋骨草 Nywjlamzvaiz

【别名】铺地蜈蚣、龙须草、舒筋草、蜈蚣草。

【来源】为唇形科植物筋骨草 *Ajuga ciliata* Bunge 的全草。

【生境分布】生于山溪边或林下阴湿石上。分布于浙江、福建、台湾及华南、西南等地区。

【性味功能】甘，平。祛湿舒筋，活血，止血，清肝明目。用于风湿拘痛麻木、肝炎、痢疾、风疹、赤目、吐血、衄血、便血、跌打损伤、烧烫伤。

【用法用量】6～15 g，水煎服。外用适量，捣敷。

【现代药理学研究】

1. 抗炎作用

筋骨草可通过调节肠道菌群结构，增加拟杆菌比例，改善炎症反应，发挥改善小鼠慢性气道炎症的作用。筋骨草水煎液可降低TNF-α、IL-1β含量，缓解小鼠急性肺炎症状，具有抗炎作用。筋骨草总黄酮可通过调控p38 MAPK/NF-κB信号通路，减弱下游炎性因子IL-1β、TNF-α的表达；可抑制LPS诱导的肾小球系膜细胞异常增殖和炎症介质NO、iNOS、MCP-1的释放，对肾脏具有保护作用，对系膜增生性肾小球肾炎大鼠有治疗作用。

2. 抑菌、抗感染作用

筋骨草对金黄色葡萄球菌、表皮葡萄球菌、肺炎克雷伯菌、大肠埃希菌和铜绿假单胞菌具有抑制作用；可增强小鼠腹腔巨噬细胞的吞噬作用，具有抗感染作用。

3. 抗氧化作用

筋骨草可以延长小鼠力竭游泳时间，降低血清BUN的含量，增加糖原储备，降低MDA的水平，增强SOD的活性。筋骨草通过提高机体的抗氧化功能而达到抗运动性疲劳的作用。

4. 抗纤维化作用

筋骨草总黄酮可促进 MMP-13 的表达，抑制 TIMP-1、SDF-1 及 CXCR4 及内质网应激相关蛋白的表达，抑制细胞外基质积聚，具有抗肝纤维化作用。筋骨草醇提取物可通过下调细胞因子 TGF-β 和 IL-4 的表达，减轻小鼠的肺间质纤维化。

5. 其他药理作用

筋骨草甾酮可影响大鼠的血脂水平。筋骨草提取物中木樨草素等黄酮类成分是抗阿尔茨海默病的有效成分。筋骨草提取物可调节乳腺癌细胞 MMPs 和 TIMPs 的表达，对乳腺癌细胞的侵袭和迁移具有抑制作用。

## 【参考文献】

［1］陈飞，何先元，周卯勤，等.超声辅助提取筋骨草多糖及抗氧化性研究［J］.时珍国医国药，2016，27（3）：551-555.

［2］陈飞，何先元，周卯勤，等.筋骨草对小鼠和大鼠抗疲劳抗氧化的影响［J］.中药药理与临床，2015，31（6）：100-102.

［3］张彪，曾富佳，张学愈.筋骨草抗感染作用研究［J］.中华医院感染学杂志，2014，24（12）：2937-2939.

［4］彭博，贺蓉，徐启华，等.筋骨草提取物抑制乳腺癌转移与 MMPs 和 TIMPs 表达的关系研究［J］.中国中药杂志，2011（24）：3511-3514.

［5］马露，田程飘，李云志，等.多花筋骨草提取物抗氧化活性研究［J］.辽宁中医药大学学报，2019，21（7）：53-56.

［6］文婷，皮建辉，谭娟，等.筋骨草提取物抗运动疲劳的作用［J］.中国应用生理学杂志，2016，32（3）：245-249.

［7］陈飞，何先元，周卯勤，等.筋骨草对小鼠和大鼠抗疲劳抗氧化的影响［J］.中药药理与临床，2015，31（6）：100-102.

［8］彭博，杨依霏，王晶晶，等.筋骨草总环烯醚萜对三阴性乳腺癌转移的抑制作用及其机制研究［J］.中国药学杂志，2017，52（21）：1903-1908.

［9］彭博，贺蓉，韩靖雅，等.筋骨草总环烯醚萜对乳腺癌干细胞特性的干预作用及其机制分析［J］.中国实验方剂学杂志，2017，23（18）：94-99.

［10］管敏，周琴妹.筋骨草对小鼠慢性气道炎症改善及其对肠道菌群调节作用的研究［J］.中华中医药学刊，2020，38（9）：49-52，260-262.

［11］唐洁，吕云瑶，龙之浩，等.筋骨草水煎液对急性肺炎的保护作用研究［J］.川北医学院学报，2017，32（3）：329-331.

［12］南丽红，彭卫华，黄枚，等.筋骨草总黄酮含药血清对肾小球系膜细胞 p38MAPK/NF-κB 信号通路的影响［J］.中华中医药杂志，2017，32（8）：3764-3767.

［13］南丽红，黄枚，赖文芳，等.筋骨草总黄酮对肾小球系膜细胞增殖的影响［J］.福建中医药，2016，47（4）：34-36.

［14］彭卫华，南丽红，贾铷，等.筋骨草总黄酮对 MsPGN 大鼠血清 IL-1、TNF-α 水平的影响［J］.中华中医药学刊，2013，31（7）：1627-1630，1739.

［15］应雄，赖文芳，许力伟，等.筋骨草总黄酮抗小鼠肝纤维化的作用机制［J］.福建中医药，2016，47（5）：13-15.

［16］赖文芳，吴符火，南丽红.筋骨草总黄酮对大鼠肝星状细胞 MMP-13 和 TIMP-1 表达的影响［J］.福建中医药大学学报，2014，24（3）：22-24.

［17］陈芳，吴符火.筋骨草醇提取物抗小鼠实验性肺纤维化研究［J］.福建中医药大学学报，2014，24（2）：38-42.

［18］唐洁，罗丽，李璇，等.筋骨草甾酮对大鼠血脂的影响研究［J］.中国药业，2015，24（9）：16-17.

# 🌱 救必应 Meindeihmeij

【别名】白木香、铁冬青、熊胆木皮。

【来源】为冬青科植物铁冬青 Ilex rotunda Thunb. 的树皮。

【生境分布】生于山下疏林中或溪边。在广西主要分布于南宁、上思、灵山、桂平、平南、岑溪、藤县、金秀等地，广东、福建、云南、江苏、江西、浙江、安徽、湖南、台湾等亦有分布。

【性味功能】苦，寒。通调两路，清热解毒，除湿毒，消肿止痛。用于痧症、热病初起、咽喉肿痛、毒蛇咬伤、黄疸（急性黄疸型肝炎）、急性胃肠炎、湿疹、跌打损伤、烧烫伤、风湿肿痛。

【用法用量】9～30 g，内服。外用适量，煎浓汤涂敷患处。

【现代药理学研究】

1. 抑菌作用

救必应具有广谱抗菌作用，明显抑制大肠埃希菌，对小鼠的致病性大肠埃希菌有一定杀菌作用；可提高产大肠杆菌 ESBLs 对阿莫西林、加替沙星、诺氟沙星、盐酸左旋氧氟沙星、乙酰甲喹、磺胺间甲氧嘧啶钠、克林沙星、氟苯尼考的敏感性；可引起细菌细胞壁的皱裂、干瘪、折叠、缩短等形态变化。救必应总黄酮对大肠埃希菌、链球菌、铜绿假单胞菌、粪肠球菌、普通变形杆菌、金黄色葡萄球菌、鲍曼不动杆菌 7 种耐药菌均有抑菌作用；可明显抑制产 ESBLs 大肠埃希菌的生长，抑制或消除产 ESBLs 大肠埃希菌总蛋白的合成。

### 2.抗心律失常作用

救必应醇提取物可降低冠状动脉流量、减慢心率，使心肌收缩力减弱，提高耐缺氧能力，具有抗心律失常的作用。

### 3.降压作用

救必应乙醇提取物和正丁醇提取物可快速降低正常大鼠的血压。救必应乙醇提取物对正常和应激性高血压大鼠均有降压作用，以舒张压下降较为明显。

### 4.抗肿瘤作用

救必应能较好控制老年晚期非小细胞肺癌瘤体的大小，能有效减轻化疗所致的不良反应，具有增效减毒作用。长梗冬青苷可下调实验性结肠炎相关癌症小鼠结肠 miR-29a 和 STAT3 的表达水平，上调 TET3 蛋白的表达；可抑制 HCT116 细胞增殖。

### 5.保肝作用

救必应水提取物可降低 D- 氨基半乳糖致肝损伤小鼠 ALT、AST 的活性，降低小鼠肝脏中 MDA 的含量，提高 SOD 的活性，改善小鼠肝组织病理改变，具有保肝作用。

### 【参考文献】

[1] 董艳芬，梁燕玲，罗集鹏.救必应不同提取物对血压影响的实验研究 [J].中药材，2006，29（2）：172-174.

[2] 梁燕玲，董艳芬，罗集鹏.救必应乙醇提取物对应激性高血压大鼠降压作用的实验研究 [J].中药材，2005，28（7）：582-584.

[3] 司红彬，张万江，郑艳青，等.中药"救必应"水提取物对产 ESBLS 大肠埃希菌耐药性的影响 [J].中国预防兽医学报，2014（10）：807-809.

[4] 陈曦，程博，宋宁，等.长梗冬青苷对 CAC 模型小鼠结肠 miR-29a/TET3 及 STAT3 的作用 [J].中药药理与临床，2019，35（5）：39-42.

[5] 丘芬，张兴燊，江海燕，等.救必应水提液对小鼠肝脏病理损害的治疗作用研究 [J].亚太传统医药，2015，11（5）：10-12.

[6] 何冰，陈小夏，李娟好，等.救必应提取物心血管药理作用 [J].中药材，1997，20（6）：303-306.

[7] 庞云露，王艳玲，孙亚磊，等.救必应的抗菌作用研究 [J].黑龙江畜牧兽医，2020（4）：114-117，120.

[8] Chen G，Han Y Q，Feng Y，et al. Extract of *Ilex rotunda* Thunb. alleviates experimental colitis-associated cancer via suppressing inflammation-induced miR-31-5p/YAP overexpression [J]. Phytomedicine: international journal of phytotherapy and phytopharmacology，2019（62）：152941-

152941.

［9］吴永继. 救必应总黄酮对多重耐药菌的抑菌作用研究［D］. 南宁：广西大学，2017.

［10］南敏伦，赫玉芳，司学玲，等. 救必应酸酯类衍生物的合成、鉴定及其体外抗肿瘤活性研究［J］. 中国药房，2019，30（5）：591-595.

［11］林才志，韩丹，李蕾，等. 救必应汤加减联合 DP 化疗治疗晚期非小细胞肺癌的临床观察［J］. 辽宁中医杂志，2018，45（10）：2119-2123.

［12］胡乃强，林才志，赵海燕，等. 救必应汤联合化疗对老年晚期非小细胞肺癌患者血清 Survivin、p53 蛋白及免疫功能的影响［J］. 南京中医药大学学报，2018，34（5）：443-447.

［13］刘振杰，谭小青，覃喜军，等. 救必应 HPLC 指纹图谱及体外抗病毒活性的谱效关系研究［J］. 中药材，2020，43（11）：2718-2723.

# 决明子 Cehyiengzmbeq

【别名】草决明、羊明、羊角、马蹄决明、狗屎豆、假花生。

【来源】为豆科植物钝叶决明 *Cassia obtusifolia* L. 或小决明 *Cassia tora* L. 的成熟种子。

【生境分布】在广西各地均有分布。

【性味功能】甜、苦、咸，微寒。调火路，清热毒，明目。用于急性结膜炎、眩晕、失眠、视力下降、便秘。

【用法用量】9～15 g，水煎服。

【现代药理学研究】

1. 明目作用

决明子经石油醚脱脂后的氯仿提取物具有明目作用，主要活性成分为吡咯酮糖苷。决明子含有维生素 A 和锌，维生素 A 对夜盲症具有治疗作用。决明子多糖可抑制小胶质细胞的炎性病变，对青光眼所致视网膜细胞损伤具有保护作用。

2. 保肝作用

决明子总蒽醌具有肝脏保护作用；具有抗炎及调节 T 淋巴细胞亚群比例作用，对小鼠免疫性肝损伤动物模型具有保护作用。决明子蒽醌苷可抑制非酒精性脂肪肝病大鼠肝中 TLR4、NF-κB 和 SREBP-1c 的表达，减轻机体炎症刺激，改善非酒精性脂肪肝病大鼠的肝功能并能降低血脂。决明子蒽醌和糖苷通过激活 Nrf2，调节 JNK/ERK/MAPK 信号通路从而预防 ROS 的过度产生和上调 HO-1 的活性，对 t-BHP 诱导的人肝癌细胞 HepG2 的氧化损伤具有保护作用。

3. 降血脂作用

决明子水提取物可降低营养性高脂血症大鼠血脂水平和肝脏组织脂质含量。决明子正丁醇提取部位可降低高脂血症小鼠血清 TC 和 TG 的水平。决明子乙醇提取物可调节实验性高脂血症大鼠的血脂、血糖水平，调节瘦素 – 神经肽 Y 系统，具有降血脂作用。

4. 降压作用

决明子蒽醌苷可抑制肾素、Ang Ⅱ 及醛固酮的水平，降低两肾一夹高血压大鼠尾动脉的收缩压，具有降压及肾保护作用。决明子水提取物可上调 eNOS 的表达、抗氧化应激和抑制 ACE2 的表达，具有一定的降压作用。

5. 改善糖尿病作用

决明子提取物可改善糖尿病大鼠的体重、血糖控制、口服葡萄糖耐量和脂质代谢，减少氧化应激和炎症反应，降低肾 / 体重比值、24 小时尿量、24 小时尿蛋白、血清肌酐和 BUN，具有抗糖尿病和肾保护作用。决明子提取物可调节 LKB1/AMPK/GLUT4 信号通路，减轻骨骼肌中的氧化应激，改善糖尿病大鼠的胰岛素抵抗，提高骨骼肌的胰岛素敏感性。决明子醇提取物可通过调控 Bcl–2 和 Caspase–3 的表达，从而抑制高脂诱导的胰岛 β 细胞凋亡。决明子蒽醌苷可抑制肾素、Ang Ⅱ 的表达，降低尿中 KIM–1 和 $\beta_2$–MG 含量，对糖尿病大鼠肾损伤具有保护作用。

6. 其他药理作用

决明子提取物可改善多聚胺或短暂性脑低灌注引起的小鼠学习和记忆障碍。决明子中的蒽醌可调节 NF-κB 通路，降低 LPS 诱导的 RAW264. 7 细胞 NO、$PGE_2$ 的水平，抑制 COX–2、TNF-α 和 IL–6 基因和蛋白的表达；可调节 HMGB1/TLR4/NF-κB 信号通路，减轻 LPS 诱导急性肺损伤大鼠的炎症反应，可改善肺炎症反应；具有较强的凝血酶抑制作用。

决明子水提取物可延长小鼠力竭游泳运动时间，具有一定的抗疲劳作用。

决明子中蒽醌是强凝血酶抑制剂。

【毒理学研究】

1. 肝肾毒性

决明子可引起以乏力、纳差、厌油、尿黄如浓茶水样、大便灰白为主要临床特点的肝肾系统损伤。

2. 消化道毒性

决明子可引起腹泻、腹胀、恶心、大便松软等消化系统损伤。

3. 生殖毒性

决明子可引起以阴道流血为主要临床特点的生殖系统损伤。

4. 免疫毒性

决明子可引起以口舌发麻、皮肤瘙痒、恶心呕吐、腹泻里急、喘憋、口唇紫绀为主要临床特点的过敏反应临床不良事件。用药用量应该控制在 15 g 以内，以避免超量服用，严格控制疗程，避免长期用药引起蓄积中毒。

# 【参考文献】

[1] 陈建双，王一帆，李莎莎，等. 决明子蒽醌苷对两肾一夹高血压大鼠肾损伤的保护作用 [J]. 中国老年学杂志，2017，37（19）：4752-4753.

[2] 叶泉英，陈启生，李艳文，等. 决明子水提取物干预 N-硝基-L-精氨酸甲酯诱导高血压模型大鼠血压的变化 [J]. 中国组织工程研究，2021，25（11）：1705 -1711.

[3] 郭换，李峰庆，杨昌林，等. 决明子水煎剂降低营养性高脂血症大鼠血脂量效关系研究 [J]. 中药药理与临床，2017，33（5）：94-98.

[4] 张加雄，万丽，胡轶娟，等. 决明子降血脂有效部位的研究 [J]. 时珍国医国药，2006，17（6）：904-905.

[5] 高丽，周文静，马艳苗，等. 决明子乙醇提取物对高脂血症模型大鼠瘦素及神经肽 Y 的影响 [J]. 中国实验方剂学杂志，2013（8）：235-238.

[6] 慕振亮，卞宇，蔡胡强，等. 决明子提取物对高脂血症大鼠血脂的调节作用 [J]. 哈尔滨医科大学学报，2018，52（1）：19-23.

[7] 马绍帅，陈荟宇，梁芝栋. 决明子水煎液复合 4 周游泳训练对小鼠运动性疲劳的干预作用 [J]. 中国应用生理学杂志，2019，35（6）：522-524.

[8] 蒲加伟，杨雄，吴余，等. 决明子总蒽醌对脂多糖诱导大鼠急性肝损伤的作用及其机制探讨 [J]. 中国现代医学杂志，2020，30（20）：6-11.

[9] 赵梓铭，武俊紫，姚政，等. 决明子蒽醌苷通过降低 Toll 样受体 4 和核因子 -κB 的表达对非酒精性脂肪肝病大鼠的影响 [J]. 中国临床药理学杂志，2019，35（22）：2863-2867.

[10] 李玉晶，侯伟，武俊紫，等. 决明子蒽醌苷对非酒精性脂肪肝病大鼠肝脏组织中 SREBP-1c 和 PPARα 表达的影响 [J]. 西部医学，2019，31（10）：1511-1516.

[11] 张博，谢云亮. 决明子总蒽醌对小鼠免疫性肝损伤保护作用的实验研究 [J]. 北华大学学报（自然科学版），2018，19（6）：741-744.

[12] Paudel P, Jung H A, Choi J S. Anthraquinone and naphthopyrone glycosides from *Cassia obtusifolia* seeds mediate hepatoprotection via Nrf2-mediated HO-1 activation and MAPK modulation [J]. Arch Pharm Res, 2018, 41（6）：677 -689.

[13] 韩昌志. 决明子的明目作用 [J]. 中国医院药学杂志，1993（5）：10-11.

[14] 张新，赵燕，魏玲. 决明子多糖对大鼠青光眼视网膜细胞的保护作用及机制 [J]. 中国老年学杂志，2018，38（15）：3739-3742.

[15] 白兰，李思奇，张翼麒，等. 决明子醇提取物对胰岛 β 细胞凋亡的影响及其机制 [J]. 牡丹江医学院学报，2020，41（6）：1-3.

[16] Wang Q Y, Tong A H, Pan Y Y, et al. The effect of cassia seed extract on the regulation of the LKB1-AMPK-GLUT4 signaling pathway in the skeletal muscle of diabetic rats to improve the

insulin sensitivity of the skeletal muscle［J］. Diabetol Metab Syndr，2019（11）：108.

［17］Wang Q，Zhou J，Xiang Z，et al. Anti-diabetic and renoprotective effects of *Cassiae semen* extract in the streptozotocin-induced diabetic rats［J］. J Ethnopharmacol，2019，15（239）：111904.

［18］宋云梅. 决明子蒽醌苷对糖尿病大鼠肾损伤的保护作用［J］.中医临床研究，2018，10（20）：6-7.

［19］Yu X，Wei L H，Zhang J K，et al. Anthraquinones from *Cassiae semen* as thrombin inhibitors：in vitro and in silico studies［J］. Phytochemistry，2019（165）：112025.

［20］Kim D H，Yoon B H，Kim Y W，et al. The seed extract of *Cassia obtusifolia* ameliorates learning and memory impairments induced by scopolamine or transient cerebral hypoperfusion in mice［J］. J Pharmacol Sci，2007，105（1）：82-93.

［21］Drever B D，Anderson W G，Riedel G，et al. The seed extract of *Cassia obtusifolia* offers neuroprotection to mouse hippocampal cultures［J］. J Pharmacol Sci，2008，107（4）：380-392.

［22］Kwon K S，Lee J H，So K S，et al. Aurantio-obtusin, an anthraquinone from *Cassiae semen*，ameliorates lung inflammatory responses［J］. Phytother Res，2018，32（8）：1537-1545.

［23］Hou J，Gu Y，Zhao S，et al. Anti-inflammatory effects of aurantio-obtusin from seed of *Cassia obtusifolia* L. through modulation of the NF-κB pathway［J］. Molecules，2018，23（12）：3093.

［24］赵艺萌，吴丽，张烁，等. 决明子的安全性评价与风险控制措施的探讨［J］. 中国中药杂志，2017（21）：4074-4078.

# 苦丁茶 Cazhaemz

【别名】苦灯茶、大叶茶。

【来源】为冬青科植物苦丁茶 *Ilex kudingcha* C. J. Tseng 的嫩叶。

【生境分布】生于山坡杂木林中或谷地阔叶林中。广西各地均有分布，湖南、湖北、广东等亦有分布。

【性味功能】甜、苦，微寒。散风热，清头目，除烦渴。用于高血压、高血脂、头痛、牙痛、目赤、热病烦渴、痢疾。

【用法用量】3～10g，水煎当茶饮。外用适量，水煎洗。

【现代药理学研究】

1.抗炎作用

苦丁茶可降低大鼠血液 IL-1β、IL-6 和 IL-8 等炎症细胞因子的水平，升高 IL-4 的水平，抑制 iNOS 和 COX-2 炎症 mRNA 的表达，减轻大鼠胃损伤的程度。苦丁茶粗多酚通过降低结肠细胞促炎因子 mRNA 的表达，对 3% 硫酸葡聚糖钠诱导的溃疡性结肠炎小鼠具有抗炎作用。苦丁茶的二咖啡酰奎宁酸可通过抑制 NF-κB 和 MAPKs 途径，对 LPS 诱导的炎症反应有抗炎作用。

2. 降脂作用

苦丁茶可减少肝脏以及脂肪组织的质量、血清炎症因子的浓度、脂质合成相关基因在肝脏的表达，并增加参与脂质降解的基因在肝脏的表达；可影响与胆汁合成相关的微生物群落的免疫功能，且作用呈剂量依赖性。苦丁茶不同萃取物均具有一定调节血脂和减轻高胆固醇血症的功效，对高脂诱导高血脂大鼠体重增加及 TC、TG 和 LDL-C 的升高均具有改善作用。苦丁茶水提取物可降低高脂饲料诱发高胆固醇脂血症小鼠血清中 TC、LDL-C 的水平，抑制肝脏脂肪堆积，具有一定的降胆固醇作用。苦丁糖苷 D 可通过调节 AMPK 信号传导途径，抑制脂肪生成。

3. 降血糖作用

苦丁茶可保护胰岛 β 细胞、减少其凋亡，降低 2 型糖尿病小鼠的血糖。苦丁茶异绿原酸可改善 STZ 诱导的 2 型糖尿病小鼠血清血糖、血脂水平，抑制肝脏的脂肪聚集。

4. 抗衰老作用

苦丁茶提取物具有抗氧化活性，可改善 D-半乳糖致衰老模型小鼠的学习记忆能力。苦丁茶多酚可抑制 UVB 诱导的 SKH1 无毛小鼠皮肤衰老，具有良好的皮肤保护作用。

5. 抗肿瘤作用

苦丁茶甲醇初次提取物可抑制 COX-2 的表达，对 CT26 和 HepG2 细胞具有抑制作用。苦丁茶对 TCA8113 细胞和颊黏膜癌具有抑制作用。

6. 保肝作用

苦丁茶熊果酸可降低 CCl$_4$ 致肝损伤小鼠血清中 ALT 和 AST 的活性及肝组织中 MDA 的水平，提高肝组织 SOD 和 GSH-Px 的活性，减轻 CCl$_4$ 对肝脏的病理损伤，对 CCl$_4$ 致小鼠肝损伤具有保护作用。大叶苦丁茶多酚可上调小鼠肝组织中 Cu/Zn-SOD、Mn-SOD、IκB-α、CAT 等抗氧化酶 mRNA 的表达，下调 COX-2、iNOS、TNF-α、NF-κB、IL-1β 的表达，对 CCl$_4$ 引发的肝损伤有较好的预防作用。

7. 其他药理作用

苦丁茶提取物不同极性部位对革兰氏阴性菌和革兰氏阳性菌均有不同程度的抑菌作用。槲皮素、熊果酸和多糖类为苦丁茶抑菌活性成分。

苦丁茶水提取物可抑制 HSV-1 所致病变，阻止病毒和受体结合，阻断病毒侵入 Vero 细胞阶段。

# 【参考文献】

［1］刘伟，向星亮，黄荣增，等.苦丁茶对高胆固醇脂血症小鼠血清多不饱和溶血磷脂酰胆碱的改善作用［J］.中国医院药学杂志.2018，38（1）：54-58.

［2］Xie M，Chen G，Wan P，et al. Effects of dicaffeoylquinic acids from *Ilex kudingcha* on lipid metabolism and intestinal microbiota in high-fat-diet-fed mice［J］. J Agric Food Chem，2019，67（1）：171-183.

［3］Che Y，Wang Q，Xiao R，et al. Kudinoside-D，a triterpenoid saponin derived from *Ilex kudingcha* suppresses adipogenesis through modulation of the AMPK pathway in 3T3-L1 adipocytes［J］. Fitoterapia，2018（125）：208-216.

［4］朱科学，赵书凡，朱红英，等.苦丁茶冬青不同萃取组分降血脂活性的比较［J］.食品工业科技，2017，38（8）：330-334.

［5］张琼光，王玄源，时庆欣，等.苦丁茶中异绿原酸对实验性2型糖尿病小鼠的降血糖作用研究［J］.时珍国医国药，2017，28（6）：1303-1305.

［6］Wan P，Xie M，Chen G，et al. Anti-inflammatory effects of dicaffeoylquinic acids from *Ilex kudingcha* on lipopolysaccharide-treated RAW264. 7 macrophages and potential mechanisms［J］. Food Chem Toxicol，2019（126）：332-342.

［7］Song J L，Qian Y，Li G J，et al. Anti-inflammatory effects of kudingcha methanol extract（*Ilex kudingcha* C. J. Tseng）in dextran sulfate sodium-induced ulcerative colitis［J］. Mol Med Rep，2013，8（4）：1256-1262.

［8］赵欣，骞宇.苦丁茶粗多酚对DSS诱导C57BL/6J小鼠溃疡性结肠炎的预防作用［J］.食品工业科技，2017，38（9）：357-362.

［9］周卫华，米长忠，吴仕筠，等.苦丁茶提取物对D-半乳糖致衰老小鼠学习记忆的影响［J］.中国老年学杂志，2011，31（19）：3744-3746.

［10］Yi R，Zhang J，Sun P，et al. Protective effects of Kuding Tea（*Ilex kudingcha* C. J. Tseng）polyphenols on UVB-induced skin aging in SKH1 hairless mice［J］. Molecules，2019，24（6）：1016.

［11］郝静，张美英，王一飞，等.广西苦丁茶提取物体外抗单纯疱疹病毒1型活性的实验研究［J］.时珍国医国药杂志，2008（8）：1806-1807.

［12］林冠妃，张伟浩，柳贤德，等.苦丁茶甲醇初次提取物对CT26和HepG2细胞中COX-2表达的影响［J］.海南大学学报（自然科学版），2019，37（3）：227-232.

［13］张海全，钟晓坤，黄勤英，等.酶法提取苦丁茶熊果酸的工艺优化及其对$CCl_4$致小鼠肝损伤的保护作用［J］.食品工业科技，2019，40（17）：161-166.

［14］潘妍霓，赵欣，龙兴瑶，等.大叶苦丁茶多酚对四氯化碳致小鼠肝损伤的预防作用［J］.食品

工业科技, 2019, 40（9）: 287-294.

[15] 冯霞, 赵欣. 苦丁茶对 SD 大鼠的胃损伤预防效果 [J]. 现代食品科技, 2014, 30(4): 21-25.

[16] Zhao X, Wang Q, Qian Y, et al. *Ilex kudingcha* C. J. Tseng（Kudingcha）prevents HCl/ethanol-induced gastric injury in Sprague-Dawley rats [J]. Mol Med Rep, 2013, 7（5）: 1613-1616.

[17] 蔡鹃, 黄敏桃, 黄云峰, 等. 广西苦丁茶不同活性部位抑菌活性研究 [J]. 中成药. 2014,（1）: 198-201.

# 苦瓜 Lwghaemz

【别名】麻坏、锦荔枝、癞葡萄、红姑娘、凉瓜、癞瓜、红羊。

【来源】为葫芦科植物苦瓜 *Momordica charantia* L. 的将近成熟果实。

【生境分布】分布于广西、广东、云南、福建等地，全国其他地区亦有栽培。

【性味功能】苦，寒。清热毒，除湿毒。用于痢疾、痧病、急性结膜炎、便血、风火牙痛、痈疮、丹毒。

【用法用量】10～30 g，水煎服。外用适量。

【现代药理学研究】

1. 抗炎作用

苦瓜可抑制 LPS 激活的 RAW264.7 巨噬细胞的炎症反应和糖酵解；可抑制 TNBS 诱导的溃疡性结肠炎炎症细胞因子的表达。苦瓜提取物对 2,4,6－三硝基苯磺酸诱导的大鼠结肠炎模型具有阿奎那抗炎作用。苦瓜多糖通过调控 NF-κB 信号通路，改善乙醇诱导性胃炎的氧化应激、炎症和凋亡。苦瓜总皂苷可抑制心脏组织中 Caspase-3 和 MMP-2 的表达，改善去甲肾上腺素所致的慢性心衰大鼠的心功能，降低炎症反应。苦瓜活性肽 BG-4 可调控 ERK 和 STAT3 的磷酸化以及 NF-κB p65 亚基的核易位，减少 THP-1 巨噬细胞中促炎细胞因子 IL-6 和 TNF-α 的产生。

2. 降血糖作用

苦瓜可激活胰腺细胞，改善胰腺功能，逆转 STZ 诱导大鼠 2 型糖尿病；通过调节 2 型糖尿病大鼠 SOCS-3 和 JNK 的表达，改善胰岛素抵抗；通过 AGEs 受体介导的直接促血管生成信号，克服高 BSA-AGEs 的抗血管生成效应，促进伤口的血管生成，改善糖尿病伤口愈合。苦瓜和苦瓜蛋白提取物对实验 2 型糖尿病大鼠具有降血脂和抗氧化作用。苦瓜多糖对 STZ 诱导糖尿病小鼠的胰腺细胞损伤具有保护作用。苦瓜总皂苷可促进肝糖原合成、抑制肝糖原分解以及通过增强外周组织 GLUT4 的表达进而增加胰岛素敏感性，降低 STZ 诱导的糖尿病大鼠的血糖。

### 3. 抗肿瘤作用

苦瓜粗提取物及其有效成分可抑制癌细胞周期、阻断癌细胞间的信号传导、抑制癌干细胞分化、剥夺癌细胞葡萄糖和脂质代谢，从而抑制癌细胞发生侵袭、转移和血管生成，可诱导细胞凋亡和自噬增强免疫防御，通过增加活性氧的生成抑制多种类型的癌细胞生长。苦瓜提取物通过 ROS 介导的线粒体损伤诱导人肺癌细胞 A549 凋亡。苦瓜 MAP30 蛋白可通过调控 Akt/mTOR 通路促进骨髓瘤细胞凋亡和自噬，对骨髓瘤具有一定的治疗作用。苦瓜蛋白可促进细胞凋亡，对肺癌细胞具有抑制作用；可调控 Akt 信号转导途径促进细胞凋亡，对人子宫内膜癌细胞的增殖具有抑制作用。苦瓜总皂苷可抑制排卵障碍模型大鼠卵巢的氧化损伤和细胞凋亡，改善卵巢功能。苦瓜皂苷 G 可通过下调 C/EBPβ 及 TGF-β1 的表达，上调 Caspase3 及 p53 的表达，抑制人肺癌细胞 A549 的增殖和迁移，并诱导细胞凋亡。

### 4. 抗氧化作用

苦瓜提取物有抗氧化能力，可对丙戊酸引起的大鼠睾丸损伤发挥保护作用。苦瓜醇提取物可通过其抗氧化、细胞保护、皮肤重塑、保湿和抗胶原的特性发挥皮肤保护作用。苦瓜多糖可增加小鼠血清、肝脾组织中 SOD 和 CAT 的活性，降低血清、肝脾组织中 MDA 的含量。

### 5. 保肝作用

苦瓜叶甲醇提取物通过调节大鼠 Caspase-9 和 IL-1β 信号通路保护四氧嘧啶诱导的肝病。苦瓜皂苷可调节 TGF-β1/Smad 信号通路，降低氧化应激，对 CCl$_4$ 诱导的肝纤维化大鼠具有一定的保护作用。苦瓜皂苷可通过缓解氧化应激，降低非酒精性脂肪性肝病大鼠的胰岛素抵抗，减轻肝细胞脂肪变性。

### 6. 其他药理作用

苦瓜多糖对缺血性中风具有一定的治疗作用。

苦瓜可通过对雌性小鼠的 17β- 雌二醇 / 肥大细胞 /MMP-1/HAYL2 和睾酮 / 肥大细胞 /IL-33 信号通路的调节，减缓皮肤的自然衰老。

苦瓜总皂苷可降低肾脏组织中 CTGF 的表达，改善阿奇霉素性肾病大鼠的肾脏损害，减少 24 h 尿蛋白，同时降低 BUN 和 Scr 的含量，进而达到对阿奇霉素性肾病大鼠的保护作用。

### 【毒理学研究】

苦瓜根水提取物对白化病雌性小鼠具有人工流产的作用。含苦瓜根水提取物 3.8 mg 干物质和 0.8 mg/mL 的水提取物，分别给予雌鼠和豚鼠注射，给药几个小时后，怀孕的动物流产。

# 【参考文献】

［1］李文仙，周一萍，林玲，等.苦瓜皂苷对小鼠血糖代谢的影响［J］.中国食品添加剂，2010（3）：60-62.

［2］Poovitha S, Parani M. Protein extracts from *Momordica charantia* var. *charantia* and M. *charantia* var. *muricata* show anti-lipidemic and antioxidant properties in experimental type 2 diabetic rats［J］. J Food Biochem, 2020, 44（9）：e13370.

［3］安欢，叶云，丁华杰，等.苦瓜多糖对胰脂肪酶抑制作用的研究［J］.中国调味品，2020，45（2）：27-31.

［4］Malekshahi H, Bahrami G, Miraghaee S, et al. *Momordica charantia* reverses type II diabetes in rat［J］. J Food Biochem, 2019, 43（11）：e13021.

［5］He Q, Li Y, Li H, et al. Hypolipidemic and antioxidant potential of bitter gourd（*Momordica charantia* L.）leaf in mice fed on a high-fat diet［J］. Pak J Pharm Sci, 2018, 31（5）：1837-1843.

［6］Cortez-Navarrete M, Martínez-Abundis E, Pérez-Rubio K G, et al. *Momordica charantia* administration improves insulin secretion in type 2 diabetes mellitus［J］. J Med Food, 2018, 21（7）：672-677.

［7］Ma C, Yu H, Xiao Y, et al. *Momordica charantia* extracts ameliorate insulin resistance by regulating the expression of SOCS-3 and JNK in type 2 diabetes mellitus rats［J］. Pharm Biol, 2017, 55（1）：2170-2177.

［8］Mahmoud M F, El Ashry F E, El Maraghy N N, et al. Studies on the antidiabetic activities of *Momordica charantia* fruit juice in streptozotocin-induced diabetic rats［J］. Pharm Biol, 2017, 55（1）：758-765.

［9］马春宇，于洪宇，王慧娇，等.苦瓜总皂苷对2型糖尿病大鼠降血糖作用机制的研究［J］.天津医药.2014，42（4）：321-324.

［10］Aljohi A, Matou-Nasri S, Liu D, et al. *Momordica charantia* extracts protect against inhibition of endothelial angiogenesis by advanced glycation endproducts in vitro［J］. Food Funct, 2018, 9（11）：5728-5739.

［11］黄翠敏，叶秀群，骆月姬.苦瓜皂苷对人恶性黑素瘤SKMEL-2细胞增殖凋亡及JAK/STAT5通路的影响［J］.河北医学，2020，26（4）：563-568.

［12］何颖，方芳，颜宏利，等.苦瓜蛋白MAP30通过AKT/mTOR通路促进多发性骨髓瘤细胞的自噬和凋亡［J］.中国肿瘤生物治疗杂志，2019，26（3）：299-305.

［13］李纯荣.苦瓜药用有效成分的提取及诱导肺癌细胞凋亡的作用［J］.中国老年学杂志，2016，36（4）：784-785.

［14］Gu H Z, Lin R R, Wang H C, et al. Effect of Momordica charantia protein on proliferation, apoptosis and the AKT signal transduction pathway in the human endometrial carcinoma Ishikawa H cell line in vitro［J］. Oncol Lett, 2017, 13（5）: 3032-3038.

［15］尹红章, 张青冬. 苦瓜总皂苷对排卵障碍模型大鼠卵巢 Caspase-3 蛋白表达影响研究［J］. 辽宁中医药大学学报, 2017, 19（6）: 41-44.

［16］谢鑫杰, 陆熠. 苦瓜皂苷 G 对人肺癌 A549 细胞的增殖迁移与凋亡的影响及作用机制［J］. 广西医学, 2018, 40（9）: 1068-1072.

［17］Semiz A, Ozgun Acar O, Cetin H, et al. Suppression of inflammatory cytokines expression with bitter melon（*Momordica Charantia*）in TNBS-instigated ulcerative colitis［J］. J Transl Int Med, 2020, 8（3）: 177-187.

［18］Lee S Y, Wong W F, Dong J, et al. *Momordica charantia* suppresses inflammation and glycolysis in lipopolysaccharide-activated RAW264. 7 macrophages［J］. Molecules, 2020, 25（17）: 3783.

［19］Yang W S, Yang E, Kim M J, et al. *Momordica charantia* inhibits inflammatory responses in murine macrophages via suppression of TAK1［J］. Am J Chin Med, 2018, 46（2）: 435-452.

［20］Ünal N G, Kozak A, Karakaya S, et al. Anti-inflammatory effect of crude *Momordica charantia* L. extract on 2, 4, 6-Trinitrobenzene sulfonic acid-induced colitis model in rat and the bioaccessibility of its carotenoid content［J］. J Med Food, 2020, 23（6）: 641-648.

［21］王步江, 王瑞, 张平平, 等. 苦瓜皂苷的制备及体外抗氧化活性研究［J］. 中国食品添加剂, 2011（3）: 153-157.

［22］Chen F, Huang G, Huang H. Preparation, analysis, antioxidant activities in vivo of phosphorylated polysaccharide from *Momordica charantia*［J］. Carbohydr Polym, 2021（252）: 117179.

［23］Chen F, Huang G, Yang Z, et al. Antioxidant activity of *Momordica charantia* polysaccharide and its derivatives［J］. Int J Biol Macromol, 2019（138）: 673-680.

［24］Park S H, Yi Y S, Kim M Y, et al. Antioxidative and Antimelanogenesis Effect of *Momordica charantia* Methanol Extract［J］. Evid Based Complement Alternat Med, 2019（2）: 5091534.

［25］张晨宇, 袁志军, 万林峰, 等. 苦瓜皂苷对 $CCl_4$ 诱导大鼠肝纤维化的保护作用［J］. 中成药, 2020, 42（9）: 2455-2458.

［26］Ofuegbe S O, Oyagbemi A A, Omobowale T O, et al. Methanol leaf extract of *Momordica charantia* protects alloxan-induced hepatopathy through modulation of caspase-9 and interleukin-1β signaling pathways in rats［J］. Vet World, 2020, 13（8）: 1528-1535

［27］刘波, 翟玉荣, 丁汀汀, 等. 苦瓜皂苷改善非酒精性脂肪肝大鼠中氧化应激的作用研究［J］. 中药药理与临床, 2017, 33（4）: 49-52.

［28］Hiramoto K, Orita K, Yamate Y, et al. Role of *Momordica charantia* in preventing the natural aging process of skin and sexual organs in mice［J］. Dermatol Ther, 2020, 33（6）: e14243.

［29］黄文蔚，洪李锋，祝聪聪，等. 苦瓜总皂苷对慢性心衰大鼠Caspase-3和MMP-2表达影响 ［J］. 辽宁中医药大学学报，2018，20（7）：38-42.

［30］王玲，吴秋枫. 苦瓜总皂苷对阿霉素肾病大鼠肾脏组织中结缔组织生长因子表达影响［J］. 辽宁中医药大学学报，2017，19（10）：11-15.

# 🌱 了哥王 Go'nyozlox

【别名】山石榴、雀儿麻、千年矮、山棉皮、南岭尧花。

【来源】为瑞香科植物了哥王 *Wikstroemia indica*（L）C. A. Mey. 的根或根皮。

【生境分布】生于山坡、山脚潮湿的灌木丛中或瘠薄的石山上。在广西主要分布于桂平、上林、那坡、靖西、天等、岑溪、平南等地，广东、福建、台湾、浙江、湖南和四川等亦有分布。

【性味功能】苦、辣，微寒；有毒。通气道、谷道、水道，调龙路、火路，清热毒，消肿止痛，软坚散结。用于风湿骨痛、百日咳、虫蛇咬伤、疗疮、疖肿、乳痈、瘰疬、跌打损伤、水肿、咳嗽、感冒。

【用法用量】根 10 ～ 15 g，根皮 5 ～ 10 g，久煎后服用。外用鲜根适量，捣烂或干根浸酒敷患处。

【现代药理学研究】

1. 抗炎镇痛作用

了哥王素对二甲苯致小鼠耳部炎症具有抑制作用，对大鼠蛋清、5-HT、角叉菜胶与甲醛引起的大鼠足跖肿胀有抑制作用；对大鼠的巴豆油气囊肿肉芽组织增生也有抑制作用。可降低大鼠肾上腺内维生素 C 的含量，抑制醋酸引起的小鼠扭体反应。

2. 抗病毒作用

了哥王 60% 醇提取物通过 PKC-δ/ζ 亚型促使 NF-κB p65 发生核易位，抑制艾滋病毒的复制。了哥王西瑞香素对呼吸道合胞病毒感染的早期具有一定的抑制作用，主要抑制复制周期的后期。

3. 抑菌作用

了哥王对乙型溶血性链球菌、肺炎双球菌、金黄色葡萄球菌、绿脓杆菌和大肠埃希菌具有抑菌作用。了哥王水提取物对大肠埃希菌、金黄色葡萄球菌、藤黄八叠球菌、枯草芽孢杆菌有抑菌作用。了哥王乙酸乙酯提取物和正丁醇提取物对葡萄球菌属的细菌具有抑菌作用。

4. 抗肿瘤作用

了哥王水提取物对淋巴细胞性白血病细胞株 P388、小鼠淋巴肉瘤 –1 号腹水型、艾氏腹水癌、宫颈癌均有抑制作用。了哥王南荛酚、牛蒡酚、罗汉松脂酚等木质素类及苜蓿素、山奈酚-3-$O$-$\beta$-D-葡萄糖苷等黄酮类化合物均有抗白血病作用。了哥王西瑞香素对人肺腺癌细胞 AGZY-83-a、人喉癌细胞 Hep-2 和人肝癌细胞 HepG2 均有抑制作用。

### 5. 对 PC12 细胞的影响

了哥王 Sikokianin A 通过抑制氧化应激和激活 Nrf2，对氧糖剥夺 / 复氧诱导的 PC12 细胞损伤具有一定的保护作用。了哥王黄花夹竹桃黄酮可改善 ROS 介导的线粒体功能障碍，对氧糖剥夺 / 复氧诱导的 PC12 细胞损伤具有一定的保护作用。

### 6. 抗氧化作用

了哥王根乙酸乙酯提取物可以抑制 LPS 和小鼠重组干扰素激活的 RAW246.7 细胞生产 NO，对 DPPH 自由基具有清除作用。了哥王愈创木烷型倍半萜具有抑制 NO 释放的活性。

### 7. 对皮肤的影响

了哥王槲皮苷对过敏和过敏相关的接触性皮炎具有一定的治疗作用。了哥王提取物对 DNCB 诱导的小鼠异位皮肤损伤具有一定的治疗作用。

### 8. 引产作用

了哥王中甾体类化合物 5-豆甾烯 -3$\beta$, 7$\alpha$- 二醇具有引产作用。了哥王根石油醚提取物对小鼠、狗和猴的中期引产有效剂量分别为 50 ～ 100 mg/kg、0.5 mg/kg、0.05 ～ 0.06 mg/kg，且受试动物体重、血象、肝肾功能及红细胞渗透性等均无异常变化。

【毒理学研究】

### 1 消化道毒性

了哥王中毒时可出现恶心、呕吐、腹胀、腹痛、腹泻等症状。在服用时剂量不宜过大，孕妇忌用。

### 2. 皮肤黏膜毒性

了哥王对皮肤有刺激性，其根皮对眼睑皮肤有刺激作用，药物渗透入眼内可致角膜碱性灼伤，其未经炮制加工处理还可导致眼内感染。

## 【参考文献】

[1] 熊友香，尤志勉，程东庆，等.了哥王不同提取部位抑菌作用研究 [J].中国中医药信息杂志，2008，15（10）：42-43.

[2] 杨振宇，杜智敏.了哥王水煎液的抑菌作用研究 [J].哈尔滨医科大学学报，2006（5）：362-364.

[3] 方铝，朱令元，刘维兰，等.了哥王片抗炎抑菌作用的实验研究 [J].中国中医药信息杂志，2000（1）：28.

[4] 贾俐莉.三种瑞香科植物醇提取物对 HIV-1 潜伏感染再激活作用的研究 [D].北京：北京工业

大学，2017.

［5］Hu K, Kobayashi H, Dong A, et al. Antifungal, antimitotic and anti-HIV-1 agents from the roots of *Wikstroemia indica*［J］. Planta Med，2000，66（6）：564-567.

［6］Ho W S, Xue J Y, Sun S S, et al. Antiviral activity of daphnoretin isolated from Wikstroemia indica［J］. Phytother Res，2010，24（5）：657-661.

［7］王筠默，张海根，朱根麟，等. 了哥王素抗炎症作用的研究［J］. 现代应用药学，1987，4（2）：1.

［8］柯雪红，王丽新，黄可儿. 了哥王片抗炎消肿及镇痛作用研究［J］. 时珍国医国药，2003，14（10）：603.

［9］方铝，朱令元，刘维兰，等. 了哥王片抗炎抑菌作用的试验研究［J］. 中国中医药信息杂志，2000，7（1）：28.

［10］Lee K H, Tagahara K, Suzuki H, et al. Antitumor agents，49 tricin, kaempferol-3-O-beta-D-glucopyranoside and（+）-nortrachelogenin, antileukemic principles from *Wikstroemia indica*［J］. J Nat Prod，1981，44（5）：530-535.

［11］杨振宇，郭薇，吴东媛，等. 了哥王中西瑞香素的提取分离及抗肿瘤作用研究［J］. 天然产物研究与开发，2008，20：522-526.

［12］周炳南，周长坚，郑兴中，等. 南岭荛花中期妊娠引产成分的初步研究（一）［J］. 中草药，1982，13（8）：26-28.

［13］Liu Z, Dong M, Chang H, et al. Guaiane type of sesquiterpene with NO inhibitory activity from the root of *Wikstroemia indica*［J］. Bioorg Chem，2020（99）：103785.

［14］Jegal J, Park N J, Lee S Y, et al. Quercitrin, the Main Compound in *Wikstroemia indica*，Mitigates Skin Lesions in a Mouse Model of 2, 4-Dinitrochlorobenzene-Induced Contact Hypersensitivity［J］. Evid Based Complement Alternat Med，2020：4307161.

［15］Lee S Y, Park N J, Jegal J, et al. Suppression of DNCB-Induced Atopic Skin Lesions in Mice by *Wikstroemia indica* Extract［J］. Nutrients，2020，12（1）：173.

［16］Yao H, Zhang W, Wu H, et al. Sikokianin A from *Wikstroemia indica* protects PC12 cells against OGD/R-induced injury via inhibiting oxidative stress and activating Nrf2［J］. Nat Prod Res，2019，33（23）：3450-3453.

［17］Yao H, Yuan Z, Wei G, et al. Thevetiaflavone from *Wikstroemia indica* ameliorates PC12 cells injury induced by OGD/R via improving ROS-mediated mitochondrial dysfunction［J］. Mol Med Rep，2017，16（6）：9197-9202.

［18］赵华亮. 了哥王致红斑疹1例［J］. 中国药物滥用防治杂志，2007，13（1）：55.

［19］李明桂. 中药了哥王致眼角膜灼伤1例［J］. 中国中医眼科，1999，9（2）：114.

# 🌱 雷公根 Byaeknok

【别名】崩大碗、灯盏菜、连线草、马蹄草。

【来源】为伞形科植物积雪草 *Centella asiatica*（L.）Urban 的全草。

【生境分布】生于路旁、沟边、田埂边稍湿润而肥沃的土地。广西各地均分布，江苏、安徽、浙江、江西、湖南、湖北、四川、贵州、云南、福建、广东等亦有分布。

【性味功能】苦、辛，寒。清热利湿，消肿解毒。用于湿热黄疸、痧气腹痛、中暑、感冒、痢疾、便秘、石淋、血淋、咳血、目赤、喉肿、疔痈肿毒。

【用法用量】10～100 g，水煎服，外用适量，水煎洗或捣敷。

【现代药理学研究】

1. 抗炎作用

雷公根可通过下调 IRAK1/TAK1 信号通路抑制小鼠巨噬细胞的炎症反应；可缓解 LPS 诱导的脂肪细胞 3T3-L1 和巨噬细胞 RAW264.7 的炎症，提高胰岛素敏感性。雷公根提取物对 LPS 刺激的小胶质细胞 BV2 具有抗炎和抗氧化作用。雷公根乙醇提取物通过恢复黏膜屏障和肠道菌群稳态减轻葡聚糖硫酸钠诱导的结肠炎。

2. 抗菌作用

雷公根醇提取物对金黄色葡萄球菌和耐甲氧西林金黄色葡萄球菌均有抗菌活性。雷公根甲醇提取物对鼠伤寒沙门氏菌、大肠埃希菌、志贺菌、枯草芽孢杆菌和金黄色葡萄球菌有抑制作用。雷公根丙酮提取物对金黄色葡萄球菌具有抑制作用。

3. 对神经系统的保护作用

雷公根通过对海马 PP2A/GSK-3β 信号通路的调节，对 D-半乳糖 / AlCl₃ 介导的阿尔茨海默病样大鼠具有保护作用；可抑制慢性应激模型大鼠海马 TNF-α 的升高，提高脑源性神经营养因子的水平；可调节急性记忆丧失的模型大鼠大脑皮层和海马体中氧化应激的水平，具有神经保护作用；对麦纳尔底核损伤大鼠的神经元具有保护作用；可改善 5 个家族性基因突变的 APP/PS1 转基因小鼠的记忆，减少氧化应激，促进神经元的健康；可增加海马突触的密度，提高老年小鼠的记忆和执行功能。

雷公根水提取物可改善老年小鼠的认知水平和线粒体功能，激活红细胞相关因子 2（NRF2）介导的抗氧化反应途径。雷公根甲醇提取物对对乙酰氨基酚诱导的小鼠脑组织损伤具有保护作用。雷公根中的咖啡酰奎宁酸可逆转 5 个家族性基因突变的 APP/PS1 转基因阿尔茨海默病模型小鼠的认知功能障碍。

4. 抗肿瘤作用

雷公根可通过激活 p38 磷酸化诱导鼻咽癌细胞凋亡。雷公根丙酮提取物对 MCF-7、A549、HeLa、CaCo-2 和 MCF-7 等肿瘤细胞具有一定的抗增殖作用。雷公根叶中的三萜类化合物对电离辐射诱导的人肺癌细胞的迁移和侵袭具有抑制作用。

### 5. 降血糖作用

雷公根可降低 2 型糖尿病大鼠的血糖水平，升高骨骼肌糖原的含量，减少骨骼肌纤维的形态学损伤；可缓解糖尿病诱导的大鼠睾丸脂肪酸谱变化及氧化损伤，通过对抗氧化剂和炎性细胞因子的影响减轻糖尿病大鼠组织的氧化应激。雷公根水提取物可显著降低 2 型糖尿病大鼠的血糖水平、减轻体重、降低血脂及 IRI 水平。

### 6. 保肝作用

雷公根 50% 乙醇提取物对对乙酰氨基酚致 BALB/c 小鼠急性肝损伤具有保护作用。雷公根乙醇提取物通过抑制炎症细胞因子和增强 5/6 小全肾切除小鼠抗纤维化因子的水平而减轻肾小管损伤。

### 7. 其他药理作用

雷公根提取物对 2, 4- 二硝基氯苯诱导的 HaCaT 细胞和 BALB/c 小鼠的特应性皮炎具有抑制作用。雷公根酚类化合物可抑制葡萄糖介导的牛血清蛋白糖基化和氧化。雷公根的活性成分 14G1862 对大鼠骨关节炎模型大鼠具有镇痛和骨关节保护作用。

【毒理学研究】

雷公根醇提取物对大鼠腹腔注射的 $LD_{50}$ 为 1.93 g/kg，苷部分毒性较小。雷公根积雪草苷对小鼠、兔皮下注射 0.04 ～ 0.05 g/kg 能产生中毒症状；注射 0.20 ～ 0.25 g/kg 则增加出血时间，导致出血。口服 1 g/kg 对小鼠、兔皆能耐受。

## 【参考文献】

[1] Temrangsee P, Kondo S, Itharat A. Antibacterial activity of extracts from five medicinal plants and their formula against bacteria that cause chronic wound infection [J]. J Med Assoc Thai, 2011：S166-171.

[2] Yao C H, Yeh J Y, Chen Y S, et al. Wound-healing effect of electrospun gelatin nanofibres containing *Centella asiatica* extract in a rat model [J]. J Tissue Eng Regen Med, 2017, 11（3）：905-915.

[3] Soyingbe O S, Mongalo N I, Makhafola T J. In vitro antibacterial and cytotoxic activity of leaf extracts of *Centella asiatica*（L.）Urb, *Warburgia salutaris*（Bertol. F.）Chiov and *Curtisia dentata*（Burm. F.）C. A. Sm-medicinal plants used in South Africa [J]. BMC Complement Altern Med, 2018, 18（1）：315.

[4] Cho Y C, Vuong H L, Ha J, et al. Inhibition of Inflammatory Responses by *Centella asiatica* via Suppression of IRAK1-TAK1 in Mouse Macrophages [J]. Am J Chin Med, 2020, 48（5）：1103-1120.

[5] Kusumastuti S A, Nugrahaningsih D A A, Wahyuningsih M S H. *Centella asiatica*（L.）extract

attenuates inflammation and improve insulin sensitivity in a coculture of lipopolysaccharide ( LPS ) - induced 3T3-L1 adipocytes and RAW 264. 7 macrophages [ J ]. Drug Discov Ther, 2019, 13 ( 5 ): 261-267.

[ 6 ] Li H, Chen X, Liu J, et al. Ethanol extract of *Centella asiatica* alleviated dextran sulfate sodium-induced colitis : Restoration on mucosa barrier and gut microbiota homeostasis [ J ]. J Ethnopharmacol, 2021 ( 267 ): 113445.

[ 7 ] Nootchanat M, Poonlarp C, Benjaporn B. Anti-inflammatory and anti-oxidative effects of *Centella asiatica* extract in lipopolysaccharide-stimulated BV2 microglial cells [ J ]. Pharmacognosy Magazine, 2019, 15 ( 60 ): 140-146.

[ 8 ] Oyenihi A B, Langa S O P, Mukaratirwa S, et al. Effects of *Centella asiatica* on skeletal muscle structure and key enzymes of glucose and glycogen metabolism in type 2 diabetic rats [ J ]. Biomed Pharmacother, 2019 ( 112 ): 108715.

[ 9 ] Masola B, Oguntibeju O O, Oyenihi A B. *Centella asiatica* ameliorates diabetes-induced stress in rat tissues via influences on antioxidants and inflammatory cytokines [ J ]. Biomed Pharmacother, 2018 ( 101 ): 447-457.

[ 10 ] 孔彩霞，彭聪，郑承红，等. 雷公根水提取液对 2 型糖尿病大鼠胰岛素抵抗的影响 [ J ]. 中外医学研究，2011 ( 26 ): 1-3.

[ 11 ] Oyenihi A B, Opperman M, Alabi T D, et al. *Centella asiatica* alleviates diabetes-induced changes in fatty acid profile and oxidative damage in rat testis [ J ]. Andrologia, 2020, 52 ( 10 ): e13751.

[ 12 ] Liu Y T, Chuang Y C, Lo Y S, et al. Asiatic acid, extracted from *Centella asiatica* and induces apoptosis pathway through the phosphorylation p38 mitogen-activated protein kinase in cisplatin-resistant nasopharyngeal carcinoma cells [ J ]. Biomolecules, 2020, 10 ( 2 ): 184.

[ 13 ] Matthews D G, Caruso M, Murchison C F, et al. *Centella asiatica* improves memory and promotes antioxidative signaling in 5XFAD Mice [ J ]. Antioxidants ( Basel ), 2019, 8 ( 12 ): 630.

[ 14 ] Arora R, Kumar R, Agarwal A, et al. Comparison of three different extracts of *Centella asiatica* for anti-amnesic, antioxidant and anticholinergic activities: in vitro and in vivo study [ J ]. Biomed Pharmacother, 2018 ( 105 ): 1344-1352.

[ 15 ] Viswanathan G, Dan V M, Radhakrishnan N, et al. Protection of mouse brain from paracetamol-induced stress by *Centella asiatica* methanol extract [ J ]. J Ethnopharmacol, 2019 ( 236 ): 474-483.

[ 16 ] Chiroma S M, Baharuldin M T H, Mat Taib C N, et al. *Centella asiatica* protects d-Galactose/AlCl3 mediated alzheimer's disease-like rats via PP2A/GSK-3β signaling pathway in their hippocampus [ J ]. Int J Mol Sci, 2019, 20 ( 8 ): 1871.

［17］Gray N E, Zweig J A, Caruso M, et al. *Centella asiatica* increases hippocampal synaptic density and improves memory and executive function in aged mice［J］. Brain Behav, 2018, 8（7）: e01024.

［18］Zweig J A, Brandes M S, Brumbach B H, et al. Loss of NRF2 accelerates cognitive decline, exacerbates mitochondrial dysfunction and is required for the cognitive enhancing effects of *Centella asiatica* during aging［J］. Neurobiol Aging, 2021（100）: 48-58.

［19］Matthews D G, Caruso M, Alcazar magana A, et al. Caffeoylquinic acids in *Centella asiatica* reverse cognitive deficits in male 5XFAD alzheimer's disease model mice［J］. Nutrients, 2020, 12（11）: 3488.

［20］Park D W, Jeon H, Kwon J E, et al. Hepatoprotective effect of *Centella asiatica* 50% ethanol extract against acetaminophen-induced acute liver injury in BALB/c mice［J］. Toxicol Res, 2020, 37（2）: 261-275.

［21］Arfian N, Setyaningsih W A W, Anggorowati N, et al. Ethanol extract of *Centella asiatica*（Gotu Kola）attenuates tubular injury through inhibition of inflammatory cytokines and enhancement of anti-fibrotic factor in mice with 5/6 subtotal nephrectomy［J］. Malays J Med Sci, 2019, 26（5）: 53-63.

［22］Eze F N, Tola A J. Protein glycation and oxidation inhibitory activity of *Centella asiatica* phenolics（CAP）in glucose-mediated bovine serum albumin glycoxidation［J］. Food Chem, 2020（332）: 127302.

［23］Micheli L, Di Cesare Mannelli L, Mattoli L, et al. Intra-articular route for the system of molecules 14G1862 from *Centella asiatica*: Pain relieving and protective effects in a rat model of osteoarthritis［J］. Nutrients, 2020, 12（6）: 1618.

# 🌱 六月雪 Ndukmax

【别名】白马骨、满天星、白雪丹。

【来源】为茜草科植物六月雪 *Serissa foetida* Comm. 的全株。

【生境分布】生于海拔 100～2000 m 的高地山坡、丘陵、路边、溪旁或灌木丛中。在广西主要分布于大新、金秀、桂林等地，我国东南部、中部等亦有分布。

【性味功能】苦、辛，凉。祛风邪，解热毒，疏肝健脾，活血利湿。用于湿热水肿、急性肝炎、慢性肝炎、闭经、白带多、风湿骨痛。

【用法用量】10～30 g，水煎服。

【现代药理学研究】

1. 抗菌、解热抗炎作用

六月雪水提取物对金黄色葡萄球菌、大肠埃希菌、枯草杆菌、痢疾杆菌和绿脓杆菌局均具有抑制作用；可降低干酵母导致发热大鼠及大肠埃希菌内毒素引起发热家兔的体温，具有解热作用。六月雪对大鼠甲醛性关节炎具有一定的抑制作用。

2. 免疫增强作用

六月雪水提取物可以提高小鼠食欲，增加小鼠体重，促进生长发育；可提高小鼠的胸腺指数。六月雪水提取物具有增强机体免疫力、抗肿瘤等作用。

3. 保肝作用

复方六月雪对鸭乙型肝炎病毒具有抑制作用。六月雪提取物对实验性肝损伤小鼠具有显著的保护作用。六月雪对 HepG2.2.15 细胞 HBsAg 和 HBeAg 的表达、HBV DNA 的复制具有抑制作用，从而发挥保肝作用。

4. 其他药理作用

六月雪通过降低蛋白尿、血尿素氮及肌酐水平，对肾脏疾病具有治疗作用。六月雪提取物对胃饲无水乙醇诱发的急性胃黏膜损伤具有修复作用。六月雪提取物对常压耐缺氧及异丙肾上腺素增加心肌耗氧量的实验动物具有耐缺氧作用。

【参考文献】

[1] 刘敏, 邓兆群, 屈雪菊, 等. 六月雪的抑菌作用 [J]. 武汉大学学报 (医学版), 2002, 23 (2): 167-168, 176.

[2] 王爱红, 黄位耀, 张云, 等. 六月雪不同组分提取物的抗菌解热作用研究 [J]. 临床合理用药杂志, 2011, 4 (20): 3-5.

[3] 朱秋萍, 李洪亮, 范小娜. 六月雪提取物对小鼠免疫作用的影响 [J]. 赣南医学院学报, 2007, 27 (1): 11-12.

[4] 韦金育, 李延, 等. 50 种广西常用中草药、壮药抗肿瘤作用的筛选研究 [J]. 广西中医学院学报, 2003, 6 (4): 3-7.

[5] 朱秋萍, 李洪亮, 范小娜. 六月雪提取物对小鼠免疫作用的影响 [J]. 赣南医学院学报, 2007, 27 (1): 11-12.

[6] 杨霞芳, 张士军, 黄春喜, 等. 复方六月雪体外抗 HBV 的实验研究 [J]. 内科, 2007, 2 (3): 317-319.

[7] 张士军, 焦杨, 林兴, 等. 复方六月雪对鸭乙型肝炎病毒的抑制作用研究 [J]. 中国药房, 2008, 19 (33): 2563-2565.

[8] 张士军, 林军, 蒋伟哲, 等. 复方六月雪对鸭乙型肝炎病毒 DNA 的抑制作用 [J]. 中药材,

2007, 30（2）: 191-193.

［9］苏洁寒, 荣延平, 蒋伟哲, 等. 复方六月雪对急性化学性肝损伤的保护作用［J］. 广西医科大学学报, 2003, 20（4）: 497-499.

［10］刘春棋, 卓占宇, 李洪亮, 等. 六月雪提取物对小鼠实验性肝损伤的保护作用［J］. 赣南医学院学报, 2006, 26（6）: 824-825.

［11］宋振玉, 籍秀娟. 十三种中药及民间草药对大鼠蛋白性及甲醛性关节炎的影响［J］. 药学学报, 1963, 10（12）: 708-711.

［12］宓静英, 李洪亮, 卓占宇, 等. 六月雪水提取物耐缺氧作用的研究［J］. 赣南医学院学报, 2006, 26（6）: 826-827.

［13］孙响波, 于妮娜. 六月雪治疗肾脏疾病探源［J］. 中医药导报, 2013, 19（10）: 127-128.

［14］范小娜, 李洪亮, 肖海, 等. 二味中草药对实验性胃黏膜损伤的保护作用［J］. 辽宁中医杂志, 2007, 34（11）: 1648-1649.

［15］李洪亮, 程齐来, 范小娜, 等. 六月雪水提取物对实验性胃黏膜损伤的修复作用［J］. 时珍国医国药, 2009, 20（2）: 333-334.

# 龙葵 Caekloekhauj

【别名】古钮菜、七粒扣、衣钮扣、公炮草、乌点规、白花菜。

【来源】为茄科植物龙葵 *Solanum nigrum* Linn. 的地上部分。

【生境分布】生于田边、荒地及村庄附近。在广西主要分布于马山、平南等地。

【性味功能】微苦, 寒, 有小毒。清热毒, 除湿毒, 消肿痛。用于高血压病、咳嗽、痢疾、淋证、急性结膜炎、咽炎、癌肿、痈疮。

【用法用量】5～15 g, 外用适量。

【现代药理学研究】

1. 免疫调节作用

龙葵粗多糖可提高小鼠体内 B 细胞、T 细胞及 NK 细胞的活性, 提高体内非特异性免疫与特异性免疫功能。龙葵多糖通过 TLR4/MyD88 信号通路调节免疫功能。龙葵多糖片段 SNLP-1 可调节 TLR4/MyD88 信号通路, 具有免疫调节活性。

2. 抗肿瘤作用

龙葵提取物可抑制小鼠黑色素瘤细胞的转移。龙葵叶水提取物可诱导自噬, 增强顺铂、多霉素、多西紫杉醇和 5-氟尿嘧啶对人结直肠癌细胞的细胞毒性; 可激活自噬细胞死亡, 增强多西紫杉诱导人子宫内膜癌细胞的细胞毒性。龙葵乙醇提取物对人乳腺癌细胞 MCF-7 具有细胞毒性及阻滞细胞周期的活性, 并可诱导凋亡。龙葵氯仿提取物可抑制 PI3K/Akt 信号通路活化，对肾透明细胞癌有较好的干预作用。龙葵多糖可激活宿主中的免疫反应，对小鼠子宫颈癌细胞具有抑制作用；可阻断移植肿瘤小鼠红细胞膜的流动性。龙葵澳洲茄碱可通过抑制 p65、Bcl-2 蛋白的表达，增强 Bik、Bak 蛋白的表达，激活 Caspase-3 通路，诱导 A549 细胞凋亡。龙葵生物碱对结肠癌细胞 DLD-1 的增殖具有抑制作用，可诱导细胞凋亡；可通过上调 miR-140 的表达、下调 MACC1 的表达，来抑制胃癌细胞 SGC-7901 的增殖并促进细胞凋亡。α-龙葵碱可通过 Wnt/β-catenin 信号通路调节曲古抑菌素 A- 耐药胰腺癌细胞的 EMT 进程。龙葵素可诱导人前列腺癌细胞 Du145 ROS 的产生，通过激活 p38 通路诱导细胞凋亡。龙葵多酚可选择性地抑制细胞增殖，加速前列腺癌细胞的凋亡。

### 3. 保肝作用

龙葵通过抑制高脂肪 / 乙醇饮食诱导的大鼠高血糖症预防肝纤维化；对乙醇、$CCl_4$ 诱导的氧化损伤和氯化镉诱导的大鼠肝毒性具有肝保护作用，可保护肝细胞的完整性，减少肝脏 GSTA1 的释放，有助于改善肝脏解毒；可减少 TGF-β1 的分泌，降低硫代乙酰胺诱导小鼠的肝纤维化程度。龙葵水提取物可调节束缚应激诱导大鼠肝脏变化的抗氧化潜能。龙葵多糖可增加肝组织抗氧化能力，对 $CCl_4$ 所致的肝损伤具有保护作用。

### 4. 其他药理作用

龙葵可使 STZ 致糖尿病大鼠的钙镁比、血糖、HDL、LDL、VLDL、总 TC 和 TG 浓度恢复至正常水平。龙葵果对 STZ 诱导的糖尿病肾病大鼠具有预防作用。

龙葵提取物对白念珠菌具有抗菌活性，对丙型肝炎病毒具有抗病毒活性，对 DNCB 诱导的特应性皮炎 BALB/c 小鼠具有治疗作用。

## 【参考文献】

［1］Wang H C, Wu D H, Chang Y C, et al. *Solanum nigrum* Linn. water extract inhibits metastasis in mouse melanoma cells in vitro and in vivo［J］. J Agric Food Chem, 2010, 58（22）: 11913-11923.

［2］Churiyah C, Ningsih S, Firdayani F. The Cytotoxic, apoptotic induction, and cell cycle arrest activities of *Solanum nigrum* L. ethanolic extract on MCF-7 human breast cancer cell［J］. Asian Pac J Cancer Prev, 2020, 21（12）: 3735-3741.

［3］廖灿，梁昊，张瑞明，等. 龙葵氯仿提取物对肾透明细胞癌的干预作用研究［J］. 临床泌尿外科杂志，2020, 35（6）: 454-457.

［4］Li J, Li Q W, Gao D W, et al. Antitumor and immunomodulating effects of polysaccharides isolated from *Solanum nigrum* Linne［J］. Phytother Res, 2009, 23（11）: 1524-1530.

［5］Yuan H L, Liu X L, Liu Y J. *Solanum nigrum* polysaccharide（SNL）extract effects in transplanted tumor-bearing mice-erythrocyte membrane fluidity and blocking of functions [J]. Asian Pac J Cancer P, 2014, 15 (23): 10469-10473.

［6］李龙妹，黄锦鹏，河文峰，等. 龙葵提取物澳洲茄碱诱导 A549 细胞凋亡的机制研究 [J]. 中药新药与临床药理, 2020, 31 (12): 1422-1427.

［7］周晓，靳贝贝，樊东升，等. 龙葵生物碱对结肠癌 DLD-1 细胞增殖及凋亡的影响 [J]. 山西中医药大学学报, 2020, 21 (5): 328-330, 334.

［8］黄苗苗，刘美英，李保环，等. 龙葵碱通过调节 miR-140 和结肠癌转移相关基因 1 调控胃癌细胞增殖和凋亡 [J]. 中国临床药理学杂志, 2020, 36 (16): 2440-2443.

［9］钟伟枫，刘思平，姚史武，等. 龙葵素通过 ROS 激活 p38 信号通路诱导人前列腺癌 Du145 细胞凋亡 [J]. 中药药理与临床, 2016, 32 (6): 29-33.

［10］Nawab A, Thakur V S, Yunus M, et al. Selective cell cycle arrest and induction of apoptosis in human prostate cancer cells by a polyphenol-rich extract of *Solanum nigrum* [J]. Int J Mol Med, 2012, 29 (2): 277-284.

［11］Zaidi S K, Ansari S A, Tabrez S, et al. Antioxidant potential of *Solanum nigrum* aqueous leaves extract in modulating restraint stress-induced changes in rat's liver [J]. J Pharm Bioallied Sci, 2019, 11 (1): 60-68.

［12］郑岳，孙伟，卢坤玲，等. 龙葵多糖对四氯化碳致小鼠肝损伤的保护作用及其机制 [J]. 山东医药, 2016, 56 (8): 23-25.

［13］Tai C J, Choong C Y, Shi Y C, et al. *Solanum nigrum* protects against hepatic fibrosis via suppression of hyperglycemia in high-fat/ethanol diet-induced rats [J]. Molecules, 2016, 21 (3): 269.

［14］Liu F P, Ma X, Li M M, et al. Hepatoprotective effects of *Solanum nigrum* against ethanol-induced injury in primary hepatocytes and mice with analysis of glutathione S-transferase A1 [J]. J Chin Med Assoc, 2016, 79 (2): 65-71.

［15］Lin H M, Tseng H C, Wang C J, et al. Hepatoprotective effects of *Solanum nigrum* Linn. extract against CCl$_4$-iduced oxidative damage in rats [J]. Chem Biol Interact, 2008, 171 (3): 283-293.

［16］Abdel-Rahim E A, Abdel-Mobdy Y E, Ali R F, et al. Hepatoprotective effects of *Solanum nigrum* Linn fruits against cadmium chloride toxicity in albino rats [J]. Biol Trace Elem Res, 2014, 160 (3): 400-408.

［17］Hsieh C C, Fang H L, Lina W C. Inhibitory effect of *Solanum nigrum* on thioacetamide-induced liver fibrosis in mice [J]. J Ethnopharmacol, 2008, 119 (1): 117-121.

［18］Pu Y, Liu Z, Zhong C, et al. Immunomodulatory effects of a polysaccharide from *Solanum nigrum* Linne through TLR4-MyD88 signaling pathway [J]. Int Immunopharmacol, 2020 (88):

106973.

［19］田海玲，于思文，裴钰，等.龙葵粗多糖对小鼠体内免疫系统的影响［J］.延边大学医学学
　　　报，2019，42（1）：8-11.

［20］蒲有为.龙葵多糖的提取分离及免疫调节机制的研究［D］.重庆：重庆医科大学，2020.

［21］Choi Y R，Kang M K. A convergence study of antibacterial effect of *Solanum nigrum* extract on
　　　candida albicans［J］. Journal of the Korea Convergence Society，2018，9（12）：69-74.

［22］Javed T，Ashfaq U A，Riaz S，et al. In-vitro antiviral activity of *Solanum nigrum* against Hepatitis
　　　C Virus［J］. Virol J，2011（8）：26.

［23］Hong S，Lee B，Kim J H，et al. *Solanum nigrum* Linne improves DNCB-induced atopic
　　　dermatitis-like skin disease in BALB/c mice［J］. Mol Med Rep，2020，22（4）：2878-2886.

［24］Sohrabipour S，Kharazmi F，Soltani N，et al. Effect of the administration of *Solanum nigrum* fruit
　　　on blood glucose，lipid profiles，and sensitivity of the vascular mesenteric bed to phenylephrine in
　　　streptozotocin-induced diabetic rats［J］. Med Sci Monit Basic Res，2013（19）：133-140.

［25］Azarkish F，Hashemi K，Talebi A，et al. Effect of the administration of *Solanum nigrum* fruit on
　　　prevention of diabetic nephropathy in streptozotocin-induced diabetic rats［J］. Pharmacognosy
　　　Res，2017，9（4）：325-332.

# 🌱 芦根 Raggoluzdiz

【别名】苇、芦竹、蒲苇、苇子草。

【来源】为禾本科植物芦苇 *Phragmites australis*（Cav.）Trin. ex Steud. 的根茎。

【生境分布】生于江河湖泽、地塘沟渠和低湿地。在广西主要分布于南宁、北流、永福等地。

【性味功能】甘，寒。清热毒，通气道、水道。用于热病烦渴、呕吐、咳嗽、喘咳、肺痈、痧病、水肿、预防流脑、预防乙脑、淋证。

【用法用量】15 ～ 30 g，鲜品 60 ～ 120 g，捣汁。外用适量，煎汤洗。

【现代药理学研究】

1. 保护肝、肾作用

芦根多糖可降低肝纤维化模型大鼠血清 AST、ALT 的活性，降低血清和肝组织 MDA 的含量，升高血清和肝组织 SOD、GSH-Px 的活性；可改善肝纤维化模型大鼠的肝功能，减轻纤维化，改善肝脂肪化，减少脂质过氧化产物，减轻对肾脏的损伤，同时具有减轻尿蛋白排泄及减小肾小球内径的作用，对高脂造成的大鼠肾损害具有一定的保护作用；对镉引起的小鼠肝和肾损伤均具有保护作用。

2.降血脂作用

芦根多糖可降低高脂血症大鼠血清中 TC、HDL-C 和 LDL-C 的水平，减少肝细胞脂肪变性，减轻病变程度，具有降血脂作用。

3.降血糖作用

芦根可抑制 MCP-1/TGF-β1 通路，对 STZ 诱导的糖尿病小鼠具有降血糖的功能。芦根乙醇提取物对 STZ 诱导的糖尿病小鼠肝糖原含量及糖原合成酶具有正向促进作用，可提高肝糖原合成酶的表达。

4.其他药理作用

芦根水提取物可减轻二甲苯所致的小鼠耳郭肿胀，具有一定的抗炎作用。芦根多糖可通过激活自噬和促进凋亡抑制非小细胞肺癌细胞 A549 的增殖。

# 【参考文献】

[1] 韩光磊，李立华，高家荣，等.芦根多糖抗免疫性肝纤维化作用及机制研究 [J].中国中医药信息杂志，2012, 19（7）：42-43.

[2] 李立华，张国升.芦根多糖保肝作用及抗肝纤维化的研究 [J].安徽中医学院学报，2007（5）：32-34.

[3] 徐行仙.芦根多糖对高脂诱导大鼠肾损伤的保护作用 [J].中国医药导报，2014, 11（19）：24-27.

[4] 王珍，尤其嘉，杨靖亚，等.芦根多糖对镉中毒小鼠肝肾组织损伤的保护作用 [J].食品工业科技，2013, 34（2）：349-352.

[5] 陈志盛，陈景杨，张鹏寅，等.芦根多糖对高脂血症大鼠的调节作用 [J].中国比较医学杂志.2018, 28（7）：58-62.

[6] 宋佰慧，程云龙，辛禧瑞，等.芦根乙醇提取物对糖尿病小鼠肝糖原含量及糖原合成酶的影响 [J].天津医药.2014, 42（1）：65-67.

[7] 郑志乾，姜京植，方学森，等.芦根对 STZ 诱导的糖尿病小鼠肾组织 MCP-1 与 TGF-β1 表达的影响 [J].时珍国医国药.2017, 28（8）：1850-1852.

[8] 邓小娟，敖素华.芦根多糖诱导自噬和凋亡抑制非小细胞肺癌 A549 细胞增殖 [J].医药导报，2020, 39（8）：1041-1046.

[9] 刘足桂，梁生林.芦根水煎剂对小鼠的抗炎作用初探 [J].中国医药指南，2014, 12（34）：61-62.

# 🌱 绿豆 Duhheu

【别名】青小豆。

【来源】为豆科植物绿豆 *Vigna radiata*(L.)Wilczek 的种子。

【生境分布】多为栽培。广西各地均有分布。

【性味功能】甘，寒。清热毒，通水道。用于中暑、尿黄、痧病、呕吐、泄泻、哮喘、头痛、目赤、口疮、水肿、痈疮、风疹、小儿湿疹、丹毒、药物及食物中毒。

【用法用量】15 ～ 30 g，大剂量可用至 120 g，研末或生研绞汁。外用适量，研末调敷。

【现代药理学研究】

1. 免疫增强作用

绿豆寡肽通过调节巨噬细胞的趋化吞噬能力、胞内酶解消化能力和降低促炎性细胞因子的水平从而缓解 LPS 诱导的巨噬细胞炎症；绿豆肽可激活巨噬细胞、增加自身代谢酶活力、释放细胞因子，通过抗炎作用及促进细胞自噬，提高宿主细胞的免疫功能。

2. 抗菌、抗病毒作用

绿豆对大肠埃希菌、沙门氏杆菌等细菌均有抑杀作用。绿豆衣可抑制病菌体 DNA、RNA 和蛋白质合成，阻止细菌的繁殖。绿豆正丁醇萃取物为抑菌活性有效萃取物，对枯草芽孢杆菌、白色葡萄球菌、大肠埃希菌、青霉菌均有不同程度的抑制作用。绿豆黄酮类化合物可抑制进入细胞内的病毒与溶酶体融合，阻断病毒核酸的复制，起到抗病毒作用。绿豆单宁可凝固病菌体原生质，起到抗菌作用。

3. 保肝护肾作用

绿豆衣提取物对大鼠 CYP3A4 酶的活性具有抑制作用。绿豆黄酮可减轻自由基和脂质过氧化物对肝细胞的损伤，降低白酒诱导的小鼠急性酒精性肝损伤。绿豆蛋白可提高抗氧化作用，改善染铅大鼠的肾功能。

4. 抗肿瘤作用

绿豆对吗啡啉/亚硝酸钠诱发肺瘤和肝瘤小鼠具有一定的预防作用。绿豆活性肽对 HepG2 细胞生长有抑制作用；可通过调节免疫功能、抑制 TE 端粒酶活性、促进肿瘤细胞 Bax 的表达以及抑制 Bcl-2 的表达，对 H22 荷瘤小鼠发挥抑瘤作用。

## 【参考文献】

［1］于笛，周伟，郭增旺，等.绿豆寡肽对脂多糖诱导巨噬细胞 RAW264.7 的抗炎作用［J］.中国食品学报，2020，20（8）：41-48.

［2］刁静静，迟治平，等.绿豆肽对 RAW264.7 巨噬细胞的免疫调节作用［J］.中国生物制品学杂志，2019，32（9）：950-957.

［3］李健，王旭，刘宁.绿豆提取物的抑菌作用研究［J］.哈尔滨商业大学学报（自然科学版），2010，26（6）：680-683.

［4］李喜平，雷凯，刘雅楠，等.绿豆衣提取物对大鼠肝微粒体 CYP3A4 活性的影响［J］.中国药师，2017，20（10）：1736-1740.

［5］刘晓娜，赵云丽，高恩泽，等，于治国.绿豆黄酮对小鼠急性酒精性肝损伤的干预作用［J］.沈阳药科大学学报，2015，32（1）：55-58.

［6］杨毅，徐锦龙，徐强，等.绿豆蛋白对染铅大鼠肾功能及 SOD、MDA 的影响［J］.中华中医药学刊，2011，29（10）：2280-2281.

［7］李梅青，王康，周鑫.绿豆活性肽对 HepG2 肝癌细胞增殖的抑制作用［J］.中国食品学报，2018，18（10）：52-57.

［8］李梅青，王康，夏善伟，等.绿豆活性肽对小鼠 H22 肝癌移植瘤的抑制作用［J］.西北农林科技大学学报（自然科学版），2018，46（6）：9-14.

［9］陈汉源，钟启平.绿豆对实验小鼠肿瘤诱发的预防作用［J］.第一军医大学学报，1989（3）：231-234.

# 🌱 马蹄金 Byaekdaezmax

【别名】金挖耳、小灯盏草、荷包草、黄胆草、荷包草、九连环。

【来源】为旋花科植物马蹄金 Dichondra repens Forst. 的全草。

【生境分布】生于山坡、草地、路旁或沟边。在广西主要分布于靖西、罗城、金秀等地，浙江、江西、福建、台湾、湖南、广东、云南等亦有分布。

【性味功能】苦、微辣，寒。通龙路，利水道，清热毒，散瘀消肿。用于黄疸、痢疾、淋证、疖肿、跌打损伤、百日咳、乳痈、咳血、毒蛇咬伤。

【用法用量】内服 15～30 g，鲜品加倍，煎汤。

【现代药理学研究】

1. 抗炎镇痛作用

马蹄金提取物可抑制醋酸所致毛细血管通透性增加，减少小鼠扭体反应次数，降低小鼠热板痛阈值，抑制二甲苯所致小鼠耳郭肿胀，抑制角叉菜胶所致大鼠足跖肿胀，具有一定的抗炎镇痛作用。

2. 免疫增强作用

马蹄金可增加动物免疫器官的重量指数，提高小鼠碳粒廓清指数及吞噬指数，增强单核巨噬细胞的吞噬功能；促进小鼠溶血素产生，提高血清溶血素水平，促进细胞免疫和体液免疫。

3. 保肝作用

马蹄金对 D-半乳糖胺、硫代乙酰胺、异硫氰酸 -1- 萘酯致小鼠肝损伤有防治作用。马蹄金提取物可降低 CCl₄ 致肝损伤小鼠的血清转氨酶活性，减轻肝脏病理改变，降低肝组织中 MDA 的含量、增高 SOD 的活性，具有抗脂质过氧化作用，可保护细胞免受过氧化损伤，减轻肝细胞变性和坏死，维持肝细胞正常生理功能。对急性肝损伤具有保护作用。马蹄金素衍生物，包含三氟甲基、藜芦酸单元、食子酸单元、半乳糖和吡喃半乳糖，均具有抗 HBV 活性。

## 【参考文献】

［1］曲莉莎，曾万玲，谢达莎，等.马蹄金提取物镇痛、抗炎及抑菌作用的实验研究［J］.中国中药杂志，2003，28（4）：89-92.

［2］曲莉莎，曾万玲，梁光义.民族药马蹄金提取物对小鼠肝损伤的保护作用［J］.中国医院药学杂志，2003，23（4）：197-199.

［3］曾万玲，董学新，曲丽莎，等.民族药马蹄金石油醚提取物对 CCl₄、APAP 致小鼠急性肝损伤的保护作用［J］.中药材，2011，34（2）：275-278.

［4］曲莉莎，曾万玲，梁光义.民族药马蹄金提取物对 D-Clan. TAA、ANIT 所致小鼠化学性肝损伤的药理作用研究［J］.中国医药学报，2003，18（2）：84 -87.

［5］崔晶，卢苇，邱净英，等.三氟甲基取代马蹄金素衍生物的合成及其抗乙肝病毒活性研究［J］.中国药学杂志，2019，54（13）：1045-1053.

［6］况安香，卢苇，曾晓萍，等.含藜芦酸单元的马蹄金素衍生物的合成及其抗 HBV 活性研究［J］.中国新药杂志，2019，28（12）：1523-1530.

［7］刘毅，卢苇，刘青川，等.含没食子酸单元的马蹄金素衍生物的合成及其抗 HBV 活性研究［J］.药学学报，2017，52（7）：1140-1145.

［8］袁洁，刘青川，徐广灿，等.基于点击化学反应的半乳糖糖基化马蹄金素衍生物的合成及抗 HBV 活性［J］.高等学校化学学报，2016，37（7）：1307-1319.

［9］徐广灿，刘青川，袁洁，等.吡喃半乳糖糖基化马蹄金素衍生物的合成及抗乙肝病毒活性研究［J］.有机化学，2016，36（7）：1617-1625.

［10］曲莉莎，曾万玲，梁光义.马蹄金的解热利胆作用及其对免疫功能的影响［J］.辽宁中医杂志，2003，30（2）：146-147.

［11］吴维，周俐，周茜，等.黄疸草抗脂质过氧化作用的实验研究［J］.赣南医学院学报，2003，23（6）：611-614.

# 🌱 茅莓 Houqmeux

【别名】红梅消、野鸡泡、黑龙骨、草杨梅、虎梅刺、小叶悬钩子。

【来源】为蔷薇科植物茅莓 *Rubus parvifolius* L. 的地上部分。

【生境分布】生于向阳的山坡或山沟的两侧以及山路旁。全国都有分布。

【性味功能】苦、涩、寒。通龙路，利水道，清热毒，散瘀止痛。用于淋证、瘰疬、湿疹、疖子、吐血、跌打损伤、产后瘀滞腹痛、痢疾、痔疮、疥疮。

【用法用量】内服 15 ～ 30 g，煎汤。外用鲜品适量，捣烂敷患处。

【现代药理学研究】

1. 抗菌、抗炎作用

茅莓挥发油可抑制各种革兰氏阳性菌和革兰氏阴性菌的生长，包括金黄色葡萄球菌、表皮葡萄球菌、粪肠球菌、大肠埃希菌、铜绿假单胞菌、鲍曼尼不动杆菌。茅莓可降低前列腺炎大鼠的前列腺腺体增重指数，减轻炎性细胞的浸润和损伤，对大鼠非细菌性前列腺炎有一定治疗作用。茅莓正丁醇提取物可降低二甲苯致小鼠耳郭肿胀，减轻角叉菜胶致大鼠足跖肿胀。

2. 局灶性脑缺血保护作用

茅莓提取物可减小脑梗死面积和减轻局灶性病理损害，改变凝血酶时间、活化部分凝血活酶时间和纤维蛋白原含量，减少缺血灶内 HSP70 的表达。茅莓总皂苷可改变大鼠的异常神经症状，提高局灶性脑缺血模型大鼠 SOD 和 GSH-Px 的活性，减少 MDA 的生成，减少脑皮层的细胞凋亡数；可减轻模型大鼠神经元的病理变化，增加 Bcl-2 的表达，降低 Bax 的表达，具有显著的抗凋亡作用。

3. 神经元保护作用

茅莓总皂苷可降低大鼠海马神经元细胞内的 $Ca^{2+}$ 浓度，通过减轻细胞内钙超载对缺血神经元具有保护作用；可减少神经损伤，减少脑梗死体积，并抑制缺血区域周围神经元的凋亡，减少病理变化。茅莓根甜叶苷 R1 对 1- 甲基 -4- 苯基吡啶离子处理的多巴胺能神经元有保护作用。

4. 抗肿瘤作用

茅莓总皂苷对直肠腺癌细胞 HR8348、黑色素癌细胞 A375、人皮肤 T 细胞淋巴瘤细胞 Hut-78 具有抑制作用，可将细胞周期阻滞在 S 期从而发挥抗肿瘤作用；可抑制 HL-60 细胞生长，通过 Bcl-2 和 Fas 途径诱导 HL-60 细胞凋亡；对裸鼠异种移植模型中的 K562 细胞具有良好的肿瘤抑制作用。

# 【参考文献】

［1］谭明雄，王恒山，黎霜.茅莓根和叶挥发油抑菌活性的研究［J］.化工时刊，2002（9）：21-22.

［2］梁荣感，毛庭枝，侯巧燕，等.茅莓对大鼠非细菌性前列腺炎的影响［J］.广西植物，2009，29（6）：860-862，811.

［3］张均智，莫刚，杨成芳，等.茅莓正丁醇组分的抗炎作用［J］.中国实验方剂学杂志，2011，17（8）：204-206.

［4］Cai Y, Hu X, Huang M, et al. Characterization of the antibacterial activity and the chemical components of the volatile oil of the leaves of *Rubus parvifolius* L.［J］. Molecules, 2012, 17（7）：7758-7768.

［5］侯巧燕，杨成芳，张均智，等.茅莓对大鼠前列腺炎模型病理改变的影响［J］.中国老年学杂志，2009，29（24）：3217-3218.

［6］梁荣感，毛庭枝，侯巧燕，等.茅莓对大鼠非细菌性前列腺炎的影响［J］.广西植物，2009，29（6）：860-862，811.

［7］郑永玲，胡常林.茅莓提取物治疗局灶性脑缺血的实验研究［J］.中医药研究，2002，（2）：37-39.

［8］王继生，邱宗荫，夏永鹏，等.茅莓总皂苷对大鼠局灶性脑缺血的保护作用［J］.中国中药杂志，2006（2）：138-141.

［9］王继生，邱宗荫，夏永鹏，等.茅莓总皂苷对大鼠局灶性脑缺血/再灌注后神经细胞凋亡及相关蛋白 Bcl-2、Bax 表达的影响［J］.中国药理学通报，2006（2）：224-228.

［10］王继生，邱宗荫，夏永鹏，等.茅莓抗脑缺血有效部位的药理活性筛选［J］.中国中药杂志，2010，35（15）：2027-2029.

［11］王继生，邱宗荫，夏永鹏，等.茅莓总皂苷对局灶性脑缺血/再灌注大鼠的比较蛋白质组学研究［J］.中国药理学通报，2009，25（2）：201-204.

［12］郑振淡，张玲菊，黄巧玲，等.茅莓总皂苷对三种皮肤肿瘤的体外抗肿瘤作用［J］.中国中西医结合皮肤性病学杂志，2007（2）：67-69.

［13］郑振淡，张玲菊，黄常新，等.茅莓总皂苷体外抗肿瘤作用研究［J］.浙江临床医学，2007（5）：611-612.

［14］许晓峰，杨威，张学进.茅莓总皂苷诱导 HL-60 白血病细胞凋亡机制研究［J］.中国中医药科技，2018，25（4）：491-494，497.

［15］Xu X F, Cheng R B, Zhang X J, et al. Total saponins of *Rubus parvifolius* L. exhibited anti-leukemia effect in vivo through STAT3 and eIF4E signaling pathways［J］. Chin J Integr Med, 2018, 24（12）：920-924.

［16］于占洋，阮浩澜，朱小南，等.茅莓根中对多巴胺神经元保护作用成分的分离鉴定研究

［J］. 中药材, 2008,（4）：554-557.

［17］王继生, 邱宗荫, 李惠芝, 等. 茅莓总皂苷对大鼠海马神经元细胞缺氧损伤后胞内钙超载的影响［J］. 中国药理学通报, 2007（7）：934-937.

［18］Wang J, Zhang F, Tang L, et al. Neuroprotective effects of total saponins from *Rubus parvifolius* L. on cerebral ischemia/reperfusion injury in rats［J］. Neural Regen Res, 2012, 7（3）：176-181.

# 🌱 玫瑰茄 Lwggazbyaj

【别名】山茄、落神葵。

【来源】为锦葵科植物玫瑰茄 *Hibiscus sabdariffa* L. 的花萼。

【生境分布】广西、福建、台湾、广东、海南、云南广为栽培。

【性味功能】酸, 凉。清热解渴, 敛肺止咳。用于高血压、中暑、咳嗽、酒醉。

【用法用量】内服 9 ～ 15 g, 煎汤。

【现代药理学研究】

1. 抗炎解热作用

玫瑰茄多酚可改善抗氧化功能和调节 COX-2 的表达, 抑制 LPS 诱导的炎症。玫瑰茄种子的脂肪酸成分具有抗炎、镇痛活性。玫瑰茄乙醇和真空干燥提取物可降低酵母诱导的发热。

2. 抗菌作用

玫瑰茄提取物可抑制白色念珠菌的黏附性及其生物膜的形成, 具有抗菌作用。玫瑰茄提取物对致龋性变形链球菌的生长具有一定的抑制作用。玫瑰茄醇提取物可通过与 DNA 发生嵌入结合和氢键结合, 使 DNA 不能进行复制和转录, 降低核酸的含量, 进而影响蛋白质的合成, 最终导致菌体生物学功能的丧失, 对大肠埃希菌和金黄色葡萄球菌发挥抑菌作用。

3. 降血压作用

玫瑰茄可降低血液中 ET 的含量, 提高 NO 的水平；通过调控 NO/cGMP 通路抑制钙内流, 在高血压大鼠分离的主动脉环中具有血管扩张、降压作用；可通过缩短毛细血管和肌细胞之间的扩散距离、促进新血管的形成, 恢复肌细胞正常营养供给状态。长期服用玫瑰茄花瓣水提取物对 2K-1C 型肾血管性高血压大鼠具有降压和减轻心脏肥大的作用。

4. 降血脂作用

玫瑰茄提取物具有抗氧化、抗高血脂活性。玫瑰茄籽油可改善饱和脂肪酸诱导的大鼠高脂血症和高胆固醇血症。玫瑰茄多酚通过激活 AMPK 和减少 SREBP-1 的表达从而降低肝细胞的脂质含量, 抑制脂肪酸合成酶和 HMG-CoA 还原酶的表达, 具有降低血浆 TC 和

LDL-C 的作用。芙蓉茄花青素可抑制 ox-LDL、LDL 诱导的细胞凋亡。

### 5. 降血糖作用

玫瑰茄水提取物通过调节氧化状态和 Akt/Bad/14-3-3r 信号通路，对糖尿病肾病具有改善作用。玫瑰茄多酚可降低 STZ 诱导的肾质量，改善大鼠肾近端弯曲小管的水肿程度，降低血清 TRIG、TC 和 LDL 的水平，增加 CAT 和 GSH 的活性，降低脂质过氧化作用，对 STZ 诱导的糖尿病肾病具有一定的治疗作用；通过减轻 DPP4 介导的胰岛素抵抗，防止棕榈酸诱导的肾上皮间充质转化。玫瑰茄的没食子酸和原儿茶酚酸可抑制 α-淀粉酶和 α-葡萄糖苷酶，降低糖尿病大鼠的血糖，具有降糖作用。

### 6. 利尿作用

玫瑰茄可降低尿草酸钙结石大鼠的血清草酸和草甘酸水平，促进草酸尿排泄，降低肾组织钙含量，减少肾中钙晶体的沉积，具有一定的治疗作用。玫瑰茄水提取物可降低泌尿系统疾病大鼠肾脏和血清中结石形成成分的沉积。

### 7. 抗肿瘤作用

玫瑰茄可调节 p38 和 ERK1/2 的表达水平，抑制多发性骨髓瘤细胞 RPMI8226 和口腔鳞状细胞癌细胞 SCC-25 的生长和侵袭；通过下调 Akt/NF-κB/MMP-9 信号通路，抑制人前列腺癌细胞的侵袭。玫瑰茄多酚可通过调节 p53 磷酸化和 p38 MAPK/FasL 级联信号转导途径，诱导人胃癌细胞凋亡。

### 8. 其他药理作用

玫瑰茄可提高卵巢切除大鼠空间记忆功能和海马 BDNF 的表达；对 STZ 诱导阿尔茨海默病小鼠具有神经保护作用。玫瑰茄可以降低除虫菊酯的神经毒性，具有神经保护作用。玫瑰茄可通过诱导细胞增殖、减少氧化应激和细胞凋亡，改善味精诱导的睾丸毒性。玫瑰茄具有抗人甲型流感病毒的作用。玫瑰茄对镉诱导的成年 Wistar 大鼠卵巢毒性具有抑制作用。玫瑰茄花瓣可减轻葡聚糖硫酸钠诱导的小鼠结肠炎。玫瑰茄水提取物可提高缺铁性贫血大鼠的 HGB、RBC、HCT 水平，对缺铁性贫血具有一定的改善作用。玫瑰茄多酚提取物通过降低线粒体功能障碍改善对乙酰氨基酚诱导的肝脂肪变性。

## 【参考文献】

[ 1 ] Ali S A E, Mohamed A H, Mohammed G E E. Fatty acid composition, antiinflammatory and analgesic activities of *Hibiscus sabdariffa* Linn. seeds [ J ]. J Advanced Veterinary & Animal Research, 2014, 1 ( 2 ): 50-57.

[ 2 ] Dwivedi M, Muralidhar S, Saluja D. *Hibiscus sabdariffa* extract inhibits adhesion, biofilm initiation and formation in candida albicans [ J ]. Indian J Microbiol, 2020, 60 ( 1 ): 96-106.

[ 3 ] Aleebrahim-Dehkordy E, Rafieian-Kopaei M, Zamanzad B, et al. Antimicrobial effect of chloroform

*Hibiscus sabdariffa* extract on pathogenic bacteria［J］. Journal of Pharmaceutical Negative Results, 2020, 11（1）：15-18.

［4］李梦淼, 谢鲲鹏, 隋佳琪, 等. 玫瑰茄醇提取物的抑菌活性及其作用机制［J］. 中国生物化学与分子生物学报, 2015, 31（10）：1057-1063.

［5］Inuwa I, Ali B H, Al-Lawati I, et al. Long-term ingestion of *Hibiscus sabdariffa* calyx extract enhances myocardial capillarization in the spontaneously hypertensive rat［J］. Exp Biol Med（Maywood）, 2012, 237（5）：563-569.

［6］张赛男. 玫瑰茄提取物降血压作用实验研究［J］. 实用中医药杂志, 2015, 31（1）：2-4.

［7］李丽, 张莉. 玫瑰茄水提取物对2K-1C型高血压大鼠的降压和逆转心脏肥大的作用［J］. 国外医药（植物药分册）, 2004（2）：73.

［8］Elkafrawy N, Younes K, Naguib A, et al. Antihypertensive efficacy and safety of a standardized herbal medicinal product of *Hibiscus sabdariffa* and *Olea europaea* extracts（NW Roselle）: A phase-Ⅱ, randomized, double-blind, captopril-controlled clinical trial［J］. Phytother Res, 2020, 34（12）：3379-3387.

［9］Yang M Y, Peng C H, Chan K C, et al. The hypolipidemic effect of *Hibiscus sabdariffa* polyphenols via inhibiting lipogenesis and promoting hepatic lipid clearance［J］. J Agric Food Chem, 2010, 58（2）：850-859.

［10］Ochani P C, D'Mello P. Antioxidant and antihyperlipidemic activity of *Hibiscus sabdariffa* Linn. leaves and calyces extracts in rats［J］.Indian J Exp Biol, 2009, 47（4）：276-282.

［11］Ali R F, El-Anany A M. Hypolipidemic and hypocholesterolemic effect of roselle（*Hibiscus sabdariffa* L.）seeds oil in experimental male rats［J］. J Oleo Sci, 2017, 66（1）：41-49.

［12］Peng C H, Yang Y S, Chan K C, et al. *Hibiscus sabdariffa* polyphenols alleviate insulin resistance and renal epithelial to mesenchymal transition: a novel action mechanism mediated by type 4 dipeptidyl peptidase［J］. J Agric Food Chem, 2014, 62（40）：9736-9743.

［13］Peng C H, Chyau C C, Chan K C, et al. *Hibiscus sabdariffa* polyphenolic extract inhibits hyperglycemia, hyperlipidemia, and glycation-oxidative stress while improving insulin resistance［J］. J Agric Food Chem, 2011, 59（18）：9901-9909.

［14］Huang C N, Wang C J, Yang Y S, et al. *Hibiscus sabdariffa* polyphenols prevent palmitate-induced renal epithelial mesenchymal transition by alleviating dipeptidyl peptidase-4-mediated insulin resistance［J］. Food Funct, 2016, 7（1）：475-482.

［15］Alegbe E O, Teralı K, Olofinsan K A, et al. Antidiabetic activity-guided isolation of gallic and protocatechuic acids from *Hibiscus sabdariffa* calyxes［J］. J Food Biochem, 2019, 43（7）：e12927.

［16］Woottisin S, Hossain R Z, Yachantha C, et al. Effects of *Orthosiphon grandiflorus*, *Hibiscus sabdariffa* and *Phyllanthus amarus* extracts on risk factors for urinary calcium oxalate stones in rats ［J］. J Urol, 2011, 185（1）: 323-328.

［17］Chiu C T, Chen J H, Chou F P, et al. *Hibiscus sabdariffa* leaf extract inhibits human prostate cancer cell invasion via down-regulation of Akt/NF-κB/MMP-9 pathway ［J］. Nutrients, 2015, 7（7）: 5065-5087.

［18］Tsai T C, Huang H P, Chang Y C, et al. An anthocyanin-rich extract from *Hibiscus sabdariffa* linnaeus inhibits N-nitrosomethylurea-induced leukemia in rats ［J］. J Agric Food Chem, 2014, 62（7）: 1572-1580.

［19］Chiu C T, Hsuan S W, Lin H H, et al. *Hibiscus sabdariffa* leaf polyphenolic extract induces human melanoma cell death, apoptosis, and autophagy ［J］. J Food Sci, 2015, 80（3）: H649-H658.

［20］Lin H H, Huang H P, Huang C C, et al. *Hibiscus polyphenol-rich* extract induces apoptosis in human gastric carcinoma cells via p53 phosphorylation and p38 MAPK/FasL cascade pathway ［J］. Mol Carcinog, 2005, 43（2）: 86-99.

［21］Chiu C T, Chen J H, Chou F P, et al. *Hibiscus sabdariffa* leaf extract inhibits human prostate cancer cell invasion via down-regulation of Akt/NF-κB/MMP-9 pathway ［J］. Nutrients, 2015, 7（7）: 5065-5087.

［22］Malacrida A, Maggioni D, Cassetti A, et al. Antitumoral effect of *Hibiscus sabdariffa* on human squamous cell carcinoma and multiple myeloma cells ［J］. Nutr Cancer, 2016, 68（7）: 1161-1170.

［23］Gad F A, Farouk S M, Emam M A. Antiapoptotic and antioxidant capacity of phytochemicals from Roselle（*Hibiscus sabdariffa*）and their potential effects on monosodium glutamate-induced testicular damage in rat ［J］. Environ Sci Pollut Res Int, 2021, 28（2）: 2379-2390.

［24］Oyewopo A O, Olaniyi K S, Olojede S O, et al. *Hibiscus sabdariffa* extract protects against cadmium-induced ovarian toxicity in adult Wistar rats ［J］. Int J Physiol Pathophysiol Pharmacol, 2020, 12（4）: 107-114.

［25］Lubis M, Siregar G A, Bangun H, et al. The effect of roselle flower petals extract（*Hibiscus sabdariffa* Linn.）on reducing inflammation in dextran sodium sulfateinduced colitis ［J］. Med Glas（Zenica）, 2020, 17（2）: 395-401.

［26］Takeda Y, Okuyama Y, Nakano H, et al. Antiviral activities of *Hibiscus sabdariffa* L. tea extract against human influenza a virus rely largely on acidic pH but partially on a low-pH-independent mechanism ［J］. Food Environ Virol, 2020, 12（1）: 9-19.

［27］曾荣, 陈甜妹, 赵文俊, 等. 玫瑰茄水提取物改善大鼠缺铁性贫血的效果评价 ［J］. 食品科技, 2019, 44（12）: 272-277.

［28］Lee C H, Kuo C Y, Wang C J, et al. A polyphenol extract of *Hibiscus sabdariffa* L. ameliorates acetaminophen-induced hepatic steatosis by attenuating the mitochondrial dysfunction in vivo and in vitro［J］. Biosci Biotechnol Biochem，2012，76（4）：646-651.

# 猕猴桃 Dauzling

【别名】狐狸桃、羊奶子、红蒂蛇、多果猕猴桃、羊桃、冬耐。

【来源】为猕猴桃科植物中华猕猴桃 *Actinidia chinensis* Planch. 的全株。

【生境分布】生于海拔 450 ~ 800 m 的山地、山谷或山沟边的灌木丛中或森林迹地上。在广西主要分布于防城、宁明、武鸣、隆安、百色、宜山、罗城、融水、来宾、金秀、桂平、昭平、荔浦、恭城、灌阳、全州、资源、龙胜、兴安、灵川等地。

【性味功能】果实：酸、甘，寒。解热理气，生津润燥。用于解热、止渴通淋。全株：淡、湿，平。用于高血压、偏瘫、疮疖。根：苦涩，寒。清热解毒，活血消肿，祛风利湿。用于腰痛、咽喉肿痛、乳痈、痔疮、毒蛇咬伤。

【用法用量】内服 15 ~ 30 g。外用适量。

【现代药理学研究】

1. 免疫调节作用

中华猕猴桃多糖复合物可提高小鼠的生存率，增加抗菌的抗体水平，促进巨噬细胞吞噬功能，减少肝脏内活菌数，具有抗细胞感染的免疫作用。

2. 抗菌抗炎作用

猕猴桃皮具有抗氧化、抗菌和抗癌活性。猕猴桃籽多酚可改善肝脏组织的脂肪空泡、炎症浸润和脂肪组织损伤，降低血清、肝脏和结肠中 IL-6、IL-1 和 TNF-α 等炎症因子的水平，抑制体内炎症因子的释放。

3. 降糖降脂作用

猕猴桃根石油醚提取物可抑制 α-葡萄糖苷酶。猕猴桃多糖具有降低空腹血糖、提高糖耐量、增加肝糖原、降低血脂水平的作用。

4. 抗肿瘤作用

中华猕猴桃根氯仿提取物可抑制喉癌 HEP-2 细胞增殖，促进 p53 表达，抑制 Cyclin D1 基因表达。中华猕猴桃根总三萜可抑制肿瘤细胞增殖，诱导 SW480 细胞发生 $G_1$ 和 S 期阻滞。猕猴桃多糖可诱导胃癌 MFC 细胞凋亡，下调 MFC 细胞 Mcl-1、Bcl-2、Bcl-xl 的表达，上调 Bax、Bak 的表达，通过 Bcl-2 蛋白家族所参与的凋亡途径促进细胞凋亡；抑制人胃癌 SGC-7901 细胞增殖，激活 p38 途径，进而激活 Caspase-9 和 PARP，最终导致细胞死亡。

### 5. 其他药理作用

中华猕猴桃通过上调 miR-424，激活 Keap1 和 Nrf2，改善 2 型糖尿病氧化应激和炎症反应。

## 【参考文献】

［1］谷佳，李京，杨晓丹，等.中华猕猴桃根氯仿部分抑制喉癌 HEP-2 细胞增殖作用的研究［J］.中华中医药学刊，2017，35（11）：2835-2838.

［2］王群，雷心心，杨晓丹，等.中华猕猴桃根总三萜纯化及抗肿瘤活性的研究［J］.广东医学，2017，38（4）：514-518.

［3］申力，张光霁，张广顺，等.猕猴桃多糖对前胃癌 MFC 细胞及其原位移植瘤细胞凋亡的影响［J］.中草药，2014（5）：673-678.

［4］宋文瑛，许冠华，张光霁.猕猴桃根多糖对人胃癌 SGC-7901 细胞增殖、凋亡及 p-p38 表达的影响［J］.中国中西医结合杂志，2014，34（3）：329-333.

［5］楼丽君，吕定量，胡增仁，等.猕猴桃根抗肿瘤作用研究［J］.中国药理学通报，2007（6）：808-811.

［6］Hou J, Wang L, Wu D. The root of *Actinidia chinensis* inhibits hepatocellular carcinomas cells through LAMB3［J］. Cell Biol Toxicol, 2018, 34（4）：321-332.

［7］聂昌平，吴丹，杨俊，等.猕猴桃根石油醚提取物 α- 葡萄糖苷酶抑制活性及 GC-MS 成分分析［J］.食品研究与开发，2019，40（9）：153-158.

［8］张菊明，林佩芳，何一中，等.中华猕猴桃多糖复合物的抗感染免疫作用［J］.中草药，1986，17（9）：18-20.

［9］张齐.猕猴桃籽多酚对高脂饮食诱导小鼠肥胖的预防作用及其机制［D］.西安：西北大学，2020.

［10］Alim A, Li T, Nisar T, et al. Antioxidant, antimicrobial, and antiproliferative activity-based comparative study of peel and flesh polyphenols from *Actinidia chinensis*［J］. Food Nutr Res, 2019（63）：1577.

［11］Sun L, Li X, Li G, et al. *Actinidia chinensis* Planch. improves the indices of antioxidant and anti-inflammation status of type 2 diabetes mellitus by activating Keap1 and Nrf2 via the upregulation of microRNA-424［J］. Oxid Med Cell Longev, 2017：7038789.

# 🌱 密蒙花 Goyukhen

【别名】黄饭花、蒙花、小锦花、羊耳朵、染饭花、米汤花。

【来源】为马钱科植物密蒙花 Buddleja officinalis Maxim. 的花蕾和花序。

【生境分布】生于山坡、丘陵、河边、村边的灌木丛或草丛中。在广西主要分布于宾阳、邕宁、武鸣、隆安、德保、那坡、田林、融安、柳江、贵港、藤县等地，福建、广东、湖南、安徽、湖北、四川、贵州、云南、陕西、甘肃等亦有分布。

【性味功能】甜，微寒。清热毒，明目，退翳。用于火眼、眼生翳膜、视物昏花。

【用法用量】内服 3～9 g，煎汤。

【现代药理学研究】

1. 抗炎作用

密蒙花可降低细胞内 ROS 的产生，抑制人脐静脉内皮细胞 NF-κB 和 CAM 的表达，减少内皮细胞的黏附性，对人脐静脉内皮细胞血管炎症具有抗炎作用。

2. 免疫调节作用

密蒙花多糖可提高脾脏细胞处于分裂期的比例，刺激脾细胞体外增殖并上调脾细胞的转化活力，提高巨噬细胞的活性与溶血素的含量，提高小鼠的脾脏指数和胸腺指数，可增强免疫低下小鼠的免疫功能。

3. 抗氧化作用

密蒙花总黄酮可抑制 $CCl_4$ 所致肝损伤小鼠的肝脏指数，抑制肝损伤小鼠和衰老小鼠血清中 AST、ALP、LDH 的活性和升高 TBIL 的含量，提高肝和脑组织中的 SOD 和 GSH 的活性，降低 MDA 的含量；对 D-半乳糖致氧化应激损伤模型小鼠具有改善作用。

## 【参考文献】

[1] 刘景玲，李匡元，陈惜燕，等.密蒙花黄酮的纯化及抗氧化活性研究 [J].食品研究与开发，2018，39（7）：52-59.

[2] 曹剑锋，芦静波，滕树学，等.密蒙花总黄酮的抗氧化及免疫调节作用 [J].河南农业科学，2016，45（9）：130-134.

[3] 杨再波，谌连桃，吴应红，等.密蒙花花蕾不同提取部位的抗氧化活性研究 [J].中国药房，2016，27（1）：32-34.

[4] 罗椿子，孔永强，张弘，等.密蒙花总黄酮清除自由基活性研究 [J].林产化学与工业，2012，32（3）：97-101.

[5] 蔡凌云，韩素菊，肖杭，等.密蒙花总黄酮抗氧化活性 [J].光谱实验室，2011，28（3）：

1343-1346.

［6］曹剑锋，芦静波，滕树学，等.密蒙花黄酮对四氯化碳所致小鼠急性肝损伤的保护作用［J］.现代食品科技，2016，32（10）：9-13，21.

［7］穆俊，江善青，余惠凡，等.密蒙花多糖对免疫低下小鼠的免疫调节作用［J］.中成药，2017，39（5）：1060-1063.

［8］Lee Y J，Moon M K，Hwang S M，et al．Anti-inflammatory effect of *Buddleja officinalis* on vascular inflammation in human umbilical vein endothelial cells［J］．Am J Chin Med，2010，38（3）：585-598.

［9］姚小磊，彭清华，彭俊，等.密蒙花总黄酮对去势导致干眼症雄鼠血清LH的影响［J］.湖南中医药大学学报，2013，33（7）：8-12.

# 🌱 木鳖子 Mogbaed

【别名】土木鳖、壳木鳖、漏苓子、地桐子、木鳖瓜。

【来源】为葫芦科植物木鳖 *Momordica cochinchinensis*（Lour.）Spreng. 的成熟种子。

【生境分布】生于海拔 450 ～ 1100 m 的山沟、林缘及路旁。在广西主要分布于龙州、上林、柳州、金秀、荔浦、临桂、恭城、苍梧、岑溪、容县、博白、贵港等地。

【性味功能】苦、微甜，凉。清热毒，祛风毒，止痛，消肿散结。用于牙痛、痈疮、脓疱疮、痔疮、乳痈、瘰疬、痹病、风湿痹痛、癣症。

【用法用量】内服 0.9 ～ 1.2 g，煎汤。外用适量，研末，用油或醋调涂患处。

【现代药理学研究】

1. 抗炎镇痛作用

木鳖子霜对小鼠体重、脏器指数、耳肿胀率、痛阈值等具有不同程度的影响，具有抗炎和镇痛作用。木鳖子皂苷可逆转 TNF-α 诱导的促炎细胞因子基因的表达。木鳖子各种木质素和皂苷可抑制 LPS 诱导 RAW264.7 细胞 NO 和 TNF-α 的释放。木鳖子三萜皂苷可降低 LPS 激活 RAW264.7 细胞 NO 的产生，降低 iNOS 和 COX-2 的 mRNA 水平，抑制 p65 和 p50 进入细胞核易位，降低 p65 的上游调节分子（B、Src 和 Syc）的磷酸化水平。

2. 抗肿瘤作用

木鳖子对人肺癌细胞具有抗增殖活性，对肺内皮细胞具有血管效应；可抑制人乳腺癌细胞 ZR-75-30 的生长、迁移和侵袭。木鳖子乙酸乙酯提取部位可通过抑制 EGFR 蛋白及相关通路蛋白的活性，从而抑制肿瘤的生长。木鳖子对羟基桂皮醛诱导小鼠体内黑素移植瘤的生长具有抑制作用；可抑制食管癌细胞增殖，抑制裸鼠食管癌移植瘤的生长；可诱导黑素瘤 B16 细胞分化，抑制 B16 细胞增殖。木鳖子烯烷型三萜苷对人结直肠癌 WiDr 细胞和人乳腺癌 MCF-7 细胞具有抑制作用。

【毒理学研究】

小鼠口服木鳖子提取物半数致死量 $LD_{50}$ 为 4.03 g/kg，相当于成人用量 0.44 g/kg；腹腔注射木鳖子提取物半数致死量 $LD_{50}$ 为 146.17 mg/kg，相当于成人用量 16.06 mg/kg，表明木鳖子药材具有一定的毒性，使用需谨慎。

## 【参考文献】

［1］于向艳，崔雯萱，孙士萍，等. 木鳖子对羟基桂皮醛对小鼠黑素移植瘤生长的抑制作用及机制研究［J］. 中草药，2016，47（10）：1740-1745.

［2］郑蕾，何昊，方怡，等. 木鳖子抗肿瘤有效作用部位筛选及作用机制探讨［J］. 中国实验方剂学杂志，2017，23（9）：152-157.

［3］崔雯萱，武一鹏，魏思思，等. 木鳖子单体化合物对羟基桂皮醛对食管癌移植瘤的抑制作用［J］. 中国肿瘤生物治疗杂志，2017，24（2）：145-150.

［4］Jae S Y, Hyun S R, Seul L, et al. Antiproliferative effect of *Momordica cochinchinensis* seeds on human lung cancer cells and isolation of the major constituents［J］. Revista Brasileira de Farmacognosia, 2017, 27（3）: 329-333.

［5］Zheng L, Zhang Y M, Zhan Y Z, et al. *Momordica cochinchinensis* seed extracts suppress migration and invasion of human breast cancer ZR-75-30 cells via down- regulating MMP-2 and MMP-9［J］. Asian Pac J Cancer Prev, 2014, 15（3）: 1105 -1110.

［6］耿艺曼，赵连梅，朱秀丽，等. 木鳖子对羟基桂皮醛对黑素瘤B16细胞分化的影响及其机制［J］. 中草药，2013，44（14）：1951-1956.

［7］孙付军，路俊仙，崔璐，等. 不同含油量木鳖子霜抗炎镇痛作用比较［J］. 时珍国医国药杂志，2010，21（5）：1084-1085.

［8］Yu J S, Sahar N E, Bi Y R, et al. The effects of triterpenoid saponins from the seeds of *Momordica cochinchinensis* on adipocyte differentiation and mature adipocyte inflammation［J］. Plants（Basel），2020, 9（8）: 984.

［9］Huang H T, Lin Y C, Zhang L J, et al. Anti-Inflammatory and anti-proliferative oleanane-type triterpene glycosides from the vine of *Momordica cochinchinensis*［J］. Nat Prod Res, 2019（19）: 1-8.

［10］Yu J S, Kim J H, Lee S, et al. Src/Syk-targeted anti-inflammatory actions of triterpenoidal saponins from Gac（*Momordica cochinchinensis*）Seeds［J］. Am J Chin Med, 2017, 45（3）: 459-473.

［11］郑蕾，杨若飞，杨甫，等. 木鳖子提取物对小鼠急性毒性实验研究［J］. 中国药师，2017，20（12）：2242-2243，2290.

# 木豆 Gogukmeiz

【别名】大木豆、三叶豆、野黄豆、黄豆树。

【来源】为豆科植物木豆 *Cajanus cajan*（L.）Millsp. 的种子。

【生境分布】生于山坡、沙地、旷地、丛中或林边。在广西主要分布于凌云、德保、南宁、上林、桂平、岑溪、梧州、柳州、都安、河池等地，浙江、贵州、四川、云南、广东、福建、台湾等亦有分布。

【性味功能】平，淡，有小毒。清热解毒，利水消食，活血化瘀。用于咽喉肿痛、瘀血肿痛、中暑、黄疸型肝炎、风湿性关节炎、便血、衄血、水肿、血淋、跌打损伤。

【用法用量】15 ～ 25 g，水煎服。外用适量。

【现代药理学研究】

1. 抗骨质疏松作用

木豆素可通过抑制 RANKL 诱导的破骨细胞形成及其功能，减少卵巢切除术小鼠的骨丢失，抑制破骨标志物基因的表达，调控 NF-κB 和 NFAT 通路上下游蛋白表达，抑制 ROS 的产生及钙信号震荡，预防骨质疏松。木豆叶芪类提取物对维甲酸造成的大鼠骨质疏松有防治作用。

2. 抗氧化作用

木豆叶提取物可降低大鼠缺血性心律失常的严重程度和发生率，缩小心肌梗死面积，减轻心肌细胞肿胀和炎性细胞浸润，对心肌缺血再灌注损伤大鼠有一定的保护作用；可减轻 $H_2O_2$ 所致的 H9c2 细胞氧化应激损伤，通过激活 PI3K 通路促进下游因子 Akt 和 eNOS 磷酸化发挥作用。木豆素 A 对皮质酮诱导的 PC12 细胞损伤具有保护作用，可降低 $Ca^{2+}$ 浓度及 Caspase-3 的表达。

3. 神经保护作用

木豆叶提取物可抑制大脑乙酰胆碱酯酶的活性，通过抗氧化作用机制对记忆障碍有改善作用。木豆素可清除海马中的 Aβ，抑制胶质细胞活化，维持色氨酸代谢水平，逆转 Glu 和 GABA 水平失调，抑制 GluN2B 过度表达和激活 PKA/CREB/BDNF/TrkB 信号通路，改善学习记忆障碍。木豆素可改善甚至消除抑郁模型动物所表现出的抑郁样行为，调节 HPA 轴、神经递质水平、色氨酸代谢及突触可塑性相关蛋白的表达，具有抗抑郁作用。

4. 抗肿瘤作用

木豆素对人结肠癌细胞 HT-29、人乳腺癌细胞 MCF-7 和人卵巢畸胎瘤细胞 PA-1 均具有抗增殖活性。

## 【参考文献】

[1] 孙友强，刘予豪，陈雷雷，等. 木豆素通过阻碍破骨细胞形成预防骨质疏松症 [J]. 中华中医药杂志，2018, 33 (5): 2166-2173.

[2] 刘长河，李华妮，王艳艳，等. 木豆叶芪类提取物对维甲酸所致大鼠骨质疏松的影响 [J]. 时珍国医国药，2018, 29 (2): 287-290.

[3] 张磊，薛司徒，姜海伦，等. 木豆素衍生物的合成及抗肿瘤活性研究 [J]. 中国药物化学杂志，2019, 29 (1): 1-9.

[4] 孙琳，张涛，柴智. 木豆叶提取物对心肌缺血再灌注损伤大鼠的保护作用 [J]. 中草药，2015, (22): 3382-3385.

[5] 姜保平，杨瑞武，刘新民，等. 木豆素 A 对皮质酮诱导的 PC12 细胞损伤的保护作用 [J]. 药学学报，2012, 47 (5): 600-603.

[6] 孙琳，柴智，张涛. 木豆叶提取物对 $H_2O_2$ 诱导的 H9c2 细胞氧化损伤的保护作用及机制研究 [J]. 中草药，2016, 47 (2): 297-300.

[7] Ahmad L, Mujahid M, Mishra A, et al. Protective role of hydroalcoholic extract of *Cajanus cajan* Linn leaves against memory impairment in sleep deprived experimental rats [J]. J Ayurveda Integr Med, 2020, 11 (4): 471-477.

[8] 王丽莎. 木豆素改善学习记忆作用及其药代动力学研究 [D]. 北京：北京协和医学院，2019.

[9] 张梦荻. 木豆素抗抑郁活性及相关作用机制研究 [D]. 北京：北京协和医学院，2019.

[10] 张梦荻，王丽莎，李晨晨，等. 木豆素对慢性不可预见温和应激小鼠的抗抑郁作用 [J]. 中国实验动物学报，2019, 27 (1): 85-90.

# 木芙蓉 Faexfuzyungz

【别名】七星花、旱芙蓉、三变花。

【来源】为锦葵科植物木芙蓉 *Hibiscus mutabilis* L. 的花。

【生境分布】多为栽培品。在广西主要分布于南宁、河池、柳州、玉林、梧州等地。

【性味功能】辛、微苦，凉。清热毒，止血，消肿排脓。用于咳嗽、吐血、泄泻、腹痛、火眼、崩漏、带下、蛇虫咬伤、烫伤、跌打损伤、痈疮、乳痈。

【用法用量】内服 9 ~ 15 g，鲜品 30 ~ 60 g，煎汤。外用适量，研末调敷或捣敷。

【现代药理学研究】

1. 抗炎作用

木芙蓉叶对非特异性炎症引起的红、肿、热、痛具有较好疗效。木芙蓉叶中的 MFR-A、MFR-B 和 MFR-C 对大鼠非特异性足跖肿胀有不同程度的抑制作用。木芙蓉叶乙醇提取物可降低关节炎大鼠血清 TNF-α、IL-6 和 NO 等炎症因子的水平。

### 2. 抗菌作用

木芙蓉叶提取物对大肠埃希菌、普通变形杆菌、铜绿假单胞菌、金黄色葡萄球菌及粪肠球菌均具有一定的抑制作用。木芙蓉根乙醇提取物、乙酸乙酯萃取物、正丁醇萃取物和水提取物对金黄色葡萄球菌、表皮葡萄球菌、铜绿假单胞菌和大肠埃希菌均有抑制作用。

### 3. 抗病毒、抗寄生虫作用

木芙蓉叶对呼吸道合胞病毒、甲型流感病毒和副流感病毒均具有一定的抑制作用。木芙蓉叶阿魏酸具有体外抗鹿鬃丝成虫、微丝蚴及牛副丝虫的活性，对丝虫成虫具有细胞干扰作用，通过下调其关键的抗氧化因子水平（GSH、GST 和 SOD）而诱导细胞凋亡。

### 4. 抗过敏作用

木芙蓉花甲醇提取物及 $\beta$-D-吡喃半乳糖和槲皮素 3-$O$-（$\beta$-D-木吡喃糖基）-$\beta$-D-半乳糖苷可提高鸡蛋清溶菌酶诱导的小鼠尾静脉血流，具有一定的抗过敏作用。

### 5. 保肝作用

木芙蓉叶提取物可降低肝纤维化大鼠血清 ALT、AST 的水平，提高 ALB、SOD 和 GSH-Px 的活性，对 $CCl_4$ 诱导的大鼠肝损伤有保护作用，且对肝纤维化有抑制和减轻作用。

### 6. 抗肿瘤作用

木芙蓉根乙酸乙酯萃取物对急性早幼粒细胞白血病细胞 HL-60、慢性粒细胞白血病细胞 K562、耐阿霉素细胞株 K562、人乳腺癌细胞 MCF-7 和人胃癌细胞 AGS 的增殖具有一定的抑制作用。

### 7. 其他药理作用

木芙蓉叶有效组分可抑制 TNF-α 和 IL-1β 等炎性细胞因子的生成，对大鼠肾缺血再灌注损伤有一定的保护作用。

木芙蓉叶甲醇提取物、乙酸乙酯提取物和正丁醇提取物对 α-葡萄糖苷酶有一定的抑制作用，可提高 2 型糖尿病大鼠的抗氧化能力。

## 【参考文献】

［1］Wang J，Li X，Gao L，et al. In vitro anti-inflammatory mechanism of folium *Hibisci mutabilis* leaves ethanol extracts［J］. Afr J Tradit Complement Altern Med，2013，11（1）：127-130.

［2］罗仕华，符诗聪. 木芙蓉叶有效组分对大鼠肾缺血再灌注损伤保护作用的实验研究［J］. 湖北中医杂志，2004（10）：3-4.

［3］罗仕华，符诗聪，张凤华，等. 木芙蓉叶有效组分对大鼠肾缺血再灌注损伤中 TNF-α 的影响［J］. 中国中西医结合杂志，2005（S1）：78-81.

［4］符诗聪，罗仕华，周玲珠，等.木芙蓉叶有效组分对大鼠肾缺血再灌注损伤的保护作用［J］.广西科学，2004（2）：131-133.

［5］沈钦海，秦召敏，孙志军.木芙蓉叶提取物对大鼠慢性肝损伤的实验性研究［J］时珍国医国药，2010，21（5）：1273-1274.

［6］王立勉.木芙蓉叶提取物对糖尿病大鼠抗氧化能力的影响［J］.海峡药学，2014，26（12）：28-30.

［7］Adisakwattana S, Chantarasinlapin P, Thammarat H, et al. Aseries of cinnamic acid derivatives and their inhibitory activityonintestinal alphaglucosidase［J］. J Enzyme Inhib Med Chem, 2009, 24（5）：1194-1200.

［8］李昌灵，刘胜贵，吴镝，等.木芙蓉叶提取物的抑菌作用研究［J］.食品工业科技，2009，30（11）：97-98，101.

［9］陈卫琼，曾伟洪，陈国幸，等.木芙蓉叶提取物抑菌活性研究［J］.华夏医学，2017，30（6）：115-117.

［10］李昌灵，郑樊龙，田波，等.木芙蓉（*Hibiscus mutabilis*）叶提取物对大肠埃希菌O1和金黄色葡萄球菌91053的体外抗菌效果研究［J］.食品工业科技，2013，34（1）：57-59.

［11］张丽.木芙蓉叶抗呼吸道合胞病毒的药效物质基础的研究［D］.济南：山东中医药大学，2013.

［12］曾晓芳，黄显.木芙蓉根提取物的急性毒性及体外抗肿瘤活性的实验研究［J］.福建中医药，2014，45（2）：55-58.

［13］Saini P, Gayen P, Nayak A, et al. Effect of ferulic acid from *Hibiscus mutabilis* on filarial parasite Setaria cervi: molecular and biochemical approaches［J］. Parasitol Int, 2012, 61（4）：520-531.

［14］Iwaoka E, Oku H, Takahashi Y, et al. Allergy-preventive effects of *Hibiscus mutabilis* 'versicolor' and a novel allergy-preventive flavonoid glycoside［J］. Biol Pharm Bull, 2009, 32（3）：509-512.

# 木棉 Meizleuq

【别名】攀枝花、英雄树、红棉、斑芒棉、木棉花、琼枝。

【来源】为木棉科植物木棉 Bombax ceiba L. 的花。

【生境分布】生于丘陵或低山丛林中。在广西主要分布于南部和西部地区，广东、四川南部、云南、福建、台湾等亦有分布。

【性味功能】甘，凉。通三道，清热利湿，解毒止血。用于泄泻、痢疾、血崩、疮毒、金创出血。

【用法用量】6 ～ 15 g，水煎服。外用适量。

【现代药理学研究】

1. 抗炎解热作用

木棉花乙醇提取物对二甲苯引起的小鼠耳郭肿胀及角叉菜胶引起的小鼠足跖肿胀均有抑制作用。木棉叶甲醇提取物可降低酵母引起的发热，具有一定的解热作用；可降低角叉菜胶诱导的大鼠足跖肿胀，抑制小鼠腹腔巨噬细胞的活化；可减少 LPS 诱导巨噬细胞生成 NO，具有抗炎活性。

2. 泌尿和生殖系统保护作用

木棉果实水和乙醇提取物均能增加尿量，对大鼠均具有利尿作用；可治疗乙二醇诱发的大鼠草酸钙尿路结石，降低尿液中草酸的浓度，减少肾脏钙和磷的排泄，降低结石大鼠肾脏结石成分的沉积。木棉幼根可使大鼠体重、性器官重量、交配射精频率、精液果糖含量和附睾精子数均提高，可改善大鼠的性功能。

3. 胃肠道保护作用

木棉皮提取物能拮抗乙酰胆碱致大鼠离体回肠痉挛性收缩。木棉水提取物对炎症性肠病大鼠和小鼠均有保护作用，能减轻吲哚美辛和碘乙酰胺诱导的大鼠结肠炎溃疡，降低髓过氧化物酶（MPO）的活性；可减轻乙酸诱导的小鼠结肠炎溃疡。

4. 抗菌作用

木棉皮提取物能够抑制金黄色葡萄球菌的生长。木棉花色素可抑制金黄色葡萄球菌、大肠埃希菌、酿酒酵母及黑曲霉的生长。

5. 抗氧化作用

木棉花水提取物对阿霉素诱导的心肌梗死大鼠有心脏保护作用，通过抗氧化作用对抗阿霉素引起的心脏毒性。

6. 抗肿瘤作用

木棉根提取物可抑制子宫颈瘤 U14 细胞生长；可抑制小鼠白血病 P3 细胞和人癌 FGC 细胞。木棉根水提取物可抑制 S180 荷瘤小鼠的肿瘤生长。木棉根羽扇豆醇可抑制人白血病 HL-60 细胞的生长，诱导细胞凋亡。木棉根倍半萜可引发 HL-60 细胞核染色质凝聚，导致 DNA 寡核苷酸酶碎片大量出现，诱导细胞凋亡，从而抑制 HL-60 生长。

7. 保肝作用

木棉花沸水提取物能够降低血清中 ALT 和 AST 的水平，对 CCl₄ 引起的肝中毒有保护作用。木棉花水提取物可降低 CCl₄ 致肝损伤小鼠血清 AST 和 ALT 水平，改善由 CCl₄ 造成的肝细胞坏死、肝组织脂肪变性及气球样变性。木棉水提取物和木棉 A 液在 CCl₄ 急性肝损伤模型和半乳糖胺盐酸盐急性肝损伤模型中均能降低血清中 ALT 的水平，对急性肝损伤具有一定的保护作用。

## 8. 其他药理作用

木棉叶提取物具有抗氧化活性和保护胰岛 β 细胞作用，对糖尿病具有一定的治疗作用。

# 【参考文献】

［1］Hossain E, Sarkar D, Chatterjee M, et al. Effect of methanol extract of *Bombax malabaricum* leaves on nitric oxide production during inflammation ［J］. Acta Pol Pharm, 2013, 70（2）: 255-260.

［2］Vieira T O, Said A, Aboutabl E, et al. Antioxidant activity of methanolic extract of *Bombax ceiba* ［J］. Redox Rep, 2009, 14（1）: 41-46.

［3］Patel S S, Verma N K, Rathore B, et al. Cardioprotective effect of *Bombax ceiba* flowers against acute adriamycin-induced myocardial infarction in rats ［J］. Revista brasileira de farmacogmosia-brazilian joumal of pharmacognosy, 2011, 21（4）: 704-709.

［4］Undis R, Rashed K, Said A, et al. In vitro cancer cell growth inhibition and antioxidant activity of *Bombax ceiba*（Bombacaceae）flower extracts ［J］. Nat Prod Commun, 2014, 9（5）: 691-694.

［5］Ronok Z, Laizuman N, Mahmuda H, et al. Antioxidant and Antidiabetic activities of Alangium salvifolium and *Bombax ceiba* ［J］. Dhaka University Journal of Pharmaceutical Sciences, 2014, 12（2）: 159-163.

［6］朱惠, 刘子皎, 郑幼兰, 等. 木棉根水提取物对动物移植性肿瘤 S-180 的抑制作用 ［J］. 福建医药杂志, 1998（4）: 107-109.

［7］齐一萍, 朱惠, 郭舜民, 等. 木棉根提取物的抗肿瘤作用研究 ［J］. 中药材, 2008（2）: 266-268.

［8］Aratanechemuge Y, Hibasami H, Sanpin K, et al. Induction of apoptosis by lupeol isolated from mokumen（*Gossampinus malabarica* L. Merr）in human promyelotic leukemia HL-60 cells ［J］. Oncol Rep, 2004, 11（2）: 289-292.

［9］Hibasami H, Saitoh K, Katsuzaki H, et al. 2-O-methylisohemigossylic acid lactone, a sesquiterpene, isolated from roots of mokumen（*Gossampinus malabarica*）induces cell death and morphological change indicative of apoptotic chromatin condensation in human promyelotic leukemia HL-60 cells ［J］. Int J Mol Med, 2004, 14（6）: 1029-1033.

［10］Jagtap A G, Niphadkar P V, Phadke A S. Protective effect of aqueous extract of *Bombax malabaricum* DC on experimental models of inflammatory bowel disease in rats and mice ［J］. Indian J Exp Biol, 2011, 49（5）: 343-351.

［11］余红英, 尹艳, 吴雅红, 等. 木棉花色素的微波提取及其抗菌作用 ［J］. 食品与发酵工业, 2004（5）: 92-93.

［12］Xu G K，Qin X Y，Wang G K，et al. Antihyperglycemic，antihyperlipidemic and antioxidant effects of standard ethanol extract of *Bombax ceiba* leaves in high-fat-diet- and streptozotocin-induced Type 2 diabetic rats［J］. Chin J Nat Med，2017，15（3）：168-177.

［13］Jalalpure S S，Gadge N B. Diuretic effects of young fruit extracts of *Bombax ceiba* L. in rats［J］. Indian J Pharm Sci，2011，73（3）：306-311.

［14］Gadge N B，Jalalpure S S. Curative treatment with extracts of *Bombax ceiba* fruit reduces risk of calcium oxalate urolithiasis in rats［J］. Pharm Biol，2012，50（3）：310-317.

［15］Bhargava C，Thakur M，Yadav S K. Effect of *Bombax ceiba* L. on spermatogenesis，sexual behaviour and erectile function in male rats［J］. Andrologia，2012，44（1）：474-478.

# 🌱 蒲公英 Gvicaenglongz

【别名】蒲公草、婆婆丁、白鼓丁、黄花地丁。

【来源】为菊科植物蒲公英 *Taraxacum mongolicum* Hand. –Mazz. 的全草。

【生境分布】生于山坡草地、路旁、河岸沙地及田野间。在广西主要分布于那坡、隆林、南丹等地，全国大部分地区亦有分布。

【性味功能】苦、甘，寒。通谷道、水道，清热解毒，利尿散结。用于乳痈、疮疡肿毒、慢性胃炎、尿路感染、淋巴腺炎、瘰疬、急性结膜炎、感冒发热、急性扁桃体炎、急性支气管炎、肝炎、胆囊炎。

【用法用量】10～30g，水煎服。外用适量。

【现代药理学研究】

1. 抗炎作用

蒲公英提取物、蒲公英总多糖、蒲公英皂苷和蒲公英糖蛋白通过抑制 LPS 诱导 RAW264.7 细胞 NO、IL-6 和 TNF-α 的分泌，抑制 IL-6、TNF-α 和 iNOS mRNA 的表达，抑制 NF-κB 信号从而发挥抗炎作用。蒲公英提取物可减轻佐剂性关节炎大鼠原发性和继发性足跖肿胀，下调脾脏指数和胸腺指数，抑制血清中炎性因子 TNF-α、IL-1β、PGE$_2$、RANKL 的分泌，促进 OPG 的分泌，抑制大鼠踝关节炎性细胞浸润和滑膜增加。

2. 抑菌作用

蒲公英对大肠埃希菌、绿脓杆菌、费弗氏痢疾杆菌、副伤寒杆菌甲、白色念珠菌、金黄色葡萄球菌、变形杆菌、甲型链球菌、乙型链球菌、人型结核杆菌、绿脓杆菌、堇色毛癣菌、同心性毛癣菌、许兰氏毛癣菌、奥杜盎氏小芽孢癣菌、铁锈色小芽孢癣菌、羊毛状小芽孢癣菌、石膏样小芽孢癣菌、腹股沟表皮癣菌、星形奴卡氏菌均具有一定的抑制作用。蒲公英的抗菌机制为抑制细菌细胞壁合成和抑制细菌蛋白质和 DNA 的合成。蒲公英对加德纳菌有明显的抑制效果，该抑制作用是通过破坏菌体细胞膜结构使菌体内容物外泄，进而使细胞生长受到抑制，最终导致其死亡。蒲公英水提取物与阿奇霉素等抗菌药联合使用，可以降低抗菌药的最小抑菌浓度，增强抗菌药拮抗 CTX-M 型产 ESBLs 大肠埃希菌的效果。

3. 胃黏膜保护作用

蒲公英水提取物可减轻应激致大鼠胃黏膜损伤，降低溃疡发生率和溃疡指数；对大鼠应激法、幽门结扎法和无水乙醇致胃黏膜损伤性溃疡也均有不同程度的保护作用。蒲公英多糖可以降低幽门螺杆菌相关性胃炎大鼠胃组织中 IL-6、TNF-α、$PGE_2$ 的含量及 iNOS、COX-2、p-ERK1/2 蛋白的表达水平，升高 IL-10 的水平，发挥保护胃黏膜的作用。

4. 利胆保肝作用

蒲公英注射液或蒲公英乙醇提取物经十二指肠给药，可增加麻醉大鼠的胆汁量。蒲公英提取物可降低 $CCl_4$ 致肝损伤大鼠血清 ALT 水平；可拮抗内毒素致肝细胞溶酶体和线粒体损伤，减轻内毒素导致的毒性作用。蒲公英多糖能提高小鼠血清和肝脏组织中 GSH-Px 和 SOD 的活性及总抗氧化能力，降低 MDA 的含量，上调肝脏组织中抗氧化酶 Cu,Zn-SOD、Mn-SOD、GPX-1、GPX-4 mRNA 的相对表达量。蒲公英水提取物可减轻高脂饮食致急性脂肪肝小鼠肝脏脂肪变性，降低血清中 ALT 和 AST 的活性，降低肝组织中 TG 和 TC 的含量，发挥保肝作用。

5. 抗肿瘤作用

蒲公英萜醇及蒲公英甾醇对淋巴瘤 Raji 细胞具有抑制作用。蒲公英根三萜化合物对小鼠皮肤二阶段致癌具有抑制作用。蒲公英萜醇和蒲公英甾醇可抑制 PI3K/Akt 信号通路的活化，进而抑制膀胱癌 T24 细胞增殖并诱导细胞凋亡。蒲公英提取物可抑制胰腺癌缺失位点 4（DPC4）的表达，诱导人结肠癌 HT-29 细胞凋亡，抑制 HT-29 细胞的侵袭和迁移。蒲公英萜醇及挥发油可通过促凋亡或促自噬等机制，抑制 MCF-7 细胞增殖。蒲公英根水提取物能够降低 Bcl-2 的蛋白表达，增加 Bax、p53、活性 c-PARP、Caspase-8、Caspase-9 和 Caspase-3 的表达量，进而诱导人三阴性乳腺癌 MDA-MB-231 细胞凋亡。

6. 抗氧化作用

蒲公英根叶提取物可通过降低血清中 Scr、BUN、TNF-α 及 IL-6 的水平，减少肾组织 MDA 的含量，降低 Bax 及 Caspase-3 的表达，升高 SOD 的水平，调控炎症反应和氧化应激进而减轻脓毒症大鼠肾组织病理损伤。蒲公英根多酚能够改善脑损伤小鼠的认知能力，通过增强脑组织中一系列抗氧化酶的活性，如 SOD、CAT、cAMP 和 p-CREB，发挥抗氧化应激作用。

7. 降糖作用

蒲公英提取物及根多糖可以降低 STZ 致糖尿病小鼠和大鼠的空腹血糖，提高糖耐受量，降低血脂水平，提高肝糖原含量，改善糖代谢途径进而降低血糖。

8. 其他药理作用

蒲公英具有催乳作用，具有改善胆固醇血症与促进雌激素分泌的作用，可调节妊娠或卵巢切除大鼠的内分泌功能。蒲公英可提高兔离体十二指肠的紧张性并加强其收缩力。蒲公英低浓度时直接兴奋离体蛙心，高浓度时则呈抑制作用。蒲公英总黄酮通过上调 Nrf2、SOD 和 HO-1 的表达，增强内源性抗氧化因子的表达量，从而抑制 ROS 等氧化剂的产生，减弱肺部氧化损伤和炎症反应，改善香烟烟雾所致慢性阻塞性肺炎大鼠的肺功能。蒲公英提取物具有抗单纯疱疹病毒的作用。

【毒理学研究】

蒲公英毒性较低，煎剂灌胃注射未能测出对小鼠的 $LD_{50}$。煎剂给大鼠口服，吸收良好，尿中能保持一定的抗菌作用。蒲公英小鼠、兔亚急性毒性试验，静脉注射蒲公英注射液的半数致死量为 $58.88 \pm 7.94$ g/kg，肾脏可出现少量管型，肾小管上皮细胞浊肿。

## 【参考文献】

[1] 黄玲，黄萍，王建华，等.党参、川芎、痛公英及其配伍抗溃疡与抗胃黏膜损伤作用与机制研究 [J].中药药理与临床，1991，7（3）：8-10.

[2] 田华，黄毓娟.蒲公英多糖对幽门螺杆菌相关性胃炎大鼠胃黏膜炎性反应及 MAPK/ERK 通路的影响 [J].现代中西医结合杂志，2019，28（35）：3877-3880.

[3] 康文锦，徐兴军，刘佳人，等.蒲公英多糖对小鼠体内抗氧化酶活性及相关基因表达的影响 [J].动物营养学报，2020，32（12）：5910-5915.

[4] 刘馨宇，王莹，王沙沙，等.蒲公英水提取物对小鼠高脂性脂肪肝的治疗作用 [J].动物医学进展，2016，37（9）：67-70.

[5] 刘锡光，胡远扬，何华钧，等.大蒜、黄连、蒲公英对黄色葡指球菌作用的超微结构观察 [J].中西医结合杂志，1986，6（12）：737.

[6] 吕俊华，邱世翠，张连同，等.蒲公英体外抑菌作用俳究 [J].时珍国医国药，2002，13（4）：215-216.

[7] 李铮，李崇，沈水宝，等.蒲公英水提取物联合抗菌药对含 CTX-M 基因多重耐药大肠埃希菌的体外抑菌效果研究 [J].中国兽医杂志，2020，56（9）：85-88，120.

[8] 梁引库，张萍，李云祥，等.蒲公英活性物质对阴道加德纳菌的抑制及作用机理研究 [J].药物分析杂志，2020，40（3）：462-469.

[9] 张智慧，邱彦橙，闫本纯，等.蒲公英萜醇对膀胱癌 T24 细胞增殖和凋亡的影响 [J].中国临床药理学杂志，2020，36（17）：2682-2685.

[10] 陈翔，郑雷，陈大可，等.蒲公英甾醇调控膀胱癌 T24 细胞迁移与侵袭能力的作用及机制研究 [J].中国中西医结合外科杂志，2020，26（2）：217-221.

［11］杨庆华, 陈栋. 蒲公英提取物调控 DPC4 对大肠癌细胞凋亡、迁移、侵袭的影响及其机制研究［J］. 新中医, 2020, 52（8）: 1-5.

［12］朱坤, 丁米娜, 李月, 等. 蒲公英萜醇通过 mTOR 信号通路诱导乳腺癌细胞自噬［J］. 中国实验方剂学杂志, 2019, 25（21）: 32-37.

［13］陈子涵, 蒋继宏, 鞠秀云, 等. 蒲公英根水提取物诱导 MDA-MB-231 细胞凋亡及其作用机制研究［J］. 中国药理学通报, 2019, 35（3）: 353-358.

［14］杨超, 闫庆梓, 唐洁, 等. 蒲公英挥发油成分分析及其抗炎抗肿瘤活性研究［J］. 中华中医药杂志, 2018, 33（7）: 3106-3111.

［15］权伍荣, 夏炎, 管晓辉, 等. 蒲公英皂苷体外抗炎作用及对 NF-κB 信号通路的调控［J］. 延边大学农学学报, 2019, 41（2）: 41-48.

［16］夏炎, 管晓辉, 崔艳艳, 等. 蒲公英糖蛋白体外抗炎作用及对 NF-κB 信号通路的调控［J］. 食品科学, 2017, 38（19）: 182-188.

［17］夏炎. 蒲公英提取物对 LPS 诱导的 RAW264.7 细胞的抗炎作用及对 NF-κB 信号通路的调控［D］. 吉林: 吉林农业大学, 2017.

［18］闫爽, 李光耀, 戴丛书, 等. 蒲公英提取物对 2 型糖尿病大鼠降血糖的作用［J］. 食品与机械, 2020, 36（11）: 138-142.

［19］谢晶, 许惠仙, 郭冬冬. 蒲公英根叶提取物通过调控炎症反应和氧化应激改善脓毒症大鼠急性肾损伤［J］. 中国中西医结合肾病杂志, 2020, 21（10）: 901-904, 942.

［20］张健强. 蒲公英根多酚对脑损伤小鼠认知和氧化应激的作用［J］. 江西医药, 2020, 55（9）: 1228-1230.

［21］Hua S Q. 蒲公英汤对卵巢切除小鼠脑内和血清中雌二醇及孕酮含量的影响［J］. 和汉医药学杂志, 2000, 17（65）: 180-185.

［22］陈芳. 蒲公英总黄酮对香烟烟雾所致慢性阻塞性肺疾病的抗氧化损伤作用及机制研究［D］. 吉林: 吉林大学, 2018.

［23］王莹, 徐璐, 李金霞, 等. 蒲公英提取物对佐剂性关节炎大鼠的保护作用及机制［J］. 中国兽医学报, 2018, 38（5）: 1039-1044.

［24］肖潮勇, 张宇, 王宇亮. 蒲公英总多糖的提取、纯化及其体外抗炎活性分析［J］. 中国实验方剂学杂志, 2016, 22（11）: 25-28.

# 🌱 千里光 Gogoujleixmingz

【别名】千里光、千里及、千里急、百花草、九龙光、九里明。

【来源】为菊科植物千里光 *Senecio scandens* Buch. –Ham. ex D. Don 的全草。

【生境分布】生于森林、灌丛中, 攀缓于灌木、岩石上或溪边。广西各地均有分布。

【性味功能】苦、辛，寒。清热毒，除湿毒，通龙路，明目。用于夜盲症、近视眼、老花眼、痧病、肝炎、疰腮、咽痛、痢疾、肠痈、泄泻、胆囊炎、火眼、皮肤湿疹、痈疮、阴痒、烫伤。

【用法用量】内服 15～30 g，鲜品加倍，煎汤。外用适量，煎水洗，或熬膏搽，或鲜草捣敷，或捣取汁点眼。

【现代药理学研究】

1. 抗病毒作用

千里光水提取物具有抗副流感病毒、艾滋病病毒和呼吸道合胞病毒的作用。千里光总黄酮对人呼吸道合胞病毒有抑制作用。

2. 抗菌作用

千里光具有广谱抗菌作用，全草酚酸类成分和黄酮可以抑制细菌 DNA、RNA、蛋白质和肽聚糖的合成，对金黄色葡萄球菌、肠炎沙门菌、炭疽杆菌、溶血性链球菌、白喉杆菌、大肠埃希菌、变形杆菌、痢疾杆菌、淋球菌和耐药性肺炎链球菌等具有一定的抑制作用。

3. 抗炎、抗氧化作用

千里光石油醚提取物通过抑制 NF-κB 和 MAPK 信号通路的活化，减少 NO、IL-1β 和 IL-6 等炎症介质的分泌，减轻 LPS 诱导的 RAW264.7 细胞炎症。千里光水提取物可抑制大鼠红细胞溶血及大鼠脑、肾匀浆脂质过氧化。

4. 抗肿瘤作用

千里光倍半萜对人肝癌细胞 SMMC-7721 和人卵巢癌细胞 HO-8910 具有显著的抗癌活性。千里光总黄酮对 SMMC-7721、SGC-7901 和 MCF-7 细胞具有显著的抑制作用。千里光碱可通过阻滞细胞周期、促进细胞凋亡，发挥抗肿瘤作用。千里光总碱可抑制小鼠黑色素瘤细胞的增殖。千里光菲灵碱通过激活 MEK/ERK1/2 途径，促进自噬，抑制人宫颈癌细胞 Hela、Caski 的增殖。

【毒理学研究】

1. 急性毒性

千里光的急性毒性较小，其毒性与药材产地、提取方式等因素有关。不同产地千里光对小鼠的急性毒性反应不同，5 个产地药材中，毒性强弱为：河南千里光＞江苏千里光＞浙江千里光＞广西千里光＞湖北千里光。千里光 60% 乙醇提取物中主要含生物碱、黄酮类化合物；提取物对小鼠腹腔注射的 $LD_{50}$ 为 2206 mg/kg。

2. 肝脏毒性

千里光含吡咯里西啶类生物碱，具有肝毒性，摄入大量的千里光可引起急性肝中毒，以急性腹痛、腹胀、急剧肝肿大为主要表现，可迅速出现水肿、腹水及黄疸等症状。

# 【参考文献】

［1］浙江省千里光协作组.千里光抗菌作用的实验研究和临床疗效观察［J］.中华医药杂志,1993（10）：628-632.

［2］钱刚,敖弟书,段鹏敏,等.千里光抗菌作用的数量性状分析［J］.武汉植物学研究,2010,2（1）：67-71.

［3］陈录新,李宁,张勉,等.千里光的研究进展［D］.海峡药学,2006,18（4）：13-16.

［4］徐晓彬,林红英,冯羽裳,等.千里光植物化学预试及抗菌有效部位化学成分检查［J］.中兽医医志,2006（3）：10-13.

［5］陈梅荣,丁惠堂,王晖,等.千里光不同方法提取物抑菌作用的研究［J］.江西中医学院学报,2002,14（4）：15.

［6］张文平,张瑞其,张文书,等.含千里光血清体外抗菌作用的研究［J］.江西医学检验,2004,22（6）：537-538.

［7］张文平,刘波兰,李小花,等.血清药理学方法研究千里光抗大肠埃希菌的作用机制［J］.中药药理与临床,2009,25（3）：47-49.

［8］尚遂存,武雪芬,杨林莎.中草药食品抗氧化剂的筛选［J］.天然产物研究与开发,1994,6（1）：36-39.

［9］杨新星,程春梅,王炯,等.千里光多酚提取物的体外抗氧化研究［J］.云南民族大学学报（自然科学版）,2009,18（2）：143-145.

［10］陆艳丽,管毓相,方玉梅,等.千里光黄酮类化合物清除DPPH自由基的作用［J］.食品科技,2010,35（3）：197-199.

［11］杨卉卉,沈金花,刘庆华,等.千里光石油醚提取物对LPS激活的炎症反应的抑制效应［J］.华中农业大学学报,2020,39（6）：187-191.

［12］何忠梅,白冰,王慧,等.千里光总黄酮体外抗肿瘤和抗病毒活性研究［J］.中成药,2010,32（12）：2045-2047.

［13］马景蕃,张燕,叶甘萍,等.千里光菲灵碱诱导MEK/ERK1/2介导的宫颈癌细胞自噬效应［J］.中国药科大学学报,2018,49（5）：616-623.

［14］王亮华,祁丽艳.抗艾滋病中药的开发研究进展［J］.吉林中医药,2002,22（3）：59-60.

［15］何忠梅,宋宇,李庆杰.千里光体外抗病毒作用研究［J］.安徽农业科学,2011,39（32）：19793-19794.

［16］张春瑞,卞艳丽,张体鹏,等.千里光总黄酮上调miR-520e对肝癌细胞增殖、凋亡、迁移、侵袭的影响［J］.中国老年学杂志,2022,42（18）：4564-4569.

［17］梁爱华,叶祖光.千里光属植物的毒性研究进展［J］.中国中药杂志,2006,31（2）：93-97.

# 🌱 三叉苦 Gojsamnga

【别名】三桠苦、三叉叶、出山虎。

【来源】为芸香科植物三叉苦 *Melicope pteleifolia*（Champ. ex Benth.）T. G. Hartley 的全株。

【生境分布】生于山谷、溪边、林下。分布于广西、福建、台湾、广东、海南和云南等地。

【性味功能】苦，寒。解热毒，祛风邪，除湿毒，消肿止痛。用于黄疸（急性黄疸型肝炎）、流行性感冒、痢疾、咽喉肿痛、虫蛇咬伤、风湿骨痛、坐骨神经痛、湿疹、皮炎。

【用法用量】内服 10～50 g，水煎服。外用适量，水煎洗，或捣敷。

【现代药理学研究】

1. 抗炎作用

三叉苦对高脂饮食性胰岛素抵抗大鼠脂肪细胞炎症因子有一定调节作用。三叉苦茎水提取物、根醇提取物可抑制 $PGE_2$ 的生成和减少血清中 COX-2 的含量。三叉苦水提取物可抑制二甲苯致小鼠耳郭肿胀和角叉菜胶致大鼠足跖肿胀，降低血清中炎性因子 TNF-α 和 IL-1β 的水平。

2. 抗菌作用

三叉苦叶提取液对金黄色葡萄球菌、绿脓杆菌和枯草芽孢菌有一定的抑菌作用。三叉苦地上部分的石油醚、氯仿和乙酸乙酯提取物，以及地下部分的石油醚、氯仿提取物对乙型溶血性链球菌具有抑制作用。

3. 调节血糖、血脂作用

三叉苦可增加组织对葡萄糖的利用，增加外周组织对胰岛素的敏感性，对高脂饮食性胰岛素抵抗大鼠的血脂、血糖代谢有一定的调节作用，上调骨骼肌组织 IRS1 和 GLP-1 mRNA 的水平，调节脂联素、瘦素和抵抗素的分泌水平。

4. 其他药理作用

三叉苦根茎叶提取物能明显降低 $CCl_4$ 致肝损伤小鼠血清 ALT、AST 和肝匀浆 MDA 的含量，提高肝脏 GSH-Px 的活性，减轻小鼠肝损伤。

## 【参考文献】

［1］邓琪，黄美景，郭丽冰，等.三丫苦抗炎镇痛作用及机制研究［J］.中国实验方剂学杂志，2011，17（4）：125-128.

［2］林紫微，赵智萍，林志军，等.海南三叉苦抗炎作用及机制研究［J］.海南医学，2016，27（13）：2079-2081.

［3］廖建良，揭育霞.三叉苦叶提取物的抑菌活性研究［J］.广东农业科学，2012，39（19）：90-92.

［4］梁粤.三叉苦抗炎镇痛作用及脂溶性化学成分研究［D］.广州：广东药学院，2010.

［5］胡向阳，李安，杨璇.三丫苦对胰岛素抵抗模型大鼠脂肪细胞炎症因子的影响［J］.时珍国医国药，2012，23（10）：2514-2515.

［6］邓琦，梁粤，郭丽冰，等.三丫苦对乙型溶血性链球菌的体外抗菌作用［］.中国实验方剂学杂志，2010，16（7）：123-124.

［7］胡向阳，李安，杨璇.三丫苦对高脂饮食性胰岛素抵抗模型大鼠血糖、血脂代谢的影响［J］.亚太传统医药，2012，8（8）：14-16.

［8］胡向阳，林春淑，李安.三丫苦对高脂饮食性胰岛素抵抗模型大鼠骨骼肌 IRS-1mRNA 的影响［J］.四川中医，2012，30（9）：46-48.

［9］胡向阳，杨璇，李安.三丫苦对高脂饮食性胰岛素抵抗模型大鼠 GLP-1mRNA 的影响［J］.实用中医药杂志，2012，28（9）：730-731.

［10］胡向阳，林春淑，杨璇.三丫苦对胰岛素抵抗模型大鼠血清脂联素、瘦素和抵抗素的影响［J］.现代中医药，2012，32（5）：64-67.

［11］毕和平，张立伟，韩长日，等.三叉苦提取物抗氧化作用的研究［J］.食品科学，2007（7）：57-60.

［12］庞辉，玉艳红，汤桂芳.三叉苦提取物对小鼠实验性肝损伤的保护作用［J］.广西医科大学学报，2006（6）：961-962.

# 桑白皮 Mbawsang

【别名】家桑、桑椹树。

【来源】为桑科植物桑 *Morus alba* L. 的根皮。

【生境分布】广西各地均有栽培。

【性味功能】甘、辛，寒。清热毒，通气道、水道。主治痧病、喘咳、百日咳、咳嗽多痰、白内障、水肿、脚气、淋证。

【用法用量】内服 9～15 g，煎汤，或入散剂。外用适量，捣汁涂或煎水洗。泻肺、利水宜生用，治肺虚咳嗽宜蜜炙用。

【现代药理学研究】

1. 改善肺功能

桑白皮黄酮和多糖提取物通过降低血清 IL-4、INF-γ 水平，下调肺组织中 PI3K、Akt1/2 和 NF-κBp65 蛋白的表达水平，通过减轻肺炎性反应从而减轻呼吸道合胞病毒

（RSV）诱导的小鼠 RSV 肺炎症状。桑白皮水提取物可减轻脂多糖 LPS 诱导小鼠急性肺损伤肺组织病理学变化，降低肺泡灌洗液中炎症细胞的数目，通过提高 SOD 水平和降低 MDA 水平发挥抗氧化应激作用，通过下调 MAPK、NF-κB 蛋白水平发挥抗炎作用。桑白皮汤可提高慢性支气管炎急性发作患者的 $PaO_2$ 水平，降低 $PaCO_2$ 水平，纠正其血气指标，明显改善患者肺功能及临床症状。

2. 镇痛抗炎作用

桑白皮总黄酮可显著减少醋酸所致的小鼠扭体反应次数；可显著抑制二甲苯所致的小鼠耳郭肿胀和醋酸所致的毛细血管通透性增加。桑白皮有效物质桑根酮 O 和桑根酮 C 可下调促炎因子 TNF-α、IL-1β、IL-6 的释放，上调抑炎因子 IL-10 的释放，并抑制 RAW264.7 细胞中 iNOS、COX-2、p-ERK 蛋白的表达进而发挥抗炎作用。

3. 抗肿瘤活性

桑白皮提取物桦木酸可抑制 TGF-β1 诱导的人肺泡上皮细胞 HPAEpiC 增殖活性，并抑制诱导后细胞内 miR-200b-5p、miR-200c-5p 的表达，同时降低细胞内上皮间质转化标志物 Col Ⅰ、α-SMA mRNA 的表达，促进 E-cadherin mRNA 的表达，降低细胞内 HYP 含量，对 TGF-β1 诱导的人肺泡上皮细胞 HPAEpiC 上皮间质转化有一定的抑制作用。

4. 抗骨质疏松作用

桑白皮黄酮成分桑根酮 C、桑根酮 D 通过 RANKL/RANK 信号途径抑制破骨细胞骨吸收活性，机制可能与调控 TRAF6、NFATc1 继而引起破骨细胞标志性基因 *TRAP*、*CTSK* 的下调有关；桑根酮 C、桑根酮 D 可过 Wnt/β-catenin 信号通路激活 Runx2 的表达，继而上调 Col Ⅰ、OPN 的表达，促进成骨细胞的增殖分化。

5. 降糖作用

桑白皮醇提取物可降低链脲佐菌素致糖尿病大鼠和小鼠中血糖、胰岛素和甘油三酯水平，并显著提高胰岛素敏感性和肝脏组织中 SOD 含量，发挥拮抗胰岛素抵抗和降糖作用。桑白皮黄酮提取物可降低链脲佐菌素致糖尿病大鼠空腹血糖、总胆固醇、甘油三酯、血清胰岛素和胰岛素抵抗指数（HOMA-IR）水平，发挥改善糖尿病大鼠糖耐量及胰岛素抵抗的作用。

6. 其他药理作用

桑白皮总黄酮可减少糖尿病大鼠肝细胞脂肪沉积，减少炎性浸润，并降低 VEGF、PDGF 表达，改善糖尿病大鼠非酒精性脂肪性肝。桑白皮总黄酮可明显降低 $CCl_4$ 和 APAP 致急性肝损伤小鼠血清 ALT、AST 的活性，从而发挥保肝作用。桑白皮多酚对 UV 辐射致皮肤光老化有一定的修复作用，其作用机制可能与清除自由基、抑制细胞内 MMP-1 表达及调控 PIP 合成有关。桑白皮 Mori Cortex 有效部位 30% 乙醇洗脱组分能改善心衰大鼠心功能，降低脑钠肽（BNP）、心肌钙蛋白 Ⅰ（cTn Ⅰ）、TNF-α 水平，同时增加大鼠尿量，降低渗透压，且能够降低血管紧张素 Ⅱ（Ang Ⅱ）、醛固酮（ALD）含量，发挥抗心衰作用。

# 【参考文献】

［1］刘小雪.桑白皮有效部位对 RSV 肺炎小鼠 PI3K/Akt 信号通路的调控作用实验研究［D］.沈阳：辽宁中医药大学，2016.

［2］张天柱，姚金福，赵雷，等.桑白皮水提液对脂多糖诱导小鼠急性肺损伤的保护作用研究［J］.时珍国医国药，2015，26（3）：577-579.

［3］周巧云.桑白皮汤对慢性支气管炎急性发作患者肺功能及 $PaO_2$、$PaCO_2$ 水平影响［J］.现代医学与健康研究电子杂志，2019，3（19）：57-59.

［4］杨利红，赵费敏，张特，等.桑白皮抗炎活性成分的分离及抗炎机制研究［J］.中华中医药学刊，2016，34（12）：3008-3012.

［5］俸婷婷，谢体波，林冰，等.桑白皮总黄酮的镇痛抗炎药理作用研究［J］.时珍国医国药，2013，24（11）：2580-2582.

［6］李雅群，耿子凯，王萍，等.桑白皮提取物桦木酸对 TGF-β1 诱导的人肺泡上皮细胞 HPAEpiC 上皮间质转化的抑制作用［J］.中药新药与临床药理，2020，31（1）：1-7.

［7］郭东贵，俸婷婷，张敏，等.桑白皮提取物对破骨细胞和成骨细胞活性的影响［J］.食品工业科技，2020，41（8）：316-320.

［8］陈舟，黄和，陈其余.桑白皮提取物对糖尿病大鼠血糖血脂及抗氧化酶的影响［J］.浙江中医杂志，2018，53（11）：790-792.

［9］高颖，高英，李艳，等.桑白皮黄酮提取物对 2 型糖尿病大鼠胰岛素抵抗的影响［J］.广州中医药大学学报，2016，33（6）：831-835.

［10］张静，高英，罗娇艳，等.桑白皮不同部位对实验性高脂糖尿病小鼠的影响［J］.中药新药与临床药理，2014，25（2）：159-164.

［11］赵文杰，刘菲，刘南，等.桑白皮提取物对胰岛素抵抗 2 型糖尿病小鼠的降糖作用［J］.中国医药指南，2012，10（20）：93-94.

［12］赵文杰.桑白皮提取物对胰岛素抵抗实验模型的降糖作用［D］.长春：吉林农业大学，2012.

［13］吴永祥，吴丽萍，王卫东，等.桑白皮多酚的抗氧化和对 UV 辐射致成纤维细胞光老化的修复作用［J］.食品与机械，2018，34（2）：15-18.

［14］秦阳，高颖，高英，等.桑白皮黄酮提取物对 2 型糖尿病大鼠非酒精性脂肪肝血管生成相关基因的影响［J］.中国实验方剂学杂志，2017，23（17）：144-148.

［15］郑晓珂，白义萍，张国顺，等.桑白皮有效部位对心衰大鼠心功能的影响［J］.中成药，2016，38（10）：2093-2098.

［16］谭晓彬，江丽霞，曾靖.桑白皮总黄酮对小鼠急性肝损伤的保护作用［J］.中国当代医药，2013，20（36）：28-29.

# 🌱 山栀子 Faenzgaehhenj

【别名】山枝、山黄栀、黄栀、山枝子。

【来源】为茜草科植物栀子 *Gardenia jasminoides* Ellis 的根和果实。

【生境分布】生于海拔 10～1500 m 的疏林中或荒坡、沟旁、路边。野生或栽培。广西各地均有分布，广东、云南、贵州、四川、湖北、福建、台湾等亦有分布。

【性味功能】根：甘，寒。清热解毒，凉血利湿。用于黄疸型肝炎、感冒高热、痢疾、肾炎水肿、五淋、鼻衄、牙痛、痈疮肿毒、乳腺炎。果实：苦，寒。清热解毒，泻火，凉血止血，利尿。用于黄疸型肝炎、热病心烦、风热感冒、热毒疮疡、口舌糜烂、痔疮、小便赤涩热痛、淋病、尿血、烧烫伤、扭伤肿痛、目赤肿痛、吐血、衄血。

【用法用量】内服 10～25 g，水煎服。外用适量，水煎洗。

【现代药理学研究】

1. 抗炎作用

栀子苷可改善糖尿病小鼠的炎症状态，降低血糖，保护肾组织，改善小鼠的糖尿病肾病状态；可抑制 TLR4/MyD88/NF-κB 通路相关蛋白表达，减轻支气管哮喘幼年小鼠气道炎性病理损伤；可抑制 LPS 诱导的乳腺炎症损伤，降低 TNF-α、IL-1β 和 IL-6 炎症因子的水平；升高 IL-10、Foxp3 的表达，降低 IL-17、ROR-γt 的表达，通过诱导 Treg 细胞生成同时抑制 Th17 细胞分化，恢复胶原诱导大鼠关节炎病变部位 Treg/Th17 的平衡。

2. 神经保护作用

栀子醇提取物对 MPTP 致帕金森病小鼠多巴胺能神经元有保护作用。栀子提取物 GJ-4 可改善由 L- 东莨菪碱所致的小鼠记忆障碍，提高小鼠学习记忆能力。栀子苷可抑制 TLR4/NF-κB p65 信号通路，减轻海马炎症反应，改善睡眠剥夺大鼠的认知功能；可通过抑制星形胶质细胞活化，减少 iNOS、NF-κB 的表达及炎性因子 TNF-α 和 IL-6 的释放，对慢性脑缺血认知障碍大鼠具有保护作用；可提高实验性帕金森病大鼠纹状体中多巴胺的水平，改善睡眠障碍。

3. 对肾脏的保护作用

栀子水提取物和栀子总苷可降低四氧嘧啶诱导的糖尿病小鼠的血糖、血清尿酸、尿素氮水平和肾脏系数，具有一定的降血糖及肾脏保护作用。栀子水提取物、环烯醚萜总苷、京尼平苷、西红花苷对实验性糖尿病肾病大鼠具有肾脏保护作用。栀子苷可减轻炎症反应和抑制氧化应激，改善小鼠的糖尿病肾病状态，减轻肾间质纤维化损伤、IgAN 肾病和肾脏缺血再灌注损伤。

4. 抗肿瘤作用

栀子叶 70% 乙醇提取物可抑制酪氨酸酶的活性，可抑制 α-MSH 诱导的 B16 黑色素瘤细胞黑色素的生成。栀子提取物对荷瘤小鼠S180肉瘤和肝癌有抑制作用，通过下调肿瘤凋亡相关基因Bcl-2的表达，从而诱导小鼠肝癌细胞凋亡。

# 【参考文献】

[1] 骆晓峰，李瑶，胡江，等.栀子苷对实验性帕金森病大鼠睡眠障碍的调节作用及其机制[J].吉林大学学报（医学版），2020，46（6）：1177-1181.

[2] 赖根祥，朱桂东，何慧明.栀子苷通过抑制TLR4/NF-κB信号通路减轻睡眠剥夺大鼠认知功能障碍[J].中国病理生理杂志，2020，36（10）：1810-1817.

[3] 李利娟，韩志芬，李凌鑫，等.栀子苷对慢性脑缺血认知障碍大鼠神经炎症反应的调节[J].四川大学学报（医学版），2020，51（4）：480-487.

[4] 鞠程，臧彩霞，李方园，等.栀子提取物GJ-4改善L-东莨菪碱致小鼠学习记忆障碍的研究[J].中药新药与临床药理，2019，30（12）：1459-1463.

[5] 张奇昌，汪泽，陈阳，等.栀子醇提取物对MPTP致帕金森病小鼠多巴胺能神经元的保护作用[J].现代食品科技，2019，35（10）：12-18.

[6] 庞欣，张建伟，庞欣欣，等.栀子苷通过调节NLRP3减轻IgA肾病模型小鼠炎症反应和氧化应激[J].免疫学杂志，2020，36（10）：870-876.

[7] 陈君第霞，潘晓琼，禹博威，等.栀子苷对糖尿病肾病小鼠的改善作用[J].温州医科大学学报，2019，49（9）：644-648.

[8] 汤军华，沈毅弘.栀子苷对支气管哮喘幼年小鼠气道炎性反应的抑制作用[J].中国临床药理学杂志，2019，35（20）：2581-2583，2588.

[9] 黄永周，李漪，丛竹军.栀子苷对乳腺炎动物模型IL-6、TNF-α和IL-1β表达的影响[J].中国比较医学杂志，2018，28（11）：95-99.

[10] 赵慧朵，程旭锋，楚爱景.栀子苷对乳腺炎小鼠乳腺组织及乳腺上皮细胞中IL-6、TNF-α和IL-1β表达的影响[J].中国老年学杂志，2017，37（19）：4712-4714.

[11] 俞云，时乐，喻斌，等.栀子苷对类风湿性关节炎大鼠Th17/Treg平衡和局部炎症因子的影响[J].南京中医药大学学报，2018，34（5）：499-503.

[12] 黄硕，刘风.栀子叶乙醇提取物对B16黑色素瘤细胞黑色素生成及酪氨酸酶活性的影响[J].中国当代医药，2020，27（36）：4-7，12.

[13] 林蔚，潘竞锵，吕俊华，等.栀子抑制小鼠S（180）和肝癌及促进小鼠肝癌细胞凋亡作用[J].中国医疗前沿，2007（8）：4-6.

[14] 石若夫，李大力，田春宇，等.栀子多糖的抗肿瘤活性研究[J].林产化学与工业，2002（4）：67-70.

[15] 陈君第霞，潘晓琼，禹博威，等.栀子苷对糖尿病肾病小鼠的改善作用[J].温州医科大学

学报，2019，49（9）：644-648.

［16］陈飞，王颖，李六生.栀子苷对小鼠肾脏缺血再灌注损伤的保护作用［J］.解放军药学学报，2017，33（6）：550-553.

［17］费曜，周滢，朱丹平，等.栀子对糖尿病大鼠肾脏的保护作用［J］.中国老年学杂志，2013，33（1）：115-118.

［18］费曜，罗华丽，刘凡.栀子对四氧嘧啶糖尿病小鼠糖代谢及肾功能的影响［J］.中药药理与临床，2012，28（1）：42-45.

# 🌱 甜茶 Cazvan

【别名】甜叶悬钩子。

【来源】为蔷薇科植物甜茶 *Rubus chingii* var. *suavissimus*（S. Lee）L. T. Lu 的叶。

【生境分布】生于海拔 500～1000 m 的丘陵山地常绿阔叶疏林、林缘、松杉疏井或灌木丛中。在广西主要分布于金秀、桂平、藤县、岑溪、苍梧、贺州等地。

【性味功能】甘，平。清热润肺，祛痰止咳。用于疟疾、糖尿病、高血压、尿路感染。

【用法用量】内服 10～20 g，水煎服。外用适量。

【现代药理学研究】

1. 抗过敏作用

广西甜茶提取物可抑制肥大细胞释放组胺，具有显著的抗过敏作用。广西甜茶鞣花酸和部分二萜成分具有显著的抗过敏作用。甜茶多酚在对小鼠被动皮肤试验和 2,4-二硝基氯苯所致迟发型皮肤过敏反应试验中表现出抗过敏活性。

2. 调血脂作用

甜茶多酚可显著降低高脂血症大鼠血清中 TG、TC、LDL-C、脂肪酸合成酶的含量，降低肝脏中 MDA 的含量，提高血清 HDL-C 的含量和肝脏 SOD 活性，具有显著的降血脂作用。甜茶素可降低正常小鼠血糖水平，抑制小鼠糖异生，明显降低血清 TC 的含量。

3. 降血糖作用

广西甜茶醇提取物对小鼠空腹血糖有显著影响，对葡萄糖致小鼠高血糖有一定的抑制作用。甜茶水提取物通过对肝脏的抗氧化能力的调节，降低糖尿病小鼠的血糖水平。甜茶多酚可显著降低四氧嘧啶致糖尿病小鼠的空腹血糖和糖耐量，降低血清 TC、TG 和肝脏中 NOS 的表达水平和 NO 的含量，升高血清中胰岛素的含量。

4. 抗肿瘤作用

广西甜茶提取物和广西甜茶总黄酮可抑制 S180、H22 和 L1210 肿瘤株的增殖。

5. 其他药理作用

甜茶护齿含片对口腔中金黄色葡萄球菌的生长具有抑制作用。甜茶苷和木糖醇均可抑制变形链球菌合成水不溶性胞外多糖。甜茶苷对变形链球菌产酸能力、黏附能力、GTF 活力及 WIG 合成具有显著抑制作用。

【毒理学研究】

1. 生殖毒性

甜茶无诱发微核作用，对精子畸形率未见增高，污染物致突变性（Ames）检测显示甜茶无致突变性。

2. 急性毒性

小鼠经口急性毒性实验中甜茶对雌雄性小鼠经口 $LD_{50} > 21.5$ g/kg。

3. 长期毒性

大鼠长期毒性试验中用 5 g/kg、10 g/kg、20 g/kg 剂量的甜茶给大鼠连续灌胃给药 30 d，结果显示甜茶各剂量组动物体质量、体质量增加量、食物利用率、血液学和血液生化学指标与对照组比较均无显著差异（$P > 0.05$），表明甜茶是一种无毒性物质。

## 【参考文献】

［1］王慧，王建壮，王剑霞，等. 广西甜茶二萜成分抗过敏作用研究［J］. 广东药学院学报，2014，30（1）：60-62.

［2］薛茗月，罗星晔，湛志华，等. 甜茶中鞣花酸抗过敏性实验研究［J］. 食品研究与开发，2012，33（11）：208-211.

［3］方耀高，陆惠文，冯锦和，等. 广西甜茶的抗过敏作用研究［J］. 中药材，2008（5）：710-714.

［4］韦保耀，高程海，滕建文，等. 广西甜茶中抗过敏性成分的研究［J］. 食品科技，2006（5）：139-142.

［5］滕建文，黄丽，易湘茜，等. 广西甜茶多酚的抗过敏性评价［J］. 食品与机械，2008，24（5）：48-51.

［6］王硕，侯小利，周小雷，等. 甜茶多酚对高脂血症大鼠的降血脂作用及其机制研究［J］. 中国药学杂志，2015，50（20）：1811-1815.

［7］田翠平，瞿伟菁，张雯，等. 甜茶素对小鼠糖异生的作用和血脂代谢的影响［J］. 广西中医药，2001，24（4）：59-61.

［8］柳俊辉，周小雷，翁铭钻，等. 广西甜茶多酚对四氧嘧啶致糖尿病小鼠的降血糖作用［J］. 中药药理与临床，2014，30（6）：51-54.

[9] 蒙淑洁，闫志刚，徐永莉，等.广西甜茶醇提取物对小鼠血糖及糖耐量的影响［J］.湖北农业科学，2019，58（20）：118-120.

[10] 吴燕春，吴冬，谢金鲜，等.广西甜茶总黄酮的体外抗肿瘤作用［J］.中国实验方剂学杂志，2010，16（7）：165-167.

[11] 黄荣岗，杨家庆，何家靖，等.广西甜茶提取物体内抗肿瘤实验研究初探［J］.广东药学院学报，2012，28（2）：173-175.

[12] 刘鸿雁，何克新，李莉.甜茶皂苷对口腔变形链球菌的黏附性影响［J］.临床口腔医学杂志，2009，25（2）：67-68.

[13] 黄丽微，何克新.甜茶苷和木糖醇对变形链球菌合成水不溶性胞外多糖的对比研究［J］.广西医学，2010，32（3）：265-266.

[14] 刘延昌.甜茶护齿含片对口腔4种常居菌的体外实验研究［J］.广西医科大学，2012.

[15] 胡楠，熊兴耀.甜茶苷对变形链球菌致龋能力的影响［J］.中草药，2014，45（12）：1743-1746.

[16] 梁坚，赵鹏，李彬，等.甜茶的急性和长期毒性研究［J］.广西医学，2003，25（12）：2394-2397.

# 🌱 铁包金 Gaeuhouznou

【别名】老鼠耳、乌龙根、勾儿茶、古也。

【来源】为鼠李科植物铁包金 Berchemia lineata（Linn.）DC. 的根。

【生境分布】生于坡地、田野、路旁的灌木丛中。在广西主要分布于岑溪、苍梧、贺州、天等、象州、大新等地，广东、海南、福建、台湾等亦有分布。

【性味功能】苦、涩，平。止血止痛，镇咳，散瘀消滞。用于肺结核咯血、黄疸型肝炎、头痛、腹痛、跌打损伤、痈疔疮疖、毒蛇咬伤。

【用法用量】内服 10 ～ 20 g，煎汤服。

【现代药理学研究】

1. 抗炎镇痛作用

铁包金氯仿、石油醚、乙酸乙酯提取物均可抑制巴豆油引起的小鼠耳郭肿胀。铁包金氯仿、石油醚、乙酸乙酯和正丁醇提取物均可减少小鼠的扭体反应次数。

2. 保肝作用

铁包金可通过 APE1/Ref-1 调控凋亡相关蛋白，对慢加急性肝衰竭具有一定的防治作用。铁包金乙醇、氯仿、石油醚、醋酸乙酯和正丁醇提取物均能降低 $CCl_4$ 致急性肝损伤小鼠血清 ALT、AST 的活性，升高 TP 和 ALB 的水平，对 $CCl_4$ 引起的急性肝毒性和氧化损伤具有保护作用；氯仿、石油醚和正丁醇提取物对异硫氰酸 -α- 萘酯所致黄疸小鼠具有治疗作用。铁包金蒽醌 C、铁包金蒽醌 D 对 D–半乳糖胺诱导的肝细胞损伤具有保护作用。

3. 抗肿瘤作用

铁包金总黄酮可抑制小鼠 S180 肉瘤的生长，降低血浆 MDA 水平，提高 SOD 活性，清除自由基，降低小鼠体内 p53、Caspase-3 蛋白的表达，升高 TNF-α 蛋白的表达。铁包金山柰酚和介视素对人类白血病细胞有细胞毒活性。

## 【参考文献】

［1］吴玉强，杨兴，邓家刚，等.铁包金提取物镇痛抗炎作用的研究［J］.时珍国医国药，2008（4）：825-826.

［2］刁建新，马文校，戴凤翔，等.铁包金通过 APE1 调节凋亡相关蛋白防治慢加急性肝衰竭大鼠的作用［J］.中药新药与临床药理，2016，27（6）：794-799.

［3］吴玉强，邓家刚，钟正贤，等.铁包金提取物抗肝损伤作用的研究［J］.时珍国医国药，2009，20（4）：854-855.

［4］陈小龙，滕红丽，沈玉霞，等.铁包金总黄酮体内对 S180 实体瘤的抑制作用［J］.中国药理学通报，2011，27（1）：121-124.

［5］Wang Y F，Cao J X，Efferth T，et al. Cytotoxic and new tetralone derivatives from *Berchemia floribunda*（Wall.）Brongn［J］. Chem Biodivers，2006，3（6）：646-653.

［6］Wei X，Jiang J S，Feng Z M，et al. Anthraquinone-benzisochromanquinone dimers from the roots of *Berchemia floribunda*［J］. Chem Pharm Bull（Tokyo），2008，56（9）：1248-1252.

［7］Li C，Yi L T，Geng D，et al. Hepatoprotective effect of ethanol extract from *Berchemia* lineate against CCl$_4$-induced acute hepatotoxicity in mice［J］. Pharmaceutical biology，2015，53（5）：767-772.

## 🌱 头花蓼 Rumdaengngonz

【别名】石莽草、水绣球、草石椒、满地红、绣球草、小红蓼、小红藤、沙滩子。

【来源】为蓼科植物头花蓼 *Polygonum capitatum* Buch. –Ham. ex D. Don Prodr 的全草。

【生境分布】在广西主要分布于隆林、田林、凌云、南丹、都安、金秀、恭城等地。

【性味功能】苦、辛，凉。清热毒，除湿毒，通龙路，止痛。用于痢疾、淋证、风湿痹痛、跌打损伤、痄腮、痈疮、湿疹。

【用法用量】内服 15～30 g，煎汤服。外用适量，捣敷，或煎水洗，或敷膏涂。

【现代药理学研究】

1. 抗菌、抗炎作用

头花蓼对大肠埃希菌、金黄色葡萄球菌、淋球菌具有抗菌活性，可抑制变形链球菌的生长和黏附；可减弱幽门螺杆菌的球变能力、破坏正常形态结构以及抑制与生长代谢相关基因及蛋白的表达，具有抗菌作用。头花蓼可以抑制小鼠腹腔毛细血管通透性、小鼠足肿胀、小鼠耳郭肿胀和棉球肉肿等炎症；可降低 IL-4 和 TNF-α 水平，对接触性皮炎小鼠有治疗作用。头花蓼可通过抑制 TLRs 信号通路的激活，下调 IFN-γ mRNA 转录水平，上调 PTEN 表达，抑制 Akt/PI3K 通路活化，促进 Bcl-2 表达，降低 p53 表达，抑制下游炎症因子的激活和释放，降低幽门螺杆菌引起胃炎大鼠胃黏膜组织炎症水平，减轻幽门螺杆菌对胃黏膜炎性的损伤。

2. 解热镇痛作用

头花蓼水提取物可降低伤寒、副伤寒杆菌致发热家兔的体温。头花蓼醇提取物和水提取物对醋酸引起的小鼠扭体反应有镇痛作用。

3. 对糖尿病的影响

头花蓼可改善 db/db 小鼠的胰岛素抵抗状态，缓解机体的炎症反应，提高抗氧化能力，减少肝脏空泡数量，缓解组织中脂质代谢紊乱，同时通过上调肝脏中 AMPK、GLUT4 基因的表达，促进肝组织和 HepG2 细胞对葡萄糖的吸收，阻碍 Cyt C/Caspase-3 通路，从而减少 STZ 诱导的 INS-1 细胞凋亡，通过升高 SOD、降低 MDA 改善 INS-1 细胞氧化应激，抑制 α- 葡萄糖苷酶活性，具有降糖作用。

4. 抗动脉粥样硬化作用

头花蓼黄酮可降低动脉粥样硬化大鼠的血脂、炎性因子水平，降低血液黏度和血细胞比容；可降低主动脉内中膜厚度，改善大鼠动脉粥样硬化病变程度；可降低主动脉中 PI3K p110、PI3K p85、Akt 和 NF-κB p65 的水平，对 PI3K/Akt/NF-κB 信号通路有调节作用；可降低血管活性因子水平，改善大鼠主动脉的舒张功能。

## 【参考文献】

[1] 代芸洁，倪莹，李蕙兰，等.苗药头花蓼对变形链球菌生长和黏附影响的体外实验研究 [J].贵州医药，2019，43（3）：355-357.

[2] 江明礼，莫非，渠巍，等.苗药头花蓼对感染幽门螺杆菌胃炎细胞 TLRs 信号通路的影响 [J].贵州医科大学学报，2019，44（2）：184-189.

[3] 张丽艳，刘昌孝，唐靖雯，等.头花蓼提取物中具抗淋球菌作用的有效部位研究 [J].中草药，2019，50（2）：436-440.

[4] 江明礼，莫非，渠巍，等.苗药头花蓼对幽门螺杆菌相关性胃炎大鼠胃黏膜 PTEN、PI3K、AKT 表达的影响 [J].贵州医科大学学报，2018，43（8）：884-888.

[5] 张梦薇，罗昭逊，孙朝琴，等.头花蓼灌胃对大鼠幽门螺杆菌相关性胃炎的治疗作用及其机制 [J].山东医药，2018，58（15）：35-38.

［6］吴琼，莫非，孙朝琴，等.头花蓼对幽门螺杆菌相关性胃炎大鼠胃组织 SIRT1、p53 和 p21 的影响［J］.贵州医科大学学报，2018，43（3）：279-284.

［7］云成悦，顾曼琦，穆仕峰，等.头花蓼提取工艺的优化及其抗菌活性［J］.中成药，2018，40（3）：725-729.

［8］赵书琴，周少法，罗昭逊，等.头花蓼对幽门螺杆菌结构及生长代谢的影响［J］.医学研究生学报，2017，30（2）：132-137.

［9］冯海潮，孙朝琴，张姝，等.头花蓼对幽门螺杆菌胃炎大鼠血清干扰素 -γ 和白细胞介素 -4 含量的影响［J］.贵州医科大学学报，2016，41（9）：1037-1041.

［10］张姝，罗昭逊，莫非，等.头花蓼对幽门螺杆菌抗菌作用分析［J］.中国医院药学杂志，2015，35（2）：113-118.

［11］曹芳，段萍，王洪平，等.头花蓼提取物不同给药方式治疗炎症大鼠的效果［J］.中国老年学杂志，2016，36（24）：6065-6067.

［12］简单，温丽娜，孙朝琴，等.头花蓼对幽门螺杆菌感染性胃炎大鼠 Gas 及 SS 表达的影响［J］.贵州医科大学学报，2016，41（12）：1402-1407.

［13］童南森，吴梅佳，王娟，等.头花蓼体外降糖作用及机制研究［J］.中草药，2017，48（16）：3401-3407.

［14］陈百泉，李昌勤，常星，等.头花蓼对 α- 葡萄糖苷酶的抑制活性研究［J］.中国实验方剂学杂志，2010，16（8）：151-153.

［15］刘伯宇，童南森，李雅雅，等.头花蓼提取物对 2 型糖尿病自发模型 db/db 小鼠的降糖机制研究［J］.中国药学杂志，2017，52（5）：384-390.

［16］张伟，余珊珊，陈爱明.头花蓼治疗变应性接触性皮炎小鼠的疗效及作用机制探讨［J］.现代中西医结合杂志，2015，24（18）：1958-1963.

［17］闫杏莲，李昌勤，刘瑜新，等.头花蓼抗氧化活性研究［J］.中国药房，2010，21（39）：3659-3661.

［18］宫江宁，郑奎玲，廖莉玲.5 种黔产清热类中草药抗氧化性的研究.贵州师范大学学报（自然版），2010，28（3）：96-100.

# 🌱 土牛膝 Sauxloed

【别名】倒扣草、倒勒草、棵嘎刀、棵达刀。

【来源】为苋科植物土牛膝 *Achyranthes aspera* L. 的全草。

【生境分布】生于村边旷野、路边及山坡疏林下杂草丛中。在广西主要分布于防城港、宁明、上林、马山、乐业、凤山、东兰、藤县等地，江西、福建、台湾、湖南、广东、四川、贵州和云南等亦有分布。

【性味功能】苦、酸，平。清热解毒，祛湿散瘀，通调水道。用于产后腹痛、血瘀闭经、痈肿、丹毒、口舌生疮、咽喉肿痛、喉蛾、痢疾、瘴毒、疟疾、风湿骨痛、跌打损伤、脚气、肾炎水肿、泌尿系结石、血淋。

【用法用量】内服 10～30 g，水煎服。外用适量，捣敷。

【现代药理学研究】

1. 抗炎作用

土牛膝提取物和土牛膝多糖对二甲苯致小鼠耳郭肿胀、鸡蛋清致大鼠足跖肿胀以及急性炎症致腹腔毛细血管通透性增加均有不同程度的抑制。土牛膝可抑制甲醛诱发的大鼠关节炎和关节肿胀，具有抗炎作用。

2. 抗肿瘤作用

土牛膝通过触发线粒体凋亡途径和 S 期细胞周期骤停，诱导人类结肠癌细胞 COLO-205 死亡。土牛膝多酚类成分对氨基甲酸乙酯诱导的肺癌小鼠具有抗肿瘤和免疫调节作用。

3. 降血脂作用

土牛膝可降低高胆固醇喂养的白化病大鼠 TC、TG 和 LDL 的水平，升高 HDL-C 的水平；对芝麻油喂食的高脂血症大鼠具有降血脂作用。

4. 其他药理作用

土牛膝可阻断赛庚啶敏感受体、胆碱能和钙通道，在胃肠道中存在剂量依赖性止泻作用，可扩张支气管，对哮喘具有一定的治疗作用；可提高海马体和大脑皮层的 GABA 水平，增强戊四氮、苦味毒、荷包牡丹碱诱导的癫痫发作阈值，具有一定的抗惊厥作用；对突变链球菌具有明显的抗菌活性。土牛膝多糖可抑制热刺激和醋酸致小鼠疼痛，具有镇痛作用。

## 【参考文献】

［1］欧丽兰，余昕，朱烨，等．土牛膝在急性炎症动物模型中的抗炎作用［J］．华西药学杂志，2012，27（6）：644-646.

［2］李伟平，何良艳，马哲龙，等．土牛膝多糖抗炎镇痛作用的研究［J］．中华中医药学刊，2012，30（4）：747-749.

［3］Chinnasamy V，Subramaniyan V，Chandiran S，et al. Antiarthritic activity of *Achyranthes aspera* on formaldehyde-induced arthritis in rats［J］. Open Access Maced J Med Sci，2019，7（17）：2709-2714.

［4］Narayan C，Kumar A. Antineoplastic and immunomodulatory effect of polyphenolic components of *Achyranthes aspera*（PCA）extract on urethane induced lung cancer in vivo［J］. Mol Biol Rep，2014，41（1）：179-191.

［5］Khan N，Akhtar M S，Khan B A，et al. Antiobesity，hypolipidemic，antioxidant and hepatoprotective effects of *Achyranthes aspera* seed saponins in high cholesterol fed albino rats ［J］. Arch Med Sci，2015，11（6）：1261-1271.

［6］Krishnakumari S，Priya K. Hypolipidemic efficacy of *Achyranthes aspera* on lipid profile in sesame oil fed rats［J］. Anc Sci Life，2006，25（3-4）：49-56.

［7］Rahman H M A，Bashir S，Mandukhail S R，et al. Pharmacological evaluation of gut modulatory and bronchodilator activities of *Achyranthes aspera* Linn［J］. Phytother Res，2017，31（11）：1776-1785.

［8］Yadav R，Rai R，Yadav A，et al. Evaluation of antibacterial activity of *Achyranthes aspera* extract against Streptococcus mutans：An in vitro study［J］. J Adv Pharm Technol Res，2016，7（4）：149-152.

# 🌱 万寿菊 Nyagumhvaj

【别名】黄菊、金花菊、里苦艾、蜂窝菊。

【来源】为菊科植物万寿菊 *Tagetes erecta* L. 的叶及花序。

【生境分布】生于草丛或灌木丛中，亦有栽培。在广西主要分布于隆林、那坡、西林、东兰、上林、苍梧等地，全国其他地区亦有分布。

【性味功能】苦、甘、微辛，寒。解热毒，通气道，清肝明目，止咳化痰。用于肺痈、风火眼痛、猪头肥、乳腺炎、疔疮、肝经风热、小儿惊风、百日咳、伤风咳嗽、闭经。

【用法用量】内服 5 ～ 10 g，水煎服。外用适量，捣敷。

【现代药理学研究】

1. 镇咳祛痰作用

万寿菊提取物可降低浓氨所致小鼠咳嗽的次数，具有一定的镇咳作用。万寿菊镇咳有效部位的 $ED_{50}$ 为 11.95 mg/kg。万寿菊 50% 乙醇洗脱部位具有一定的祛痰作用。

2. 抗氧化作用

万寿菊叶黄素可降低 D-半乳糖氧化损伤小鼠血清和肝脏匀浆中 MDA 的水平，升高 SOD、GSH-Px 的活性，增强大鼠机体抗氧化能力，延缓 D-半乳糖诱发的大鼠衰老。

3. 抗肿瘤作用

万寿菊叶黄素可延长肿瘤的潜伏期，增强淋巴细胞的增殖；可抑制乳腺癌 MCF-7 细胞的增殖并诱导凋亡，可通过调控雌激素受体 ERα 和 ERβ 的表达，影响细胞分化。

【毒理学研究】

万寿菊提取物对雌雄小鼠急性经口的最大耐受剂量（MTD）均大于 20.0 g/kg·bw，属无毒级；三项致突变试验均未见致突变作用；大鼠 30 d 喂养试验，未见明显毒性反应。

## 【参考文献】

［1］裴凌鹏，惠伯棣，董福慧.万寿菊提取物改善老龄大鼠抗氧化功能的研究［J］.中国老年学杂志，2007（9）：814-816.

［2］李晋生，靳冉，陈霞，等.万寿菊叶黄素抗氧化作用量效关系研究［J］.中国中医药信息杂志，2013，20（9）：26-27.

［3］张宇，曲佐寅，刘立新，等.万寿菊茎叶中 2 种黄酮类化合物的体外抗肿瘤活性［J］.中国实验方剂学杂志，2013，19（13）：233-237.

［4］吕鑫，邹淑君，贾昌平，等.万寿菊的镇咳作用及其急性毒性研究［J］.中医药信息，2010，27（1）：40-42.

［5］臧智超.万寿菊叶黄素对乳腺癌 MCF-7 细胞增殖、凋亡及 ER 蛋白表达的影响［D］.呼和浩特：内蒙古医科大学，2020.

［6］邹淑君，李妍，孙跃臣，等.万寿菊花祛痰作用有效部位的实验研究［J］.中医药信息，2012，29（6）：17-18.

［7］赵春涵，朱景丽.万寿菊镇咳有效部位 LD% 和 ED% 的测定［J］.黑龙江科技信息，2009（11）：148.

# 夏枯草 Nyayazgyae

【别名】紫花草、麦夏枯、棒柱头花、大头花。

【来源】为唇形科植物夏枯草 *Prunella vulgaris* L. 果穗。

【生境分布】生于海拔 3000 m 的荒坡草地、溪边和路旁等湿润地上。广西各地均有分布，陕西、甘肃、新疆、河南、湖北、湖南、江西、浙江、福建、台湾、广东等亦有分布。

【性味功能】苦、辛，寒。通谷道、水道，清肝明目，止痛散结。用于高血压、急性黄疸型传染性肝炎、头痛眩晕、目赤肿痛、口眼㖞斜、筋骨疼痛、肺结核、血崩、带下、瘰疬、甲状腺肿大、乳腺炎等。

【用法用量】内服 6 ～ 15 g，水煎服。外用适量，捣敷。

【现代药理学研究】

1. 抗菌、抗病毒作用

夏枯草提取物对尿路感染耐药大肠埃希菌具有抗菌活性；对 HIV-1 感染具有抑制作用。夏枯草乙酸乙酯提取物对枯草芽孢杆菌、金黄色葡萄球菌和大肠埃希菌具有抑制作用。

2. 抗炎、调节免疫作用

夏枯草具有抗炎活性，对大鼠细菌性阴道炎具有一定的治疗作用；可通过抑制 p38 MAPK/ERK 信号通路调节 TNF-α 诱导的黏附分子的表达，对 TNF-α 刺激人主动脉平滑肌细胞血管炎症具有保护作用；可降低 mdrla（-/-）小鼠肠道炎症的严重程度；对单纯疱疹病毒性角膜炎具有显著的疗效。

3. 降压作用

夏枯草具有降压活性，可降低自发性高血压大鼠的收缩压、舒张压，作用持久，降低 Ang II 和 ET-1 的含量，升高 NO 和 ANP 的含量，抑制细胞内钙离子释放和细胞外钙离子的内流。

4. 降糖作用

夏枯草可提高血清胰岛素水平，抑制淀粉酶和葡萄糖苷酶活性，对四氧嘧啶诱导的糖尿病小鼠具有降血糖和抗感染作用；可抑制肾小球纤维化和炎症反应，减轻糖尿病肾损伤；可调节肝 AMPK/ACC 信号通路，改善 2 型糖尿病 ZDF 大鼠肝脏脂代谢紊乱；可通过上调肝脏组织 GSY2 和 GLU2 mRNA 的表达，下调 G-6-P mRNA 的表达，增加大鼠肝糖原含量，降低大鼠体质量、血糖和胰岛素抵抗指数。夏枯草水提取物可通过促进肝糖原合成，降低正常和四氧嘧啶糖尿病 ICR 小鼠餐后高血糖，提高其淀粉耐量；可抑制肠道 α-糖苷酶，延缓正常 ICR 小鼠单糖吸收。

5. 调血脂作用

夏枯草可调节脂代谢，降低总胆固醇和低密度脂蛋白胆固醇，对肥胖具有一定的治疗作用。夏枯草多糖可通过抗脂质过氧化作用、抗炎作用，以及对葡萄糖、氨基酸、脂质代谢的调节作用，改善高脂血症。

6. 抗肿瘤作用

夏枯草可降低雌激素的含量，下调 PCNA 蛋白的表达，抑制荷瘤小鼠肿瘤细胞增殖；可上调 E-cadherin 蛋白的表达，抑制肿瘤细胞转移，抑制 4T1 荷瘤小鼠肿瘤的生长与大小；可下调 CD31 蛋白的表达，减少肿瘤组织内血管生成。夏枯草提取物可降低雌激素和黄体酮的水平，并通过雌激素信号通路降低雌激素和黄体酮受体的表达水平，还可下调生存素和 Bcl-2 蛋白的表达水平，并通过线粒体介导的凋亡途径上调 Caspase-3 和 Bax 的表达水平，促进人子宫肌瘤细胞的凋亡，并抑制人子宫肌瘤细胞从 $G_0/G_1$ 期过渡到 $G_2$ 期。夏枯草可抑制 Bcl-2 蛋白表达，对甲状腺癌 B-CPAP 细胞凋亡有促进作用；可通过活化线粒体凋亡通路，抑制人甲状腺髓样癌细胞增殖并诱导其凋亡。夏枯草总黄酮可抑制肝癌细胞有氧糖酵解和氧化磷酸化水平，升高肝癌细胞 ROS 水平，激活 Bcl-2/Bax 蛋白，诱导肝癌细胞凋亡。

### 7. 保肝作用

夏枯草通过抗炎、抗凋亡作用，改善小鼠自身免疫性肝炎症状；可降低对乙酰氨基酚诱导肝损伤大鼠血清的 AST、ALT、ALP 和 DBil 水平，对肝损伤具有一定的保护作用。夏枯草硫酸多糖可通过抑制肝星状细胞活化及抑制胶原合成与沉积，减少细胞外基质的生成并促进其降解，具有一定的抗纤维化作用。夏枯草总三萜可抑制 Smad2、Smad3、α-SMA 和 Procollagen I 的表达，升高 Smad7 的表达，调控 TGF-β/Smad 信号通路，对乙醛刺激的 HSC-T6 细胞增殖具有抑制作用，并能够促进其凋亡；具有抗机体脂质过氧化、抑制 CYP2E1 表达的作用，对 $CCl_4$ 致大鼠急性肝损伤具有一定的保护作用。

### 8. 其他药理作用

夏枯草可激活 Smad 途径，抑制糖皮质激素诱导的骨髓间充质干细胞的成骨发生；可调节 NLRP3/Caspase-1/IL-1β 通路，缓解过敏性结膜炎大鼠角结膜的炎症。夏枯草水提取物可提高海马组织中单胺类神经递质的含量、降低炎症因子的含量，具有一定的抗抑郁作用。夏枯草醇提取物及其氯仿萃取部位和醋酸乙酯萃取部位均具有显著的镇静、催眠作用。夏枯草水提取物和 50% 甲醇提取物可防止大鼠尿草酸钙结石形成。夏枯草蜂蜜提取物可缓解硫酸葡聚糖所致的细胞活力下降，上调 NQO1、TXNRD1、Nrf2 和 ZO-1 的表达，保护肠上皮细胞屏障功能。夏枯草多糖可抑制 Raf、MEK1/2 及 ERK1/2 的磷酸化，调控 Ras/Raf/MEK/ERK 信号通路，下调 IFN-γ、IL-6、IL-17 和 TGF-β1 的表达，改善 Graves 病小鼠的症状及甲状腺功能。

### 【参考文献】

[1] 闫玉冰，王磊，杨博鸿，等.夏枯草提取物对自发性高血压大鼠血压及血管活性物质的影响 [J].中华中医药学刊，2019，37（7）：1653-1656.

[2] 梁健钦，熊万娜，罗远，等.夏枯草提取物对大鼠自发性高血压降血压作用研究 [J].中药材，2011，34（1）：99-100.

[3] 田硕，吴丽丽，张卫华，等.基于 AMPK/ACC 信号通路探讨夏枯草提取物调节 ZDF 大鼠脂代谢的机制 [J].中国实验方剂学杂志，2019，25（9）：82-88.

[4] 田硕，刘铜华，孙文，等.夏枯草提取物对 2 型糖尿病 ZDF 大鼠肝糖原代谢的影响 [J].中国实验方剂学杂志，2018，24（10）：101-106.

［5］Namgung S, Yoon J J, Yoon C S, et al. Prunella Vulgaris Attenuates Diabetic Renal Injury by Suppressing Glomerular Fibrosis and Inflammation［J］. Am J Chin Med, 2017, 45（3）: 475-495.

［6］吴慧平, 陈美娟, 邰明, 等. 夏枯草水提取物延缓正常 ICR 小鼠单糖吸收作用研究［J］. 中药材, 2010, 33（5）: 782-785.

［7］黎梅桂, 魏刚, 黄敏怡. 夏枯草对肥胖小鼠糖脂代谢的影响［J］. 北方药学, 2016, 13（3）: 118-120.

［8］Komal S, Kazmi S A J, Khan J A, et al. Antimicrobial activity of *Prunella vulgaris* extracts against multi-drug resistant Escherichia Coli from patients of urinary tract infection［J］. Pak J Med Sci, 2018, 34（3）: 616-620.

［9］杨力, 杨志亮, 贾桂云. 夏枯草提取物的抑菌性能研究［J］. 海南师范大学学报（自然科学版）, 2013, 26（1）: 51-53.

［10］Park S H, Koo H J, Sung Y Y, et al. The protective effect of *Prunella vulgaris* ethanol extract against vascular inflammation in TNF-α-stimulated human aortic smooth muscle cells［J］. BMB Rep, 2013, 46（7）: 352-357.

［11］林慧, 梅全喜, 林斌. 夏枯草抗大鼠细菌性阴道炎模型实验研究［J］. 山西中医学院学报, 2011, 12（1）: 21-23.

［12］孟胜男, 王欣, 邢俊家, 等. 夏枯草提取物对 HSV-I 及单纯疱疹病毒性角膜炎的作用［J］. 沈阳药科大学学报, 2010, 27（3）: 236-239.

［13］Haarberg K M, Wymore Brand M J, Overstreet A M, et al. Orally administered extract from *Prunella vulgaris* attenuates spontaneous colitis in mdrla（-/-）mice［J］. World J Gastrointest Pharmacol Ther, 2015, 6（4）: 223-237.

［14］宋亚刚, 方晓艳, 白明, 等. 夏枯草总黄酮通过抑制氧化磷酸化和糖酵解诱导肝癌细胞 SMMC-7721 凋亡［J］. 中药药理与临床, 2020, 36（6）: 109-113.

［15］Lin Y, Yang C, Tang J, et al. Characterization and anti-uterine tumor effect of extract from *Prunella vulgaris* L.［J］. BMC Complement Med Ther, 2020, 20（1）: 189.

［16］林艳, 闫庆梓, 李亚梅, 等. 夏枯草抗乳腺癌最佳组分筛选及其作用机制研究［J］. 中草药, 2019, 50（21）: 5298-5306.

［17］张乐乐, 李红强, 马润声, 等. 夏枯草提取物对甲状腺癌细胞株 B-CPAP 凋亡的促进作用及其机制［J］. 西安交通大学学报（医学版）, 2019, 40（3）: 486-490.

［18］熊燚, 赵敏, 谭剑斌, 等. 夏枯草对人甲状腺髓样癌细胞增殖的影响和诱导其凋亡的作用机制［J］. 中华中医药杂志, 2018, 33（8）: 3379-3384.

［19］田海霞, 刘青青, 康行, 等. 夏枯草缓解小鼠自身免疫性肝炎的分子机制［J］. 细胞与分子免疫学杂志, 2020, 36（7）: 590-595.

［20］付月月，朱兰平，张国梁，等.夏枯草硫酸多糖对 CCl$_4$ 致大鼠肝纤维化及 TGF-β1 诱导的大鼠肝星状细胞活化的影响［J］.中国实验方剂学杂志，2018，24（14）：147-152.

［21］章圣朋，邓子煜，黄成，等.夏枯草总三萜对四氯化碳致急性肝损伤大鼠的保护作用［J］.安徽医科大学学报，2012，47（9）：1054-1058.

［22］章圣朋，刘晓平，沈杰，等.夏枯草总三萜对乙醛刺激的肝星状细胞作用及部分机制［J］.中国临床药理学与治疗学，2015，20（4）：404-408.

［23］万正瑞，李强强，王凯，等.夏枯草蜂蜜提取物对硫酸葡聚糖诱导肠上皮细胞损伤的保护作用及其机制［J］.食品科学，2020，41（19）：161-169.

［24］向娟，王邦琼，王怡，等.夏枯草多糖对小鼠 Graves 病的改善作用及其机制［J］.广西医学，2020，42（14）：1850-1854.

［25］李亚梅，邹昊宇，胡鸿运，等.夏枯草水提取物对过敏性结膜炎大鼠 NLRP3/Caspase1/IL-1β 通路的影响［J］.中国新药杂志，2020，29（8）：928-933.

［26］刘亚敏，栗俞程，李寒冰，等.夏枯草水提取物抗抑郁作用研究［J］.中药新药与临床药理，2017，28（4）：440-444.

［27］赵江丽，吴向阳，仰榴青，等.夏枯草镇静与催眠作用的初步研究［J］.时珍国医国药，2009，20（2）：443-444.

［28］肖劲逐，李浩勇，张国庆，等.夏枯草提取物对大鼠尿草酸钙结石形成的影响［J］.中国现代医学杂志，2008，18（11）：1486-1489.

# 🌱 玄参 Caemhmbaemx

【别名】元参、黑参。

【来源】为玄参科植物玄参 *Scrophularia ningpoensis* Hemsl. 的根。

【生境分布】生长于海拔 1700 m 以下的山坡林下、溪边与草丛中，野生或栽培。在广西主要分布于全州、钟山、昭平、苍梧、北流、贵港、宾阳、凌云等地，安徽、江苏、浙江、福建、江西、湖南、湖北、四川、贵州、陕西等亦有分布。

【性味功能】苦、咸，微寒。滋阴降火，解毒生津。用于热病烦渴、发斑、牙龈炎、扁桃体炎、急性淋巴。

【用法用量】内服 15 ～ 30 g，煎汤服。外用适量，捣敷。

【现代药理学研究】

1. 免疫调节作用

玄参水提取物和玄参多糖可促进小鼠免疫器官及碳廓清指数的增长，增强小鼠迟发型变态反应及抑制小鼠血清溶血素含量的降低，促进脾细胞增殖及升高 IL-2、IFN-γ、TNF-α 及 NO 的水平，增强小鼠的免疫功能。

### 2. 抗炎作用

玄参醇提取物可抑制二甲苯致小鼠耳郭肿胀和醋酸致小鼠腹腔毛细血管通透性增加，可降低鼠腹膜巨噬细胞 NO 的生成。

### 3. 抗微生物作用

玄参对金黄色葡萄球菌、大肠埃希菌、绿脓杆菌、肺炎杆菌、痢疾杆菌、甲型溶血性链球菌、蜡样芽孢杆菌和枯草杆菌具有一定的抑菌作用。玄参树脂糖苷对罗得西亚锥虫、杜氏利什曼原虫、恶性疟原虫具有抑制作用。

### 4. 神经保护作用

玄参环烯醚萜苷可抑制内质网应激介导的细胞凋亡，拮抗 OGD/R 诱导的原代皮层神经元神经损伤。玄参环烯醚萜类可通过激活抗氧化防御系统和谷氨酰胺受体，减弱谷氨酸诱导的神经毒性。玄参中的阿魏酸和肉桂酸对鱼藤酮和去血清模型的神经细胞具有保护作用。

### 5. 保护心脏作用

玄参通过抑制心肌肥厚大鼠交感神经系统活性，可抑制 Ang Ⅱ、ALD 的生成和 AT1A mRNA 的表达，从而抑制心肌肥厚，对心室重构具有改善作用。玄参水提取物可调节氧化应激，下调 Ang Ⅱ、ET-1 和 TGF-β1 的表达，抑制心脏纤维化，抑制心肌细胞和间质胶原重构，改善心室重构。

### 6. 抗脑缺血作用

玄参活性部位可抑制Ⅲ型胶原 mRNA 的表达，对心肌细胞和间质胶原沉积都有显著的抑制作用。玄参总苷可改善大鼠因中动脉缺血所致的行为学障碍，缩小脑部缺血大鼠的脑梗死面积，降低梗死率，降低中动脉栓塞模型大鼠的脑组织含水量，对局灶性脑缺血具有较好的保护作用。

### 7. 抗血小板凝集

玄参醚、醇、水提取物具有抗血小板聚集、增强纤维蛋白溶解的作用。玄参苯丙素苷可抑制血小板聚集和大鼠中性白细胞 LTB4 的生成。

### 8. 抗糖尿病作用

玄参多糖可调控肝胰岛素信号通路，改善 2 型糖尿病大鼠糖脂代谢，可提高肌糖原和肝糖原含量，减少力竭运动后血乳酸的堆积，维持血糖恒定，延长小鼠力竭时间，缓解机体运动性疲劳。玄参中环烯醚萜 Epibueropyridium A 可抑制醛糖还原酶的活性。

### 9. 抗肿瘤作用

玄参对胃癌细胞、肝癌细胞的增殖具有抑制作用；对基质金属蛋白酶的表达具有抑制作用。玄参多糖可延长 S180 腹水型荷瘤小鼠的存活时间，具有一定的抑制肿瘤作用和保护机体免疫器官作用。

10. 保肝作用

玄参水提取物可降低肝损伤大鼠肝脏指数、ALT、AST 的水平及 MDA 的含量，增强 SOD 和 GSH-Px 的活性，降低血清中 TBIL 的活性，对 CCl$_4$ 所致大鼠急性肝损伤具有一定的保护作用。玄参中苯丙素苷可调控肝细胞凋亡相关基因，具有抗肝损伤细胞凋亡的作用。

11. 抗高尿酸作用

玄参糖苷可降低高尿酸血症小鼠体内的尿酸水平，对黄嘌呤氧化酶具有抑制作用。

## 【参考文献】

［1］Li J，Huang X，Du X，et al. Study of chemical composition and antimicrobial activity of leaves and roots of Scrophularia ningpoensis［J］. Nat Prod Res，2009，23（8）：775-780.

［2］敬娟. 川玄参化学成分的提取分离及其抑菌、抗氧化活性的研究［D］. 成都：西南交通大学，2012.

［3］章蕾，龚恒佩，钟晓明，等. 玄参环烯醚萜苷对氧糖剥夺再灌注诱导的原代皮层神经元细胞内质网应激的作用研究［J］. 中草药，2019，50（12）：2934-2940.

［4］刘应蛟，楚世峰，胡耀梅，等. 玄参中阿魏酸和肉桂酸的含量测定及神经保护活性研究［J］. 湖南中医药大学学报，2018，38（12）：1393-1397.

［5］Jeong E J，Lee K Y，Kim S H，et al. Cognitive-enhancing and antioxidant activities of iridoid glycosides from Scrophularia buergeriana in scopolamine-treated mice［J］. Eur J Pharmacol，2008，588（1）：78-84.

［6］Azadmehr A，Afshari A，Baradaran B，et al. Suppression of nitric oxide production in activated murine peritoneal macrophages in vitro and ex vivo by Scrophularia striata ethanolic extract［J］. J Ethnopharmacol，2009，124（1）：166-169.

［7］邹霞，易萍，曹江. 玄参多糖抗肿瘤作用的实验研究［J］. 中国医药指南，2015，13（10）：69-70.

［8］白宇. 玄参的药味药理学初步研究［D］. 哈尔滨：黑龙江中医药大学，2014.

［9］郑园园，王健，蒋剑平，等. 玄参多糖对 2 型糖尿病大鼠糖脂代谢及肝胰岛素信号通路的影响［J］. 中草药，2020，51（6）：1586-1592.

［10］黄才国，魏善建，刘军华. 玄参中环烯醚赭 epibueropyridinium A 对醛糖还原酶的抑制作用［J］. 第二军医大学学报，2006，27（7）：760-762.

［11］赵洪伟，张宁，李自辉，等. 玄参多糖对 2 型糖尿病大鼠降糖作用的研究［J］. 中医药信息，2017，34（5）：8-12.

［12］宋健. 玄参多糖对游泳小鼠力竭时间及糖储备的影响［J］. 食品科学，2009，30（15）：217-219.

［13］刘冠璋，董婉茹，于卉，等. 玄参水提取物对 CCl<sub>4</sub> 所致大鼠急性肝损伤的保护作用研究

　　　［J］. 吉林中医药，2015，35（5）：504-507.

［14］吴亚辉，陈志鹍，杨玲玲，等. 玄参提取物对小鼠急性化学性肝损伤保护作用的研究

　　　［J］. 四川动物，2014，33（3）：386-389.

［15］顾伟梁，陈长勋，王樱. 玄参对心室重构大鼠血管紧张素 Ⅱ 及其 1 型受体基因表达的影响

　　　［J］. 时珍国医国药，2008，19（7）：1547-1549.

［16］顾伟梁，陈长勋. 玄参对压力超负荷大鼠心室重构及心肌组织 ET-1 表达的影响［J］. 中药

　　　材，2008，31（3）：393-396.

［17］顾伟梁，陈长勋，王樱，等. 玄参水提取物对心室重构大鼠心肌纤维化的影响［J］. 中草药，

　　　2008，39（9）：1371-1374.

［18］顾伟梁，陈长勋，王樱. 玄参和附子抗鼠心肌肥厚作用的对比实验研究［J］. 中西医结合学

　　　报，2008，6（4）：376-380.

［19］Gu W L，Chen C X，Wu Q，et al. Effects of Chinese herb medicine Radix Scrophulariae on

　　　ventricular remodeling［J］. Pharmazie，2010，65（10）：770-775.

［20］黄小燕，王坤，陈长勋. 玄参活性部位对冠状动脉结扎致心室重构大鼠心肌纤维化的影响

　　　［J］. 中医学报，2012，27（10）：1292-1296.

［21］陈磊，邰明，陆茵. 玄参总苷对电凝法致实验性大鼠局灶性脑缺血模型的实验研究［J］. 南

　　　京中医药大学学报，2009，25（3）：230-232.

［22］倪正，蔡雪珠，黄一平，等. 玄参提取物对大鼠血液流变性、凝固性和纤溶活性的影响

　　　［J］. 中国微循环，2004，4（5）：339.

［23］黄才国，李医明，贺祥，等. 玄参中苯丙素苷 XS-8 对兔血小板 cAMP 和兔血浆中 PGI2/

　　　TXA2 的影响［J］. 第二军医大学学报，2004，4（8）：920-921.

［24］李自辉，张宁，董婉茹，等. 玄参水提取物在生理和病理状态下对小鼠免疫功能的影响

　　　［J］. 中华中医药学刊，2018，36（5）：1125-1128.

# 🌱 鸦胆子 Gorenh'iq

【别名】老鸦胆、鸭蛋子、雅旦子。

【来源】为苦木科植物鸦胆子 *Brucea javanica*（L.）Merr. 的成熟果实。

【生境分布】生于丘陵荒坡、灌木丛中或"四旁"向阳处。分布于广西各地，台湾、广东、福建、海南和云南等亦有分布。

【性味功能】苦，寒，有小毒。清湿热，杀虫，止痢。用于阿米巴痢疾、早期血吸虫、菌痢，外治鸡眼、皮疣等。

【用法用量】内服 0.5～2 g，煎汤服。外用适量，捣敷。

【现代药理学研究】

1. 抗寄生虫作用

鸦胆子油和鸦胆子醇提取物可抑制弓形虫速殖子的增殖，并具有一定的保肝作用。鸦胆子苦素 A 和鸦胆子苦素 D 对炭疽虫具有一定的抑制作用。鸦胆子中的 brujavanol C 和 brujavanol D 对恶性疟原虫具有抑制作用。

2. 抗炎作用

鸦胆子木犀草素、芹菜素、木犀草素 7–$O$–$β$–D– 葡萄糖苷、7– 甲氧基木犀草素、槲皮素 –3–$O$–$α$–L– 吡喃鼠李糖苷、3′ – 甲氧基木犀草素、野漆树苷和异牡荆素可抑制 NO 生成，具有一定的抗补体活性。鸦胆子苷在体外可以通过调节 NF–κB、氧化应激以及 NLRP3 炎性小体发挥抗炎作用；在体内可调节 TNF–α、IL–6 及 IL–1β 等炎症因子的表达，抑制炎性小体激活，对 LPS 所致的急性肺损伤小鼠具有一定的防治作用。

3. 抗病毒作用

鸦胆子油乳可下调病毒癌基因 $E6$、$E7$ 的表达，对 HPV16 亚型感染细胞具有抑制作用。鸦胆子苦素 E 可诱导抗 HIV 天然免疫因子 APOBEC 蛋白的表达及抑制转录因子的基因表达，对 HIV 具有抑制作用。鸦胆子素 D 可抑制 HPV16 $E6$、HPV16 $E7$ mRNA 的表达和 HPV16 细胞的增殖。

4. 降血糖作用

鸦胆子可通过改善肝葡萄糖和碳水化合物的代谢、抑制氧化应激反应，对 2 型糖尿病大鼠具有一定的治疗作用。鸦胆子素 D、鸦胆子素 E 可降低 STZ 诱导的糖尿病大鼠的血糖水平。

5. 抗肿瘤作用

鸦胆子乙醇提取物通过调节 PI3K/Akt/mTOR 通路，抑制三阴性乳腺癌。鸦胆子油乳可诱导非小细胞肺癌 A549 细胞自噬，参与肿瘤细胞的增殖和迁移。鸦胆子苦醇通过诱发 ERS，抑制 Nrf2 蛋白表达和核转移，破坏抗氧化作用，诱导 MCF–7 细胞凋亡；可快速而短暂地抑制结肠癌细胞 Nrf2 信号通路，抑制细胞增殖。鸦胆子素 D 可通过抑制 JNK 信号通路传导，抑制 NSCLC 细胞增殖，阻滞细胞周期进程，诱导细胞凋亡，具有抗非小细胞肺癌作用；可抑制人乳腺癌 MDA–MB–231 细胞 PI3K/Akt 信号通路，抑制有氧糖酵解过程，减少细胞能量供应。鸦胆子素可通过激活 p38 有丝分裂原，激活蛋白激酶诱导的胰腺癌 PANC–1 细胞凋亡。

【参考文献】

[1] 田姗，曹霞，李翔，等.鸦胆子素 D 对非小细胞肺癌细胞生物学行为的影响及其机制 [J].山东医药，2020，60（34）：61-64.

［2］王雨，罗璨，吉兆宁.鸦胆子苦素 D 通过 PI3K/Akt 信号通路抑制人乳腺癌 MDA-MB-231 细胞的能量代谢研究［J］.蚌埠医学院学报，2020，45（5）：561-565.

［3］崔玲娣，刘凯.鸦胆子苦醇对人乳腺癌 MCF-7 细胞凋亡的影响［J］.中国中医药信息杂志，2019，26（5）：44-48.

［4］朱湘亮，潘频华.鸦胆子油乳对人非小细胞肺癌 A549 细胞增殖、迁移和自噬的影响及机制［J］.中南大学学报（医学版），2018，43（11）：1202-1208.

［5］刘思园，蔡萌，李春建，等.鸦胆子苦醇抑制结直肠癌细胞增殖与 Nrf2 通路相关性研究［J］.中华肿瘤防治杂志，2018，25（4）：243-249，257.

［6］Lau S T, Lin Z X, Liao Y, et al. Bruceine D induces apoptosis in pancreatic adenocarcinoma cell line PANC-1 through the activation of p38-mitogen activated protein kinase［J］. Cancer Lett, 2009, 281（1）：42-52.

［7］何潇，郭文静，吴佳辉，等.鸦胆子中黄酮及其抗炎、抗补体活性的研究［J］.天然产物研究与开发，2020，32（12）：2094-2100，1991.

［8］崔玉顺.鸦胆子苷的体内外抗炎活性及其机制研究［D］.南昌：江西中医药大学，2020.

［9］王辉.药用植物抗弓形虫筛选及鸦胆子油活性研究［D］.延边：延边大学，2019.

［10］Wang Y, Wu Z F, Wang G X, et al. In vivo anthelmintic activity of bruceine A and bruceine D from *Brucea javanica* against Dactylogyrus intermedius（Monogenea）in goldfish（Carassius auratus）［J］. Vet Parasitol, 2011, 177（1-2）：127-133.

［11］Chumkaew P, Srisawat T. Antimalarial and cytotoxic quassinoids from the roots of *Brucea javanica*［J］. J Asian Nat Prod Res, 2017, 19（3）：247-253.

［12］胡燕，万小洁，潘镏镏，等.鸦胆子油乳对 HPV16 亚型感染细胞的作用及机制研究［J］.中国中西医结合杂志，2013，33（11）：1545-1551.

［13］潘镏镏，郑飞云，诸海燕，等.鸦胆子素 D 对 HPV16 感染细胞株的作用及其可能机制［J］.温州医科大学学报，2015，45（2）：89-94.

［14］牟联军.鸦胆子提取物鸦胆子苦素 E（Bruceine E）的抗 HIV-1 活性及机制研究［D］.南宁：广西医科大学，2017.

［15］孙静莉，任威，杨丽娜，等.鸦胆子素 D 对高危型 HPV 16 感染细胞的增殖抑制作用及对 HPV16 E6、HPV 16 E7 mRNA 表达的影响［J］.中国妇幼保健，2017，32（18）：4526-4529.

［16］Ablat A, Halabi M F, Mohamad J, et al. Antidiabetic effects of *Brucea javanica* seeds in type 2 diabetic rats［J］. BMC Complement Altern Med, 2017, 17（1）：94.

# 🌱 叶下珠 Nyagvanjdouj

【别名】真珠草、阴阳草、夜合珍珠、日开夜闭。

【来源】为大戟科植物叶下珠 *Phyllanthus urinaria* L. 的全草。

【生境分布】生于山坡路旁或林缘草地。在广西主要分布于河池、灌阳、恭城、贺州、平南、陆川、博白等地，江苏、浙江、江西、福建、台湾、湖南、广东、四川、云南、贵州等亦有分布。

【性味功能】甘、苦，凉。清热解毒，通调水道、谷道，平肝祛湿，利水消肿。用于肠炎、痢疾、传染性肝炎、肾炎水肿、尿道感染、小儿疳积、火眼目翳、口疮头疮、无名肿毒。

【用法用量】内服 15～30 g，煎汤服。

【现代药理学研究】

1. 抗菌、抗病毒作用

叶下珠水提取物对金黄色葡萄球菌、表皮葡萄球菌、肠球菌及大肠埃希菌均具有一定的抑菌作用。叶下珠提取物可抑制 HBV 转染细胞系中 HBV 的复制和表达，具有抗 HBV 作用。叶下珠中的柯里拉京对 EV-A71 和 CV-A16 具有抗病毒作用。

2. 保肝作用

叶下珠可抑制氧化应激、炎症反应，调控 α-SMA、TGF-β1 的表达，对 $CCl_4$ 诱导的肝纤维化大鼠具有一定的保护作用。叶下珠总多酚可降低胆汁淤积性肝炎大鼠血清 ALT、AST、ALP、γ-GT、TBIL、DBIL、IBIL、TBA 的水平，改善肝组织炎性细胞浸润及肝小叶汇管区附近肝细胞坏死程度，提高肝组织中 Mrp3 膜转运蛋白的表达，对胆汁淤积性肝炎有一定的改善作用。

3. 抗肝癌作用

叶下珠水提取物可抑制 HBx 的表达，下调 miR-21 及上调 miR-145 的表达，或直接上调 miR-145 的表达，具有抗肝癌的作用；通过直接抑制 HBx 蛋白和 VEGFR3 蛋白的表达，或通过抑制 HBx 蛋白表达而间接抑制 VEGFR3 蛋白表达，对肝癌移植瘤的生长具有抑制作用。

4. 其他药理作用

叶下珠提取物可降低氧嗪酸钾诱导的高尿酸血症小鼠的尿酸水平，通过降低肝脏 XOD 活性和抑制 URAT1 蛋白表达及减少肾脏病变而发挥作用。叶下珠甲醇提取物可减轻小鼠耳郭肿胀度、抑制小鼠腹腔毛细血管通透性、减少冰醋酸致小鼠扭体反应次数，降低福尔马林致痛实验的第Ⅰ、Ⅱ时相疼痛。叶下珠提取物可抑制单核细胞 - 血小板和中性粒细胞 - 血小板聚集，具有抑制血小板活化的作用。

【毒理学研究】

以叶下珠有效部位总提取物 1280 mg/kg、640 mg/kg、320 mg/kg 每天灌胃 1 次，连续给药 180 d 及停药后 30 d 观察，大鼠生长发育、血液学常规、血液生化指标均在正常范围，主要脏器的质量比、主要脏器病理形态、心电图均未出现毒性改变。大鼠 180 d 长毒试验结果表明，叶下珠有效部位总提取物是低毒的。

## 【参考文献】

［1］戴卫波，梅全喜，曾聪彦，等.叶下珠总多酚对胆汁淤积性肝炎大鼠胆红素、胆汁酸含量及胆汁酸转运蛋白 Mrp3 表达的影响［J］.中药材，2019，42（7）：1656-1659.

［2］王刚，曹后康，曹秋妍，等.叶下珠对四氯化碳诱导肝纤维化大鼠的保护作用及机制研究［J］.中药药理与临床，2018，34（4）：104-108.

［3］吴莹，雷宇，王媛媛，等.叶下珠提取物对急性乙型肝炎小鼠乙型肝炎病毒复制及其抗原表达的影响［J］.中国中医药信息杂志，2014，21（12）：51-54.

［4］Wu Y, Lu Y, Li S Y, et al. Extract from *Phyllanthus urinaria* L. inhibits hepatitis B virus replication and expression in hepatitis B virus transfection model in vitro［J］. Chin J Integr Med, 2015, 21（12）: 938-943.

［5］Yeo S G, Song J H, Hong E H, et al. Antiviral effects of *Phyllanthus urinaria* containing corilagin against human enterovirus 71 and Coxsackievirus A16 in vitro［J］. Arch Pharm Res, 2015, 38（2）: 193-202.

［6］杨映玲，戴卫波.叶下珠提取物体外抗菌活性的实验研究［J］.新余学院学报，2014，19（3）：20-22.

［7］贺劲松，魏春山，童光东，等.叶下珠水提取物对 HBx 致肝癌细胞 miRNA-21 和 miRNA-145 异常表达的影响［J］.中西医结合肝病杂志，2015，25（6）：352-355.

［8］魏春山，唐海鸿，王宏艳，等.叶下珠水提取物对裸鼠人肝癌移植瘤 HBx 和 VEGFR3 表达的影响［J］.安徽中医药大学学报，2014，33（4）：73-78.

［9］李浩，余佳，杨常波，等.叶下珠提取物对高尿酸血症小鼠模型尿酸水平的影响［J］.海南医学院学报，2020，26（18）：1389-1394.

［10］戴卫波，吴凤荣，肖文娟，等.叶下珠甲醇提取物抗炎镇痛及体外抑菌作用研究［J］.中华中医药学刊，2016，34（4）：978-981.

［11］朱艳芳，黄海定，朱伟.叶下珠提取物对高血脂症小鼠血小板功能的影响［J］.中成药，2012，34（6）：1029-1033.

# 余甘子 Makyid

【别名】牛甘子、喉甘子、鱼木果、油甘子。

【来源】为大戟科植物余甘子 *Phyllanthus emblica* L. 的成熟果实。

【生境分布】在广西主要分布于南宁、百色、平南等地。

【性味功能】苦、甘、酸，凉。清热毒，通火路，调气道、谷道，解毒生津，止咳化痰。用于痧病、发热、咳嗽、咽痛、白喉、食积呕吐、腹痛、泄泻、高血压。

【用法用量】内服 15 ～ 30 g，煎汤服，或鲜品取汁。

【现代药理学研究】

1. 抗菌、抗炎及镇痛作用

余甘子醇提取物对紫色杆菌、黏质沙雷菌、绿脓杆菌和金黄色葡萄球菌具有一定的抑菌作用。余甘子可调节 IL-1β/miR-101/Lin28B 信号通路，对苯并芘诱导的肺癌前病变具有抗炎作用。

2. 抗氧化、抗衰老作用

余甘子果实提取物可影响酪氨酸酶活性，低浓度提取物引起酶活性升高，高浓度则抑制酶活性。余甘子提取物可清除自由基和提高抗氧化酶活性，改善 $H_2O_2$ 诱导的细胞损伤；可下调 RAW 264.7 细胞 NF-κB、COX-2 和 iNOS 的表达，抑制 LPS 诱导的氧化损伤。余甘子总黄酮对 $H_1N_1$ 病毒感染小鼠肺部炎症具有抑制作用。

3. 抗动脉粥样硬化作用

余甘子可减少动脉粥样硬化斑块面积，降低动脉粥样硬化斑块级别，减少动脉粥样硬化斑块内弹力纤维的含量，减少动脉粥样硬化斑块内泡沫细胞层数，抑制主动脉粥样硬化的形成。

4. 心血管保护作用

余甘子对脑缺氧小鼠具有脑保护作用，可提高低压环境下运动后机体的抗氧化功能。余甘子提取物具有抗氧化和抑制炎症活性，对大鼠脑缺血再灌注损伤具有一定的保护作用。

5. 降血糖及改善糖尿病并发症作用

余甘子的果汁可降低糖尿病患者的血糖浓度，防治糖尿病引发的眼疾。余甘子可通过升高 GLUT-2 和 PPAR-γ 的表达和抑制相关炎症通路，发挥降血糖的作用。余甘子多糖对 α-淀粉酶和 α-葡萄糖苷酶具有抑制作用，具有一定的降血糖和抗氧化活性。余甘子槲皮素可降低 STZ 诱导的糖尿病大鼠血糖水平和尿糖水平，升高血浆胰岛素和血红蛋白水平。余甘子酚类成分可抑制 α-葡萄糖苷酶活性。

### 6. 抗肿瘤作用

余甘子醇提取物对人胃癌细胞 AGS 具有一定的抑制生长和诱导凋亡的作用。余甘子叶总黄酮可提高 Bax 表达，抑制 Bcl-2 表达，诱导细胞凋亡，抑制 BEL-7404 细胞的增殖，抑制 BEL-7404 裸鼠移植瘤的生长。余甘子总酚酸和总黄酮对肝脏肿瘤细胞的增殖具有一定的抑制作用，并增强机体特异性免疫功能和非特异性免疫功能。余甘子叶化学成分没食子酸能抑制 BEL-7404 细胞的增殖并诱导其凋亡。

### 7. 保肝作用

余甘子可激活与抗氧化应激相关的 Nrf2/ARE 信号通路，对 APAP 引起的肝损伤具有保护作用；对高脂肪饮食诱导的非酒精性脂肪肝 SD 大鼠具有肝保护作用。余甘子提取物可调节炎性细胞因子、Th17/Treg 细胞和 LXRα/Fas 通路相关因子的表达，改善非酒精性脂肪性肝病肝组织病理学损伤；对酒精性肝损伤也具有一定的保护作用。余甘子叶乙醇提取物对伯氏疟原虫诱导的肝损伤小鼠具有保护作用；可调节乙醇代谢酶活性、调控脂代谢、抗氧化损伤、抗炎和抑制细胞凋亡，对小鼠急性酒精肝损伤具有保护作用。余甘子多酚可调控 Nrf2/HO-1 信号通路，抑制酒精性肝细胞损伤。

### 【毒理学研究】

#### 1. 急性毒性

在余甘子口服液急性毒性实验中，给予小鼠灌胃浓缩余甘子口服液 16.5 g/kg、33.0 g/kg、66.0 g/kg，观察 14 d，无中毒症状出现，无动物死亡，测得小鼠对余甘子口服液 1 次灌胃的最大耐受量为 66 g/kg，按体重计算，相当于临床推荐用量的 198 倍。

#### 2. 长期毒性

长期毒性实验采用大鼠灌胃余甘子口服液，分成高（32 g/kg）、中（16 g/kg）、低（8 g/kg）3 个剂量组（按体重计算，分别为临床用量的 96 倍、48 倍、24 倍），每天灌胃，持续 2 个月，动物未出现中毒反应及死亡，血常规、血液生化指标和重要脏器病理检查及脏器系数均未发现异常。

## 【参考文献】

［1］于丽娟，吴丽华，王金香，等. 余甘子提取物抗氧化能力分析和对酪氨酸酶活性的影响［J］. 西南农业学报，2020，33（7）：1435-1440.

［2］李伟，张小英，叶嘉宜，等. 余甘子不同溶剂提取物体外抗氧化活性及对 $H_2O_2$ 诱导 RAW264.7 细胞损伤的保护作用［J］. 食品与发酵工业，2020，46（16）：62-69.

［3］Wang H M，Fu L，Cheng C C，et al. Inhibition of LPS-induced oxidative damages and potential anti-inflammatory effects of *Phyllanthus emblica* extract via down-regulating NF-κB，COX-2，and iNOS in RAW 264. 7 Cells［J］. Antioxidants（Basel），2019，8（8）：270.

［4］孔秀娟，于然，刘建兴，等. 余甘子总黄酮提取物对 $H_1N_1$ 流感病毒感染小鼠肺炎的影响

[J].中医药导报，2016，22（5）：64-65，71.

[5] 陈文雅.余甘子叶总黄酮的抗肿瘤作用及其机制研究[D].南宁：广西中医药大学，2017.

[6] 罗兰，林久茂，魏丽慧，等.余甘子醇提取物抑制人胃癌株 AGS 细胞增殖和诱导细胞凋亡的作用[J].中国现代应用药学，2016，33（8）：989-993.

[7] 罗春丽.余甘子对肿瘤细胞抑制作用及免疫调节的研究[J].中国实验方剂学杂志，2010，16（13）：155-158.

[8] 钟振国，黄金兰，梁红，等.余甘子叶化学成分没食子酸对人肝癌 BEL-7404 细胞株凋亡的影响[J].中药材，2009，32（7）：1097-1101.

[9] Asmilia N，Aliza D，Fahrimal Y，et al. Malacca leaf ethanolic extract（*Phyllanthus emblica*）as a hepatoprotector of the liver of mice（Mus musculus）infected with Plasmodium berghei[J]. Vet World，2020，13（7）：1457-1461.

[10] 胡亦懿，翟英姬，梅迪华，等.余甘子提取物对非酒精性脂肪性肝病大鼠外周血 Treg 细胞及肝组织 LXRα/Fas 通路表达的影响[J].实用肝脏病杂志，2020，23（4）：488-491.

[11] 姚亮亮，张丁，刘家琛，等.余甘子对对乙酰氨基酚（APAP）诱发的肝损伤的保护机制研究[J].现代食品科技，2019，35（3）：7-14.

[12] Huang C Z，Tung Y T，Hsia S M，et al. The hepatoprotective effect of *Phyllanthus emblica* L. fruit on high fat diet-induced non-alcoholic fatty liver disease（NAFLD）in SD rats[J]. Food Funct，2017，8（2）：842-850.

[13] 张志毕，张媛，于浩飞，等.余甘子提取物对小鼠急性酒精肝损伤的保护作用研究[J].食品工业科技，2017，38（5）：350-356.

[14] 杨冰鑫.余甘子多酚对酒精性肝损伤的保护作用研究[D].广州：广东工业大学，2020.

[15] 章江生，吴婷，唐琪晶，等.余甘子提取物对大鼠脑缺血再灌注损伤的保护作用及机制[J].中草药，2014，45（24）：3590-3593.

[16] 聂东，田徽，江北，等.余甘子抗脑缺氧作用及对低压运动后血清抗氧化物质的影响[J].中药材，2014，37（8）：1448-1452.

[17] 王锐.余甘子多糖体外降血糖及抗氧化活性研究[J].食品研究与开发，2018，39（17）：189-192，224.

[18] Srinivasan P，Vijayakumar S，Kothandaraman S，et al. Anti-diabetic activity of quercetin extracted from *Phyllanthus emblica* L. fruit：In silico and in vivo approaches[J]. J Pharm Anal，2018，8（2）：109-118.

[19] 刘伟，李明玺，王俊龙，等.余甘子酚类成分及其抑制 α-葡萄糖苷酶活性的研究[J].现代食品科技，2017，33（12）：50-55.

[20] 李明玺，黄卫锋，姚亮亮，等.余甘子提取物降血糖活性及其主要成分研究[J].现代食品科技，2017，33（9）：96-101.

# 鱼腥草 Caekvaeh
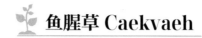

【别名】摩臭草。

【来源】为三白草科植物蕺菜 *Houttuynia cordata* Thunb. 的全草。

【生境分布】生长于阴湿地或水边。在广西主要分布于龙州、武鸣、马山、田阳、田林、隆林、凌云、南丹等地，浙江、江苏、湖北、安徽、福建、四川、广东、湖南、贵州和陕西等地亦有分布。

【性味功能】辛，寒。通调三道，清热解毒，利尿消肿。用于肺炎、肺脓疡、热痢、疟疾、水肿、淋病、白带增多、痈肿、痔疮、脱肛、湿疹、秃疮、疥癣。

【用法用量】内服 10 ～ 30 g，煎汤服。

【现代药理学研究】

1. 抗病毒作用

鱼腥草破壁饮片具有良好的抗内毒素作用。鱼腥草黄酮可抑制流感病毒和 Toll 样受体信号，减轻 $H_1N_1$ 诱导的小鼠急性肺损伤。鱼腥草多糖对手足口病毒、单纯疱疹病毒 1 型和柯萨奇病毒 B 组 3 型均具有一定的抗病毒活性；可通过变形和膨胀病毒颗粒发挥抗病毒作用，抑制病毒在目标细胞中的渗透。

2. 抗炎镇痛作用

鱼腥草提取物可通过抗炎作用改善间质性膀胱炎大鼠的膀胱损伤，改善膀胱症状。鱼腥草 70% 乙醇提取物可增加小鼠的咳嗽潜伏期，减少氨水引起的咳嗽次数，增加小鼠气管酚红排泌量，增加热板致痛小鼠的痛阈值，增加小鼠的扭体潜伏期，减少醋酸引起的扭体反应次数，抑制二甲苯致小鼠耳郭肿胀度，具有止咳化痰、抗炎镇痛的作用。鱼腥草多糖可减少炎症细胞释放、改善肺水肿等病理状态、抑制机体氧化应激水平以及减少相关炎症因子分泌，从而保护大鼠慢性炎症肺损伤；可通过减轻肠组织炎性损伤并调节肠道菌群结构，对慢性炎症大鼠肠道具有保护作用。

3. 抗菌作用

鱼腥草提取物可破坏细菌细胞壁的合成，造成细胞内容物泄漏，对枯草芽孢杆菌具有抑菌作用。鱼腥草根乙醇提取物对金黄色葡萄球菌、大肠埃希菌、枯草芽孢杆菌、青霉菌、黑曲霉菌和酿酒酵母菌具有一定的抑菌作用。鱼腥草叶多糖对金黄色葡萄球菌和大肠埃希菌具有一定的抑制作用。

4. 增强机体免疫功能

鱼腥草可降低血清中 AST、ALT、TNF-α 和 IL-1β 的水平，对免疫性肝损伤大鼠具有一定的保护作用。鱼腥草素钠可通过抑制急性脊髓损伤后 MAPK 信号通路的激活，促进 M1 型小胶质 / 巨噬细胞向 M2 型转化，减轻其所介导的神经炎症反应，对急性脊髓损伤大鼠具有一定的神经保护作用。鱼腥草总多糖以及部分黄酮类化合物、紫草总多糖具有抗补体作用。

5. 对糖尿病的影响

鱼腥草总黄酮可提高体内 SOD 水平，降低 1 型糖尿病小鼠的血糖。鱼腥草挥发油可降低尿蛋白、ALB 及肾脏 MCP-1 的表达，对糖尿病大鼠肾脏病变有一定的治疗作用。鱼腥草水提取物和鱼腥草素钠可降低尿蛋白、ALB 及肾脏 CTGF 和 MCP-1 的表达，对糖尿病大鼠肾脏病变有一定的改善作用。

6. 其他药理作用

鱼腥草素对成骨细胞增殖、分化、矿化有抑制活性，可调节骨代谢，对骨质疏松具有防治作用。

鱼腥草挥发油通过抗氧化应激、抑制炎症反应、调节细胞自噬和抑制细胞凋亡等机制保护心脏组织。

鱼腥草提取物可调节 Sirt1/eNOS 通路，增加内皮细胞迁移。鱼腥草总黄酮可通过下调 PI3K、Bcl-2 mRNA 和 PI3K、pAkt、Bcl-2 蛋白的表达，上调 Bax mRNA 和蛋白的表达，促进人乳腺癌细胞株 MCF-7 的凋亡。

鱼腥草挥发油可减轻炎症和抗过氧化损伤，对小鼠脑缺血再灌注损伤具有保护作用。

鱼腥草素钠可下调 PI3K、Akt1 mRNA 的表达、上调 mTOR mRNA 的表达，减轻慢性阻塞性肺疾病模型大鼠的肺组织损伤。

【毒理学研究】

鱼腥草毒性很小，合成鱼腥草素给小鼠灌胃，$LD_{50}$ 为（1.6±0.08）g/kg，静脉注射 75～90 mg/kg·d，约相当于人用量的 200 倍，连续 7 d，未致死。犬静脉滴注 38 或 47 mg/kg 不引起死亡，但达到 61～64 mg/kg 时可引起肺脏严重出血而死亡。人口服 80～160 mg/kg·d，连服 30 d，未见明显不良反应。合成鱼腥草素给犬静脉滴注可引起肺脏严重出血而死亡。

## 【参考文献】

［1］周庆兰，熊艳，余晓东，等.鱼腥草根及地上部分乙醇提取物抑菌活性和化学成分的分析［J］.重庆师范大学学报（自然科学版），2019，36（2）：103-108.

［2］霍健聪，邓尚贵，励建荣.鱼腥草黄酮的制备及其对枯草芽孢杆菌的抑制机理［J］.中国食品学报，2017，17（9）：82-89.

［3］黎海梅，杜阳敏，陈俊，等.鱼腥草叶多糖的抗氧化性及抑菌特性［J］.天然产物研究与开发，2017，29（10）：1745-1751.

［4］刘苗苗，崔清华，范路路，等.鱼腥草多糖的制备及其体外抗病毒活性研究［J］.天然产物研

究与开发，2020，32（1）：110-117.

［5］范路路，侯林，刘苗苗，等.鱼腥草不同溶剂提取物的抗病毒活性研究［J］.中国现代应用药学，2019，36（21）：2643-2647.

［6］代耀兰，李韶菁，杨若聪，等.鱼腥草破壁饮片抗细菌内毒素作用研究［J］.中草药，2019，50（17）：4225-4231.

［7］宋也好，游慧婷，姚于飞，等.鱼腥草多糖对脂多糖诱导大鼠慢性炎症肺损伤的保护作用［J］.现代食品科技，2020，36（6）：1-8.

［8］于兵兵，余红霞，王君明，等.鱼腥草70%乙醇提取物止咳化痰抗炎镇痛活性研究［J］.时珍国医国药，2019，30（4）：829-832.

［9］宋也好.鱼腥草多糖对慢性炎症大鼠的保护作用研究［D］.南昌：南昌大学，2020.

［10］唐维，夏永智，刘敬贤，等.鱼腥草素钠对脊髓损伤后的神经保护作用及其机制初探［J］.免疫学杂志，2017，33（11）：960-967.

［11］何晓静，邱枫，肇丽梅.鱼腥草对免疫性肝损伤的保护作用［J］.中国现代医学杂志，2011，21（28）：3475-3477.

［12］姜韵.鱼腥草的抗补体活性成分及其药理作用［D］.上海：复旦大学，2011.

［13］王海颖，袁军.鱼腥草对糖尿病大鼠尿蛋白和肾脏单核趋化蛋白1表达的影响［J］.中药新药与临床药理，2010，21（5）：499-502.

［14］潘沛，王彧杰，原永芳.鱼腥草素钠对肾小球肾炎的疗效和作用机制的实验研究［J］.中国临床药理学杂志，2010，26（2）：122-125.

［15］王海颖，修彦凤.鱼腥草改善糖尿病模型大鼠尿白蛋白与胰岛素抵抗的实验研究［J］.中药新药与临床药理，2008，4（1）：12-14.

［16］黄崇生，张建武，赵帅，等.鱼腥草总黄酮对1型糖尿病小鼠血糖及血清SOD水平的影响［J］.江苏医药，2020，46（9）：873-876.

［17］张朋朋，陈勇，郭江福，等.鱼腥草素对体外培养大鼠成骨细胞增殖的影响［J］.中国老年学杂志，2020，40（16）：3532-3535.

［18］吴文英.鱼腥草挥发油对多柔比星诱导心脏毒性的保护作用研究［D］.南昌：南昌大学，2020.

［19］陈光华，魏莹，舒波.鱼腥草总黄酮调控PI3K/Akt信号通路诱导人乳腺癌细胞株MCF-7凋亡的实验研究［J］.中国医院药学杂志，2020，40（4）：391-396.

［20］李少金，方婉仙，肖水秀，等.鱼腥草挥发油对小鼠脑缺血再灌注损伤的保护作用及机制研究［J］.天津中医药，2018，35（4）：297-301.

［21］吴中华，闫玲玲，杨爱东，等.鱼腥草素钠对慢性阻塞性肺疾病模型大鼠肺组织PI3K、Akt1及mTOR mRNA表达的影响［J］.中国实验动物学报，2018，26（1）：8-12.

# 🌱 金莲花 Yokhanzlenz

【别名】旱莲花、旱金莲。

【来源】为旱金莲科植物旱金莲 *Tropaeolum majus* L. 的全草。

【生境分布】我国各地均有栽培。

【性味功能】辛，凉。清热平肝，消肿止痛，解毒疗疮。用于眼睛红肿痛、恶疮毒痈。

【用法用量】外用适量，捣敷，或水煎擦洗。

【现代药理学研究】

1. 抗炎镇痛作用

金莲花水提取物可减轻二甲苯致小鼠耳郭肿胀，减轻蛋清致大鼠足趾肿胀，增强小鼠单核巨噬细胞的吞噬功能，抑制小鼠羧甲基纤维素钠囊中白细胞游出，减少醋酸致小鼠扭体反应次数。金莲花总黄酮可以降低 LPS 致急性肺损伤大鼠中性粒细胞的百分比，降低右肺中叶 W/D 的比值，提高 SOD 和 GSH 的活性、降低 MDA 水平，降低 NO、TNF-α、IL-1β、IL-6 水平，对 LPS 致大鼠急性肺损伤具有保护作用；可延长小鼠的咳嗽潜伏期、减少咳嗽次数、增加酚红排泌量，降低二甲苯致耳郭肿胀，减少小鼠扭体反应次数，提高小鼠痛阈值。莲花牡荆苷、金莲花苷、荭草苷与藜芦酸均具有一定的抗炎作用。

2. 解热作用

金莲花总黄酮可降低由大肠埃希菌内毒素引起的发热家兔体温，抑制大肠埃希菌内毒素诱发的内生致热源 TNF-α、IL-1β 等细胞因子的产生或释放，抑制 $PGE_2$ 的产生和释放，降低异常升高的体温调定点，减少产热，增加散热，使体温恢复正常。

3. 抗病毒作用

金莲花对 CoxB3 变异株具有抑制作用。金莲花乙醇提取物可延长感染流感病毒小鼠的存活时间。金莲花总黄酮对呼吸道合胞病毒、A 型流感病毒和副流感病毒具有抑制作用。牡荆苷和荭草苷对副流感病毒有抑制作用。金莲花原金莲酸对 A 型流感病毒具有抗病毒作用。

4. 抑菌作用

金莲花对革兰氏阳性球菌和革兰氏阴性杆菌具有显著的抑菌作用，如铜绿假单胞菌、甲链球菌、肺炎双球菌、卡他球菌、痢疾杆菌等。金莲花总黄酮、牡荆苷和荭草苷对金黄色葡萄球菌和表皮葡萄球菌具有抑制作用。金莲花原金莲酸具有一定的抑菌作用。金莲花黄色素对金黄色葡萄球菌、枯草芽孢杆菌和大肠埃希菌具有一定的抑菌作用。

5. 抗氧化作用

金莲花黄酮类化合物具有还原作用。金莲花总黄酮及黄酮苷可降低溶血率，保护红细胞结构的完整性。金莲花荭草苷和牡荆苷能提高机体内抗氧化酶的活性，具有抗氧化作用。

## 6. 抗肿瘤作用

金莲花总黄酮可抑制人乳腺癌 MCF-7 细胞的增殖，抑制 PARP-1/p53 通路的信号转导，促进其凋亡。金莲花总黄酮乙醇提取物通过内源性线粒体途径诱导人结肠癌 HT-29 细胞凋亡，下调 COX-2 基因的表达，抑制 HT-29 细胞的增殖。金莲花荭草苷和牡荆苷均可抑制食管癌 EC-109 细胞的生长并诱导其凋亡。

## 7. 抗心肌缺血再灌注损伤作用

金莲花总黄酮可有效拮抗瀑布式炎症信号级联反应的恶性进程，改善大鼠大脑中动脉栓塞术后的神经缺失症状，抑制 TNF-α、IL-1β、IL-6 的表达，促进 IL-10、TGF-β1 的释放，同时降低黏附因子的水平，抑制过氧化反应，调控 ROS 分泌，增强抗氧化酶活性，减轻细胞凋亡，有效控制炎症上游信号 NF-κB 的转录与表达，抑制胞内外乙烯—丙烯酸共聚物的过度分泌，增强对胞间隙的乙烯 – 丙烯酸共聚物再摄取，减轻 $Ca^{2+}$ 超载，增强脑内 ATP 的调节与供应，改善脑氧代谢功能，使脑部免受缺血再灌注的损害。

## 8. 抗衰老作用

金莲花荭草苷和牡荆苷可改善 D-gal 致衰老小鼠的一般状态，延缓脑组织萎缩，提高肾、肝、脑中 SOD、CAT、GSH-Px 的活性，降低肾、肝、脑中 MDA 的水平，具有提高小鼠组织中抗氧化酶系活性的作用；提高衰老小鼠血清总抗氧化能力及肾、肝、脑组织中 $Na^+$-$K^+$-ATP 酶、$Ca^{2+}$-$Mg^{2+}$-ATP 酶的活性。

## 【参考文献】

[1] 刘平，陈光晖，邓淑华，等.金莲花总黄酮抗菌作用的实验研究 [J].中国实验方剂学杂志，2013，19（6）：207-210.

[2] 汪波，由淑萍，许杨柳，等.金莲花总黄酮提取物对脂多糖致大鼠急性肺损伤的影响 [J].毒理学杂志，2019，33（4）：264-269.

[3] 赵灿，杜娜娜，郭丽娜，等.金莲花总黄酮和总酚酸的抗炎活性研究 [J].中华中医药学刊，2015，33（11）：2634-2638.

[4] 由淑萍，刘鑫，艾司玛古丽·乃买提，等.金莲花总黄酮提取物止咳祛痰、抗炎镇痛作用的实验研究 [J].新疆医科大学学报，2019，42（4）：462-466.

[5] 屈海琪，杨国栋，蒋伟，等.金莲花中荭草苷和牡荆苷对 D- 半乳糖致衰老小鼠血清及组织抗氧化活性的动态影响 [J].中国老年学杂志，2015，35（2）：443-446.

[6] 王书华，饶娜，安芳.金莲花多糖的分离纯化及其抗氧化作用研究 [J].中成药，2013，35（11）：2384-2389.

[7] 刘平，胡楠，陈光晖，等.金莲花总黄酮解热作用及对 TNF-α，IL-1β 和 $PGE_2$ 含量的影响

［J］.中国实验方剂学杂志，2014，20（7）：189-191.

［8］何淼，李超，杨桄权，等.金莲花总黄酮对人乳腺癌 MCF-7 细胞增殖的影响［J］.中国临床药理学杂志，2020，36（24）：4018-4020.

［9］朱登祥，安芳，王书华.金莲花中荭草苷和牡荆苷对人食管癌细胞生长及凋亡的影响［J］.中国老年学杂志，2013，33（18）：4472-4475.

［10］朱登祥，安芳，王书华.金莲花中荭草苷对人食管癌 EC-109 肿瘤细胞生长及凋亡的影响［J］.中成药，2012，34（11）：2055-2059.

［11］宋家乐，李贵节，赵欣.金莲花总黄酮诱导人 HT-29 结肠癌细胞凋亡机制的研究［J］.现代食品科技，2014，30（6）：7-12.

［12］房江山，孟新玲，刘远新.金莲花总黄酮对大鼠心肌缺血再灌注损伤的保护作用［J］.重庆医科大学学报，2014，39（10）：1391-1395.

［13］南敏伦，孙琦，杨振，等.金莲花不同溶剂提取物抗心肌细胞缺氧／复氧损伤的谱-效关系研究［J］.中国药房，2020，31（18）：2219-2223.

［14］田嘉铭，杨国栋，饶娜，等.金莲花中荭草苷和牡荆苷对 D- 半乳糖致衰小鼠细胞膜转运能力的影响［J］.中国老年学杂志，2012，32（18）：3945-3947.

［15］蒋伟，屈海琪，袁丹华，等.金莲花中荭草苷和牡荆苷对 D- 半乳糖致衰老小鼠脑损伤的保护作用［J］.中草药，2012，43（7）：1376-1380.

［16］袁丹华，屈海琪，蒋伟，等.金莲花中荭草苷和牡荆苷对 D- 半乳糖致衰老小鼠肝、肾、脑组织的抗氧化作用［J］.中国老年学杂志，2012，32（9）：1875-1877.

［17］屈海琪，杨国栋，蒋伟，等.金莲花中荭草苷和牡荆苷对 D- 半乳糖致衰老小鼠血清及组织抗氧化活性的动态影响［J］.中国老年学杂志，2015，35（2）：443-446.

# 第六节　祛寒毒药

## 苍耳子 Cijndouxbox

【别名】白痴头婆、沾沾葵、狗耳朵草、苍子棵、青棘子、菜耳。

【来源】为菊科植物苍耳 *Xanthium strumarium* L. 的带总苞的果实。

【生境分布】广西各地均有分布。

【性味功能】苦、甘、辛，温，小毒。祛寒毒，祛风毒，除湿毒，通鼻窍，止痒。用于鼻炎、耳鸣、腹胀、小便不利、鼻渊、风寒头痛、风湿痹痛、风疹、湿疹、疥癣。

【用法用量】内服 3 ～ 10 g，水煎汤；或入丸、散。外用适量，捣敷，或煎水洗。

【现代药理学研究】

1. 抗炎镇痛作用

苍耳子生品、炒品对小鼠耳郭肿胀、足跖肿胀均具有抑制作用，对化学刺激和热刺激所致的疼痛也具有止痛作用。苍耳子乙醇提取物能减轻热刺激产生的疼痛，抑制二甲苯致耳郭肿胀。苍耳子正丁醇提取物滴鼻剂可不同程度地保护豚鼠鼻黏膜，对变应性鼻炎有治疗作用。

2. 抗菌、抗病毒作用

苍耳子乙醇提取物可抑制变异链球菌葡聚糖转移酶活性，影响水不溶性细胞外多糖的合成，减少变异链球菌与牙齿表面黏附，有预防龋齿的作用。苍耳子黄酮对大肠埃希菌具有抑制作用。苍耳叶挥发油对酵母菌、金黄色葡萄球菌、沙门氏菌、蜡样芽孢杆菌有抑菌活性。苍耳子提取物具有抗鸭乙型肝炎病毒的作用。

3. 抗过敏作用

苍耳子可抑制上皮细胞产生的 TSLP 以及巨噬细胞产生 TNF-α，对过敏性皮炎有治疗作用。苍耳子水提取物可改善变应性鼻炎豚鼠鼻部行为学症状，减轻鼻黏膜病理损伤，调节血清炎症细胞因子水平。苍耳子醇提取物可抑制 Compound48/80 诱导的小鼠过敏性休克和大鼠腹腔肥大细胞释放组胺，可抑制 IgE 依赖性和非依赖性的肥大细胞脱颗粒、介质释放及速发型过敏反应，抑制肥大细胞内 $Ca^{2+}$ 的摄入及增加 cAMP 含量，稳定肥大细胞膜。

苍耳子挥发油能调节支气管哮喘大鼠 Th1/Th2 细胞和 Th17/Treg 细胞失衡的情况，抑制气道炎症反应，从而发挥改善哮喘的作用；可调节 MMP-9，TIMP-1 水平及 MMP-9/TIMP-1 比值，调控 TGF-β1/Smad 信号通路，抑制 PDGF、ET-1 和 IGF-1 的表达，通过多种途径抑制上皮细胞纤维化、细胞外基质合成、气道平滑肌细胞增殖和迁移等，起到减轻或抑制气道重塑的作用，从而防治哮喘。

4. 降血糖、降血脂

苍耳子水提取物可抑制小鼠葡糖苷酶活性，降低血糖，并改善糖尿病小鼠的血脂代谢水平。

5. 抗肿瘤作用

苍耳子提取物具有细胞毒性，可抑制人肝癌细胞增殖，诱导肝癌细胞凋亡；可抑制 S180 肉瘤生长。苍耳子的倍半萜内酯类化合物苍耳亭可抑制小鼠黑色素瘤细胞生长。

【毒理学研究】

1. 长期毒性

苍耳子 16.70 g 生药 /kg 给大鼠灌胃，每天 1 次，连续 30 d，可引起正常大鼠肝脏轻微损伤，早期可观察到血清肝毒性敏感生物标志物和肝脏超微结构病理形态学的变化。其肝损伤机制可能与肝脏脂质过氧化应激相关。

2. 肝脏毒性

苍耳子中所含的羧基苍术苷、苍术苷及其衍生物是其主要的毒性成分，对肝脏具有明显的毒性作用。

3. 神经毒性

苍耳子对斑马鱼有明显毒性，其提取物对神经系统有一定兴奋作用。

## 【参考文献】

[1] 付小梅，孙艳朝，刘婧，等.蒙古苍耳子和苍耳子的抗炎镇痛作用比较[J].医药导报，2014，33（5）：555-557.

[2] 李蒙，沈佳瑜，李昕弦，等.苍耳子炮制前后的抗炎、镇痛作用比较[J].中国医院药学杂志，2017，37（3）：232-234.

[3] 陈健明，黄水强，李汉荣.两种炮制方法对苍耳子成分及药效的影响[J].内蒙古中医药，2016，35（5）：127-127，180.

[4] 肖安菊，尹美珍，喻昕，等.苍耳子正丁醇萃取部位滴鼻治疗变应性鼻炎研究[J].中药药理与临床，2015，31（3）：113-115.

[5] 陈昶，卢友光，潘在兴，等.苍耳子与绿原酸对变异链球菌的抑制作用研究[J].中国临床药理学杂志，2018，34（12）：1450-1453.

[6] 李昕弦，沈佳瑜，李蒙，等.苍耳子炮制前后对糖尿病小鼠血糖与血脂的影响[J].时珍国医国药，2017，28（3）：608-609.

[7] 郭凤霞，曾阳，李锦萍.苍耳水提取物抑制 α- 葡萄糖苷酶活性及降低小鼠血糖的作用[J].浙江大学学报（医学版），2013，42（6）：632-637，665.

[8] 魏爱青，李兴文，连秀珍，等.苍耳子药物血清对人肝癌细胞增殖的抑制作用[J].生态科学，2011，30（6）：647-649.

[9] 潘菊花，王玉琳，谢明仁，等.苍耳子提取物对 S180 荷瘤小鼠肿瘤生长的抑制及免疫功能的影响[J].中国临床研究，2013，26（4）：317-319.

[10] Li W D, Wu Y, Zhang L, et al. Characterization of xanthatin : Anticancer properties and mechanisms of inhibited murine melanoma in vitro and in vivo [J]. Phytomedicine，2013，20（10）：865-873.

[11] 戴岳，毕培曦，陈耀邦.苍耳子对速发型过敏反应的抑制作用[J].中国野生植物资源，2002，26（6）：61-64.

[12] 延光海，金光玉，李光昭，等.苍耳子提取物抑制大鼠肥大细胞活化的机制研究[J].解剖科学进展，2010，16（2）：164-166，170.

[13] 朵睿，陈燕，刘玉红，等.苍耳子炒制对羧基苍术苷和苍术苷的影响[J].中成药，2013，

35（2）：353-356.

［14］曾瑾，唐绍微，刘云华，等.苍耳子对正常大鼠重复给药的肝毒性效应及其机制研究［J］.中药药理与临床，2018，34（2）：79-82.

［15］汪永忠，洪燕，李钰馨，等.苍耳子水提取液对小鼠肝毒性"量—时—毒"关系研究［J］.山西中医学院学报，2016，17（6）：1-4.

［16］陈锡强，侯海荣，刘可春，等.苍耳子提取物对斑马鱼的发育及运动行为的毒性研究［J］.山东科学，2014，27（5）：9-13.

［17］刘颖，吴中明，兰萍.苍耳子提取物抗鸭乙型肝炎病毒作用的实验研究［J］.时珍国医国药，2009，20（7）：1776-1777.

［18］王霄彤，许一凡，王思齐，等.苍耳亭缓解过敏性皮炎及机制探索［J］.南京中医药大学学报，2019，35（4）：415-420.

［19］孙小草，张强，章秀梅，等.苍耳子水提取物对变应性鼻炎豚鼠鼻黏膜病变和血清炎症细胞因子的影响［J］.安徽中医药大学学报，2019，38（6）：44-48.

［20］颜玺，薛中峰，郭亚蕾.苍耳子挥发油对支气管哮喘大鼠气道炎症的影响［J］.中药新药与临床药理，2019，30（8）：915-920.

［21］颜玺，郭亚蕾，薛中峰.苍耳子挥发油对支气管哮喘大鼠气道重塑的影响［J］.中国实验方剂学杂志，2019，25（14）：106-111.

# 高良姜 Ginghndoengz

【别名】小良姜、良姜。

【来源】为姜科植物高良姜 *Alpinia officinarum* Hance 的根状茎。

【生境分布】生于路旁、山坡草地、灌木丛中，多为栽培。在广西主要分布于陆川、博白等地，广东、海南、云南、台湾等亦有分布。

【性味功能】辛，热。祛风散寒，温胃行气，止痛。用于肚腹冷痛，胃寒吐。

【用法用量】内服 3～6 g，水煎服。

【现代药理学研究】

1. 抗溃疡作用

高良姜挥发油可降低胃溃疡指数，提高小鼠的溃疡抑制率，可降低小鼠血清胃动素、P 物质的含量，升高血清生长抑素、血管活性肠肽的含量，发挥抗溃疡作用；可增加 NO 水平，扩张血管壁，改善胃黏膜微循环，清除氧自由基和加强黏膜屏障，保护胃黏膜正常机能。高良姜根茎总黄酮对乙醇诱发的胃溃疡具有保护作用。高良姜提取物和高良姜精可通过环氧合酶和非环氧合酶途径发挥抗溃疡作用。

2. 镇痛作用

高良姜水提取物可减少小鼠的扭体次数，提高疼痛反应阈值，可拮抗胆碱能受体，发挥镇痛作用。高良姜粗提物可抑制乙酰胆碱诱导的肠管痉挛。高良姜总黄酮对化学刺激和物理刺激所诱发的疼痛均具有一定的缓解作用。高良姜 1,8-桉油酚有类似非阿片类药物的镇痛作用，可通过激活内脏表面受体，增加组胺、缓激肽、前列腺素和 5-羟色胺的释放，抑制平滑肌的运动。

3. 抗炎作用

高良姜对大鼠结肠炎症和右旋糖酐硫酸钠诱导的急性和慢性结肠炎模型组织损伤具有抗炎作用。

4. 抗菌作用

高良姜醇提取物和水提取物对耐甲氧西林金黄色葡萄球菌有抑制作用，其中的高良姜素可抑制耐药金黄色葡萄球菌的蛋白质合成。高良姜黄酮类对革兰氏阳性菌、革兰氏阴性菌具有抑菌活性，姜素、槲皮素、山奈酚、乔松素、姜黄素和原儿茶酸为主要成分。高良姜 1-（4-羟苯基）-7-苯基庚烷 3,5-二醇对黏性放线菌有一定的抑菌活性。

5. 抗氧化作用

高良姜醇提取物能降低 PC12 致细胞内乳酸脱氢酶漏出率，降低细胞内 MDA 的含量，提高胞内 SOD 及 GSH-Px 的活性。高良姜素可激活 Bcl-2 的表达，并抑制 Bax 的表达，升高 Bcl-2/Bax 的比值，抑制细胞凋亡，保护神经细胞；对 $H_2O_2$ 诱导的 A375 细胞损伤具有保护作用，可激活 A375 细胞的抗氧化防御系统，抑制细胞内活性氧簇的生成。

6. 调节线粒体钠泵和钙泵作用

高良姜可在脑细胞急性缺血的状态下降低脑血管的通透性，保护脑血管及预防脑水肿。高良姜素可通过提高线粒体钠离子泵和钙离子泵的功能，提高线粒体中 $Na^+-K^+-ATP$ 酶和 $Ca^{2+}-Mg^{2+}-ATP$ 酶的活性，从而提高细胞能量代谢，改善缺血部位细胞能量代谢的功能障碍，保护脑细胞正常功能。

7. 抗阿尔茨海默病作用

高良姜素对 β-分泌酶有抑制作用，可抑制 Aβ 蛋白的表达，降低 Aβ 蛋白的水平；通过上调内源性组蛋白去乙酰化酶 1 介导的脱乙酰化水平，降低 β-分泌酶基因启动子区域 H3 的乙酰化，降低 β-分泌酶 mRNA 的转录，调控蛋白的表达，具有抗阿尔茨海默病的作用。

8. 抗肿瘤作用

高良姜 95% 乙醇提取物及石油醚提取物对肿瘤细胞株有抑制作用，其主要化学成分为黄酮苷元、二芳基庚烷类、挥发油、苯丙素类化合物。高良姜挥发油对人肝癌细胞 HepG2、人结肠癌细胞 HT29、人鼻咽癌细胞 CNE-2Z、人甲状腺癌细胞 SW579 及人宫颈癌细胞 Hela 均有一定的抑制作用。高良姜多糖具有一定的抗胃癌活性，其机制为调节机体 Th1/Th2 细胞的平衡，抑制肿瘤血管新生，抑制肿瘤细胞的增殖；可有效抑制荷瘤小鼠 MFC 移植瘤生长，其机制为调节机体 Th1/Th2 细胞的平衡，增强机体的免疫功能，抑制肿瘤血管新生，抑制肿瘤细胞的增殖。高良姜素通过调节 Akt/p70S6K/HIF–1α/VEGF 信号通路，抑制血管生成，从而抑制卵巢肿瘤的生长；可抑制人肺癌细胞 A549 的增殖和侵袭，调节相关基因蛋白水平及抑制 PI3K 和 Akt 的磷酸化；可通过阻滞细胞周期进程，降低线粒体膜电位，打破细胞内钙离子稳态来诱导肝癌细胞 HepG2 的凋亡；可降低 Wnt/β–catenin 信号通路，抑制乳腺癌 MCF–7 细胞的增殖及迁移，促进其凋亡；可抑制 STAT3 介导的细胞凋亡与周期通路，抑制胃癌的发生发展；可抑制胶质瘤细胞 U251 和 U87 的增殖，并通过调控 Wnt/β–catenin 信号通路及线粒体途径诱导其凋亡；可下调 Bcl-2、Bcl-w 基因的表达及上调 Bad、Bid、Bax 基因的表达，抑制 HPV 阳性宫颈癌细胞的增殖并诱导其凋亡。

### 9. 抗肝损伤及肝硬化作用

高良姜可以降低酒精性急性肝损伤小鼠血清 ALT 和 AST 的水平，清除自由基，降低酒精对小鼠肝细胞的损伤程度，从而发挥保护肝细胞的作用。高良姜素可降低 $CCl_4$ 所致大鼠肝损伤的程度，抑制肝细胞纤维化；可下调大鼠肝细胞 α–SMA 和 TGF–β1 的表达，清除肝细胞中的氧化自由基，降低脂质过氧化程度，抑制肝星状细胞的活化和增殖，对大鼠肝细胞具有保护作用。高良姜根茎提取物可以减少肝细胞坏死、促进细胞再生和修复。

### 10. 抗白癜风作用

高良姜素可促进黑素的合成，用于治疗白癜风；可上调人皮肤癌 HaCaT 细胞 ET-1 和 MGF 的表达，促进 A375 细胞增殖，激活酪氨酸酶活性及促进黑素合成，提高细胞中黑素的含量；可通过上调 TK、TYRP1、TRP–2 和 TYR 的表达，促进黑素的合成。高良姜总黄酮可促进 B16 细胞增殖，提高酪氨酸酶活性和促进黑素合成。

### 11. 抗高尿酸血症作用

高良姜总黄酮可通过促进尿酸排泄和抑制尿酸生成的方式降低高尿酸血症小鼠的血清尿酸水平。高良姜水提取物、醇提取物及挥发油均可通过促进尿酸排泄和抑制尿酸生成来达到减少尿酸的作用。

### 12. 其他药理作用

高良姜可以降低小鼠的随机血糖，改善糖耐量；可以降低哮喘小鼠的气道炎症。高良姜水生植物提取物具有抗惊厥作用。高良姜素能减轻压力负荷诱导的心脏纤维化。

## 【参考文献】

［1］陈红，吴俊杰，薛强，等. 以线粒体为靶点抗缺血性脑卒中中药有效成分研究进展［J］. 中国新药杂志，2016，25（11）：1236-1240.

［2］赵燕燕，刘新霞，陈春生，等.高良姜不同提取物对急性脑缺血小鼠脑血管通透性的影响
　　　［J］.中国实验方剂学杂志，2011，17（1）：142-144.

［3］翟红莉，王辉，张秀丽，等.高良姜提取物对 PC12 细胞的神经保护作用［J］.热带生物学报，
　　　2014，5（1）：78-83.

［4］霍仕霞，彭晓明，高莉，等.高良姜素对过氧化氢诱导的 A375 细胞氧化损伤后 Nrf 2、γ-GCS
　　　基因表达的影响［J］.中国中医药信息杂志，2015，22（11）：69-72.

［5］郑义，王卫东，李勇，等.高良姜多糖提取工艺优化及其抗氧化活性［J］.食品科学，2014，
　　　35（2）：126-131.

［6］陈晓素，杨晓凯，林一均，等.高良姜素对 PC12 细胞氧化损伤的保护作用及其机制研究
　　　［J］.上海中医药大学学报，2016，30（3）：93-96.

［7］魏晴，魏娜，王秋红.高良姜抗肿瘤活性部位筛选［J］.时珍国医国药，2015，26（7）：1621-
　　　1622.

［8］李宁，熊勇，张海涛，等.高良姜挥发油对不同肿瘤细胞株增殖的影响［J］.山东医药，2012，
　　　52（11）：19-21.

［9］汪俊剑，黄少祥.高良姜素抑制肺癌细胞 A549 增殖和侵袭的作用和机制［J］.天津医药，
　　　2017，45（11）：1179-1182，1233.

［10］李永峰，钱祥，石磊，等.高良姜素对乳腺癌细胞 MCF-7 增殖及迁移的影响［J］.中国临床
　　　药理学杂志，2020，36（20）：3283-3285，3290.

［11］韩坚.高良姜的镇痛作用及其对肠道运动的影响［J］.中国药业，2012，21（12）：30-31.

［12］程远，李近，廖小丹，等.高良姜不同活性部位对兔离体肠管平滑肌的影响［J］.广东医学
　　　院学报，2015，33（6）：649-652.

［13］陈艳芬，江涛，唐春萍，等.高良姜总黄酮抗炎镇痛作用的实验研究［J］.广东药学院学报，
　　　2009，25（2）：188-191.

［14］王海燕，刘亚明，李海燕，等.高良姜油对胃溃疡小鼠模型血清 NO、SOD 及 MDA 的影响
　　　［J］.中华中医药杂志，2011，26（7）：1640-1642.

［15］王海燕，刘亚明，李海燕，等.高良姜油对胃溃疡小鼠模型血清胃动素、生长抑素、P 物质、
　　　血管活性肠肽的影响［J］.中国实验方剂学杂志，2011，17（4）：105-107.

［16］尹优，何瑞坤，黄焕迪，等.基于 UPLC-Q-TOF/MS 技术分析大高良姜醇提物的化学成分及
　　　胃溃疡寒证大鼠口服后的入血成分［J］.中华中医药学刊，2022，40（11）：142-147.

［17］赵玲，杨博，梁敬钰.高良姜根茎的化学成分及抗口腔菌活性测定［J］.武汉工业学院学报，
　　　2012，31（3）：6-9.

［18］Wang X，Gong G，Yang W，et al. Antifibrotic activity of galangin，a novel function evaluated in
　　　animal liver fibrosis model［J］. Environ Toxicol Pharmacol，2013，36（2）：288-295.

［19］周园，黎小妍，熊天琴，等.高良姜对小鼠急性酒精性肝损伤的保护作用［J］.北方药学，2012，9（7）：30-31.

［20］彭晓明，霍仕霞，赵萍萍，等.不同纯度高良姜素对A375-HaCaT共培养模型中黑素细胞增殖及黑素合成的影响［J］.中国中医药信息杂志，2014，21（1）：58-61.

［21］霍仕霞，彭晓明，高莉，等.不同质量分数高良姜素对人黑色素瘤A375细胞黑素合成及相关基因表达的影响［J］.中草药，2014，45（2）：244-249.

［22］霍仕霞，康雨彤，彭晓明，等.高良姜总黄酮对B16细胞增殖和酪氨酸酶活性及黑素合成的影响［J］.医药导报，2013，32（7）：855-858.

［23］汪光华，唐树平，彭名军，等.高良姜中4种黄酮化合物的体外抗氧化能力及抑菌活性研究［J］.食品与机械，2017，33（5）：168-172.

［24］刘政，王会.高良姜素对肝癌细胞HepG-2的凋亡效应［J］.食品工业科技，2020，41（22）：299-304.

［25］汪俊剑，黄少祥.高良姜素抑制肺癌细胞A549增殖和侵袭的作用和机制［J］.天津医药，2017，45（11）：1179-1182，1233.

［26］谭文英.高良姜素对人黑素瘤A375细胞黑素合成及TYR、TRP-1、TRP-2 mRNA表达的影响［J］.中国皮肤性病学杂志，2017，31（10）：1077-1080，1087.

［27］侯江雷，刘钰罡，白妙春，等.高良姜素通过抑制Wnt/β-链蛋白信号通路诱导胶质瘤细胞凋亡［J］.中华神经医学杂志，2017，16（7）：657-664.

［28］陈淑梅.高良姜素诱导人乳头瘤病毒阳性的宫颈癌细胞凋亡实验研究［J］.中草药，2017，48（5）：941-945.

［29］Lin K, Wang Y, Gong J, et al. Protective effects of total flavonoids from Alpinia officinarum rhizoma against ethanol-induced gastric ulcer in vivo and in vitro［J］. Pharm Biol, 2020, 58（1）：854-862.

［30］Gong J, Zhang Z, Zhang X, et al. Effects and possible mechanisms of Alpinia officinarum ethanol extract on indomethacin-induced gastric injury in rats［J］. Pharm Biol, 2018, 56（1）：294-301.

［31］杨晶晶，王辉波，廖海含，等.高良姜素减轻压力负荷诱导的心脏纤维化［J］.武汉大学学报（医学版），2020，41（6）：889-893.

［32］薛雪梅，徐鑫，尹超，等.高良姜总黄酮降尿酸作用研究［J］.湖南中医杂志，2018，34（2）：143-145.

［33］薛雪梅，徐鑫，尹超，等.高良姜不同提取物降尿酸及对黄嘌呤氧化酶抑制作用的实验研究［J］.长江大学学报（自科版），2017，14（24）：1-3，22，83.

［34］程守前，陈永康，王勇，等.高良姜有效部位对高脂饲料联合STZ-烟酰胺诱导的2型糖尿病小鼠血糖的影响［J］.时珍国医国药，2017，28（7）：1610-1612.

[35] 谷奕诺，吴艳玲. 高良姜素对哮喘小鼠气道炎症及肿瘤坏死因子-α 表达的影响 [J]. 中国老年学杂志，2017，37（5）：1096-1097.

# 🌱 荆芥 Goginghgai

【来源】为唇形科植物裂叶荆芥 *Schizonepeta tenuifolia*（Benth.）Briq. 的全草。

【生境分布】生于山坡路边、山谷、林缘或栽培。在广西主要分布于全州等地，辽宁、吉林、黑龙江、内蒙古、河北、河南、山东、山西、陕西、甘肃、安徽、江苏、浙江、福建、台湾、江西、湖南、湖北、云南、四川、贵州等亦有分布。

【性味功能】辣，微温。通气道，透麻疹，消疮毒。用于痧病、头痛、麻疹、风疹、痈疮初起。

【用法用量】内服 5 ～ 10 g，水煎服。

【现代药理学研究】

1. 抗病毒作用

荆芥提取物可通过诱导抗病毒干扰素抑制诺如病毒的复制；具有抗肠道病毒-71 型的活性。荆芥穗水提取物对呼吸道合胞病毒具有抑制作用。荆芥挥发油通过调控 IFN-α、IFN-β 和 IL-2 的表达对甲型流感病毒 H1N1 具有抑制作用。荆芥醇提取物对甲型流感病毒 H1N1 感染具有治疗作用。

2. 抗炎镇痛作用

荆芥可降低特异性皮炎模型小鼠血清 IgE、TNF-α 和 IL-6 的含量；可提高小鼠的痛阈值，具有外周镇痛和中枢镇痛的作用。荆芥乙醇提取物可抑制 LPS 诱导的 CD80 和 CD86 的表达，抑制 TNF-α、IL-1β、IL-6 的产生；可降低小鼠肺组织中的 NLRP3 的表达及 NO 水平，抑制 ATP 诱导的 THP-1 巨噬细胞中多种因子的表达，抑制 NLRP3 炎症小体的激活。荆芥挥发油可提高小鼠的痛阈值，改善小鼠的棉球肉芽肿，具有一定的抗炎、镇痛作用。

3. 抗肿瘤作用

荆芥挥发油对肺癌 A549 细胞具有诱导凋亡的作用。荆芥提取物可干扰 miR-126 的表达，升高 PI3K、PTEN 的表达，降低 VEGF 的表达，调节 Akt 信号通路，具有抗非小细胞肺癌的作用。荆芥乙酸乙酯提取物具有抗前列腺癌的作用，可降低人前列腺癌 PC3 细胞的活力。

4. 抗菌作用

荆芥提取物可通过破坏细胞膜的通透性和完整性，使细胞内容物外渗，从而抑制酵母菌及霉菌的活性。荆芥挥发油对金黄色葡萄球菌、大肠埃希菌、枯草芽孢杆菌、酵母菌、黄曲霉、绿色木霉菌、绿脓杆菌、白色念珠菌等均具有一定的抑制作用。荆芥丙酮提取物对青霉孢子的生长具有抑制作用。

### 5. 止血作用

荆芥提取物可刺激小鼠外源性血液凝固系统并激活纤维蛋白原系统，缩短其尾部出血和肝出血的时间，具有止血作用；可通过抑制 PI3K/Akt 信号通路，发挥止血作用。荆芥穗炭品及其乙酸乙酯提取物可通过影响大鼠的内、外源性凝血系统而发挥止血作用；可改善脑出血模型大鼠的神经行为，有减轻脑出血模型大鼠脑水肿的作用。

## 【参考文献】

［1］何婷，陈恬，曾南，等.荆芥挥发油体外抗甲型流感病毒作用及机制的研究［J］.中药药理与临床，2012，28（3）：51-55.

［2］徐立，朱萱萱，冯有龙，等.荆芥醇提取物抗病毒作用的实验研究［J］.中医药研究，2000（5）：45-46.

［3］张霞，周长征，姚梅悦，等.荆芥穗提取物体外抗呼吸道合胞病毒有效部位研究［J］.山东中医杂志，2015，34（3）：213-215.

［4］Chen S G，Cheng M L，Chen K H，et al. Antiviral activities of *Schizonepeta tenuifolia* Briq. against enterovirus 71 in vitro and in vivo［J］. Scientific Reports，2017，7（1）：929-935.

［5］吕红君，温桃群，罗杰，等.荆芥挥发油抗内毒素中毒小鼠 NLRP3 炎症小体通路的机制研究［J］.中国药理学通报，2019，35（3）：371-376.

［6］王凤，徐锋，温桃群，等.基于 THP-1 细胞模型荆芥挥发油抗炎作用的 NLRP3 炎症小体调控机制研究［J］.中药材，2017，40（3）：689-694.

［7］臧林泉，胡枫，韦敏，等.荆芥挥发油抗肿瘤作用的研究［J］.广西中医药，2006（4）：60-62.

［8］Fan J X，Bao Y R，Meng X S，et al. Mechanism of modulation through PI3K-AKT pathway about *Nepeta cataria* L.'s extract in non-small cell lung cancer［J］. Oncotarget，2017，8（19）：31395-31405.

［9］朱梅芳，唐宇，郑琴，等.不同提取方式对连翘、荆芥、薄荷挥发油成分及抗菌活性的影响［J］.中草药，2018，49（12）：2845-2854.

［10］王端好.植物源抑菌剂荆芥的抑菌机制研究［J］.江苏农业科学，2019，47（3）：98-99，106.

［11］张希，王伟艳，张美琦，等.15 种中药材提取物对 3 种食用菌致病菌孢子萌发生长的影响［J］.陕西农业科学，2017，63（1）：11-14.

［12］Zhang M，Zhao Y，Cheng J，et al. Novel carbon dots derived from Schizonepetae Herba Carbonisata and investigation of their haemostatic efficacy［J］. Artif Cells Nanomed Biotechnol，

2018, 46（8）：1562-1571.

［13］Jeon B R，Irfan M，Kim M，et al. *Schizonepeta tenuifolia* inhibits collagen stimulated platelet function via suppressing MAPK and Akt signaling［J］. J Biomed Res，2019，33（4）：250-257.

［14］曹琳琳，李娴，张丽. 荆芥穗炭及其有效部位对大鼠凝血系统影响的实验研究［J］. 中成药，2010，32（4）：611-613.

# 韭菜 Caekgeb

【别名】扁菜。

【来源】为石蒜科植物韭 *Allium tuberosum* Rottl. ex Spreng. 的全草。

【生境分布】栽培。全国大部分地区广泛栽培。

【性味功能】辣、甜，温。祛寒毒，补肾虚，调谷道，调龙路。用于阳痿、遗精、食滞、汗症、月经过多、跌倒损伤、痛症、血症。

【用法用量】内服 15～30 g，鲜品 60～120 g，水煎服或捣汁饮、煮粥、炒熟、做羹。外用适量。

【现代药理学研究】

1. 增强免疫作用

韭菜子水煎剂可以增强免疫力低下小鼠的巨噬细胞活性，同时增加溶血空斑形成细胞数，使免疫水平恢复正常；能恢复老年小鼠的细胞免疫功能，调整衰老小鼠的细胞免疫功能和体液免疫功能。

2. 改善性功能作用

韭菜子提取物有温肾助阳，增强耐寒、耐疲劳和自主活动能力的作用；可以刺激雄性大鼠的性唤起并增强性执行力。韭菜子可增加幼年雄性小鼠的体重和睾丸、精囊腺、包囊腺的体重指数。酒炙韭菜子可提高阳虚小鼠的交配能力。

3. 缓解痛经作用

韭菜籽总黄酮能够改善小鼠的痛经情况，可以有效缓解痛经症状。

4. 抗炎作用

韭菜通过抑制先天性淋巴样细胞的活化并调节哮喘小鼠的肠道菌群来减轻肺部炎症；对血管疾病具有预防和抗炎作用。

5. 抗衰老的作用

韭菜子水提取物具有延缓衰老的作用，可增强红细胞膜 SOD 的活性，降低血清中的过氧化物、肝单胺氧化酶和脑中褐素的水平。

6. 调血脂作用

韭菜可以降低血清和肾脏中甘油三酸酯和胆固醇的水平，对糖尿病性肾病具有抑制作用。

7. 抗肾脏损伤作用

韭菜多糖可以抑制腺嘌呤诱导的慢性肾衰竭小鼠的肾脏氧化损伤、炎症和纤维化。

8. 其他作用

韭菜子阿魏酸可增强乙酰胆碱转移酶的活性。

## 【参考文献】

［1］王成永，时军，桂双英，等.韭菜子提取物的温肾助阳作用研究［J］.中国中药杂志，2005（13）：1017-1018.

［2］何娟，李上球，刘戈，等.韭菜子醇提取物对去势小鼠性功能障碍的改善作用［J］.江西中医学院学报，2007（2）：68-70.

［3］吴文辉，胡昌江，刘俊达，等.韭菜子不同炮制品对正常和肾阳虚小鼠交配能力的影响［J］.中成药，2012，34（7）：1322-1324.

［4］于艳.韭菜子增强非特异免疫和体液免疫作用的研究［J］.黑龙江医药科学，2006（1）：19-20.

［5］王建杰，于艳，翟丽，等.韭子对老年小鼠免疫功能影响的实验研究.中国老年学杂志，2007，27（14）：1360-1361.

［6］郭奎彩，胡国华.超声提取韭菜籽总黄酮及其抗氧化活性研究［J］.中国食品添加剂，2014（4）：47-52.

［7］Kim M J，Choi S J，Kim H K，et al. Activation effects of *Allium tuberosum* Rottl. on choline acetyltransferase［J］. Biosci Biotechnol Biochem，2007，71（1）：226-230.

［8］Zheng H C，Liu Z R，Li Y L，et al. *Allium tuberosum* alleviates pulmonary inflammation by inhibiting activation of innate lymphoid cells and modulating intestinal microbiota in asthmatic mice［J］. J Integr Med，2021，19（2）：158-166.

［9］白莉，魏湘萍，苗明三.韭菜籽总黄酮对痛经模型小鼠疼痛及生化指标的影响［J］.中医学报，2019，34（7）：1446-1449.

［10］Hur H J，Lee A S. Protective effect of *Allium tuberosum* extract on vascular inflammation in tumor necrosis factor-α-induced human vascular endothelial cells［J］. J Cancer Prev，2017，22（4）：228-233.

# 🌱 肉桂 Naengjgvei

【别名】玉桂、木桂、桂皮。

【来源】为樟科植物肉桂 *Cinnamomum cassia* Presl 的树皮。

【生境分布】栽培。在广西主要分布于隆安、天等、大新、龙州、防城、博白、玉林、北流、容县、平南、岑溪、灌阳、金秀等地，云南、广东、福建等亦有分布。

【性味功能】辣、甜，热。通调龙路、火路，祛寒毒，行气止痛，补火助阳。用于头痛、腰痛、胃痛、胸痛、肋痛、哮喘、阳虚头晕、阳痿遗精、月经不调、阴疽。

【用法用量】内服 1.0 ～ 4.5 g，煎汤服。外用适量，捣敷。

【现代药理学研究】

### 1. 保护消化系统作用

肉桂具有脾胃升温的功效，对多种溃疡模型有效，并对由药物导致的小鼠腹泻有抑制作用；可通过促进有益细菌的生长、抑制致病细菌的生长，调节肠道微生物菌群和促进胃肠道健康。肉桂醛可调节肠道上皮细胞紧密连接蛋白和氨基酸转运蛋白的表达，改善肠黏膜屏障功能，促进营养物质的吸收；能够抑制白假丝酵母菌的增殖，调节 dectin-1/TLRs/NF-κB 信号通路，调节促炎因子和抗炎因子之间的平衡，对白假丝酵母菌定植下葡聚糖硫酸钠诱导的小鼠溃疡性结肠炎具有治疗作用。肉桂多酚对急性酒精性肝损伤有保护作用。

### 2. 抗炎作用

肉桂精油能够降低角叉菜胶诱导的小鼠足跖皮肤组织 TNF-α、IL-1、NO 和 PGE$_2$ 水平，可下调小鼠足跖组织 COX-2 和 iNOS 的表达，具有抗炎镇痛效果。肉桂醛及其衍生物与精油通过抑制 NO 的生成而发挥抗炎作用。

### 3. 抗菌作用

肉桂乙醇提取物对大肠埃希菌、枯草芽孢杆菌、金黄色葡萄球菌、黑曲霉、青霉菌、啤酒酵母均有抑制作用。肉桂反式肉桂醛对阪崎克罗诺肠杆菌具有一定的抑制作用。肉桂醛可通过增强耐药性菌株对抗生素的敏感性而起到抗菌作用。肉桂油对致痤疮菌有较好的抑制效果；对金黄色葡萄球菌和大肠埃希菌都具有抑菌活性。

### 4. 降血糖和降血脂作用

肉桂可延迟胃排空，降低餐后血糖而不影响饱腹感；可增强胰岛素的活性；通过抑制脂质积累、增加能量消耗以控制实验肥胖小鼠的体重，上调骨骼肌细胞线粒体生物活性，达到降低血脂、避免肝脏中的脂质积累的作用。肉桂多酚通过调节胰岛细胞 Akt 信号通路促进胰岛 β 细胞分泌胰岛素，对链脲佐菌素所致糖尿病小鼠胰脏损害表现出有效的细胞保护作用，可提高胰岛素敏感性，增强胰岛素作用，发挥降血糖的药理活性。

## 5. 抗肿瘤作用

肉桂总多酚可调节 p38MAPK 信号蛋白和细胞周期 B1 信号蛋白，通过破坏处于 $G_2/M$ 期细胞中关键磷酸化/去磷酸化，抑制白血病细胞的增殖。肉桂醛可通过调节 p21 和 CDK4 的表达抑制人肝癌细胞 HepG2 的增殖；通过参与细胞内 PI3K/Akt/mTOR 信号通路的调节，对宫颈癌细胞的增殖具有抑制作用；通过上调凋亡蛋白 Caspase-3、Caspase-9、促凋亡蛋白 Bax 的表达，下调抗凋亡蛋白 Bcl-2、Mcl-1 的表达，可抑制食管癌鳞状细胞癌 Eca109 细胞的增殖，促进其凋亡；通过降低 RL95-2 细胞 NF-κB p65、IL-6 和 IGF-R 蛋白的表达，促进 RL95-2 细胞的凋亡，发挥抗子宫内膜癌作用。（E）- 肉桂醛通过增加 Bax、Caspase-3 的活性及抑制 Bcl-2 的表达，抑制结肠癌细胞的增殖并诱导凋亡。

## 6. 保护心肌作用

肉桂通过影响心肌能量代谢改善糖尿病大鼠的心肌损伤。肉桂醛通过调节 TGF-β1/smad 信号通路抑制内皮向间质转化，减轻压力负荷诱导的心肌纤维化；通过刺激 miR-1252 的表达改善心肌纤维化，改善高糖毒性对乳鼠心肌细胞的损伤，抑制心肌成纤维细胞的凋亡。

## 7. 抗氧化作用

肉桂精油能够调节肠道氧化还原状态平衡和肠道菌群结构，抑制致病菌群生长，促进有益菌群增殖，具有潜在促进机体健康的作用。

## 8. 治疗骨质疏松作用

肉桂醛对去卵巢手术诱导的骨质疏松症大鼠的骨密度（BMD）和骨量有保护作用。

## 9. 抗病毒作用

肉桂醛通过影响 Caspase-9 和 p-Akt 的表达，发挥抗呼吸道合胞病毒的作用。

## 【参考文献】

[1] 南洋，徐鹏，高宁，等. 肉桂的化学成分及抑菌作用探索 [J]. 中国调味品，2016，41（3）：158-160.

[2] 石超，郭都，张文婷，等. 原儿茶醛对阪崎克罗诺肠杆菌的抑制作用及机理 [J]. 现代食品科技，2017，33（7）：105-111，62.

[3] Lee S H, Lee S Y, Son D J, et al. Inhibitory effect of 2′-hydroxycinnamaldehyde on nitric oxide production through inhibition of NF-kappa B activation in RAW 264.7 cells [J]. Biochem Pharmacol, 2005, 69（5）：791-799.

[4] Lu Q Y, Summanen P H, Lee R P, et al. Prebiotic Potential and Chemical Composition of Seven Culinary Spice Extracts [J]. Journal of food science, 2017, 82（8）：1807-1813.

[5] Song M Y, Kang S Y, Kang A, et al. *Cinnamomum cassia* prevents high-fat diet-induced obesity in mice through the increase of muscle energy [J]. Am J Chin Med, 2017, 45（5）：1017-1031.

［6］Schoene N W，Kelly M A，Polansky M M，et al. A polyphenol mixture from cinnamon targets p38 MAP kinase-regulated signaling pathways to produce $G_2$/M arrest［J］. J Nutr Biochem,2009,20（8）：614-620.

［7］王旭林，王萍，侯玉龙，等. 肉桂醛对肝癌 HepG2 细胞 p21 和 CDK4 蛋白的影响［J］. 实用肿瘤杂志，2016，31（4）：344-348.

［8］尹兴忠，赵冬梅，刘蕾，等. 肉桂醛对小鼠 U14 宫颈癌组织中 PI3K 表达的影响［J］. 中成药，2017，39（1）：188-191.

［9］李焯轩，李明，黄小珊，等. 肉桂油对致痤疮菌抑制作用的研究［J］. 广东药科大学学报，2018，34（6）：719-723.

［10］艾勇，朱思阳，艾艳. 肉桂挥发油的提取方法与抗炎镇痛作用研究［J］. 广东化工，2020，47（15）：50-53，56.

［11］李娜，乔宏萍，刘地，等. 肉桂精油成分分析及其抗氧化性和抑菌活性的研究［J］. 中国粮油学报，2020，35（9）：96-102.

［12］马克龙，韩志君，潘敏，等. 肉桂醛对白假丝酵母菌定植下 DSS 诱导的溃疡性结肠炎小鼠治疗作用及对 dectin-1/TLRs/NF-κB 信号通路的影响［J］. 中国中药杂志，2020，45（13）：3211-3219.

［13］徐泽曦，陈丽琴，卢伟娜，等. 肉桂多酚对急性酒精性肝损伤的保护作用［J］. 上海医药，2020，41（3）：65-68.

［14］廖作庄，徐灵源，王金妮，等. 肉桂多酚对链脲佐菌素致糖尿病小鼠的保护作用［J］. 西安交通大学学报（医学版），2019，40（1）：162-166.

［15］曾琼瑶，张文静，张昱，等. 肉桂油活性成分（E）- 肉桂醛对结肠癌细胞增殖与凋亡的影响［J］. 中国临床药理学与治疗学，2019，24（9）：997-1001.

［16］冯苏，李晓亚，白函瑜，等. 肉桂醛诱导食管癌鳞状细胞癌 Eca109 细胞凋亡作用及机制研究［J］. 中草药，2019，50（16）：3840-3845.

［17］陈立平，王柏欣，王景涛，等. 肉桂醛促进子宫内膜癌 RL95-2 细胞凋亡的机制［J］. 中山大学学报（医学版），2019，40（4）：540-545.

［18］肖杨，吴青青，姜筱菡，等. 肉桂醛减轻压力负荷诱导的小鼠心肌纤维化的实验观察［J］. 中华医学杂志，2017，97（11）：869-873.

［19］杜秀藩，黄弘轩，熊小龙，等. 肉桂醛对去卵巢诱导的骨质疏松大鼠模型骨密度和骨量的保护作用［J］. 中国骨质疏松杂志，2019，25（9）：1217-1220.

［20］杨大浩，何霞，陈协辉，等. 肉桂醛抑制高糖诱导的心肌纤维化的机制研究［J］. 黑龙江医学，2018，42（8）：841-843.

［21］克昭，姚平安，刘晓宁，等. 肉桂对糖尿病性心肌病大鼠的心脏保护作用［J］. 上海中医药杂志，2018，52（7）：69-74.

[22] 代立娟，宋英杰. 肉桂醛对呼吸道合胞病毒感染宿主 HeLa 细胞 Caspase-9 和 p-AKT 表达的影响 [J]. 中国老年学杂志，2018，38（9）：2220-2222.

# 第七节　解其他毒药

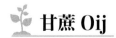

# 甘蔗 Oij

【别名】薯蔗、干蔗、接肠草、竿蔗、糖梗。

【来源】为禾本科植物甘蔗 *Saccharum sinense* Roxb. 的茎秆。

【生境分布】广泛种植于温带及热带地区，为田间栽培。广西各地均有分布，广东、福建、四川等亦有分布。

【性味功能】甘，寒。清解热毒，解酒提神，润燥除烦，生津止渴，润肺止咳，和中止呕。用于饮酒过度、反胃、心胸烦热、热病阴伤、气道不畅、肺热燥咳、谷道不通、胃热呕逆、暑痢。

【用法用量】内服 50 ～ 100 g，煎汤服或榨汁。

【现代药理学研究】

1. 保肝与抗氧化作用

甘蔗汁能抑制酒精诱导脂质过氧化反应对肝组织的损伤，对酒精性肝损伤具有保护作用。甘蔗汁总酚对氯化钾基汞中毒大鼠脑组织具有一定的抗氧化保护作用。

2. 增强免疫作用

甘蔗提取物能提高饲料利用率和维持仔鸡健康。甘蔗渣多糖能提高免疫器官指数，增强小鼠巨噬细胞的吞噬功能，提高 DTH 反应和促进 IgM、溶血空斑的形成，并且增加 T 细胞百分比和淋巴细胞的转化率，可提高免疫抑制小鼠的免疫功能。

## 【参考文献】

[1] 韦日明，王凌宇，肖胜军，等. 甘蔗汁对大鼠酒精性肝损伤的保护作用 [J]. 安徽农业科学，2001，39（6）：3006，3661.

[2] 何雄，周静峰，师邱毅，等. 甘蔗皮花色苷的提取及抗氧化能力研究 [J]. 食品科技，2012（1）：190-193.

[3] 保国裕. 从甘蔗中提制若干保健品的探讨（上）[J]. 甘蔗糖业，2003（1）：41-46.

[4] 刘强，宋雨鸿，李慧，等. 甘蔗渣多糖对免疫抑制小鼠免疫功能的影响 [J]. 南方医科大学学报，2008，28（10）：1911-1913.

# 🌱 岗松 Nyasaujbaet

【别名】扫把枝、扫卡木、松毛枝、蛇虫草、观音扫、长松、沙松、鸡儿松。

【来源】为桃金娘科植物岗松 *Baeckea frutescens* L. 带有花果的叶。

【生境分布】生于丘陵地、山涧、沼泽地带。在广西主要分布于桂南地区，浙江、江西等亦有分布。

【性味功能】苦、涩，寒。清热毒，除湿毒，利水道。用于风湿骨痛、头痛、火眼、跌打损伤、毒蛇咬伤、淋证、感冒、湿疹、带下。

【用法用量】内服 3～9 g，煎汤服。外用适量，捣敷。

【现代药理学研究】

1. 抗菌作用

岗松枝叶及根茎的水提取物和醇提取物对福氏志贺菌、乙型副伤寒沙门氏菌以及金黄色葡萄球菌均有抑制作用；醇提取物对肺炎克雷伯杆菌也有抑制作用。岗松叶提取物对耐甲氧西林金黄色葡萄球菌有抑制作用。岗松枝叶甲醇提取物对蜡样芽孢杆菌、枯草芽孢杆菌和金黄色葡萄球菌有抗菌作用。岗松油体外对大肠埃希菌、绿脓杆菌、金黄色葡萄球菌、短小芽孢杆菌、蜡样芽孢杆菌、白色念珠菌、伤寒杆菌、副伤寒杆菌、宋氏痢疾杆菌、弗氏痢疾杆菌、变形杆菌、流感杆菌、卡他球菌均有一定的抑菌作用；在体外能够杀灭阴道毛滴虫。

2. 抗炎镇痛作用

岗松枝叶及根茎水提取物和醇提取物均能抑制巴豆油引起的小鼠耳郭肿胀和小鼠腹腔毛细血管通透性的增加，减少醋酸致小鼠扭体反应次数，具有抗炎、镇痛的作用。岗松根醇提取物能够抑制佐剂性关节炎大鼠原发性和继发性的足跖肿胀度，降低关节炎评分、免疫器官系数，改善大鼠踝关节的病理状态，并下调佐剂性关节炎大鼠血清中炎症因子 TNF-α、IL-6 和 IL-1β 的水平。岗松总黄酮体外能降低 RAW264.7 细胞中 TNF-α 及 IL-6 的含量及 iNOS、COX-2 蛋白的表达，体内能抑制二甲苯引起的小鼠耳郭肿胀、腹腔毛细血管通透性增加及大鼠棉球肉芽肿增生，具有抗炎活性。岗松油能抑制大鼠佐剂性关节炎的原发病变和继发病变。

3. 抗过敏及增强免疫作用

岗松枝叶及根茎水提取物和醇提取物均对 2,4-二硝基氯苯致小鼠超敏反应有抑制作用，并可促进单核巨噬细胞的吞噬功能。

4. 抗生育作用

岗松根的水煎剂、50% 醇提取物和 70% 醇提取物均可提高未生育过、曾经生育过但当前没有怀孕的成年雌性小鼠的未孕率，具有一定的抗生育作用。

5. 止痒作用

岗松油能提高豚鼠对组织胺的致痒阈，具有一定的止痒作用。

6. 保肝退黄作用

岗松枝叶及根茎水提取物和醇提取物均能降低 CCl₄ 致肝损伤小鼠血清 ALT、AST 的活性，并且提高 TP、ALB 值，能够降低异硫氰酸萘酯引起黄疸小鼠血清的 T-BIL 含量和 ALT 活性，具有保肝、退黄的作用。岗松油对 CCl₄、硫代乙酰胺及醋酸泼尼松等化学性小鼠肝损害有保护作用，能够降低其所引起的血清 ALT 升高，减少磺溴酚钠潴留，减轻肝组织的病变。

【毒理学研究】

1. 急性毒性

岗松枝叶水提取物对小鼠灌胃的最大给药量为 340.79 g 生药 /kg；根茎水提取物的最大给药量为 752.35 g 生药 /kg；岗松枝叶醇提取物的最大给药量为 103.62 g/kg，根茎醇提取物的最大给药量为 606.06 g/kg。岗松油经口给药对小鼠的毒性属于中等，LD₅₀ 为 4.84 mL/kg（95% 可信限为 3.93 ~ 6.48 mL/kg）。

2. 神经毒性

岗松油在皮肤给药试验剂量范围内，对小鼠神经系统有一定的抑制作用，对麻醉猫的呼吸系统、心血管系统无明显的影响。

## 【参考文献】

［1］李燕婧，陈学苏，钟正贤，等.岗松水提取物药理作用的实验研究［J］.中药材，2007，30（11）：1429-1432.

［2］李燕婧，陈学苏，钟正贤，等.岗松醇提取物药理作用的实验研究［J］.中国中医药科技，2009，16（3）：192-194.

［3］Vu T T，Kim H，Tran V K，et al. In vitro antibacterial activity of selected medicinal plants traditionally used in Vietnam against human pathogenic bacteria［J］. BMC Complementary and Alternative Medicine，2016，16（1）：32.

［4］周军，韦桂宁，周智，等.岗松油治疗阴道炎的研究［J］.中药药理与临床，2010，26（3）：34-35.

［5］赵会勤，李超杰，徐玉洁，等.瑶药岗松抗佐剂性大鼠关节炎的实验研究［J］.中国民族民间医药，2017，26（5）：37-41.

［6］邱宏聪，张伟，赵冰冰，等.岗松总黄酮体外抗炎作用研究［J］.中药材，2015，38（8）：1710-1713.

［7］潘照斌，李棐朝，廖月娥，等.岗松总黄酮抗氧化及抗炎作用研究［J］.中国药师，2012，15

（4）：477-478.

［8］相正心，何兴全，周桂芬，等.岗松挥发油对实验性肝损害的防治作用［J］.药学学报，1983，18（9）：654-659.

［9］朱红梅，钟鸣，韦玉伍，等.岗松根抗生育作用的实验现象［J］.医学理论与实践，1995，8（4）：145-146.

［10］Kaniya K，Satake T. Chemical constituents of *Baeckea frutescens* leaves inhibit copper-induced low-density lipoprotein oxidation［J］. Fitoterpia，2010，81（3）：185-189.

［11］Choi E M，Hwang J K. Screening of Indonesian medicinal plants for inhibitor activity on nitric oxide production of RAW264.7 cells and antioxidant activity［J］. Fitoterapia，2005（76）：194-203.

［12］周智，韦桂宁，韦奇志，等.岗松油一般药理学及急性毒性实验研究［J］.广西医科大学学报，2010，27（1）：73.

# 🌱 七叶一枝花 Caekdungxvaj

【别名】重楼、蚤休、九重楼、多叶重楼、铁灯台、七叶一盏灯、中华王孙、七叶莲。

【来源】为百合科植物七叶一枝花 *Paris polyphylla* Smith 的根状茎及块根。

【生境分布】生于山坡林下及山谷溪边、灌木丛阴湿处，亦有栽培。广西各地均有分布，湖南、湖北等亦有分布。

【性味功能】苦、微辛，凉，有小毒。清热解毒，消肿止痛，凉肝定惊。用于痈肿疮毒、咽肿喉痹、乳痈、蛇虫咬伤、跌打伤痛、肝热抽搐。

【用法用量】内服 10 ～ 30 g，煎汤服。外用适量，捣敷。

【现代药理学研究】

1. 抗肿瘤作用

重楼可抑制 H22 荷瘤小鼠实体瘤的生长，并延长 H22 荷瘤小鼠的生存时间。重楼水煎液对宫颈癌细胞有抑制作用。七叶一枝花的甲醇和水提取物作用于 L–929 细胞，具有细胞毒活性。重楼的水、甲醇和乙醇提取物对人非小细胞肺癌 A549 细胞、人乳腺癌 MCF–7 细胞、人结肠腺癌 HT–29 细胞、人肾腺癌 A496 细胞、人胰腺癌 PACA–2 细胞、人前列腺癌 PC3 细胞均有抑制作用；其中 Graeillin 成分对肿瘤细胞有抑制作用。重楼醇提取物对直肠癌 C–38 细胞、鼻咽癌 CNC–2 细胞、胃癌 SGC–7901 细胞的生长具有抑制作用，其中对胃癌 SGC–7901 细胞的作用最显著，并可诱导 SGC–7901 细胞凋亡；可明显抑制裸鼠胃癌移植瘤的生长，通过抑制肿瘤细胞 PDGF–B 蛋白的表达，与 5–Fu 联合应用具有协同作用；对 KM 小鼠 H22 移植瘤具有一定的生长抑制作用，同时可抑制肿瘤组织微血管的密度，抑制血管生成。重楼总皂苷可抑制 A549 细胞增殖，影响细胞周期时相分布；可上调 Caspase-3 的表达，下调 Bcl-2 的表达，诱导 A549 细胞凋亡；通过下调 IL-6 的分泌而抑制 IL-6/STAT3 信号通路的表达，诱导结直肠癌 SW480 细胞产生凋亡；能有效抑制 VEGF-D、VEGFR3、AGER、IL-6R、IL-17BR 和 CXCL16 的表达，同时提高超氧化物歧化酶和过氧化氢酶的水平，进而抑制肿瘤的增殖、黏附、血管生成、侵袭等。重楼皂苷 I 可以调节 $G_2$/M 期阻滞、促进细胞凋亡、降低 Bcl-2 蛋白的表达、增加 Bax 及 Caspase-3 蛋白的表达，抑制肺腺癌细胞株 PC9 细胞的体外增殖；诱导吉非替尼抵抗的肺癌细胞株 PC-9ZD 发生 $G_2$/M 期阻滞；能降低 PI3K、p-Akt、Bcl-2 蛋白的表达，增加 Bax 及 Caspase-3 蛋白的表达，抑制胰腺癌 PANC-1 细胞的体外增殖，诱导细胞凋亡；对人肝癌 MHCC97-H 细胞具有抑制增殖及促进凋亡的作用。重楼皂苷 VII 对人结肠癌 HCT116 细胞和 SW620 细胞的增殖、迁移、侵袭有一定的抑制作用，并影响上皮间质转化（EMT）相关蛋白 E-cadherin、N-cadherin 的表达，调控 EMT 过程，抑制细胞迁移和侵袭。重楼皂苷 D 能够诱导乳腺癌 MCF-7 细胞和 MDA-MB-231 的凋亡，且下调凋亡抑制基因 Bcl-2 以及上调促凋亡基因 Bax 的表达，并且激活 Caspase-9 凋亡路径；引起肝癌 HepG2 细胞 DNA 片段化以及阻断线粒体的功能，诱导 HepG2 细胞发生凋亡。重楼活性单体 PP-26 通过上调 p15 促进结肠癌 SW620 细胞阻滞于 $G_1$ 期，通过抑制 PI3K/Akt 信号通路及 ERK 信号通路，活化线粒体凋亡通路，诱导细胞凋亡。

2. 抗菌、抗病毒作用

重楼对白色念珠菌、金黄色葡萄球菌、溶血性链球菌、脑膜炎双球菌、痢疾杆菌、伤寒杆菌、副伤寒杆菌、大肠埃希菌和绿脓杆菌均有不同程度的抑制作用。重楼乙酸乙酯提取物对枯草芽孢杆菌、凝结芽孢杆菌、金黄色葡萄球菌、大肠埃希菌、肺炎克雷伯菌均具有一定的抗菌作用。重楼水及醇提取物对甲型和亚洲甲型流感病毒有较强的抑制作用；水提取物对金黄色葡萄球菌、溶血性链球菌、脑膜炎双球菌、痢疾杆菌、伤寒杆菌、副伤寒杆菌、大肠埃希菌和绿脓杆菌有不同程度的抑制作用；其乙醇提取物具有杀灭钩端螺旋体的作用。重楼皂苷 I、II、VI、VII 在体外对痤疮发病相关菌具有抑制作用，其中重楼皂苷 I 的抑菌作用最强。重楼皂苷 I、II、VI 和 VII 在体外具有较好的抗 A 型流感病毒活性。重楼内生菌对普通变形杆菌、大肠埃希菌、金黄色葡萄球菌、伤寒沙门菌和痢疾杆菌的生长均有抑制作用。

3. 调节免疫作用

重楼醇提取物能够提高乳腺癌移植瘤裸鼠的胸腺指数；降低 TNF-α 和 IL-4 的水平，上调 IFN-γ 的表达水平，使机体内 Th1/Th2 平衡向 Th1 偏移，增强免疫应答。重楼皂苷在体内有激活成熟造血细胞，增加 IL-11、粒细胞集落刺激因子、IL-5 和 IL-3 受体等骨髓造血细胞因子的表达，促进外周血白细胞和血小板的生成，参与局部炎症组织的修复，增强小鼠的体液免疫和细胞免疫等作用。重楼皂苷 II 对 PHA 诱导的人外周全血细胞有丝分裂有促进作用，能增强 C3H/HeN 小鼠的自然杀伤细胞活性，诱导干扰素产生，并可抑制 S-抗原诱导的豚鼠自身免疫性眼色素层炎的发生发展。重楼皂苷 I～Ⅲ 可引起 ConA 诱导的小鼠淋巴细胞增殖反应，并能促进小鼠巨噬细胞克隆形成细胞增殖，具有免疫增强作用。

### 4. 抗炎、镇静、镇痛作用

七叶一枝花能抑制小鼠耳郭肿胀和小鼠足趾肿胀，降低炎症组织中 $PGE_2$ 的含量，对小鼠毛细血管通透性增加有抑制作用，并能减少小鼠扭体次数。重楼醇提取物能够减少醋酸致小鼠扭体次数，提高小鼠的热板痛阈值，抑制二甲苯致耳郭肿胀及醋酸致毛细管通透性增加。

### 5. 器官保护作用

#### 5.1　肝脏保护

重楼醇提取物和正丁醇萃取物能降低急性免疫性肝损伤小鼠 ALT、AST 和 MDA 的含量，升高 SOD、GSH-Px 的活性，减轻肝组织病理损伤的程度。重楼总皂苷对 $CCl_4$ 诱导的急性肝损伤引起的肝细胞坏死和肝实质炎症具有修复作用。重楼皂苷对二乙基亚硝胺致肝损伤模型大鼠有抗氧化、抗凋亡和调节代谢紊乱、抗纤维化等作用，减少肝脏脂质氧化，调节三羧酸循环，从而改善肝组织中的氨基酸代谢紊乱。

#### 5.2　肾脏保护

重楼能改善膜性肾病（MN）大鼠的蛋白尿和高胆固醇血症，抑制 NF-κB 活化，减低肾小球 IgG 和补体 3 的荧光强度，减低纤维连接蛋白 mRNA 的表达，改善 MN 大鼠一般状况，减轻肾脏病理损害；可抑制体外大鼠肾小球系膜细胞 MC 的异常增生及过度分泌纤维连接蛋白，这可能是重楼治疗肾小球疾病取得临床疗效的内在机制。重楼皂苷 Ⅱ 通过上调 Bax/Bcl-2 水平诱导 MC 细胞凋亡，进而抑制 MC 细胞的增殖，减少细胞外基质的堆积。重楼薯蓣皂苷和偏诺皂苷对微囊藻毒素致肾损伤均有保护作用。

#### 5.3　心脏保护

重楼水提取物可通过拮抗内皮素对心血管起保护作用。重楼皂苷 I 能够抑制冠状动脉内皮细胞增殖，诱导冠状动脉内皮细胞凋亡。薯蓣皂苷可增加细胞内 $Ca^{2+}$ 的浓度，增加左心室收缩压和左心室内压最大上升速率，表现正性肌力作用；通过促进 ICa-L 的失活过程抑制正常大鼠心室肌细胞电流，减小电流峰值，起到抗缺血再灌注所致心律失常的作用。

#### 5.4　肺脏保护

重楼可通过降低血清 IgE 及嗜酸粒细胞的水平，减少炎性介质，有效缓解哮喘模型大鼠气道高反应性和炎症反应。重楼总皂苷能恢复局部 Th1/Th2 细胞因子平衡，减轻哮喘气道炎性反应；能下调血清中 TNF-α、IL-1β、IL-6 的水平从而减轻炎症反应以及急性肺损伤，对多发性创伤大鼠具有保护作用。

#### 5.5 胃肠道保护

重楼水提液通过调节 M 胆碱能受体及肾上腺素能受体，抑制胃排空，解除胃痉挛。

### 6. 止血作用

七叶一枝花经乙醚去脂后的甲醇提取物能够缩短凝血时间，具有止血作用。重楼甾体总皂苷体内给药能够增强 ADP 诱导的血小板聚集，体外能够直接诱导血小板聚集。重楼皂苷 C 对正常大鼠、小鼠均有止血作用，能缩短小鼠凝血时间，缩短大鼠血浆复钙时间；能促进内源性凝血系统功能，诱导家兔主动脉条收缩，降低小鼠腹腔毛细血管通透性。重楼皂苷 H 能够调节血小板激活后 ADP 的释放和 $TXA_2$ 的生成，诱导大鼠血小板聚集。

### 7. 其他药理作用

七叶一枝花对大鼠精子、人精子具有一定的抑制作用；可抑制家兔受精。重楼皂苷可能通过调节 β-catenin 与 BMP-2 信号通路促进成骨样细胞 MC3T3-E1 细胞的增殖与分化。

### 【毒理学研究】

#### 1. 急性毒性

重楼皂苷的小鼠口服给药 $LD_{50}$ 为 2.68 g/kg。大鼠亚急性毒性实验总皂苷剂量为 265 mg/kg 时出现肝细胞坏死。

#### 2. 血液毒性

重楼总皂苷、偏诺皂苷 PHAC-A 和薯蓣皂苷 PHAC-B 对兔血红细胞具有溶血作用。

## 【参考文献】

[1] 张珂，邓清华，马胜林. 重楼醇提取物对胃癌 SGC-7901 细胞增殖和凋亡的影响 [J]. 中华中医药学刊，2016，34（1）：145-148.

[2] 王磊，宋延平，仲光勇，等. 七叶一枝花对 H22 荷瘤小鼠实体瘤生长及生存时间的影响 [J]. 甘肃中医药大学学报，2017，34（1）：14-17.

[3] 张珂. 重楼醇提取物抗肿瘤作用及机制的体内和体外实验研究 [D]. 杭州：浙江中医药大学，2011.

[4] 任革，罗璐，贾永军，等. 基于 lncRNA AL158206.1-ce RNA-miRNA-19a-3p 对 FOXP1 的调控探索重楼皂苷Ⅶ抑制 NSCLC 细胞的分子机制 [J]. 中国病理生理杂志，2022，38（11）：2028-2037.

[5] 张鸿飞，梅其炳，张峰，等. 重楼皂苷Ⅶ抑制结肠癌细胞迁移、侵袭及机制研究 [J]. 免疫学杂志，2018，34（4）：286-293.

[6] 王青，蔡剑峰，郑婷婷，等. 重楼总皂苷对 A549 细胞凋亡及 Caspase3、Bcl-2 蛋白表达的影响 [J]. 中华中医药学刊，2017，35（7）：1708-1710，1929.

[7] Man S, Chai H, Cui J, et al. Antitumor and anti-metastatic mecha-nisms of Rhizoma paridis

saponins in Lewis mice［J］. Environ Toxicol，2018，33（2）：149-155.

［8］滕文静，周超，曹晓靖，等. 重楼皂苷影响 JAK/STAT3 通路诱导结直肠癌细胞凋亡［J］. 时珍
　　国医国药，2015，26（4）：808-811.

［9］曾普华，叶书林，王佳佳，等. 重楼皂苷 I 对人肝癌细胞 MHCC97-H 增殖、周期、凋亡的影
　　响［J］. 云南中医学院学报，2017，40（3）：7-10.

［10］江皓，苏丹，马胜林. 重楼皂甙 I 对肺腺癌细胞株 PC9 增殖及凋亡的影响［J］. 肿瘤学杂志，
　　2012，18（3）：166-169.

［11］丛悦，柳晓兰，余祖胤，等. 重楼皂苷 H 诱导血小板聚集效应及其机制的研究［J］. 解放军
　　医学杂志，2010，35（12）：1429-1432.

［12］陈家劲，王娟娟，张鹏，等. 重楼活性单体 PP-26 抑制结肠癌 SW620 细胞增殖并诱导细胞凋
　　亡［J］. 暨南大学学报（自然科学与医学版），2015，36（2）：124-130.

［13］林云华，钱晓萍. 中药重楼抗肿瘤作用的研究进展［J］. 医学综述，2013，19（13）：2358-
　　2360.

［14］李焘. 滇重楼与七叶一枝花化学成分及生物活性的研究［D］. 西安：陕西师范大学，2011.

［15］李艳红，刘娟，杨丽川，等. 滇重楼对口腔病原菌生长影响的体外实验研究［J］. 昆明医学
　　院学报，2009，30（11）：15-18.

［16］王奇飒，孙东杰，何黎，等. 重楼总皂苷及不同皂苷成分对痤疮相关病原菌抑菌效果的评价
　　［J］. 中国皮肤性病学杂志，2016，30（9）：899-901.

［17］蒲秀瑛，刘宇，李言，等. 重楼皂苷的制备及抗 A 型流感病毒活性［J］. 中国药理学与毒理
　　学杂志，2013，27（2）：187-192.

［18］谌南岚. 重楼皂苷 II 对系膜细胞凋亡及细胞外基质的影响［D］. 长沙：中南大学，2011.

［19］孙桂丽，陈有为，夏国兴，等. 云南重楼植物内生真菌的分离及抗菌活性筛选［J］. 微生物
　　学杂志，2005，25（6）：59-62.

［20］洪燕，韩燕全，桂洁，等. 重楼醇提取物对小鼠免疫性肝损伤保护作用［J］. 辽宁中医药大
　　学学报，2013，15（5）：31-33.

［21］洪燕，韩燕全，刘茜，等. 重楼保肝作用有效部位筛选研究［J］. 中药材，2013，36（9）：
　　1501-1504.

［22］杨黎江，沈放，路斌，等. 重楼总皂苷对 $CCl_4$ 致小鼠肝损伤作用的组织学研究［J］. 昆明学
　　院学，2017，39（3）：71-74.

［23］Man S，Qiu P，Li J，et al. Global metabolic profiling for the study of Rhizoma Paridis saponins-
　　induced hepatotoxicity in rats［J］. Environ Toxicol，2017，32（1）：99-108.

［24］黄谷香，刘瑞洪. 重楼对膜性肾病大鼠肾脏的保护作用［J］. 广东医学，2007，28（4）：527-
　　529.

［25］黄谷香，刘瑞洪. 重楼对膜性肾病大鼠肾脏核转录因子 -κB 活化及 IV 型胶原表达的影响

［J］.中国中西医结合肾病杂志，2008，9（1）：29-31.

［26］黄谷香，刘瑞洪，吴悦陶.重楼含药血清对系膜细胞增殖及分泌纤维连接蛋白的影响［J］.中南药学，2007，5（4）：302-305.

［27］黄彦峰，何显教，晋玲，等.重楼水提液对小鼠胃肠运动功能的影响［J］.医药导报，2014，33（4）：442-445.

［28］杨黎江，沈放，仝向荣，等，重楼皂苷对微囊藻毒素致小鼠肾损伤保护作用的组织学研究［J］.昆明学院学报，2013，35（6）：47-50.

［29］王娓娓，吴雪松，张红苗，等.重楼皂苷Ⅰ对体外抑制冠状动脉内皮细胞增殖的影响［J］.昆明医科大学学报，2016，37（11）：37-40.

［30］张铭慧，尹永强，何海燕，等.薯蓣皂苷对大鼠心室肌细胞钙离子通道的影响［J］.中药药理与临床，2011，27（1）：23-26.

［31］谭莉明，向明均，米长忠，等.重楼总皂苷对小鼠哮喘模型气道炎症的影响及机制［J］.中国老年学杂志，2017，37（19）：4703-4704.

［32］周满红，陆元兰，杨光，等.重楼对多发性创伤大鼠急性肺损伤的保护作用［J］.陕西医学杂志，2008，37（9）：1118-1121.

［33］付亚莉，赵振虎，善亚君，等，重楼甾体总皂苷对血小板聚集的直接诱导作用及初步机制研究［J］.军事医学科学院院刊，2007，31（5）：416-419.

［34］许晓莲，李勃.重楼皂苷促成骨样细胞MC3T3-E1增殖作用及其机制［J］.武警医学，2014，25（3）：275-277，282.

［35］熊伟，修光辉，周霞，等.中药重楼抗炎活性成分的临床应用研究进展［J］.云南中医中药杂志，2016，37（9）：86-88.

［36］沈放，杨黎江，彭永芳，等.重楼皂苷类化合物溶血作用研究［J］.时珍国医国药，2010（9）：2280-2281.

# 🌱 肾蕨 Maklzmzlae

【别名】凤凰蛋、凤凰草、天鹅抱蛋、蕨薯、圆蕨、凤凰蕨。

【来源】为骨碎补科植物肾蕨 *Nephrolepis auriculata* (L.) Trimen 的全草。

【生境分布】生于石山、石窝、林下或溪边等阴湿处。广西各地均有分布。

【性味功能】甜、淡、凉。清热毒，除湿毒，通气道、水道。用于黄疸、淋证、痢疾、咳嗽、疝气、乳痈、凛病、烫伤、毒蛇咬伤。

【用法用量】内服6～15g，鲜品30～60g，煎汤服。外用适量，捣碎外敷。

【现代药理学研究】

1. 抗肝损伤作用

肾蕨水提取物可抑制急性酒精性肝损伤小鼠肝脏的炎症反应、抗脂质过氧化、清除超氧阴离子自由基，具有抗肝损伤作用。

2. 抗溃疡作用

肾蕨叶水提取物可下调 NF-κB mRNA 和蛋白的表达，进而下调其下游因子 TNF-α、IL-1β 与 COX-2 基因的表达，对肛门溃疡模型小鼠的肛门溃疡有改善作用。

3. 抗菌作用

肾蕨多糖可不同程度地抑制肠炎病原菌、黑曲霉与稻瘟病病原菌的活性，具有一定的抗菌性。

4. 降血糖作用

肾蕨红杉醇可抑制葡萄糖的吸收，保护胰岛细胞，具有降低血糖的功效。

## 【参考文献】

［1］陈晓清，苏育才，李晓晶，等.抗菌肾蕨多糖的提取与分离［J］.漳州师范学院学报（自然科学版），2006，19（4）：112-115.

［2］龙友国，余跃生，绒聚全，等.肾蕨抗菌和抗衰老作用的实验研究［J］.黔南民族医专学报，2007，20（1）：4-6.

［3］王音音.红豆杉植物替代资源的调查研究［D］.广州：华南农业大学，2007.

［4］韦江莲，陈雪丽，兰岚，等.肾蕨水提液对小鼠急性酒精肝损伤的影响［J］.广西中医药，2019，42（1）：69-72.

［5］王小青，高杨，马帅，等.肾蕨对乙酸致小鼠肛门溃疡的作用及 NF-κB，TNF-α，IL-1β 和 COX-2 表达的影响［J］.中国实验方剂学杂志，2018，24（8）：122-127.

［6］王小青，李爽，赵涵，等.壮药肾蕨的研究进展［J］.承德医学院学报，2017，35（5）：399-401.

# 乌桕 Maexgou

【别名】乌桕木。

【来源】为大戟科植物乌桕 *Sapium sebiferum* (L.) Roxb. 的根皮。

【生境分布】生于山坡杂木林中或河滩沟谷地带。在广西主要分布于隆林、乐业、田林、凌云、靖西、玉林、灌阳等地，山东、江苏、安徽、浙江、江西、福建、台湾、湖南、广东、四川、贵州、云南等亦有分布。

【性味功能】苦，微温，有毒。通调水道，利水消肿。用于癥瘕积聚、二便不通、水肿、湿疮、疥癣、疔毒。

【用法用量】内服 10～30 g，煎汤服。外用适量，捣敷。

【现代药理学研究】

1. 抗炎、抗菌、抗病毒作用

乌桕叶提取物具有抗炎镇痛作用和抑菌活性，对多种致炎剂引起的渗出、水肿均有抑制作用。乌桕种籽茎草酚 –5–O– 甲基、乙醚 7–O–β– 六环木糖 –β–D– 阿拉伯吡喃糖苷具有抗菌、消炎和扩张血管作用。乌桕根皮水提取物对大肠埃希菌和志贺菌具有抑制作用。乌桕根皮醇提取物的醋酸乙酯部位和正丁醇部位对耐药绿脓杆菌具有抑制活性。乌桕没食子酸具有抑制单纯疱疹病毒作用。

2. 其他药理作用

乌桕的根、枝、叶和种子等均具有一定的抑螺活性。乌桕叶水提取物和乙酸乙酯提取物有较强的杀螺作用。

乌桕籽内层亚油酸具有降血压、防止动脉粥样硬化等作用，亚麻酸具有增强免疫力、调节内分泌等作用。

乌桕素具有抗白血病活性。

【毒理学研究】

乌桕籽油中含有两种甘油三酸酯酸酐，即 2,4–葵二烯酸和 8–羟基 –5,6– 辛二烯酸，前者是一种毒性成分，这可能是造成乌桕有毒的一种物质。乌桕巴豆二萜对皮肤、黏膜有强烈的刺激作用，可引起红肿、发炎，并有促癌作用。

## 【参考文献】

[1] 霍光华，高荫榆，陈明辉. 乌桕叶抑菌活性功能成分的研究 [J]. 食品与发酵工业，2005，31（3）：52.

[2] 陈国华，邵伟，何晓雯，等. 乌桕根皮水提取物抗菌活性的初步研究 [J]. 时珍国医国药，2007，18（9）：2139.

[3] 邓强，陈国华，石赛，等. 乌桕根皮醇提取物对绿脓杆菌耐药株抗菌活性 [J]. 实用医学进修杂志，2008，36（2）：103.

[4] 林一天，夏庆. 中国乌桕籽实化学组份药用价值及抗白血病活性 [J]. 粮食与油脂，1993（10）：38.

[5] 黄斌学，黄增琼，许小林，等. 乌桕叶提取物镇痛抗炎作用的实验研究 [J]. 中成药，2004，26（6）：476.

［6］陈玉，杨光忠，张世琏，等.乌桕化学成分研究进展［J］.天然产物研究与开发,1999,11（5）：114.

［7］金莹，郭康权，程联社.超临界CO$_2$流体萃取乌桕籽皮油的研究［J］.陕西科技大学学报，2008，26（1）：53.

［8］杨永峰，彭镇华，孙启祥，等.乌桕抑螺效果研究［J］.湿地科学与管理,2011,7（2）：4-7.

［9］彭旦明，周光雄，马珠，等.枫杨、乌桕对钉螺毒性的研究［J］.应用生态学报,1995,6（3）：301-304.

# 🌱 阳桃 Makfwz

【别名】五敛子、山敛、羊桃、杨桃、洋桃、酸五棱。

【来源】为酢浆草科植物阳桃 *Averrhoa carambola* L. 的果实。

【生境分布】生于山野溪边和山脚等处，多栽培于园林或村旁。广西各地均有分布，广东、福建、云南等亦有分布。

【性味功能】甘、酸，寒。清热解毒，生津止渴，通调水道。用于风热咳嗽、饮酒过度、肉食中毒、积滞、烦渴、淋病、蛇咬伤。

【用法用量】内服 15 ～ 30 g（鲜品加倍），煎汤服；或浸酒。

【现代药理学研究】

1. 抗炎镇痛作用

杨桃水提取物可抑制蛋清致小鼠足肿胀、抑制二甲苯致小鼠耳郭的肿胀度，可提高热板所致小鼠痛阈值，具有抗炎镇痛作用。

2. 保肝作用

杨桃果提取物通过抗氧自由基和抑制脂质过氧化，对 CCl$_4$ 所致小鼠急性肝损伤有保护作用。

3. 抑菌作用

酸杨桃发酵液对李斯特菌、大肠埃希菌、大肠埃希菌 O157、金黄色葡萄球菌和蜡样芽孢杆菌均有抑菌作用。

4. 降血糖作用

杨桃果汁能够提高 FINS 水平、降低 GC 水平，同时平衡乳酸水平，对链脲佐菌素致糖尿病小鼠有降血糖的作用，能改善糖尿病小鼠的肝功能，还具有保护肾脏和改善血脂代谢的作用。杨桃根提取物对 α-葡萄糖苷酶均有较强抑制作用。杨桃根多糖能降低血清胰岛素水平，提高机体对胰岛素的敏感指数，从而阻止胰岛素抵抗的发生。

## 5. 降压作用

阳桃果实水提取物可降低正常大鼠的血压。杨桃果总黄酮中含有降血压活性成分，能降低正常大鼠和 L-NAME 致高血压大鼠的血压。

# 【参考文献】

［1］梁杏梅，褚霏霏，李舒咏，等.阳桃果实水煎液对正常大鼠血压的影响［J］.右江医学，2020，48（5）：334-338.

［2］黄婉苏，范氏泰和，褚霏霏，等.杨桃果总黄酮对大鼠血压的影响［J］.中华中医药杂志，2017，32（4）：1786-1788.

［3］范氏泰和，徐小惠，唐静芝，等.酸杨桃果汁对糖尿病模型小鼠的降血糖作用［J］.中国医院药学杂志，2015，35（14）：1264-1267.

［4］范氏泰和，徐小惠，唐静芝，等.酸杨桃果汁对糖尿病模型小鼠脂代谢的影响［J］.医药前沿，2015，5（3）：151-152.

［5］杨映霞，黄天敏，黄仁彬，等.杨桃果汁对肝组织抗氧化应激及降糖的研究［J］.食品研究与开发，2018，39（9）：148-151.

［6］杨映霞，黄天敏，黄仁彬，等.杨桃果汁对糖尿病模型小鼠的降糖作用及其机制研究［J］.广西医科大学学报，2019，36（1）：7-10.

［7］黄桂红，邓航，黄纯真，等.杨桃根多糖对糖尿病小鼠降血糖作用的实验研究［J］.中成药，2009，31（9）：1438-1440.

［8］廖彭莹，李承曼，黄志祥，等.杨桃不同部位提取物抑制 α- 葡萄糖苷酶的作用［J］.大众科技，2018，20（10）：36-37，58.

［9］农志欢，杨有彬，陈春霞，等.杨桃果提取物对 $CCl_4$ 所致小鼠急性肝损伤的保护作用［J］.广西医科大学学报，2015，32（2）：179-182.

［10］肖湘，薛日海，张小芬.杨桃提取物体外清除氧自由基作用［J］.天然产物研究与开发，2012（7）：963-965，968.

［11］戴梓茹，农月睿，黄巧，等.酸杨桃发酵液抑菌活性及稳定性研究［J］.食品研究与开发，2018，39（22）：20-23.

［12］蒋吉锋，甘子松，黄技胜，等.杨桃水提取物对小鼠抗炎镇痛作用研究［J］.中国野生植物资源，2019，38（6）：22-26.

# 第二章　补虚药

## 第一节　补气药

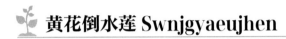 **黄花倒水莲 Swnjgyaeujhen**

【别名】黄花吊水莲、吊吊黄、黄花参、观音串、黄金卵、黄花鸡骨、金不换、土黄罡、黄杨参。

【来源】本品为远志科植物黄花倒水莲 *Polygala fallax* Hemsl. 的根。

【生境分布】生于山坡疏林下、沟谷、溪边或路边的丛林中。广西各地均有分布，广东、湖南、江西等亦有分布。

【性味功能】甘、微苦，平。补气虚，通调气道、谷道、水道。用于体虚、黄疸、蛊病、疳积、肺痨、咳嗽、痹病、淋证、水肿、失眠、痛经、月经不调、子宫脱垂。

【用法用量】内服 15～30 g，煎汤。外用适量，捣敷或煎水擦洗。

【现代药理学研究】

1. 免疫调节作用

黄花倒水莲水提物能够提高小鼠的食欲、增加体重、促进生长发育、增加胸腺重量、提高胸腺指数、降低脾脏重量和脾指数。黄花倒水莲总皂苷能提高小鼠 Th 细胞亚群的数量，提高 Th/Ts 细胞亚群的比值及 IL-2 水平，具有增强细胞免疫功能的作用。黄花倒水莲多糖可增强单核吞噬细胞的吞噬功能，促进抗体生成，提高淋巴细胞的转化率，可增强正常小鼠的免疫功能。

2. 保肝作用

黄花倒水莲提取物能降低 $CCl_4$、TAA 和 AAP 所致肝损伤小鼠血清 ALT、AST 的水平，对实验性肝损伤有保护作用。黄花倒水莲根或叶提取物、总苷和多糖可降低 $CCl_4$ 与氨基半乳糖所致急性肝损伤小鼠血清 GPT、GOT、MDA、LDL-C、TC 和 TG 的水平，降低肝组织 MDA、TC 和 TG 的水平，升高血清 SOD 的水平，改善肝组织病理性损伤，具有护肝、调血脂和抗氧化作用。

3. 活血化瘀作用

黄花倒水莲水提取物可降低 D- 糖苷所致急性血瘀大鼠的全血比黏度和还原比黏度；扩张小鼠耳郭微动脉、微静脉，增加毛细血管开放数，具有活血作用。黄花倒水莲总皂苷能延长家兔血浆复钙时间、凝血酶所致纤维蛋白凝固时间和部分凝血活酶时间；可延长小鼠凝血时间，减小角叉菜胶致尾部血栓的长度，抑制其足跖肿胀度，通过影响内源性凝血系统发挥抗凝血及抗血栓作用；可降低 D- 糖苷所致血瘀模型大鼠和高脂饲料所致高脂血症家兔的全血黏度和纤维蛋白原水平，改善血液循环。

4. 保护胃黏膜作用

黄花倒水莲提取物对无水乙醇、阿司匹林、利血平及水浸应激诱导的小鼠胃黏膜损伤具有抑制作用，对实验性胃黏膜损伤有保护作用。

5. 降血脂作用

黄花倒水莲提取物可调节血液 TC、TG、HDL-C、LDL-C 的水平，具有血脂调控作用。黄花倒水莲总皂苷能降低食饵性高脂血症模型大鼠血清 TC、TG 及 MDA 的含量，可有效调控血脂并具有一定的抗氧化作用；能降低高脂血症家兔血清 TC、TG、LDL-C 的水平，同时可降低肝脏脂质、增强 SOD 活性及改善血管内皮损伤；能降低鹌鹑饵食性高脂血症模型血清 TC、TG 和 LDL-C 及 MDA 的水平，降低肝组织 TC 和 TG 的水平，升高血清 HDL-C、NO 和 SOD 的水平。黄花倒水莲皂苷 C 可抑制 ox-LDL 诱导的 LOX-1 mRNA 及 LOX-1 的表达，防止动脉粥样硬化的形成。

6. 抗病毒作用

黄花倒水莲水提取物体外可抑制乙肝病毒表面抗原，对乙肝病毒 E 抗原亦有抑制作用。黄花倒水莲 1,3- 二羟基 -2- 甲基𠮩酮（Ⅱ）、1,3- 二羟基𠮩酮（Ⅴ）、1,3- 二羟基 -2- 甲氧基𠮩酮（Ⅵ）体外具有抗单纯疱疹Ⅰ型病毒和柯萨奇 B3 型病毒的活性。

7. 抗炎抗过敏作用

黄花倒水莲水提取物可抑制二甲苯所致小鼠耳郭肿胀；抑制组织胺诱导的小鼠皮肤通透性增加；抑制 2,4,6- 三硝基氯苯所致小鼠迟发型变态反应，具有抗过敏作用。黄花倒水莲皂苷 C 可抑制 ox-LDL 诱导的单核内皮细胞黏附，下调人脐静脉内皮细胞血凝素样 ox-LDL 受体 mRNA 和蛋白的表达，降低人单核细胞培养液中非对称二甲基精氨酸和 TNF-α 的水平。

8. 抗疲劳作用

黄花倒水莲能够延长负重游泳、缺氧、低温、高温实验状态下小鼠的存活时间，具有抗疲劳和抗应激作用。黄花倒水莲水提取物能延长常压缺氧和注射异丙肾上腺素条件下小鼠的存活时间，延长断头小鼠的喘息时间，具有耐缺氧作用。黄花倒水莲多糖能延长正常小鼠缺氧、低温、高温状态下的生存时间，具有抗应激作用。

9. 抗辐射作用

黄花倒水莲提取物能够升高辐射模型小鼠外周血 RBC、WBC、PLT、Lymph、胸腺指数和脾指数的水平，减少脾细胞、骨髓细胞的尾部 DNA 百分率和尾矩，对辐射造成的小鼠造血系统和免疫器官损伤具有防护作用；可以减轻 $^{60}$Co γ 射线所致的小鼠组织 DNA 损伤，照射前给药和照射后给药，均可降低辐射损伤模型小鼠肺、肝、脾、睾丸、淋巴细胞的尾部 DNA 百分率和尾矩，具有辐射防护作用。

10. 保护心肌损伤作用

黄花倒水莲可下调 miR-369 的表达，靶向激活 Akt1 的活性，保护 LPS 诱导的大鼠心肌细胞损伤。

11. 雌性激素样作用

黄花倒水莲总多糖提取物具有雌激素活性。

12. 抗眩晕作用

黄花倒水莲可抑制正弦波旋转造成的眩晕家兔眼震的慢相角速度，缩短眼震持续时间，而对平均眼震频率无明显影响；可降低 HL 模型豚鼠听神经复合电位阈值，缩短其潜伏期。黄花倒水莲具有抗眩晕的作用，对膜迷路积水造成的听力损害有改善作用。

## 【参考文献】

［1］李良东，李洪亮，范小娜，等.黄花倒水莲提取物抗血脂作用的研究［J］.时珍国医国药，2008，19（3）：650.

［2］徐宏江，王秋娟，朱丹妮.黄花倒水莲总皂苷的调脂作用［J］.中国药科大学学报，2003，34（6）：73-76.

［3］李浩，王秋娟，吴锦慧，等.黄花倒水莲总苷预防性给药对高脂血症家兔的调脂作用［J］.中国天然药物，2004，2（2）：115-118.

［4］李浩，王秋娟，袁林，等.黄花倒水莲总皂苷对鹌鹑高脂血症模型的调脂作用［J］.中国天然药物，2007，5（4）：289-291.

［5］柏勇平，张国刚，石瑞正，等.黄花倒水莲皂苷 C 抑制 ox-LDL 诱导的 LOX-1 的表达［J］.中南大学学报（医学版），2006，31（5）：659-662.

［6］寇俊萍，李景峰，闫瑾，等.黄花倒水莲总皂苷对凝血系统及血栓形成的影响［J］.中国药科大学学报，2003，23（3）：63-65.

［7］谢伟容，高斐雄，林燕燕，等.黄花远志根和叶提取物对急性肝损伤小鼠的保护作用［J］.天津药学，2016，28（6）：15-17.

［8］曹后康，韦日明，张可锋，等.黄花倒水莲多糖对四氯化碳致急性肝损伤小鼠的保护作用［J］.中药材，2018，41（1）：203-206.

［9］李洪亮，程齐来，刘涛，等.赣南黄花倒水莲水提取物体外清除超氧阴离子活性的实验研究［J］.赣南医学院学报，2016，36（2）：176-178，189.

［10］黄锋，林黎琳，胡娟娟，等.黄花倒水莲抗氧化活性研究［J］.中国天然药物，2006，4（4）：291-294.

［11］张小梅，刘素莲，张锐锐，等.黄花倒水莲多糖的纯化、表征与体外抗氧化活性研究［J］.食品研究与开发，2019，40（14）：51-56.

［12］寇俊萍，马仁强，朱丹妮，等.黄花倒水莲水提液的活血、抗炎作用研究［J］.中药材，2003，26（4）：268-271.

［13］李浩，王秋娟，朱丹妮.黄花倒水莲总苷对血瘀大鼠和高脂血症家兔血液流变学指标的影响［J］.中国实验方剂学杂志，2007，13（11）：21-23.

［14］王伟华，褚裕义，刘伟士，等.黄花倒水莲对乙肝病毒体外抑制作用的初步观察［J］.湖南中医药导报，1996，2（6）：31-32.

［15］李药兰，戴杰，黄伟欢，等.黄花倒水莲化学成分及其抗病毒活性研究［J］.中草药，2009，40（3）：345-348.

［16］柏勇平，张国刚，石瑞正，等.黄花倒水莲皂苷C抑制单核-内皮细胞黏附作用及其机制研究［J］.中华老年医学杂志，2007，26（5）：360-363.

［17］黄翔，王晓平，王晓华，等.黄花倒水莲抗疲劳抗应激作用的试验研究［J］.安徽农业科学，2014（15）：4614-4615.

［18］王晓平，黄翔，赵仕花.黄花倒水莲对辐射损伤小鼠防护作用的研究［J］.中国实验方剂学杂志，2013，19（19）：234-237.

［19］黄翔，王晓平.黄花倒水莲（*Polygala fallax* Hemsl.）对 $^{60}$Co γ 射线辐射损伤小鼠组织 DNA 的防护作用［J］.玉林师范学院学报（自然科学），2013，34（2）：65-68.

［20］李卫真.黄花倒水莲总皂苷对小鼠 T 细胞亚群和 IL-2 的影响［J］.中国中药杂志，2002，27（3）：219-221.

［21］代天，杨萍，赵谦，等.黄花倒水莲下调 miR-369 对 LPS 诱导大鼠心肌细胞损伤的保护机制研究［J］.中国免疫学杂志，2020，36（20）：2462-2467.

［22］陈家宝，潘为高，罗彭，等.黄花倒水莲雌激素活性成分筛选［J］.亚太传统医药，2018，14（7）：5-8.

# 🌱 黑蚂蚁 Moedndaemx

【别名】蚂蚁、双齿多刺蚁、被胎蚁、古名玄驹。

【来源】为蚁科动物双齿多刺蚁 *Polyrhachis dives* Smith 的干燥体，为蚁科动物拟黑多刺蚁 *Polyrhachis vicina* Roger 的干燥体。

【生境分布】常在避风向阳、湿润肥沃、含有机质的土壤里或树上筑巢。广西各地均有分布。

【性味功能】咸，平。调龙路，补气虚，祛风毒，除湿毒，消肿痛。用于痹病、失眠、阳痿、骨髓炎。

【用法用量】内服 9 ～ 15 g，煎汤；或 3 ～ 5 g 研末冲服；或泡酒。

【现代药理学研究】

1. 补肾壮阳作用

黑蚂蚁粉对大剂量皮质激素引起的阳虚模型小鼠和去势雄性大鼠有一定的补肾作用。

2. 抗疲劳作用

拟黑多刺蚁水提取物能够延长小鼠负重游泳时间，提高小鼠乳酸脱氢酶及 SOD 的活力，降低血乳酸和血尿素氮的含量，提高小鼠肌糖原的储备量。拟黑多刺蚁醇提取物可延长小鼠负重游泳时间，减小血乳酸曲线下的面积，降低小鼠血清尿素氮的含量，具有一定的抗疲劳作用。

3. 免疫调节作用

拟黑多刺蚁可增强小鼠淋巴细胞的增殖能力，提高小鼠抗体生成细胞水平及小鼠碳粒廓清的能力，提高小鼠 NK 细胞的活性，具有增强小鼠免疫功能的作用。拟黑多刺蚁粉能增加小鼠的脾脏指数，升高小鼠的溶血素效价，影响小鼠的非特异性免疫和特异性免疫功能；提高 ConA 诱导的小鼠淋巴细胞转化能力，提高小鼠抗体生成细胞数，提高小鼠 NK 细胞的活性。拟黑多刺蚁煎提液可提高环磷酰胺诱导的免疫低下小鼠的脾脏指数，使 T 淋巴细胞的 a-ANAE 阳性率恢复至正常水平，具有一定的免疫调节作用。另外，黑蚂蚁乙醇提取液能提高小鼠巨噬细胞的吞噬率、空斑形成细胞数、T 淋巴细胞的增殖率及 IL-2 的水平，增强免疫功能低下肝癌模型小鼠的免疫功能。

4. 抗痛风作用

拟黑多刺蚁醇提取物、醇提取物石油醚部位均可降低高尿酸血症小鼠血清中的尿酸水平，抑制尿酸钠所致的大鼠足跖肿胀，且具有镇痛作用，可抑制 XOD 的活性，下调 GLUT9 和 URAT1 的表达，上调 OAT1 的表达。

5. 抗抑郁作用

拟黑多刺蚁醇提取物能缩短小鼠悬尾不动时间和游泳不动时间；可提高利血平所致抑郁大鼠的体温和碳水摄取量，拮抗眼睑下垂，减少运动不能时间，提高抑郁症大鼠血清、海马组织、大脑皮层 5-HT、NA 的水平及 SOD 的活性，具有抗抑郁作用。拟黑多刺蚁石油醚部位（EPPR）可通过逆转低温、运动不能和蔗糖的摄入，减弱抑郁大鼠的快感缺乏症，增加 DA、5-HT、NA 和 ACh 的水平，抑制抑郁大鼠小胶质细胞及星形胶质细胞的激活，抑制 NF-κB 信号通路，下调前额皮层炎症因子 IL-1β 和 TNF-α 以及吲哚胺 2,3- 双加氧酶（IDO）基因的表达水平，EPPR 改善抑郁症状的机制与改善脑内炎症反应有关。

### 6. 对细胞色素 P450 酶的影响

EPPR 能提高 CYP1A2 mRNA 水平、蛋白表达水平以及酶活性，对大鼠 CYP1A2 有诱导作用。

### 7. 抗肿瘤作用

拟黑多刺蚁具有抑制肿瘤细胞生长、延长 S180 荷瘤小鼠平均存活时间和减轻荷瘤重量的作用。拟黑多刺蚁石油醚提取物可抑制乳腺癌细胞的生长、迁移和侵袭，抑制肿瘤因子的表达，通过对 EGR1/lncRNA–NKILA/NF–κB 信号通路的调节抑制乳腺癌的发展。

### 8. 抗炎、镇痛、止痒作用

拟黑多刺蚁石油醚提取物可以缩短右旋糖酐诱导的瘙痒小鼠瘙痒总时间，增强瘙痒小鼠血清 SOD 的活性，减少磷酸组胺诱导的小鼠皮肤炎症部位渗出液的光密度，具有止痒作用；可抑制二甲苯引起的小鼠耳郭肿胀，提高小鼠热板痛阈值，减少醋酸引起的小鼠扭体反应次数，具有抗炎镇痛作用。

### 9. 抗系统性红斑狼疮作用

拟黑多刺蚁石油醚提取物可降低系统性红斑狼疮大鼠背部皮肤红肿直径，升高 MRL/lpr 狼疮小鼠的 CD4$^+$T 细胞 miR–200a 及 SOCS1 的水平，降低 miR–155、ZEB1 的水平，具有一定的治疗系统性红斑狼疮作用。

### 10. 抗衰老作用

拟黑多刺蚁粉可防止 D–半乳糖所致亚急性衰老小鼠胸腺萎缩，使肝、脑脂褐素的含量增高和皮肤羟脯氨酸的含量降低。拟黑多刺蚁石油醚提取物可延长亚急性衰老小鼠负荷游泳时间，提高亚急性衰老小鼠血清、脑皮层组织 GSH 的含量，提高海马和脑皮层组织 SOD 的活力，具有一定的抗衰老作用。黑蚂蚁水提取物可升高小鼠外周淋巴细胞内 DNA、RNA 的含量和母化细胞率，升高老龄小鼠血液和免疫器官中 Mn、Se、Zn 的含量，从而发挥抗衰老的作用。

### 11. 调节血糖作用

拟黑多刺蚁对四氧嘧啶所致糖尿病小鼠有降血糖作用，能改善 KKAy 糖尿病小鼠的糖耐量。拟黑多刺蚁醇提取物能改善不同性别的 NIH 小鼠和 KM 小鼠的糖耐量，具有一定的调节血糖作用。

### 12. 抗氧化作用

拟黑多刺蚁乙醇浸提液经酶解物对超氧自由基、DPPH 自由基、羟基自由基具有一定的清除能力，具有抗氧化作用。

# 【参考文献】

［1］韦桂宁，苏启表，何飞，等.拟黑多刺蚁乙醇提取物中降低小鼠血清尿酸水平活性部位的筛选与化学成分分析［J］.中国药理学与毒理学杂志，2013，27（4）：673-677.

［2］韦桂宁，曾宪彪，牙启康，等.拟黑多翅蚁抗痛风作用研究［J］.中国实验方剂学杂志，2012，18（20）：205-208.

［3］韦桂宁，苏启表，何飞，等.拟黑多刺蚁乙醇提取物石油醚部位抗痛风作用及物质基础研究［J］.中药药理与临床，2013，29（1）：99-103.

［4］李冬梅，韦桂宁.拟黑多刺蚁活性组分药理作用研究进展［J］.中国药理学与毒理学杂志，2019，38（10）：831.

［5］韦桂宁，楚世峰，苏华，等.拟黑多刺蚁醇提取物抗抑郁作用研究［J］.中国药理学通报，2015，31（9）：1280-1286.

［6］张欣，龙倩，楚世峰，等.拟黑多刺蚁石油醚部位对抑郁大鼠神经炎症反应的抑制作用［J］.药学学报，2018，53（7）：1042-1047.

［7］Wei G N, Chu S F, Su Q B, et al. Antidepressant-like effect of active fraction of *Polyrhachis vicina* Roger in a rat depression model［J］. Journal of Traditional Chinese Medicine,2018,38（1）：12-21.

［8］苏启表，韦桂宁，王来友，等.拟黑多刺蚁乙醇提取物石油醚部位对大鼠肝微粒体细胞色素P450酶的影响［J］.中国临床药理学杂志，2015，31（16）：1648-1651.

［9］何飞，李冬梅，苏启表，等.拟黑多刺蚁活性组分治疗小鼠皮肤瘙痒的实验研究［J］.中药材，2018，41（5）：1200-1203.

［10］毛长智，何俊慧，李冬梅，等.拟黑多刺蚁活性组分对系统性红斑狼疮的治疗作用及机制［J］.中国实验方剂学杂志，2019，25（18）：65-70.

［11］马力，薛鹏，沈建宇，等.蚂蚁水提取物抗疲劳的研究［J］.中国应用生理学杂志，2012，28（5）：443-445.

［12］刘德文，孙启时，李彤.拟黑多刺蚁提取物对小鼠缓解体力疲劳作用的研究［J］.中国食品卫生杂志，2004，16（4）：334-336.

［13］张庆华，吕晓华.拟黑多刺蚁提取液可缓解小鼠体力疲劳［J］.昆虫知识，2007，44（2）：263-267.

［14］苏启表，何飞，曾宪彪，等，黑蚂蚁醇提取物石油醚部位对亚急性衰老小鼠血清和脑组织抗氧化作用的研究［J］.中华中医药杂志（原中国医药学报），2014，6（29）：2020-2022.

［15］许邦仁，安群英，孟庆红，等.黑蚂蚁粉对小鼠免疫功能的影响［J］.贵阳医学院学报，2009，34（4）：415-417.

［16］刘秀英，胡怡秀，臧雪冰，等.蚂蚁粉增强免疫功能的研究［J］.湖南中医学院学报，2006，

26（1）：23-24.

［17］王雨，刘佳，阮海星，等.大黑蚂蚁对正常及免疫低下小鼠的免疫调节作用［J］.贵阳医学院学报，2001，26（1）：10-12.

［18］王立芳，官杰，杜凤霞.黑蚂蚁对H22肝癌小鼠免疫功能的影响［J］.中国基层医药，2004，11（5）：69-70.

［19］金四立，李春波，李岩，等.黑蚂蚁对小鼠免疫功能的调节作用［J］.齐齐哈尔医学院学报，1996，17（2）：93-94.

［20］薛长勇，郑子新，张荣欣，等.拟黑多刺蚁乙醇提取物改善KKAy糖尿病小鼠糖代谢的活性效应［J］.中国临床康复，2006，10（43）：105-107.

［21］高力，刘通讯.拟黑多刺蚁乙醇浸提液的理化性质及抗氧化活性研究［J］.现代食品科技，2013，29（4）：741-744.

［22］回瑞华，侯冬岩，刘晓，等.黑蚂蚁的脂肪酸及抗氧化性能的分析［J］.分析试验室，2008，27（5）：54-57.

# 扁豆 Vaduhbenj

【别名】藕豆、白藕豆、南扁豆、沿篱豆、蛾眉豆、羊眼豆、白扁豆。

【来源】为豆科植物扁豆 Dolichos lablab L. 的种子。

【生境分布】广西各地均有栽培。

【性味功用】甘、淡，平。补气虚，调谷道、水道，祛湿毒。用于谷道虚弱、水肿、纳呆、泄泻、白带过多。

【用法用量】内服 10 ～ 15 g，煎汤；或鲜品捣烂绞汁；或入丸、散。外用适量，捣敷。

【现代药理学研究】

1. 胃保护、抑制胃癌作用

白扁豆提取物对人胃黏膜上皮细胞 GES-1 的增殖具有良好的促进作用，可提高 GES-1 的存活率，可抑制幽门螺杆菌（Hp）的生长及脲酶活性，从而对 Hp 引起的 GES-1 细胞损伤起到修复作用。扁豆多糖可降低胃癌 HGC-27 和 SGC-7901 细胞线粒体膜电位，抑制细胞内 Bcl-2 基因的转录水平，上调 Bax 和 Caspase-3 基因的转录，调节 Bax/Bcl-2/Caspase3 通路，诱导胃癌细胞 HGC-27 和 SGC-7901 凋亡。

2. 免疫调节作用

白扁豆多糖能够减少环磷酰胺所致的免疫抑制小鼠免疫器官的重量指数、血清溶血素，抑制脾淋巴细胞增殖，降低脾脏 NK 细胞活性，降低小鼠血清细胞因子 IL-2、IL-4、INF-γ 和溶血素的水平，具有免疫调节功能。

## 3. 抗菌、抗病毒作用

白扁豆对痢疾杆菌有抑制作用。白扁豆水提取物对小鼠 Columbia SK 病毒有抑制作用。白扁豆煎剂的水透析液及非透析液对小鼠 Columbia SK 病毒有抑制作用。

## 4. 防治酒精性肝病作用

白扁豆多糖可降低酒精性肝损伤大鼠的肝指数和血清 ALT、AST、TG、TC 的水平，改善肝组织病理形态，上调 SOD、GSH-Px 的表达，防治酒精性肝病。

## 5. 调节脂质代谢作用

白扁豆可抑制高脂血症模型小鼠的脂质导入、脂滴积累相关基因和脂肪分化相关蛋白（ADRP）的 mRNA 水平，减轻肝脂肪积累，降低血液中 TG、TC 的水平；可以通过降低高脂血症模型小鼠的甘油酯（GL）/脂肪酸（FFA）循环、葡萄糖和胆汁酸代谢，改善高脂血症，从而达到抗动脉粥样硬化的作用。白扁豆多糖可降低酒精性肝病模型大鼠血清中 TG、TC 的水平，升高 SOD、GSH-PX 的水平，降低 MDA 的水平，并下调细胞色素 P450 2E1（CYP2E1）蛋白和基因的表达，从而调节机体胆固醇的代谢，抑制动脉粥样硬化的发生。

## 6. 保护神经细胞作用

白扁豆多糖可通过减少 Bax 的表达，相对提高 Bcl-2 的表达，阻断由缺氧诱导的神经细胞凋亡，保护神经细胞；可促进胚鼠神经细胞生长，阻断由缺氧引起的神经细胞生长抑制，抵抗神经细胞缺氧凋亡；可通过 PI3K/Akt 信号通路抑制神经细胞的缺氧性凋亡。

## 7. 其他药理作用

白扁豆可使注射环磷酰胺后小鼠白细胞总数下降恢复到正常水平。白扁豆具有解酒作用。

【毒理学研究】

### 1. 生长抑制

白扁豆粉中的凝集素甲口服可抑制大鼠生长。

### 2. 肝脏毒性

白扁豆粉中的凝集素甲口服可引起肝脏区域性坏死。

## 【参考文献】

［1］任娇艳，高立，苟娜，等.白扁豆提取物对幽门螺杆菌损伤人胃黏膜上皮细胞的修复作用［J］.2019，40（13）：1-6.

［2］刘富岗，弓建红，杨云，等.白扁豆等4种中药多糖体外抗氧化活性研究［J］.河南科学，2009，27（10）：1212-1215.

［3］弓建红，许小红，王俊敏，等.白扁豆多糖对正常小鼠体内抗氧化和免疫实验研究［J］.食品工业科技，2010，31（9）：337-338.

［4］胡国柱，姚于飞，文珠，等.白扁豆多糖对神经细胞缺氧性凋亡的保护［J］.中药药理与临床，2012，28（1）：91-94.

［5］姚于飞，胡国柱，高幼奇，等.白扁豆多糖抗神经细胞缺氧性坏死与凋亡［J］.中药药理与临床，2012，28（3）：58-62.

［6］张贤益，李文娟，钟亮，等.白扁豆多糖对神经细胞缺氧性凋亡的保护机制［J］.食品科学，2018，39（3）：222-228.

［7］陈志飘.白扁豆多糖防治酒精性脂肪肝的实验研究［D］.恩施：湖北民族学院，2017.

［8］张艳姿，柯瑞君，蒋盼若，等.白扁豆多糖对人胃癌细胞凋亡的作用及其机制［J］.中国应用生理学杂志，2018，34（3）：268-272.

［9］蔡帆，张彦，臧林泉.白扁豆多糖对免疫抑制小鼠的免疫调节作用［J］.免疫学杂志，2018，34（5）：407-411.

［10］Im A R, Kim Y H, Kim Y H, et al. *Dolichos lablab* protects against nonalcoholic fatty liver disease in mice fed high-fat diets［J］. J Med Food，2017，20（12）：1222-1232.

［11］Suh D H, Lee H W, Jung E S, et al. In vivo metabolomic interpretation of the anti-obesity effects of hyacinth bean（*Dolichos lablab* L.）administration in high-fat diet mice［J］. Mol Nutr Food Res，2017，61（8）：1002.

［12］徐少华，巢梓寒，张健，等.白扁豆、枳椇子、葛花和白茅根解酒作用的对比研究［J］.世界最新医学信息文摘，2020，20（36）：209-211，219.

# 🌱 蛤蚧 Aek'ex

【别名】仙蟾、大壁虎、蚧蛇、握儿、蛤蟹。

【来源】为壁虎科动物蛤蚧 *Gekko gecko* Linnaeus 的干燥体。

【生境分布】栖于山岩、坡壁、石洞裂缝或树洞中或居于墙壁上，昼伏夜出。在广西主要分布于大新、龙州、天等、宁明、那坡、德保、巴马等地，广东、云南、贵州等亦有分布。

【性味功能】咸，平。补气虚，益精血，壮肾阳，止咳平喘。用于哮喘、咳嗽、阳痿、遗精、消渴。

【用法用量】内服3～6g，多入丸散或酒剂。

【现代药理学研究】

1. 平喘作用

蛤蚧能延长豚鼠的引喘潜伏期，抑制哮喘反应，具有平喘作用。蛤蚧体部及尾部的乙醇提取物对氯化乙酰胆碱所致的哮喘有抑制作用，对磷酸组织胺所致的豚鼠离体气管平滑肌收缩有直接的松弛作用。黑斑蛤蚧能下调小鼠血清中 IL-4、IL-5 的水平，同时上调

IFN-γ 的水平，通过双向调节 Th1/Th2 失衡，抑制哮喘气道炎症。

### 2. 改善肾阳虚作用

蛤蚧生品、酒蛤蚧、油酥蛤蚧对腺嘌呤所致的肾阳虚模型小鼠均具有一定的改善作用，其中以酒蛤蚧的作用最为明显。

### 3. 性激素样作用

蛤蚧体部及尾部醇提取物均可使幼年雌性小鼠子宫和卵巢增重，阴道开放时间提前，使去势雄性大鼠精囊和前列腺增重，能提高老年前期雌性大鼠体内雌二醇的浓度，降低卵泡刺激素的浓度，改善下丘脑－垂体－性腺轴功能。蛤蚧醇提取物能缩短雄性果蝇的交配潜伏期，延长交配时间；具有雌激素样作用，能增加 IGF-1、INH 在大鼠卵巢中的表达，抑制大鼠卵巢颗粒细胞凋亡，改善大鼠卵巢功能，促进优势卵泡和黄体发育，由此延缓大鼠卵巢的衰老。

### 4. 增强免疫作用

蛤蚧身或尾醇提取物能对抗氢化可的松和环磷酰胺所致的免疫抑制；可逆转强的松龙所致的白细胞数量下降，增强白细胞的运动能力，增强豚鼠肺、支气管和腹腔吞噬细胞的吞噬能力；能增加小鼠脾脏指数，提高小鼠碳粒廓清指数、增强网状内皮系统功能的活性，提高正常小鼠血清溶血素含量，促进 B 淋巴细胞增生；具有增强网状内皮系统功能活性和非特异性免疫增强作用的功效。蛤蚧还能增强诱生小鼠体内干扰素的作用。蛤蚧尾醇提取物能增强血清中溶菌酶的活性，提高抗体效价和提高小鼠淋巴细胞的转化率。蛤蚧乙醇提取液和仿生酶解液对 D-半乳糖诱导的衰老小鼠机体免疫功能均有一定的调节作用。蛤蚧肽对环磷酰胺所致的小鼠免疫功能低下具有改善作用，可提升小鼠脾淋巴细胞的增殖功能，提高 NK 细胞和腹腔巨噬细胞的活性，具有提高免疫的作用。

### 5. 抗炎作用

蛤蚧醇提取物水溶性部分和脂溶性部分对甲醛性大鼠踝关节肿胀、二甲苯所致的小鼠耳郭肿胀、冰醋酸所致的腹腔毛细血管通透性增加均有抑制作用。蛤蚧醇提取物对正常或去肾上腺大鼠的蛋清性足肿胀有抑制作用。

### 6. 保肝作用

蛤蚧可恢复血清中 MDA、GSH 及 GSSG 的水平，控制脂质过氧化程度，减轻内质网应激反应，缓解脂肪化，避免肝细胞的损伤与凋亡，从而保护脂质过氧化小鼠肝脏组织。蛤蚧肽可降低非酒精性脂肪肝小鼠血清 TG、TC、ALT、AST、IL-6、TNF-α 的水平，提升 SOD 的活性，具有保肝作用。

### 7. 抗衰老作用

蛤蚧提取物能降低鼠脑 B 型单胺氧化酶的活性，降低鼠血液中卵泡激素的浓度而提高血中雌二醇的浓度，能提高心肌组织胞浆和线粒体、血液红细胞和肝肾组织胞浆中大多数自由基代谢酶的活性及谷胱甘肽的含量，降低过氧化脂质的含量；可使大鼠肝、肾胞浆中的铜锌超氧化物歧化酶以及心肌组织中线粒体内锰超氧化物歧化酶、谷胱甘肽过氧化酶的活性和细胞匀浆中还原性谷胱甘肽的含量的增加，降低线粒体过氧化脂质水平及细胞匀浆过氧化氢酶的活性，具有抗衰老作用。蛤蚧醇提取物可延长果蝇的平均寿命和半数死亡时间，提高果蝇的飞翔活力及耐寒力，延长小鼠缺氧成活时间。

8. 抗疲劳作用

蛤蚧水提取物对小鼠遭受低温、高温、缺氧等应激刺激有保护作用。蛤蚧不同炮制品在一定程度上具有缓解疲劳的作用。蛤蚧、酒蛤蚧、油酥蛤蚧和蛤粉制蛤蚧等几种不同炮制品均能降低小鼠游泳后血清乳酸的含量，升高肝糖原的含量，具有缓解疲劳的作用。

9. 抗抑郁作用

蛤蚧提取物通过抑制 TLR4/NF-κB 信号通路，降低大鼠海马组织中 NF-κB、IL-6 等炎症因子的表达，减轻抑郁病理损伤，从而减轻抑郁症状。

10. 抗肿瘤作用

蛤蚧可升高脾脏指数、胸腺指数，促进荷瘤鼠脾淋巴细胞增殖，提高机体免疫应答的能力，抑制肿瘤免疫逃逸，调节 Th1/Th2 细胞因子免疫失衡，增加荷瘤动物 Th1 类细胞因子 IFN-γ、IL-2 的含量，减少 Th2 类细胞因子 IL-4、IL-10 的含量，抑制肿瘤生长。蛤蚧肽对肿瘤及化疗药导致的免疫功能抑制有很好的调节作用，可改善淋巴细胞的增殖能力和 NK 细胞的活性。蛤蚧蛋白通过上调 Bax mRNA 的水平促进 HepG2 细胞凋亡。

11. 降血糖作用

蛤蚧身或尾 60% 乙醇提取物对四氧嘧啶诱导的高血糖小鼠有一定降糖作用。

12. 防治骨质疏松作用

蛤蚧乙醇提取物可以促进 TGF-β1 的产生，阻止骨髓基质中破骨细胞的生成，减少骨质丢失，防治骨质疏松。

【毒理学研究】

蛤蚧醇提取物毒性低，小鼠经口 MTD 大于 135 g/kg·天。腹腔注射醇提取物脂溶性部分的 $LD_{50}$ 为 5.24 kg。用蛤蚧眼及脑匀浆液在相当于 25 ~ 200 倍剂量下灌胃未见小鼠出现毒性反应，但蛤蚧眼部提取物可引起小鼠躁动不安、四处走窜、轻微抽搐等反应。

## 【参考文献】

［1］何俊慧，韦洁，李冬梅，等.基于 TLR4/NF-κB 通路探讨蛤蚧提取物对利血平诱导抑郁大鼠神经炎症的影响［J］.中国实验方剂学杂志，2021，27（9）：56-62.

［2］林启云，王建如，廖瑜修，等.蛤蚧对动物免疫功能、血糖、耐缺氧的影响［J］.广西中医药杂志，1984，7（5）：48-49.

［3］陈一，钟正贤，黄凤娇，等.蛤蚧的抗应激和免疫增强作用［J］.中草药，1985，16（5）：33-34.

［4］吴丽丽，周蓓，陈豪，等.蛤蚧不同提取液对衰老模型小鼠免疫功能的影响［J］.中国老年保健医学，2018，16（1）：17-20.

［5］席玮，谢裕安，杨帆，等.蛤蚧肽对荷瘤小鼠的免疫调节及抗肿瘤作用［J］.内科，2011，6（1）：5-8.

［6］周蓓，邓家刚，吴燕春，等.蛤蚧对S180荷瘤鼠免疫逃逸功能的影响［J］.时珍国医国药，2015，26（12）：2883-2884.

［7］周蓓，陈豪，吴丽丽，等.蛤蚧对S180荷瘤小鼠Th1/Th2免疫细胞平衡的影响［J］.亚太传统医药，2016，12（9）：11-13.

［8］李蕾，杨帆，匡志鹏，等.蛤蚧蛋白组分对肝癌HepG-2细胞生长抑制作用的研究［J］.中国癌症防治杂志，2011，3（1）：15-19.

［9］周小棉，邹晓.蛤蚧对鼠脑B型单胺氧化酶及血中卵泡刺激素和雌二醇的影响［J］.第一军医大学学报，1994，14（1）：42.

［10］林安平，胡丽娜，李聪.蛤蚧乙醇提取液对大鼠卵巢颗粒细胞影响的实验研究［J］.儿科药学杂志，2007，13（3）：13-15，21.

［11］蒋兴伟，胡丽娜.蛤蚧乙醇提取液对大鼠卵巢颗粒细胞凋亡的影响［J］.实用妇产科杂志，2010，26（4）：290-292.

［12］李红，苏赞.蛤蚧定喘分散片药效学及毒理学研究［J］.医药论坛杂志，2008，29（10）：11-13.

［13］廖成成，臧宁，班建东，等.黑斑蛤蚧对哮喘模型小鼠的免疫调节的影响［J］.中成药，2014，36（10）：2037-2040.

［14］陈国千，周小棉，薛长江，等.蛤蚧对鼠脑B型单胺氧化酶活性的影响［J］.广西中医药，1992，15（4）：38，48.

［15］薛长江，周小棉，陈国千，等.蛤蚧对大鼠心肌抗衰老作用的影响［J］.中药药理与临床杂志，1992，8（2）：21-24.

［16］周小棉，刘建武，陈国千，等.蛤蚧对早老龄大鼠红细胞抗氧化作用的影响［J］.中药药理与临床杂志，1993，9（4）：19-21.

［17］刘建武，周小棉，薛长江，等.蛤蚧提取液对大鼠肝、肾组织自由基代谢的影响［J］.中药药理与临床杂志，1994，10（3）：26-38.

［18］黄馨慧，熊桂玉，刘舒凌，等.蛤蚧不同炮制品的抗疲劳作用研究［J］.亚太传统医药，2020，16（7）：20-22.

［19］朱华，王孝勋.蛤蚧研究进展［J］.中药材，2002，25（4）：295-296.

［20］张胜昌，白鹭，蓝玲，等.蛤蚧乙醇提取液影响去势大鼠胫骨TGF-β1表达的研究［J］.广西

医科大学学报，2016，27（2）：191-194.

［21］潘磊.中药蛤蚧对非酒精性脂肪肝内质网应激的影响分析［J］.解放军医药杂志，2016，28（3）：85-87，116.

［22］潘磊，崔荣岗，赵保辉，等.蛤蚧肽溶液对非酒精性脂肪肝小鼠脂代谢、肝功能及炎性因子的影响［J］.陕西中医，2016，37（3）：376-379.

［23］黄馨慧，王晓珊，刘舒凌，等.蛤蚧生品及不同炮制品对腺嘌呤致肾阳虚模型小鼠的改善作用比较［J］.中国药房，2020，31（13）：1608-1612.

［24］罗谋伦，赵一，林启云.蛤蚧雌激素样的作用部位实验研究［J］.中成药，1993，15（5）：29-30.

# 莲（莲子 Cehmbu，莲藕 Ngaeux）

【别名】荷、芙蕖、泽芝、荷花。

【来源】为睡莲科植物莲 Nelumbo nucifera Gaertn. 的根状茎节部、叶及种子。

【生境分布】广西各地均有栽培。

【性味功用】

叶：苦、涩，平。清热毒，调龙路，止血。用于中暑、头痛、眩晕、腹胀、泄泻、吐血、产后恶露不尽。

种子：甘、涩，平。补虚，通龙路，养心安神，益肾固精。用于失眠、心悸、泄泻、痢疾、遗精、早泄、小便失禁、带下。

【用法用量】

叶：内服 3～10 g，煎汤；或入丸、散。外用适量，捣敷，或水煎洗。

种子：6～15 g，煎汤；或入丸、散。

【现代药理学研究】

1.莲子、莲子心等的药理作用

（1）抗局部缺血、抗心律失常及降压作用

莲子提取物对分离的小鼠心脏具有抗局部缺血作用。莲心碱具有抗心律失常活性和抗动物心律失常作用。异莲心碱能降低左室肥厚大鼠的血压，降低 RHR 和左心室质量指数，对高血压左室肥厚具有防治作用。莲心碱和莲心季铵碱具有降压效果，对肾性高血压大鼠的左室肥厚具有逆转作用。莲种胚的甲基莲心碱通过非特异性抑制豚鼠乳头肌及心房 $Na^+$、$Ca^{2+}$ 与 $K^+$ 的跨膜转运而抗心律失常。

（2）保护中枢神经系统作用

甲基莲心碱具有中枢抑制作用，可抑制小鼠的自发运动，延长硫喷妥钠诱导的小鼠睡眠时间，具有镇静作用。

（3） 抗抑郁作用

莲子乙醇提取物具有抗抑郁作用，其发挥抗抑郁作用的成分为莲心碱、甲基莲心碱、异莲心碱。莲心碱和异莲心碱具有类似抗抑郁药的作用，莲心碱及其类似物的作用与5-羟色胺的作用机制相似。

（4） 抗氧化作用

莲心季铵碱、甲基莲心碱、异莲心碱和莲心碱对 $H_2O_2$ 诱导的人脐静脉内皮细胞株ECV304 氧化损伤有一定的保护作用。莲子心粗多糖对 β- 胡萝卜素 - 亚油酸脂质过氧化体系有抑制作用。莲心皮提取物可改善由东莨菪碱诱导的健忘症老鼠、SAMP8 小鼠及认知损伤老年鼠的记忆缺陷及氧化损伤。莲子心的双苄基异喹啉生物碱（甲基莲心碱）在多种细胞中发挥抗氧化作用。

（5） 保护肝、肾的作用

莲子心萃取物可抑制 TNF-α 所引发的肝星状细胞内过氧化氢的含量，抑制 IκB-α 的磷酸化、α-SMA 的表达以及 NF-κB 的活化；可下调 α-SMA 及 Col Ⅰ α2 mRNA 的表达，降低肝纤维化大鼠 ALT 和 AST 的含量及肝胶原蛋白的含量。莲子心甲基莲心碱、异莲心碱通过减弱肾脏 NADPH 氧化酶的活性，减弱肾脏的氧化应激，发挥肾脏保护作用。

（6） 抗炎作用

莲心胚芽糖蛋白可抑制 LPS 激活小鼠单核巨噬细胞 RAW264.7、白血病细胞释放炎症因子。莲子心的莲心碱、异莲心碱、甲基莲心碱具有稳定大细胞、稳定细胞膜、合成 NO 和抑制白细胞分化抗原配体 80 等刺激因子的活性，具有抑制炎性因子及抗炎等作用。莲子心可提高 IL-10 的水平，从而起到抗炎作用。

（7） 降血脂作用

莲胚芽多糖能降低非肥胖型糖尿病小鼠肝脏中 TNF-α、IL-10、IL-6 的表达，降低脾细胞分泌的 IL-6/IL-10 比率和抑制促炎性因子 TNF-α 和 IL-6 产生。莲心碱中的甲基莲心碱可抑制多种诱聚剂诱导的高脂血症患者和健康成人的血小板聚集，对高脂血症患者并发血栓性疾病有一定的防治作用。

（8） 降血糖作用

莲胚去甲乌头碱 4′ -O-β-D- 葡糖苷可通过增加 β₂ 肾上腺素受体，诱导 L6 细胞对葡萄糖的摄取，从而降低血糖。

（9） 抗血栓作用

甲基莲心碱能降低由胶原蛋白、凝血酶、U46619 诱导的血小板致密颗粒的分泌，能够抑制凝血酶、胶原蛋白、ADP 和 U46619 诱导的富血小板血浆中血小板聚集，能促进凝血酶、胶原蛋白、ADP 和 U46619 等血小板聚集激动剂的预形成和解离。甲基莲心碱能延长电刺激大鼠颈动脉闭塞性血栓形成的时间，具有抗血栓活性。

（10） 抑制细胞增殖活性作用

甲基莲心碱可诱导成骨肉瘤细胞停滞在 $G_1$ 期，降低 Cyclin E 的表达，升高 p21 的水平，对细胞 DNA 损伤和细胞凋亡无影响；可抑制人血管平滑肌细胞增殖，减少进入 S 期的细胞数目，使细胞阻滞在 $G_0/G_1$ 期；通过活化 MAPK 和诱导细胞周期停滞抑制人肺癌细胞生长；对人瘢痕成纤维细胞生长具有抑制作用，对移植至裸鼠的人增生性瘢痕具有减小体积，改变 Ⅰ、Ⅲ 型胶原成分，降低胶原和酸性黏多糖含量的作用。莲子乙醇提取物可抑制人外周血单核细胞的细胞周期、细胞因子的表达及细胞增殖。莲子（S）- 罂粟碱可抑制 PHA 激活的人外周血单核细胞的增殖及 IL-2 与 IFN-g 基因的表达且无直接细胞毒性。种胚异莲心碱可降低血小板生长因子、碱性成纤维细胞生长因子及原癌基因 c-fos、c-myc 及 hsp70 的表达，对血管紧张素 Ⅱ 诱导的猪冠脉平滑肌细胞增殖具有抑制作用。

（11） 其他药理作用

莲子多糖具有增强免疫的效果，对小鼠腹腔巨噬细胞和脾细胞分泌的 IL-1α 与 IL-2 具有抑制作用，对 ConA 或 LPS 刺激的脾细胞增殖具有促进作用，并使血清可溶性 IL-2R 的水平降低。莲子心可降低不稳定性心绞痛患者血清 MMP-9 及 TIMP-1 的水平，改善患者的生存质量。莲子心莲心碱、甲基莲心碱、N- 甲基乌药碱、异莲心碱对蛋白质二硫键异构酶的活性均具有抑制作用。莲子心莲心碱和甲基莲心碱对 5α- 还原酶具有抑制作用，可用于临床治疗前列腺增生。莲子心黄酮通过调节 β 肾上腺素受体可抑制脂肪的吸收。

2. 荷叶药理作用

（1） 降脂减肥与降胆固醇作用

荷叶总生物碱类物质具有降脂减肥的作用，荷叶总生物碱能降低高血脂大鼠的体重，降低血清 TC、TG、LDL-C 的水平，降低 ALT、AST 的活性及动脉粥样系数，升高 HDL-C/TC 的比值。荷叶生物碱粗提物可抑制 3T3-L1 前脂肪细胞的增殖，并呈剂量时间依赖效应，作用于 3T3-L1 前脂肪细胞周期，将其阻滞于 $G_0/G_1$ 期。莲叶的 50% 乙醇提取物包括槲皮素 -3-O-α- 吡喃阿拉伯糖 -（1～2）-β- 半乳糖苷、儿茶酸、金丝桃苷、异槲皮素与黄芪苷，可刺激小鼠白色脂肪组织的脂解。荷叶苯并异喹啉类生物碱具有抑制脂肪堆积和脂肪吸收的作用。荷叶总黄酮提取物能够抑制肥胖大鼠体重的增长，明显改善各血脂指标；能抑制正常大鼠体重的增加，降低其 Lee's 指数及脂肪重量。

（2） 抗菌、抗病毒作用

荷叶乙醇提取物对大肠埃希菌有较强的抑制作用。荷叶总生物碱对细菌和酵母菌具有抑制作用，且在碱性环境中抑菌活性较强。荷叶生物碱液可抑制大肠埃希菌的代谢。荷叶超临界 $CO_2$ 萃取物对细菌、酵母菌、霉菌等都具有一定的抑制作用。荷叶正丁醇提取物对放线杆菌、黏性放线菌、内氏放线菌、具核梭杆菌、牙龈卟啉菌等牙周疾病相关的菌种均有抑制作用。莲叶 95% 乙醇提取物有抗 HIV 病毒活性。莲子乙醇提取物可抑制 HSV-1 的复制。

（3）抗炎作用

莲叶及其活性组分儿茶酸与槲皮素可通过 JNK/NF-κB 信号途径抑制巨噬细胞的炎症反应。荷叶中槲皮素 –3-*O*- 葡糖糖醛酸对巨噬细胞具有抗炎作用。

（4）保护肝肾作用

荷叶可促进 Adipo R2 的表达，改善胰岛素抵抗，降低炎症因子的表达水平，抑制炎症反应，对高脂高糖致非酒精性脂肪肝具有保护作用。荷叶碱具有降低血清尿酸水平、改善肾功能，以及抑制系统和肾分泌 IL-1β 的作用；可逆转性改变高尿酸血症大鼠体内 GLUT9、URAT1、OAT 以及 ABCA1 等相关蛋白的表达；能抑制 MyD88/TLR4/NF-κB 信号通路。

（5）抗肿瘤和抗血管生成作用

荷叶水和甲醇提取物具有较强的抗氧化作用，对 VEGF 诱导的血管生成具有抑制作用，能有效阻断人脐静脉内皮细胞中 VEGF 诱导的 ROS 的产生。

3. 其他部位药理作用

（1）促凝血作用

藕节甾体三萜类、生物碱、酚类和鞣质、黄酮类、强心苷、糖及其苷类通过激活内源性凝血系统和外源性凝血系统中的多种凝血因子发挥促凝血作用。

（2）降血糖作用

莲晒干花粉及花瓣水醇提取物对禁食正常白兔具有降血糖活性，晒干花粉可增强胰岛素的活性。莲藕乙醇提取物可以降低正常小鼠、葡萄糖饲喂的高血糖小鼠及 STZ 诱导的糖尿病小鼠的血糖，提高正常小鼠葡萄糖耐量并加强外源注射胰岛素的作用。莲藕节色氨酸和藕节甲醇提取物对葡萄糖饲喂的高血糖小鼠具有降血糖活性。

（3）抑制醛糖还原酶与酪氨酸酶活性作用

莲须山奈酚 3-*O*-α-L- 鼠李糖（1～6）-D- 吡喃葡萄糖苷与异鼠李素 3-*O*-α-L- 鼠李糖 –（1～6）-D- 吡喃葡萄糖苷对小鼠晶状体醛糖还原酶、晚期糖基化终末产物的产生及氧化胁迫具有抑制活性。莲各部位混合物及其两种活性组分可抑制 B16F10 黑素瘤细胞中酪氨酸酶的活性及黑色素的形成，具有美白潜力。

（4）保肝作用

莲花瓣水醇提取物可抑制 $CCl_4$ 与扑热息痛诱导的肝中毒小鼠脂质过氧化及细胞色素 P450 的活性，稳定肝细胞膜及提高蛋白合成，具有一定的护肝功能。

（5）抗病毒、抗菌作用

莲藕中的活性成分具有抗 HIV-1 作用。莲藕提取物对金黄色葡萄球菌、大肠埃希菌、枯草芽孢杆菌、短小芽孢杆菌、绿脓假单胞杆菌、白色念珠菌、黑曲霉菌、烟曲霉菌、须毛癣菌等具有抗菌作用。莲不同药用部位（莲子心、莲房、荷叶）对金黄色葡萄球菌、副溶血弧菌、肺炎克雷伯菌有一定的抑菌作用。

（6）抗氧化活性作用

藕节鞣质可抑制 $H_2O_2$ 诱导的小鼠红细胞氧化及自氧化溶血，减少小鼠肝组织 MDA 的生成和肝线粒体肿胀，提高 SOD 的活性；能还原维生素 E 自由基使细胞内 VE 再生，具有抗氧化作用与还原能力，并可提高抗氧化酶的活性。

# 【参考文献】

［1］Liao C H, Lin J Y. Lotus（*Nelumbo nucifera* Gaertn.）plumule polysaccharide protects the spleen and liver from spontaneous inflammation in non-obese diabetic mice by modulating pro-/antiinflammatory cytokine gene expression［J］. Food Chemistry, 2011, 129（2）: 245-252.

［2］刘志勇，易坚，邹小明. 莲子心萃取物抑制大鼠肝纤维化的作用机制研究［J］. 中国临床药理学杂志，2015，31（17）: 1749-1753.

［3］Rajput M A, Khan R A. Phytochemical screening, acute toxicity, anxiolytic and antidepressant activities of the *Nelumbo nucifera* fruit［J］. Metab Brain Dis, 2017, 32（3）: 743-749.

［4］Sugimoto Y, Nishimura K, Itoh A, et al. Serotonergic mechanisms are involved in antidepressant-like effects of bisbenzylisoquinolines liensinine and its analogs isolated from the embryo of *Nelumbo nucifera* Gaertner seeds in mice［J］. J Pharm Pharmacol, 2015, 67（12）: 1716-1722.

［5］朱红俊，苏伟，龚少愚，等. 莲子心对不稳定型心绞痛患者血清基质金属蛋白酶水平及生存质量的影响［J］. 中国中医急症，2015，24（11）: 1923-1925, 1935.

［6］杨勇，李希珍，张庆贺，等. 莲子心化学成分及其抑制蛋白二硫键异构酶活性研究［J］. 中国中药杂志，2017，42（15）: 3004-3010.

［7］范婷婷，法鲁克，方芳，等. 荷叶总生物碱降脂减肥作用的体内外试验［J］. 浙江大学学报（农业与生命科学版），2013（2）: 141-148.

［8］Zhu M Z, Wu W, Jiao L L, et al. Analysis of flavonoids in lotus（*Nelumbo nucifera*）leaves and their antioxidant activity using macroporous resin chromatography coupled with LC-MS/MS and antioxidant biochemical assays［J］. Molecules, 2015, 20（6）: 10553-10565.

［9］Li F, Sun X Y, Li X W, et al. Enrichment and separation of quercetin-3-*O*-beta-d-glucuronide from lotus leaves（*Nelumbo nucifera* Gaertn.）and evaluation of its anti-inflammatory effect［J］. J Chromatogr B, 2017（1040）: 186-191.

［10］杨丹虹，楼招欢，程斌，等. 荷叶对高脂高糖致 NAFLD 大鼠炎症因子水平及 AdipoR2 表达的作用研究［J］. 中国中药杂志，2016，41（18）: 3406-3411.

［11］Wang M X, Liu Y L, Yang Y. Nuciferine restores potassium oxonate-induced hyperuricemia and kidney inflammation in mice［J］. European Journal of Pharmacology, 2015（747）: 59-70.

［12］Lee J S, Shukla S, Kim J A, et al. Anti-angiogenic effect of *Nelumbo nucifera* leaf extracts in human umbilical vein endothelial cells with antioxidant potential［J］. PLoS One，2015，10（2）：e0118552.

［13］Huang B，Zhu L，Liu S，et al. In vitro and in vivo evaluation of inhibition activity of lotus（*Nelumbo nucifera* Gaertn.）leaves against ultraviolet B-induced phototoxicity［J］. J Photochem Photobiol B Biol，2013，121（7）：1-5.

［14］Jiang X L，Wang L，Wang E J，et al. Flavonoid glycosides and alkaloids from the embryos of *Nelumbo nucifera* seeds and their antioxidant activity［J］. Fitoterapia，2018（125）：184-190.

［15］金清，张巍，程磊，等.莲不同药用部位的体外抑菌作用初探［J］.长江大学学报（自然科学版），2019，16（2）：81-86.

# 土人参 Gocaenghnaengh

【别名】假人参、土参、红芍药、花土人参、飞来参、参草、土洋参。

【来源】为马齿苋科植物土人参 *Talinum paniculatum*（Jacq.）Gaertn. 的根、叶。

【生境分布】常栽于村庄附近的阴湿地。在广西主要分布于武鸣、田阳、马山、南丹、灵川、灌阳、博白等地，广东、江苏、浙江、河南、四川、安徽、福建、云南、贵州等亦有分布。

【性味功能】甘，平。补中益气，润肺止咳，清热敛汗，调经止带。用于肺痨、燥热咳嗽、脾虚劳倦、潮热盗汗、头晕目眩、月经不调、白带多、拉肚子。

【用法用量】内服 20～50 g，水煎服。外用适量，捣敷。

【现代药理学研究】

1. 健脾益气作用

土人参根有健脾益气的作用，能促进脾虚大鼠机体的生长发育，提高胃泌素、胃动素、IgM、IgG、G3、G4 的水平。土人参根叶混合水煎液能增强机体应激能力，延长小鼠游泳及耐缺氧时间。

2. 抗氧化作用

土人参提取物对 D-半乳糖所致的衰老小鼠有抗衰老作用，能提高衰老小鼠心脏、肝脏组织中 SOD 及血清中 GSH-Px 的活性，同时降低 MDA 的含量。

3. 神经营养作用

土人参粗多糖对 PC12 细胞的生长有一定的促分化作用，具有一定的神经营养活性。

4. 抗炎、抗菌作用

土人参叶水提取物能降低二甲苯所致的小鼠耳郭肿胀，降低小鼠腹腔皮肤毛细血管通透性；能抑制大鼠炎症渗出、肉芽组织形成。土人参叶对金黄色葡萄球菌的 MIC 为

7.81 mg/mL；对腐生葡萄球菌的 MIC 为 31.25 mg/mL；但对乙型溶血性链球菌耐药。

【毒理学研究】

小鼠口服土人参根、叶的最大耐受量分别为 900 g/kg·天、810 g/kg·天。

# 【参考文献】

［1］文全泰，潘延启，黄礼德，等．土人参提取液对 D-半乳糖所致衰老小鼠的抗氧化作用研究［J］．天然产物研究与开发，2014，26（5）：662-665．

［2］潘延启，文全泰，黄礼德，等．土人参多糖的抗氧化活性研究［J］．时珍国医国药，2014，25（1）：30-32．

［3］冉靓，杨小生，朱海燕，等．土人参多糖的分离及诱导 PC12 细胞分化活性［J］．中草药，2007，38（4）：512-514．

［4］聂建华，欧阳文娟，阮时宝，等．土人参根健脾益气功效及其作用机制的实验研究［J］．中国中医药科技，2009，16（3）：200-201．

［5］易增兴，杨琳．土人参对小鼠负重游泳时间和耐缺氧时间的影响［J］．宜春学院学报，2016，38（12）：25-26，51．

［6］聂建华，阮时空，吴符火，等．土人参叶解毒消痈疗效及作用机制的实验研究［J］．中华中医药学刊，2008，26（6）：1259-1261．

# 红枣 Makhongzcauj

【别名】枣、大枣、枣子、沙枣、鸡心枣子。

【来源】为鼠李科植物枣 *Ziziphus jujuba* Mill. 的成熟果实。

【生境分布】多为栽培。在广西主要分布于桂北地区，全国各地均有栽培。

【性味功能】甘，温。补脾和胃，益气生津，养心安神，解药毒。用于脾虚泄泻、气虚心悸、失眠盗汗、血小板减少性紫癜。

【用法用量】内服 10～30 g，水煎服。

【现代药理学研究】

1. 免疫调节作用

大枣中提取的酸性多糖可提高小鼠脾脏和胸腺指数，促进血清溶血素形成，提高巨噬细胞的吞噬活性。大枣多糖具有免疫调节作用，能提升有疲劳综合征大鼠的脾脏指数，降低血清 MDA 的含量，改善 T 淋巴细胞和 B 淋巴细胞的转化能力；可减轻气血双虚模型大鼠胸腺和脾脏的萎缩，明显增厚胸腺皮质，增大脾小节，使胸腺皮质淋巴细胞数和脾淋巴细胞数均增加，可升高骨髓中红系比例，促进骨髓有核增生，模型大鼠骨髓造血抑制减轻，基本恢复至正常水平。

2. 抗肿瘤作用

红枣多糖可将体外培养的肝癌细胞 HepG2 停滞于 $G_1$ 期，并通过上调 Caspase-3 mRNA 的表达诱导 HepG2 凋亡。大枣多糖对 S180 肿瘤细胞具有杀伤作用。大枣脱蛋白多糖可抑制黑色素瘤细胞的增殖，使黑色素瘤细胞停滞在 $G_2/M$ 期。红枣五环三萜类物质 SA-BA 能够提高肿瘤抗原在抗癌免疫治疗中的免疫功能。

3. 保肝作用

红枣提取物、多糖等具有保肝护肝的功效。枣果实乙醇提取物对 $CCl_4$ 诱导的肝脏损伤具有保护作用。黄河滩枣多糖 HJP 对 $CCl_4$ 和 APAP 诱导的小鼠肝中毒均有预防和治疗作用。大枣多糖能降低小鼠 GOT、GPT 的水平，对肝脏形态学有一定的改善作用。

4. 降血糖作用

红枣多糖可以促进 ST2 诱导的糖尿病小鼠分泌血清胰岛素，降低糖尿病小鼠的血糖和血脂，有效地保护小鼠的胰腺、肝脏等组织。红枣多糖对 $\alpha$-淀粉酶和 $\alpha$-葡萄糖苷酶的活性均有抑制作用；对葡萄糖代谢的整个过程均有影响，可有效延缓单糖的释放和吸收，从而抑制餐后高血糖。红枣色素对四氧嘧啶致糖尿病小鼠具有一定的降血糖作用；通过调控 miR-29b-3p/MST1 及 SOD 和 MDA 的活性对高糖诱导的小鼠肾小球足细胞凋亡有保护作用。

5. 抗炎作用

从枣中提取的 7 种活性化合物对活化的炎性细胞有抑制作用，且对炎症性肠病等疾病有一定的治疗作用。大枣多糖 ZJP 可抑制 MAPK 和 NF-κB 信号通路，降低炎性细胞因子水平，具有良好的抗炎活性。大枣多糖能抑制促炎性细胞因子 IL-6 和 TNF-α 的水平，可抑制 Jurkat T 细胞产生 IL-2。

6. 抗疲劳作用

沙枣多糖和红枣多糖具有抗疲劳作用。大枣多糖可延长小鼠游泳至力竭的时间，可通过提升糖原储备而改善运动能力，保证机体在长时间运动时的能量来源，从而延缓运动疲劳的发生。富含大枣多糖的营养棒对运动员因长期训练产生的运动性疲劳有缓解作用；能缩短小鼠的入睡时间，延长睡眠时间，起到辅助缓解疲劳的功效。

7. 其他药理作用

沙枣水提取物对福氏痢疾杆菌有抑制作用。红枣膳食纤维可提高小鼠肠道双歧杆菌和乳酸菌的数量，改善肠道环境。

枣皮中的多酚类物质对异丙肾上腺素引起的大鼠心肌损伤及铝的生物毒性有抑制作用。

大枣多糖可抑制高脂膳食所致小鼠血清 TC、TG 和动脉硬化指数的升高，同时抑制 HDL-C 的降低，具有调血脂的作用。

# 【参考文献】

［1］Lin T T，Liu Y，Lai C J S，et al. The effect of ultrasound assisted extraction on structural composition，antioxidant activity and immunoregulation of polysaccharides from *Ziziphus jujuba* Mill var. spinosa seeds［J］. Industrial Crops and Products，2018（125）：150-159.

［2］Wang C，Wang Y M，Guo F，et al. Immune function of *Ziziphus jujube* polysaccharides on chronic fatigue syndrome rats［J］. Journal of Northwest University，2015（122）：189-196.

［3］李晋，徐尚福，殷国海，等. 红枣多糖对人肝癌 HepG2 细胞的抑制作用［J］. 贵州医药，2014，38（6）：506-508.

［4］张仙土，付承林，陈灵斌，等. 大枣多糖对 S180 瘤细胞杀伤性实验研究［J］. 中国现代医生，2012，50（12）：20-21.

［5］杨生海，陈建茂，马磊，等. 大枣渣多糖对 $CCl_4$ 肝损伤小鼠的保护作用［J］. 宁夏医科大学学报，2011，33（9）：874-875.

［6］谢雨彤，罗依扎·瓦哈甫，杨洁. 红枣多糖对链脲佐菌素诱导的糖尿病小鼠的降血糖作用［J］. 食品科技，2018，43（9）：244-250.

［7］焦中高. 红枣多糖的分子修饰与生物活性研究［D］. 西安：西北农林科技大学，2012.

［8］黄凤玲，邢珂慧，谢惠，等. 红枣色素对四氧嘧啶糖尿病小鼠的降血糖作用［J］. 食品科技，2020，45（7）：293-297.

［9］马媛，张大鹏，王想. 红枣色素通过调控 miR-29b-3p/MST1 表达对高糖诱导的小鼠足细胞损伤的影响及机制［J］. 热带医学杂志，2020，20（1）：6-12，44.

［10］Yu L，Jiang B P，Luo D，et al. Bioactivecomponents in the fruits of *Ziziphus jujube* Mill against the inflammatory irritant action of Euphorbia plants［J］. Phytomedicine，2012，19（3-4）：239-244.

［11］Rui Z，Long X，Shao J H，et al. Polysaccharide isolated from Chinese jujube fruit（*Zizyphus jujuba cv. Junzao*）exerts anti-inflammatory effects through MAPK signaling［J］. Journal of Functional Foods，2018（40）：461-470.

［12］Hsu B Y，Kuo Y C，Chen B H. Polysaccharide isolated from *Zizyphus jujuba*（Hong zao）inhibits interleukin-2 production in jurkat T cells［J］. Journal of Traditional & Complementary Medicine，2014，4（2）：132.

［13］丁玉松，王忠，马儒林，等. 沙枣多糖抗疲劳作用及其机制的研究［J］. 食品科学，2010，31（11）：255-257.

［14］王海元. 红枣多糖对小鼠运动能力的影响及其机理的探究［D］. 金华：浙江师范大学，2009.

［15］赵其达拉吐，孙美艳. 富含大枣多糖食品对运动员缓解运动性疲劳的效果研究［J］. 食品研究与开发，2016，37（18）：182-185.

［16］Huang X J，Jiang J G，Lin F L，et al. The extraction of polysaccharides from semen *Ziziphus jujube*（SZJ）and its sedative and hypnotic effects［J］. Modern Food Science & Technology，2006（2）：37-39，42.

［17］刘杰超，刘慧，吕真真，等. 不同新疆红枣营养成分比较分析［J］. 中国食物与营养，2018，24（4）：31-35.

［18］白冰瑶，刘新愚，周茜，等. 红枣膳食纤维改善小鼠功能性便秘及调节肠道菌群功能［J］. 食品科学，2016，37（23）：254-259.

［19］Cheng D，Zhu C Q，Cao J K，et al. The protective effects of polyphenols from jujube peel（*Ziziphus jujube* Mill）on isoproterenol-induced myocardial ischemia and aluminum-induced oxidative damage in rats［J］. Food and Chemical Toxicology，2012，50（5）：1302-1308.

［20］李小平. 红枣多糖提取工艺研究及其生物功能初探［D］. 西安：陕西师范大学，2004.

［21］鲁倩茹，黄凤玲，邵佩兰，等. 红枣色素对高脂饮食小鼠的降血脂作用［J］. 中国食品添加剂，2020，31（2）：89-94.

# 荔枝 Makcij

【别名】勒枝、丹荔。

【来源】为无患子科植物荔枝 *Litchi chinensis* Sonn. 的根、叶、外果皮（荔枝壳）、假种皮（果肉）及种子（荔枝核）。

【生境分布】多栽培于果园。在广西主要分布于桂平、灵山、隆安、横县、武鸣等地，广东、福建、台湾、云南、四川等亦有栽种。

【性味功能】甘，平、温。益气补血，理气生津，止痛。用于病后体弱、脾虚久泻、疝气痛、睾丸肿痛、胃痛、痛经。

【用法用量】内服 10～30 g，水煎服。外用适量，水煎擦拭，或捣敷。

【现代药理学研究】

1. 降血糖、调血脂作用

荔枝核能降低高血糖、糖尿病以及高血脂动物血清中 TC 的含量，提高 HDL-C 的含量和 HDL-C/TC 的比值，具有调血脂的药理效应；具有降低 ALX 诱导的糖尿病小鼠的血糖水平、调节血脂紊乱的功能；可以改善 HepG2 细胞胰岛素抵抗模型的能量代谢和脂代谢，抑制脂肪酸和蛋白质的合成。荔枝核 95% 乙醇提取物能抑制 α-葡萄糖苷酶的活性，降糖作用明显。荔枝核有效部位群通过调节 IGR 大鼠血流动力学及血脂谱，改善其组织缺氧状态和糖脂代谢紊乱，从而发挥治疗作用。荔枝仁油能预防和治疗大鼠高脂血症，纠正脂代谢紊乱，降低 TC 和 LDL-C 的含量，提高 HDL-C 的含量和 HDL-C/TC 的比值；可促进模型小鼠 TC 的代谢，降低血液中脂肪的含量，对心血管疾病起到一定的预防和改善作用。

荔枝多酚对高脂饲料诱导的肥胖大鼠具有抑制饮食量、降低体重的作用，具有减肥功效。荔枝核多糖对 α-葡萄糖苷酶具有体外抑制作用；能够使四氧嘧啶所致的糖尿病模型小鼠血糖、血清 TG、TC 和尿素的含量减少，血清 ALT 水平降低，具有降血糖活性，且对肝肾功能具有一定的保护作用。荔枝核皂苷可降低 TGF-β1、FN 和 SOCS-1 水平，抑制肾小管细胞凋亡和纤维化，对糖尿病引起的肾小球硬化具有防治的作用；可以激活 Nrf2/HO-1 信号通路，促进 Nrf2 核转位及增强下游抗氧化基因 HO-1 的表达，具有改善糖脂代谢和增强抗氧化应激的作用。

## 2. 保肝作用

荔枝核对小鼠免疫性肝炎和 $CCl_4$、ATT 致肝损伤模型小鼠血清中升高的 ALT、AST 活性具有抑制作用，并能提高肝组织和血清 SOD 的活力，使肝细胞免受损伤；能减轻实验性非酒精性脂肪性肝炎大鼠肝组织中巨噬细胞移动抑制因子的表达，具有护肝作用；能提高机体对自由基的防御能力和减轻氧化应激，对小鼠急性酒精性肝损伤具有一定缓解作用。荔枝核总黄酮可抑制大鼠肝组织 $TLR_4$、TGF-β1、NK-κB、COX-2 的表达，改善 $CCl_4$ 和胆管结扎引起的肝纤维化大鼠纤维化的程度；能使肝纤维化病理分期提前，减轻肝纤维化损伤，并可促进 Bcl-2 基因的表达，抑制 Bax 基因的表达，减少肝细胞的凋亡；可下调二甲基亚硝胺肝纤维化大鼠的 PDGF、TNF-α mRNA 的表达水平，抑制大鼠肝纤维化；能降低小鼠血清中 ALT 和 AST 的活性水平；可降低细胞内 TLR4、NF-κB、IL-1R 的表达，促进 TGF-β1 诱导的人肝星状细胞 HSC-LX2 的凋亡，尤其可促进细胞晚期凋亡；可通过上调 PPAR-γ 及 C-ski 的表达，下调 Smad4 的表达，减少细胞中 Smad3/4 的含量，抑制大鼠肝星状细胞 HSC-T6 的增殖，减少细胞外基质分泌，且与 PPAR-γ 激活剂 15-d-PGJ2 联用时作用更强。

## 3. 抗氧化作用

荔枝多糖可抑制大鼠肝脏脂质过氧化产物的生成。荔枝多酚混合物可削弱高脂肪餐喂饲的 C57BL/6J 小鼠白脂肪组织中脂肪细胞因子的异常。

## 4. 抗菌、抗病毒作用

荔枝核提取物对金黄色葡萄球菌、化脓性链球菌、枯草芽孢杆菌、大肠埃希菌和铜绿假单胞菌均有不同程度的抑制作用；对流感病毒、呼吸道合胞病毒以及单纯疱疹病毒 I 型和 II 型具有抑制作用。荔枝核黄酮对 HSV-1 具有直接的灭活作用，且能够抑制 HSV-1 的合成；对乙肝病毒具有抑制作用。

## 5. 抗炎作用

荔枝树叶石油醚提取物可通过抑制环氧合酶 – 花生四烯酸代谢途径发挥抗炎作用。荔枝核醇提取物可以降低炎症因子 IL-1β、IL-6、TNF-α、IL-8 及促纤维化因子 MMP-2、TIMP-1 的表达，对放射性肺损伤大鼠有一定的防护作用。荔枝核有效部位群通过 NF-κB 信号通路下调糖调节受损大鼠中 TGF-β1、MCP-1 和 MIF 的表达，减轻大鼠炎症反应。荔枝核总黄酮可上调 ACh、下调 NF-κB 抑制炎症因子的释放，提高 ChAT 和 AChE 的活性，加快 ACh 的合成与水解，从而减轻炎症反应；可提高机体抗氧化能力，降低胶原因子、促纤维化因子的含量，减缓肺纤维化的进程，从而减轻肺组织损伤，缓解间质性肺疾病。

### 6. 免疫调节作用

荔枝多酚能够提高高脂饲料诱导的肥胖大鼠的免疫力。荔枝多糖具有体内免疫调节作用。

### 7. 抗肿瘤作用

荔枝果皮提取物可抑制肿瘤细胞的生长，抑制克隆形成，通过雌激素信号通路降低雌激素水平以抑制乳腺癌的增生，具有潜在的抗乳腺癌作用；可抑制癌细胞增殖和诱导其凋亡从而发挥抗肝癌的作用。荔枝果皮表儿茶素和原花色素 B2 对人乳腺癌细胞系和肺成纤维细胞具有抑制作用。荔枝核对小鼠肝癌和 S180 荷瘤生长具有抑制作用；并能增强 S180 荷瘤小鼠的细胞免疫功能；对四种前列腺癌细胞 PC3、DU145、C4-2B 和 RM-1 具有抑制活性；可降低 A549 细胞中与细胞周期控制相关的蛋白（包括 Cyclin D1、Cyclin E 和 Cyclin B1）的表达，升高 Kip1/p27 蛋白的表达，并降低 NCI-H661 细胞中 Cyclin E 和 Cyclin B1 的表达，升高 Cyclin D1 的表达，从而使 A549 及 NCI-H661 细胞的增殖停滞在细胞周期的 $G_2$/M 期。荔枝核乙醇提取物对人 A549 细胞和 NCI-H661 细胞有体外抑制作用，能抑制 EGFR 受体的活性，减少相关蛋白的表达，并抑制 Akt 和 Erk1/2 信号通路，使细胞停滞在细胞周期的 $G_2$/M 期，从而诱导肺癌细胞凋亡；对大肠癌细胞 SW480 和 Colo320DM 均有体外抑制作用，能使细胞增殖停滞在 $G_2$/M 期。荔枝核水提取物对鼻咽癌 CNE-2Z 细胞增殖具有抑制作用，体内、外均能抑制小鼠 S180、EAC 细胞的生长。荔枝核正丁醇部位可通过阻滞 $G_1$/S 细胞周期和相转换等途径抑制 Akt/GSK-3β 信号通路，从而抑制前列腺癌细胞的生长、增殖、迁移。荔枝核乙酸乙酯部位通过上调 IL-1β 的分泌水平而活化效应性淋巴细胞，诱导 HepG2 细胞的凋亡。荔枝核皂苷对大鼠肾上腺嗜铬细胞瘤 PC12 细胞具有抑制作用。荔枝核总黄酮对二甲肼诱导的大鼠结直肠癌前病变具有抑制作用；联合紫杉醇协同抑制 PCa-Txr 细胞的增殖；可抑制 Akt 信号通路，靶向 NF-κB、mTOR 双通路，减弱肿瘤细胞 EMT 的发生，诱导前列腺癌细胞发生凋亡，进而抑制前列腺癌细胞的体外生长和转移。荔枝核提取物 Pumilaside A 通过诱导细胞凋亡来抑制人胃癌细胞 BGC823 的增殖。荔枝核提取物中山奈酚 -7-O- 新橘皮糖苷、荔枝苷 D 和二氢槲皮素 -4′-O-β-D- 吡喃葡萄糖苷三种黄酮苷类成分均可抑制 A549、LAC、HepG2 和 HeLa 四种肿瘤细胞的增殖。

### 8. 改善记忆作用

荔枝核水提取物对 D- 半乳糖所致的小鼠学习记忆功能障碍有一定的改善作用，可降低脑组织中 NO 的含量和 NOS 酶的活性，减轻其对脑细胞的损伤。荔枝核皂苷可改善模型小鼠学习记忆功能障碍，抑制神经损伤和神经细胞凋亡，对神经元具有保护作用，对老年痴呆症起到一定的预防和治疗作用。

9. 其他药理作用

荔枝壳原花青素能够减轻脓毒症大鼠心肌细胞凋亡。

荔枝核皂苷可降低乳腺增生大鼠乳腺组织中雌激素受体 ER-α、ERK、VEGF 的表达。

荔枝皮多酚可以改变肠道菌群结构，肠道菌群可能在荔枝皮多酚生物活性作用过程中发挥着重要的作用。

荔枝核提取液对胶原蛋白酶、透明质酸酶、酪氨酸酶及弹性蛋白酶有抑制作用，可以促进胶原蛋白产生，改善皮肤机能，具有 SOD 样活性作用、消除氧自由基作用以及保湿作用。

【毒理学研究】

小鼠灌胃给药荔枝核水和醇提取物单次最大耐受量均大于 150 g/kg。

## 【参考文献】

[1] 王娟，任冬冬，贾合磊，等. 荔枝核黄酮类化合物对小鼠 I 型单纯疱疹病毒性脑炎的作用及机制 [J]. 广东医学，2017，38（19）：2934-2939.

[2] 张巍，马若兰，吴文娟，等. 荔枝核提取物对非酒精性脂肪性肝炎大鼠肝组织巨噬细胞移动抑制因子表达的影响 [J]. 中西医结合肝病杂志，2011，21（1）：24-30.

[3] 黄景珠，莫庸，黄继杰，等. 荔枝核提取液预处理对小鼠急性酒精性肝损伤的缓解作用 [J]. 广西医学，2019，41（11）：1406-1409.

[4] 冯茵怡，严炯艺，夏星，等. 荔枝核总黄酮对 CCl₄ 诱导的大鼠肝纤维化的影响及作用机制和潜在 Q-marker 的预测 [J]. 中国中药杂志，2020，45（23）：5722-5731.

[5] 成秋宸，覃雯，卓朗，等. 荔枝核总黄酮对两种肝纤维化大鼠模型的作用比较 [J]. 医药导报，2020，39（9）：1179-1184.

[6] 肖绪华，赵永忠，曹杰. 荔枝核总黄酮对肝纤维化大鼠转化生长因子及核因子 κB 表达的影响 [J]. 华夏医学，2019，32（3）：11-15.

[7] 曹杰，林丽馨，覃桂金，等. 荔枝核总黄酮对 TGF-β1 诱导人肝星状细胞凋亡的影响及机制 [J]. 山东医药，2018，58（5）：13-16.

[8] 蔡碧莲，文亦磊，罗伟生. 荔枝核总黄酮对大鼠肝星状细胞 T6 增殖以及 PPAR-γ 和 Smad4 表达的影响 [J]. 广西医学，2019，41（18）：2331-2334.

[9] 陈姗，罗伟生，张扬武，等. 荔枝核总黄酮对大鼠肝星状细胞增殖抑制作用及对 PPARγ、C-ski 表达的影响 [J]. 中医学报，2019，34（8）：1670-1674.

［10］张艳秋，郑炜，刘凯青，等.荔枝核多糖的水提醇沉工艺优化及其对α-葡萄糖苷酶的抑制活性研究［J］.中国药房，2020，31（16）：1995-2000.

［11］Nie H Y，Chen R，Zhang H N，et al. Effects of saponin from the seed of *Litchi chinensis* Sonn. on TGF-β1，FN and SOCS-1 in renal tubular epithelial cells under high glucose［J］. Traditional Medicine Research，2017，2（3）：144-148.

［12］钟鸣，张树球，梁德乾，等.荔枝口服液对糖尿病大鼠降血糖作用的观察［J］.右江民族医学院学报，1996，18（3）：303-304.

［13］涂杜，张军丽，彭新宇，等.荔枝多酚对营养性肥胖小鼠减肥和增强免疫力作用研究［J］.食品研究与开发，2019，40（15）：14-18.

［14］钟世顺，邓志军，沙聪威，等.荔枝核有效部位群对糖调节受损大鼠胰腺组织 HIF-1α 和氧化应激因子水平作用［J］.今日药学，2018，28（8）：510-513.

［15］满淑丽，王莹，马江，等.荔枝核有效成分富集物抑制细胞摄取胰岛素的机制［J］.天津科技大学学报，2019，34（2）：6-11.

［16］黄凯文，李阿荣，邓志军，等.荔枝核皂苷对糖调节受损大鼠胰腺组织氧化应激的改善作用及其机制［J］.吉林大学学报（医学版），2018，44（4）：746-752.

［17］刘冬，刘仁斌，孙海燕，等.不同品种荔枝果肉细胞抗氧化及抗增殖活性评价［J］.现代食品科技，2018，34（2）：53-58.

［18］卢青，成秋宸，肖绪华，等.荔枝核总黄酮对大鼠结直肠癌前病变的影响［J］.广西医学，2019，41（12）：1524-1527.

［19］张维权，李小兰，薛薇，等.荔枝核总黄酮联合紫杉醇对前列腺癌耐药细胞的增殖抑制作用［J］.中国药理学通报，2021，37（4）：528-534.

［20］Zheng X，Liang J W，Cui G，et al. Pumilaside A from Litchi seed induces apoptosis in human gastric cancer BGC823 cells via activation of death receptor-and mito-chondria-mediated apoptotic pathways［J］. Trop J Pharm Res，2018，17（12）：2405-2411.

［21］王洋，庞康，钟远坚，等.超声辅助乙醇提取荔枝核总皂苷工艺优化及其抗炎作用研究［J］.化学试剂，2020，42（10）：1240-1245.

［22］邓志军，刘若轩，李阿荣，等.基于 NF-κB 信号通路研究荔枝核有效部位群对糖调节受损大鼠炎症反应的影响［J］.中药新药与临床药理，2018，29（4）：454-460.

［23］李嘉斌，丁杰英，杜智.荔枝核醇提取物对放射性肺损伤大鼠的防护研究［J］.中医药导报，2020，26（13）：9-12.

［24］林妮，邱玉文，官娜.荔枝核皂苷对乳腺增生大鼠雌激素受体 ERα、ERβ 及 ERK、VEGF 表达的影响［J］.中药材，2016，39（3）：659-662.

［25］黄小霞，李晓乐，李武，等.体外发酵荔枝皮多酚对多酚抗氧化能力和肠道菌群的影响［J］.食品与机械，2020，36（4）：146-150，220.

# 🌱 隔山香 Baegcidoq

【别名】香白芷、假当归、土白芷、天木香。

【来源】为伞形科植物隔山香 *Ostericum citriodorum*（Hance）Yuan et Shan 的根。

【生境分布】生于山坡向阳的灌木丛或草丛中。在广西主要分布于平南、桂平、荔浦、金秀、田东、田阳、乐业、凌云、宁明、大新等地，我国长江上游至南部其他地区亦有分布。

【性味功能】辛、苦，微温。滋补强壮，疏风清热，活血散瘀，行气止痛。用于风热咳嗽、胃痛、心绞痛、头痛、疠痢、闭经、支气管炎、肝硬化腹水、疝气痛、风湿骨痛。

【用法用量】内服 10 ～ 50 g，煎汤服。

【现代药理学研究】

## 1. 镇咳、祛痰、抗炎、抗菌作用

隔山香提取物具有镇咳、祛痰、抗炎的作用，并对甲型链球菌、乙型链球菌、流感杆菌及肺炎杆菌有一定的抑制作用。隔山香水煎液经小鼠灌胃给药具有祛痰作用。隔山香根部挥发油成分对巴豆油所致小鼠耳郭肿胀具有抑制作用。隔山香根乙醇提取物及石油醚、二氯甲烷、乙酸乙酯、正丁醇和水萃取物对 LPS 诱导小鼠巨噬细胞 RAW264.7 产生 NO 均具有抑制作用。

## 2. 抑制平滑肌收缩作用

隔山香根中的异蒔萝脑能拮抗高浓度钾和去甲肾上腺素对兔主动脉条的收缩作用，能抑制乙酰胆碱引起的豚鼠气管平滑肌收缩，对兔肠管自发性活动和乙酸胆碱或氯化钡引起的强烈收缩均有抑制作用，使小肠张力减弱，收缩幅度下降，抑制小肠整体推进性蠕动。

## 3. 舒张血管作用

隔山香正丁醇部位对大鼠胸主动脉血管呈现非内皮依赖性的舒张作用，通过阻断电压依赖性钙通道和受体操纵性钙通道，抑制氯化钾、去甲肾上腺素、毒胡萝卜素诱导的血管平滑肌细胞内钙的升高，降低细胞内钙浓度，减少敏感型 $Ca^{2+}$ 通道的开放，抑制外钙内流，从而舒张血管。隔山香石油醚和乙酸乙酯提取物对含内皮的离体大鼠胸主动脉血管环具有舒张作用。异芹菜对脑血管的舒张作用呈现内皮依赖性，通过促进 NO 的释放使血管舒张。异蒔萝脑乙二醇可直接作用于血管平滑肌引起血管环舒张。异紫花前胡内酯可通过直接作用抑制血管平滑肌上 ROCC、VOCC 的活性，阻断 L 型钙离子通道、开放钙激活钙通道，以及抑制内钙离子释放，从而舒张血管。异紫花前胡内酯还可抑制 KCl、NE 及 $CaCl_2$ 引起的血管平滑肌细胞外钙内流。

## 4. 保护心肌细胞作用

隔山香异芹菜脑对体外培养的乳鼠心肌细胞缺氧 / 复氧损伤具有一定的保护作用。

5. 止泻作用

隔山香挥发油不同给药途径对番泻叶引起的小鼠大肠腹泻和蓖麻油引起的小鼠小肠腹泻均具有止泻作用。

## 【参考文献】

［1］田文艺，兰芳，李淑平，等.隔山香的初步药理研究［J］.中国药理学通报，1989，5（4）：249.

［2］刘元，韦焕英，姚树汉，等.中药前胡类祛痰药理作用比较［J］.湖南中医药导报，1997，3（1）：41.

［3］汤须崇.隔山香化学成分分离及药理活性初探［D］.泉州：华侨大学，2015.

［4］马允慰，吴蜡，胡小鹰，等.异莳萝脑抑制平滑肌作用的初步研究［J］.中成药研究，1985（9）：26-27.

［5］刘宇，银杉杉，刘磐，等.隔山香正丁醇部位对大鼠胸主动脉的舒张作用及机制的影响［J］.中国实验方剂学杂志，2017，23（3）：139-145.

［6］邓丽红.隔山香正丁醇部位对大鼠胸主动脉的舒张作用及其机制研究［D］.广州：广州中医药大学，2015.

［7］童国勇.异芹菜脑对大鼠胸主动脉的舒张作用及其机制研究［D］.广州：广州中医药大学，2014.

［8］邵岩.异芹菜脑对大鼠胸主动脉舒张影响的机制研究［J］.养生保健指南，2018（17）：287.

［9］张双伟，张军，刘宁宁，等.异紫花前胡内酯对离体大鼠胸主动脉的舒张作用及机制［J］.中药新药与临床药理，2016，27（5）：637-642.

［10］银杉杉.隔山香化学成分及对大鼠胸主动脉舒张作用的研究［D］.广州：广州中医药大学，2016.

［11］刘磐.隔山香中苯丙素类成分及异莳萝脑乙二醇舒张血管平滑肌活性研究［D］.广州：广州中医药大学，2016.

［12］邓丽红，陈建南，强皎，等.异芹菜脑在隔山香药材中的含量测定及其对心肌细胞缺氧/复氧损伤保护作用［J］.中药新药与临床药理，2014，25（4）：472-476.

［13］梁土亮.隔山香挥发油的止泻药效及异芹菜脑在大鼠中的药物动力学研究［D］.广州：广州中医药大学，2017.

# 🌱 乌饭树 Makdajgaej

【别名】黑饭草、鸡眼果、米碎果。

【来源】为杜鹃花科植物乌饭树 *Vaccinium bracteatum* Thunb. 的根和果实。

【生境分布】生于山坡阔叶林边和杉林、竹林、荒山草地、灌木丛中。广西各地均有分布，江苏、浙江、江西、湖南、广东、台湾、湖北等亦有分布。

【性味功能】甘、酸，温。根：调气补虚，散瘀消肿，止痛。果：益肾固精，强经明目。用于体虚气弱、久泄梦遗、赤白带下。

【用法用量】内服 6～15 g，煎汤服。外用适量，水煎外洗。

【现代药理学研究】

1. 抗疲劳、抗衰老作用

乌饭树提取物可改善大鼠肢体平衡、协调能力和记忆力。乌饭树醇提取物可延长小鼠的运动时间，降低血尿素氮与血乳酸含量，提高小鼠在低温环境中的存活率。乌饭树叶醇提取物具有抗疲劳和耐寒的作用。乌饭树浆果有助于治疗精神焦虑、记忆缺陷及行为活动缓慢等病症。

2. 抗凝血作用

乌饭树叶中的荭草素、异荭草素、莽草酸具有一定的抗凝血活性。荭草素和异荭草素可以抑制蛋白激酶 C 的活性及钙动员，抑制凝血催化的纤维蛋白聚合和血小板聚集；可延长活化部分凝血酶时间和前凝血酶时间，抑制凝血酶及其活化因子的活性，减少人脐静脉内皮细胞产物。乌饭树中的莽草酸可影响花生四烯酸的代谢，抑制血小板聚集，具有抗血栓作用。

3. 抗肿瘤作用

乌饭树不同溶剂提取物均具有体外抗肿瘤细胞增殖的作用。乌饭树叶乙醇提取物对小鼠宫颈癌细胞株的生长有明显的抑制作用，对瘤重和肿瘤生长具有显著的抑制作用。

4. 降糖降脂作用

乌饭树叶水提多糖对 STZ 诱导的糖尿病小鼠血糖、血脂水平有改善作用，可使小鼠体内胰岛素含量明显增加，血糖和血脂含量明显下降；对小鼠的体重恢复有明显帮助，且对其内脏器官无不良影响；可促进胰岛素分泌，修复糖尿病小鼠受损的胰岛 β 细胞，提高糖尿病小鼠的抗氧化能力。

5. 保护视网膜作用

乌饭树叶提取液能改善并提高视网膜功能，并能消除超氧阴离子自由基，保持视网膜中 SOD 的活性。乌饭树叶及其提取物对视网膜光损伤有保护功能，对新西兰白兔视网膜有保护作用。

### 6. 抗菌作用

乌饭树叶水提取物、醇提取物、粗多糖对金黄色葡萄球菌、枯草杆菌和大肠埃希菌等均有不同程度的抑制作用。乌饭树叶黄酮及果实花色苷对细菌有抑制作用。乌饭树果实花色苷对大肠埃希菌、枯草芽孢杆菌有明显的抑制效果。乌饭树叶粗多糖对大肠埃希菌、金黄色葡萄球菌和枯草芽孢杆菌等具有一定的抑制作用。

【毒理学研究】

乌饭树嫩枝叶醇提取物最大耐受量为 66 g/kg·bw。

## 【参考文献】

[1] 刘仁林，戴利燕，李莉，等. 乌饭树果实提取物抗氧化活性研究 [J]. 经济林研究，2018，36（2）：88-93.

[2] 康彬彬，刘龙燕，郭溪远，等. 乌饭树果乙醇提取物不同极性分部的体外抗氧化活性研究 [J]. 食品安全质量检测学报，2020，11（10）：3124-3129.

[3] 龚仁彦，李锡锋，王蒙. 乌饭树叶醇提取物对四氯化碳致小鼠急性肝损伤的保护作用 [J]. 中国基层医药，2011，18（6）：741-743.

[4] Zhang J, Chu C J, Li X L, et al. Isolation and identification of antioxidant compounds in *Vaccinium bracteatum* Thunb. by UHPLC-Q-TOF LC/MS and their kidney damage protection [J]. Journal of Functional Foods, 2014（11）：62-70.

[5] Wang L, Xu H N, Yao H Y, et al. Phenolic composition and radical scavenging capacity of *Vaccinium bracteatum* Thunb. leaves [J]. International Journal of Food Properties, 2011（14）：721-725.

[6] Zhao L H, Chen S J, Chen H. Anti-aging effects of moxa cone moxibustion as a free radical scavenger complement [J]. Neural Regeneration Research, 2015（12）：919-924.

[7] 满洋，刘富康，曲映红. 乌饭树叶中粗黄酮的提取及抗氧化性研究 [J]. 安徽农学通报，2018，24（19）：15-17.

[8] Landa P, Skalova L, Bousova I, et al. In vitro anti-proliferative and anti-inflammatory activity of leaf and fruit extracts from *Vaccinium bracteatum* Thunb. [J]. Palistan Journal of Pharmaceutical Sciences, 2014, 27（1）：103-106.

[9] 余清. 乌饭树叶中黄酮等有效成分分析及抗肿瘤作用研究 [D]. 福州：福建农林大学，2008.

[10] Lee W, Bae J S. Antithrombotic and antiplatelet activities of orientin in vitro and in vivo [J]. Journal of Functional Foods, 2015（17）：388-398.

[11] 张军民，石晓峰. 天然产物莽草酸的研究进展 [J]. 中国中医药信息杂志，2011，18（2）：109-112.

［12］Wang L，Zhang Y，Xu M C，et al. Anti-diabetic activity of *Vaccinium bracteatum* Thunb. leaves' polysaccharide in STZ-induced diabetic mice ［J］. International Journal of Biological Macromolecules，2013（61）：317-321.

［13］王立，张雪彤，章海燕，等. 乌饭树树叶水提取物改善糖尿病小鼠血糖和血脂水平的研究［J］.食品工业科技，2012，33（5）：363-365.

［14］王立，程素娇，徐塬，等. 乌饭树树叶多糖降低STZ诱导糖尿病小鼠血糖机理的研究［J］.现代食品科技，2015，31（8）：1-6.

［15］张雪彤，王立. 乌饭树提取物对兔眼视网膜电流图的影响［J］.苏州大学学报（医学版），2006，26（6）：1092-1095.

［16］王立.乌饭树树叶及其提取物对视网膜光损伤的保护作用［J］.西安交通大学学报（医学版），2006，27（3）：83-87.

［17］马钟锦.乌饭树果实对眼睛有益［J］.食品文摘，1999，17（12）：9-10.

［18］Wang L，Zhang X T，Zhang H Y，et al. Effect of *Vaccinium bracteatum* Thunb. leaves extract on blood glucose and plasma lipid levels in streptozotocin-induced diabetic mice ［J］. Journal of Ethnopharmacology，2010（130）：465-469.

［19］章海燕，王立，张晖.乌饭树树叶不同提取物抑菌作用的初步研究［J］.粮食与食品工业，2010，17（1）：34-37.

［20］刘龙燕.乌饭树果实花色苷的提取及其抗氧化和抑菌特性研究［D］.福州：福建农林大学，2010.

［21］Han K Y，Hu H K，Li S F. Micropropagation of *Vaccinium bracteatum* Thunb .［J］. African Journal of Biotechnology，2013，12（7）：695-701.

［22］刘清飞，朱爱兰，秦明珠，等.乌饭树抗疲劳作用研究［J］.时珍国医国药，1999，10（10）：726-727.

# 🌱 四叶参 Nyandoumbe

【别名】羊乳、奶参、山海螺、通乳草。

【来源】为桔梗科植物羊乳 *Codonopsis lanceolata*（Sieh.et Zucc.）Trautv. 的根。

【生境分布】生于山坡、林边及河谷两侧较潮湿处。在广西主要分布于灵川、桂林、全州、灌阳、富川、贺州、岑溪、苍梧等地，江苏、福建、浙江、黑龙江、吉林、山西、山东、河南、江西等亦有分布。

【性味功能】甘，平。滋补强壮，补虚通乳，润肺止咳，排脓解毒。用于病后虚弱、乳汁不足、乳腺炎、肺脓疡、无名肿毒。

【用法用量】内服 15 ～ 100 g，煎汤服。外用适量，水煎擦洗。

【现代药理学研究】

1. 镇咳作用

四叶参提取物可减少氨水喷雾引起小鼠咳嗽的次数，具有一定的镇咳作用。

2. 催乳作用

四叶参能够提高溴隐亭诱导的缺乳大鼠泌乳量及血清催乳素的含量，可提高产后缺乳模型大鼠的血清催乳素水平，畅通泌乳通道，增加泌乳量。

3. 免疫调节作用

四叶参醇提取物水溶部分对丝裂霉素致淋巴细胞增殖抑制具有拮抗作用，具有免疫增强作用。四叶参多糖对环磷酰胺和氢化可的松引起的动物免疫功能低下有拮抗作用，可增加免疫器官胸腺和脾脏的指数，提高吞噬指数，促进巨噬细胞的增殖，激活巨噬细胞的活性，提高血清 SRBC 抗体的水平，促进脾淋巴细胞在体外的增殖能力。

4. 抗氧化作用

四叶参水提取物和醇提取物能显著提高小鼠血清 GSH 的水平，提高血清、肝匀浆和脑匀浆中 SOD、GSH-Px 的活性，降低 MDA 的含量。

5. 耐缺氧及抗疲劳作用

四叶参多糖可提高机体抗脂质过氧化的能力，具有降血糖作用，能降低四氧嘧啶所致糖尿病小鼠的空腹血糖，提高血清中 SOD 的活性，降低 MDA 的含量。有氧运动及无氧运动和四叶参共同干预可通过上调 2 型糖尿病大鼠海马中 Bcl-2/Bax 的比值，减少线粒体通透性转换孔的开放及 $Ca^{2+}$ 转运而降低血糖。

6. 抗肿瘤作用

泰山四叶参能改善乌拉坦致肺癌小鼠的生存质量，提高小鼠的胸腺指数和脾脏指数，增强肝脏中 SOD 的活性，延长其存活时间，对乌拉坦诱导的小鼠肺癌有一定的预防和治疗作用。四叶参总皂苷对环磷酰胺诱发的小鼠骨髓嗜多染红细胞微核率增加有拮抗作用。四叶参多糖对小鼠 S180 肉瘤有较强的抑制作用。

7. 对神经系统的作用

四叶参提取物可增加小鼠戊巴比妥钠阈上剂量的睡眠时间及阈下剂量的睡眠率，具有镇静作用；可减少醋酸致小鼠扭体次数，提高小鼠的痛阈值，具有镇痛作用。四叶参能降低士的宁和咖啡因诱发小鼠惊厥的发生率，能够加快惊厥小鼠恢复正常，并能明显降低小鼠死亡率，具有一定的抗惊厥作用。四叶参水提取物对老年小鼠记忆获得、记忆再现和记忆巩固均有促进作用。

8. 保肝作用

四叶参水提取物可提高酒精性肝损伤小鼠肝组织中 GSH-Px 的活性，降低 MDA、TG 的水平。四叶参多糖可减少酒精致急性肝损伤小鼠氧化应激的损伤。

9. 抗菌作用

四叶参对肺炎球菌有较强的抑制作用，对甲型链球菌、流感杆菌亦有抑制作用。四叶参内生真菌 SYY1 具有一定的抗氧化和抑菌活性。四叶参内生真菌 SYG6 对鳗弧菌有抑菌作用。

# 【参考文献】

［1］王德才，李同德，徐晓燕，等.泰山四叶参提取物对小鼠抗氧化能力的影响［J］.中国中医药信息杂志，2008，15（1）：37-38.

［2］张翠，卫成峰.泰山四叶参多糖的提取含量测定及抗氧化活性研究［J］.泰山学院学报，2010，33（3）：114-116.

［3］张翠，贾法玲.泰山四叶参对小鼠肺癌的作用及机制初探［J］.泰山学院学报，2011（3）：98-100.

［4］韩龙哲，韩春姬，叶萌，等.轮叶党参总皂苷对环磷酰胺诱发的小鼠骨髓细胞核的拮抗作用［J］.延边大学医学学报，2003，26（1）：9-11.

［5］韩春姬，李铉万，李莲姬，等.轮叶党参多糖对小鼠 S180 肉瘤的抑制作用［J］.延边大学医学学报，2000，23（4）：250-252.

［6］张兆强，韩春姬，李莲姬，等.轮叶党参醇提水溶部分对丝裂霉素致免疫抑制的拮抗作用［J］.济宁医学院学报，2004，27（4）：9-10.

［7］韩春姬，李莲姬，朴奎善，等.轮叶党参对老年小鼠益智及抗氧化的作用［J］.中药材，1999，22（3）：136-137.

［8］刘智，韩春姬，韩颖，等.轮叶党参水提醇沉物对小鼠酒精性肝损伤的保护作用［J］.环境与职业医学，2004，21（5）：401-402.

［9］王盟，商林林.四叶参多糖对急性酒精性肝损伤小鼠的保护作用［J］.国际中医中药杂志，2015（9）：808-811.

［10］张峰，张继国，高永峰，等.四叶参多糖对糖尿病小鼠血糖及抗脂质过氧化作用的影响［J］.泰山医学院学报，2010，31（12）：911-913.

［11］王冬梅，刘瑶，王兴通.糖尿病大鼠海马 MPTP、$Ca^{2+}$、Bcl-2/Bax 的表达及有氧运动和四叶参的干预作用［J］.泰山医学院学报，2018，39（11）：1206-1209.

［12］徐旭，杨世林，冯育林，等.四叶参内生真菌 SYY1 抗氧化及抑菌活性的初步研究［J］.江西中医药大学学报，2016，8（4）：80-83.

［13］张雅婧，黄巧丽，王楠，等.一株四叶参内生真菌抑菌和抗氧化活性研究［J］.泰山医学院学报，2017，38（12）：1321-1323.

［14］钱学艳，彭晓娉，周三，等.不同产地四叶参对产后缺乳大鼠的催乳作用研究［J］.食品与药品，2015，17（5）：309-313.

# 第二节　补血药

## 何首乌 Maenzgya

【别名】田猪头、铁秤砣、赤首乌、山首乌、药首乌、地精。

【来源】为蓼科植物何首乌 *Polygonum multiflorum* Thunb. 的块根。

【生境分布】生于溪边、村旁、山谷灌木丛中，以石山的石缝中生长较多，或栽培。在广西主要分布于百色、南宁、崇左、那坡、乐业、南丹、平乐等地，全国各地均有分布。

【性味功能】苦、甘、涩，微热。通谷道，补血虚，除湿毒。用于血虚、瘰疬、痈疮、湿疹、风疹、便秘、高血脂、胃痛。

【用法用量】内服 3 ～ 6 g，水煎服。

【现代药理学研究】

1. 免疫调节作用

何首乌多糖能够显著促进 RAW264.7 细胞的增殖，增强 RAW264.7 细胞吞噬中性红的能力和释放 NO 的作用，具有免疫调节活性。

2. 抗疲劳作用

何首乌多糖可延长小鼠力竭游泳的时间，升高肝糖原的含量及 SOD 的活性，降低血清尿素氮、血乳酸及 MDA 的含量，延缓运动性疲劳。何首乌蒽醌类化合物可延长动物的负重游泳时间，降低其运动后的体内乳酸蓄积，增强体内抗运动性疲劳作用。

3. 促黑色素生成作用

何首乌可促进酪氨酸酶和 MITF 的基因表达和蛋白合成，激活酪氨酸酶的活性，刺激 B16 细胞黑色素的生成。

4. 认知、记忆改善作用

何首乌可缩短血管性认知障碍大鼠的逃避潜伏期，延长穿越目标象限时间，增加穿越平台次数，调节 Bcl-2、Bax 蛋白的表达从而抑制细胞凋亡，改善学习以及认知能力；可降低患者血清中 IL-6、IL-8 及 TNF-α 的水平，治疗血管性痴呆。何首乌苷可改善亚急性衰老模型小鼠的学习记忆能力障碍，升高海马组织细胞 ChAT 的表达和降低 AChE 的表达，增加 ACh 的含量，恢复海马体胆碱能神经元内合成酶的表达和活性，促进胆碱能神经元的修复，改善胆碱能系统损害，改善学习记忆和认知能力。

5. 降血糖作用

何首乌提取物可降低糖尿病胰岛素抵抗大鼠的血糖、空腹胰岛素、胰岛素抵抗指数水平，上升肝细胞膜上 InsR 基因的表达，促进葡萄糖的摄取与利用。何首乌二苯乙烯氧苷可抑制 SGLT2 和 α–葡萄糖苷酶的活性，具有一定的降血糖和促尿糖活性。

6. 防治骨质疏松作用

何首乌提取物对骨微结构和骨生力学性能有改善作用，具有防治骨质疏松作用。

7. 保肝作用

何首乌二苯乙烯苷可抑制急性酒精性引起的血清、肝脏转氨酶活性升高，促进机体抗氧化活性从而抑制酒精诱导的氧化应激，对酒精性肝损伤具有保护作用；可降低小鼠的肝脏重量系数及血清中 ALT、AST 的活性和 TG 的含量，提高 SOD、GSH–Px、CAT 的活性，拮抗酒精引起的 GSH 耗竭，可使 GSH 含量恢复至正常水平。

## 【参考文献】

［1］任智晶，罗武，朱丽英，等. 何首乌下调 1 型糖尿病大鼠 MLCK 表达及其对认知功能的影响［J］. 时珍国医国药，2015，26（6）：1314-1316.

［2］王娅，闫丽娜，孙甜甜，等. 何首乌多糖的结构表征及其免疫调节活性研究［J］. 中草药，2019，50（10）：2290-2295.

［3］Yang H J, Kim M J, Kang H J, et al. Immunomodulating properties of *Polygonum multiflorum* extracts on cyclophosphamide-induced immunosuppression model［J］. Indian Journal of Pharmaceutical Sciences, 2018, 80（4）: 749-755.

［4］Zhou M R, Li J, Wu J K, et al. Preventive effects of *Polygonum multiflorum* on glucocorticoid-induced osteoporosis in rats［J］. Experimental and therapeutic medicine, 2017, 14（3）: 2445-2460.

［5］Wu J K, Li J, Yu Y J, et al. Preventive effects of *Polygonum multiflorum* on glucocorticoid-induced osteoporosis in male rats［J］. Journal of Orthopaedic Translation, 2016（7）: 133-133.

［6］范迎赛，李琴，高宗勤，等. 制何首乌水提液对小鼠成骨细胞 MC3T3-E1 增殖、分化及 OPG-RANKL mRNA 表达的影响［J］. 动物医学进展，2015，36（8）：67-70.

［7］周满如，李近，吴敬开，等. 何首乌对泼尼松致大鼠股骨微结构及生物力学改变的预防作用［J］. 中国药理学通报，2015，31（9）：1273-1279.

［8］程凯，张慧俭，陈玉龙，等. 何首乌多糖抗小鼠疲劳的效应机制［J］. 中国老年学杂志，2016，36（24）：6054-6055.

［9］Meng Y K, Li C Y, Li R Y, et al. Author Correction：Cis-stilbene glucoside in *Polygonum multiflorum* induces immunological idiosyncratic hepatotoxicity in LPS-treated rats by suppressing PPAR-γ［J］. Acta pharmacologica Sinica, 2020, 42（10）: 1723-1724.

［10］洪雪琪，张翼，戴惠军，等. 何首乌单体成分对肝组织及细胞损伤的研究［J］. 中华老年医学杂志，2020，39（7）：834-839.

［11］付琪备.何首乌及其制剂导致药物性肝损伤的临床和流行病学研究［D］.重庆：重庆医科大学，2020.

［12］Yan Y，Shi N，Han X Y，et al. UPLC/MS/MS-based metabolomics study of the hepatotoxicity and nephrotoxicity in rats induced by *Polygonum multiflorum* Thunb.［J］. ACS omega，2020，5（18）：10489-10500.

［13］鲍依琪，沈芳，李杨蕾，等.何首乌醇提取物对人正常肝细胞 L02 的毒性作用及其机制［J］.中国实验方剂学杂志，2020，26（10）：23-28.

［14］王梦琦，杨宏曦，康硕，等.何首乌饮对衰老大鼠肝脏胰岛素信号通路的影响［J］.贵州中医药大学学报，2020，42（1）：17-20，32.

［15］Wang Q，Zhang Q H，Wen H R，et al. Study on potential hepatotoxicity of main monomers of *Polygonum multiflorum* based on liver micro-tissue［J］. China journal of Chinese materia medica，2020，45（12）：2954-2959.

［16］王子建，李浩，李登科，等.何首乌水提取物及其主要成分对人肝细胞 L02 中 CYP1A2、CYP2C9 和 CYP2E1 mRNA 表达的影响［J］.中草药，2017，48（23）：4912-4920.

［17］贺兰芝，尹萍，孟雅坤，等.PPAR-γ 依赖的何首乌免疫性特异质肝损伤机制研究［J］.药学学报，2017，52（7）：1027-1032.

［18］邵安宁，周梦倩，钱雨虹，等.何首乌有效成分抗急性酒精性肝损伤的作用研究［J］.中华中医药学刊，2016，34（7）：1650-1653.

［19］易传安，唐根云，刘立亚，等.何首乌提取物减轻大鼠脑缺血再灌注损伤和上调脑内 UCP4 蛋白水平［J］.中国组织化学与细胞化学杂志，2018，27（6）：542-547.

［20］史永恒，袁欣，党明，等.何首乌中二苯乙烯氧苷降血糖靶点筛选及体内外降血糖活性研究［J］.中草药，2019，50（18）：4378-4383.

［21］李茜茜，李飞，郎修远，等.何首乌苷通过激活 BDNF/TrkB 信号通路拮抗 $H_2O_2$ 诱导的大鼠海马神经元氧化损伤［J］.天然产物研究与开发，2019，31（7）：1163-1169.

［22］李敏，黄小梅，谈文林.何首乌中蒽醌类物质提取及抗氧化活性研究［J］.食品研究与开发，2018，39（14）：41-45.

［23］李妹娟，王和生，王通渤，等.制何首乌中大黄素对 ApoE$^{-/-}$ 小鼠动脉粥样硬化模型中 JAK2/STAT3 通路的影响［J］.中国实验方剂学杂志，2018，24（18）：101-106.

［24］Xian Z，Liu Y，Xu W J，et al. The Anti-hyperlipidemia effects of raw Polygonum multiflorum extract in vivo［J］. Biological and Pharmaceutical Bulletin，2017，40（11）：1839-1845.

［25］唐进法，张帆，李宇辉，等.何首乌乙酸乙酯提取物对秀丽线虫的抗衰老作用研究［J］.中国药房，2017，28（4）：493-496.

［26］钱小东，黄伟.何首乌茎叶总黄酮的提取及其抗运动疲劳作用［J］.食品研究与开发，2017，38（3）：66-69，80.

# 龙眼肉 Lwgnganq

【别名】桂圆、元肉、比目、亚荔枝、圆眼、蜜脾。

【来源】为无患子科植物龙眼 *Dimocarpus longan* Lour. 的假种皮。

【生境分布】栽培于堤岸和园圃。在广西主要分布于灵山、大新、贵港、博白、邕宁等地，广东、云南、四川、福建等亦有栽培。

【性味功能】甘，温。调龙路，补血虚，安神。用于心悸、失眠、血虚、气虚。

【用法用量】内服 9 ～ 15 g，水煎服。

【现代药理学研究】

1. 抗疲劳作用

龙眼肉水提取物具有抗疲劳作用，可降低小鼠体重增长率，延长常压缺氧条件下小鼠的存活时间和负重游泳时间，提高肝糖原的储备量，降低小鼠游泳后血尿素氮和血乳酸水平，增强小鼠血清 SOD 的活性，降低 MDA 的含量，加速氧自由基的清除，增强小鼠的抗氧化能力，减轻机体的氧化损伤，调节机体的代谢状态，提高小鼠的运动能力。

2. 神经细胞保护作用

龙眼肉具有神经细胞保护作用。龙眼肉水提取物和正丁醇提取物可提高 Aβ 诱导的神经细胞损伤的细胞存活率和 SOD 活力，抑制 $H_2O_2$ 诱导损伤的早期细胞凋亡。龙眼肉乙酸乙酯提取物可减少 $H_2O_2$ 诱导的神经细胞氧化损伤的各期细胞凋亡及坏死。

3. 记忆改善作用

龙眼肉水提取物对东莨菪碱所致的大鼠学习记忆获得性障碍具有改善作用，可提高 SOD 和 GSH-Px 的活性，降低 MDA 的含量，改善东莨菪碱所致细胞结构和功能的损伤。

## 【参考文献】

[1] Li H Y, Lei T R, Zhang J H, et al. Longan (*Dimocarpus longan* Lour.) Aril ameliorates cognitive impairment in AD mice induced by combination of D-gal/AlCl₃ and an irregular diet via RAS/MEK/ERK signaling pathway [J]. Journal of Ethnopharmacology, 2021 (267): 102-106.

[2] 梁洁, 金青青, 黄团心, 等. 龙眼叶乙酸乙酯提取物对 2 型糖尿病大鼠降血糖作用机制的研究 [J]. 中华中医药杂志, 2019, 34 (2): 563-568.

[3] 孙菡峥, 孙培冬. 龙眼核多酚的提取分离及抗氧化性能研究 [J]. 食品与发酵工业, 2019, 45 (9): 197-201.

[4] 梁洁, 黄春燕, 等. 龙眼叶化学成分对 α- 葡萄糖苷酶的抑制活性及构效关系研究 [J]. 时珍国医国药, 2018, 29 (9): 2104-2107.

# 🌱 地黄 Maenzsiengjdeih

【别名】生地、生地黄、熟地。

【来源】为玄参科植物地黄 *Rehmannia glutinosa* Libosch. 的块根。

【生境分布】主要为栽培品，我国大部分地区均有栽培。

【性味功能】生地黄：甘、苦，寒。清热生津，润燥，凉血，止血。用于阴虚发热、津伤口渴、咽喉肿痛、血热吐血、尿血、便血、鼻子出血、便秘、斑疹。熟地黄：甘，微温。滋阴补肾，补血调经。用于肾虚头晕、耳鸣、腰膝酸软、心悸、盗汗、失眠、潮热、遗精、月经不调、血虚萎黄。

【用法用量】内服 10～50 g，煎汤。

【现代药理学研究】

1. 止血作用

地黄醇提取物有促进凝血作用，生药能缩短出血时间。

2. 保护心肌作用

地黄可增加衰弱心脏的收缩能力。地黄多糖对 $H_2O_2$ 诱导的乳鼠心肌细胞损伤具有保护作用，可改善抗氧化酶活性、抑制氧化应激损伤，调节凋亡相关基因的表达，抑制炎症反应；可使乳鼠心肌细胞形态好转，升高细胞的存活率，降低 AST、CPK、LDH 的活性和 TNF-α、IL-1、IL-6、MDA 的含量，增加细胞中 SOD、CAT 的活性，上调 Bcl-2 mRNA 的表达，下调 Bax mRNA 的表达，抑制细胞凋亡、降低凋亡率。

3. 保肝作用

地黄可调控 TGF-β1 信号通路，抑制 MMP-9 降解细胞外基质，抑制 A549 人肺泡上皮细胞的上皮间质转化，抑制细胞增殖。

4. 其他药理作用

地黄制剂能消退大鼠实验性、甲醛性关节炎所致的肿胀。

地黄对须疮癣菌、石膏样小芽孢癣菌、羊毛状小芽孢癣菌等均有抑制作用；可抑制实验性高血糖，也能使正常家兔血糖下降。

地黄浸膏静注后有利尿作用，利尿机制与强心作用及扩张肾血管有关。

## 【参考文献】

［1］李建生，任周新，余海滨，等.地黄对人肺泡上皮细胞间质转化的抑制作用［J］.中药药理与临床，2016，32（2）：154-157.

［2］王志江，魏国栋，马思缇.地黄多糖的化学和药理作用研究进展［J］.中国实验方剂学杂志，2015，21（16）：231-235.

［3］孟剑锋.地黄多糖对 $H_2O_2$ 诱导乳鼠心肌细胞损伤的保护作用及其机制研究［J］.中药药理与临床，2016，32（1）：90-95.

［4］朱敏丰.地黄多糖对局灶性脑缺血小鼠线粒体过氧化损伤的影响［J］.中药药理与临床，2015，31（2）：40-43.

［5］王君明，郭晓娜，冯卫生，等.地黄多糖和寡糖的药理作用研究进展［J］.中国老年学杂志，2015，35（22）：6603-6605.

［6］李红伟，孟祥乐.地黄化学成分及其药理作用研究进展［J］.药物评价研究，2015，38（2）：218-228.

［7］付国辉，杜鑫.地黄化学成分及药理作用研究进展［J］.中国医药科学，2015，5（15）：39-41.

［8］李慧芬.地黄药理作用和临床应用概况［J］.药学研究，2014，33（6）：345-347.

［9］王玉红，程霞，陈光辉.地黄化学成分研究及治疗心血管疾病的临床应用［J］.中西医结合心脑血管病杂志，2009，7（12）：1450-1452.

［10］张西强.近年来地黄的研究概况［J］.中国中医药现代远程教育，2015，13（16）：136-137.

［11］胡玉乐，李毅，张治祥.熟地黄的鉴定与药理作用［J］.养生保健指南，2019（32）：334.

［12］陈思琦，李佳欣，吴鑫宇，等.熟地黄的药理学研究进展［J］.化学工程师，2019，33（11）：46-50.

［13］申文玲，彭相君，于丽萍.熟地黄活性成分药理作用的相关研究［J］.临床医药文献电子杂志，2019，6（85）：194.

［14］朱妍，徐畅.熟地黄活性成分药理作用研究进展［J］.亚太传统医药，2011，7（11）：173-175.

# 鸡血藤 Gaeulwedgaej

【别名】三叶鸡血藤、血藤。

【来源】为豆科植物密花豆 *Spatholobus suberectus* Dunn 的藤茎。

【生境分布】生于深山沟林中。广西各地均有分布，云南、贵州、四川亦有分布。

【性味功能】苦、甘，微热。通龙路、火路，补血虚，除湿毒。用于血虚、月经不调、肢体麻木、偏瘫、痹病。

【用法用量】内服 10～20 g，煎汤。

【现代药理学研究】

1. 补血活血、抗血小板聚集作用

鸡血藤乙酸乙酯活性部位可刺激骨髓抑制小鼠造血祖细胞的增殖，缓解由照射引起的造血祖细胞内源性增殖缺陷，进而促进骨髓抑制小鼠外周血象的恢复。鸡血藤总黄酮具有抗花生四烯酸诱导的血小板聚集作用。鸡血藤浸膏、鸡血藤总黄酮可降低血小板聚集率。

### 2. 镇静催眠作用

鸡血藤水提取物可减少小鼠自主活动次数，增加阈下剂量戊巴比妥钠致小鼠睡眠的只数，延长阈上剂量戊巴比妥钠致小鼠睡眠的时间，具有镇静、催眠作用。

### 3. 抗抑郁作用

鸡血藤水提取物能缩短小鼠悬尾不动时间和游泳不动时间，但对小鼠自主活动无明显影响；能缩短抑郁大鼠游泳不动时间，降低抑郁大鼠海马组织中 TNF-α 和 IL-1β 的水平，减少抑郁大鼠皮层和海马中 NF-κB p65 的表达，具有抗抑郁作用。

### 4. 抗辐射作用

鸡血藤醇提取物对亚急性辐射损伤小鼠有保护作用，促进造血、抗氧化损伤、抗细胞凋亡；可促进辐射小鼠外周血象的恢复，增加胸腺和脾脏的脏器指数，提高 SOD 和 GSH-Px 的活性，降低 MDA 的水平，促进骨髓造血祖细胞的增殖分化，增加骨髓腔内细胞数量，减轻立体支架结构损伤，改善造血微环境；抑制骨髓细胞凋亡，使凋亡相关蛋白 Bcl-2 的表达上调，Cleaved、Caspase-3 和 Bax 的表达下调；激活小鼠脾脏中 JAK/STAT 信号通路，抑制脾脏细胞凋亡，对辐射损伤小鼠脾脏具有一定的修复能力。

### 5. 抗肿瘤作用

鸡血藤水提取物对人肺腺癌 A549 细胞、人肠腺癌 HT-29 细胞等多种肿瘤细胞的增殖具有一定的抑制作用。鸡血藤提取物可抑制肿瘤生长，提高小鼠的生命延长率，提高 NK 和 LAK 细胞的活性，提高机体免疫细胞的杀伤机制。鸡血藤黄酮可抑制小鼠 Lewis 肺癌细胞，提高红细胞、白细胞和血小板的含量，减轻化疗药导致的骨髓抑制，促进肿瘤细胞死亡。鸡血藤鞣质对宫颈癌 HeLa 细胞株有抑制作用，可促进细胞凋亡。

### 6. 保肝作用

鸡血藤提取物干预的慢性酒精性肝病大鼠血清中 ALT、AST、TG、TC 水平和肝组织中 MDA 含量的降低，同时肝组织中 SOD、GSH-Px 的活性升高，保护肝细胞免受自由基损伤。鸡血藤黄酮可降低 $CCl_4$ 对 HL7702 细胞活性的损害，抑制 $CCl_4$ 损伤后细胞中 ALT、AST、MDA 和 LDH 的水平，对肝细胞损伤具有保护作用。

## 【参考文献】

[1] 刘钰萍，贾雷，张锋，等. 不同来源鸡血藤化学特征与抗肿瘤作用差异研究 [J]. 中药药理与临床，2020，36（2）：136-140.

[2] 尹小明，赵诗云，饶丽华，等. 鸡血藤不同成分抗 AA 诱导的血小板聚集作用的实验研究

［J］.实验与检验医学，2016，34（4）：422-424.

［3］董宪喆，王琪珊，牛可，等.鸡血藤醇提取物及其活性成分儿茶素对辐射损伤小鼠脾脏 JAK/STAT 通路的影响［J］.中国药物应用与监测，2018，15（2）：72-76，84.

［4］谭潇，董宪喆，郭代红，等.鸡血藤醇提取物及其活性成分儿茶素抗辐射作用及机制研究［J］.中国中药杂志，2016，41（9）：1718-1724.

［5］刘屏，王东晓，陈桂芸，等.鸡血藤单体化合物对造血祖细胞增殖的调控作用研究［J］.中国药理学通报，2007，23（6）：741-745.

［6］秦双双，朱艳霞，韦坤华，等.鸡血藤的本草沿革与黄酮类成分及其药理学研究进展［J］.中国中药杂志，2018，43（11）：2216-2223.

［7］滕婧，梁敬钰，陈莉.鸡血藤的研究进展［J］.海峡药学，2015，27（3）：1-6.

［8］官杰，冯兴中，刘剑刚.鸡血藤防治动脉硬化相关药理作用的研究进展［J］.中药新药与临床药理，2019，30（3）：385-389.

［9］亢泽春，刘少华，高聪.鸡血藤总黄酮对酒精性肝损伤的保护作用及机制［J］.中国老年学杂志，2013，33（23）：5951-5953.

［10］南楠，张甘霖，王笑民.鸡血藤抗肿瘤作用研究现状［J］.中华中医药杂志，2014，29（8）：2563-2566.

［11］黄新炜，李宝强，王秀华，等.鸡血藤水提取物的镇静、催眠作用研究［J］.西安文理学院学报（自然科学版），2009（1）：62-64.

［12］张爱文，何彩美，钟晶，等.鸡血藤提取物的制备及药理毒理研究［J］.中兽医医药杂志，2011（3）：20-22.

［13］周柳芳，黄照河，杨彩艳，等.鸡血藤提取物抗动脉粥样硬化的研究进展［J］.微创医学，2020，15（2）：216-219.

［14］秦建鲜，黄锁义.鸡血藤药理作用的研究进展［J］.时珍国医国药，2014，25（1）：180-183.

［15］王妮佳，王嘉亿，孟宪生，等.基于 3D 微流控芯片分析鸡血藤总鞣质对官颈癌细胞 HeLa 的药理作用［J］.中国实验方剂学杂志，2019，25（2）：103-108.

［16］张雅琪，陈家宝，梁宁.壮药鸡血藤药理作用及临床应用研究进展［J］.亚太传统医药，2018，14（5）：23-26.

［17］李娜，李晶磊.鸡血藤水提取物的镇静催眠作用研究［J］.中国科技纵横，2011（20）：325.

［18］曹斌，李冬梅，韦桂宁，等.鸡血藤水提取物抗抑郁作用研究［J］.中药材，2017，40（9）：2172-2176.

［19］梁田，郝文立，甘永康，等.鸡血藤水提取物对糖尿病足模型大鼠炎症因子的影响［J］.天津药学，2020，32（1）：1-3.

［20］李雪，李萍，王燕，等.鸡血藤在银屑病中的应用及现代研究进展［J］.中华中医药学刊，2018，36（2）：360-364.

［21］卢识礼，吴柏毅，肖宗崇，等.鸡血藤醇提取物对高脂血症大鼠血脂及抗脂质过氧化作用的
影响［J］.广州中医药大学学报，2017，34（3）：387-390.

［22］吴磊，颜曼，邱春玉.鸡血藤醇提取物对小鼠炎性痛的影响［J］.湖北科技学院学报（医学
版），2019，33（6）：461-464.

［23］刘仰斌，张志花.鸡血藤提取物对酒精性肝病大鼠的保护作用［J］.牡丹江医学院学报，
2016，37（5）：12-14.

［24］刘仰斌，张志花.鸡血藤提取物对脑缺血再灌注损伤大鼠ATP酶活性影响的实验研究
［J］.牡丹江医学院学报，2017，38（1）：12-15.

［25］黄诗琦，韦雅妮，赵雨川，等.鸡血藤总黄酮对大肠埃希菌败血症的治疗作用［J］.中国畜
牧兽医，2019，46（5）：1541-1550.

［26］陈海兰，赵尉丹，付远妨，等.鸡血藤总黄酮抗炎活性的研究［J］.黑龙江畜牧兽医（上半
月），2017（6）：211-213，216.

# 第三节 补阴药

 ## 旱莲草 Caekleknaz

【别名】墨旱莲、莲子草、白花蟛蜞草、墨斗草、黑墨草、墨汁草。

【来源】为菊科植物鳢肠 *Eclipta prostrata*（L.）Linn. 的全草。

【生境分布】生于沟边草丛、水田埂等较阴湿处。广西各地均有分布，辽宁、河北、陕西以及华东、中南、西南等地区亦有分布。

【性味功能】甘、酸，凉。滋补肝肾，清热解毒，凉血止血。用于吐血、衄血、尿血、便血、血崩、慢性肝炎、肠炎、痢疾、小儿疳积、肾虚耳鸣、发白、神经衰弱、湿疹、疮疡、创伤出血。

【用法用量】内服 20～50 g，水煎服。外用适量，捣敷。

【现代药理学研究】

1. 止血作用

墨旱莲水提取物对热盛胃出血小鼠具有止血作用，可以减少胃黏膜出血点，升高血小板积聚率。

2. 免疫增强作用

旱莲草可增强机体非特异性免疫功能和细胞免疫功能。旱莲草水提取物可增加小鼠胸腺重量指数，提高小鼠碳粒廓清速率及外周血中白细胞数目，增加2,4-二硝基氯苯所致小鼠耳郭肿胀及绵羊红细胞所致的迟发型足跖肿胀，提高小鼠外周血中T淋巴细胞的百分率，可抑制环磷酰胺及氢化可的松诱导的小鼠胸腺细胞凋亡，具有免疫调节作用。

### 3. 抗炎作用

旱莲草水煎剂对巴豆油所致的小鼠耳郭肿胀、醋酸引起的小鼠腹腔毛细血管通透性增高以及组织胺引起的大鼠皮肤毛细血管通透性增高均有抑制作用；对角叉菜胶、甲醛所致大鼠足跖肿胀也有抑制作用，摘除双侧肾上腺后其抗炎作用仍然存在。旱莲草可抑制大鼠棉球肉芽组织增生，减少角叉菜胶所致胸腔渗出液中白细胞的数量及炎性组织中 PGE 的含量，对多种致炎剂引起的组织水肿、炎症以及慢性炎症均具有抑制作用。

### 4. 抗蛇毒作用

墨旱莲提取液对短尾蝮蛇毒、蛇岛蝮蛇毒、白眉蝮蛇毒或尖吻蝮蛇毒所致大鼠足跖肿胀和短尾蝮蛇毒引起的棉球肉芽肿具有抑制作用，对短尾蝮蛇毒、蛇岛蝮蛇毒、白眉蝮蛇毒及尖吻蝮蛇毒引起的炎症和出血具有抑制作用。

### 5. 调血脂作用

旱莲草水提取物具有调节血脂、保护血管内膜的作用。旱莲草提取物能降低高同型半胱氨酸血症大鼠血清中 Hcy、TG、TC、ET、$TXB_2$ 的水平，升高 NO 的水平，调节 NO/ET 的比例和血脂水平，对高同型半胱氨酸 Hcy 所致的血管内皮损伤具有保护作用。

### 6. 记忆改善作用

旱莲草可延长 D-半乳糖联合双侧海马注射 $A\beta_{25-35}$ 所致老年痴呆大鼠的逃避潜伏期，降低错误次数，维持海马中锥体细胞的正常形态结构，较少细胞脱失；升高 NE、DA 和 5-HT 的水平，增强 ChAT 的活性，降低 AChE 的活性，改善海马神经元的形态结构，减少神经元细胞丢失，改善海马单胺类神经递质和胆碱能神经递质的代谢，改善老年痴呆模型大鼠的学习记忆功能。

### 7. 抗氧化作用

旱莲草总黄酮可清除活性氧自由基，对卵磷脂脂质过氧化和 DNA 氧化损伤有抑制作用。墨旱莲黄酮可增强小鼠血清中 SOD、GSH-Px 的活性，降低 MDA 的含量，有效地清除羟自由基和超氧自由基，具有抗自由基及体内抗氧化的作用。

## 【参考文献】

[1] 王爱梅，耿若君，李弋，等.旱莲草对老年痴呆模型大鼠学习记忆及海马神经递质的影响 [J].中国中医基础医学杂志，2016，22（3）：332-335.

[2] 黄川锋，秦玖刚，王爱梅，等.旱莲草水提取物对高同型半胱氨酸血症大鼠血脂及血管内膜的影响 [J].中国临床药理学杂志，2015，31（10）：882-885.

[3] 王雪梅，张建胜，戴云，等.旱莲草总黄酮的提取及其体外抗氧化活性研究 [J].时珍国医国药杂志，2009，20（2）：356-358.

[4] 程敏，胡选生，程楠，等.墨旱莲石油醚提取物对 STZ 糖尿病大鼠生化指标及肾组织病理学的

影响［J］.中国药理学通报，2018，34（3）：407-411.

［5］许小华，郝鹏飞，杨云，等.墨旱莲多糖对正常小鼠免疫功能的实验研究［J］.中国实验方剂学杂志，2010，16（5）：181-182.

［6］刘雪英，王庆伟，蒋永培，等.墨旱莲乙酸乙酯总提物对正常小鼠免疫功能的影响［J］.中草药杂志，2002，33（4）：341-343.

［7］翁玉芳，唐政英，陈丽丽，等.墨旱莲对环磷酰胺引起染色体损伤的防护作用［J］.中药材，1992，15（12）：40-41.

［8］刘艳秋，马慧朋.墨旱莲提取物调控RANKL/RANK/NF-kappaB途径抑制破骨细胞骨吸收活性［J］.中华中医药杂志，2017，32（2）：774-777.

［9］刘幸，吴爱辉，刘云霞，等.墨旱莲对高脂喂养小鼠调血脂作用的影响［J］.中国药师，2019，22（10）：1783-1787.

［10］席庆菊.墨旱莲的化学成分、药理作用、加工炮制及临床应用研究进展［J］.中国处方药，2018，16（8）：15-17.

［11］方悦，李熙晨，张朝凤.墨旱莲化学成分与药理活性的研究进展［J］.海峡药学，2015，27（6）：1-3.

［12］施嫣嫣，张丽，丁安伟.墨旱莲化学成分及药理作用研究［J］.吉林中医药，2011，31（1）：68-70.

［13］李娟，王玉香.墨旱莲化学成分及药理作用研究概况［J］.中国药师，2010，13（8）：1193-1194.

［14］庄晓燕，杨菁，王怡薇，等.墨旱莲对胸腺细胞凋亡影响的研究［J］.数理医药学杂志，2010，23（2）：228-230.

［15］石变华，庄晓燕，白秀珍.墨旱莲水煎剂延缓肝脏衰老作用的研究［J］.数理医药学杂志，2010，23（3）：336-339.

［16］李春洋，白秀珍，杨学东.墨旱莲提取物对肝保护作用的影响［J］.数理医药学杂志，2004，17（3）：249-250.

［17］何风，李明子，袁彬，等.墨旱莲水煎剂对卡铂致小鼠血小板减少的治疗研究［J］.中医药学报，2012，40（1）：30-32.

［18］王怡薇，周庆峰，白秀珍.墨旱莲水煎剂对DTH和血清溶血素抗体的影响［J］.锦州医学院学报，2003，24（6）：28-29.

［19］庄晓燕，杨菁，李华侃，等.热盛胃出血小鼠模型的制作及墨旱莲对其止血作用机制的研究［J］.数理医药学杂志，2010，23（1）：31-33.

［20］林朝朋，芮汉明，许晓春.墨旱莲黄酮类提取物抗自由基作用及体内抗氧化功能的研究［J］.军事医学科学院院刊，2005（29）：344-345，362.

# 🌱 黄精 Ginghswj

【别名】野仙姜、老虎姜、山姜、大黄精、山捣白。

【来源】为百合科植物滇黄精 *Polygonatum kingianum* Coll. et Hemsl.、黄精 *Polygonatum sibiricum* Red. 或多花黄精 *Polygonatum cyrtonema* Hua 的根茎。

【生境分布】生于山坡林下或灌木丛中，或栽培。在广西主要分布于百色，全国其他地区亦有分布。

【性味功能】甘，平。补虚，强筋骨。用于肺痨咳血、病后体虚、阴虚内热、风湿骨痛、消渴、高血压。

【用法用量】内服 9 ～ 15 g，水煎服。

【现代药理学研究】

1. 滋阴作用

黄精具有滋阴作用，对长期超负荷游泳致阴虚模型大鼠的行为学指标、免疫功能、环核苷酸系统均有改善作用，可改善五心烦热、形体消瘦、腰膝酸软、免疫功能低下、环核苷酸系统紊乱等阴虚证候。黄精水提取物可增加阴虚模型大鼠的体重和抓力，降低面温及痛阈敏感性，升高血清中 IgA、IgM、IgG、IL-6 和 IL-2 的水平，降低血浆中 cAMP 的含量及 cAMP/cGMP 的比值。

2. 心肌缺血保护作用

黄精醇提取物可降低异丙肾上腺素致心肌缺血大鼠心脏组织中 AST、CK、LDH 的活性，提高结扎大鼠冠状动脉左前降支大鼠心脏组织中 SOD 的活性，降低 MDA 及心肌总钙水平，对心肌缺血具有一定的保护作用。黄精多糖对缺氧／复氧诱导的 H9c2 心肌细胞损伤具有保护作用，可抑制心肌细胞凋亡。

3. 抗疲劳作用

黄精提取物可提升正常小鼠抗疲劳能力，清除小鼠代谢过程中产生的自由基。黄精多糖可延长小鼠游泳时间，提高小鼠的运动耐力，增强其抗疲劳作用。

4. 保肝作用

黄精多糖对小鼠运动性肝组织损伤有一定的保护作用，可抑制过度训练引起的肝组织自由基水平升高，提高抗氧化酶的活性，调节 iNOS、eNOS 的活性，平衡 NO 的生成量，提高 $Na^+/K^+$-ATP、$Ca^{2+}/Mg^{2+}$-ATP 的活性，保持较高的能量供给，维持细胞内外 $Na^+$、$K^+$、$Ca^{2+}$、$Mg^{2+}$ 的正常分布与运转。

5. 降血糖、血脂作用

黄精多糖可降低糖尿病大鼠的血糖和血脂，减轻肝细胞脂肪变性；对 1 型糖尿病大鼠的心肌炎症有保护作用，可降低 SREBP-1c 和 SCD-1 的表达，调节糖代谢，降低血糖和血脂，抑制炎性反应。

### 6. 抗肿瘤作用

黄精多糖对肝癌 H22 移植瘤小鼠具有抑瘤作用，可影响细胞周期分布，将肿瘤细胞阻滞于 $G_0/G_1$ 期，增加 $G_0/G_1$ 期细胞，减少 $G_2/M$ 期细胞，抑制细胞增殖，激活 Caspase 系统径诱导肿瘤细胞凋亡。

### 7. 抗骨质疏松作用

黄精多糖具有抗骨质疏松的作用，可增加骨组织中 GPR48、BMP-2 及骨代谢因子的含量，提高骨质疏松症骨折大鼠的生物力学性能及骨密度，延缓骨质疏松症的进展。

## 【参考文献】

[1] 周建波，李晶，张梅.黄精多糖的生物活性及其药理作用综述［J］.昆明学院学报，2020，42（3）：93-98.

[2] 李亚霖，周芳，曾婷，等.药用黄精化学成分与活性研究进展［J］.中医药导报，2019，25（5）：86-89.

[3] 秦臻，韦正新，许键炜.黄精对衰老大鼠内皮祖细胞 DNA 损伤检测点 ATM/ATR 通路的影响［J］.中药新药与临床药理，2019，30（5）：529-534.

[4] 施吉祥，徐希明，余江南.黄精多糖提取工艺、结构及药理活性研究进展［J］.中国野生植物资源，2019，38（2）：36-42.

[5] 赵文莉，赵晔，Yiider Tseng.黄精药理作用研究进展［J］.中草药，2018，49（18）：4439-4445.

[6] 涂明锋，叶文峰.黄精的药理作用及临床应用研究进展［J］.宜春学院学报，2018，40（9）：27-31.

[7] 王艳娇，李培霞.黄精总皂苷药理作用及其提取方法研究进展［J］.医药卫生（文摘版），2018（8）：168.

[8] 刘宇航，李培霞，王艳娇.黄精中多糖药理作用的研究进展［J］.科教导刊（电子版），2018（3）：281.

[9] 李晓明.黄精化学成分及药理作用的研究［J］.生物化工，2018，4（2）：138-139，145.

[10] 雷升萍，龙子江，施慧，等.黄精多糖对缺氧复氧诱导 H9c2 心肌细胞损伤的保护作用［J］.中药药理与临床，2017，33（1）：102-106.

[11] 张忠英，王国贤，陈婷婷，等.黄精多糖对糖尿病大鼠心肌纤维化影响［J］.中国公共卫生，2016，32（6）：807-810.

[12] 齐聪聪，黄晓芹.黄精对造血系统药理作用的研究进展［J］.中国民族民间医药杂志，2015，24（24）：21-23.

［13］陈婷婷，王国贤，付婷婷，等.黄精多糖对 I 型糖尿病大鼠心肌炎症的保护作用［J］.中药药理与临床，2015，31（4）：86-90.

［14］赵宏丽，许燕，赵红岩，等.黄精多糖对 2 型糖尿病大鼠 SREBP-1c 和 SCD-1 蛋白表达的影响［J］.中药药理与临床，2015，31（1）：106-109.

［15］段华，王保奇，张跃文.黄精多糖对肝癌 H$_{22}$ 移植瘤小鼠的抑瘤作用及机制研究［J］.中药新药与临床药理，2014，25（1）：5-7.

［16］朱烨丰，刘季春，何明.黄精多糖预处理对乳鼠心肌细胞缺氧/复氧损伤的保护作用［J］.南昌大学学报（医学版），2010，50（3）：29-32.

［17］公惠玲，李卫平，尹艳艳，等.黄精多糖对链脲菌素糖尿病大鼠降血糖作用及其机制探讨［J］.中国中药杂志，2009，34（9）：1149-1154.

［18］龚莉，向大雄，隋艳华.黄精醇提取物对心肌缺血大鼠心脏组织中 AST、CK、LDH 等活性及心肌坏死病理变化的影响［J］.中医药导报，2007，13（6）：99-101.

［19］张磊，曾高峰，宗少晖，等.黄精多糖防治绝经后骨质疏松症的分子机制［J］.中国组织工程研究，2018，22（4）：493-498.

［20］叶松庆，李永全.黄精多糖对骨质疏松性骨折大鼠骨修复及骨代谢因子的影响［J］.中国临床药理学杂志，2019，35（18）：2128-2131.

［21］卢焕俊，刘思源，李香兰.黄精提取液对正常小鼠抗疲劳能力的影响及机制探讨［J］.山东医药，2014，54（27）：39-41.

［22］吴柳花，吕圭源，李波，等.黄精对长期超负荷游泳致阴虚内热模型大鼠的作用研究［J］.中国中药杂志，2014，39（10）：1886-1891.

［23］黎健民.黄精多糖对力竭训练小鼠肝组织损伤的保护作用［J］.基因组学与应用生物学，2016，35（5）：1036-1041.

［24］吴燊荣，李友元，肖洒.黄精多糖调脂作用的实验研究［J］.中国新药杂志，2003，12（2）：108-110.

# 🌱 乌龟 Bajbyaj

【别名】草龟。

【来源】为龟科动物乌龟 Chinemys reevesii（Gray）的肉、壳。

【生境分布】多群居，常栖息于川泽湖池中。广西各地均有分布，长江以南各地区亦有分布。

【性味功能】甘、咸，平。补阴降火，益阴补血。用于肺痨吐血、久咳咯血、血痢、痔疮出血、筋骨疼痛。

【用法用量】内服 50～100 g，煎汤服。

【现代药理学研究】

滋阴作用

乌龟提取物对甲亢型阴虚小鼠有明显的滋阴作用。乌龟提取物能明显降低甲状腺所致阴虚小鼠的活动量，增强耐缺氧能力以及增加胸腺、包皮腺、精囊腺重量指数。

## 【参考文献】

[1] 宣园园，黄芳，窦昌贵.乌龟提取物的滋阴作用研究 [J].南京中医药大学学报（自然科学版），2003，19（3）：164-165.

# 第四节 补阳药

## 补骨脂 Bujguzswj

【别名】胡韭子、婆固脂、破故纸、怀故子、川故子、补骨鹅、黑固脂。

【来源】为豆科植物补骨脂 *Psoralea corylifolia* L. 的果实及种子。

【生境分布】生长于河谷、山坡、田边或溪边。广西各地均有分布，四川、云南等亦有分布。

【性味功能】辛、苦，温。补肾阳，通气道，调水道。用于泄泻、遗尿、滑精、尿频、腰痛、喘嗽、白癜风、外阴白斑。

【用法用量】内服 5 ～ 10 g，煎汤服。外用适量，水煎擦拭。

【现代药理学研究】

1. 抗炎作用

补骨脂补骨脂素、corylifol A、新补骨脂异黄酮和补骨脂酚对 LPS 刺激引起的炎症因子释放有抑制作用；corylifol A、补骨脂酚能降低 TNF-$\alpha$ 的分泌；补骨脂素、corylifol A、新补骨脂异黄酮能降低 IL-1$\beta$ 的分泌；corylifol A、新补骨脂异黄酮、补骨脂酚可降低 IL-6 的分泌。补骨脂素和异补骨脂素具有治疗和预防牙周炎的作用，可下调 Pg-LPS 诱导的人牙周膜细胞 IL-1$\beta$ 和 IL-8 mRNA 的表达，抑制 IL-1$\beta$ 和 IL-8 的分泌；可显著抑制 hPDLCs 炎症因子的表达。

2. 抗骨质疏松作用

补骨脂可降低维甲酸诱导的骨质疏松大鼠血清中碱性磷酸酶的活性，增加骨小梁数，降低骨小梁分离度，对维甲酸诱导的骨质疏松模型大鼠有治疗作用。

3. 抗肿瘤作用

补骨脂酚可抑制人肝癌细胞 HepG2 的增殖，上调 JNK 的表达，干扰肿瘤细胞的周期，诱导 HepG2 细胞凋亡，抑制肿瘤细胞的迁移和侵袭，降低肿瘤细胞的黏附能力。

4. 抑制黑素合成作用

补骨脂素可抑制黑素 A375 细胞的合成，下调 A375 细胞 TYR、TRP-1、TRP-2 及 ERK1、ERK2、JNK2 的表达，抑制黑素合成。

5. 抗皮肤衰老作用

补骨脂素可促进人皮肤成纤维细胞增殖和胶原蛋白合成，提高 ESF-1 细胞的增殖，增强 Col Ⅰ、Col Ⅲ、TIMP-1、TIMP-2 mRNA 的表达，降低 MMP-1 mRNA 的表达，具有抗皮肤衰老的作用。

# 【参考文献】

［1］张莹，吕惠子.补骨脂的化学成分和药理作用研究进展［J］.临床医药文献电子杂志，2020，7（30）：195.

［2］季宇彬，王敏，王姗，等.补骨脂二氢黄酮甲醚诱导 HepaRG 细胞损伤机制探讨［J］.中国药理学通报，2018，34（4）：544-550.

［3］刘颖，袁晓美，毕亚男，等.补骨脂对维甲酸诱导的大鼠骨质疏松的治疗［J］.实验动物科学，2018，35（1）：44-47.

［4］张郴，张小东，赵佳.补骨脂抗肿瘤作用的研究现状［J］.中外医疗，2017，36（7）：193-195.

［5］袁晓美，刘颖，毕亚男，等.补骨脂对环磷酰胺诱导大鼠外周血细胞减少的拮抗作用研究［J］.实验动物科学，2017，34（6）：34-37.

［6］汪庆飞，高家荣.补骨脂的药理作用研究进展［J］.中国妇幼健康研究，2016（S1）：256-257.

［7］柴丽娟，王安红，徐金虎，等.补骨脂4种组分对 LPS 诱导的 RAW 264.7 细胞炎症因子的影响［J］.中药新药与临床药理，2013，24（4）：360-363.

［8］吴疆，魏巍，袁永兵.补骨脂的化学成分和药理作用研究进展［J］.药物评价研究，2011，34（3）：217-219.

［9］柴丽娟，张晗，王少峡，等.中药补骨脂的药理作用研究进展［J］.海峡药学，2013，25（7）：12-14.

［10］邱蓉丽，李璘，乐巍.补骨脂的化学成分与药理作用研究进展［J］.中药材，2010，33（10）：1656-1659.

［11］张红莲，王雅楠，王建华.补骨脂的化学成分及药理活性研究概况［J］.天然产物研究与开发，2010，22（5）：909-913，918.

［12］杨荣平，寿清耀，涂永勤，等.补骨脂提取物对体外培养新生大鼠颅骨成骨细胞的影响［J］.重庆中草药研究，2008，18（1）：53.

［13］李晗，王宇光，马增春，等．补骨脂素、异补骨脂素、补骨脂二氢黄酮与异补骨脂查尔酮对
　　　CYP2B6诱导作用研究［J］.中药药理与临床，2017，33（1）：15-19.

［14］胡中花，祁永华，熊辉，等．补骨脂素对人皮肤成纤维细胞衰老相关基因的调控作用
　　　［J］.中药新药与临床药理，2015，26（6）：751-754.

［15］王帅，耿放，张明磊，等．补骨脂素对A375细胞黑素合成及相关细胞信号通路调控的研究
　　　［J］.中药新药与临床药理，2014，25（6）：704-708.

［16］鲁亚奇，张晓，王金金，等．补骨脂化学成分及药理作用研究进展［J］.中国实验方剂学杂
　　　志，2019，25（3）：180-189.

［17］龙雪，邱琬婷，曹世杰，等．补骨脂酚通过MAPK途径诱导人肝癌HepG2细胞凋亡的研究
　　　［J］.现代肿瘤医学，2020，28（5）：729-735.

# 杜仲 Gobingjhag

【别名】丝连皮、扯丝皮、思仙、玉丝皮。

【来源】为杜仲科植物杜仲 *Eucommia ulmoides* Oliv. 的树皮。

【生境分布】生于海拔 300 ～ 500 m 的低山谷地、低坡。广西各地均有分布，陕西、甘肃、江苏、浙江、河南、四川、贵州、云南等广泛栽培。

【性味功能】甘，温。通龙路、火路，补虚，强筋骨，安胎。用于痛症、血虚、崩漏、高血压。

【用法用量】内服 6 ～ 10 g，煎汤。外用适量，水煎洗。

【现代药理学研究】

1. 抗骨质疏松作用

杜仲水提取物可促进成骨细胞增殖。

2. 舒张血管作用

杜仲对大鼠肠系膜动脉血管环具有舒张作用。杜仲木脂素通过内皮依赖途径和非内皮依赖途径，促进 NO 释放和激活 $K^+$ 内流通道，促进肠系膜动脉的舒张。

3. 降血糖、血脂作用

杜仲多糖可降低小鼠空腹血糖和血脂中 TG、TC、LDL-C 的水平，升高 HDL-C 的水平、FNS 和胰岛素敏感指数，降低血清中 TNF-α、IL-8 和 IL-6 的含量，降低胰腺组织 TLR4 和 NF-κB 的表达，提高糖尿病小鼠机体的抗氧化能力，具有降血糖和降血脂的作用。

4. 抗肿瘤作用

杜仲总多糖可抑制 S180 肉瘤的生长，提高胸腺指数和脾脏指数，增加骨髓有核细胞

计数及外周血白细胞计数，拮抗环磷酰胺引起的外周血白细胞和骨髓有核细胞减少和骨髓抑制，具有抗肿瘤活性。

## 【参考文献】

［1］郭非非，唐璇，唐力英，等.基于网络药理学的杜仲不同部位功效及物质基础比较研究［J］.中国中药杂志，2020，45（8）：1800-1807.

［2］刘聪，郭非非，肖军平，等.杜仲不同部位化学成分及药理作用研究进展［J］.中国中药杂志，2020，45（3）：497-512.

［3］田涛涛，石淇允，李无阴.基于网络药理学的杜仲干预创伤性股骨头坏死作用机制研究［J］.云南中医学院学报，2019，42（4）：76-81.

［4］王娟娟，秦雪梅，高晓霞，等.杜仲化学成分、药理活性和质量控制现状研究进展［J］.中草药，2017，48（15）：3228-3237.

［5］张帅男，李煦照.杜仲化学成分及药理作用研究进展［J］.中国民族民间医药，2017，26（10）：56-61.

［6］张寒，蒋义鑫，刘欢欢，等.杜仲不同炮制品舒张血管作用比较及作用机制研究［J］.中药药理与临床，2017，33（5）：98-103.

［7］罗伟，王亚芹，冯晗，等.杜仲抗骨质疏松及其机制研究进展［J］.中国临床药理学与治疗学，2016，21（12）：1434-1440.

［8］朱福群，唐芳瑞，刘荣华.杜仲强筋健骨的药理作用及临床应用研究进展［J］.江西中医药大学学报，2015，27（4）：92-96.

［9］苏卓，郭诚，梁韬.杜仲多糖对链脲佐菌素致糖尿病小鼠的作用［J］.中国实验方剂学杂志，2016，22（14）：159-162.

［10］辛晓明，王大伟，赵娟，等.杜仲总多糖抗肿瘤作用的实验研究［J］.医药导报，2009，28（6）：719-721.

［11］王大为，高晓燕，李发美，等.杜仲对骨样细胞增殖的作用［J］.中药药理与临床杂志，2000，16（4）：24-26.

# 🌱 核桃 Haekdouz

【别名】胡桃肉、核桃仁、胡桃穰。

【来源】为胡桃科植物胡桃 *Juglans regia* L. 的种仁。

【生境分布】生于较温润肥沃的土壤中，多栽培于平地或丘陵地带。在广西主要分布于隆林、田林、乐业、凌云、那坡、柳州、临桂等地，辽宁、山东、山西、浙江、江苏、湖南等亦有分布。

【性味功能】苦、涩，平。补虚，益肝肾，通气道，调谷道。用于虚寒咳喘、腰膝酸软、遗精阳痿、小便频数、石淋、大便燥结。

【用法用量】内服 9 ～ 15 g。

【现代药理学研究】

1. 健脑益智作用

核桃可改善发育期小鼠的认知功能，提升小鼠学习与记忆的能力，提高小鼠的自主活动能力，增强探索活性，减少总探索时间、参考记忆错误次数和工作记忆错误次数；可促进发育期小鼠的脑发育，促进成年小鼠的学习记忆，提高小鼠的兴奋性及探索主动性。

2. 延缓记忆衰退作用

核桃酶解提取物可延缓老年大鼠的记忆力衰退，增加老年大鼠海马尼氏体，减少AChE 的活性，提高大脑皮质中 DA、NE 的含量，减少外周血浆中促肾上腺皮质激素和血清皮质酮的含量，延缓记忆衰退。

3. 防治阿尔茨海默病作用

核桃仁可调控 ADAM10 和 BACE1 的酶活性，激活 BDNF/TrkB 信号通路，上调 TrkB、CREB 磷酸化的水平，改善学习记忆。核桃仁丙酮提取物可提高脑组织中 ACh、ChAT 及AChE 的活性，有效降低老年痴呆模型大鼠脑内炎症因子 IL-1、IL-6 的含量，降低 Aβ 的毒性，具有防治老年痴呆的作用。

4. 抗氧化作用

核桃仁可使动物皮肤结构完整，表皮与真皮界线清晰，Hyp 的含量增高，促进胶原蛋白生成，具有抗皮肤衰老的作用。

5. 抗肿瘤作用

核桃仁对多种恶性肿瘤细胞的生长具有抑制作用。核桃仁醇提取物对骨肉瘤、乳腺癌、卵巢癌和肺癌细胞生长具有不同程度的抑制作用。胡桃醌可抑制 MMP-2、MMP-9 的表达，抑制 HeLa 细胞的增殖和侵袭。

## 【参考文献】

［1］索金红，伊勋非 . 核桃的有效成分及药理作用研究进展［J］. 赤峰学院学报（自然科学版），2009，25（10）：51-52.

［2］李钧，曲中原，邹翔，等 . 胡桃醌抗肿瘤作用研究进展［J］. 中国药理通讯，2010，27（2）：34-35.

［3］虞立霞，姚奎章，夏君霞，等 . 核桃对发育期小鼠认知功能的改善作用［J］. 营养学报，2015，37（2）：185-188.

［4］梁明，张婷，郑侠，等.核桃酶解提取物对大鼠记忆力的影响［J］.中国中医基础医学杂志，
2017，23（5）：638-641，668.

［5］胡博路，杭瑚.核桃清除活性氧自由基的研究［J］.中草药，2002，33（3）：227-228.

［6］赵行宇，侯建成，金连海，等.胡桃醌对人宫颈癌 HeLa 细胞侵袭与迁移的影响［J］.解剖学
报，2017，48（2）：160-164.

［7］史金凤，林玉萍，陈朝银，等.核桃仁酚性成分及其生物活性研究进展［J］.中成药，2018，
40（6）：1360-1364.

［8］周丽莎，朱书秀，望庐山.核桃仁提取物对老年痴呆模型大鼠 ACh、ChAT 及 AChE 活性的影
响［J］.中国医院药学杂志，2011，31（6）：446-449.

［9］陈勤，姚媛媛，徐柯乐，等.核桃仁水提取物对皮肤老化小鼠皮肤胶原纤维的作用［J］.中国
老年学杂志，2013，33（21）：5383-5385.

［10］潘建萍，钟禹霖，邓华.核桃仁乙醇提取物通过调节 BDNF/TrkB 信号通路改善阿尔兹海默病
大鼠学习记忆功能［J］.亚太传统医药，2020，16（3）：21-23.

［11］姚媛媛，陈勤.核桃仁抗小鼠皮肤衰老的实验研究［J］.中国医药科学，2011，1（19）：18，
22.

［12］周丽莎，朱书秀，王小月.核桃仁提取物对老年痴呆模型大鼠 IL-1、IL-6 含量影响的实验研
究［J］.江汉大学学报（自然科学版），2012，40（1）：89-91.

［13］江城梅，丁昌玉，赵红，等.核桃仁对大鼠体内外脂质过氧化的影响［J］.蚌埠医学院学报，
1995，20（2）：81-82.

［14］周丽莎，朱书秀，张雯娟，等.核桃仁提取物对 AD 模型大鼠海马和皮质区 ChAT、AChE 活
性的影响［J］.江汉大学学报（自然科学版），2011，39（2）：70-72.

# 🌱 仙茅 Gohazien

【别名】独茅根、茅爪子、小地棕根、黄茅参、独脚黄茅。

【来源】为石蒜科植物仙茅 *Curculigo orchioides* Gaertn. 的根茎。

【生境分布】生于林中、草地或荒坡上。在广西主要分布于永福、灌阳、贺州、藤县、
平南、桂平、容县、玉林、上思、南宁等地，浙江、福建、台湾、湖南、广东、四川等亦
有分布。

【性味功能】辛，温，有小毒。补阳虚，解寒毒，除湿毒。用于腰痛、阳痿、遗尿、
更年期综合征、腹痛、泄泻、痹病。

【用法用量】内服 3 ～ 10 g，煎汤服。

【现代药理学研究】

1. 补肾壮阳作用

仙茅各炮制品均能有效治疗大鼠肾阳虚证。仙茅水提取物对腺嘌呤所致肾阳虚大鼠下丘脑–垂体–靶腺轴的功能有一定程度的改善作用，上调肾阳虚状态下大鼠肝、肾微粒体CYP3A 的活性。

2. 增强免疫作用

仙茅可提高 RAW264.7 细胞的增殖及吞噬活性。仙茅多糖可刺激巨噬细胞分泌TNF–α、IL–1 和 NO 等活性因子，拮抗 ROS 的释放。

3. 抗骨质疏松作用

仙茅苷、仙茅素 A、苔黑酚葡萄糖苷和苔黑酚龙胆二糖苷均可促进成骨细胞的骨形成，抑制破骨细胞的骨吸收，具有抗骨质疏松作用。仙茅苷可促进成骨细胞的增殖，抑制破骨细胞多核酒石酸耐受性酸性磷酸酶的活性。仙茅苷、苔黑酚葡萄糖苷和苔黑酚龙胆二糖苷可减少破骨细胞的数量，抑制破骨细胞的形成，增加成骨细胞 ALP 的活性和骨矿化结节的形成。

4. 抗心肌损伤作用

仙茅多糖具有清除自由基及抗脂质过氧化活性，对阿霉素引起的心肌损伤具有保护作用；可降低血清中 CK、LDH、GOT 和 NOS 的活力，增加心肌 SOD 的活性和降低 MDA 的含量。

【参考文献】

[1] 周芳，姚萌，吴倩，等.仙茅的化学成分和药理活性研究进展 [J].中草药，2020，51（8）：2238-2247.

[2] 鞠成国，李媛媛，王巍，等.仙茅不同炮制品对腺嘌呤致肾阳虚大鼠的作用机制分析 [J].中国实验方剂学杂志，2020，26（16）：101-107.

[3] 艾雪，鞠成国，贾坤静，等.仙茅不同炮制品对巨噬细胞免疫活性的影响 [J].中成药，2017，39（3）：616-620.

[4] 蔡琨，杨娟，杨翠萍，等.仙茅提取物对小鼠巨噬细胞 RAW264.7 的诱导活化作用 [J].中药药理与临床，2017，33（5）：87-91.

[5] 蔡琨，卢芳国，杨娟，等.仙茅多糖作为流感疫苗佐剂对小鼠巨噬细胞的免疫增强作用 [J].中华中医药杂志，2018，33（4）：1344-1347.

[6] 张乃丹，蒋益萍，薛黎明，等.仙茅酚苷类成分促进成骨细胞骨形成和抑制破骨细胞骨吸收 [J].第二军医大学学报，2016，37（5）：562-568.

[7] 姚佳，彭梅，胡江义，等.仙茅多糖对阿霉素致小鼠心肌损伤的保护作用 [J].中国老年学杂志，2014，34（21）：6079-6081.

［8］张振东，吴兰芳，景永帅，等.仙茅提取物体外抗氧化活性研究［J］.中国老年学杂志，2009，29（24）：3201-3203.

［9］蔡琨，杨娟，杨翠萍，等.仙茅多糖对 RAW264.7 细胞的促活化作用及对细胞表面 Dectin-1 受体表达的影响［J］.时珍国医国药，2018，29（5）：1031-1034.

［10］蔡琨，王晓敏，张波，等.仙茅多糖对环磷酰胺所致免疫低下小鼠免疫功能的影响［J］.中华中医药杂志，2016，31（12）：5030-5034.

［11］张梅，宋芹，郭平.仙茅对去势小鼠补肾壮阳作用有效成分研究［J］.四川中医杂志，2006，24（2）：22-23.

［12］李敏，张冰，刘小青.仙茅对类虚寒大鼠物质代谢及内分泌水平影响的实验研究［J］.中成药，2012，34（6）：1011-1014.

［13］董国明，张汉明.仙茅提取物与仙茅苷的补肾壮阳作用及其机理研究［J］.中国中西医结合杂志，2000，20（A1）：123-125.

［14］吴国清，伍旭明，赵光树，等.仙茅提取物对小鼠成骨细胞增殖的影响［J］.中国药业，2011，20（19）：4-5.

［15］沈骅睿，扶世杰，汪国友，等.中药仙茅不同有效成分对骨髓间质干细胞诱导作用的比较［J］.中国实用医药，2013，8（21）：12-13.

［16］朱芳兵，章英良，侯桥，等.仙茅苷对成骨细胞增殖分化和炎症因子表达的影响及机制分析［J］.中国骨质疏松杂志，2019，25（5）：642-648.

［17］杨翠萍，蔡琨，宣锦，等.仙茅多糖对小鼠巨噬细胞吞噬活性的影响［J］.中国民族民间医药，2019，28（8）：20-23.

［18］王晓敏，宣锦，卢芳国，等.仙茅多糖对巨噬细胞分泌几种活性因子的影响［J］.中国民族民间医药，2017，26（7）：32-34，38.

［19］刘雷，郭元晖，辛海量，等.仙茅苯甲酸酯类酚苷对去卵巢骨质疏松大鼠的作用［J］.中西医结合学报，2012，10（12）：1419-1426.

# 🌱 巴戟天 Gosaeqgaeh

【别名】巴戟、图肠子、黑藤钻、鸡肠风。

【来源】为茜草科植物巴戟天 *Morinda officinalis* F. C. How 的根。

【生境分布】生于山谷、溪边或山林下，野生或栽培。广西各地均有分布，福建、广东、海南等亦有分布。

【性味功能】甘、辛。祛风毒，补虚强经。用于遗精、阳痿、不孕症、月经不调、痹病、痿症。

【用法用量】内服 3～10 g，煎汤服。

【现代药理学研究】

1. 补肾壮阳作用

巴戟天提取物对环磷酰胺诱导的生精障碍大鼠的睾丸支持细胞具有保护作用，修复睾丸的生精功能。巴戟天乙酸乙酯萃取部位和剩余水部位均能改善肾阳虚小鼠的体征，降低小鼠死亡率，降低血清肌酐水平，提高血清皮质醇和睾酮的水平，提高小鼠体质量和精囊腺系数。

2. 调节免疫作用

巴戟天对小鼠肝癌和 S180 荷瘤生长具有抑制作用，增强 S180 荷瘤小鼠的细胞免疫功能，升高小鼠血清中 IgG 的水平，对 2,4-二硝基氟苯诱导的迟发性超敏反应有增强作用；可诱导淋巴细胞转化为淋巴母细胞；提高小鼠网状内皮系统的碳粒廓清功能；并能增强小鼠红细胞免疫功能。

3. 抗疲劳作用

巴戟天具有提高大鼠运动能力和心肌线粒体抗氧化酶活性的作用，可减轻自由基对心肌线粒体膜和肌浆网膜的损伤，抑制大强度力竭运动造成的心肌线粒体氧化损伤，延缓疲劳发生。

4. 雌激素样作用

巴戟天乙醇提取物具有类雌激素样作用，可增加子宫重量指数、提高体内雌激素的水平、增加子宫内膜柱状上皮的厚度，降低子宫萎缩的程度。

5. 抗炎镇痛作用

巴戟天可减轻佐剂性关节炎大鼠的足肿胀，降低异常升高的血清 TNF-α、IL-1β、IL-6、INF-γ 水平。

6. 抗衰老作用

巴戟天水提取物对老龄小鼠的红细胞 C3b 受体花环率、红细胞免疫复合物花环率、脾淋巴细胞增殖反应、IL-2 活性等具有恢复作用，可调节并改善机体免疫功能，具有抗衰老的作用。

# 【参考文献】

[1] 李钺，谢炜星，晋大祥，等.巴戟天防治骨质疏松症的研究进展 [J].中国骨质疏松杂志，2017，23（4）：530-533.

[2] 沈杰，马恩耀，赵志敏，等.巴戟天多糖的提取、分离及生物活性研究进展 [J].中药新药与临床药理，2020，31（2）：246-250.

[3] 王亚非，李运海，邢姝琴，等.巴戟天有效成分及其治疗肾阳虚证的研究进展 [J].中华中医药杂志，2016，31（12）：5165-5167.

［4］娄勇军，王佳，黄玉秋，等.巴戟天及其炮制品对肾阳虚大鼠HPA轴功能的改善作用［J］.中成药，2018，40（11）：2535-2539.

［5］李容，刘良财，王凤娟，等.巴戟天对手机辐射致雄性大鼠生殖障碍的作用［J］.广东医学，2015，36（1）：58-60.

［6］陈彩英，詹若挺，陈蔚文.巴戟天的药理研究进展［J］.中药新药与临床药理杂志，2009，20（3）：291-293.

［7］龙碧波，徐海衡，张新定.巴戟天抗疲劳药理活性的实验研究［J］.时珍国医国药，2013，24（2）：298-300.

［8］崔妮，史辑，景海漪，等.巴戟天补肾壮阳有效部位筛选及其作用机制研究［J］.中成药，2013，35（10）：2256-2258.

［9］王寅，张巧艳.巴戟天雌激素样作用的实验研究［J］.时珍国医国药，2011，22（3）：527-528.

［10］王志红，程亮星，王武亮，等.巴戟天寡糖抗大鼠子宫缺血再灌注损伤作用的观察［J］.郑州大学学报（医学版），2017，52（4）：467-470.

［11］李容，刘良财，王凤娟，等.巴戟天对微波辐射致成年雄性大鼠睾丸损伤的作用［J］.解剖学杂志，2014（1）：22-25.

［12］陈桐君，相健美，王玮.巴戟天萃取物对环磷酰胺诱导生精障碍大鼠支持细胞的影响［J］.广东医学，2016，37（19）：2855-2859.

［13］朱超，曹建民，周海涛，等.巴戟天对大鼠运动能力和心肌线粒体抗氧化能力的影响［J］.中国实验方剂学杂志，2013，19（3）：219-222.

［14］付嘉，熊彬，陈峰，等.巴戟天对老龄小鼠免疫功能的影响［J］.中国老年学杂志，2005，25（3）：312-313.

［15］凌昆，赵诣，郭素华.巴戟天药物血清对成骨细胞生物学特性的影响［J］.中华中医药杂志，2010，25（6）：846-849.

［16］黄彩玲，林勇，肖柳英，等.巴戟天对S180荷瘤小鼠的免疫增强作用［J］.中药材，2009，32（11）：1738-1741.

［17］付嘉，熊彬，郑冰生，等.巴戟天对D-半乳糖致衰老小鼠抗氧化系统作用的实验研究［J］.中国老年学杂志，2004（12）：1206-1206.

［18］杨欣，张永华，丁彩飞，等.巴戟天水提取物对人精子膜功能氧化损伤的保护作用［J］.中国中药杂志，2006，31（19）：1614-1618.

# 南方菟丝子 Faenzsenjfa

【别名】吐丝子、无根藤、黄丝线。

【来源】为旋花科植物南方菟丝子 *Cuscuta australis* R. Br. 的成熟种子。

【生境分布】生于海拔 200～3000 m 的田边、山坡阳处、路边灌木丛或海边沙丘，通常寄生于蝶形花科、菊科、藜科等多种植物上。广西各地均有分布，山东、河北、山西、陕西、江西、辽宁、黑龙江、吉林、内蒙古等亦有分布。

【性味功能】辛、甘，平。补虚，安胎，明目，调谷道。用于腰痛、痿症、阳痿、遗精、遗尿、尿频、胎动不安、耳鸣、泄泻、白癜风。

【用法用量】内服 6～12 g，煎汤服。外用适量，水煎洗。

【现代药理学研究】

1. 保护生殖功能作用

菟丝子黄酮对双酚 A 致小鼠睾丸间质细胞睾酮和黄体生成素的分泌异常具有保护作用，对小鼠睾丸间质细胞具有增殖作用，可升高小鼠睾丸间质细胞睾酮和黄体生成素的水平；对环磷酰胺所致少弱精子症模型小鼠的生精功能具有保护作用；可减轻雷公藤多苷对大鼠的生殖毒性，恢复卵巢与子宫重量指数，改善卵巢的功能。

2. 保肾作用

菟丝子可提高 SOD 的活性、改善线粒体膜流动性和清除氧自由基，降低血肌酐和尿素氮的水平，保护肾脏免受再灌注损伤。菟丝子水提取物可使肾间质纤维化大鼠血清肌酐和尿素氮的水平降低，减少肾间质胶原沉积和肾组织 α-SMA、CTGF、Col I 的表达，对肾间质纤维化大鼠肾组织具有保护作用。

3. 抗疲劳作用

菟丝子可使大鼠体重、力竭游泳时间、SOD 和 GSH-Px 活性均增加，降低 MDA 含量，提高脑组织抗氧化酶的活性，抑制大强度力竭运动造成的脑组织氧化损伤，延缓疲劳，具有抗运动性疲劳的作用。

4. 抗骨质疏松作用

菟丝子提取物可促进小鼠成骨细胞 MC3T3-E1 的增殖，提高 ALP 活性和钙盐沉积，上调 Col I、BMP2 和 Smad4 蛋白的表达，具有抗骨质疏松作用。菟丝子黄酮对大鼠激素型骨质疏松症具有骨保护作用。

5. 抗肿瘤作用

菟丝子醇提取物对胃癌具有一定的抑制作用。菟丝子醇提取物可诱导人胃癌 SGC7901 细胞凋亡。

6.止泻作用

菟丝子具有一定的止泻作用，可延长番泻叶诱导的急性腹泻小鼠首次腹泻时间，减少腹泻次数，抑制正常小鼠的胃排空，抑制正常小鼠的小肠推进。

7.降血糖作用

菟丝子多糖能改善实验性糖尿病大鼠的糖脂代谢，可使糖尿病大鼠体重增加，下调空腹血糖、糖化血红蛋白的水平，降低糖尿病大鼠血清中 TC 和 TG 的含量，改善糖尿病大鼠的脂代谢紊乱。

# 【参考文献】

[1] 黄长盛，贺守第，管雁丞，等.菟丝子黄酮和槲皮素对雷公藤多苷致卵巢早衰大鼠卵巢功能的影响 [J].中国临床药理学杂志，2020，36（6）：667-670.

[2] 苗明三，彭孟凡，闫晓丽，等.菟丝子总黄酮对来曲唑致多囊卵巢综合征大鼠模型的影响 [J].中国实验方剂学杂志，2019，25（16）：17-23.

[3] 胡素芹，郭健，简郭血骄，等.菟丝子黄酮对幼年大鼠睾丸支持细胞增殖和分化的影响及机制 [J].北京中医药大学学报，2019，42（2）：131-137.

[4] 宋晓钰，姜玉婷.菟丝子总黄酮的药理作用及其治疗痛经的研究 [J].医学信息，2020，3（8）：29-31.

[5] 刘倩，田元春，宾彬，等.菟丝子黄酮对生殖系统的保护作用研究进展 [J].中医药导报，2020（12）：148-151，156.

[6] 孟晓彤，廖礼彬，马伊萱，等.菟丝子黄酮对少弱精子症大鼠睾丸 GM-CSF 表达的影响 [J].中华男科学杂志，2020，26（7）：639-644.

[7] 陶金良，王霄，魏媛媛，等.菟丝子黄酮对 BPA 致小鼠睾丸间质细胞分泌雄性激素异常的保护作用 [J].动物医学进展，2019，40（5）：71-75.

[8] 王薇薇，陈奕雯，卢丽君.菟丝子对番泻叶诱导急性腹泻小鼠的作用研究 [J].湖北中医药大学学报，2018，20（1）：57-59.

[9] 郭晓东.菟丝子黄酮对大鼠激素型骨质疏松症防护作用及机制研究 [J].现代中西医结合杂志，2018，27（23）：2525-2528.

[10] 管雁丞，何中平，黄长盛，等.菟丝子总提物对雷公藤多苷 POF 大鼠模型影响的探讨 [J].江西中医药，2018，49（7）：63-65，72.

[11] 夏卉芳，王毓.菟丝子水提液对磷酰胺致雄性小鼠生殖损伤的保护作用研究 [J].黑龙江畜牧兽医（上半月），2017（11）：200-203，297.

[12] 黄长盛，邢婷婷，周汝云，等.菟丝子及菟丝子多糖对妊娠期糖尿病大鼠 Th1/Th2 炎症因子及妊娠结局的影响 [J].江西中医药，2016，47（6）：37-39.

［13］孙晶晶，吴秀娟，鲍军，等.菟丝子总黄酮对氢化可的松致大鼠少弱精子症的治疗作用及其机制［J］.华西药学杂志，2016，31（1）：14-17.

［14］郭爱民，曹建民，朱静，等.菟丝子对大鼠抗运动性疲劳能力及脑组织自由基的影响［J］.中国实验方剂学杂志，2013，19（9）：274-277.

［15］徐瑜萍，向铮，潘瑜，等.菟丝子水提取物对肾间质纤维化大鼠肾组织保护作用的研究［J］.中成药，2013，35（10）：2103-2108.

［16］徐先祥，李道中，彭代银，等.菟丝子多糖改善糖尿病大鼠糖脂代谢作用［J］.中国实验方剂学杂志，2011，17（18）：232-234.

# 益智 Goyizci

【别名】益智子、摘丁子。

【来源】为姜科植物益智 *Alpinia oxyphylla* Miq. 的果实。

【生境分布】生于林下阴湿处，或栽培。广西各地均有分布，海南、广东等亦有分布。

【性味功能】辛，温。温脾暖肾，固气涩精。用于腹冷痛、中寒吐泻、嗜睡、遗精、小便余沥。

【用法用量】内服 3 ～ 10 g，煎汤服。

【现代药理学研究】

1. 缩尿作用

益智提取物具有一定的缩尿作用，可减少大鼠的尿量，延长大鼠首次排尿时间，降低血清中 CRH 的含量。

2. 温脾止泻作用

益智挥发油可延长番泻叶致急性腹泻小鼠腹泻的潜伏期，改善脾虚状态下小鼠的体重、体温及摄食量，提高小鼠胃残留率，升高血浆中 LDH 的水平，降低血浆中胃动素和生长抑素的水平，具有抑制胃肠蠕动、温脾止泻的功效。

3. 神经细胞保护作用

益智仁醇提取物对癫痫具有一定的防治作用，可抑制癫痫发作，减轻癫痫大鼠海马神经元的损伤，提高海马组织中 SOD 的活性，降低 MDA 的水平。益智果实乙醇提取物对鼠神经细胞具有保护作用，减轻氧化应激对神经细胞的损伤，并能有效地抑制神经细胞凋亡。

4. 保肝作用

益智乙酸乙酯提取物可有效预防非酒精性脂肪性肝炎，可降低大鼠 TG、TC、AST、ALT、MDA、IL-8、NF-κB 及 FTO 的水平，提高 SOD、GSH 的活性。

# 【参考文献】

［1］王云龙，贾英．益智的研究进展［J］．中医药信息，2020，37（5）：126-131.

［2］陈钰，黄远涛，刘慧青，等．益智乙醇提取物治疗癫痫大鼠的研究［J］．世界最新医学信息文摘，2019，18（76）：223-224.

［3］刘琳，李生茂，张帆，等．益智不同部位化学成分及清除DPPH自由基活性比较［J］．中国民族民间医药，2018，27（12）：23-26.

［4］陈益耀，陈轶，何周桃，等．益智提取物防治大鼠非酒精性脂肪性肝炎的实验研究［J］．四川中医，2018，36（7）：61-65.

［5］赵嘉宝，苏航，齐钰，等．益智乙醇提取物抗炎抗氧化及改善小鼠认知状况活性研究［J］．时珍国医国药，2017，28（5）：1057-1059.

［6］谢毅强，刘嫱，韦祎，等．益智提取物抗糖尿病肾病有效部位的筛选［J］．中国实验方剂学杂志，2015，21（3）：114-117.

［7］温彦宁，宋飞飞，秦贞苗，等．益智提取物对肾阳虚大鼠的作用［J］．今日药学，2015，25（1）：5-7.

［8］李永辉，谭银丰，袁贵林，等．益智不同提取物对水负荷多尿模型大鼠缩尿作用的研究［J］．海南医学，2015，26（8）：1105-1107.

［9］王生，李永辉，徐鹏，等．益智挥发油温脾止泻作用及其机制的初步研究［J］．海南医学院学报，2013，19（4）：433-438.

［10］吕秀香，张连学．益智化学成分及药理作用研究进展［J］．吉林农业（C版），2011（4）：301-311，330.

## 🌱 骨碎补 Hingbwn

【别名】猴姜、石毛姜、过山龙、石良姜、爬岩姜、石岩姜。

【来源】为水龙骨科植物槲蕨 *Drynaria fortunei*（Kunze）J. Sm. 的根茎。

【生境分布】生于山谷的溪流旁岩石上或附生于树干上。在广西主要分布于龙州、邕宁、来宾、贵港、桂平、平南、玉林、容县、藤县、梧州、贺州、富川、灌阳、全州、资源、龙胜、罗城、南丹、凤山等地。

【性味功能】甘、苦，微热。调龙路，补阳虚，强筋骨，祛风毒，除湿毒，消肿痛。用于腰腿痛、痹病、跌打损伤、肩周炎。

【用法用量】内服3～9 g，煎汤服。外用适量，水煎洗。

【现代药理学研究】

1. 抗炎作用

骨碎补可下调膝骨性关节炎模型兔跨膜糖蛋白 Fas、FasL 的表达，能抑制骨性关节炎滑膜细胞的过度凋亡；可下调骨性关节炎模型家兔关节滑膜组织中 MDA、MMP-3、TNF-α 和 IL-6 mRNA 的水平，降低 SOD 的活性，对膝骨性关节炎有防治作用。骨碎补总黄酮可下调滑膜组织及软骨组织、细胞中 HIF-1α 和 VEGF 的表达，减轻膝骨关节炎模型兔滑膜及软骨的损伤程度。

2. 抗骨质疏松作用

骨碎补可通过调节去卵巢所致骨质疏松大鼠 ET-1、VEGF 的表达，改善骨代谢，提高骨密度；可抑制骨髓脂肪细胞的生成、抑制破骨细胞的活性及数量，对抗去卵巢大鼠的骨密度降低及骨微细结构的变化。骨碎补水提液能促进 SD 大鼠骨髓间充质干细胞增殖和骨向分化，上调 TGF-β1、BMP-2 的表达，防治骨质疏松。骨碎补总黄酮对去势引起的骨质疏松症大鼠、后肢负重性骨质疏松大鼠具有预防作用，能抑制 Notch 信号通路，提高悬尾废用性骨质疏松模型雄性大鼠股骨近端的骨密度；可通过上调股骨组织中 BMP-2 蛋白和血清骨钙素的水平，促进骨组织形成；可上调 Wnt/β-catenin 信号通路相关因子的表达，对骨髓间充质干细胞的成骨分化有一定促进作用。骨碎补总黄酮对去卵巢大鼠骨质疏松症导致的骨密度下降有抑制作用，抑制大鼠血清中 TNF-α、IL-1、PGE$_2$ 和 5-HT 的表达，提高去卵巢骨质疏松大鼠的痛阈值，抑制血清中疼痛介质的表达，具有镇痛作用。骨碎补多糖对去卵巢大鼠具有抗骨质疏松作用。

3. 骨损伤修复作用

骨碎补总黄酮能增加骨中 BMP-2 和 TGF-β$_1$ 的含量，促进成骨细胞的分化、增殖，加速骨形成，加速家兔股骨牵张中新生骨质的生成与成熟，提高大鼠胫骨牵张成骨区域的成骨质量；能通过激活 mTOR 信号通路，促进大鼠肌腱干细胞的成骨分化，可以加快腱骨愈合速度，提高腱骨愈合质量。

4. 护牙健齿作用

骨碎补水提取物可以降低 NF-κB 受体活化剂配体的表达，促进骨改建，稳定牙槽骨及牙周膜的改建。补碎骨总黄酮能促进牙槽骨改建，对牙周炎治疗有一定的辅助作用，能抑制去卵巢大鼠牙槽骨结构破坏，减缓牙槽骨骨量丢失，改善骨代谢，对牙槽骨骨质疏松有防治作用。

5. 其他药理作用

骨碎补能降低重型颅脑损伤大鼠血清 IL-2 的水平，抑制早期细胞凋亡。

骨碎补乙醇提取物可通过保护吞噬细胞和体液因子的非特异性免疫功能，对环磷酰胺导致的免疫抑制小鼠的免疫功能有调节作用。

# 【参考文献】

［1］李建民，王雷鸣.骨碎补提取物对去卵巢骨质疏松大鼠血清学指标及疗效的影响研究［J］.新中医，2019，51（9）：5-8.

［2］杨丽，朱晓峰，王攀攀，等.骨碎补水提液对大鼠 MSCs 骨向分化的影响及机制研究［J］.中药材，2013，36（8）：1287-1292.

［3］张峻玮，陈玲玲，李琰，等.骨碎补对去卵巢大鼠骨微结构的保护作用［J］.山东科学，2020，33（1）：35-41.

［4］王永胜，胡菁菁，卢育南，等.骨碎补总黄酮对去势大鼠骨质疏松的防治作用［J］.中国卫生标准管理，2020，11（9）：94-95.

［5］刘剑锋，曾景奇，李益亮，等.骨碎补总黄酮对悬尾废用性骨质疏松大鼠骨密度和比目鱼肌生长因子的影响［J］.中医药导报，2019，25（23）：9-12，36.

［6］韩亚力，罗奕，曾佳学.骨碎补总黄酮基于 Notch 信号通路改善骨质疏松的作用及机制研究［J］.中国免疫学杂志，2018，34（2）：261-266.

［7］史岩，马秋野，喻一东，等.骨碎补总黄酮促进骨质疏松性骨折愈合中参与 Wnt/β-catenin 信号通路的初步研究［J］.中医药学报，2018，46（2）：49-52.

［8］黄松，陈敬有，高皓.骨碎补总黄酮对骨质疏松症大鼠 BMP-2 蛋白表达及血清骨钙素水平的影响［J］.中国当代医药，2017，24（4）：12-15.

［9］Sun X，Wei B，Peng Z，et al. A polysaccharide from the dried rhizome of *Drynaria fortunei*（Kunze.）J. Sm. prevents ovariectomized（OVX）-induced osteoporosis in rats［J］. J Cell Mol Med，2020，24（6）：3692-3700.

［10］高怡加，黄培镇，李悦，等.骨碎补总黄酮对牵张成骨过程中骨形态发生蛋白 -2 和转化生长因子 -β1 表达的影响［J］.广州中医药大学学报，2016，33（5）：679-683.

［11］姜自伟，曾景奇，黄枫，等.骨碎补总黄酮对大鼠胫骨牵张成骨效能的影响［J］.中华中医药杂志，2018，33（2）：661-663.

［12］张新涛，江华基，梁祖儒，等.骨碎补总黄酮通过激活 mTOR 信号通路促进大鼠腱骨愈合的实验研究［J］.中国骨伤，2018，31（3）：248-253.

［13］宋佳，赵刚，宋春蕾.骨碎补对牙周炎大鼠正畸牙移动保持阶段 RANKL 表达影响的研究［J］.医学信息，2019，32（4）：85-87.

［14］曾辉，赵许兵，周芳，等.骨碎补总黄酮对实验性牙周炎大鼠牙槽骨重建影响的显微 CT 观察［J］.现代口腔医学杂志，2015，29（2）：76-79.

［15］曾辉，唐成芳，周芳，等.骨碎补总黄酮对去卵巢大鼠牙槽骨结构及骨代谢生化指标的影响［J］.中华老年口腔医学杂志，2018，16（4）：193-196.

［16］金连峰.骨碎补对膝骨性关节炎模型兔滑膜细胞凋亡机制的实验研究［J］.中华中医药学刊，

2016，34（7）：1679-1682.

［17］金连峰.骨碎补对骨性关节炎家兔作用的实验研究［J］.中华中医药学刊，2016，34（8）：1953-1957.

［18］李明，李君，付昆.骨碎补总黄酮对膝骨关节炎模型兔 HIF-1α 和 VEGF 表达的影响［J］.中国药房，2018，29（18）：2484-2488.

［19］潘宇政，王文竹，韦锦斌，等.骨碎补对重型颅脑损伤大鼠脑细胞凋亡 IL-2 含量及 Casepace-3 表达的影响［J］.山东中医杂志，2012，31（10）：753-756.

［20］何冠兰，卢春远，吕淑娟，等.骨碎补醇提取物对免疫抑制小鼠免疫功能的影响［J］.时珍国医国药，2015，26（10）：2358-2360.

［21］上官文姬，李展春，程光齐，等.骨碎补总黄酮对绝经后骨质疏松大鼠疼痛介质和疼痛反应影响［J］.辽宁中医药大学学报，2017，19（3）：10-12.

# 第三章　调气机药

 **乌药 Fwnzcenzdongz**

【别名】旁其、台乌、铜钱柴、斑纹柴、矮樟、土木香、白叶柴。

【来源】为樟科植物乌药 *Lindera aggregata*（Sims）kosterm. 的根。

【生境分布】生于海拔 100 ～ 1000 m 的向阳山坡、山谷疏林中或林缘。广西各地均有分布，安徽、浙江、江西、福建、台湾、湖南、广东、海南、贵州等亦有分布。

【性味功能】辛，温。调气止痛，温肾散寒。用于气逆胸腹胀痛、宿食不消、反胃吐食、膀胱虚冷、寒疝、脚气、小便频数、痛经。

【用法用量】内服 3 ～ 20 g，煎汤服。

【现代药理学研究】

1. 调节肠胃作用

乌药不同提取物对小鼠胃肠运动具有双向调节作用，可抑制新斯的明引起的胃肠排空加速，对小肠推进功能亢进有一定抑制作用；对阿托品引起的胃排空和小肠推进功能减慢具有拮抗作用。乌药挥发油、水提取物及醇提取物可抑制豚鼠离体回肠的自发活动，且对乙酰胆碱、氯化钡所致的回肠痉挛有拮抗作用。

2. 抗疲劳作用

乌药具有缓解体力疲劳的作用，可提高小鼠负重游泳时间，降低小鼠游泳后血乳酸的堆积。

3. 抗炎镇痛作用

乌药可减少冰醋酸引起的小鼠扭体次数，提高小鼠的痛阈值，有镇痛作用；对棉球植入所致大鼠肉芽肿、二甲苯致小鼠耳郭肿胀及角叉菜胶诱发足肿胀所致的炎症反应具有抑制作用。

4. 抑菌作用

乌药乙醇、丙酮及水提取物对金黄色葡萄球菌、大肠埃希菌、绿脓杆菌和肺炎克氏菌具有一定的抑制作用。

5. 保肝作用

乌药不同提取部位可降低急性酒精性肝损伤大鼠血清中 ALT、AST 和 MDA 的含量，升高血清及肝组织中 SOD 的活性，抑制肝组织 CYP2E1 的表达，可对抗酒精引起的脂质过氧化反应，起到保肝作用。

6. 降血脂作用

乌药可调节胆固醇逆转运过程，具有防治动脉粥样硬化的作用，可增加高脂血症地鼠的 ATP 结合蛋白亚家族 1 抗体和低密度脂蛋白受体相关蛋白的表达，降低高脂血症地鼠的 TG、TC、LDL-C 水平，降低血液黏度，减轻肝组织脂质浸润。

7. 抗肿瘤作用

乌药根挥发油可抑制肝癌 HepG2 细胞增殖、凋亡。乌药根挥发油对人肝癌 HepG2 细胞的增殖具有抑制作用；对人正常肝细胞 HL-7702 的生长也存在一定的抑制作用，具有一定的细胞选择性。

## 【参考文献】

[1] 叶合，俞静静，刘慧芳，等. 乌药对高脂饮食诱导的高脂血症金黄地鼠的作用 [J]. 中国临床药理学杂志，2020，36（8）：959-962.

[2] 汪洋鹏，刘磊，张光霁，等. 乌药醇提取物抗慢性酒精性肝损伤量效关系研究 [J]. 浙江临床医学，2018，20（3）：405-406，412.

[3] 季梦漂，楼招欢，谭明明，等. 乌药提取物对酒精性肝损伤大鼠门静脉内毒素及小肠组织形态学的干预研究 [J]. 浙江医学，2018，40（6）：551-553，572.

[4] 潘建强，彭昕. 乌药提取物对伴刀豆凝集素 A 致免疫性肝损伤小鼠保护作用的研究 [J]. 浙江中医杂志，2018，53（10）：774-775.

[5] 王姝越. 乌药药理作用研究进展 [J]. 饮食保健，2018（11）：297-298.

[6] 季梦漂，谭明明，王军伟，等. 乌药不同提取物对急性酒精性肝损伤小鼠肠推进率的影响 [J]. 浙江中医杂志，2017，52（9）：700-701.

[7] 邢梦雨，田崇梅，夏道宗. 乌药化学成分及药理作用研究进展 [J]. 天然产物研究与开发，2017，29（12）：2147-2151.

[8] 汤小刚，洪汝涛. 水提乌药与醇提乌药对急性酒精性肝损伤模型大鼠的保护作用 [J]. 中国临床药理学杂志，2016，32（8）：703-706.

[9] 张剑，罗人仕，杨瑜，等. 乌药总生物碱抗炎镇痛药理学研究 [J]. 中国医院药学杂志，2016，36（24）：2187-2190.

[10] 汪群红，胡敏，汪官富. 乌药生物碱镇痛和抗炎作用研究 [J]. 中华中医药学刊，2015，33（4）：910-912.

［11］龚明，龚建平，糜亚男. 乌药不同提取物对小鼠胃肠运动调节作用的实验研究［J］. 中医药导报，2015，21（1）：62-63.

［12］汤小刚，王军伟，胡培阳，等. 乌药不同提取部位对急性酒精性肝损伤模型大鼠的抗氧化作用研究［J］. 中华中医药学刊，2014，32（12）：2934-2936.

［13］陈卓亮，王军伟，谭明明，等. 乌药不同提取部位对大鼠急性酒精性肝损伤的保护作用研究［J］. 浙江中医杂志，2014，49（7）：538-539.

［14］王美娟，王军伟，吴人照，等. 乌药不同提取物对急性酒精性肝损伤模型大鼠血脂的影响［J］. 浙江中医杂志，2014，49（6）：457-458.

［15］王军伟，胡培阳，陈昕昳. 乌药对急性酒精性肝损伤模型大鼠炎性因子的影响［J］. 中华灾害救援医学，2014，2（7）：373-376.

［16］晏润纬，花金红. 乌药根挥发油对 HepG2 细胞增殖和凋亡的影响［J］. 南昌大学学报（理科版），2014，38（5）：483-487.

［17］郭建生，聂子文，张猛，等. 乌药提取物对豚鼠离体回肠的影响［J］. 时珍国医国药，2012，23（1）：56-58.

［18］管铭，王锦文，边才苗. 乌药不同溶剂提取物体外抑菌和杀菌活性研究［J］. 安徽农业科学，2012，40（14）：8161-8164.

［19］聂子文，郭建生，陈君，等. 乌药提取物对胃实寒模型大鼠 cAMP，cGMP，GAS，MTL 水平的影响［J］. 中国实验方剂学杂志，2011，17（20）：162-165.

［20］陈宇，吴人照，戴关海，等. 乌药缓解体力疲劳作用的实验研究［J］. 浙江中医杂志，2010，45（1）：64-65.

［21］王婵，戴岳，俞桂新，等. 乌药总生物碱对大鼠佐剂关节炎的影响及其机制研究［J］. 中药药理与临床杂志，2006，22（3，4）：63-66.

［22］刘卫东，温中京，郭伟娣，等. 乌药提取物抗疲劳作用的实验研究［J］. 浙江中医杂志，2006，41（7）：428-428.

# 🌱 香附 Gocidmou

【别名】莎草根、回头青、野韭菜、隔夜抽、地构草。

【来源】为莎草科植物香附子 *Cyperus rotundus* L. 的根茎。

【生境分布】生于山坡荒地草丛中或水边潮湿处。主产于浙江、福建、湖南等地，广西各地均有分布。

【性味功能】辛、甘、微苦，平。调气机，通龙路，消郁滞，调经止痛，安胎。用于头痛、腹痛、呕吐、疝气、月经不调、痛经、闭经、妊娠腹痛、崩漏、带下、胎动不安。

【用法用量】内服 6～10 g，煎汤服。

【现代药理学研究】

1. 解热、抗炎、镇痛作用

香附不同炮制品对二甲苯致小鼠耳郭肿胀和热板法致痛均有抑制作用，能提高小鼠热板痛阈值。α–香附酮具有解热镇痛作用，可降低内毒素致家兔发热的体温；可降低醋酸致小鼠扭体反应次数，通过外周机制发挥镇痛作用。香附石油醚、乙酸乙酯部位对缩宫素所致小鼠痛经具有治疗作用。

2. 抗肝纤维化作用

香附多糖对牛血清白蛋白诱导的肝纤维化大鼠血清 MMP–2、TIMP–2 和 TGF–β1 水平有抑制作用，可使肝纤维化大鼠血清 ALT、AST、TP、ALB 水平升高，使血清中 LN、HA、PC–Ⅲ 和Ⅳ–C 水平降低，减轻大鼠肝纤维化程度，具有抑制肝纤维化的作用。

3. 抗焦虑作用

香附挥发油可减少小鼠强迫游泳不动时间及悬尾不动时间，增加小鼠进入旷场中央区域次数、停留中央区域时间及直立次数，增加明箱停留时间、明暗箱穿梭次数、进入开臂次数及开臂停留时间，可调节中枢胆碱能神经系统、增加海马单胺类递质 5–HT 的水平。

4. 抗肿瘤作用

香附提取物可增强表柔比星（Epirubicin）对三阴性乳腺癌细胞的促凋亡作用，调控凋亡相关蛋白的表达及抑制细胞自噬。

## 【参考文献】

［1］李世英，谢云亮.香附挥发油对慢性束缚应激小鼠焦虑行为的影响［J］.中成药，2018，40（10）：2140-2143.

［2］尚双艳，高翔.香附多糖对牛血清白蛋白诱导的肝纤维化大鼠血清 MMP-2、TIMP-2 和 TGF-β1 水平的影响［J］.实用肝脏病杂志，2018，21（1）：42-45.

［3］郭慧玲，王进诚，胡律江，等.香附不同炮制品的抗炎镇痛作用比较［J］.江西中医药大学学报，2017，29（1）：74-75，83.

［4］方国英，王天勇，白云霞.香附有效成分的提取及其抗肿瘤药效的实验研究［J］.中华危重症医学杂志（电子版），2015，8（4）：261-263.

［5］黄凯玲，肖刚，黄建红，等.香附化学成分及药理作用研究进展［J］.右江民族医学院学报，2014，36（3）：491-492.

［6］王君明，马艳霞，张蓓，等.香附提取物抗抑郁作用研究［J］.时珍国医国药，2013，24（4）：779-781.

［7］刘楠楠，郭淑云，王庆伟，等.香附挥发油透皮特性及对对乙酰氨基酚的促透皮作用［J］.医药导报，2013，32（9）：1127-1130.

［8］邓远辉，刘瑜彬，罗淑文，等. α-香附酮的分离及其解热镇痛作用研究［J］.中药新药与临床药理，2012，23（6）：620-623.

［9］周中流，刘永辉.香附提取物的抗抑郁活性及其作用机制研究［J］.中国实验方剂学杂志，2012，18（7）：191-193.

［10］肖刚，周琼花，黄凯铃，等.香附黄酮的体外抗氧化活性研究［J］.安徽农业科学，2012，40（33）：16117-16119.

［11］曹玫，张洪，张晓燕，等.香附的药理活性作用研究进展［J］.药物流行病学杂志，2010，19（2）：111-113.

［12］刘成彬，张少聪，李青天.香附的现代药理研究进展［J］.光明中医杂志，2009，24（4）：787-788.

［13］夏厚林，吴希，董敏，等.香附不同溶剂提取物对痛经模型的影响［J］.时珍国医国药，2006，17（5）：773-774.

# 九里香 Go'ndukmax

【别名】千里香。

【来源】为芸香科植物九里香 *Murraya exotica* L. 和千里香 *Murraya paniculata*（L.）Jack. 的叶和带叶嫩枝。

【生境分布】生长于山野，亦有栽培。在广西主要分布于宁明、那坡、隆林、凌云、乐业、南丹、都安、鹿寨、阳朔、灵川等地，云南、贵州、湖南、广东、海南亦有分布。

【性味功能】辛、微苦，热，有小毒。通龙路、火路，行气止痛，祛风毒，除湿毒，软坚散结。用于胃痛、风湿骨痛、跌打损伤、湿疹、癌痛。

【用法用量】内服 6～12 g，水煎服。外用鲜品适量，捣烂敷患处。

【现代药理学研究】

1. 调节肠胃作用

千里香水提部位、氯仿部位和乙酸乙酯部位对大鼠离体回肠自发运动及乙酰胆碱致大鼠离体回肠痉挛性收缩均具有抑制作用；乙酸乙酯部位可抑制小鼠胃排空和小肠推进率，氯仿部位能抑制小鼠胃排空。

2. 抗炎镇痛作用

九里香可抑制二甲苯致小鼠耳郭肿胀，提高小鼠热板痛阈值。

3. 抗骨质疏松作用

九里香叶可增加去卵巢大鼠血清 $Ca^{2+}$ 的含量，降低血清 ALP 的含量，影响骨矿代谢，提高大鼠的骨密度，影响骨小梁平均宽度及骨小梁面积百分率，改善骨力学指标，对骨质疏松有一定的防治作用。

【参考文献】

[1] 何飞，韦桂宁，苏华，等.千里香不同提取部位抑制胃肠运动作用的研究 [J].中药材，2015，38（1）：153-155.

[2] 杨熙，李瑞，周美，等.千里香药学研究概况 [J].安徽农业科学，2013，41（33）：12978-12979.

[3] 郭小华，朱燕亮，吴龙火.九里香中香豆素类成分抗骨关节炎的分子对接研究 [J].赣南医学院学报，2018，38（9）：847-851.

[4] 文娱，李晓晖，尤文质，等.九里香叶对去卵巢大鼠体积骨密度、血钙、血磷、碱性磷酸酶、骨组织形态学的影响 [J].世界中医药，2017，12（10）：2427-2430.

[5] 耿嘉阳，徐磊，黄伟，等.九里香的药理作用 [J].黑龙江科学，2016，7（17）：4-6.

[6] 郭培，柳航，朱怀军，等.九里香化学成分和药理作用的研究进展 [J].现代药物与临床，2015，30（9）：1172-1178.

[7] 曾发挥，刘海清，李林福，等.九里香雌激素样作用及其对关节保护作用的初步研究 [J].安徽农业科学，2013，41（24）：9948-9950.

[8] 吴龙火，刘昭文，曾靖，等.九里香叶中香豆素类化合物的抗炎镇痛活性 [J].光谱实验室，2011，28（6）：2999-3003.

# 🌱 石葫芦 Makgaemginj

【别名】石柑子、石蒲藤、巴岩香、青蒲芦茶、葫芦钻、柚子枫。

【来源】为天南星科植物石柑子 *Pothos chinensis* （Raf.）Merr. 的全草。

【生境分布】生长于阴暗湿润的地方，其气根生长在石上或树上。在广西分布于兴安、贺州、宁明、天等、金秀、东兰等地。

【性味功能】苦、辛，微温。理气止痛，畅通谷道，祛风邪，除湿毒，清热解毒。用于心口痛、疝气、脚气、小儿疳积、风湿骨痛、肢体麻木、耳疮。

【用法用量】内服 5 ~ 20 g，水煎服。外用适量。

【现代药理学研究】

1. 抗炎镇痛作用

石葫芦水提取物可抑制弗氏完全佐剂致大鼠足趾肿胀，并降低血清中 IL-1β 的水平；可减少冰醋酸致小鼠扭体次数。石葫芦石油醚提取部位可下调 LPS 诱导的小鼠 RAW264.7 细胞的 iNOS mRNA 和蛋白的表达水平。石葫芦氯仿提取部位可下调 COX-2 mRNA 和蛋白的表达水平。

## 2. 抗肿瘤作用

石葫芦水提取物、醇提取物可延长 S180 腹水瘤小鼠的平均生命，抑制 S180 肉瘤小鼠的平均瘤重。石葫芦乙酸乙酯部位和正丁醇部位对人胃癌细胞株 SCC7901、SGC7901 具有一定的杀伤作用。

## 3. 降血糖作用

石葫芦水提取物可降低四氧嘧啶诱导的糖尿病小鼠血糖水平，并降低葡萄糖耐量实验小鼠的餐后血糖值。

## 【毒理学研究】

### 急性毒性

石葫芦水提取物的 $LD_{50}$ 为 207.91 g/kg，最大耐受量为 134.64 g/kg。

# 【参考文献】

[1] 黄琳芸，余胜民，钟鸣，等.瑶药葫芦钻提取物抗肿瘤作用的实验研究 [J].时珍国医国药杂志，2007，18（7）：1590-1591.

[2] 黄琳芸，郭力城，余胜民，等.瑶药葫芦钻不同提取部位体外抗肿瘤实验研究 [J].中国民族医药杂志，2012（2）：40-41.

[3] 尹文清，张岩，曾立，等.石柑子不同溶剂提取物及其总蒽醌的抗氧化活性研究 [J].食品工业，2009（3）：7-8.

[4] 黄琼，施丽娟，黄永春，等.石柑子提取物体外抗氧化活性的研究 [J].食品工业，2014，35（5）：108-111.

[5] 覃振林，韦海英，廖冬燕，等.瑶药柚子枫提取物降血糖作用的研究 [J].中国实验方剂学杂志，2011，17（4）：108-110.

[6] 毕晓黎，陈雪，李素梅，等.葫芦钻水提取物的抗炎镇痛作用及其急性毒性 [J].中成药，2017，39（5）：1057-1059.

[7] 李羡学，江洁怡，陈雪，等.石柑子不同提取部位对 RAW264.7 细胞炎症的影响 [J].湖南中医杂志，2018，34（12）：129-131，160.

[8] 黄琳芸，钟鸣，余胜民，等."虎钻"类传统瑶药的急性毒性研究 [J].广西中医药，2005，28（5）：43-44.

# 金盏菊 Vajsamcimj

【别名】大金盏花、水涨菊、山金菊、金盏花。

【来源】菊科植物金盏花 *Calendula officinalis* L. 的花、根。

【生境分布】生长于温暖向阳、土地肥沃疏松之处，多为栽培。广西各地均有分布，广东、四川、贵州等亦有分布。

【性味功能】淡，平。行气止痛，凉血止痢。用于胃寒冷痛、肚痛、疝气、红白痢。

【用法用量】内服 15 ~ 30 g，煎汤服。

【现代药理学研究】

1. 胃保护作用

金盏菊乙醇提取物可降低大鼠溃疡指数，升高 GSH 的水平，增加胃黏液的含量，起到胃保护作用。

2. 抗炎作用

金盏菊提取物可以减少牙槽骨丢失模型大鼠牙周中性粒细胞的浸润，并减少炎症因子 TNF-α、IL-1β 的水平。

3. 抗肿瘤作用

金盏菊提取物对纤维瘤、黑色素瘤、乳腺癌、宫颈癌、前列腺癌、胰腺癌和肺癌等多种肿瘤细胞系显示出抗癌活性。金盏菊提取物能显著抑制 B16F-10 黑色素瘤细胞诱导 C57BL/6 小鼠转移形成的肺肿瘤细胞集落，延长荷瘤小鼠的生存时间。

4. 抗氧化作用

金盏菊提取物的抗氧化活性顺序为醇提取物＞水提取物＞超临界萃取物。金盏菊提取物对抗坏血酸亚铁诱导大鼠脑线粒体过氧化损伤具有抗氧化作用。

5. 肾保护作用

金盏菊水提液和乙醇提取液对顺铂诱导的肾毒性大鼠具有保护作用。

6. 抗菌作用

金盏菊醇提取物对金色葡萄球菌、表皮葡萄球菌、大肠埃希菌具有一定的抑菌作用。

7. 止血作用

金盏菊水煎液可缩短剪尾小鼠的出血时间，缩短小鼠的凝血时间。

8. 其他药理作用

金盏菊水提取物、醇提取物可增强 BALB/c 小鼠结缔组织生长因子和 α-肌动蛋白的表达，促进伤口愈合。金盏菊流浸膏可减轻直线加速器照射的大鼠急性放射性皮肤损伤，促进损伤皮肤的愈合。

**【毒理学研究】**

金盏菊水煎液对小鼠的最大耐受量为 80 g/kg。

# 【参考文献】

［1］Verma P K, Raina R, Sultana M, et al. Total antioxidant and oxidant status of plasma and renal tissue of cisplatin-induced nephrotoxic rats : protection by floral extracts of *Calendula officinalis* Linn.［J］. Renal Failure, 2016, 38（1）: 142-150.

［2］Zeinsteger P A, Barberón J L, Leaden P J, et al. Antioxidant properties of *Calendula officinalis* L.（Asteraceae）on $Fe^{2+}$-initiated peroxidation of rat brain mitochondria［J］. Medicinal Chemistry Research, 2018, 27（11）: 2523-2529.

［3］郑佳, 卢先明, 邓晶晶. 金盏菊不同提取液体外抑菌作用初步研究［J］. 中药与临床, 2016, 7（3）: 45-46.

［4］Efstratiou E, Hussain A I, Nigam P S, et al. Antimicrobial activity of *Calendula officinalis* petal extracts against fungi, as well as Gram-negative and Grampositive clinical pathogens［J］. Complementary Therapies in Clinical Practice, 2012, 18（3）: 173-176.

［5］郑佳, 卢先明, 徐利, 等. 金盏菊的安全性评价及药效学研究［J］. 成都中医药大学学报, 2013, 36（1）: 63-64, 79.

［6］Chandra D, Kishore K, Ghosh A K. Evaluation of antacid capacity and antiulcer activity of *Calendula officinalis* L. in experimental rats［J］. Oriental Pharmacy and Experimental Medicine, 2015, 15（4）: 277-285.

［7］Dinda M, Mazumdar S, Das S, et al. The water fraction of *Calendula officinalis* hydroethanol extract stimulates in vitro and in vivo proliferation of dermal fibroblasts in wound healing［J］. Phytotherapy Research, 2016, 30（10）: 1696-1707.

［8］白雪, 刘美莲. 金盏花流浸膏对大鼠急性放射性皮肤损伤的影响［J］. 现代中西医结合杂志, 2013, 22（11）: 1158-1159, 1206.

# 🌱 黄皮 Makmaed

**【别名】**黄弹、黄檀。

**【来源】**芸香科植物黄皮 *Clausena lansium*（Lour.）Skeels 的叶、果实、根。

**【生境分布】**多为栽培。广西各地均有分布，广东、福建等亦有分布。

**【性味功能】**叶：辛，凉。果实：甘、酸，温。通气道，祛风邪，清解热毒。用于气胀肚痛、小便不利、瘴毒、疥疮、温病身热、咳嗽哮喘。根：辛、微苦，温。行气止痛，疏通谷道及气道，消肿利水。用于食滞谷道、气滞心下痛、胸膈满痛、痰饮咳喘、蛔虫上攻、黄疸、瘴毒。

【用法用量】内服 15 ～ 30 g，煎汤服。外用适量，捣敷。

【现代药理学研究】

1. 镇咳、祛痰、平喘、抗过敏作用

黄皮叶水提取物具有镇咳、祛痰、平喘和抗过敏的活性，对哮喘大鼠血清及肺组织 Th1/Th2 的平衡具有调节作用。

2. 抗炎作用

黄皮果醇提取物能降低 LPS 诱导的 RAW264.7 细胞中 TNF-α、TLR4、MYD88 和 TRAF6 mRNA 和蛋白表达水平，减轻细胞炎症。

3. 抗氧化作用

黄皮的活性成分黄皮酰胺能抑制酒精中毒所致的肝脂质过氧化，提高肝脑组织胞浆液内 GSH-Px 的活性，抑制铁 - 半胱氨酸体系引起的大鼠脑、心、肝和睾丸微粒体的脂质过氧化。

4. 抗菌、抗病毒作用

黄皮树皮、黄皮果核和果皮的浸提物对大肠埃希菌、金黄色葡萄球菌、白色念珠菌均有抑菌效果。黄皮叶乙酸乙酯、无水乙醇、丙酮提取物对金黄色葡萄球菌、大肠埃希菌、枯草芽孢杆菌、白色葡萄球菌、四联微球菌、蜡状芽孢杆菌有抑菌效果。黄皮活性物质香豆素类、黄酮类化合物具有抑制 HIV 的活性。黄皮种子提取物能抑制 HIV-1 病毒逆转录酶的活性和复制。

5. 益智作用

黄皮活性物质（-）黄皮酰胺能增强大鼠海马齿状回颗粒细胞层由低频刺激所诱发的群峰电位和由强刺激诱发的长时程，并能提高衰老大鼠的空间学习记忆和被动学习记忆能力，改善 β-淀粉样多肽 25 ～ 35 片段诱导的大鼠学习记忆功能障碍。

6. 抗肿瘤作用

黄皮的香豆素类化合物欧前胡素作用于细胞周期 $G_1$/S 期，促进细胞凋亡；黄皮的 8-羟基补骨脂素对人胃癌细胞株 SGC-7901、人肝癌细胞株 HepG2 和人肺腺癌细胞株 A549 有抑制作用。黄皮果果核挥发油可抑制胞内 NF-κB p65 蛋白的表达，降低其磷酸化水平，激活 Bcl-2/Bax/Caspase-3 信号通路，抑制 B16-F10 细胞的增殖，并诱导其凋亡。

7. 降血糖作用

黄皮叶提取物可降低链脲佐菌素所致 2 型糖尿病大鼠的空腹血糖和血脂水平，提高口服葡萄糖的耐受性，提高大鼠血清中胰岛素的水平，改善胰腺的病理变化。黄皮叶水提取物能抑制链尿佐菌素所致的糖尿病大鼠的血糖水平；黄皮提取物黄皮香豆精能降低正常小鼠和四氧嘧啶所致高血糖小鼠的血糖水平，能对抗肾上腺素的升血糖作用。

### 8. 护肝作用

黄皮氯仿提取物能降低四氯化碳、扑热息痛、硫化乙酰胺所致的小鼠血清 ALT 水平升高，减轻肝脏病理性损害，对肝损伤有保护作用。黄皮果水提取物能提高急性和慢性乙醇中毒所致的小鼠肝损伤血清中 SOD 和 GSH-Px 的活性，促进自由基的清除，降低组织中 NF-κB 的表达。黄皮叶醇提取物可降低高脂乳剂诱导的 NAFLD 模型大鼠机体内的脂质含量，通过上调肝脏 SREBP-1c 和下调肝脏 PPARα mRNA 及蛋白的表达，减轻肝脏的脂肪变性，改善肝功能，增强机体抗氧化能力，改善肝脏能量代谢障碍从而发挥降脂保肝的治疗作用。黄皮所含的黄皮酰胺类化合物可通过诱导或抑制肝微粒体细胞色素 P450 水平及其酶活性，或增加 GSH 含量等途径，增强肝细胞浆液中 GST 的活性，减少肝细胞的损伤；对黄曲霉毒素 $B_1$ 引起的大鼠肝细胞非程序性 DNA 合成损伤具有保护作用。

### 9. 神经保护作用

黄皮活性物质（-）黄皮酰胺可通过抑制去血清所致 PC12 细胞 GSK-3β 的高表达，提高 Bcl-2/Bax 比值而阻断去血清所致神经细胞的凋亡；可对抗硝普钠的神经毒性作用；在脑缺血／再灌注早期即有脑保护作用。

### 10. 其他药理作用

黄皮叶能降低高胆固醇血症大鼠血清总胆固醇和 β-脂蛋白的含量，降低三羧酸甘油酯的作用。

黄皮活性物质黄皮酰胺可抑制由 5-羟色胺、前列腺素和花生四烯酸引起的血管收缩，具有缓解血管痉挛、增加脑血流量的作用。

## 【参考文献】

［1］张均田，段文贞，刘少林，等.(-) 黄皮酰胺的抗老年痴呆作用［J］.医药导报，2001，20（7）：403-404.

［2］孔晓龙，蒋伟哲，林自中.黄皮酰胺对 β-淀粉样多肽 25～35 片段诱导的大鼠学习记忆功能障碍的影响［J］.广西医科大学学报，2003，20（5）：673-674.

［3］廖雪华，甘育鸿，梅思，等.黄皮果果核挥发油对小鼠黑色素瘤 B16-F10 细胞增殖和凋亡的影响［J］.食品研究与开发，2019，40（5）：35-41.

［4］Prasad K N，Xie H H，Hao J Y，et al. Antioxidant and anticancer activities of 8-hydroxypsoralen isolated from Wampee［Clausena lansium（Lour.）Skeels］Peel［J］. Food Chem，2010，118：62-66.

［5］黄小桃，李颖仪，郑侠，等.黄皮叶对链脲佐菌素诱导的糖尿病大鼠的作用及机制研究［J］.中药新药与临床药理，2014，25（6）：651-656.

［6］Wu Y Q，Liu L D，Wei H L，et al. Different effects of nine clausenamide ennatiomers on liver glutathione biosynthesis and glutathione S-transferase activity in mice［J］. Acta Pharmacologica Sinica，2006，27（8）：1024-1028.

［7］吴宇群，刘耕陶.光学活性黄皮酰胺类化合物体外对黄曲霉毒素 B$_1$ 损伤大鼠肝细胞非程序性 DNA 合成的保护作用［J］.中国药理学与毒理学杂志，2006，20（5）：393-398.

［8］杨明河，陈延镛，黄量.黄皮叶化学成分的研究 II·两个新的环酰胺化合物的结构［J］.化学学报，1987（12）：1170-1174.

［9］官堂明，刘德承，王珺飞，等.黄皮果提取物对急性乙醇中毒致小鼠肝损伤的保护作用［J］.中国药理学与毒理学杂志，2012，26（6）：829-834.

［10］官堂明，刘德承，叶华，等.黄皮果提取物对小鼠慢性酒精性肝损伤的保护作用［J］.广东医科大学学报，2017，35（3）：254-257，262.

［11］李晓波.黄皮叶醇提取物降脂保肝的作用及机制研究［D］.广州：广州中医药大学，2013.

［12］李晓波，张荣，王宁生，等.黄皮叶提取物对非酒精性脂肪肝大鼠的降脂保肝作用研究［J］.中药新药与临床药理，2012，23（4）：405-408.

［13］张荣，李晓波，徐大志，等.黄皮叶对非酒精性脂肪肝大鼠肝组织 ATP 和 ADP 含量的影响［J］.中药药理与临床，2012，28（2）：96-99.

［14］张福平，汤艳姬，刘晓珍，等.黄皮叶黄酮类化合物的抗氧化性研究［J］.南方农业学报，2013，44（8）：1343-1346.

［15］李奕星，袁德保，陈娇，等.黄皮不同部位提取物的抗氧化活性［J］.贵州农业科学，2015，43（5）：75-78.

［16］Nagendra P K，Xie H H，Hao J，et al. Antioxidant and anticancer activities of 8-hydroxypsoralen isolated from wampee［*Clausena lansium*(Lour.)Skeels］peel［J］. Food Chemistry，2009，118（1）：62-66.

［17］徐绍成，周汉林，廖艳云，等.黄皮不同部位生理活性物质的提取与抗菌作用［J］.食品研究与开发，2010，31（11）：65-68.

［18］贾桂云，关红旗，韩玉兰，等.黄皮叶超声提取物的抑菌性能研究［J］.海南师范大学学报（自然科学版），2017，30（1）：19-23.

［19］胡金凤，宁娜，薛薇，等.左旋黄皮酰胺抑制去血清所致神经细胞凋亡及其相关机制的研究［J］.中药新药与临床药理，2009，20（1）：1-4.

［20］刘勇军，祝其锋.(-)黄皮酰胺对硝普钠诱导的海马神经元凋亡的影响［J］.中国老年学杂志，2006，26（7）：936-938.

［21］李娟，刘天旭，蒋国君，等.黄皮叶提取物对 TNF-α 分泌的影响及其机制［J］.实用医学杂志，2016，32（3）：367-370.

［22］蒋祝昌，毕桂南，石胜良.黄皮酰胺对高血压局灶性脑缺血 - 再灌注大鼠 Bcl-2 蛋白表达和细

胞凋亡的影响 [J]. 中国危重病急救医学，2005，17（5）：289-292.

[23] 覃国忠，廖曼云. 黄皮叶降血脂作用的实验研究 [J]. 广西植物，1987，7（2）：185-188.

[24] 黄桂红，韦江红，陈薇，等. 黄皮叶提取物对哮喘大鼠血清及肺组织 Th1/Th2 平衡的调节作用 [J]. 中国实验方剂学杂志，2015，21（19）：97-100.

[25] 黄桂红，邓航，陈薇，等. 黄皮叶萃取物镇咳、祛痰及平喘作用研究 [J]. 天津医药，2013，41（3）：234-237.

# 🌱 假蒟叶 Gobyaekbat

【别名】荜拔叶、哈蒟、大柄蒌、马蹄蒌。

【来源】胡椒科植物假蒟 *Piper sarmentosum* Roxb. 的叶。

【生境分布】生于村旁、山谷，常攀缘在树上或石上。在广西主要分布于防城港、凌云、岑溪、博白等地，广东、云南、贵州等亦有分布。

【性味功能】辛、苦，温。通调龙路、火路，散瘀血，止疼痛，除湿毒，通水道。用于肚痛、心下胀满、风湿腰痛、跌打损伤、外伤出血、产后浮肿。

【用法用量】内服 9 ～ 15 g，煎汤服。外用适量，捣敷或水煎洗。

【现代药理学研究】

1. 抗炎作用

假蒟叶水提取物可以抑制 TNF-α 诱导 HUVECs 中 NF-κB p65、VCAM-1 和 ICAM-1 的高表达，并抑制 TNF-α 诱导的 U937 单核细胞粘附于 HUVECs。假蒟正丁醇、乙酸乙酯和石油醚提取物可降低 LPS 诱导的 IPEC-J2 细胞中 TNF-α 和 IL-6 的水平，抑制 IPEC-J2 细胞炎症反应。假蒟叶甲醇和乙醇提取物可以下调 Aβ 诱导小胶质细胞 BV-2 中 IL-1β 和 TNF-α mRNA 的水平，抑制 NO 的释放。

2. 保护胃黏膜作用

假蒟叶甲醇提取物可减少应激性胃溃疡大鼠的胃酸分泌和 MDA 水平，并下调 COX-2 mRNA 的水平，上调 PGE$_2$ mRNA 的水平，发挥保护胃黏膜作用。

3. 骨保护作用

假蒟叶水提取物可以增加糖皮质激素诱导的骨质疏松大鼠的骨体积、骨小梁厚度、骨小梁数量、骨样细胞和成骨细胞数量等指标，改善骨质疏松。

4. 抗菌作用

假蒟叶水提取物及醇提取物对白色念珠菌、黑曲霉、拟轮枝镰孢菌、石膏样小孢子菌等具有抑制作用。

5. 降压作用

假蒟叶水提取物可增加自发性高血压大鼠肠系膜小动脉 NO 的水平,降低 ET-1 的水平,进而降低大鼠舒张压和收缩压,保护血管内皮功能。

## 【参考文献】

[1] 周斯仪,袁颖雅,黄晓桦,等.模拟胃液条件下假蒟叶提取物抑制亚硝化反应的研究 [J].安徽农业科学,2014,42(29):10326-10327,10330.

[2] Ismail S M,Sundar U M,Hui C K,et al. *Piper sarmentosum* attenuates TNF-α-induced VCAM-1 and ICAM-1 expression in human umbilical vein endothelial cells [J]. J Taibah Univ Med Sci,2018,13(3):225-231.

[3] 陈川威,周璐丽,王定发,等.假蒟提取物的体外抗氧化和抗炎效果研究 [J].中国畜牧兽医,2019,46(3):677-683.

[4] Azlina M F N,Qodriyah H M S,Akmal M N,et al. In vivo effect of *Piper sarmentosum* methanolic extract on stress-induced gastric ulcers in rats [J]. Arch Med Sci,2019,15(1):223-231.

[5] Yeo E T Y,Wong K W L,See M L,et al. *Piper sarmentosum* Roxb. confers neuroprotection on beta-amyloid(Aβ)-induced microglia-mediated neuroinflammation and attenuates tau hyperphosphorylation in SH-SY5Y cells [J]. J Ethnopharmacol,2018,10(217):187-194.

# 🌱 姜黄 Gogwngj

【别名】宝鼎香、黄姜、毛姜黄。

【来源】姜科植物姜黄 *Curcuma longa* L. 的根茎。

【生境分布】栽培品,多种植于土壤肥厚质松、向阳的田园,偶有半野生。广西各地均有分布,广东、云南、四川等亦有分布。

【性味功能】辛、苦,温。破血行气,通经止痛。用于心腹痞满胀痛、臂痛、妇女血瘀闭经、产后腹痛、跌打损伤、痈肿。

【用法用量】内服 3~9 g,煎汤服。外用适量,水煎洗。

【现代药理学研究】

1. 抗炎作用

姜黄水煎液能减少胶原诱导性关节炎大鼠滑膜组织充血和炎性细胞浸润,减轻大鼠的滑膜炎症反应。姜黄素能调节 NF-κB 配体的受体激活物(诱导破骨细胞分化、激活和功能),并减少炎性骨质流失,上调巨噬细胞中 PKC、CS Ⅰ 和 CS Ⅲ 的转录,促进炎性细胞因子的分泌；可抑制实验性自身免疫性神经炎大鼠炎症细胞的积累，抑制 TNF-α、IL-1β 和 IL-17 的表达，降低淋巴结和脾脏中 IFN-γ、CD4、Th1 的表达，促进辅助性 T 细胞的分化；直接下调 IFN-γ 抑制 K14-VEGF 转基因小鼠中 TPA 诱导的 Th1 炎症反应；抑制 LPS 诱导的人牙龈成纤维细胞 HGFs 的炎症反应，降低 IL-1β、TNF-α、NF-κB p65 蛋白的水平。

### 2. 抗菌、抗病毒作用

姜黄提取物对金黄色葡萄球菌、肠球菌、枯草芽孢杆菌、大肠埃希菌和铜绿假单胞菌均有抗菌作用。姜黄的主要成分姜黄素可作用于肠炎沙门氏菌鞭毛，促使其破裂，从而降低肠炎沙门氏菌的活性；通过抑制 NF-κB 的激活，进而保护巨噬细胞免受结核分枝杆菌的感染；上调 RecA 蛋白的表达，诱导大肠埃希菌死亡。姜黄石油醚、乙醇、乙酸乙酯和水提取物对流感病毒神经氨酸酶均有抑制作用。姜黄素、去甲氧基姜黄素和双去甲氧基姜黄素有一定的抗神经氨酸酶活性的作用。

### 3. 治疗哮喘作用

姜黄提取物与姜黄素可明显降低哮喘大鼠体内的白细胞和淋巴细胞总数及 $NO_2$、$NO_3^-$、MDA 的水平，提高 SOD、CAT 和巯基的水平，对哮喘症状中的炎症和氧化应激具有预防性治疗作用。

### 4. 抗氧化作用

姜黄素可以保护脂质或血红蛋白免受氧化应激；通过抑制 PKCδ/NADPH/ROS 信号通路，在 PMA 诱导的 THP-1 分化过程中抑制基质侵入；通过上调氧化应激防御酶 HO-1 从而降低 ROS 水平，保护人视网膜色素上皮细胞 ARPE-19 免受氧化应激；通过激活 SIRT1 信号通路，上调 Bcl-2 和下调 Bax，减少缺血再灌注引起的线粒体氧化损伤，保持线粒体氧化还原电位，提高线粒体 SOD 的活性，减少线粒体过氧化氢和丙二醛的生成，增强细胞对氧化损伤的抵抗力。

### 5. 保肝作用

姜黄提取物可作用于胆碱代谢，增加肝脏脂肪输出，预防脂肪肝。姜黄水提取物可维持肝脏抗氧化活性，抑制脂质过氧化，抑制炎性细胞因子释放，预防乙醇诱导的急性小鼠肝损伤。姜黄醇提取物和姜黄素可抑制肝脏 ROS 的生成，上调 Nrf2/HO-1 通路信号，恢复 ER 正常折叠状态，改善肝脏脂质代谢进而改善急性和慢性 $CCl_4$ 诱导大鼠肝脏损伤的生理功能。姜黄素通过激活肝细胞自噬从而减轻非酒精性脂肪肝病模型大鼠和 LPS/D-氨基半乳糖诱导的大鼠急性肝损伤；通过抑制 TGF-β/smad2 信号通路抑制人肝星状细胞，进而抑制肝纤维化，并通过抑制 IL-6/STAT3 信号通路进而抑制肝星状细胞增殖，促进其凋亡。

### 6. 降血脂作用

姜黄乙醇提取物可降低实验性高脂血症小鼠的血脂水平。姜黄水提取物可降低高脂饲养小鼠的体质量、肝脏脂肪、腹部脂肪、粪肠球菌数量、血清 TC 和 LDL-C 的水平，升高 HDL-C 水平、肠道菌群中乳酸菌数量、双歧杆菌数量及拟杆菌 / 厚壁菌的比值，升高小肠 FIAF mRNA、肝脏 Cyp7α1 mRNA 的水平，降低小肠 LPL mRNA、肝脏 LPL 和 SCD1 mRNA 的水平，通过调整肠道菌群的构成及促进 FIAF 的表达从而改善机体的脂质代谢。姜黄素能降低血浆和肝脏中 TG 和 TC 的含量；通过活化 AMPK，升高 PPAR-α 的表达，进而调节肝脏脂质代谢，减轻高脂饮食诱导的肝脂肪变性，抑制脂肪肝的发展；刺激外泌体释放以清除胆固醇，减轻抗精神病药物引起的细胞内脂质积聚。姜黄挥发油通过调节 PPAR-α、LXRα 及参与脂质代谢和运输的相关基因的表达，发挥抗高脂血症的作用，减轻脂质诱导的氧化应激、血小板活化和血管功能障碍；减轻动脉损伤引起的动脉粥样硬化、炎症和巨噬细胞泡沫细胞形成。

7. 降糖作用

姜黄具有减轻胰岛素抵抗、增加胰岛素敏感性进而调控血糖水平的作用，其乙酸乙酯提取物可抑制 α-葡萄糖苷酶和 α-淀粉酶的活性，从而降低血糖。姜黄素可下调胰腺中的 $α_2$-肾上腺素能受体和 β-肾上腺素能受体的表达，改善链脲佐菌素诱导糖尿病大鼠的胰岛素基因表达和胰岛素分泌；可激活 INS-1 细胞中的 PI3K/Akt/GLUT2 途径，增加胰岛素的表达和分泌，抑制胰岛素抵抗肥胖小鼠的胰腺 β 细胞凋亡。

8. 抗肿瘤作用

姜黄素能下调细胞周期蛋白-B1、凋亡抑制基因的表达，损伤细胞的 DNA 结构进而诱导一系列癌细胞的凋亡，如人甲状腺癌 SW579 细胞、结肠癌 SW480 细胞、肾癌 TK-10 细胞、宫颈癌 U14 细胞、乳腺癌 MCF-7 细胞、乳腺导管瘤 UACC-62 细胞以及前列腺癌 PC3、DUl45、LNCaP 细胞，姜黄素对这些细胞系有较强的抑制活性。姜黄素通过抑制 PI3K/Akt 信号通路，抑制肾母细胞瘤、胃癌 MGC-803 细胞和宫颈癌 HeLa SiHa 细胞的增殖并诱导细胞凋亡。姜黄素可下调 IL-6/STAT3 信号通路，逆转人结肠癌耐药细胞株 HCT-116/5FU 耐药；miR-29b、miR-199b-5p、miR-21、miR-192-5p 等 microRNA 参与姜黄素调控肿瘤增殖、迁移和凋亡的过程。

9. 神经保护作用

姜黄素对蛋白激酶 PINK1 缺陷型的线粒体功能障碍和细胞凋亡具有保护作用；可诱导小鼠小脑颗粒神经元 Nrf2 易位进入细胞核，增加谷胱甘肽还原酶、谷胱甘肽 S-转移酶和 SOD 的活性，减少氯化血红素诱导的神经元死亡；可抑制慢性轻度应激大鼠的前额叶皮层和海马中细胞因子基因的表达，减少 NF-κB 的活化，在外侧杏仁核内调节突触相关蛋白，发挥抗抑郁样作用；可以通过上调 ERK 和 BDNF 的表达，减轻抑郁小鼠的抑郁症状。姜黄素通过减少小鼠脑海马组织中 ROS、MDA 的生成，减轻脑海马组织氧化应激损伤，同时减少海马内 ERK 通路相关蛋白的表达，最终减轻邻苯二甲酸二丁酯（DBP）致小鼠神经损伤。

## 10. 肾保护作用

姜黄素能抑制肾脏氧化应激，预防大鼠肾脏缺血再灌注导致的急性肾损伤，降低肾衰竭的发生率；预防内毒素血症所致急性肾小管上皮坏死，降低肾组织中 ROS、Caspase-3 的水平，提升 T-AOC 的水平，上调 Bcl-2/Bax 的比值，激活 PI3K/Nrf2 通路，调控细胞外基质沉积，清除机体过多的氧自由基和炎症反应，进而减轻肾组织损伤。

## 11. 其他药理作用

姜黄醇提取物能降低高尿酸小鼠的血清尿酸水平、增加尿液中尿酸的排出量、抑制肝脏黄嘌呤氧化酶的活性，具有治疗痛风的作用。

姜黄 75% 乙醇提取物可降低良性前列腺增生症小鼠的前列腺系数，具有治疗良性前列腺增生症的作用。

姜黄还能抑制应激、乙醇、吲哚美辛、利血平、幽门结扎引起的溃疡，抑制肠道痉挛，增加碳酸氢盐、胃泌素、胰泌素和胰酶的分泌，具有胃肠道保护作用。

姜黄素可以下调 Th17 分化相关因子的表达，如 IL-6、RORγt、STAT3、p-STAT3、IL-17 的表达，升高 TGF-β 的水平，减轻溃疡性结肠炎小鼠的结肠损伤。

## 【参考文献】

[1] 李金花，杨贤英，张翔，等. 姜黄抑制神经氨酸酶活性及活性部位化学成分研究 [J]. 中药材，2017，40（12）：2859-2863.

[2] Huang L，Jing Z，Song T，et al. Antifungal curcumin promotes chitin accumulation associated with decreased virulence of Sporothrix schenckii [J]. International Immuno pharmacology，2016（34）：263-270.

[3] 胡晨霞，刘戈，何嘉琪，等. 姜黄属常用中药对实验性 RA 大鼠滑膜炎症的影响 [J]. 中华中医药学刊，2011，29（1）：95-97.

[4] 李坤阳，陈栋，左春然，等. 姜黄素通过上调 miR-124 抑制牙龈卟啉单胞菌 LPS 诱导的人牙龈成纤维细胞炎症反应 [J]. 中国病理生理杂志，2020，36（10）：1867-1874.

[5] Mau L P，Cheng W C，Chen J K，et al. Curcumin ameliorates alveolar bone destruction of experimental periodontitis by modulating osteoclast differentiation，activation and function [J]. Journal of Functional Foods，2016（22）：243-256.

[6] Uchio R，Higashi Y，Kohama Y，et al. A hot water extract of turmeric（*Curcuma longa*）suppresses acute ethanol-induced liver injury in mice by inhibiting hepatic oxidative stress and inflammatory cytokine production [J]. Journal of Nutritional Science，2017，6（3）：1-9.

［7］ Lee H Y，Kim S W，Lee G H，et al. Curcumin and *Curcuma longa* L. extract ameliorate lipid accumulation through the regulation of the endoplasmic reticulum redox and ER stress ［J］. Scientific Reports，2017，7（1）：6513.

［8］ 张成斌，张淑艳，蔡兆根. 姜黄素对肝纤维化小鼠的影响［J］. 中国临床药理学杂志，2020，36（14）：2011-2013.

［9］ 谢一溅，杨乃彬，王丽萍，等. 姜黄素通过激活肝细胞自噬减轻脂多糖/D-氨基半乳糖诱导的大鼠急性肝损伤［J］. 中国病理生理杂志，2020，36（5）：860-864.

［10］ 张威，王帅，王喜梅，等. 姜黄素对肝星状细胞增殖和凋亡的影响及其机制研究［J］. 中国临床药理学杂志，2020，36（5）：532-535.

［11］ 王国泰，李京涛，魏海梁，等. 姜黄素通过抑制 TGF-β/Smad2 信号通路抑制人肝星状细胞纤维化作用研究［J］. 中国免疫学杂志，2020，36（4）：422-427.

［12］ 吴鹏波，宋琪，俞媛洁，等. 姜黄素激活自噬干预非酒精性脂肪肝病模型大鼠氧化应激及炎症反应［J］. 中国组织工程研究，2020，24（11）：1720-1725.

［13］ Tranchida F，Rakotoniaina Z，Shintu L，et al. Hepatic metabolic effects of Curcuma longa extract supplement in high-fructose and saturated fat fed rats［J］. Scientific Reports，2017，7（1）：1-13.

［14］ 杨耀光. 大黄与姜黄配伍对实验性高脂血症小鼠降血脂作用研究［J］. 河北医药，2014，36（10）：1456-1458.

［15］ 李竞. 姜黄通过肠道菌群改善机体脂质代谢作用的实验研究［J］. 新中医，2018，50（11）：15-18.

［16］ Singh V，Rana M，Jain M，et al. Curcuma oil attenuates accelerated atherosclerosis and macrophage foamcell formation by modulating genes involved in plaque stability，lipid homeostasis and inflammation［J］. British Journal of Nutrition，2015，113（1）：100.

［17］ Naijil G，Anju T R，Jayanarayanan S，et al. Curcumin pretreatment mediates antidiabetogenesis via functional regulation of adrenergic receptor subtypes in the pancreas of multiple low-dose streptozotocin-induced diabetic rats［J］. Nutrition Research，2015，35（9）：823.

［18］ 雷婷，高燕，贾岢卿，等. 姜黄素对 2 型糖尿病大鼠胰岛 β 细胞凋亡的影响［J］. 卫生研究，2020，49（4）：560-563.

［19］ 严梅娣，岑雪英. 姜黄素对甲状腺癌细胞 SW579 增殖和凋亡的影响［J］. 中华全科医学，2015，13（3）：396-398.

［20］ 杨芳，刘少琼，禹正杨，等. 姜黄素调控结肠癌 SW480 细胞 skp2-p27kip 通路的研究［J］. 中医药导报，2014，20（16）：35-39.

［21］ 吴杰，李娟，叶娟，等. 姜黄中姜黄素类化合物抗前列腺癌及对 15-脂氧合酶抑制活性的初步研究［J］. 中国药师，2016，19（8）：1445-1448.

［22］ 洪晶，楼寿增，王平. 姜黄素对荷宫颈癌小鼠肿瘤细胞凋亡的影响［J］. 中国临床药理学杂

志，2020，36（19）：3075-3078.

［23］芶俊明，李德亮，朱萍，等.姜黄素通过激活 miR-192-5p/PI3K/Akt 信号通路抑制肾母细胞瘤增殖并诱导细胞凋亡［J］.中华微生物学和免疫学杂志，2020，40（8）：622-627.

［24］徐露，张鑫杰，张闰哲，等.姜黄素逆转结肠癌 HCT-116/5FU 细胞耐药作用机制研究［J］.浙江中西医结合杂志，2020，30（6）：454-457，524.

［25］王彩艳，曲恒怡，尹雯.姜黄素通过磷酸肌醇 3- 激酶 / 蛋白激酶 B 信号通路对胃癌细胞的调控研究［J］.中国临床药理学杂志，2020，36（11）：1521-1523.

［26］凌元亮，徐磊，吴辰.姜黄素通过 miR-199b-5p 抑制结肠癌 SW1116 细胞的增殖、迁移和侵袭［J］.中国药理学通报，2020，36（7）：957-964.

［27］何玉娇，黄茂林，乐燕，等.姜黄素通过调控 microRNA-21 的表达来抑制肝癌细胞的转移和侵袭［J］.中国药学杂志，2020，55（9）：722-727.

［28］杜胜娟，赵伟，夏飞，等.姜黄素的临床应用及其相关作用机制［J］.中国现代医药杂志，2017，19（9）：93-97.

［29］耿志华.姜黄素对脊髓损伤小鼠的抗抑郁和神经保护作用的机制研究［D］.郑州：郑州大学，2020.

［30］陈艳丽，张霖，晏彪.姜黄素对邻苯二甲酸二丁酯致幼鼠学习记忆下降的改善作用［J］.环境与职业医学，2019，36（11）：1049-1054.

［31］梁冯，晏彪.姜黄素对邻苯二甲酸二丁酯致昆明小鼠肾损伤的保护作用［J］.医药导报，2020，39（12）：1631-1635.

［32］俞慧，黄伟，杨挺.姜黄素对内毒素休克兔肾损伤模型 PI3K/Nrf2 通路的影响［J］.现代免疫学，2020，40（6）：510-515.

［33］牛衍龙，曹建民，王祯，等.姜黄素调控 Nrf2 信号通路改善运动性肾损伤大鼠肾脏细胞外基质沉积的机制研究［J］.天然产物研究与开发，2019，31（12）：2123-2130.

［34］殷华峰，戴平，陈旅翼，等.姜黄降尿酸作用的实验研究［J］.药学与临床研究，2011，19（2）：134-135.

［35］刘莉，张璐，王凯燕，等.姜黄抗前列腺增生作用有效成分研究［J］.山东中医杂志，2019，38（7）：689-693.

［36］徐磊，沈雁，钟继红，等.姜黄素对溃疡性结肠炎小鼠 Th17 细胞分化相关因子表达水平的影响［J］.中国现代应用药学，2020，37（1）：14-18.

# 🌱 砂仁 Cahyinzcaenh

【别名】缩砂仁、缩砂密、阳春砂仁、绿壳砂。

【来源】姜科植物砂仁 *Amomum villosum* Lour. 的成熟果实或种子。

【生境分布】生于山地阴湿处，或栽培。在广西主要分布于东兴、龙津、宁明、龙州等地，福建、广东、云南等亦有分布。

【性味功能】辛，温。调气道、谷道，除湿毒。用于食滞、呕吐、泄泻、胎动不安。

【用法用量】内服 3～6 g，水煎服，后下。

【现代药理学研究】

1. 对胃肠保护作用

砂仁水提取物可提升慢性胃肠动力低下比格犬的胃窦、十二指肠收缩波数及动力指数，增强胃肠运动；通过抑制肠黏膜 ROS 的产生，抑制 NF-κB 通路介导的炎症信号，抑制 MPO 的激活及 Caspase-3 的表达，维持肠黏膜细胞间的紧密完整性。砂仁醇提取物抑制醋酸性慢性胃溃疡大鼠胃酸、胃蛋白酶的分泌，保护胃黏膜，治疗胃溃疡。砂仁挥发油能抑制幽门结扎大鼠胃液、胃酸、胃泌素的分泌及胃蛋白酶的活性，增加 $PGE_2$ 的分泌和 VIP 的表达，降低乙酸性胃溃疡大鼠 MDA 的含量，提高血清 SOD 的活性，提高 TFF1 的表达、下调血小板活化因子的表达，增加胃黏膜氨基己糖及磷脂的含量，影响胃黏膜疏水性，提高乙酸性胃溃疡大鼠胃溃疡的愈合质量和促进溃疡愈合；对番泻叶所致的腹泻有止泻作用。

2. 抗炎镇痛作用

砂仁挥发油可以抑制二甲苯致小鼠耳郭肿胀。砂仁挥发油的化学成分乙酸龙脑酯能提高热板致痛小鼠的痛阈值，减少醋酸致痛小鼠的扭体次数，抑制二甲苯致小鼠耳郭肿胀炎症。砂仁挥发油镇痛成分由樟脑、乙酸龙脑酯、龙脑、匙叶桉油烯、D-柠檬烯、莰烯、月桂烯等多组分联合发挥效应，乙酸龙脑酯的镇痛部位在中枢神经及外周神经末梢。

3. 抗菌作用

砂仁挥发油对粪肠球菌、石膏样小孢子癣菌、金黄色葡萄球菌、红色毛癣菌须毛癣菌具有抑制作用。砂仁粗提物对枯草芽孢杆菌、大肠埃希菌、沙门氏菌、铜绿假单胞菌、葡萄球菌及肺炎克雷伯菌具有抑制作用。砂仁对抗生素致肠道菌群失调小鼠的肠道菌群有恢复作用。砂仁叶、杆乙醇提取物对大肠埃希菌、金黄色葡萄球菌和枯草芽孢杆菌均具有抑菌作用。

4. 降糖作用

砂仁提取物可减轻 IL-1β 和 IFN-γ 介导的大鼠胰岛细胞毒性，抑制 iNOS 基因的表达，减少 IL-1β、IFN-γ 诱导的 NO 产生；降低链脲佐菌素致糖尿病大鼠的血糖水平，保护糖尿病大鼠的胰岛 β 细胞，改善胰岛 β 细胞的超微结构。

5. 抗氧化作用

砂仁醇提取物可通过激活 Nrf2/HO-1 通路和抑制 NF-κB 通路，减轻 LPS 诱导的小鼠 RAW 264.7 细胞的炎症损伤。

# 【参考文献】

[1] 张生潭，王兆玉，汪铁山，等.中药砂仁挥发油化学成分及其抗菌活性（英文）[J].天然产物研究与开发，2011，23（3）：464-472.

[2] 唐建阳，刘凤娇，苏明星，等.砂仁提取物的抗菌及抗氧化效应研究[J].厦门大学学报（自然科学版），2012，51（4）：789-792.

[3] 闫瑶，金美兰，周磊，等.砂仁对抗生素所致肠道菌群失调小鼠调节作用的探讨[J].中国微生态学杂志，2013，25（9）：1040-1043.

[4] 曹冠华，张雪，陈月月，等.阳春砂仁叶和杆乙醇提取物抑菌作用的比较[J].中成药，2020，42（7）：1914-1917.

[5] 赵锦，董志，朱毅，等.海南砂仁挥发油抗炎镇痛止泻的实验研究[J].中成药，2009，31（7）：1010-1014.

[6] 吴晓松，李晓光，肖飞，等.砂仁挥发油中乙酸龙脑酯镇痛抗炎作用的研究[J].中药材，2004，27（6）：438-439.

[7] 李生茂，叶强，敖慧.砂仁挥发油GC-MS指纹图谱与其镇痛作用的关系[J].中成药，2016，38（2）：346-350.

[8] 吴晓松，肖飞，张志东，等.砂仁挥发油中乙酸龙脑酯的镇痛作用及其机制研[J].中药材，2005，28（6）：505-506.

[9] 李伟，郑天珍，瞿颂义，等.芳香化湿类中药对大鼠离体胃平滑肌运动的影响[J].兰州医学院学报，1998，24（4）：6-8.

[10] 石胜刚，黄溢明.春砂仁提取液对胃电活动的影响[J].西北国防医学杂志，2009，30（5）：361-362.

[11] 丁平，方琴，张丹雁.云南引种阳春砂与阳春砂药理活性对比研究[J].中国药学杂志，2004，39（5）：342-344.

[12] 朱金照，桂先勇，冷恩仁，等.中药砂仁提取液对胃肠激素的影响[J].华西药学杂志，2001，16（6）：417-418.

[13] 朱金照，冷恩仁.砂仁对大鼠胃肠运动及神经递质的影响[J].中国中西医结合消化杂志，2001，9（4）：205-207.

[14] 陈其城，庞凤舜，曹立幸，等.中药对比格犬慢性实验模型胃肠动力的影响[J].广州中医药大学学报，2016，33（5）：674-678.

[15] 黄国栋，游宇，黄媛华，等.砂仁挥发油对胃肠功能及VIP表达的影响[J].中药材，2009，32（10）：1587-1589.

[16] 胡玉兰，张忠义，王文婧，等.砂仁挥发油对大鼠乙酸性胃溃疡的影响及其机理探讨[J].中药材，2005，28（11）：1022-1024.

［17］黄国栋，黄媛华，黄道富，等.砂仁挥发油抗胃溃疡的机制探讨［J］.中成药,2009,31（10）：
　　　1617-1618.

［18］黄国栋，黄媛华，唐丽君，等.砂仁挥发油对胃溃疡黏膜 PAF 表达的影响［J］.中药材，
　　　2008，31（11）：1714-1716.

［19］邓海丹，张大维，等.海南砂仁对醋酸致大鼠胃溃疡的保护作用及机制研究［J］.海南医学，
　　　2019，30（12）：1497-1500.

［20］张婷，陆山红，杨兴鑫，等.砂仁水提取物对 5-FU 致大鼠肠黏膜屏障损伤的保护作用
　　　［J］.中国现代应用药学，2019，36（3）：286-291.

［21］Kwon K B，Kim J H，Lee Y R，et al. Amomum xanthoides extractprevents cytokine-induced cell
　　　death of RINm5F cells through the inhibition of nitric oxide formation［J］. Life Sciences，2003，
　　　73（2）：181.

［22］赵容杰，赵正林，金梅红，等.砂仁提取物对实验性糖尿病大鼠的降血糖作用［J］.延边大
　　　学医学学报，2006，29（2）：97-99.

［23］董琳，王勇，魏娜，等.海南砂仁不同提取部位抗氧化活性研究［J］.海南医学院学报，
　　　2017，23（6）：721-723.

［24］曹冠华，张雪，邢瀚文，等.阳春砂仁干品盐砂仁姜砂仁抗氧化活性比较分析［J］.时珍国
　　　医国药，2019，30（10）：2381-2384.

# 第四章　通三道药

## 第一节　通谷道药

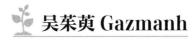

### 吴茱萸 Gazmanh

【别名】茱萸、茶辣、鸡臭木。

【来源】为芸香科植物吴茱萸 *Euodia rutaecarpa*（Juss.）Benth.、石虎 *Euodia rutaecarpa*（Juss.）Benth. var. *oficinalis*（Dode）Huang 或疏毛吴茱萸 *Euodia rutaecarpa*（Juss.）Benth. var. *bodinieri*（Dode）Huang 的近成熟果实。

【生境分布】生于疏林及林缘旷地。在广西主要分布于田林、凌云、乐业、天峨、都安、融水、龙胜、全州、灵川、阳朔、南宁等地，陕西、浙江、江西、福建、湖北、湖南、广东、四川、贵州、云南等亦有分布。

【性味功能】辛，温；有小毒。祛风毒，祛寒湿，调气止痛。用于寒毒引起的胃痛、跌打损伤、泄泻、口腔溃疡、痹病、河豚鱼中毒、毒蛇咬伤、湿疹。

【用法用量】内服 5～10 g，煎汤服。外用适量，捣敷或煎水擦拭。

【现代药理学研究】

1. 抗溃疡作用

吴茱萸次碱对胃肠道具有保护作用，能有效抑制（DNCB）/ 乙醇诱导的急性结肠炎小鼠的腹泻，可对抗炎性渗出水肿、乙酰胆碱或组胺的致痉作用，保护结肠黏膜。吴茱萸次碱能改善阿司匹林诱发的溃疡指数增高以及抑制阿司匹林引起的 $H^+$ 反扩散。吴茱萸次碱的胃黏膜保护作用是由血液中降钙素基因相关肽 CGRP 所介导的。

2. 抗炎镇痛作用

吴茱萸碱能够抑制 COX–2 和 iNOS 的表达，减少 $PGE_2$ 的释放，阻断低氧诱发的 Akt、p70S6K 和 4E–BP 磷酸化，调控 HIF–1 的翻译过程；吴茱萸碱可抑制醋酸引起的小鼠扭体次数，使小鼠离体回肠丧失对感觉神经刺激的反应，保留对迷走神经刺激的反应，通过感觉神经脱敏而发挥镇痛作用。吴茱萸次碱还具有抗皮肤炎症的作用，能减轻 UVB 诱导的 $PGE_2$ 释放，有效抑制烟酸甲酯所诱发的皮肤红斑。

3. 抗肿瘤作用

吴茱萸次碱具有广泛的抗肿瘤活性，能抑制肿瘤细胞的生长，引起细胞周期阻滞于 $G_2/M$ 或 $G_0/G_1$ 期，改变周期相关蛋白的表达；还可通过调控多条信号通路，如 Caspase、AIF、NF-κB、p38 MAPK/EPK 等通路诱导细胞凋亡、坏死，从而提高肿瘤细胞的死亡率。此外，吴茱萸碱还能在体外抑制肿瘤细胞合成 VEGF 以及与血管生成相关的多种酶的活化，从而抑制血管生成，在体内体外抑制肿瘤细胞的浸润和转移。

4. 降血压作用

吴茱萸碱、吴茱萸次碱、去氢吴茱萸碱均有血管舒张作用，通过抑制血管平滑肌中受体介导的 $Ca^{2+}$ 通道及内皮活化而发挥舒张血管作用。吴茱萸碱可松弛兔海绵体，呈浓度依赖性、非血管内皮依赖性。吴茱萸次碱可使大鼠产生剂量依赖性的降压作用，减少平滑肌细胞 $Ca^{2+}$ 内流，通过内皮细胞 $Ca^{2+}$-NO-cGMP 途径发挥降压作用。去氢吴茱萸碱在降压的同时可减慢心率，对舒张压的降低相对于收缩压更强，有扩张血管作用，该作用与钙通道阻滞、NO-cGMP 系统、$K^+$ 通道活性等均有关。

5. 降血糖作用

吴茱萸次碱通过调节肝脏中 IRS-1/PI3K/Akt 信号传导途径和骨骼肌中 AMPK/ACC2 信号传导途径，促进在葡萄糖消耗和胰岛素抵抗的原发性骨骼肌细胞中抗炎细胞因子的表达，降低高脂喂养链脲霉素处理的大鼠肥胖、内脏脂肪积累及水消耗，降低血清中 TC、TG 和 LDL-C 的水平，减轻高血糖症状和增加胰岛素的敏感性。吴茱萸碱可防止小鼠体质量增加和改善葡萄糖耐量，可上调 AMPK 磷酸化和抑制 mTOR 信号传导，可以预防肥胖。

6. 免疫抑制作用

吴茱萸次碱通过影响细胞因子的产生及细胞周期来发挥免疫抑制作用，可减少小鼠抗体生成细胞，降低小鼠脾脏重量、脾脏细胞数量，抑制 IL-2、IFN-γ 及 IL-10 mRNA 的表达。吴茱萸碱可抑制小鼠胸腺及脾细胞 Bcl-2 mRNA 的转录和蛋白表达，细胞凋亡率和死亡率随药物处理时间延长而增加。

7. 抗血栓作用

吴茱萸次碱能够抑制磷脂酶 C 的活性，减少磷酸肌醇破坏，抑制 $TXA_2$ 的形成和血小板聚集激动剂引起的钙内流，可延长出血时间，最终抑制血小板的聚集；通过 CGRP 的增加而抑制血小板相关组织因子 TF 的释放，在降低自发性高血压大鼠的血压同时，还能发挥抗血小板聚集的作用。

【毒理学研究】

1. 急性毒性

未炮制过的吴茱萸有小毒，通常只能外用，如果口服则需要经过炮制才能使用。吴茱萸挥发油急性毒性研究表明，挥发油提取液灌胃 25 mL/kg，1 次/天，连续 14 天，小鼠灌服一定浓度的吴茱萸挥发油后全部死亡，同时出现呼吸抑制、腹泻等症状，表明吴茱萸挥发油具有急性毒性。小鼠分别单次灌胃吴茱萸碱、吴茱萸次碱或吴茱萸总碱最大给药量5 g/kg，没有发现明显肝毒性，小鼠的一般状况、脏器指数和病理学也无异常，未见明显毒性。吴茱萸不同组分对昆明小鼠急性毒性强度为：挥发油＞全组分＞醇提组分＞水提组分。吴茱萸挥发油 $LD_{50}$ 值为 2.70 mL/kg；吴茱萸全组分、醇提组分和水提组分最大耐受量含生药量分别为 15.6、70.6 和 80.0 g/kg。10 g/kg 吴茱萸水提取物或 70% 乙醇提取物未对小鼠产生毒性作用或造成小鼠死亡。根据急性毒性剂量分级，吴茱萸水提取物、70% 乙醇提取物、吴茱萸碱、吴茱萸次碱和吴茱萸总碱属实际无毒级。

2. 遗传和突变毒性

体外、体内基因及染色体变异试验显示吴茱萸提取物无遗传毒性，但在体外试验中，吴茱萸次碱和柠檬苦素有致突变性。

## 【参考文献】

［1］夏菁，杨广林，陈霞．吴茱萸碱对应激性胃溃疡大鼠胃黏膜的保护作用［J］．中国临床药理学杂志，2020，36（18）：2806-2809.

［2］张醇，梁华平．吴茱萸碱抗肿瘤活性研究进展［J］．中国新药杂志，2010，19（17）：1558-1562.

［3］龚慕辛，王智民，张启伟，等．吴茱萸有效成分的药理研究进展［J］．中药新药与临床药理，2009，20（2）：183-187.

［4］段徐，凌峰．吴茱萸次碱的药理作用［J］．中华中医药学刊，2007，25（9）：1857-1859.

［5］黄伟，孙蓉，鲍志烨，等．与功效和毒性相关的吴茱萸化学成分研究进展［J］．中国药物警戒，2010，7（8）：482-485.

［6］张秋方，杨奕樱，陈洪，等．吴茱萸碱对高脂血症小鼠血脂水平及血液黏稠度的影响［J］．河南中医，2017，37（1）：72-74.

［7］周昕，魏宏，沈涛，等．小檗碱与吴茱萸碱配伍对高胆固醇血症大鼠小肠 ACAT2、ApoB48 和 NPC1L1 表达的影响［J］．中成药，2017，39（10）：1993-1999.

［8］魏宏，林晶晶，王静，等．小檗碱吴茱萸碱配伍的降脂作用与上调 LXRα 和 PPARγ 蛋白表达的研究［J］．湖南中医杂志，2017，33（2）：126-129.

［9］袁才林，钱玺丞，何莲子，等．吴茱萸次碱药理研究进展［J］．山东化工，2020，49（11）：71-72.

［10］刘保林，吴巍巍，靳长峰，等．吴茱萸次碱对小鼠溃疡性肠炎的治疗作用［J］．中国临床药理学与治疗学，2004，9（11）：1273-1277.

［11］宋朝阳，邓兰，胡海燕，等．吴茱萸碱对小鼠免疫功能的调节作用［J］．中药材，2008，31（6）：885-888.

［12］闵慧，李元建.吴茱萸次碱的药理作用研究进展［J］.中南药学，2008，6（4）：451-453.

［13］李明，任晓静，张逊，等.吴茱萸挥发油对小鼠急性毒性研究［J］.吉林中医药，2019，39（12）：1642-1644.

［14］林淑娴，任丽娜，孙安盛.吴茱萸碱、吴茱萸次碱和吴茱萸总碱的小鼠急性毒性［J］.遵义医学院学报，2015，38（2）：146-149.

［15］黄伟，赵燕，孙蓉.吴茱萸不同组分对小鼠急性毒性试验比较研究［J］.中国药物警戒，2010，7（3）：129-134.

［16］万军，包奇昌.去氢吴茱萸碱对实验性胃溃疡大鼠胃黏膜的保护作用及机制研究［J］.中草药，2020，51（18）：4698-4703.

［17］黄伟，孙蓉，吕丽莉，等.吴茱萸水提组分单次给药对小鼠肝毒性"量-时-毒"关系研究［J］.中药药理与临床，2012，28（5）：96-99.

［18］夏祺悦，刘燕萍，杨润芳，等.吴茱萸及其主要成分的遗传毒性研究［J］.世界中医药，2014，9（2）：145-150，154.

［19］王海燕，葛巍，李燕珍，等.吴茱萸碱改善能量代谢修复 TNBS 诱导大鼠结肠炎结肠黏膜损伤的作用机制［J］.中华中医药杂志，2019，34（5）：2194-2197.

［20］罗丹妮，李富军，邹益友.吴茱萸次碱对葡聚糖硫酸钠诱导的溃疡性结肠炎小鼠的治疗作用［J］.中华医学杂志，2018，98（7）：533-538.

［21］杨晶，张晓坚，胡长平.吴茱萸次碱通过抑制 TLR4/NF-κB 信号通路保护大鼠心肌缺血/再灌注损伤［J］.中国药理学通报，2017，33（12）：1707-1712.

［22］杨华清，侯俊萍，孙婷.吴茱萸碱影响宫颈癌 HeLa 细胞的增殖与凋亡及机制研究［J］.中国临床药理学杂志，2020，36（20）：3298-3301.

［23］李治，千维娜，魏思敏，等.从 Leptin/c-Myc/PGC-1 信号通路调控的能量代谢途径探索黄连-吴茱萸配伍抗胃癌的分子生物学机制［J］.中药材，2020，43（10）：2526-2531.

［24］李治，郭惠，魏思敏，等.基于 Frizzled-1 调控的 Wnt3α/β-catenin 信号通路探讨吴茱萸抑制胃癌细胞侵袭及转移的内在机制［J］.中药材，2020，43（8）：1971-1975.

［25］邓银华，戴迎春，唐波.吴茱萸碱对淋巴瘤移植小鼠模型肿瘤组织 Ki-67 表达的影响［J］.中国临床药理学杂志，2020，36（6）：655-657.

［26］李丽莎，周鹏，赵爽，等.吴茱萸碱对黑色素瘤细胞的耐药逆转作用［J］.中国生物化学与分子生物学报，2020，36（2）：225-230.

［27］赵爽，郭星娴，周鹏，等.吴茱萸碱通过 Hippo-YAP 通路诱导人肝癌 BEL-7402 细胞凋亡的实验研究［J］.中草药，2019，50（20）：4962-4968.

［28］吕艳伟，郭星娴，周鹏，等.吴茱萸碱激活结肠癌细胞自噬抑制其增殖的研究［J］.中草药，2018，49（20）：4851-4856.

［29］郭星娴，李晓朋，吕晓婷，等.吴茱萸碱抑制 NOD1 通路诱导肝癌 HepG2 和 SMMC-7721 细

胞凋亡 [J]. 中国药理学通报，2018，34（11）：1588-1593.

［30］袁龙，陈益，刘泽洪，等.吴茱萸碱抑制 HDAC6 促进人白血病 K562 细胞周期阻滞和凋亡的机制研究 [J]. 中草药，2016，47（17）：3044-3050.

［31］李晓朋，冯子强，石雪萍，等.吴茱萸碱逆转 K562/Adr 细胞多药耐药的实验研究 [J]. 中草药，2016，47（12）：2123-2129.

［32］赵绿翠，张景勋，游智梅，等.吴茱萸碱对人结肠癌细胞周期阻滞及凋亡的影响 [J]. 中国药理学与毒理学杂志，2014，28（6）：863-869.

［33］胡蒙蒙，刘起发，臧小豪，等.吴茱萸次碱对咪喹莫特诱导的小鼠银屑病模型的影响 [J]. 中国皮肤性病学杂志，2020，34（12）：1366-1371.

［34］抗晶晶，崔宁.吴茱萸碱类化合物对阿尔茨海默病及脑血管疾病的药理作用研究进展 [J]. 南京师大学报（自然科学版），2021，44（3）：137-141.

［35］胡蒙蒙，刘起发，臧小豪，等.吴茱萸次碱抑制脂多糖诱导的 BV2 小胶质细胞炎症反应并改善神经炎症模型小鼠学习记忆功能损伤 [J]. 中华中医药学刊，2021，39（3）：110-115，267-268.

［36］向晓燕，余忠姝，张敏，等.吴茱萸碱复合纳米粒对急性肝损伤模型小鼠的保护作用 [J]. 中国医院药学杂志，2020，40（10）：1094-1097.

［37］刘雪珂，赵海梅，刘億，等.吴茱萸碱对结肠炎大鼠炎性树突状细胞的调控作用 [J]. 中药新药与临床药理，2020，31（2）：143-148.

［38］杨奕樱，刘明，胡婧晔，等.吴茱萸碱对高脂血症小鼠脂质代谢的影响 [J]. 中国实验方剂学杂志，2020，26（6）：46-51.

［39］杨奕樱，潘春，张曼，等.吴茱萸碱对动脉粥样硬化兔 NARC-1/PCSK9 表达的影响 [J]. 中药药理与临床，2018，34（6）：27-30.

［40］任晓静，李明，张逊，等.吴茱萸不同提取部位致大鼠肝毒性研究 [J]. 吉林中医药，2020，40（4）：510-513.

［41］郑罗棋，惠慧，田港，等.基于网络药理学吴茱萸致肝毒性机制研究 [J]. 中草药，2020，51（2）：419-425.

# 🌱 槟榔 Makbinhlangz

【别名】槟榔仁、大腹槟榔、槟榔玉、椰玉、大腹子、宾门、橄榄子。

【来源】为棕榈科植物槟榔 Areca catechu L. 的成熟种子。

【生境分布】栽培于疏松、肥沃、湿润的土地。在广西主要分布于钦州、合浦、防城港、北海等地，广东、云南、福建、台湾、海南等亦有分布。

【性味功能】苦、辛，热。除瘴毒，通谷道，驱虫。用于肠道寄生虫病、痢疾、积聚、疟疾。

【用法用量】内服 3 ～ 9 g，用于驱绦虫、姜片虫时 30 ～ 60 g，水煎服。

【现代药理学研究】

1. 兴奋平滑肌作用

槟榔能够增加大鼠胃窦及空肠组织、血浆和胃窦肌间神经丛 P 物质的含量，对胃肠运动、平滑肌收缩具有促进作用，可促进胃肠蠕动，增强小肠吸收，提高胃动力低下大鼠的胃排空率和小肠推进率，促使胃肠运动趋向正常，有助消化的作用。嚼食槟榔可使胃肠平滑肌张力升高，增加肠蠕动，使消化液分泌旺盛，食欲增加，腺体分泌增加，瞳孔缩小，支气管收缩，心率减慢，并可引起血管扩张，血压下降。槟榔碱也能兴奋 N 胆碱受体，兴奋骨骼肌、神经节。氢溴酸槟榔碱可兴奋豚鼠胃窦环行肌条的收缩活动，该作用经由 M_3 胆碱受体途径。

2. 驱虫作用

槟榔对钩口绦虫、无钩口绦虫及短小绦虫有抑制作用。槟榔具有影响肝吸虫神经系统的功能、外源性增强抑制性神经递质的作用，对肝吸虫有抑虫作用。槟榔子有效成分中的槟榔总碱和氢溴酸槟榔碱在体内外具有低毒高效抗弓形虫活性，能保护小鼠肝脾，增加小鼠寿命。槟榔碱是驱虫的有效成分，对猪肉绦虫有较强的致瘫痪作用，可使全虫各部位均瘫痪，对牛肉绦虫则仅能使头部和未成熟节片完全瘫痪，而对中段和后段的孕卵节片影响不大。

3. 拟胆碱作用

槟榔的主要成分槟榔碱是 M 受体激动剂，具有与乙酰胆碱类似的刺激副交感神经的作用。槟榔碱在一定的剂量下能刺激 M 受体以补偿乙酰胆碱不足，促进机体兴奋，提高学习和记忆能力，并减轻脑外伤造成的记忆减退。槟榔碱及槟榔次碱有中枢镇静作用，可减少自主活动，延长巴比妥钠的睡眠效应，减轻戊四唑引起的惊厥，增强氯丙嗪的镇静作用，大剂量可致震颤；外周有胆碱样作用，可缩瞳、降低眼内压及致泻，能选择性激动中枢不同亚型的 M 受体。咀嚼槟榔让人感觉愉悦、安逸，出现血压上升、警觉度提升、唾液分泌增多、心率加快、面部红润、身体发热、稍微出汗等反应，并且能使人的抗饥饿能力和耐力得到提高，进而得以提升工作效率和社交能力。

4. 抗菌、抗病毒作用

槟榔对耐甲氧西林金黄色葡萄球菌、金黄色葡萄球菌、大肠埃希菌等均有抑制作用；对流感病毒具有抑制作用。槟榔水提取物对许兰氏黄癣菌等皮肤真菌均有一定的抑制作用。槟榔碱对金黄色葡萄球菌、枯草芽孢杆菌、蜡状芽孢杆菌、大肠埃希菌均具有抑制作用。

5. 抗炎作用

槟榔果粗提物、水提取物及从槟榔叶中分离得到的熊果酸均具有抗炎活性。槟榔果的原花青素能有效缓解由角叉菜胶诱导的水肿性炎症和降低 $PGE_2$ 的水平。

6. 抗过敏作用

槟榔子提取物能抑制 RBL-2H3 肥大细胞的脱粒，对中性粒细胞的吞噬活性有抑制作用，还可抑制过敏反应后期炎症因子的产生，具有一定的抗过敏效果。槟榔中的多酚类成分是抗过敏的有效物质，能减轻卵清蛋白诱导的过敏反应。

7. 抗骨质疏松作用

槟榔碱可以改善去卵巢 OP 大鼠的骨代谢，增加骨密度，改善骨生物力学指标。槟榔可以有效抑制 OPG 的降低和 RANKL 的升高，有效抑制氧化应激状态，抑制小鼠骨质疏松的进展。

8. 其他药理作用

槟榔碱具有抗动脉粥样硬化的作用，可促进 NO 释放，提高 eNOS mRNA 和蛋白的表达，降低血浆 IL-8 的水平，抑制黏附分子 ICAM-1 及趋化因子 IL-8 的受体 CXCR 2 和 MCP-1mRNA 的过度表达。

槟榔碱可以抑制 ox-LDL 诱导的鼠源性巨噬细胞性泡沫细胞形成，上调泡沫细胞中 ABCA1 的表达。

槟榔籽提取物可以抑制 α-葡萄糖苷酶的活性。

【毒理学研究】

1. 急性毒性

槟榔仁压榨原液干物质的 $LD_{50}$ 为 1.349 g/kg。药用槟榔提取物的小鼠可出现急性中毒，出现流涎、汗出、颤抖、头朝上、呼吸困难、大便不成形等中毒现象，且剂量越高，中毒症状越明显，主要表现在腺体分泌增加及出现消化和呼吸系统症状，$LD_{50}$ 为 3.67 g/kg。

2. 口腔黏膜下纤维性病变毒性

槟榔提取物对口腔黏膜成纤维细胞有细胞毒作用。常嚼食槟榔会造成口腔黏膜下纤维化，导致口腔癌病变。槟榔所含成分不但会致癌、促癌，还会使机体免疫系统功能低下增加致癌机会，也会引起支气管收缩，加重哮喘。槟榔碱可影响颊黏膜成纤维细胞增殖、迁移能力及微丝的形态分布，促进口腔黏膜下纤维性变病理过程。

3. 神经毒性

槟榔碱对神经系统具有一定的毒性，槟榔碱是其主要毒性成分。咀嚼槟榔对人体自主神经系统有一定的影响。槟榔碱具有抗抑郁、兴奋 M 胆碱受体及拟副交感神经的毒性作用。

4. 肝肾毒性

槟榔仁提取物、槟榔碱均可引起小鼠肝脏功能指标异常、组织形态发生病理学变化，使肝细胞凋亡率显著增加，提示槟榔碱具有肝脏毒性。槟榔碱通过损伤细胞膜对 L-02 细胞产生毒性。槟榔粗提物与槟榔碱对小鼠的肝脏都有损伤作用，能促进肝细胞的凋亡。

5. 生殖毒性

槟榔水提取物可显著降低小鼠的精子数量，显著减少精子活动，增加小鼠精子畸形率，主要以无钩、不定形与胖头精子数量增加为主，可影响雄性小鼠生殖功能。槟榔碱具有烷化、羟化作用，可导致小鼠骨髓细胞和中国仓鼠肺细胞染色体畸变，增加姐妹染色单体的交换频率，使小鼠生殖细胞形态异常、DNA 合成紊乱等，导致 DNA 分子结构异常，使正常细胞转化为癌前细胞。怀孕期间的妇女在食用槟榔后，孕妇和新生儿均可出现不同程度的生理性变化，如生育率下降、胎儿发育迟缓、新生儿体重过轻等。槟榔碱能导致怀孕小鼠胚胎着床数量和子宫重量减少，并表现出剂量依赖性。当槟榔碱剂量为 20 mg/kg·d 时，槟榔碱处理组小鼠的胚胎数量减少为对照组的 59%，子宫重量减少为对照组的 77%；20 mg/kg·d 槟榔碱能导致怀孕小鼠第 5 天子宫内腔张开和第 6 天脱膜失败，能显著上调子宫组织中 ERα 和 PR mRNA 和蛋白的表达。

## 【参考文献】

[1] 丰燕，阮卫，楼新进，等.浙江省首例本地感染牛带绦虫的诊断和治疗 [J].中国寄生虫学与寄生虫病杂志，2017，35（1）：85-88.

[2] 孙娟，曹立幸，陈志强，等.中药槟榔及其主要成分的药理和毒理研究概述 [J].广州中医药大学学报，2018，35（6）：1143-1146.

[3] 陈洪，罗光远，陈夏雨，等.槟榔中槟榔碱的药理研究进展 [J].桂林师范高等专科学校学报，2017，31（2）：116-120.

[4] 聂安政，高梅梅，钞艳慧，等.槟榔药理毒理探讨与合理用药思考 [J].中草药，2020，51（12）：3329-3336.

[5] 李晨，范尧夫，吕涛，等.槟榔有效组分的提取分离及其对大鼠胃平滑肌收缩作用影响的研究 [J].中医学报，2013，28（5）：683-685.

[6] 郭喜军.槟榔对大鼠胃运动及神经递质的影响 [J].中国中西医结合消化杂志，2009，17（5）：300-303.

[7] 刘文杰，孙爱东.RSM 法优化提取槟榔中槟榔碱及其抑菌活性研究 [J].浙江农业科学，2012（6）：847-852.

[8] 张丹，李丹，许启泰，等.槟榔提取物不同部位的抗氧化性比较及成分研究 [J].食品工业科技，2015，36（2）：102-104，109.

[9] 张璐，郑亚军，李艳，等.槟榔籽乙醇提取物抗氧化性的研究 [J].食品研究与开发，2016，37（8）：1-4.

[10] 张海德，黄玉林，范燕忠.槟榔提取物对 DPPH 自由基的清除作用研究 [J].食品科学，

2008, 29（8）: 74-77.

[11] 唐敏敏, 宋菲, 王辉, 等. 槟榔多糖的抗氧化活性及其对细胞内氧化损伤抑制作用的研究 [J]. 热带作物学报, 2015, 36（6）: 1136-1141.

[12] Lee J H, Chang S H, Park Y S, et al. In vitro and in vivoanti-allergic actions of Arecae Semen [J]. J Pharm Pharmacol, 2010, 56（7）: 927-933.

[13] 熊雄, 李珂, 易书瀚, 等. 食用槟榔中槟榔碱毒性及生理活性研究进展 [J]. 食品工业科技, 2017, 38（20）: 328-335.

[14] 刘书伟, 王燕, 胡劲召, 等. 槟榔仁对 KM 小鼠的急性毒性研究 [J]. 湖北农业科学, 2015, 54（18）: 4532-4534, 4543.

[15] 邹霞辉, 李超, 韩丽萍, 等. 槟榔与青蒿配伍增毒的实验研究 [J]. 时珍国医国药, 2013, 24（11）: 2608-2609.

[16] 赵云霞, 于蕾, 季宇彬. 槟榔的毒理研究进展 [J]. 药品评价, 2006, 3（6）: 457-458, 462.

[17] 宋菲, 张玉锋, 郭玉如, 等. 槟榔提取物对 α- 葡萄糖苷酶的抑制作用研究 [J]. 食品研究与开发, 2019, 40（13）: 78-83.

[18] 黄祥涛, 肖润梅, 吴银祥, 等. 氢溴酸槟榔碱体内对大鼠肝脏 CYP2B 表达的影响及其机制研究 [J] 中草药, 2016, 47（20）: 3668-3672.

[19] 欧琼, 黄余良, 张群锋. 槟榔碱对去卵巢骨质疏松大鼠骨代谢的影响 [J]. 中南医学科学杂志, 2015, 43（1）: 31-34, 94.

[20] 陈荣, 李舒宇, 肖曼, 等. 槟榔水提取物对骨质疏松小鼠骨密度及氧化应激状态的影响 [J]. 广东医学, 2015, 36（6）: 841-843.

[21] 凌宏艳, 姚起鑫, 亓竹青, 等. 槟榔碱对 2 型糖尿病大鼠肝脏胰岛素抵抗的作用 [J]. 中国应用生理学杂志, 2014, 30（3）: 208-212.

[22] 欧阳新平, 周寿红, 田绍文, 等. 槟榔碱对泡沫细胞胆固醇流出和 ABCA1 表达的影响 [J]. 中国动脉硬化杂志, 2012, 20（4）: 289-294.

[23] 许井杰. 槟榔子提取物抗弓形虫作用的研究 [D]. 延边: 延边大学, 2018.

[24] 张骏鸿, 曹立幸, 邓时贵, 等. 氢溴酸槟榔碱对大鼠离体胃平滑肌条动力的作用 [J]. 广东医学, 2016, 37（19）: 2881-2885.

[25] 王涛, 陈其城, 曹立幸, 等. 氢溴酸槟榔碱对 C57BL/6 和 $W/W^v$ 突变小鼠离体胃肠平滑肌条动力的作用研究 [J]. 中药新药与临床药理, 2020, 31（4）: 425-434.

[26] 李海龙, 李梅, 蔺美琳, 等. 氢溴酸槟榔碱对豚鼠离体胃窦环行肌条收缩活动的影响 [J]. 中国应用生理学杂志, 2010, 26（1）: 44-45, 50.

[27] 刘丹, 廖顺花, 王莉新, 等. 氢溴酸槟榔碱对幽门螺杆菌生长和空泡毒素 A 表达和活性的影响 [J]. 中国药理学通报, 2013, 29（8）: 1163-1167.

[28] 吴江涛. 槟榔碱的抗炎活性及其对 NF-κB 信号通路的影响 [D]. 广州: 华南农业大学, 2016.

［29］李辉莉，方厂云，苏征.槟榔碱对颊黏膜成纤维细胞增殖及迁移的影响［J］.国际口腔医学杂志，2020，47（1）：32-36.

［30］李明，彭解英，周中苏，等.槟榔碱诱导上皮细胞cyclinD1表达下调［J］.口腔医学研究，2014，30（1）：17-20.

［31］李辉莉，方厂云，苏征.槟榔碱对口腔黏膜成纤维细胞微丝骨架及胶原吞噬的影响［J］.实用口腔医学杂志，2013，29（6）：816-819.

［32］黄祥涛，肖润梅，王明凤，等.槟榔碱对大鼠肝脏CYP2E1的体内诱导作用［J］.药学学报，2016，51（1）：153-156.

［33］肖润梅，肖晨曦.氢溴酸槟榔碱对人肝CYP450酶的体外影响［J］.中国现代医学杂志，2018，28（8）：30-34.

［34］周建宏，王宗永，张矛宇，等.槟榔碱对怀孕小鼠子宫ERα和PR的影响［J］.四川动物，2014，33（4）：535-539.

［35］何军山，卢新华，曹慧芳.槟榔碱对L-02细胞损伤的研究［J］.环境与健康杂志，2015，32（8）：694-696.

［36］古桂花，曾薇，胡虹，等.槟榔粗提物及槟榔碱对小鼠肝细胞凋亡的影响［J］.中药药理与临床，2013，29（2）：56-59.

# 🌱 草豆蔻 Caujdougou

【别名】大草寇、飞雷子、漏蔻、豆蔻子、草果、草寇、偶子。

【来源】为姜科植物草豆蔻 *Alpinia katsumadai* Hayata 的干燥近成熟种子。

【生境分布】生于林缘、灌木丛边缘的草丛或山坡高草丛中。在广西主要分布于阳朔、容县、北流、桂平、博白、合浦、武鸣等地，广东亦有分布。

【性味功能】辛，温。通调谷道。用于呕吐、腹胀、腹痛、食滞。

【用法用量】内服3～6g，煎汤服。

【现代药理学研究】

1. 抗溃疡作用

草豆蔻挥发油对胃溃疡具有促愈合作用，既能减少胃液分泌及胃蛋白酶活性，提高胃黏膜抵抗氧自由基的能力，减轻胃黏膜的损伤；又可降低氧自由基和脂质过氧化物对胃黏膜的损伤。草豆蔻挥发油能提高溃疡抑制率，降低胃液酸度和胃蛋白酶活性，升高大鼠血清SOD的活性，下调MDA的含量。草豆蔻二氢黄酮通过清除细胞内的活性氧，对皮质酮损伤的PC12细胞有保护作用。

2. 抗炎作用

草豆蔻挥发油能够降低小鼠毛细血管通透性，抑制二甲苯致小鼠耳郭肿胀，减轻大鼠肉芽肿，抑制炎症早期毛细血管扩张，并降低毛细血管的通透性，从而减少炎性物质渗出、组织水肿等病理改变。草豆蔻山姜素能抑制体外和体内 TNF-α、IL-6 和 IL-1β 的产生；抑制 LPS 诱导 RAW264.7 细胞 IκBα 的磷酸化及 p65、p38 和细胞外调节蛋白激酶的活性；减轻模型小鼠肺组织病理学变化。

3. 抗肿瘤作用

草豆蔻的有效成分具有广谱抗肿瘤作用，其机制与抑制肿瘤细胞增殖、诱导肿瘤细胞凋亡、抑制肿瘤侵袭和转移、调节肿瘤细胞能量代谢和抗炎等密切相关。草豆蔻中总黄酮对人胃癌细胞株 SGC-7901、人肝癌细胞株 HepG2、人慢性粒细胞白血病细胞株 K562 和人肝癌细胞株 SMMC-7721 有抑制作用。草豆蔻乙酸乙酯部位的查耳酮类化合物具有抑制 NF-κB 激活作用和细胞毒活性。草豆蔻中二苯基庚烷类成分能抑制 NF-κB 激活，阻止 TNF 诱导肺癌 A549 细胞 NF-κB 的入核转移。

【毒理学研究】

草豆蔻挥发油经口服及腹腔注射的小鼠，急性毒性症状主要有行动迟缓、异步态、心率加快、呼吸急促、连续性抽搐。小鼠口服给药的 $LD_{50}$ 为 237.8 g/kg·d，腹腔给药的 $LD_{50}$ 为 157.9 g/kg·d，与常用剂量相比其安全性比较高。

## 【参考文献】

[1] 谢鹏，秦华珍，谭喜梅，等. 草豆蔻化学成分和药理作用研究进展 [J]. 辽宁中医药大学学报，2017, 19 (3): 60-63.

[2] 申德堰，陈永顺. 草豆蔻挥发油的抗炎作用研究 [J]. 中国药业，2012, 21 (17): 20-21.

[3] 王萍，石海莲，吴晓俊. 中药草豆蔻抗肿瘤化学成分和作用机制研究进展 [J]. 中国药理学与毒理学杂志，2017, 31 (9): 880-888.

[4] 叶丽香，阮冠宇，李鹏. 草豆蔻中总黄酮体外抗肿瘤活性研究 [J]. 海峡药学，2012, 24 (6): 263-264.

[5] 唐俊，李宁，戴好富，等. 草豆蔻种子化学成分及其 NF-κB 的激活抑制作用与抗肿瘤活性 [J]. 中国中药杂志，2010, 35 (13): 1710-1714.

[6] 吴珍，陈永顺，王启斌. 草豆蔻总黄酮抗氧化活性研究 [J]. 2011, 30 (11): 1406-1409.

[7] 张东庆，吴守林，张丽表，等. 植物黄酮在抑制亚硝化反应中的应用 [J]. 医药导报，2009, 28 (6): 733-734.

[8] 吴珍，陈永顺，杜士明，等. 草豆蔻挥发油对大鼠醋酸性胃溃疡的影响 [J]. 中国医院药学杂志，2010, 30 (7): 560-563.

[9] 陈永顺，吴珍，杜士明，等. 草豆蔻挥发油的小鼠急性毒性实验 [J]. 中国药师，2011, 14 (12): 1740-1741.

［10］辛本茹，任守娟，李捷．草豆蔻中一个新的二氢黄酮及其对 PC12 细胞的神经保护作用（英文）［J］．中国中药杂志，2014，39（14）：2674-2678．

# 马鬃蛇 Dujfabbienj

【别名】树蜥蜴、篱筒马、午时逢、雷公蛇。

【来源】为蜥科动物马鬃蛇 *Calates versicolor*（Daudin）的全体。

【生境分布】栖于矮小的树枝上或草丛中。广西各地均有分布，广东、海南、云南等亦有分布。

【性味功能】甘，温。通谷道，祛风湿。用于小儿疳积、风湿骨病。

【用法用量】内服 5 ～ 10 g，煎汤服。

【现代药理学研究】

1. 镇痛、抗炎作用

马鬃蛇可提高小鼠的热板痛阈值，减少冰醋酸所致的小鼠扭体次数，具有抗炎、镇痛作用。马鬃蛇醇提取物可抑制二甲苯所致小鼠耳郭肿胀，抑制大鼠蛋清性足跖肿胀，降低冰醋酸所致的毛细血管通透性，抑制棉球植入所致的大鼠肉芽组织增殖。

2. 雄性激素样作用

马鬃蛇醇提取物可增加雄性幼鼠的体重，增加睾丸、前列腺及精囊腺的重量，改善去势成年大鼠附性器官萎缩；可提高正常雄性大鼠血清睾酮的含量，对环磷酰胺所致雄性大鼠生殖系统损伤引起的睾酮水平下降也有提高趋势；可升高下丘脑抑制雄性大鼠的血清睾酮水平及阴茎组织 NO 的含量，对性功能障碍有一定的改善作用。马鬃蛇石油醚提取物可提高去势大鼠的垂体雄激素受体及血清睾酮水平。

3. 雌激素样作用

马鬃蛇醇提取物可增加雌性幼鼠子宫及卵巢的重量；可使幼年雌小鼠动情期提前，有促进性成熟趋势；可提高环磷酰胺所致大鼠生殖系统损伤引起的雌二醇含量降低。

4. 免疫调节作用

马鬃蛇醇提取物能增加幼鼠脾脏和胸腺的脏器系数，逆转地塞米松所致的免疫器官脏器系数减轻；能提高小鼠血清溶血素、溶菌酶的水平，提高巨噬细胞的吞噬百分率和吞噬指数，提高小鼠淋巴细胞的转化率。

【毒理学研究】

1. 急性毒性

马鬃蛇醇提取物小鼠口服最大耐受量为 60.0 g 生药 /kg。

## 2. 长期毒性

马鬃蛇提取物长期毒性实验结果显示，动物外观、行为、摄食、大小便、活动、呼吸及生长发育、血液生化指标和组织学实验观察未见异常。

# 【参考文献】

［1］谢金鲜，杨柯，黄智波. 马鬃蛇醇提取物性激素样作用实验研究［J］. 新中医，1999，31（2）：67.

［2］谢金鲜，刘雪梅，李萍. 马鬃蛇对去势大鼠垂体雄激素受体水平的影响［J］. 中国中药杂志，2007，32（11）：1081.

［3］刘雪梅，谢金鲜，李爱媛，等. 马鬃蛇对下丘脑抑制大鼠性功能的改善作用机制探讨［J］. 中药材，2005（2）：114-116.

［4］谢金鲜，林启云. 马鬃蛇对免疫功能的影响［J］. 中药药理与临床（特刊），1998（13）：60.

［5］谢金鲜，林启云，周芳. 马鬃蛇药理作用研究I. 抗炎镇痛作用［J］. 广西中医药，1998，21（1）：43-46.

［6］谢金鲜，林启云，李萍，等. 马鬃蛇醇提取物的毒理学实验研究［J］. 广西中医药，2005，28（2）：53-56，48.

# 🌱 番木瓜 Golaux

【别名】广西木瓜、木瓜、木冬瓜、番瓜。

【来源】为番木瓜科植物番木瓜 *Carica papaya* L. 的果实。

【生境分布】生于旷野、山地或栽种于庭网、路旁等。广西各地均有分布，广东亦有分布。

【性味功能】甘，平。消食止痛，行水利湿，发奶。用于消化不良、胃痛、湿热脚气、泄泻、乳汁不下。

【用法用量】内服 30～50 g，煎汤。外用适量，捣敷。

【现代药理学研究】

## 1. 抗炎作用

木瓜蛋白酶可抑制角叉菜胶引起的大鼠足趾肿胀，诱导纤维蛋白酶合成或诱导通过特殊受体介导的蛋白酶—抗蛋白酶复合物的单一信号传导，继而通过免疫调节影响众多细胞因子的数量，产生一定数量的止痛、抗炎因子。

## 2. 增强免疫作用

番木瓜籽水提取物能提高小鼠的胸腺指数、促进血清溶血素的生成以及增强腹腔巨噬细胞的吞噬功能，但对淋巴细胞的增殖能力和 NK 细胞的活性影响较小，具有增强机体免疫的功能。

### 3. 降血脂作用

番木瓜叶提取物可以降低高胆固醇血症大鼠血清和肝脏的胆固醇含量，提高线粒体的呼吸控制率，具有降血脂作用。番木瓜汁具有抗肥胖、抗炎和抗氧化的作用，可以减轻大鼠体重，降低血清 TG、TC、LDL–C、HDL–C 及 IL–6 的水平。

### 4. 抗菌作用

番木瓜叶乙醇提取物和水提取物能有效抑制芽孢杆菌、流行链球菌、绿脓杆菌和大肠埃希菌的生长，但不能抑制伤寒沙门氏菌的生长。

### 5. 降血糖作用

番木瓜种子提取物可降低链脲佐菌素诱导的糖尿病大鼠的餐后血糖，抑制 α–淀粉酶和 α–葡萄糖苷酶体外和体内的作用。番木瓜水提取物可以降低四氧嘧啶诱导的大鼠血糖、胆固醇、胆红素、ALT、ALP 水平，对高血糖和高胆固醇血症具有改善作用。番木瓜叶能降低大鼠血清中的 ALT、AST、ALP 水平，减轻 Wistar 大鼠糖尿病肝组织结构损伤。

### 6. 治疗前列腺疾病

番木瓜叶提取物对前列腺疾病（包括前列腺癌）具有选择性的抗增殖和抗转移特性。

## 【参考文献】

［1］王丽彬，欧宁. 番木瓜中生物活性物质的提取及药理作用研究［J］. 现代中药研究与实践，2008，22（4）：15-18.

［2］Od-Ek P，Deenin W，Malakul W，et al. Anti-obesity effect of *Carica papaya* in high-fat diet fed rats［J］. Biomed Rep，2020，13（4）：30.

［3］Agada R，Usman W A，Shehu S，et al. In vitro and in vivo inhibitory effects of Carica papaya seed on α-amylase and α-glucosidase enzymes［J］. Heliyon，2020，6（3）：e03618.

［4］Bere A W，Mulati O，Kimotho J，et al. Carica papaya Leaf Extract Silver Synthesized Nanoparticles Inhibit Dengue Type 2 Viral Replication In Vitro［J］. Pharmaceuticals（Basel），2021，14（8）：718.

［5］赵珂，李泽友，何梦雪，等. 番木瓜籽水部位小鼠体内免疫活性研究［J］. 天然产物研究与开发，2017，29（6）：929-933.

［6］Zetina-Esquivel A M，Tovilla-Zárate C A，Guzmán-Garcia C，et al. Effect of *Carica papaya* Leaf extract on serum lipids and liver metabolic parameters of rats fed a high cholesterol diet［J］. Health，2015，7（9）：1196-1205.

# 佛手柑 Gamfuzsouj

【别名】佛手、九爪木、五指柑。

【来源】为芸香科植物佛手 *Citrus medica* L. var. *sarcodactylis* Swingle 的果实。

【生境分布】多栽培于阳光、雨量充足的地区。广西各地多有栽培，我国长江以南各地有栽种。

【性味功能】辛、苦、酸，温。通谷道、气道，祛风毒，散寒毒，止痛。用于痛症、咳嗽、咳痰、呕吐、食滞。

【用法用量】内服 3～10 g，煎汤。

【现代药理学研究】

1. 镇咳平喘、祛痰作用

佛手挥发油可延长豚鼠引咳潜伏期及组胺喷入致喘潜伏期，还可提高气管酚红排泌量；可降低哮喘小鼠外周血、肺泡灌洗液中 EOS 的水平，减少肺组织 EOS 的浸润，拮抗气道炎症而发挥平喘作用。佛手乙酸乙酯提取物可降低哮喘小鼠外周血白细胞、嗜酸性粒细胞、淋巴细胞的水平，抑制嗜酸性粒细胞性炎症反应。

2. 抑菌、抗炎作用

佛手果实挥发油对酵母菌、大肠埃希菌、枯草杆菌和金黄色葡萄球菌均有抑制作用。佛手叶挥发油只对酵母菌有一定的抑制作用。佛手挥发油对二甲苯致小鼠耳郭肿胀、角叉菜胶致大鼠足肿胀有一定的抑制作用。佛手橙皮苷具有抗炎活性和维生素 P 样作用，可参与体内氧化还原反应，影响甲状腺的活动，保护肾上腺素免于氧化；可抗蝮蛇毒素或溶血卵磷脂引起的血管通透性；对大鼠巴豆油性肉芽囊肿的炎症反应也有抑制作用，能使囊内渗出液减少。

3. 免疫调节作用

佛手水提取物能减少小鼠负重游泳力竭时间，降低小鼠运动后血乳酸、尿素氮的浓度，并能提高小鼠肝脏中糖原的含量；可增强小鼠抗运动型疲劳的能力。佛手柑醇提液能提高小鼠免疫器官的重量，延长小鼠常温下的耐疲劳能力和急性抗脑缺氧能力，具有一定的增强体质、促进学习和增强免疫机能的作用。佛手多糖可提高免疫低下小鼠巨噬细胞 IL-6 的水平，对体液免疫与细胞免疫具有促进作用。

4. 抗肿瘤作用

佛手挥发油可抑制癌细胞 MDA-MB-435 的增殖，将细胞周期阻滞在 S 期和 $G_2$/M 期，诱导细胞凋亡甚至引起细胞坏死；能抑制小鼠 B16 黑色素实体瘤的生长，提高雌性荷瘤小鼠肝脏中超氧化物歧化酶的活性，提高机体的抗氧化能力，抑制肿瘤的生长。佛手柑内酯对鼻咽癌细胞 CNE-2 和 HONE-1 均具有体外抑制活性，能下调周期蛋白及抑制 wnt/β-catenin 信号通路，阻滞鼻咽癌细胞周期运行，抑制其体外增殖能力；能抑制 p62/NF-κB 信号轴，增强顺铂诱导肝癌细胞的凋亡；通过 PI3K/Akt 信号通路诱导 HepG2 和 Hep3B 细胞的凋亡，抑制细胞增殖。

5. 抗氧化作用

佛手柑中的橙皮苷可下调 MCP-1 mRNA 的转录，具有体内外抗脂质过氧化的作用，对心肌感染及动脉粥样硬化患者脂质过氧化物的形成均有抑制作用。

6. 抗抑郁作用

佛手挥发油通过调节血清 CORT 的水平和海马组织 BDNF 的表达水平发挥抗抑郁作用。

7. 其他药理作用

佛手山药多糖对实验性 2 型糖尿病大鼠有降低血糖的作用，可提高大鼠机体 SOD、CAT 的活性，对血脂代谢紊乱有一定的调节作用。佛手苷内酯可减弱 TCP 磨损颗粒诱导的内质网应激反应及 P-ERK 的活化，抑制 TCP 磨损颗粒所致的骨细胞损伤；可促进大鼠成骨细胞的增殖和分化；可通过调节 PI3K/Akt 信号通路对心肌细胞缺氧复氧损伤有保护作用；对双氧水诱导的人脐静脉内皮细胞有一定的抗衰老作用。

## 【参考文献】

［1］施长春，王建英，朱婉萍，等.佛手挥发油对支气管哮喘小鼠外周血、肺泡灌洗液及肺组织中嗜酸性粒细胞的影响［J］.中草药，2009，40（1）：99-101.

［2］郑志明，邹海鹏，卢敏娟，等.佛手柑内酯抑制 p62/NF-κB 信号轴增强顺铂对肝癌杀伤的影响［J］.安徽医科大学学报，2018，53（3）：390-395.

［3］杨子键，黄君瑶，高烨飞，等.佛手苷内酯对磷酸三钙磨损颗粒诱导骨细胞损伤的影响及机制［J］.中国应用生理学杂志，2019，35（6）：563-569.

［4］黄莉婷，王丽岳，张博方，等.佛手苷内酯对 H9C2 心肌细胞缺氧复氧损伤的保护作用及机制研究［J］.中国中医基础医学杂志，2019，25（9）：1225-1229，294.

［5］陈孝云.佛手多糖的提取纯化及其对酒精性肝细胞损伤保护作用研究［D］.无锡：江南大学，2018.

［6］耿丹丹，赵博，王建华.佛手柑内酯对大鼠成骨细胞增殖与分化的影响［J］.天然产物研究与开发，2017，29（9）：1563-1567.

［7］植飞，邢琪昌，汪莹，等.佛手山药多糖对 2 型糖尿病大鼠糖脂代谢及氧化应激的影响［J］.食品科学，2017，38（5）：262-266.

［8］赵丽萍，王超，田男，等.佛手柑内酯通过 PI3K/Akt 信号通路诱导人肝癌细胞 HepG2 和

Hep3B 凋亡的机制［J］.中国实验方剂学杂志，2020，26（6）：73-78.

［9］高洪元，田青.佛手挥发油的抗抑郁作用机制探讨［J］.中国实验方剂学杂志，2012，18（7）：231-234.

［10］丁燕，傅友，单兰兰，等.佛手柑内酯对双氧水诱导人脐静脉内皮细胞衰老的影响［J］.中国组织工程研究，2016，20（46）：6885-6892.

［11］芦红，吴月霞，杨丽嘉，等.川佛手提取物对小鼠的抗抑郁作用［J］.郑州大学学报（医学版），2011，46（2）：220-222.

# 鸡内金 Naenghdawhgaeq

【别名】鸡肾皮、旁其、台乌、铜钱柴、斑纹柴。

【来源】为雉科动物家鸡 *Gallus gallus domesticus* Brisson 的干燥砂囊内膜。

【生境分布】全国各地均有饲养。

【性味功能】甘，平。解毒散结，消积健胃。用于骨结核、食积胀满、婴儿腹泻、疳积、遗溺、喉痹乳蛾、牙疳口疮。

【用法用量】内服 5 ~ 10 g，煎汤。外用适量，捣敷。

【现代药理学研究】

1. 胃肠调节作用

鸡内金能减慢小鼠胃排空速率，抑制小鼠小肠蠕动；对新斯的明引起的小鼠小肠运动亢进和阿托品引起的小肠运动抑制均表现为抑制作用。

2. 调节消化液分泌作用

鸡内金提取物可增加大鼠胃液的分泌量，增强胃蛋白酶的活性，还能增加大鼠胃蛋白酶的排出量。

3. 肠道保健作用

鸡内金可激活保护胃黏膜相关因子的表达，缓解胃黏膜损伤引起的不适，调整胃肠功能。鸡内金提取物能缩短小鼠首次排便时间，增加排便粒数和排便重量，具有增强小肠推进运动、改善便秘的作用。

4. 降血糖、血脂作用

鸡内金可有效地调节血糖和血脂，稳定血糖和血脂的水平，具有抗凝及改善血液流变学的作用，能够缓解动脉粥样硬化，且有一定程度的预防作用。鸡内金多糖可降低糖尿病高脂血症大鼠 TC、TG、LDL–C 和空腹血糖的水平，升高 HDL–C 的水平，提高胸腺指数和脾脏指数，改善其细胞免疫功能。

5. 调节生殖作用

生鸡内金对肝郁脾虚证大鼠的乳房形态和病理学改变有改善效果，能有效干预肝郁脾虚大鼠的乳腺增生，并可改善血液流变学；可以抑制子宫肌瘤的生长，具有治疗子宫肌瘤的作用。

### 6.心脏保护作用

鸡内金水溶性多糖PEGG可使心肌缺血模型大鼠内源性抗氧化能力增强，改善心肌抗氧化状态，恢复血流动力学和血液流变学参数。

## 【参考文献】

［1］李华泉.姜夏胃安汤治疗慢性萎缩性胃炎效果观察［J］.内蒙古中医药，2016，35（2）：9-10.

［2］谭毓治，胡因铭，赵诗云，等.鸡、鸭内金对消化系统的药理作用研究［J］.中药材，1993，16（9）：33-36.

［3］南云生，张永清.鸡内金不同炮制品对小白鼠肠胃推进功能的影响［J］.中药材，1990，13（11）：30-31.

［4］王宝庆，郭宇莲，练有扬，等.鸡内金化学成分及药理作用研究进展［J］.安徽农业科学，2017，45（33）：137-139.

［5］李飞艳，李卫先，李达，等.鸡内金不同炮制品对大鼠胃液及胃蛋白酶的影响［J］.中国中药杂志，2008，33（19）：2282-2284.

［6］许晓蓓，王威，李瑞根，等.中医药治疗胃黏膜损伤研究概况［J］.实用中医内科杂志，2017，31（2）：79-82.

［7］迟玉森，马成印，邵允琪，等.鸡内金有效成分的提取及其改善肠道保健功能的研究［J］.食品工业科技，1999，20（4）：3-5.

［8］马云，董小英，刘四春，等.金樱子和鸡内金对饲高糖高脂兔腹部脂肪及血糖血脂的影响［J］.现代中西医结合杂志，2003（16）：1703-1704，1707.

［9］郭晓军，冯继光，胡克杰，等.鸡内金降脂、抗凝及改善血液流变学作用的实验研究［J］.中医药信息，2000（4）：68-69.

［10］蒋长兴，蒋顶云，熊清平，等.鸡内金多糖对高脂血症大鼠血脂、血液流变学及氧化应激指标的影响［J］.中药药理与临床，2012，28（5）：75-78.

［11］胡建平，李珊珊，刘元新.生鸡内金对乳腺增生病大鼠的作用研究［J］.实用中西医结合临床，2015，15（12）：81-83.

［12］王小萍，崔英.生鸡内金对子宫肌瘤患者血流变及性激素的影响［J］.实用中西医结合临床，2013，13（6）：39，62.

［13］马惠荣，付灵梅，马红霞，等.尤昭玲教授应用生鸡内金治疗闭经经验举隅［J］.中国民间疗法，2007，15（10）：3-4.

［14］沈明，黄小强，阮美江.鸡内金对功能性消化不良模型大鼠胃肠功能改善作用［J］.福建中

医药，2019，50（4）：35-37.

[15] Yoo H S，Chung K H，Lee K J，et al. Melanin extract from *Gallus gallus domesticus* promotes proliferation and differentiation of osteoblastic MG-63 cells via bone morphogenetic protein-2 signaling [J]. Nutrition research and practice，2017，11（3）：190-197.

## 🌱 鸡矢藤 Gaeudaekmaj

【别名】臭藤、鸡屎藤，狗屁藤。

【来源】为茜草科植物鸡矢藤 *Paederia scandens*（Lour.）Merr. 的地上部分。

【生境分布】生于低海拔至中海拔的山谷溪边、村边、旷野、山坡灌木丛中，常缠绕于灌木上。分布于长江流域及其以南各地。

【性味功能】甘、酸，平。消食导滞，除湿消肿，祛风活血，止痛解毒。用于肝脾肿大、肚腹疼痛、浮肿、腹泻痢疾、风湿疼痛、跌打损伤、瘰疬、疮痈肿毒。

【用法用量】内服 10～20 g，煎汤服。外用适量，捣敷。

1. 治疗胃肠道疾病

鸡矢藤具有保护胃肠道，抑制胃肠道的炎性病变与溃疡的作用。

2. 止泻作用

鸡矢藤乙醇提取物可减少由硫酸钡引起的胃肠蠕动，降低由顺铂诱导的胃肠蠕动，改善由吗啡引起的胃肠蠕动下降，类似于阿片类药物作用于肠神经系统和中枢神经系统，可治疗便秘。

3. 镇痛作用

鸡矢藤能延长小鼠扭体潜伏期，减少小鼠扭体次数，具有镇痛效果。鸡矢藤能延长戊巴比妥钠引发小鼠睡眠的时间，但并不影响小鼠体温，通过抑制脊髓 NO/cGMP/PKG 信号转导系统，降低大鼠脊髓 NOS 的活性，降低 NO 和 cGMP 的水平，抑制环氧合酶，继而阻断花生四烯酸转化为前列腺素和白三烯，减少炎性致痛物质对神经传导的刺激而达到止痛效果。

4. 抗炎作用

鸡矢藤水提取物对二甲苯致小鼠耳郭肿胀和角叉菜胶引起的大鼠足肿胀有抑制作用。鸡矢藤环烯醚萜苷类成分京尼平苷可通过抑制 NF-κB 的激活、阻止 LPS 引起的 IκB-β 降解，进而抑制 NO 的合成，减缓炎症进程和减少细胞损伤。

5. 降低尿酸水平

鸡矢藤能降低痛风性关节炎大鼠和家兔的关节肿胀度，并能改善步态异常；减轻关节组织的水肿、减少关节组织炎性细胞浸润，改善滑膜增生等病理状态；降低痛风性关节炎大鼠滑膜 TNF-α 和 IL-1β mRNA 的水平，抑制 NF-κB 向核内转移，阻断炎性细胞因子的恶性循环，从而改善滑膜组织的炎性损伤；抑制关节腔液内中性粒细胞的募集，抑制 COX-2 的活性及 mRNA 水平，降低关节滑膜组织 PGE₂ 的含量，减轻 COX-2 介导的炎症损伤，达到治疗痛风性关节炎的作用。鸡矢藤环烯醚萜苷类可降低高尿酸血症小鼠血清尿酸的水平。

### 6. 保肝作用

鸡矢藤京尼平苷能够降低肝微粒体中免疫相关蛋白 P450 3A 的密度，抑制肝脏中 P450 3A 氧化酶的活性，增加 GSH 的含量，保护肝脏。

### 7. 治疗急性肾衰竭

鸡矢藤可以降低脂质过氧化物的水平，减少氧自由基生成，减轻缺血再灌注性肾损伤，可用于治疗急性肾衰竭，有助于受损肾功能的恢复。

### 8. 降血糖作用

鸡矢藤提取物对 2 型糖尿病大鼠的胰腺具有保护作用，能降低糖尿病大鼠的血糖水平；能降低糖尿病肾病小鼠的血糖，改善肾功能状态，对链脲佐菌素所致糖尿病小鼠肾脏的保护作用与其能降低晚期糖基化终产物的积聚、改善组织的氧化应激状态有关。

### 10. 抑菌作用

鸡矢藤对金黄色葡萄球菌、痢疾杆菌、肺炎球菌等均有抑制作用，其中对沙门氏菌的抑菌活性最强。

## 【参考文献】

[1] 王童超，高声传，吴琼，等. 鸡屎藤苷酸与鸡屎藤苷酸甲酯二聚体对小鼠的镇痛作用研究 [J]. 科学技术与工程，2015，15（19）：90-92.

[2] 王绍军，吴闻，赵赶. 鸡矢藤提取物对糖尿病模型小鼠的保护作用 [J]. 中国实验方剂学杂志，2015，21（11）：150-152.

[3] 王绍军，吴闻，赵赶. 鸡矢藤提取物对糖尿病小鼠血糖、糖耐量和胰岛素分泌的影响 [J]. 中药药理与临床，2015，31（4）：147-150.

[4] 王坤，胡才彪，章成，等. 鸡矢藤环烯醚萜苷抑制 NO-CGMP/PKG 信号保护新生大鼠神经元 [J]. 中国药理学通报，2020，36（11）：1569-1573.

[5] 吴剑霞，乐心逸，张蓓，等. 鸡矢藤环烯醚萜苷类化合物在尿酸性肾病中的应用 [J]. 中国医药工业杂志，2020，51（7）：908-915.

[6] 史桂荣，任博文，杜旭召，等. 鸡屎藤苷酸对 IL-1β 诱导关节软骨细胞炎症反应的影响 [J]. 中成药，2020，42（6）：1624-1627.

[7] 杨宁宇，江佳丽，梁淑荧，等. 鸡矢藤乙醇提取液体外抑菌活性与体内抗炎镇痛作用研究

［J］.广东农业科学，2022，49（8）：103-110.

［8］Xiao M，Fu X P，Ni Y L，et al. Protective effects of *Paederia scandens* extract on rheumatoid arthritis mouse model by modulating gut microbiota［J］. Journal of Ethnopharmacology，2018（226）：97-104.

［9］胡寒，乐心逸，周海凤，等.鸡矢藤提取物对尿酸钠诱导的大鼠急性痛风性关节炎的影响［J］.中国医药工业杂志，2018，49（2）：213-218.

［10］王绍军，吴闯，赵赶.鸡矢藤提取物对STZ致糖尿病小鼠肾脏的氧化应激作用和晚期糖基化终产物的影响［J］.中国医院药学杂志，2017，37（15）：1459-1462.

［11］冉靓，张桂玲，杨小生，等.鸡矢藤多糖的分离纯化及体内抗菌活性［J］.中国实验方剂学杂志，2014，20（8）：59-63.

［12］贤景春，赖秋河，陈明真.鸡屎藤总黄酮提取及其抗氧化性分析［J］.南方农业学报，2013，44（12）：2071-2074.

［13］王昶，周琼，姜宜.鸡矢藤水煎液抗炎与镇痛作用的研究［J］.中医临床研究，2012，4（19）：21-22.

［14］王永昌，高克立，郭红云，等.鸡矢藤口服液对大鼠完全佐剂性关节炎的影响及作用机制［J］.中药材，2012，35（7）：1129-1132.

［15］金辉，庞明群，苏宇，等.鸡矢藤环烯醚萜苷对尿酸性肾病大鼠的防治作用［J］.安徽医科大学学报，2011，46（10）：1026-1028.

［16］Hou S X，Zhu W J，Pang M Q，et al. Protective effect of iridoid glycosides from *Paederia scandens*（LOUR.）MERRILL（Rubiaceae）on uric acid nephropathy rats induced by yeast and potassium oxonate［J］. Food and Chemical Toxicology，2014（64）：57-64.

［17］毛长智，李冬梅，陆国寿，等.基于抗高尿酸血症活性的鸡矢藤物质基础研究［J］.中国现代应用药学，2019，36（20）：2502-2507.

［18］Peng W，Qiu X Q，Shu Z H，et al. Hepatoprotective activity of total iridoid glycosides isolated from Paederia scandens（lour.）Merr. var. tomentosa［J］. Journal of Ethnopharmacology，2015（174）：317-321.

［19］徐锦，梁志敏，刘智君，等.鸡矢藤提取物对2型糖尿病大鼠胰腺β细胞内质网应激的影响［J］.中成药，2019，41（7）：1694-1697.

# 🌱 商陆 Lwgbaegbya

【别名】马尾、当陆、章陆、见肿消、山萝卜、金鸡母、娃娃头。

【来源】为商陆科植物商陆 *Phytolacca acinosa* Roxb. 或垂序商陆 *Phytolacca americana* L. 的根。

【生境分布】生于山脚、林间、路旁等地。广西多为栽培，湖南、湖北、安徽等亦有分布。

【性味功能】苦，寒；有毒。除湿毒，清热毒，散结肿，调谷道、水道。用于水肿，痈疮。

【用法用量】内服 3～9 g，煎汤服。外用适量，煎汤熏洗。

【现代药理学研究】

1. 抗炎作用

商陆皂苷甲通过抑制巨噬细胞释放血小板活化因子，抑制外周血单核细胞产生肿瘤坏死因子，影响白细胞与内皮细胞间的黏附，对乙酸提高小鼠腹腔毛细血管通透性，以及二甲苯引起的小鼠耳郭肿胀、小鼠足跖肿胀和棉球肉芽肿均具有抑制作用，对摘除肾上腺的大鼠有抑制肿胀作用。

2. 免疫调节作用

商陆中三萜皂苷、多糖均具有免疫活性。商陆总皂苷和商陆皂苷辛能诱导人正常脾细胞和扁桃体细胞产生 IFN-γ、IL-2 及细胞毒素；商陆皂苷辛还能诱导小鼠处于 TNF 启动状态，在诱导剂的作用下释放 TNF。商陆总多糖 PAP 在中、高浓度下能刺激脾淋巴细胞增殖，刺激脾细胞分泌细胞因子 IL-2、IL-4、IL-6 和 IFN-γ，起到增强免疫的作用。

3. 利尿作用

商陆具有利尿作用，通过降低血清中 sIL-2R 的水平使阿霉素致肾病大鼠的蛋白排泄量减少、血清白蛋白量增高；能够抑制淋巴细胞产生细胞因子，对原发性肾病综合征具有治疗作用。

4. 抗菌作用

商陆在体外对肺炎球菌、流感杆菌等革兰氏阴性、革兰氏阳性细菌均有一定的抑制作用。商陆皂苷乙醇提取物抑菌效果较明显、抗菌谱较广，对产气荚膜梭菌、大肠埃希菌、金黄色葡萄球菌和铜绿假单胞菌等均有抑菌作用。

5. 抗病毒作用

商陆主要通过商陆抗病毒蛋白发挥抗病毒作用，具有广谱抗病毒活性，既能够抑制植物病毒，也能抑制动物病毒。其作用机制主要表现为核糖体失活作用，通过识别真核生物核糖体 28S rRNA 和原核生物 23S rRNA，并特异水解特定部位的糖苷键，释放腺嘌呤碱基，而使核糖体失活。

6. 抗肿瘤作用

商陆多糖类、皂苷类和商陆抗病毒蛋白等成分均具有直接抗肿瘤的功效，可抑制多种类型的肿瘤细胞生长。多种商陆多糖成分可以通过调节细胞因子的生成，影响免疫细胞亚型的合成比率，对某些瘤类型有抑制作用。商陆水煎液对小鼠 H22 肝癌皮下移植瘤的增长有抑制作用，通过参与与癌症相关的多个信号通路，多方面调控而起到抗肿瘤作用。另外，商陆与JAK-STAT信号通路中多个重要的靶蛋白发生作用，影响癌细胞的周期和分裂等环节。

【毒理学研究】

1. 急性毒性

商陆急性中毒症状主要表现在服用过量后出现恶心、呕吐、腹泻、头痛、语言不清、躁动和肌肉抽搐等，严重者可出现昏迷、瞳孔散大，心力衰竭、呼吸抑制和死亡。小鼠口服商陆水浸剂、煎剂、酊剂的$LD_{50}$分别为26.0 g/kg、28.0 g/kg和46.5 g/kg，腹腔注射$LD_{50}$分别为1.05 g/kg、1.3 g/kg和5.3 g/kg。

2. 肝肾毒性

商陆慢性毒性主要体现为对肝、肾的损伤。EsA>100 mg/L对HK-2细胞（人肾小管上皮细胞）有明显毒性。连续给予大鼠20 g/kg商陆21天后，1/8大鼠出现皮质肾小管上皮细胞嗜碱性病变，表示已造成轻微肾损伤；给药49天后，5/8大鼠出现肾小管间充质纤维化，大剂量商陆可引起明显的肾损伤。

# 【参考文献】

［1］匡海学，崔娜，张雅男，等.商陆皂苷对脂多糖诱导的小鼠乳腺炎的影响［J］.中国实验方剂学杂志，2020，26（14）：65-71.

［2］杨雪，刘传鑫，袁付丽，王文鑫，等.基于网络毒理学商陆致大鼠肾损伤作用机制研究［J］.中草药，2019，50（20）：4974-4984.

［3］祁晓鸣，马俊楠，孟祥龙，等.商陆及其不同炮制品对阿霉素肾病大鼠的作用机制分析［J］.中国实验方剂学杂志，2019，25（21）：90-94.

［4］汤杰印，董杨，张祥贵，等.商陆皂苷甲对IL-1β诱导的肾小球系膜细胞ERK通路活化的影响［J］.广东医学，2016，37（11）：1613-1617.

［5］薛非非，张朔生，马俊楠，等.商陆不同炮制品对大鼠的利尿作用及其对睾丸、肾脏水通道蛋白的调节作用［J］.中国实验方剂学杂志，2017，23（9）：1-5.

［6］李晓亮，匡海学，孟永海，等.商陆总皂苷对四氯化碳诱导的小鼠急性肝损伤的作用［J］.中华中医药杂志，2018，33（2）：649-652.

［7］祁晓鸣，马俊楠，王晓英，等.商陆皂苷甲肠黏膜损伤与泻下作用及其机制研究［J］.世界中西医结合杂志，2017，12（11）：1517-1520.

［8］易文龙，郭晓轶，樊舒豪，等.商陆皂苷甲对大鼠的体外杀精作用［J］.新乡医学院学报，2014，31（9）：688-690.

［9］李玄，郭心灵，杨俊杰.中药商陆抗肿瘤作用研究进展［J］.西南军医，2019，21（5）：434-

436.

［10］肖志美，金义光，杜钢军.基于网络药理学的商陆水煎液治疗小鼠 H22 肝癌作用机制研究
［J］.河南大学学报（医学版），2019，38（2）：97-102.

［11］李晓亮，魏娜，王鹏程，等.商陆均一多糖对小鼠脾细胞增殖及细胞因子分泌的影响
［J］.中医药学报，2019，47（3）：10-13.

［12］刘庆，刘慧君.商陆的应用及毒副作用［J］.新疆中医药，2002，20（1）：40-42.

［13］周倩，姚广涛，金若敏，等.商陆皂苷甲致肾细胞毒性的研究［J］.世界中医药，2014，9（2）：
151-154.

［14］徐婷婷，甄滢滢，金若敏，等.商陆致大鼠肾损伤的代谢组学研究［J］.中华中医药杂志，2015，
30（11）：4120-4123.

# 第二节　通水道药

 **闭鞘姜 Gorangzrinhau**

【别名】观音姜、山冬笋、横柯、樟柳头。

【来源】为姜科植物闭鞘姜 *Costus speciosus*（Koen.）Smith 的根、茎、根状茎。

【生境分布】生于疏林下、峪荫湿地、路边草丛、荒坡、水沟边等。在广西主要分布于凌云、百色、田东、平果、上林、南宁、龙州、防城港、北流、桂平、平南、岑溪、苍梧、梧州、钟山等地。

【性味功能】辛，寒；有毒。调水道，清热毒。用于中耳炎、水肿、水蛊、腹胀、阳痿、淋证、白浊、痈肿、恶疮、骨折。

【用法用量】内服：3 ～ 25g，煎汤。外用：适量，煎水洗，或鲜品捣敷，或捣汁滴耳。

【现代药理研究】

1. 抗炎、解热、镇痛作用

闭鞘姜根茎醇提取物和水提取物中的混合皂苷具有抗炎作用。闭鞘姜根茎乙醇提取物可以抑制大鼠棉球肉芽肿的形成，抑制角叉菜胶诱导的大鼠足肿胀，减轻酵母菌诱导的大鼠发热。闭鞘姜根茎水提取物和乙醇提取物均有外周镇痛活性，可抑制小鼠的扭体反应。闭鞘姜根乙醇提取物有中枢镇痛活性，较硫酸吗啡弱；乙醇提取物中的木香烃内酯可减少 LPS 诱导的 BV2 小神经胶质细胞中的神经炎症介质 TNF-α、IL-1、IL-6、iINOS、MCP-1 和 COX-2 的表达，这种抗神经炎症作用是通过抑制 NF-κB/MAPK 途径的活化（通过诱导 MKP-I 的生成）实现的。此外，闭鞘姜根甲醇提取物也具有抗炎、镇痛和解热作用。

## 2. 抗菌作用

闭鞘姜根茎 3-（4-羟基苯基）-2E-丙烯酸甲酯可抑制黑曲霉、枝状枝孢菌、盘长孢状刺盘孢、弯孢属及青霉属病原菌的活性。

## 3. 对生殖系统的作用

闭鞘姜根茎薯蓣皂苷元与雌激素结构相似，具有与己烯雌酚相似的雌激素样活性，能增加摘除卵巢的大鼠的子宫重量和糖原含量，使子宫和阴道产生增生性病变。闭鞘姜根茎的汁液对大鼠、豚鼠、兔、犬和人的离体子宫均有兴奋作用，可增加子宫收缩基线、振幅及频率。闭鞘姜根茎乙醇提取物可增加非妊娠大鼠离体子宫的自发收缩，节律收缩的幅度和频率随基础张力的增加而增加。闭鞘姜根茎提取物通过影响 L-型钙通道的钙内流和肌浆网钙的释放，在缺乏细胞外钙时仍可增加子宫的收缩力。

## 4. 降糖作用

闭鞘姜根乙醇提取物可降低四氧嘧啶诱导糖尿病大鼠的血糖水平，降低糖原异生，促进糖原生成，降低血脂总量、胆固醇和甘油三酯的含量，增强肝脏抗氧化酶的活性，具有降血糖、降血脂和抗氧化的作用。闭鞘姜根茎的己烷提取物及其中主要的活性成分木香烃内酯和巴西菊内酯在降低血糖的同时还可调节组织蛋白、胰腺 DNA、血浆胰岛素和血浆 C 肽水平恢复正常。闭鞘姜根茎的乙酸乙酯提取物、甲醇提取物以及水提取物均可使糖尿病大鼠的血糖含量下降。闭鞘姜根木香烃内酯和巴西菊内酯可使糖尿病雄性大鼠的硫代巴妥酸反应物含量下降，还原型谷胱甘肽含量升高，脑、肝、肾心脏、胰腺的 SOD、CAT、GSH-Px 等酶的活性均升高。

## 5. 抗动脉粥样硬化的作用

闭鞘姜根茎具有抗动脉粥样硬化和抗氧化的活性，对动脉粥样硬化的兔子具有保护作用。

## 【参考文献】

［1］Bavarva J H, Narasimhacharya A V. Antihyperglycemic and hypolipidemic effects of *Costus speciosus* in alloxan induced diabetic rats［J］. Phytotherapy Research, 2008, 22（5）: 620-626.

［2］Srivastava S, Singh P, Jha K K, et al. Antiinflammatory, analgesic and antipyretic activities of aerial parts of *Costus speciosus* koen［J］. Indian Journal of Pharmaceutical Sciences, 2013, 75（1）: 83-88.

［3］Shediwah F M H, Naji K M, Gumaih H S, et al. Antioxidant and antihyperlipidemic activity of *Costus speciosus* against atherogenic diet-induced hyperlipidemia in rabbits［J］. Journal of Integrative Medicine, 2019, 17（3）: 181-191.

［4］Selim S, Jaouni S A. Anticancer and apoptotic effects on cell proliferation of diosgenin isolated from

*Costus speciosus*(Koen.)Sm[ J ]. BMC Complementary and Alternative Medicine,2015( 15 ): 1-7.

# 茯苓 Fuzlingz

【别名】茯菟、松薯、不死面、松苓、松木薯。

【来源】为多孔菌科真菌茯苓 *Poria cocos*(Schw.)Wolf 的菌核。

【生境分布】多生于松属植物根上。在广西主要分布于南宁、横州、藤县、北流、博白、容县、桂平、平南、岑溪、苍梧等地。

【性味功能】甘、淡，平。调水道、谷道，除湿毒，宁心安神。用于小便不利、尿频、水肿、呕吐、纳呆、泄泻、心悸、自汗、失眠、遗精。

【用法用量】内服 10 ～ 15 g，煎汤；或入丸散。宁心安神用朱砂拌。

【现代药理研究】

1. 改善消化系统作用

茯苓浸液对家兔离体肠肌有直接松弛作用，可使肠肌收缩振幅减少，张力下降；对实验性胃溃疡大鼠有防治作用，并能降低胃液的分泌。茯苓及其组分对顺铂所致肠损伤具有保护作用。茯苓甘草汤对功能性消化不良模型大鼠具有改善作用。茯苓粗提物能抑制家兔离体空肠和盲肠平滑肌的收缩运动，使收缩张力和舒张张力镉减弱，收缩振幅减小。茯苓水提取物通过抑制幽门螺杆菌的增殖及其毒力因子脲酶的活性，同时促进 GES-1 细胞增殖来降低幽门螺杆菌感染胃部所引起的毒性作用。

2. 抗炎作用

茯苓酸可下调诱导型 iNOS 和 COX-2 的表达，抑制 NO 和 PGE$_2$ 的生成；可抑制 ERK1/2 和 p38 途径，抑制 LPS 诱导的心肌细胞炎症和凋亡。29-羟基猪苓酸 C 和猪苓酸 C 通过阻断 AP-1 信号通路，抑制 iNOS 的表达从而降低 NO 水平，具有抗炎作用。

3. 调节免疫功能作用

茯苓多糖能增强小鼠巨噬细胞的吞噬功能，增加酸性非特异酯酶阳性淋巴细胞数，使小鼠脾脏抗体分泌细胞数增多；具有抗胸腺萎缩、抗脾脏增大和抑制肿瘤生长的功能；能保护免疫器官，增强机体的免疫功能，缓解环磷酰胺对小鼠体液免疫功能的抑制作用。

4. 抗肿瘤作用

茯苓多糖通过激活免疫监视系统，抑制肿瘤细胞的增殖和杀伤肿瘤细胞；通过抑制肿瘤细胞 DNA、RNA 的合成直接杀伤肿瘤细胞；可升高肿瘤细胞膜上唾液酸的含量，具有抗肿瘤作用。茯苓酸可通过上调 miR-133a 的表达抑制子宫肌瘤细胞增殖并促进细胞凋亡，同时降低 EGF、EGFR 的表达水平，抑制 TRIM29 表达，下调 Wnt 通路的活性，从而抑制宫颈癌 Caski 细胞的增殖，促进细胞凋亡；可抑制肾癌细胞增殖，诱导细胞凋亡，抑制细胞侵袭和迁移的能力，抑制 Wnt 信号通路的激活，诱导肾癌 786-0 细胞凋亡。

### 5. 保肝作用

茯苓皮水提取物抑制机体脂质过氧化，对 $CCl_4$ 诱导的大鼠肝纤维化具有改善作用。茯苓醇可减轻四氯化碳、高脂低蛋白膳食、饮酒等诱导肝硬化病变动物肝胶原蛋白的含量，提高尿羟脯氨酸的排出量，可促进实验性肝硬化病变动物肝脏胶原蛋白的降解，使肝内纤维组织重吸收。茯苓多糖通过抑制细胞死亡，减少肝炎性应激和 Hsp90 生物活性的分子机制在体内外对 APAP 损伤的肝细胞起到肝保护作用；介导肝脏细胞 Akt 信号通路活化而改善肝细胞功能，对产前 APAP 暴露所致肝损伤胎鼠具有细胞保护作用。

### 6. 增白作用

白茯苓对酪氨酸酶有竞争性抑制作用，通过抑制酪氨酸酶活性减少黑色素的生成量，具有增白作用。

### 7. 神经保护作用

茯苓能改善苯巴比妥钠所致记忆障碍小鼠的学习记忆能力，具有明显镇静催眠作用。茯苓极性提取物可增强 5-HT 代谢途径，调节 ACh-NE 信号的相互作用以及氨基酸神经递质比例的平衡，参与昼夜节律的 Arntl、Per1、Per2、Per3、Nr1d1 的表达水平，改善慢性温和不可预知性应激大鼠神经递质及昼夜节律紊乱。茯苓水提取物对神经细胞内钙离子的浓度具有双向调节作用。茯苓皮总三萜可对抗最大电惊厥、皮下注射戊四唑实验引起的癫痫发作和癫痫放电，产生抗癫痫活性，且神经毒性较低，适用于癫痫小发作的治疗。

### 8. 降血糖作用

茯苓复合提取物具有降低 2 型糖尿病大鼠空腹血糖水平、调节脂代谢紊乱和抗氧化的作用，并可改善胰岛素抵抗。茯苓多糖能抑制 2 型糖尿病小鼠肾组织中 Bax 基因过表达，使糖尿病状态下肾组织细胞的凋亡趋势得到抑制，对糖尿病肾病具有一定预防作用。

### 9. 其他药理作用

茯苓对丝裂霉素 C 引起的精子畸形具有抑制作用，对 2,4-二硝基氟苯变应性接触性皮炎的迟发型超敏反应小鼠具有抑制作用，对卡那霉素中毒性耳损害具有保护作用。茯苓多糖对系统性红斑狼疮起到一定的治疗作用。茯苓多糖可通过减少炎症因子和血脂水平来干预动脉粥样硬化。茯苓酸可通过激活 Nrf2/HO-1 信号通路，减轻 ox-LDL 诱导的内皮细胞氧化应激损伤。

### 【参考文献】

［1］张志军，黄雪梅，胡昌军. 茯苓多糖抑制甲醛诱导小鼠血清 DNA 加合物的实验研究［J］. 中国免疫学杂志，2018，34（12）：1824-1825，1831.

［2］王佳，梁葵香，刘艳妮，等. 茯苓酸通过上调 miR-133a 影响子宫肌瘤细胞增殖凋亡及表皮生

长因子的水平［J］.中国免疫学杂志，2020，36（9）：1069-1074.

［3］申利，翁丹卉.茯苓酸抑制 TRIM29 表达通过 Wnt 信号通路调控宫颈癌细胞存活和凋亡
［J］.广州中医药大学学报，2020，37（1）：140-146.

［4］胡康，罗清，朱晓峰，等.茯苓多糖对人乳腺癌 MDA-MB-231 细胞迁移的影响及机制［J］.中
国老年学杂志，2019，39（21）：5316-5319.

［5］董建设，赵俊峰，张林超，等.茯苓酸通过 Wnt 信号通路对肾癌细胞生物学特性的影响
［J］.中国老年学杂志，2019，39（9）：2241-2244.

［6］江薇.茯苓酸通过激活多聚腺苷二磷酸核糖聚合酶诱导人乳腺癌细胞 MDA-MB-231 凋亡
［J］.中草药，2016，47（21）：3861-3865.

［7］Pu Y, Liu Z, Tian H, et al. The immunomodulatory effect of *Poria cocos* polysaccharides is
mediated by the $Ca^{2+}$/PKC/p38/NF-κB signaling pathway in macrophages［J］. Int I International
Immunopharmacology, 2019（72）: 252-257.

［8］刘宏宇，张学峰，张帆，等.茯苓提取物茯苓酸对大鼠外周血 CD4[+] 和 CD8[+] 淋巴细胞数量的
调节作用［J］.中华微生物学和免疫学杂志，2008（12）：1076.

［9］谢健航，林嘉，雷林生，等.茯苓总三萜抑制小鼠免疫反应及治疗大鼠佐剂性关节炎的实验研
究［J］.中药药理与临床，2016，32（6）：89-92.

［10］吁诚铭，李金平，胡先明.茯苓皮提取物抑制癫痫活性作用［J］.中成药，2017，39（6）：
1288-1290.

［11］王慧莲，孟庆良，李松伟，等.茯苓多糖对系统性红斑狼疮患者 Th17/Treg 平衡的影响
［J］.中国病理生理杂志，2017，33（8）：1514-1519.

［12］彭小彬，邱小惠，余传林，等.茯苓多糖对环磷酰胺所致免疫功能低下小鼠体液免疫功能的
影响［J］.中药药理与临床，2013，29（5）：69-72.

［13］Wu K, Guo C, Yang B, et al. Antihepatotoxic benefits of *Poria cocos* polysaccharides on
acetaminophen-lesioned livers in vivo and in vitro［J］. J Cell Biochem, 2019, 120（5）: 7482-
7488.

［14］兰量园，吴咖，吴欣谋，等.茯苓多糖保护对乙酰氨基酚暴露胎鼠的分子机制研究［J］.中
药药理与临床，2019，35（2）：52-55.

［15］蒋征奎，王学方.茯苓皮水提取物对四氯化碳诱导大鼠肝纤维化的改善作用［J］.中国药房，
2017，28（22）：3065-3068.

［16］曹峰，刘杨，秦源，等.茯苓甘草汤对功能性消化不良模型大鼠的改善作用机制研究
［J］.中国药房，2019，30（4）：473-477.

［17］王军，韩金峰，程会昌，等.茯苓粗提物对家兔离体空肠和盲肠张力的影响［J］.江苏农业
科学，2015，43（3）：196-197.

［18］刘凤，刘增长.茯苓酸通过激活 Nrf2/HO-1 信号通路改善 ox-LDL 诱导的人脐静脉内皮细胞损

伤［J］.中国免疫学杂志，2020，36（2）：164-168，179.

［19］Li W F，Yu J J，Zhao J M，et al. *Poria cocos* polysaccharides reduces high-fat diet-induced arteriosclerosis in ApoE$^{-/-}$ mice by inhibiting inflammation［J］. Phytotherapy research：PTR，2021，35（4）：2220-2229.

［20］张叶茵，杨岳峰，杨野仝，等.茯苓复合提取物对2型糖尿病大鼠血糖和血脂水平的影响［J］.吉林大学学报（医学版），2020，46（5）：937-941.

［21］黄聪亮，郑佳俐，李凤林，等.茯苓多糖对2型糖尿病小鼠肾组织抗氧化能力及 Bax、Bcl-2 蛋白表达影响［J］.食品与生物技术学报，2016，35（1）：82-88.

［22］孟美黛，冯彦，王鹏，等.茯苓极性提取物对 CUMS 大鼠神经递质及昼夜节律调节的实验研究［J］.中草药，2020，51（1）：118-126.

［23］李良，袁尔东，苟娜，等.茯苓水提取物对幽门螺杆菌的抑制作用和 GES-1 细胞增殖作用研究［J］.现代食品科技，2019，35（10）：19-24，147.

［24］卢华杰，卢燕，刘焱文.茯苓多糖抗氧化作用研究［J］.食品研究与开发，2014，35（23）：1-3.

［25］李明玉，徐煜彬，徐志立，等.茯苓改善学习记忆及镇静催眠作用研究［J］.辽宁中医药大学学报，2014，16（5）：25-26.

# 🌱 广金钱草 Gvangjgimcienz

【别名】广东金钱草、落地金钱、铜钱草、马蹄香、假花生、马蹄草。

【来源】为豆科植物广金钱草 *Desmodium styracifolium*（Osb.）Merr. 的地上部分。

【生境分布】生于山坡草地或丘陵灌丛中。在广西主要分布于南宁、宾阳、玉林、岑溪等地。

【性味功能】甘、淡、凉。调水道，通龙路，清热毒，除湿毒。用于淋证、尿路结石、血尿水肿、胆囊炎、肝炎、疳积。

【用法用量】内服 15～30 g，鲜品 30～60 g，煎汤。外用适量，捣敷。

【现代药理学研究】

1. 抑制泌尿系统结石形成和促进胆结石排出作用

广金钱草可预防致石饲料诱导肾结石和膀胱结石大鼠的结石形成，以及对已形成的结石有治疗效果；可延缓草酸钙成核，对草酸钙结晶的形成具有抑制作用。广金钱草水提取物可通过抗炎作用保护胆囊上皮细胞，防止水肿和黏蛋白的大量分泌从而消除胆汁淤积，抑制林可霉素诱导的大鼠胆囊胆色素结石的形成；可通过降低血清 ALT 的含量，升高总胆汁酸的含量，保护肝脏细胞，减少肝脏分泌"致石性胆汁"，起到利胆排石的作用；通过降低胆汁黏度以及游离胆红素、钙、β–葡萄糖醛酸酶的浓度，防止胆色素结石核心的形成和结石的增大。广金钱草总黄酮可减少乙二醇中毒致草酸钙肾结石大鼠肾脏中的草酸钙结晶，降低肾结石形成率，同时还能降低成石大鼠血清中尿酸和肌酐的含量；通过抗氧化应激和下调炎性介质的表达，减少羟脯氨酸导致的尿石症大鼠肾中草酸钙结晶的形成并减轻肾小管上皮细胞损伤，减少草酸钙结晶在肾脏的沉积。广金钱草萜类化合物大豆皂苷 I 可以增加尿量、减少尿钙的排泄和升高尿中柠檬酸盐的含量，抑制肾草酸钙结石，对乙二醇和 I-α（OH）D$_3$ 诱导的肾草酸钙结石症大鼠具有抗结石形成作用。

**2. 利尿利钠作用**

广金钱草黄酮苷配糖体对雄性 Wistar 大鼠乙二醇性肾结石具有利尿作用。广金钱草多糖可增加雄性 NIH 大鼠经尿排泄的氯离子总量。

**3. 保肝利胆作用**

广金钱草正丁醇萃取物通过促进胆汁分泌，降低胆汁中谷胱甘肽和血清中 γ- 谷氨酰转移酶的含量，减少异硫氰酸 -α- 萘酯在胆管的蓄积，升高血清中环磷酸腺苷水平和 NO 的含量，减轻氧化损害，对异硫氰酸 -α- 萘酯诱导的急性肝内胆汁淤积大鼠具有保护作用，发挥保肝利胆作用。

**4. 抗炎作用**

广金钱草具有抗炎作用。广金钱草 95% 乙醇提取物以及广金钱草水提取物经大孔吸附树脂的 60% 乙醇洗脱物均能对巨噬细胞的异常活化起到抑制作用，均能降低 LPS 诱导的巨噬细胞的 NO 释放量。广金钱草总黄酮对蛋清致炎的大鼠足肿胀有抑制作用；对组织胺引起的小鼠血管通透性增加、巴豆油致小鼠耳郭肿胀、蛋清致大鼠关节肿胀及大鼠棉球肉芽肿等均有抑制作用。

**5. 对心脑血管系统的影响**

广金钱草总黄酮通过刺激胆碱受体，阻断植物自主系统的神经节和 α 受体对大鼠有降压作用；在体内外均能抑制血小板聚集、拮抗血栓形成，对二磷酸腺苷诱导的家兔血小板聚集具有抑制作用，对离体血管痉挛也有一定的缓解作用。

**6. 益智作用**

广金钱草具有益智和脑保护作用。广金钱草水提取物可拮抗 M 胆碱受体阻滞剂樟柳碱引起的小鼠获得性记忆障碍，改善蛋白抑制剂氯霉素引起的小鼠记忆巩固；可减少由 40% 乙醇所引起记忆再现缺失小鼠的错误次数和错误百分率，延长记忆再缺失的潜伏期，还能延长断头小鼠的张口呼吸时间，延长常压下脑缺氧小鼠的存活时间及亚硝酸钠致急性脑缺氧小鼠的耐受时间。

**7. 免疫调节作用**

广金钱草多糖对淋巴细胞的转移和淋巴因子激活的杀伤细胞具有直接作用。

# 【参考文献】

［1］何贵坤，黄小桃，刘美静，等．广金钱草对肝内胆汁淤积大鼠的干预作用［J］．中药新药与临床药理，2015，26（2）：152-156.

［2］覃文才，洪庚辛．广金钱草益智作用研究［J］．中药药理与临床杂志，1992，8（3）：24-26.

［3］赖丽嫦，陈丰连，王术玲，等．基于 UPLC-Q/TOF-MS 的广金钱草水提取物抗肾草酸钙结石大鼠的血清代谢组学研究［J］．中药新药与临床药理，2020，31（8）：950-959.

［4］李明慧，王术玲，曹骋，等．基于一水草酸钙诱导 HK-2 细胞损伤模型筛选广金钱草药效成分及其作用机制［J］．药学学报，2020，55（10）：2375-2380.

［5］邓聿胤，吕纪华，王丽，等．广金钱草总黄酮片对大鼠肾结石的作用［J］．世界中西医结合杂志，2019，14（9）：1252-1255，1259.

［6］刘英，王志勇，杨德慧，等．广金钱草提取物对尿石症大鼠肾功能的保护作用［J］．中国老年学杂志，2018，38（10）：2467-2470.

［7］Xie H J，Li J，Gao H W，et al. Total flavone of *Desmodium styracifolium* relieved apoptosis and autophagy of COM-induced HK-2 cells by regulating KIM-1 via p38/MAPK pathway［J］. Molecular and Cellular Biochemistry，2018，442（1-2）：169-175.

［8］杨欣，李亚辉，李来来，等．广金钱草挥发油基于 TRP 通道的抗炎作用研究［J］．中草药，2019，50（1）：134-141.

［9］向松涛，甘澍，周建甫，等．广金钱草水提取液对肾草酸钙结石模型大鼠氧化应激的影响研究［J］．中华泌尿外科杂志，2014，35（6）：465-468.

# 葫芦茶 Cazbou

【别名】白劳舌、牛虫草、咸鱼草。

【来源】为豆科植物葫芦茶 *Desmodium triquetrum*（L.）DC. 的全株。

【生境分布】生于海拔 1400 m 以下的荒坡、山地、林缘或路边。在广西主要分布于贺州、昭平、南宁、凌云等地，福建、江西、广东、海南、贵州、云南等亦有分布。

【性味功能】微苦，凉。通调水道，清热解毒，消滞利湿，杀虫防腐。用于感冒发热、咽喉肿痛、肠炎、痢疾、急性肾炎水肿、黄疸型肝炎、妊娠呕吐、小儿疳积、月经不调、滴虫性阴道炎、预防中暑。

【用法用量】内服 10～40 g，煎汤。

【现代药理学研究】

1. 抗炎作用

葫芦茶乙醇提取物通过抑制 cAMP-PDE 的活性抑制角叉菜胶致大鼠足跖肿胀。葫芦茶地上部分 50% 丙酮提取物能降低大鼠血清 IgE 和 LT 的含量，减少全血和肺泡灌洗液中 EOS 的数量，减小肺组织炎症面积，通过抑制炎症介质的释放，降低炎症反应，抗 I 型过敏反应。葫芦茶丙酮提取物、乙酸乙酯萃取物、水溶物对大鼠过敏均有拮抗作用。

2. 杀虫作用

葫芦茶具有驱蚊和杀蚊作用。葫芦茶异戊烯基异黄酮类成分 triquetrumone A–B 和 cyclokievitone 对寄生虫虫卵具有温和的离体杀灭作用。

3. 抗菌作用

葫芦茶水提取物对大肠埃希菌、产气肠杆菌、藤黄微球菌具有一定的抑菌作用。葫芦茶具有直接抗细菌内毒素的作用。

4. 保肝作用

葫芦茶乙醇提取物可显著降低 $CCl_4$ 引起的纤维化小鼠肝脏中 ALT、AST、ALP 和胆红素的水平升高，清除自由基，提高肝脏 SOD、CAT 和 GSH 的活性，对肝脏具有保护作用；体外抑制硫代巴比妥酸引起的脂质过氧化反应。葫芦茶苷对鸭乙型肝炎病毒具有体内抑制作用，对 DHBV 引起的肝损伤具有保护作用。

5. 降糖作用

葫芦茶乙酸乙酯部位、正丁醇部位、60% 乙醇部位可降低 2 型糖尿病模型小鼠的空腹血糖，能降低胰岛素抵抗指数及 TC、TC 和 LDC–C 的水平，提高胰岛素敏感指数和 HDL–C，具有降糖作用。

6. 其他药理作用

葫芦茶对乙肝表面抗原有一定的破坏作用。葫芦茶对大鼠伤口有促愈合作用；葫芦茶叶乙醇提取物可增加创面的收缩率，并且缩短上皮愈合时间。葫芦茶可用于阿尔茨海默病和其他神经退行性疾病的治疗，也可以用于抗过敏性哮喘的治疗。葫芦茶总黄酮对宫颈癌 Hela 细胞、食道癌 Ecl09 细胞的生长均具有一定的抑制作用。

## 【参考文献】

[1] 唐爱存，陈兆霓，梁韬，等. 葫芦茶乙醇提取物对肝损伤小鼠的保护作用 [J]. 医药导报，2016，35（3）：242-245.

[2] 唐爱存，韦燕飞，刘喜华，等. 葫芦茶苷对四氯化碳致肝纤维化模型小鼠的保护作用及机制研究 [J]. 中国药房，2020，31（2）：190-195.

[3] 唐爱存，陈兆霓，卢秋玉，等. 葫芦茶苷对肝损伤大鼠肝组织 Caspase-3 与 Caspase-8 活性的影响及保肝作用研究 [J]. 中华中医药学刊，2017，35（3）：689-692.

[4] Tang A C, Chen X Y, Lu Y, et al. Antihepatotoxic effect of tadehaginoside, extracted from *Tadehagi triquetrum*（L.），against $CCl_4$-lesioned rats through activating the Nrf2 signaling pathway

and attenuating the inflammatory response [J]. Inflammation, 2014, 37 (4): 1006-1014.

[5] 何贝桥, 张园园, 庄远杯, 等. 葫芦茶提取物对 α- 葡萄糖苷酶活性的抑制作用研究 [J]. 天然产物研究与开发, 2020, 32 (12): 2026-2030.

[6] 李海英, 唐爱存, 梁丽英, 等. 葫芦茶不同提取物对链脲佐菌素致糖尿病小鼠的影响 [J]. 中国实验方剂学杂志, 2012, 18 (20): 251-254.

[7] Hanumanthachar J, Charan C S, Majed A A. Neuroprotective potentials of ayurvedic rasayana desmodium triquetrum on brain aging and chemically induced amnesia in animal models relevant to dementia [J]. Journal of Traditional Medicine & Clinical Naturopathy, 2018, 7 (2): 1-5.

[8] Kalyani G A, Ramesh C K, Krishna V. Hepatoprotective and antioxidant activities of *Desmodium triquetrum* DC. [J]. Indian journal of pharmaceutical sciences, 2011, 73 (4): 463-466.

[9] 唐爱存, 卢秋玉, 韦燕飞, 等. 葫芦茶苷体内抗鸭乙型肝炎病毒及保肝作用研究 [J]. 世界科学技术 - 中医药现代化, 2020, 22 (4): 1096-1101.

[10] 丁辉, 史丽颖, 陈瑶, 等. 葫芦茶叶抗过敏性哮喘组分分析 [J]. 中国实验方剂学杂志, 2017, 23 (9): 30-35.

[11] 唐爱存, 王明刚, 卢秋玉, 等. 葫芦茶苷调控 JAK/STAT 信号通路抗乙肝病毒作用及其机制研究 [J]. 中药药理与临床, 2017, 33 (1): 74-77.

# 🌱 车前草 Nyadaezma

【别名】咳麻草、猪肚草、钱串草。

【来源】为车前草科植物车前 *Plantago asiatica* L. 或平车前 *Plantago depressa* Willd. 的全草。

【生境分布】生于路边、沟边、田野。在广西主要分布于那坡、隆林、乐业、天峨、柳江等地,全国各地均有分布。

【性味功能】甘,寒。通调水道,清热利尿,祛爽,凉血,解毒。用于尿路感染、暑湿泄泻、痰多咳嗽。

【用法用量】内服 15 ～ 30 g,煎汤。

【现代药理研究】

1. 利尿作用

车前子可降低肾髓质水通道蛋白 AQP2 和 AQP1 的表达,有明显的利尿作用。车前草水提取物可以清除氧自由基,抑制脂质过氧化反应,抑制肾小球纤维化,对实验性肾小球肾炎大鼠具有保护作用;增强蛋白分子 CD2AP 和 nephrin 的表达,稳定肾组织足细胞的生物学功能,对肾小球病理损害具有改善作用。车前草黄酮可收缩膀胱平滑肌、舒张离体尿道平滑肌,可增强膀胱的排泄作用,增加大鼠尿量及尿液 $Na^+$、$Cl^-$ 的含量,对经尿液排出的 K⁺ 含量无明显影响，具有保钾功效。

2. 抗炎作用

车前草甲醇提取物对 COX-2 与 12-LO 有抑制作用，能缓解由角叉菜胶诱导的大鼠足部浮肿炎症。环己烷提取物及其中分离出的熊果酸、齐墩果酸均可降低 COX-2 的活性，抑制 PGE 的生成，从而起到抗炎作用。大车前苷能够抑制 PDEs 与 5-LO，对花生四烯酸导致的鼠耳郭肿胀有抑制作用。

3. 抗菌作用

车前草水提取物对金黄色葡萄球菌、同心性毛癣菌、羊毛状小芽孢癣菌、星形奴卡菌等具有抑制作用。车前草熊果酸可以杀灭多种革兰氏阳性菌和革兰氏阴性菌；车前草 6-羟基木樨草素可以杀灭金黄色葡萄球菌、绿脓杆菌、表皮葡萄球菌、痤疮棒状杆菌等。

4. 免疫作用

车前草多糖可提高雏鸡的胸腺指数、脾脏指数，增高脾脏红髓巨噬细胞、淋巴细胞、浆细胞，促进免疫器官的发育、抗体的产生及淋巴细胞的增殖分化，可作为疫苗佐剂提高疫苗的效果；能明显提高免疫低下小鼠的碳粒廓清指数，增强其碳粒廓清功能，增强免疫低下小鼠迟发型变态反应，提高其血清中溶血素的水平，且对模型小鼠的体重减轻、脾脏与胸腺萎缩有缓解作用。车前草粗多糖能有效调控人巨噬细胞的免疫功能，并对 MAPK 信号通路产生影响。

5. 镇咳祛痰作用

车前草煎剂对大鼠和猫具有镇咳与祛痰作用，黄酮类物质车前苷是起作用的有效成分。苯乙酰咖啡酰糖酯类化合物能够抑制 cAMP-PDE、5-LO 的水平，具有镇咳抗炎的活性。

6. 抗溃疡作用

车前草多糖具有抗溃疡活性。车前子胶能通过吸收水分增加体积，可以作为容积性泻药，其润滑作用可用于多种便秘和肥胖症的治疗。

7. 抗病毒、抗肿瘤作用

车前草黄酮类如黄芩素、6-羟基木樨草素、高黄芩素、木樨草素等均有抗 HIV 病毒作用。环烯醚萜类成分桃叶珊瑚苷有抗 HBV 的作用，具有保肝作用。车前草具有抗突变、抗氧化和诱导癌细胞分化及增强细胞免疫功能等作用。车前草熊果酸具有抗肿瘤活性，不仅对多种致癌、促癌物有抵抗作用，而且对多种肿瘤细胞均有抑制作用。

8. 降血脂、降血糖作用

车前草挥发油及芳樟醇可降低血浆 TC 和 TG 的水平，抑制 LDL 受体与 HMG-CoA 还原酶的表达。车前草熊果酸可抑制肠道吸收葡萄糖，同时刺激胰岛素的分泌，从而降低血糖水平。

9.其他药理作用

车前子提取物具有较好的止泻和抗肝损伤作用。

车前草提取物能够降低高尿酸血症模型小鼠的血尿酸，改善高尿酸血症小鼠的肾脏功能；可降低高尿酸血症模型大鼠的血尿酸水平。

车前草总黄酮可通过抑制 Rho A/ROCK 通路和细胞凋亡，改善丙酸睾酮引起的大鼠前列腺增生。

【毒理学研究】

车前草尾静脉注射的 $LD_{50}$ 为 7.603 g/kg。

## 【参考文献】

［1］王歌.车前草化学成分与药理作用的研究［J］.黑龙江医药，2014，27（4）：864-865.

［2］贾丹兵，孙佩江.车前草药理及毒性实验的研究［J］.药学情报通讯，1989（3）：29-31.

［3］苟成.车前草提取物及其有效成分的抗菌活性研究［D］.延边：延边大学，2015.

［4］孔阳，马养民，李彦军，等.车前草提取物抗菌活性的研究［J］.中国酿造，2010（10）：151-153.

［5］黄筱钧，张朝贵.车前草对呼吸道合胞病毒体外抑制作用的研究［J］.湖北民族学院学报（医学版），2015，32（2）：1-3.

［6］陈兰英，王昌芹，罗园红，等.车前草水提取物对肾小球肾炎大鼠的保护作用研究［J］.时珍国医国药，2015，26（12）：2874-2877.

［7］彭璇，李玉山.车前草总黄酮对大鼠膀胱和尿道平滑肌收缩反应的影响［J］.中医杂志，2015，56（21）：1875-1879.

［8］陈兰英，王昌芹，骆瑶，等.车前草水提取物对肾小球肾炎大鼠肾组织及相关蛋白分子CD2AP 和 nephrin 的影响［J］.中药新药与临床药理，2015，26（5）：605-609.

［9］颜升，曾金祥，毕莹，等.车前子提取物对正常大鼠利尿活性及肾脏水通道蛋白与离子通道的作用［J］.中国医院药学杂志，2014，34（12）：968-971.

［10］李燕华，李仲昆，李丛元，等.车前草粗多糖对人巨噬细胞免疫功能的调节作用及其机制研究［J］.中药材，2020，43（11）：2795-2798

［11］董升，梁晗业，王禹捷，等.车前草粗多糖对环磷酰胺所致免疫低下小鼠的免疫增强作用［J］.食品工业科技，2018，39（18）：289-293.

［12］彪雅宁，张纳博，张睦清，等.车前子对腹泻大鼠炎性因子和结肠组织 AQP8 蛋白表达的影响［J］.天然产物研究与开，2020，32（4）：665-671.

［13］代国年，王桂荣，王萌，等.车前子提取物抑制扑热息痛诱导小鼠肝损伤的作用研究［J］.西北农林科技大学学报（自然科学版），2020，48（7）：27-36.

［14］张语迟，李赛男，刘春明，等.车前草多酚类化合物的提取工艺优化及抗氧化活性评价
　　　［J］.时珍国医国药，2016，27（8）：1827-1829.

［15］王琳琳，白莉.车前草总黄酮对大鼠前列腺增生的治疗作用及机制［J］.中国老年学杂志，
　　　2016，36（14）：3359-3362.

［16］曾金祥，毕莹，魏娟，等.车前草提取物降低急性高尿酸血症小鼠血尿酸水平及机理研究
　　　［J］.时珍国医国药，2013，24（9）：2064-2066.

［17］钱莺，傅旭春，白海波，等.车前草醇提液降大鼠血尿酸作用的研究［J］.中国现代应用药
　　　学，2011，28（5）：406-408.

# 第三节　通气道药

##  陈皮 Naenghgamjndoeng

【别名】橘皮

【来源】为芸香科植物橘 *Citrus reticulate* Blanco 及其栽培变种的成熟果皮。

【生境分布】栽培于丘陵和低山的地带，江湖、湖泊沿岸或平原。广西各地均有分布，江西、福建、湖南、广东、贵州、云南等亦有分布。

【性味功能】苦、辛，温。调谷道，除湿毒，健脾胃。用于食滞、呕吐、泄泻、咳痰。

【用法用量】内服 3～10 g，煎汤。

【现代药理学研究】

1. 抗呼吸系统疾病作用

陈皮挥发油主要抑制迟发型哮喘的发生，抑制 DNFP 诱导的小鼠迟发性超敏反应，抑制炎性细胞嗜酸性粒细胞的增加，延长氨水所致的小鼠咳嗽潜伏期，减少咳嗽次数，具有平喘、镇咳和抗变应性炎症的作用。陈皮的有效成分川陈皮素可激活囊性纤维化跨膜传导调节因子，能有效刺激小鼠气管黏膜下腺、提高腺体分泌速度、松弛气管平滑肌，使气管轻度扩张。

2. 对消化系统的作用

陈皮提取液能温和地刺激胃平滑肌，促进消化液分泌，排除肠道积气，增加食欲，促进小鼠胃排空和肠推进。陈皮在不同的条件下所受调节因素有所不同，受外来神经、内在神经和多种体液因素共同调节，对胃肠平滑肌有双向作用，既有促进作用，也有抑制作用。陈皮提取物可调节胃肠动力障碍大鼠胃肠平滑肌收缩活动和血清胃泌素、胃窦组织胆囊收缩素、生长抑素的水平。陈皮水煎剂能增强离体唾液淀粉酶的活性，改善消化功能。

### 3. 抗炎作用

陈皮素能拮抗人体滑膜纤维细胞和嗜酸性粒细胞的炎症反应。陈皮醇提液、陈皮水提液和橙皮苷部分均可在不影响细胞活力的前提下，降低 LPS 诱导的 RAW264.7 细胞 NO 释放，具有抗炎作用。

### 4. 保肝作用

陈皮提取物通过增加 PPARγ–LPL/ATGL 和 FXR–HL 甘油三酯水解途径，降低高脂血症模型大鼠血浆和肝脏 TG 的含量，具有保肝作用。陈皮总黄酮可降低糖尿病小鼠的血脂，预防肝脏脂滴沉积及脂肪变性。陈皮总黄酮中多甲氧基黄酮类可以降低脂肪乳剂致高血脂大鼠血清 TC 和 LDL–C 的水平，且降脂水平与剂量呈正相关。

### 5. 强心作用

陈皮可改善大鼠心电图紊乱，减轻心肌梗塞程度，改善血液流变学指标，减少乳酸脱氢酶和肌酸激酶的释放，提高心肌组织 SOD 和 GSH–Px 的活性，降低 MDA 的水平，可改善大鼠心肌缺血的症状，具有一定的强心作用。陈皮可使猫血压迅速上升，脉压差增加，心输出量增加，左室内压及其最大升速率均上升；可使左室舒张末期血压下降，心脏指数、每搏心输出量、心搏指数、左室做功指数均上升，有回阳救逆的强心作用。

### 6. 对血管和血压的影响

陈皮总黄酮可通过调节 Cspg5 基因的表达及 HS 的合成来干预平滑肌细胞的糖胺聚糖代谢，进而抑制动脉粥样硬化发生发展。陈皮素可影响血液 PGI2 和总 NO 水平，引起血管舒张，降低大鼠血压。川陈皮素可诱导大鼠离体肠系膜动脉舒张。

### 7. 抑菌活性

陈皮可破坏细菌结构，如抑制琥珀酸脱氢酶和苹果酸脱氢酶活性，干扰细菌细胞膜渗透，影响细菌细胞成分释放，使细菌代谢障碍，同时能抑制蛋白质合成，使细菌固缩和死亡。

## 【参考文献】

［1］王春燕.浅谈陈皮的药理作用及临床应用［J］.中国中医药现代远程教育，2013，11（3）：120.

［2］欧立娟，刘启德.陈皮药理作用研究进展［J］.中国药房，2006，17（10）：787.

［3］何占坤，张国梁，唐方，等.陈皮、藿香不同提取物对胃肠动力障碍大鼠胃肠平滑肌收缩活动及胃肠激素的影响［J］.天津医药，2017，45（11）：1175.

［4］张志海，王彩云，杨天鸣，等.陈皮的化学成分及药理作用研究进展［J］.西北药学杂志，2005，20（1）：47.

［5］林健，林蔚，钟礼云，等.复方陈皮咀嚼片促进机体消化功能的探讨［J］.医学动物防制，

2017, 33（2）：175.

［6］俞静静，苏洁，颜美秋，等.陈皮降脂药效与黄酮类成分的相关性研究［J］.中国中药杂志，2019，44（15）：3335-3342.

［7］杜宇忠，苏洁，颜美秋，等.陈皮醇提取物对高脂血症模型大鼠甘油三酯的改善作用及其机制研究［J］.中国中药杂志，2021，46（1）：190-195.

［8］蒋林，钟文俊，胡继藤.陈皮总黄酮对代谢综合症预防效果研究［C］//中华中医药学会李时珍研究分会，2014年中华中医药学会.第七届李时珍医药论坛暨浊毒理论论坛论文集.中华中医药学会李时珍研究分会，2014：15.

［9］蔡周权，代勇，袁浩宇.陈皮挥发油的药效学实验研究［J］.中国药业，2006，15（13）：29.

［10］范存伟，李延德，李珍.二陈汤主要成分和老年性支哮关系的研究和探讨［J］.医药产业资讯，2005，2（18）：108.

［11］欧立娟，孙晓萍，刘启德，等.干姜、陈皮提取物对大鼠心肌缺血的影响［J］.中药材，2009，32（11）：1723.

［12］陈琼，付远飞，刘惠婷，等.陈皮总黄酮干预血管平滑肌细胞糖胺聚糖代谢的机制研究［J］.中药新药与临床药理，2019，30（2）：179-183.

［13］沈明勤，叶其正，常复蓉.陈皮注射剂对猫心脏血流动力学的影响［J］.中药材，1996，19（10）：517.

［14］杨巍巍.川陈皮素调节大鼠血压的功能性研究及分子机制［D］.哈尔滨：东北农业大学，2017.

［15］吴惠君，欧金龙，池晓玲，等.陈皮药理作用研究概述［J］.实用中医内科杂志，2013，27（9）：91.

［16］贺燕林，杨中林.陈皮不同提取物及橙皮苷部位的抗炎活性比较研究［J］.亚太传统医药，2014，10（13）：23.

［17］张海丽.陈皮提取物的抗氧化活性研究［J］.黑龙江医药，2014，27（2）：306.

［18］王卫东，赵志鸿，张小俊，等.陈皮提取物中黄酮类化合物及抗氧化的研究［J］.食品工业科技，2007，28（9）：98.

［19］莫云燕，黄庆华，殷光玲，等.新会陈皮多糖的体外抗氧化作用及总糖含量测定［J］.今日药学，2009，19（10）：22.

# 🌱 牡荆 Goginghgai

【别名】小荆实、牡荆实、荆条果、黄荆子。

【来源】为马鞭草科植物牡荆 *Vitex negundo* var. *cannabifalia*（Sieb. Et Zucc.）Hand. - Mazz 的新鲜叶。

【生境分布】生于山坡、路旁或村前屋后。在广西主要分布于南宁、梧州等地。

【性味功能】辛、苦，平。通气道、谷道，祛风毒，除湿毒，止咳喘。用于痧病、瘴病、咳嗽、哮喘、纳呆、胃痛、腹痛、泄泻、痢疾、脚气肿胀、风疹瘙痒、脚癣。

【用法用量】内服9～15g，鲜品可用至30～60g，煎汤；或捣汁饮。外用适量，捣敷，或煎水熏洗。

【现代药理学研究】

1. 平喘作用

牡荆提取物及挥发油能延长组胺和乙酰胆碱联用致豚鼠哮喘的潜伏期，降低组胺或乙酰胆碱对离体气管的收缩反应，具有缓解哮喘的作用。牡荆素可抑制过敏性哮喘模型小鼠肺白细胞浸润、黏液分泌和肺水肿，抑制支气管肺泡灌洗液中Th2细胞因子的增加；能减轻烟雾吸入性急性肺损伤大鼠的氧化应激及炎症反应。

2. 抗炎作用

牡荆的黄酮类成分紫花牡荆素可抑制佐剂性关节炎BALB/c小鼠足跖肿胀度，提高抗炎性细胞因子Th2、IL-4和IL-5的水平，降低致炎性细胞因子IL-2、IFN-$\gamma$和TNF-$\alpha$的水平。牡荆素可抑制LPS诱导炎症小鼠的肺中性粒细胞聚集和降低炎性细胞因子水平，降低肺水肿和肺泡蛋白含量。

3. 抑菌作用

牡荆95%乙醇提取物的石油醚萃取部分和正丁醇萃取部分对枯草杆菌、大肠埃希菌、四联球菌、荧光假单胞菌都有抑制作用。牡荆挥发油及其主要成分石竹烯、$\beta$-榄香烯对大肠埃希菌、枯草杆菌、四联球菌有抑制作用。

4. 脑缺血保护作用

牡荆素可抑制自由基的产生，抑制活性氧介导的脂质过氧化、蛋白质氧化和膜电位的丧失，参与调节抗氧化反应机制Nrf-2、HO-1的基因表达。牡荆中的牡荆苷可以改善神经功能评分，减少神经元凋亡，下调神经元型一氧化氮合酶（nNOS）的表达，并通过上调缺血脑组织中Nrf2/ARE信号通路，上调Nrf2基因与蛋白的表达，促进其由细胞质向细胞核移动，从而上调HO-1的表达，抑制$\gamma$-GCS的表达，增强脑组织抗氧化能力，减轻急性脑缺血再灌注大鼠的氧化应激损伤。牡荆苷可以升高急性脑缺血再灌注大鼠的神经功能评分，降低DNA断裂损伤率，降低Th1、Th2标记物INF-$\gamma$的水平及INF-$\gamma$/IL-4的比例，通过调节Th1/Th2细胞平衡向Th2漂移、减轻脑细胞DNA损伤，进而发挥脑缺血保护作用。

5. 抗肿瘤作用

牡荆素均能抑制人肺癌、胃癌、胰腺癌、卵巢癌、乳腺癌、胆囊癌、口腔癌及肝细胞癌等多种细胞株的增殖；能上调A549肺癌细胞Caspase-9、Caspase-3、Bcl-2和Bax mRNA的水平，促进A549肺癌细胞凋亡，同时能调节巨噬细胞$M_1$/$M_2$的表型极化，抑制巨噬细胞向 M2 极化，降低 A549 肺癌细胞的体外迁移能力。牡荆苷通过抑制 PI3K/Akt 信号通路，进而抑制 Th22 细胞及其效应因子 IL-22 的分泌，具有抑制乳腺肿瘤作用。

6. 心肌保护作用

牡荆素可改善大鼠离体心脏血流动力学指标，减少心肌梗死面积，减轻心肌病理性损伤，并通过抑制缺血心肌的自噬和凋亡，对大鼠离体心脏缺血再灌注损伤起到保护作用。牡荆素还可以减少心肌细胞凋亡，抑制心肌细胞中 TGF-β1 及 TNF-α 的活性，减轻柯萨奇病毒 B3 诱导的大鼠病毒性心肌炎的心肌损伤。

7. 其他药理作用

牡荆素通过影响腺苷酸活化蛋白激酶 Gα、钙元素结合蛋白 Gα 和白色脂肪组织中的脂肪酸合成酶，减轻小鼠高脂肪饮食诱导的体重增加和肥胖，减小脂肪细胞体积，使血清、肝脏脂质含量正常化，牡荆素对脂质代谢的重要调节器都有影响。

牡荆素可抑制 Col Ⅱ 诱导的类风湿关节炎大鼠血浆中 Th17、Th23 和 MMPs 的表达，对大鼠类风湿关节炎具有缓解作用。

## 【参考文献】

[1] 凌玮玮. 牡荆化学成分及其抑菌活性研究 [D]. 合肥：安徽农业大学，2010.

[2] 王红英，王瑾，马文卓，等. 紫花牡荆素对佐剂性关节炎小鼠足肿胀度和细胞因子的影响 [J]. 西北药学杂志，2017，32（3）：326-329.

[3] Lu Y，Yu T，Liu J Y，et al. Vitexin attenuates lipopolysac charide induced acute lung injury by control ling the Nrf 2 pathway [J]. PLoS One，2018，13（4）：e0196405.

[4] 黄敬耀，徐彭，朱家谷，等. 牡荆子平喘作用的药理实验研究 [J]. 江西中医学院学报，2002，14（4）：13-14.

[5] Venturini C L，Macho A，ArunachalamM K，et al. Vitexin inhibits inflammation in murine ovalbumin-induced al lergic asthma [J]. Biomed Pharmacother，2018，97（C）：143-151.

[6] 程浩. 牡荆素减轻大鼠烟雾吸入性急性肺损伤及机制研究 [M]. 合肥：安徽医科大学，2019.

[7] 赵群，娄志华，钟金栋，等. 牡荆子的化学成分及抗氧化活性研究 [J]. 昆明理工大学学报（自然科学版），2016，41（5）：92-99.

[8] Malar D S，Suranarayanan V，Prasanth M I，et al. Vitexin in hibits Aβ 25-35 induced toxicity in neuro-2 acells by augmenting Nrf-2/HO-1 dependent antioxidant pathway and regulating lipid homeostasis by the activation of LXR-α [J]. Toxicol in Vitro，2018，50：160-171.

[9] 刘磊，张静文，张新玥. 牡荆苷调控 Nrf2/ARE 通路减轻急性脑缺血再灌注大鼠氧化应激反应研究 [J]. 中草药，2020，51（5）：1287-1293.

[10] 刘磊，吴一飞. 牡荆苷对急性脑缺血再灌注大鼠的神经保护作用及对其 Th1/Th2 漂移的影响

［J］. 中草药，2019，50（11）：2645-2650.

［11］刘磊，吴一飞. 牡荆苷对急性脑缺血大鼠大脑纹状皮质 nNOS 免疫表达的影响［J］. 中国免疫学杂志，2020，36（23）：2855-2860.

［12］赵蓓，殷亦男，王程燕，等. 牡荆素调控 M1/M2 型巨噬细胞极化抗肺腺癌转移的作用研究［J］. 中国免疫学杂志，2020，36（20）：2456-2461.

［13］任冠颖，宋子正，臧爱民，等. 牡荆苷对乳腺癌细胞转移瘤大鼠抗肿瘤作用及其对外周血 Th22 和 IL-22 的影响［J］. 新疆医科大学学报，2020，43（10）：1363-1368.

［14］赵蓓，焦丽静，金燊懿，等. 牡荆素对 A549 肺癌细胞凋亡和转移的作用及其机制［J］. 时珍国医国药，2020，31（1）：65-68.

［15］Gong Q, Cao X Z, Cao J G, et al. Casticin suppresses the carcinogenesis of small cell lung cancer H446 cells through activation of AMPK/FoxO3a signaling［J］. Oncol Rep, 2018, 40（3）：1401-1410.

［16］Lee J H, Kim C W, Um J Y, et al. Casticin-induced inhibition of cell growth and survival are mediated through the dual modulation of Akt/mTOR signaling cascade［J］. Cancers, 2019, 11（2）254.

［17］黄灵，顾钧，陆建华，等. 紫花牡荆素对胰腺癌细胞凋亡的作用及其机制［J］. 肿瘤，2017，37（12）：1289-1296.

［18］Zhang J, Cui Y, Sun S, et al. Casticin inhibits the epithelialmesenchymal transition in ovarian carcinoma via the hedgehog signaling pathway［J］. Oncol Lett, 2018, 15（4）：4495-4502.

［19］Fan L, Zhang Y, Zhou Q, et al. Casticin inhibits breast cancer cell migration and invasion by downregulation of PI3K/Akt signaling pathway［J］. Biosci Rep, 2018, 38（6）：BSR20180738.

［20］Song X L, ZhangY J, Wang X F, et al. Casticin induces apoptosis and $G_0/G_1$ cell cycle arrest in gallbladder cancer cells［J］. Cancer Cell Int, 2017, 17（1）：9.

［21］Chou G L, Peng S F, Liao C L, et al. Casticin impairs cell growth and induces cell apoptosis via cell cycle arrest in human oral cancer SCC-4 cells［J］. Environ Toxicol, 2017, 33（2）：127-141.

［22］石元英，邓立东，饶伟文，等. 牡荆素对人肝细胞癌 SMMC-7721 细胞的增殖抑制作用及其机制的影响［J］. 中国医院药学杂志，2016，36（5）：366.

［23］李耿，余献文，严宇. 牡荆素通过调控磷脂酰肌醇 3-激酶 / 蛋白激酶 B 信号通路抑制人骨肉瘤细胞生长的研究［J］. 中国临床药理学杂志，2023，39（5）：674-678.

［24］唐虹，薛威，孙凡凡，等. 牡荆素抑制自噬和凋亡途径介导大鼠离体心脏缺血再灌注损伤的保护作用［J］. 中药药理与临床，2019，35（4）：57-61.

［25］雷蕾，胡厚祥，冯杰，等. 牡荆素对 CVB3 诱导的病毒性心肌炎大鼠心肌损伤的保护作用及

机制研究［J］.中国医院药学杂志，2019，39（13）：1327-1331，1341.

［26］Peng Y，Sun Q C，Xu W D，et al. Vitexin ameliorates high fat diet-induced obesity in male C57BL/6J mice via the AMPKα mediated pathway［J］. Food Funct，2019，10（4）：1940-1947.

［27］亓洪德，卢程，李庭，等.牡荆素对Ⅱ型胶原蛋白诱导的大鼠类风湿关节炎的缓解作用及对血浆 Th17、Th23 和 MMPs 蛋白水平的影响［J］.中国免疫学杂志，2020，36（10）：1201-1205.

# 枇杷叶 Mbawbizbaz

【别名】芦桔子。

【来源】为蔷薇科植物枇杷 *Eriobotrya japonica*（Thunb.）Lindl. 的叶。

【生境分布】广西各地均有栽培。

【性味功能】苦、微辛，微寒。调气道，调谷道。用于咳嗽、咳血、哮喘、衄血、吐血、呕吐、糖尿病、面瘫、酒皶鼻。

【用法用量】内服 6 ～ 10 g，水煎。

【现代药理学研究】

1. 镇咳祛痰作用

枇杷叶可抑制肺泡灌洗液中 NO、EPO、IL-4、IL-13 等炎性因子的水平，并通过抑制气管平滑肌细胞 ERK 1/2 表达和 NF-κB 核转位，减轻卵清蛋白诱导的哮喘小鼠气道炎症反应。枇杷叶炙品可以延长小鼠和豚鼠咳嗽潜伏期，减少小鼠咳嗽次数，增加小鼠呼吸道排泌量，延长豚鼠喘息潜伏期。枇杷叶醇提取物二氯甲烷、乙酸乙酯洗脱部分对二氧化硫致小鼠咳嗽有止咳作用，二氯甲烷洗脱部分对枸橼酸致豚鼠咳嗽有止咳作用。枇杷叶水提取物可以增加小鼠的酚红排泌量，延长浓氨水致小鼠咳嗽潜伏期，减少小鼠咳嗽次数。

2. 抗肺纤维化作用

枇杷叶三萜酸能减少活化后人胚肺成纤维细胞 HFL1 平滑肌肌动蛋白的生成，降低结缔组织生长因子、胶原和 p-ERK1/2 的表达，阻断成纤维细胞向肌成纤维细胞转化，抑制 HFL1 细胞的增殖；降低盐酸平阳霉素致肺纤维化大鼠肺脏指数和肺组织中羟脯氨酸水平，提高大鼠血清中 SOD 的活性，降低血清中 MDA 的水平；降低博来霉素致肺纤维化大鼠肺组织 iNOS、NO、MDA 的水平，升高 SOD、eNOS 的活性，降低肺泡巨噬细胞中 TNF-α、TGF-β1 的表达，改善大鼠肺脏组织结构，减轻肺纤维化增生程度。

3. 抗炎作用

枇杷叶可降低烟雾致急性肺损伤小鼠肺泡液中 TNF-α 和中性粒细胞弹性蛋白酶的水

平，抑制与哮喘、慢性阻塞性肺炎等炎性疾病密切相关的 $PDE_4$ 的活性；可抑制 LPS 诱导 RAW264.7 细胞 iNOS、COX-2 的表达，下调 NF-κB、ERK1/2、p38 MAPK、JNK 的表达；还可以通过抑制关节白细胞浸润，减轻足趾肿胀，减轻疼痛等方式抑制关节炎症。枇杷叶水提取物、醇提二氯甲烷、乙酸乙酯洗脱部分及单体成分枇杷苷、乌索酸和总三萜酸均能抑制二甲苯致小鼠耳郭肿胀。枇杷叶总黄酮可减轻吸烟引起慢性阻塞性肺炎小鼠的肺炎症损伤，减轻氧化应激损伤，并通过抑制 NF-κB 的激活，减少肺组织中炎性因子 IL-6、IL-1β、TNF-α 的释放，减少 iNOS 蛋白的表达。枇杷叶三萜酸可以抑制 NO 的释放，抑制 iNOS 的表达和 p38 MAPK 的磷酸化；能降低卡介苗联用 LPS 诱发大鼠慢性支气管炎大鼠肺组织中 TNF-α、IL-8 的水平及支气管肺泡灌洗液中白细胞、中性粒细胞及肺泡巨噬细胞的比例，升高肺组织 IL-10 的水平，降低大鼠肺泡支气管上皮 NF-κB 和 ICAM-1 的表达，降低大鼠肺泡巨噬细胞 iNOS mRNA 的水平及蛋白的表达，抑制 NO 的释放，降低大鼠肺泡巨噬细胞中 MDA 的含量及 HO-1 蛋白的表达，增高 SOD 的活性，从而发挥抗支气管炎的作用。枇杷叶熊果酸可以抑制 LPS 诱导的 IL-8 和 NF-κB 过表达，抑制 iNOS mRNA 的水平。

### 4. 保肝作用

枇杷叶提取物和枇杷叶总黄酮能降低 $CCl_4$ 致急性肝损伤小鼠和急性肝损伤大鼠血清 AST、ALT 的水平，降低肝组织 MDA 的水平，提高 GSH 的水平，增强 SOD 和 GSH-Px 的活性。枇杷叶熊果酸能抑制 HSC-T6 细胞增殖，降低 ECM 的分泌，抑制肝星状细胞活化从而发挥保肝作用和抗肝纤维化作用。

### 5. 抗肿瘤作用

枇杷叶三萜类和酚类化合物具有抑制 EGFR 激酶的活性，枇杷叶三萜酸能抑制 MMP-2、MMP-9 的表达和活性，从而抑制肺癌等癌细胞的转移和扩散。枇杷叶中的科罗索酸、齐墩果酸、熊果酸和山楂酸具有抗人类白血病细胞增殖的活性和诱导细胞凋亡的作用，科罗索酸通过诱导肿瘤细胞线粒体功能障碍，激活半胱天冬酶进而诱导肿瘤细胞凋亡。

### 6. 降血糖作用

枇杷叶三萜酸粗提物可以抑制正常小鼠空腹灌胃葡萄糖或淀粉后的血糖上升。枇杷叶倍半萜苷可降低四氧嘧啶诱导糖尿病小鼠的血糖水平。枇杷叶科罗索酸提取物可以降低 STZ 诱导糖尿病小鼠的空腹血糖、TC 和 TG 的水平，增加胰岛素及 HDL-C 的含量。枇杷叶中三萜酸类成分，如熊果酸、科罗索酸、齐墩果酸等，都具有抑制 α-葡萄糖苷酶的活性，具有潜在的降糖效果。

### 7. 抗氧化作用

枇杷叶黄酮具有抗氧化作用，能减少小鼠肝线粒体及肝匀浆丙二醛的生成。

# 【参考文献】

［1］王立为，刘新民，余世春，等.枇杷叶抗炎和止咳作用研究［J］.中草药，2004，35（2）：174-176.

［2］张娜，吴绍康，沈先荣，等.枇杷叶水提取物祛痰止咳及抗炎作用研究［J］.中华中医药学刊，2014，32（9）：2175-2177.

［3］Uto T，Suangkaew N，Morinaga O，et al. *Eriobotryae folium* extract suppresses LPS-induced iNOS and COX-2 expression by inhibition of NF-kappaB and MAPK activation in murine macrophages［J］. Am J Chin Med，2010，38（5）：985-994.

［4］Huang Y，Li J，Meng X M，et al. Effect of triterpene acids of *Eriobotrya japonica*（Thunb.）lindl. Leaf and mapk signal transduction pathway on inducible nitricoxide synthase expression in alveolar macrophage of chronic bronchitis rats［J］. Am J Chin Med，2009，37（6）：1099-1111.

［5］Lee C H，Wu S L，Chen J C，et al. *Eriobotrya japonica* leaf and its triterpenes inhibited lipopolysaccharide-induced cytokines and inducible enzyme production via the nuclear factor kappab signaling pathway in lung epithelial cells［J］. Am J Chin Med，2008，36（6）：1185-1198.

［6］Ge J F，Wang T Y，Zhao B，et al. Anti-inflammatory effect of triterpenoic Acids of *Eriobotrya japonica*（Thunb.）Lindl. Leaf on rat model of chronic bronchitis［J］. Am J Chin Med，2009，37（2）：309-321.

［7］郭磊，张轩斌.枇杷叶三萜酸对慢性支气管炎大鼠的疗效及其机制［J］.中药材，2015，38（10）：2166-2168.

［8］葛金芳.枇杷叶三萜酸的抗炎免疫作用及对慢性支气管炎的治疗作用与机制研究［D］.合肥：安徽医科大学，2004.

［9］孟晓明，李俊，黄艳，等.枇杷叶三萜酸对慢性支气管炎大鼠肺泡巨噬细胞一氧化氮合酶及一氧化氮表达的影响［J］.安徽医科大学学报，2008，43（2）：189-193.

［10］Huang Y，Li J，Cao Q，et al. Anti-oxidative effectof triterpene acids of *Eriobotrya japonica*（Thunb.）Lindl. leaf in chronic bronchitis rats［J］. Life Sciences，2006，78（23）：2749-2757.

［11］朱敏芳，张捷，冯丽，等.枇杷叶提取物对中性粒细胞弹性蛋白酶的抑制作用［J］.中成药，2017，39（1）：177-180.

［12］谭冰心，黄仪有，彭光天，等.不同产地枇杷叶粗提物抑制磷酸二酯酶4活性研究［J］.药物评价研究，2017，40（6）：769-776.

［13］叶广亿，李书渊，陈艳芬，等.枇杷叶不同提取物的止咳化痰平喘作用比较研究［J］.中药药理与临床，2013，29（2）：100-102.

［14］Jian T Y，Chen J，Ding X Q，et al. Flavonoids isolated from loquat（*Eriobotrya japonica*）leaves inhibit oxidative stress and inflammation induced by cigarette smoke in COPD mice：the role of

TRPV1 signaling pathways［J］. Food & function, 2020, 11（4）: 3516-3526.

［15］杨雅茹, 黄艳, 孔一帆, 等. 枇杷叶三萜酸对大鼠肺纤维化的防治及其对肺纤维化大鼠肺泡巨噬细胞 TNF-α、TGF-β1 表达的影响［J］. 中国药理通讯, 2010, 27（2）: 52-53.

［16］刘娟, 黄艳, 张磊, 等. 枇杷叶三萜酸对大鼠肺纤维化预防及抗脂质过氧化作用的研究［J］. 安徽医科大学学报, 2010, 45（1）: 50-53.

［17］黄艳, 刘娟, 杨雅茹, 等. 枇杷叶三萜酸对博来霉素致大鼠肺纤维化的干预作用［J］. 中国药理学通报, 2011, 27（5）: 642-646.

［18］Yang Y, Huang Y, Huang C, et al. Antifibrosis effects of triterpene acids of *Eriobotrya japonica*（Thunb.）lindl. leaf in a rat model of bleomycin–induced pulmonary fibrosis［J］. J Pharm Pharmacol, 2012, 64（12）: 1751-1760.

［19］曹红云, 洪燕萍, 邱丰艳. 枇杷根与枇杷叶的抗氧化活性比较［J］. 衡水学院学报, 2013, 15（4）: 31-35.

［20］许丽璇. 枇杷叶黄酮的提取及对小鼠的抗氧化作用［J］. 西北农业学报, 2013, 22（3）: 23-28.

［21］丁建英, 王晓飞, 张丽, 等. 枇杷叶多酚超声波辅助提取工艺优化及其抗氧性分析［J］. 南方农业学报, 2018, 49（2）: 340-347.

［22］黄素华, 邱丰艳, 戴婉妹, 等. 枇杷叶多糖纯化工艺及抗氧化活性研究［J］. 食品工业科技, 2017, 38（5）: 205-209.

［23］梁树才, 李先佳. 枇杷叶总黄酮对小鼠急性肝损伤的保护作用［J］. 中医临床研究, 2014, 6（17）: 4-6.

［24］张扬武, 罗伟生, 陈姗, 等. 枇杷叶熊果酸对大鼠肝星状细胞增殖抑制作用及对 PPAR-γ、TGF-β1 表达的影响［J］. 中国药理学通报, 2017, 33（4）: 517-521.

［25］任伟光, 刘德旺, 林森森, 等. 基于 UPLC-Q-TOF/MS 分析枇杷叶抑制 EGFR 激酶的活性部位研究［J］. 中国新药杂志, 2013, 22（17）: 2012-2015.

［26］Cha D S, Shin T Y, Eun J S, et al. Anti-metastaticproperties of the leaves of *Eriobotrya japonica*［J］. ArchPharm Res, 2011, 34（3）: 425-436.

［27］Uto T, Ayana S, Nguyen H T, et al. Anti-proliferative activities and apoptosis induction by triterpenes derived from *Eriobotrya japonica* in humanleukemia cell lines［J］. Int J Mol Sci, 2013, 14（3）: 4106-4120.

［28］李锋, 王航, 薛原楷, 等. 枇杷叶三萜酸降血糖活性实验研究［J］. 药物生物技术, 2011, 18（4）: 328-331.

［29］Chen J, Li W L, Wu J L. Hypoglycemic effects of asesquiterpene glycoside isolated from leaves of loquat［*Eriobotrya japonica*（Thunb.）Lindl.］［J］. Phytomedicine, 2008, 15（1/2）: 98-102.

［30］宋星，王婷婷，杨晓丹，等．枇杷叶中含科罗索酸提取物的分离纯化及降血糖活性研究［J］．中国新药杂志，2017，26（2）：214-219.

［31］陈剑，吴月娴，吕寒，等．枇杷叶中三萜酸类成分抗糖尿病及其并发症的体外活性研究［J］．植物资源与环境学报，2020，29（3）：78-80.

# 洗手果 Makluegsaeg

【别名】无患子、木患子、菩提子、肥皂果。

【来源】为无患子科植物无患子 *Sapindus mukorossi* Gaertn. 的成熟果实。

【生境分布】生于土壤疏松湿润的疏林中。广西各地均有分布。

【性味功能】苦，寒；有小毒。通气道，通谷道，清热毒，杀虫。用于咳嗽、疳积、哮喘、食滞、咽痛、毒蛇咬伤、感冒、百日咳。

【用法用量】内服 1～3 g，煨食。

【现代药理学研究】

1. 抗炎作用

无患子乙醇萃取物能抑制角叉菜胶所致大鼠左后肢水肿，抑制白细胞迁移，减少胸膜液渗出，降低肉芽肿瘤的重量，对大鼠具有抗炎作用。无患子总皂苷对鼠耳郭肿胀和蛋清致大鼠足趾肿胀有抑制作用；对酪氨酸酶有一定的抑制作用。

2. 抗菌作用

无患子乙醇和氯仿提取物有抑制幽门螺杆菌的作用。无患子 70% 和 85% 甲醇洗脱液混合后的皂苷混合物具有抗皮肤真菌作用。无患子总皂苷对大肠埃希菌、绿脓杆菌、白色念珠菌、黑曲霉菌均有抑菌活性。

3. 降血压作用

无患子皂苷能够降低原发性高血压大鼠的血压，并对主动脉内皮损伤及血管重构具有改善作用，可抑制炎症因子 IL-1、IL-6、TNF-α 及 ICAM-1 的表达，改善自发性高血压大鼠血管内皮的慢性炎症状态，抑制血浆 Ang Ⅱ、Ald 和 ET 的水平，影响大鼠血管内皮活性物质 NO、ET、$TXB_2$、$6-K-PGF_{1\alpha}$ 的含量；对肾性高血压大鼠心肌肥厚有一定的抑制作用，调控 Ang Ⅱ/p38 MAPK 通路诱导的炎症反应，可逆转肾性高血压大鼠左心室重构的病理状态，抑制心肌组织炎症因子 TGF-β1 的表达。

4. 保护心脏作用

无患子皂苷可抑制大鼠心电图 S-T 段升高，缩小心肌梗死面积，并降低模型大鼠血清中 LDH 的水平，升高 SDH 的水平，改善大鼠心肌缺血再灌注损伤；通过调节肾素－血管紧张素－醛固酮系统及 NO 的水平干预心肌肥厚。

### 5. 保肝作用

无患子可降低大鼠肝脏 AST、ALT、TC、TG、LDL、γ-GT、ALP 的水平，并提高血清 HDL 和 APN 的水平，可抑制肝细胞脂质变性，减轻炎症反应，减小肝细胞体积，改善肝小叶组织结构，减少脂肪滴；可降低四氯化碳、扑热息痛、硫代乙酰胺致急性肝损伤模型小鼠血清的 AST、ALT 活性；可通过恢复肝脏膜结构、减轻功能损伤、改善蛋白质等物质合成代谢障碍、减少肝细胞坏死发挥护肝作用。无患子醇提取物可以调节血脂水平，改善肝组织的病理变化，降低脂肪水平保护肝脏。

### 6. 抗肿瘤作用

无患子甲醇提取物对 B16F10 细胞、HeLa 细胞、MK-1 细胞的增殖具有抑制作用，活性部分集中在单皂苷组分。无患子皂苷可下调细胞凋亡相关基因 Bcl-2 的表达，通过诱导细胞凋亡从而抑制人肺癌细胞 A549 和肝癌细胞 Huh7 细胞的增殖。

【毒理学研究】

### 1. 急性毒性

无患子皂苷 A～E 对小鼠灌胃 $LD_{50}$ 为 1625 mg/kg，皮下注射 $LD_{50}$ 为 659 mg/kg，静脉注射或腹腔注射 $LD_{50}$ 为 270 mg/kg。无患子皂苷引起小鼠急毒中毒时可出现活动能力变差、眯眼、嗜睡、流涎，严重时可出现鼻子周围抽搐、呼吸急促、躁动不安，最后呼吸衰竭死亡。

### 2. 皮肤黏膜毒性

一定剂量的无患子提取液对皮肤无刺激性，无过敏反应，但对眼有轻度刺激性，经口有一定毒性，可引起动物胀气死亡。

## 【参考文献】

[1] 邱金丹，李璐，魏敏平，等. 无患子果皮提取物化学成分及其对白色念珠菌的抑制作用 [J]. 林产化学与工业，2020，40（3）：85-91.

[2] 雷发玲，肖蕾，么春艳，等. 无患子皂苷抗炎抗菌功效研究 [J]. 中国野生植物资源，2020，39（7）：9-13.

[3] Peng Q X, Zhang Q, Xiao W, et al. Protective effects of *Sapindus mukorossi* Gaertn. against fatty liver disease induced by high fat diet in rats [J]. Biochemical and Biophysical Research Communications, 2014, 450: 685-691.

[4] Huang H C, Wu M D, Tsai W J, et al. Triterpenoid saponins from the fruits and galls of *Sapindus mukorossi* [J]. Phytochemistry, 2008, 69 (7): 1609-1616.

[5] Hung H C, Tsai W J, Morris-Natschke S L, et al. Sapinmusaponins F-J, bioactive tirucallanetype saponins from the gall of *Sapindus mukorossi* [J]. J Nat Prod, 2006, 69 (5): 763-767.

［6］Mohammed I，Aleem A K，Santosh K T，et al. Antimicrbial activity of *Sapindus mukorossi* and *Rheum emodi* extracts anainst Hpylori：In vitro and vivo studies［J］. World Journal of Gastroenterology，2006，12（44）：7134-7142.

［7］傅勇，雷鹏，韩玉梅，等.大孔吸附树脂法制备无患子皂苷及其抑菌活性表征［J］.中药材，2010，33（2）：267-272.

［8］张道英，黄志华，江丽霞，等.无患子提取物对小鼠实验性肝损伤的保护作用［J］.时珍国医国药，2009，20（8）：1966-1967.

［9］国家中医药管理局《中华本草》编委会.中华本草：5［M］.上海：上海科学技术出版社，1999：120-123.

［10］卢文显，周志华，陈素珠.无患子总皂苷对人肝癌细胞 Huh7 增殖与凋亡的影响［J］.福建师范大学学报（自然科学版），2019，35（2）：85-88.

［11］王美玲，胡小红.无患子皂苷诱导人肺癌 A549 细胞凋亡的作用及其机制研究［J］.中医药导报，2015，21（4）：35-38.

［12］张道英，黄志华，江丽霞，等.无患子提取物对小鼠实验性肝损伤的保护作用［J］.时珍国医国药，2009，20（8）：1966-1967.

［13］陈明，陈志武，龙子江，等.无患子皂苷对自发性高血压大鼠主动脉血管内皮功能调节作用的实验研究［J］.中国中药杂志，2012，37（21）：3282-3287.

［14］卞海，居靖，王雅娟，等.无患子皂苷对大鼠实验性心肌缺血再灌注损伤的保护作用［J］.中成药，2013，35（6）：1309-1311.

［15］孙立，龙子江，张道福，等.无患子皂苷对大鼠心肌缺血的保护作用［J］.中国实验方剂学杂志，2011，17（1）：110-112.

［16］卞海，龙子江，王雅娟，等.无患子皂苷对原发性高血压大鼠血压的影响及对血管内皮的保护作用研究［J］.河南中医，2013，33（2）：196-198.

［17］卞海，龙子江，陈明，等.无患子皂苷对原发性高血压大鼠的影响［J］.中成药，2009，31（3）：367-369.

［18］王维胜，龙子江，张玲，等.无患子皂苷对肾性高血压大鼠血压及血管活性物质的影响［J］.中国中药杂志，2007（16）：1703-1705.

［19］陈明，陈志武，龙子江，等.无患子皂苷对自发性高血压大鼠 Ang Ⅱ/p38MAPK 通路介导的炎症反应与心肌肥厚的影响［J］.中国中药杂志，2013，38（7）：1030-1035.

［20］陈明，陈志武，龙子江，等.无患子皂苷对自发性高血压大鼠心肌炎症因子及左心室重构的影响［J］.中药材，2013，36（2）：249-255.

［21］龙子江，陈明，王秋立，等.无患子皂苷对大鼠动脉血压影响的实验研究［J］.中国实验方剂学杂志，2009，15（6）：53-55.

［22］陈明，陈志武，龙子江，等.无患子皂苷对自发性高血压大鼠降压及内皮损伤保护作用的实

验研究［J］.中成药，2012，34（10）：1999-2004.

［23］长尾常敦.关于肿瘤细胞增殖抑制成分的研究（14）：无患子果皮中的活性成分［J］.国外医学：中医中药分册，2002，24（4）：246-247.

［24］赵志敏，南艳平，唐青涛，等.无患子总皂苷的体外抑菌及抗氧化活性研究［J］.时珍国医国药，2013，24（4）：799-801.

［25］赵志敏，南艳平，唐青涛，等.无患子总皂苷抗炎及抑制酪氨酸酶活性研究［J］.时珍国医国药，2014，25（7）：1592-1595.

# 石仙桃 Dauzdinh

【别名】石穿盘、石上莲、石橄榄。

【来源】为兰科植物石仙桃 *Pholidota chinensis* Lindl. 的假鳞茎或全草。

【生境分布】生于山林下的岩石上或附生于树上。广西各地均有分布，广东、云南等亦有分布。

【性味功能】甘，凉。养阴清肺，化痰止咳，清热利湿。用于肺燥咳嗽、咳血、肾虚梦遗、慢性骨髓炎。

【用法用量】内服 9 ~ 15 g，煎汤。外用适量，捣敷。

【现代药理学研究】

1. 缓解哮喘作用

石仙桃多糖通过抑制 ERK1/2 的磷酸化和降低 p-Akt 蛋白的表达，从而抑制气道平滑肌细胞增殖；可降低肺炎支原体肺炎模型小鼠体内 Th1/Th2 细胞因子 IL-1β、IL-12、IFN-γ、TNF-α、MIP-1α、MIG 和 IP-10 的表达，减轻肺炎支原体肺炎小鼠肺部炎症，缓解哮喘。

2. 麻醉作用

细叶石仙桃的水提取物有浸润麻醉作用，能阻断蟾蜍神经干的动作电位，对兔角膜表面也有麻醉作用。

3. 中枢神经系统作用

石仙桃提取物可使小鼠的自发活动减少，延长戊巴比妥钠小鼠催眠时间，增强阈下催眠剂量戊巴比妥钠的中枢抑制作用，并有一定的抗惊厥作用。石仙桃提取物还能够抑制电惊厥的产生，具有镇静、催眠和抗惊厥作用。

4. 镇痛作用

石仙桃具有镇痛作用，可抑制冰醋酸引起小鼠扭体反应次数，提高热板法致痛小鼠和电刺激致痛小鼠的痛阈值。

### 5. 抗疲劳、耐缺氧作用

石仙桃总黄酮可延长试验小鼠的常压密闭缺氧存活时间，延长亚硝酸钠引起的缺氧存活时间，延长小鼠游泳存活时间，提高有氧条件下的运动能力，增强心肌功能，调节$Na^+-K^+-ATP$酶，提高肺泡液清除作用，具有提高运动能力和抵抗疲劳的作用。

## 【参考文献】

［1］刘建新，周青，连其深. 石仙桃的镇痛作用的研究［J］. 赣南医学院学报，2002（2）：105-107.

［2］刘洪旭，吴春敏，林丽聪，等. 石仙桃镇痛有效提取部位研究［J］. 福建中医学院学报，2004（4）：34-36.

［3］舒文海. 石仙桃的局麻作用研究［J］. 中国药学杂志，1989（5）：304.

［4］刘建新，李燕，凌红，等. 石仙桃总黄酮提取物对小鼠抗缺氧作用的研究［J］. 湖北农业科学，2015，54（22）：5668-5670.

［5］周红林，刘建新，周俐，等. 石仙桃提取物对小鼠运动疲劳和缺氧的影响［J］. 赣南医学院学报，2007（2）：177-179.

［6］刘建新，周俐，周青，等. 石仙桃抗疲劳和耐缺氧作用的动物实验（英文）［J］. 中国临床康复，2006（7）：157-159.

［7］林继辉，谢冰冰，冯庆玲，等. 石仙桃总黄酮提取工艺及体外抗氧化性研究［J］. 云南民族大学学报（自然科学版），2022，31（4）：385-394.

［8］黄梅青，朱燕华，赵世元. 石仙桃多糖对肺炎支原体感染模型小鼠 Th1/Th2 细胞因子表达的影响［J］. 中国医药导报，2018，15（8）：15-19.

［9］杜辉朝，黄梅青，赵世元. 石仙桃多糖对肺炎支原体感染模型小鼠肺泡灌洗液中趋化因子表达的影响［J］. 中国医药导报，2018，15（4）：8-12，22.

［10］朱燕华，黄梅青，赵世元. 石仙桃多糖对哮喘大鼠辅助性 T 细胞 1/ 辅助性 T 细胞 2 表达及肺部炎症的影响［J］. 广西医学，2018，40（10）：1192-1195.

［11］黄朝强，黄梅青，朱燕华，等. 石仙桃多糖对哮喘大鼠肺部炎症、细胞外信号调节酶和蛋白激酶 B 表达水平的影响［J］. 广西医学，2018，40（15）：1702-1705.

## 🌱 龙脷叶 Mbawxlinlungz

【别名】龙舌草、龙味叶。

【来源】为大戟科植物龙脷叶 *Sauropus spatulifolius* Beille 的叶。

【生境分布】栽培。广西各地均有分布，海南、广东等亦有分布。

【性味功能】微甘，平。通气道谷道，润肺止咳，滑肠通便。用于咳嗽、胸闷、便秘。

【用法用量】内服 9 ～ 30 g，煎汤。

【现代药理学研究】

1. 平喘作用

龙脷叶水提取物可以减轻哮喘模型大鼠肺组织与支气管炎性病理改变，通过降低炎性因子 IL-5、$TXB_2$、6-K-$PGF_{1\alpha}$ 的水平从而减轻炎症。龙脷叶对豚鼠过敏性支气管痉挛及过敏性休克均有较好的对抗作用。

2. 止咳祛痰作用

龙脷叶水提取物能抑制由氨水引起的小鼠咳嗽，可增强小鼠气管酚红排泌量，具有止咳祛痰的作用。龙脷叶 90% 乙醇提取物的氯仿、乙酸乙酯和正丁醇等洗脱部位可以降低咳嗽潜伏期和咳嗽次数，具有止咳作用。

3. 抗炎镇痛作用

龙脷叶水提取物能抑制棉球诱导的大鼠肉芽肿的形成，抑制醋酸对小鼠腹腔毛细血管通透性的影响；可抑制由二甲苯导致的小鼠耳郭肿胀、角叉菜胶导致的大鼠足跖肿胀及小鼠肉芽肿的增生，对炎症渗出和肿胀有抑制作用；对化学刺激引起的疼痛有抑制作用。

4. 抑菌作用

龙脷叶 50% 乙醇提取液对金黄色葡萄球菌、金黄色葡萄球菌耐药株、大肠埃希菌、铜绿假单胞菌、伤寒沙门氏菌和乙型副伤寒沙门氏菌均有抑制作用。

5. 其他药理作用

龙脷叶水煎提取液能抑制卵白蛋白引起的大鼠皮肤过敏反应。

【毒理学研究】

1. 长期毒性

龙脷叶提取物 75% 乙醇、醋酸乙酯、正丁醇、95% 乙醇洗脱部位可使小鼠活动减少，精神萎靡，腹泻，死亡时间在给药后 0 ～ 48 h，未死亡小鼠腹泻症状在 3 ～ 4 天后好转；或部分活动减少，给药 24 h 后精神状态恢复，14 天未见死亡。死亡小鼠肉眼可见肝、肾、脾等器官充血，颜色变成深红色。龙脷叶石油醚部位提取物给药后，小鼠活动、食量、大小便均正常，体质量增加，观察期间未见死亡，各器官未见异常。

2. 急性毒性

75% 乙醇、醋酸乙酯、正丁醇、95% 乙醇部位提取物的 $LD_{50}$ 分别为 7.30 g/kg、17.00 g/kg、69.68 g/kg、75.88 g/kg。石油醚部位提取物最大耐受剂量为 112 g/kg。

## 【参考文献】

［1］丁聪，贺勤，柳贤福. 龙利叶水提取物的止咳祛痰作用研究［J］. 华西药学杂志，2015，30（1）：

49-50.

［2］沈小静.龙利叶止咳药理作用和化学成分研究［D］.郑州：河南中医药大学，2013.

［3］丘琴，甄汉深，王莹，等.龙利叶根急性毒性和抗炎作用的研究［J］.中国实验方剂学杂志，
　　2013，19（2）：286-288.

［4］甄汉深，刘蓉，丘琴，等.龙利叶抗炎镇痛作用研究［J］.中国实验方剂学杂志，2013，19（9）：
　　270-273.

［5］陆秋娜，李兆叠，郑鸿娟，等.龙脷叶提取物的抗氧化活性研究［J］.湖北农业科学，2017，
　　56（1）：89-90，94.

［6］黄燕，谭建宁，马雯芳.龙脷叶提取物体外抑菌活性初步研究［J］.大众科技，2014，16（2）：
　　68-70.

［7］林慧，林斌.龙利叶抗过敏作用的实验研究［J］.海峡药学，2011，23（4）：23-24.

［8］丘琴，赵应学，范秀春，等.龙利叶止咳活性部位筛选及其作用机制研究［J］.中草药，2019，
　　50（6）：1430-1434.

［9］何显科，宁丽，韦锦斌，等.龙脷叶乙酸乙酯萃取物液相色谱——质谱联用分析及体外抗菌活
　　性的实验研究［J］.广西医科大学学报，2019，36（4）：542-546.

［10］陈素雯，魏嘉宝，邱思娃，等.龙脷叶水提取物对哮喘大鼠肺组织病理学及炎症因子的影响
　　［J］.广东药科大学学报，2021，37（1）：55-60.

# 🌱 白果 Bwzgoj

【别名】鸭脚子、灵眼、佛指甲、佛指柑。

【来源】为银杏科植物银杏 *Ginkgo biloba* L.除去外种皮的种子。

【生境分布】广西桂北有栽培，山东、浙江亦有分布。

【性味功能】甘、苦、涩，平。调理气道，止带缩尿。用于哮喘、咳嗽、白带、白浊、带下、水肿、遗精、尿频、遗尿、无名肿痛、癣疮。

【用法用量】内服 10～20 g，煎汤，或捣汁。外用：适量，捣敷或切片涂。

【现代药理学研究】

1.肺保护作用

银杏提取物可通过下调 ICAM-1 和 CD11b/CD18 的表达，阻止重症急性胰腺炎合并肺损伤大鼠肺泡中性粒细胞在肺内黏附和激活，从而减轻肺损伤；减轻肺组织湿/干重比和平均肺动脉压，增加肺泡灌流液和组织匀浆中 SOD 的活性，减少 MDA 的含量，对大鼠体外循环肺缺血/再灌注损伤具有保护作用。银杏内酯 A 通过调节 NF-κB 介导的凋亡信号通路，抑制 LPS 诱导的炎性因子 TNF-α、IL-6、IL-1β 的释放，改善肺组织病理变化和抑制肺微血管内皮细胞的凋亡，对 LPS 诱导的小鼠急性肺损伤有一定的保护作用。银杏苦内

酯 B 通过抑制 NF-κB 的早期活化从而抑制炎症反应，减轻 LPS 诱发的急性肺损伤小鼠的肺组织损伤。

2. 抗血小板聚集作用

白果中的银杏内酯、倍半萜内酯通过拮抗血小板活化因子 PAF，发挥抗血小板活化和聚集的作用，可减轻中风患者的脑水肿及缺血性损伤。银杏内酯可调节自由基清除酶的活性，抑制 ox-LDL/LDL 的比例和 Lp（a）的含量，减少动脉粥样硬化斑块的形成。

3. 心肌保护作用

银杏总黄酮可有效抑制心衰大鼠心肌细胞的凋亡和心肌重塑，可使缺血性心力衰竭大鼠心肌细胞排列趋于整齐，细胞间隙减少，左心室射血分数、左室短轴缩短率、左室壁厚度增加，左心室收缩期末容积、左心室舒张末容积降低，调控与自噬、内质网应激机制相关的蛋白，如下调 Caspase-3、CHOP、Cleaved Caspase-12、Beclin-1、LC-3 Ⅱ/LC-3 Ⅰ 的水平，上调 GADD34、Bip 及 p62 的表达。银杏内酯 B 对心绞痛、心肌梗死、冠心病、高血压和心律失常等心脑血管疾病有良好的疗效。银杏内酯 B 通过增强心衰细胞的活力、降低 $Na^+$-$K^+$-ATP 酶的活性和抑制 LDH 的释放，激活 PI3K/Akt 信号通路，对戊巴比妥钠诱导大鼠心肌细胞损伤发挥保护作用。

4. 对缺血 - 再灌注损伤的保护作用

银杏内酯 B 可改善脑缺血再灌注大鼠神经行为学评分，减少脑梗塞面积和水肿情况，增加 SOD 和 GSH 的水平，减少 MDA 的水平，增加 HIF-1α 通路的表达、激活 PI3K/Akt/mTOR 信号通路，减轻氧化应激所致的神经元损伤。

5. 肾保护作用

银杏提取物可以降低链脲佐菌素诱导糖尿病大鼠肾小球中炎性因子 TNF-α、IL-6 的水平和脂质沉积，并增加肾组织中 HO-1 的表达，发挥对糖尿病大鼠肾脏的保护作用。

## 【参考文献】

［1］董海兵. 银杏内酯 A 对脂多糖诱导肺微血管内皮细胞凋亡的保护机制研究 [D]. 吉林：吉林大学，2014.

［2］张乐蒙，沈璐，陈燕斐，等. 银杏提取物对大鼠肺缺血 / 再灌注损伤的保护作用 [J]. 中国应用生理学杂志，2006，22（1）：20-21.

［3］赵俊泉，暴玉振，韩承河. 白果内酯对脓毒症急性肺损伤大鼠 TLR4/NF-κB 信号通路及 Th1/Th2 细胞的影响 [J]. 西部医学，2021，33（5）：655-659.

［4］罗真春，黄燕，秦开秀，等. 银杏苦内酯 B 对急性肺损伤小鼠肺组织 NF-κB 表达的影响 [J]. 第三军医大学学报，2009，31（14）：1358-1361.

［5］Rodriguez M, Ringstad L, Schafer P, et al. Reduction of atheros clerotic nano plaque form ation andsize by ginkgo biloba（EGb761）in cardiovascular high-riskpatients［J］. Atherosclerosis, 2007, 192：438-444.

［6］郑波，张艳敏，马宝新，等. 银杏内酯 B 调控 SENP2 基因对体外培养心衰模型心肌细胞的保护作用［J］. 中药材，2020，43（11）：2803-2808

［7］刘永强，刘辉，韩培立，等. 银杏总黄酮抑制心肌细胞过度自噬对缺血性心力衰竭大鼠心肌重塑和内质网应激的调节［J］. 中国免疫学杂志，2020，36（12）：1457-1461.

［8］Yan M, Li M, Gu S L, et al. ginkgo biloba extract protects diabetic rats against cerebral ischemiareperfusioninjury by suppressing oxidative stress and upregulating the expression of glutamatetransporter 1［J］. Molecular Medicine Reports, 2020, 21（4）：1809-1818.

［9］王军，杜江华，程萍萍，等. 银杏内酯 B 对缺血缺氧性脑损伤新生大鼠脑神经元凋亡及 P-AKT（ser473）表达的影响［J］. 中华物理医学与康复杂志，2017，39（9）：646-650.

［10］Wang Z, Zhang P, Wang Q Q, et al. Protective effects of ginkgo biloba dropping pills against liver ischemia/reperfusion injury in mice.［J］. Chinese Medicine, 2020, 15（1）：122.

［11］Chang T T, Chen Y A, Li S Y, et al. Nrf-2 mediated heme oxygenase-1 activation contributes to the anti-inflammatory and renal protective effects of ginkgo biloba extract in diabetic nephropathy［J］. Journal of Ethnopharmacology, 2021, 266：113474.

［12］唐远鹏，曾靖，黄起壬. 白果内酯药理作用的研究［J］. 赣南医学院学报，2015，35（1）：153-155.

［13］Oyama Y, Chikahisa L, Ueha T, etal. ginkgo biloba extract protects brain neurons agains toxidative stress induced by hydrogen peroxide［J］. Brain Research, 1996, 712：349-352.

# 🌱 青天葵 Go'mbawxdog

【别名】独叶莲、独脚莲、青莲、珍珠叶、天葵、入地珍珠、假天麻。

【来源】为兰科植物毛唇芋兰 *Nervilia fordii*（Hance）Schltr. 的地上部分。

【生境分布】生于阴湿的石山疏林下。在广西主要分布于隆林、昭平、永福等地，广东、四川、云南亦有分布。

【性味功能】甘，凉。清热毒，散瘀肿，调气道，调龙路。用于咳血、发热、过敏性紫癜、痈疮、叮疮。

【用法用量】内服 9～15 g，煎汤。

【现代药理学研究】

1. 镇咳作用

青天葵水提物和醇提取物均能减少氨水诱导的小鼠咳嗽次数，延长乙酰胆碱 - 组胺诱导的豚鼠抽搐跌倒潜伏期，延长豚鼠的呼吸困难潜伏期。青天葵醇提取物能延长小鼠咳嗽潜伏期。

2. 保肺作用

青天葵可上调急性肺损伤大鼠体内肺水通道蛋白 AQP-1 和 AQP-5 的表达，促进肺部积水的清除和转运，减轻肺水肿，对急性肺损伤具有保护作用。青天葵乙酸乙酯提取物可以减轻受损肺组织的形态学变化。

3. 抗病毒作用

青天葵水提取物对甲型流感病毒 $FM_1$ 有抑制作用。青天葵甲醇提取物能够抑制 CVB3 所致的细胞病变。青天葵中的七叶内酯具有抗单纯疱疹病毒活性的作用。

4. 抗炎镇痛作用

青天葵水提取物可提高小鼠的痛阈值，减少醋酸所致的小鼠扭体次数，具有镇痛作用。青天葵黄酮 F 能降低 LPS 诱导的 RAW264.7 细胞中 NO、$PGE_2$、IL-6 和 TNF-α 的含量，抑制 iNOS 和 COX-2 蛋白的表达，具有一定的抗炎作用。青天葵中 3-O-乙酰基-7-O-甲基山奈酚可抑制 LPS 刺激小鼠单核巨噬细胞 RAW264.7 释放 NO。

5. 抑菌作用

青天葵对白色念珠菌、热带念珠菌、克柔念珠菌、近平滑念珠菌和季也蒙念珠菌 5 种真菌均有抑菌作用。

6. 抗肿瘤作用

青天葵醋酸乙酯和石油醚提取物对小鼠移植性肉瘤 S180、小鼠 H22 移植性肝癌均有抑瘤活性，可延长 H22 荷瘤小鼠的生命周期。青天葵鼠李柠檬素对白血病细胞株 L1210 和 P388D1、宫颈癌细胞株 Hela、黑色素瘤细胞株 B16、神经性肿瘤细胞株 NG108.15、人肝癌细胞株 Hele7404 等 6 种瘤株都有直接抑制作用。

## 【参考文献】

[1] 杜勤，叶木荣，王振华，等.青天葵镇咳、平喘药理作用研究 [J].广州中医药大学学报，2006，23（1）：45-47.

[2] 商思伟，林洪金，关宏玉.青天葵提取物对小鼠急性肺损伤的保护作用 [J].中国畜牧兽医，2012，39（12）：222-224.

[3] 许银姬，陈远彬，王丽丽，等.青天葵对内毒素致急性肺损伤大鼠肺水通道蛋白1和5表达的影响 [J].中国中西医结合杂志，2010，30（8）：861-866.

[4] 甄汉深，周燕园，袁叶飞，等.青天葵中黄酮类化合物的体外抗肿瘤实验研究 [J].中国实验方剂学杂志，2008，14（3）：36-38.

[5] 甄汉深，周燕园，袁叶飞，等.青天葵活性部位的体内抗肿瘤作用研究 [J].中药材，2007，30（9）：1095-1098.

［6］王振华，杜勤，张奉学.青天葵抗甲、乙型流感病毒作用研究［J］.时珍国医国药，2007，18（12）：2940-2941.

［7］王亚峰，张美英，王小燕，等.27种南药有效部位体外抗柯萨奇病毒B3活性测定［J］.郑州大学学报（医学版），2008，43（6）：1234-1236.

［8］范文昌，梅全喜，高玉桥.12种广东地产清热解毒药的镇痛作用实验研究［J］.今日药学，2010，20（2）：12-15.

［9］卢传礼，王辉，周光雄，等.青天葵具抗肿瘤活性石油醚部位的成分研究［J］.暨南大学学报（自然科学与医学版），2009，30（5）：556-559.

［10］钟振国，袁叶飞，周燕园，等.青天葵活性部位的体外抗肿瘤作用研究［J］.时珍国医国药，2008（2）：259-261.

［11］焦杨，邱莉，谢集照，等.青天葵黄酮F的抗炎作用［J］.中国医药工业杂志，2014，45（2）：143-146.

［12］邱少玲，焦杨，谢集照，等.青天葵提取物的抗炎作用研究［J］.时珍国医国药，2013，24（5）：1033-1034.

［13］黄青萍，黎冬梅，蔡乐，等.青天葵3种提取液对4种常见致病菌抑菌效果的比较［J］.时珍国医国药，2010，21（12）：3160-3161.

［14］黎冬梅，盘红梅，黄盼柳，等.青天葵对5种真菌体外抑菌活性的研究［J］.广西医科大学学报，2017，34（11）：1550-1552.

# 🌱 罗汉果 Lozhan'goj

【别名】拉汗果、假苦瓜、野栝楼、光果木鳖、金不换。

【来源】为葫芦科植物罗汉果 *Siraitia grosvenorii*（Swingle）C. Jeffrey ex A. M. Lu et Z. Y. Zhang 的果实。

【生境分布】生于海拔 400 ～ 1400 m 的山坡林下及河边较阴湿处。在广西主要分布于永福、桂林、兴安、全州、资源、龙胜、融安、金秀、贺州等地，福建、广东、江西、湖南、贵州等亦有分布。

【性味功能】甘，寒。通气道、谷道，清热毒，止咳化痰，生津润肠。用于咽痛、声音嘶哑、百日咳、咳嗽、咳血、胃痛、便秘、便血。

【用法用量】内服 9 ～ 15 g，水煎。

【现代药理学研究】

1. 镇咳祛痰作用

罗汉果具有镇咳、祛痰活性。罗汉果水提取物能减少枸橼酸或辣椒素引起的豚鼠咳嗽次数，延长咳嗽潜伏期，抑制机械刺激致豚鼠咳嗽次数。罗汉果 50% 醇提成分及罗汉果甜苷能延长小鼠咳嗽潜伏期；罗汉果甜苷可降低小鼠咳嗽次数，增加气管分泌物量，增加小鼠气管酚红排泄量。

## 2. 保肝作用

罗汉果可以缓解 $CCl_4$ 诱导小鼠的急性肝损伤，降低卡介苗加 LPS 诱导的免疫性肝损伤小鼠血清 ALT、AST 的活性；升高免疫性肝损伤肝组织匀浆中 SOD 的活性，降低 MDA 的水平，且能减轻肝组织病理变化的程度。罗汉果皂苷 Ⅵ 能减轻小鼠脓毒症致急性肝损伤，增强 PGC-1α 介导的线粒体生物合成。罗汉果甜苷对 HSC-T6 细胞无特异毒性，对 HSC-T6 细胞增殖、Col Ⅰ 有抑制作用，可促进 ECM 降解，具有抗肝纤维化作用。

## 3. 抗氧化作用

罗汉果皂苷提取物能有效地清除自由基，抑制大鼠肝脏组织脂质过氧化，对 $Fe^{2+}$ 和 $H_2O_2$ 诱导的肝组织过氧化损伤具有保护作用，能减少红细胞溶血的发生。罗汉果甜苷能提高高脂模型小鼠 GSH-Px 和 SOD 的活性，降低血清 MDA 的水平，具有清除自由基和抗脂质过氧化作用。

## 4. 降血糖作用

罗汉果对四氧嘧啶诱导的糖尿病小鼠有降血糖作用，对糖尿病小鼠血清 TG、TC 的异常升高有防治作用，可提高血清 HLD-C 的含量，使机体血脂水平趋向正常，防止糖尿病导致的脂类代谢紊乱，提高糖尿病小鼠抗氧化和清除自由基能力、改善血脂水平，从而减弱四氧嘧啶对胰岛 β 细胞的损伤。罗汉果皂苷提取物能降低血清中的游离脂肪酸，并减轻糖尿病病程中的氧化应激反应，减轻血管内皮损伤、减少糖尿病肾病的发生。罗汉果总皂苷可降低妊娠糖尿病大鼠的采食量、饮水量、尿量，降低血液指标 FBG、INS、MDA、TC、TG、BUN 和 Cr 的水平以及 AST 和 ALT 的活性，升高 CAT、SOD 的活性和 HDL-C 的水平；增加胰岛细胞数目，明显减轻胰腺病理性损伤；具有改善糖代谢紊乱的作用，同时可减轻胰岛素抵抗，增强机体抗氧化应激的能力和改善肝肾功能。罗汉果甜苷提取物能从细胞水平调节四氧嘧啶糖尿病小鼠的免疫功能紊乱，改善糖尿病小鼠细胞免疫失衡。

## 5. 抑菌作用

罗汉果果实、叶和茎提取物均具有抑菌活性，对变形链球菌、绿脓杆菌和大肠埃希菌等具有抑制作用。罗汉果浸出液可限制变链菌的生长及产酸能力，从而抑制其致龋作用。

## 6. 抗肿瘤作用

罗汉果醇通过促进 Caspase-3、Bax 等促凋亡基因和抑制 Survivin、Bcl-2 等抗凋亡基因的表达，诱导肿瘤细胞凋亡，进而发挥抗肿瘤活性；通过调节 p21、Bcl-2 的表达来诱导细胞凋亡和周期阻滞，从而促进肺癌细胞 A549 的凋亡。罗汉果甜苷能对抗过氧化氢诱导的 PC12 细胞凋亡，通过调节 Bcl-2 家族凋亡相关蛋白的表达介导起抗凋亡作用。

## 7. 其他药理作用

罗汉果提取物可通过对 Shh 信号通路的作用，调控异常的甲状腺生物学效应，改善甲状腺功能，增加甲状腺激素的分泌，维持 TRH、TSH 和甲状腺激素的动态平衡。罗汉果黄酮可以增加肌肉组织供血能力和提高氧运输能力，从而提高大鼠的运动能力。罗汉果多糖能增强环磷酰胺致免疫抑制小鼠的免疫功能。罗汉果苷 V 通过促进 LncRNA TUG1 的表达刺激成骨细胞的增殖与分化。

# 【参考文献】

［1］李雨蒙，张泽生，秦程广，等.罗汉果甜苷的提取及活性研究进展［J］.食品研究与开发，2017，38（8）：220-224.

［2］陈瑶，范小兵，王永祥，等.罗汉果甜苷的止咳祛痰作用研究［J］.中国食品添加剂，2006（1）：41-43，59.

［3］刘婷，王旭华，李春，等.罗汉果皂苷 V 的镇咳、祛痰及解痉作用研究［J］.中国药学杂志，2007，42（20）：1534-1536，1590.

［4］李坚，李沛波，袁干军.罗汉果水提取物的止咳作用研究［J］.海南医学院学报，2008，14（1）：16-18.

［5］肖刚，王勤.罗汉果甜苷对小鼠实验性肝损伤保护作用的研究［J］.中国药房，2008，19（3）：163-165.

［6］何超文，姚美村，夏星，等.鲜罗汉果皂苷对小鼠血糖的调节作用研究［J］.现代食品科技，2012，28（4）：382-386.

［7］赵燕，刘国艳，史贤明.罗汉果水提取物及其甜苷的体内抗氧化作用［J］.食品研究与开发，2012，33（2）：174-176.

［8］张俐勤，戚向阳，陈维军，等.罗汉果提取物的抗氧化活性研究［J］.食品科学，2006，27（1）：213-216.

［9］戚向阳，陈维军，宋云飞，等.罗汉果提取物对糖尿病小鼠的降血糖作用［J］.中国公共卫生，2003，19（10）：78-79.

［10］白玉鹏，李娜，顾晔.罗汉果皂苷提取物对实验性糖尿病大鼠的血管保护作用及机制［J］.上海医学，2009，32（5）：400-405，359.

［11］周英，郭白苏，郑燕，等.罗汉果果实中抑菌活性组分的研究（英文）［J］.时珍国医国药，2008（6）：1544-1546.

［12］叶敏，周英.罗汉果叶和茎乙醇提取物的抑菌作用［J］.山地农业生物学报，2008（1）：42-46.

［13］周海银，隆彩霞，罗兰，等.罗汉果皂苷 Ⅵ 对小鼠脓毒症致急性肝损伤的作用及其机制探讨［J］.中国当代儿科杂志，2020，22（11）：1233-1239.

［14］王勤，王巍，龙颖，等.罗汉果甜苷对肝星状细胞 HSC-T6 增殖及肝纤维化相关基因的影响［J］.中草药，2013，44（3）：331-334.

［15］肖刚，王勤.罗汉果甜苷保肝作用实验研究［J］.中国实验方剂学杂志，2013，19（2）：196-200.

［16］李宝铜，夏星，钟斯然，等.罗汉果总皂苷对高糖高脂饲料联合链脲佐菌素致2型糖尿病大鼠的作用［J］.中国畜牧兽医，2020，47（12）：4148-4155.

［17］于万芹，杜晓娜，刘巧敏，等.罗汉果皂苷对妊娠糖尿病大鼠氧化应激损伤影响［J］.中国临床药理学杂志，2019，35（21）：2723-2727.

［18］姚顺晗，韦华成，覃家港，等.罗汉果苷V促进LncRNA TUG1表达刺激成骨细胞的增殖与分化［J］.中国组织工程研究，2020，24（26）：4129-4134.

［19］陈功，莫伟彬，李国峰.罗汉果黄酮干预运动大鼠骨骼肌FLK-1及BFGF表达的影响［J］.中国中医基础医学杂志，2020，26（1）：45-48.

［20］张海全，黄勤英，郑广进，等.罗汉果多糖对环磷酰胺所致的免疫抑制小鼠免疫功能的影响［J］.广西植物，2019，39（11）：1573-1582.

［21］符毓夏，王磊，李典鹏.罗汉果醇抗肿瘤活性及其作用机制研究［J］.广西植物，2016，36（11）：1369-1375.

［22］刘灿，蔡天宇，赵晓萌，等.罗汉果提取物诱导肺癌细胞A549凋亡的研究［J］.中国药理学通报，2015，31（9）：1310-1314.

［23］夏星，钟振国，肖颖梅，等.罗汉果甜苷对氧化损伤的PC12细胞的抗凋亡作用［J］.中国医院药学杂志，2013，33（10）：786-789.

［24］郭巍，刘明清，闫瑞霞，等.罗汉果提取物对甲状腺功能减退模型大鼠的干预效果研究［J］.现代食品科技，2019，35（12）：87-93.

# 🌱 猫爪草 Nyacaijmeuz

【别名】三散草。

【来源】为毛茛科植物小毛茛 *Ranunculus ternatus* Thunb. 的块根。

【生境分布】生于田边、路旁、洼地及山坡草丛中。在广西主要分布于融安、容县、桂林等地，浙江、江苏、安徽、江西、河南、湖北、四川、云南、贵州等亦有分布。

【性味功能】甘、辛，温。通火路，散肿结。用于瘰疬、癌症。

【用法用量】内服15～30g，单味可用至120g，水煎。

【现代药理学研究】

1. 抗结核作用

猫爪草煎剂、生药粉末及提取物对强毒人型结核菌H37RV均有不同程度的抑制作用。猫爪草醇提取物通过促进GLS mRNA的表达，增加机体细胞毒性T淋巴细胞的杀菌能力，从而达到抗结核休眠菌的作用；可上调基因转录水平增强小鼠的细胞免疫功能，具有抗耐多药结核分枝杆菌的作用。

### 2. 免疫调节作用

猫爪草多糖能够增强 ANA-1 细胞的增殖能力，提高正常小鼠腹腔巨噬细胞的吞噬百分率和吞噬指数，促进小鼠脾脏淋巴细胞、胸腺细胞、腹腔巨噬细胞增殖；可改善环磷酰胺致免疫低下，促进溶血素、溶血空斑的形成和淋巴细胞的转化。猫爪草皂苷、醇类提取物也有增强免疫力的作用。

### 3. 抗肿瘤作用

猫爪草皂苷可抑制 MCF-7 细胞增殖，诱导其凋亡；可通过下调 Bcl-2、Bcl-2/Bax 的水平，增加 Bax、Caspase-3 蛋白的表达，增加细胞内 $Ca^{2+}$ 浓度，降低细胞线粒体膜电位，从而诱导人结肠癌 LoVo 细胞凋亡；可通过下调 Sema4D 的表达、减少 Sema4D 与 PlxnB1 的结合、抑制 c-Met 信号途径，从而抑制 A549 细胞增殖；可抑制 H22 肝肿瘤的增殖，促进肿瘤细胞的凋亡和自噬活动。

## 【毒理学研究】

### 1. 急性毒性

猫爪草提取物对小鼠的最大耐受剂量为 20.0 g/kg。

### 2. 突变毒性

猫爪草提取物对 TA97、TA98、TA100、TA102 四株试验菌群，未见突变作用。猫爪草提取物未诱发小鼠骨髓噬多染红细胞微核生成。在实验剂量范围内猫爪草提取物对精子的生成、发育无影响。

### 2. 长期毒性

猫爪草提取物对大鼠灌胃 90 天后，对实验大鼠的生长发育、血液学、血液生化学、脏器重量和脏器/体重比值与对照组比较差异均无统计学意义，病理学等方面各项相关指标的检验均未见大鼠主要脏器组织出现病理学改变。

## 【参考文献】

[1] 詹莉，戴华成，杨治平，等.小毛茛内酯影响耐药结核患者外周血淋巴细胞 SHSP 和 GLS 表达的研究 [J].中国中药杂志，2002，27（9）：40-42.

[2] 陆军，叶松，邓云，等.猫爪草醇提取物对耐多药结核分枝杆菌感染小鼠细胞免疫的影响 [J].中国医院药学杂志，2011，31（20）：1673-1676.

[3] 王爱武，王梅，袁久荣，等.猫爪草提取物体外抗肿瘤作用的研究 [J].天然产物研究与开发，2004，16（6）：529-531.

[4] 王爱武，袁浩，孙平玉，等.猫爪草不同提取物对移植性肝癌 $H_{22}$ 小鼠的抗肿瘤作用 [J].中国新药杂志，2006，15（12）：971-974.

［5］童晔玲，杨锋，戴关海，等.猫爪草总皂苷对人非小细胞肺癌 A549 细胞裸鼠移植瘤生长及 EGFR、MMP-9 表达的影响［J］.中华中医药学刊，2015，33（1）：179-181，24-26.

［6］王爱武.中药猫爪草抗肿瘤有效部位的研究［D］.济南：山东中医药大学，2005.

［7］孟祥虎，刘博，尹春萍，等.mfn2 基因在猫爪草皂苷、红三叶异黄酮治疗乳腺癌中的作用机制研究［J］.中国药师，2011，14（9）：1243-1246.

［8］周清安，余海滨.猫爪草皂苷对结肠癌 LoVo 细胞增殖和凋亡影响的研究［J］.辽宁中医药大学学报，2009，11（4）：190-192.

［9］周清安，余海滨.猫爪草皂苷对结肠癌 LoVo 细胞凋亡和细胞内 $Ca^{2+}$ 浓度的影响［J］.河南中医学院学报，2009，24（1）：29-30，34.

［10］周清安，余海滨.猫爪草皂苷对结肠癌 LoVo 细胞凋亡和线粒体电位的影响［J］.中华中医药学刊，2009，27（5）：1079-1081.

［11］王会敏，何柯新，尚陈宇，等.猫爪草多糖的理化性质及其对 ANA-1 细胞的免疫调节作用［J］.热带医学杂志，2018，18（7）：855-859，864.

［12］吕小华，王会敏，韩红霞，等.猫爪草多糖免疫调节及抗氧化活性研究［J］.中国中药杂志，2010，35（14）：1862-1865.

［13］胡泽开，刘会丽，乔靖怡，等.猫爪草多糖对环磷酰胺致小鼠免疫低下模型免疫功能的影响［J］.中国现代应用药学，2010，27（2）：89-91.

［14］聂焱，胡余明，易传祝.猫爪草提取物安全性毒理学研究［J］.实用预防医学，2010，17（12）：2507-2509.

［15］熊英，陈虹，邓敏芝，等.猫爪草化学成分及抗耐药结核活性研究［J］.中药材，2016，39（4）：775-777.

［16］杨堃，邓可众，李汉兴，等.猫爪草体外抗结核作用研究［J］.安徽农业科学，2015，43（19）：76-77，94.

［17］童晔玲，任泽明，陈璇，等.猫爪草总皂苷通过下调信号素 4D 表达抑制人非小细胞肺癌 A549 细胞增殖［J］.中国药理学与毒理学杂志，2020，34（9）：670-676.

［18］陈松海，陈奇，刘秋琼，等.猫爪草总皂苷对 $H_{22}$ 肿瘤增殖及自噬相关基因表达的影响［J］.中药材，2016，39（6）：1415-1418.

［19］刘帅，梁铁军，王爱武，等.猫爪草皂苷对高转移肝癌细胞株 HCCLM3 及 MHCC97-H 增殖的影响［J］.山东医药，2015，55（6）：8-10.

［20］杨牧之，王国萍，王斌.猫爪草多糖对小鼠腹腔巨噬细胞活力的调节作用［J］.基因组学与应用生物学，2019，38（5）：1997-2003.

# 🌱 不出林 Cazdeih

【别名】平地木、地茶、矮地茶、矮郎伞、紫金牛。

【来源】为紫金牛科植物紫金牛 *Ardisia japonica*（Thunb.）Bl. 的全草或茎叶。

【生境分布】生于海拔 70 ～ 1200 m 的山谷、山坡杂木林下，竹林下阴湿处。广西各地均有分布，陕西、江苏、安徽、浙江、江西、福建、台湾、湖北、湖南、广东、四川、贵州、云南等亦有分布。

【性味功能】苦，平、寒。理气镇咳，祛痰平喘，活血散瘀，利尿排毒。用于慢性气管炎、肺结核、劳伤吐血、小儿疳积、黄疸型肝炎、跌打肿痛、痢疾、急慢性肾炎、高血压、疝气、肿毒。

【用法用量】内服 10 ～ 30 g，煎汤。外用适量。

【现代药理学研究】

1. 镇咳祛痰平喘作用

不出林提取物对氢氧化铵引起的小鼠咳嗽有抑制作用，其煎剂对电刺激猫喉上神经引起的咳嗽有镇咳作用。不出林对小鼠有明显的祛痰作用。不出林黄酮苷肌肉注射或腹腔注射对组胺喷雾引起的豚鼠哮喘有显著的平喘作用。

2. 抗菌、抗病毒作用

不出林黄酮苷可抑制流感嗜血杆菌、肺炎双球菌和金黄色葡萄球菌；不出林挥发油可抑制金黄色葡萄球菌。紫金牛酚 I 和紫金牛酚 II 可抑制结核杆菌的生长。

矮地茶提取物具有体外抗 RSV、HSV-1、COX-B5 等病毒的活性。

3. 保肝作用

不出林黄酮对 $CCl_4$ 致小鼠急性肝损伤和 DMN 诱导的大鼠肝纤维化具有保护作用，可以降低炎症程度，防止氧化应激，从而保护肝细胞；通过降低固有免疫细胞因子 TNF-α、IL-1β 的水平，影响机体免疫功能，进而抑制肝星状细胞的增殖与活化，使细胞外基质降解增加，生成减少，进而阻止肝纤维化的发生发展。

4. 抗肿瘤作用

不出林三萜皂苷 TSP02 可选择性促进人肝癌细胞 HepG2 凋亡并抑制肝癌细胞的迁移和侵袭能力，调控与细胞周期和凋亡相关蛋白的表达，并影响侵袭相关的因子 TGF-β1 和 E-cadherin 的表达。

【毒理学研究】

不出林黄酮苷腹腔注射对小鼠的 $LD_{50}$ 为 0.84 ± 0.08 g/kg；矮茶素腹腔注射对小鼠的最低致死量为 10 g/kg。

# 【参考文献】

［1］刘相文，侯林，崔清华，等．中药矮地茶不同提取方法提取物体外抗病毒研究［J］．中华中医药学刊，2017，35（8）：2085-2087．

［2］赵晨阳，惠林萍，何琳，等．紫金牛三萜皂苷 TSP02 抑制人肝癌细胞增殖和侵袭作用机制研究［J］．中国中药杂志，2013，38（6）：861-865．

［3］曹庆生，李志超，韩立旺．矮地茶黄酮对大鼠肝纤维化保护作用及机制研究［J］．中国当代医药，2020，27（13）：4-8，253．

［4］曹庆生，李志超，韩立旺，等．矮地茶黄酮对肝纤维化大鼠免疫细胞因子 TNF-α、IL-1β 水平的影响［J］．检验医学与临床，2021，18（7）：904-908．

［5］曹庆生，李志超，杨宝友，等．矮地茶黄酮对四氯化碳致小鼠急性肝损伤的保护作用［J］．华西药学杂志，2016，31（1）：43-45．

［6］刘相文，侯林，张晓平，等．中药矮地茶不同洗脱部位抗病毒活性研究［J］．天然产物研究与开发，2017，29（1）：106-109，158．

［7］李志超，曹庆生，吴卫，等．矮地茶黄酮抗二甲基亚硝胺诱导大鼠肝纤维化作用及机制研究［J］．中兽医医药杂志，2019，38（2）：17-21．

# 第五章 通两路药

## 第一节 通龙路药

### 🌱 白背叶 Godungzhau

【别名】白鹤叶、白面戟、白面风、白桃叶。

【来源】大戟科植物白背叶 *Mallotus apelta*（Lour.）Muell. Arg. 的叶。

【生境分布】广西各地均有分布。

【性味功能】苦，平。通调龙路，利水道，清热毒，祛湿毒，止血止痛。用于火眼、痄腮、新生儿鹅口疮、蜂窝组织炎、化脓性中耳炎、上消化道出血、湿疣、带下、骨痛、跌打损伤、各种出血。

【用法用量】内服 5～10 g，煎汤。外用适量，捣敷，或研末撒，或煎水洗。

1. 抗肿瘤作用

白背叶提取物可抑制肿瘤细胞增殖、诱导细胞凋亡，对人恶性肿瘤细胞增殖有抑制作用。白背叶木皂苷对 HepG2 和 S180 肿瘤具有抑制作用，可提高机体免疫力。

2. 抗病毒作用

白背叶根能够抑制鸭乙肝病毒的复制。白背叶乙醇提取物能够抑制艾滋病病毒逆转录酶的活性。白背叶黄酮类成分对 HBV-DNA 的复制具有抑制作用，能抑制肝癌细胞 HBsAg 和 HBeAg 的分泌，抑制乙肝病毒的活性。

3. 抗炎作用

白背叶根提取物能抑制角叉菜胶致小鼠足趾肿胀，降低足趾中 NO、MDA 的含量和 SOD 的活性，具有一定的抗炎作用。

4. 抑菌及杀螺作用

白背叶根水提取物对金黄色葡萄球菌有抑制作用，乙醇提取物能够抑制痢疾志贺菌。从根中分离出的化合物均能在不同程度上抑制金黄色葡萄球菌、枯草杆菌、大肠埃希菌及绿脓杆菌。白背叶煎剂和浸剂能致钉螺死亡。

5. 保肝作用

白背叶根水提取物能改善肝纤维化模型大鼠血清球蛋白和特定氨基酸的水平，并能缓解肝脏内胶原纤维增生和肝脏炎症。白背叶根能降低由 $H_2O_2$ 引起的 NO 和 MDA 的水平升高，降低干细胞混悬液中 ALT 的浓度，并提高 SOD 的活性。

## 【参考文献】

［1］章波，檀燕君，麦婉婷，等.白背叶根水提取物对肝纤维化大鼠 NF-κB 信号通路的影响［J］.中成药，2020，42（2）：492-496.

［2］章波，檀燕君，黄秋洁，等.白背叶根水提取物对大鼠肝星状细胞活化及细胞外基质分泌的影响［J］.中华中医药杂志，2019，34（9）：4287-4290.

［3］章波，檀燕君，邹洋，等.白背叶根水提取物对四氯化碳诱导肝纤维化大鼠的保护作用研究［J］.中药材，2018，41（7）：1722-1726.

［4］夏星，郑作文，谭为.白背叶提取物 WF 对 2215 细胞分泌 HBsAg 和 HBeAg 的影响［J］.时珍国医国药，2010，21（3）：631-632.

［5］夏星，郑作文，谭为.白背叶黄酮类化合物抗鸭乙型肝炎病毒活性研究［J］.中国药房，2010，21（7）：590-592.

［6］张晓刚，吕志平，谭秦湘，等.白背叶根抗乙型肝炎病毒的体外实验研究［J］.时珍国医国药，2006（8）：1437-1438.

［7］黄卓坚，王志萍，夏星，等.白背叶根提取物的抗炎机制初探［J］.广西中医药大学学报，2014，17（1）：81-83.

［8］郑作文，伦玉宁，赵丽丽.白背叶提取物芹菜素对裸鼠人胃癌细胞移植瘤生长及凋亡的影响［J］.中国实验方剂学杂志，2012，18（13）：214-216.

［9］伦玉宁，郑作文，邹静.白背叶提取物 A 的体外抗肿瘤活性研究［J］.时珍国医国药，2011，22（1）：33-34.

［10］郑作文，伦玉宁，毛健.白背叶提取物 A 对人肿瘤细胞增殖的抑制作用研究［J］.时珍国医国药，2009，20（12）：3029-3030.

## 🌱 扶芳藤 Gaeundaux

【别名】千斤藤、山百足、过墙风、爬行卫矛、小藤仲。

【来源】为卫矛科植物爬行卫矛 *Euonymus fortunei*（Turcz.）Hand.–Mazz.、冬青卫矛 *Euonymus japonicus* Thunb. 或无柄卫矛 *Euonymus subsessilis* Sprague 的地上部分。

【生境分布】生于山坡丛林、林缘或攀缘于树上或墙上。在广西主要分布于那坡、宁明、上林、罗城、永福、兴安、恭城等地。

【性味功能】微苦，热。益气血，补肝肾，舒筋活血，通龙路、火路。用于血虚、气虚、腰痛、风湿痹痛、跌打骨折、创伤出血、咳血、月经不调、崩漏、落枕。

【用法用量】内服 6～12 g，煎汤或浸酒。外用适量，鲜品捣烂敷患处。孕妇忌服。

【现代药理学研究】

1. 对心脑血管系统作用

扶芳藤提取物可降低急性脑缺血再灌注损伤大鼠脑组织中 IL-1β 和 TNF-α 的表达，对大鼠急性脑缺血再灌注损伤具有保护作用；可上调缺氧/复氧损伤后 HUMCE 的 NO 水平，下调 ET-1 蛋白的表达，维持 ET/NO 平衡，从而保护 HUMCE 的功能。扶芳藤乙醇、正丁醇提取物对硫代硫酸钠诱导的血管内皮细胞缺氧性损伤有一定保护作用。

2. 免疫调节作用

扶芳藤提取物可提高免疫抑制小鼠的脏器/体质量比值、巨噬细胞吞噬率、淋巴细胞转化率、血清溶血素含量，增强小鼠的免疫功能。

3. 抗衰老、抗氧化作用

扶芳藤总黄酮提取物可通过提高抗氧化能力，提高衰老小鼠血清和心肌组织 CAT、T-AOC、GSH-Px 的活性，发挥抗衰老作用。扶芳藤总三萜可提高 D-半乳糖诱导的衰老模型小鼠的抗氧化能力，具有抗衰老功效。

4. 其他药理作用

扶芳藤 15% 乙醇提取部位具有抗 HIV-1 的效果。

扶芳藤提取物对小鼠肝癌微环境中骨髓间充质干细胞 Yes 相关蛋白表达有一定抑制作用。

扶芳藤能通过提高 GSH 的活性、降低 iNOS 的表达及 NO 的产生，提高胰岛细胞存活率，增强胰岛功能。

【毒理学研究】

1. 神经毒性

扶芳藤在灌胃、十二指肠后对小鼠神经系统无抑制作用，对麻醉猫的呼吸系统无明显的影响。

2. 急性毒性

扶芳藤醇提取物小鼠一次性灌胃的最大给药量为 122.8 g/kg，急性毒性小。

## 【参考文献】

[1] 张明，温奇龙，汪琴，等. 扶芳藤总黄酮提取条件及其对衰老小鼠血清和心肌组织 CAT、T-AOC、GSH-Px 活性的影响［J］. 山东医药，2019，59（17）：32-35.

[2] 温奇龙，银喆，罗育，等. 扶芳藤总三萜对衰老小鼠血清及组织 T-AOC、CAT、GSH-PX 表达的影响及意义［J］. 海南医学，2020，31（4）：413-417.

［3］黄宏妙，唐红珍，李灵，等.复方扶芳藤合剂对 D- 半乳糖所致衰老小鼠的抗衰老作用［J］.中成药，2016，38（8）：1814-1817.

［4］郑璐，胡金贵，张佳智，等.扶芳藤提取物体内体外抗氧化作用研究［J］.天然产物研究与开发，2020，32（5）：742-748.

［5］吴燕春，胡小勤，周蓓，等.复方扶芳藤合剂 D- 半乳糖、亚硝酸钠致小鼠认知障碍功能的改善作用［J］.中成药，2019，41（9）：2216-2219.

［6］肖艳芬，黄燕，王琳，等.扶芳藤提取物对小鼠免疫功能的影响研究［J］.现代医药卫生，2012，28（12）：1768-1769，1771.

［7］唐红珍，张曼，黄宏妙，等.复方扶芳藤合剂对亚急性衰老模型小鼠免疫功能的影响［J］.中国老年学杂志，2016，36（24）：6095-6096.

［8］田元春，马儒清，伍小燕，等.复方扶芳藤合剂免疫调节作用的实验研究［J］.广西中医药，2010，33（2）：57-59.

［9］肖艳芬，肖健，王坤，等.扶芳藤提取物对大鼠急性脑缺血再灌注后 IL-1β 与 TNF-α 的影响研究［J］.时珍国医国药，2011，22（2）：404-405.

［10］李成林，熊世磊，卢健琪，等.扶芳藤对缺氧 / 复氧损伤后人心内膜微血管内皮细胞内皮素 -1 和一氧化氮水平的影响［J］.中华中医药杂志，2016，31（7）：2835-2837.

［11］朱智德，罗宇东，蒋林，等.瑶药扶芳藤对血管内皮细胞缺氧损伤的保护作用［J］.中国医药导报，2017，14（10）：26-30.

［12］张雨，常军英，张宁，等.复方扶芳藤合剂对小鼠外周血干细胞动员作用的研究［J］.中国实验方剂学杂志，2012，18（7）：212-215.

［13］刘欣，温奇龙，蔡丹昭，等.扶芳藤提取物抗 HIV-1 活性初步实验研究［J］.时珍国医国药，2019，30（12）：2843-2845.

［14］张齐，高月，刘显，等.扶芳藤提取液对小鼠肝癌微环境中 BMSCs Yap 蛋白表达的影响［J］.广西中医药大学学报，2020，23（2）：9-12.

［15］蒋鹏，高宏君，尤剑鹏，等.扶芳藤含药血清对大鼠胰岛细胞的保护机制［J］.器官移植，2018，9（4）：290-296.

［16］李成林，江会镇，陈博灵.扶芳藤益心方、益心方及扶芳藤对小鼠急性毒性影响试验［J］.陕西中医，2015（2）：249-250.

# 🌱 益母草 Ngaihmwnj

【别名】益母艾。

【来源】为唇形科植物益母草 *Leonurus japonicus* Houtt. 的全草。

【生境分布】生于山野荒地、田埂、草地、溪边等处。广西各地均有分布，全国大部分地区亦有分布。

【性味功能】辛、苦，凉。活血调经，祛淤消水。用于月经不调、胎漏难产、胞衣不下、产后血晕、瘀血腹痛、尿血、便血、痈肿疮疡。

【用法用量】内服 5 ～ 20 g，煎汤。

【现代药理学研究】

1. 保护心脑作用

益母草碱对实验性冠脉梗塞、急性心肌缺血具有减少心肌梗死范围的作用，可减轻心肌病变，提高心肌组织抗氧化能力，保护心肌超微结构等作用；可抑制 p38 MAPK 信号通路，改善缺血再灌注小鼠的神经损伤；可下调 Caspase-3 的表达抑制细胞凋亡，减轻慢性脑缺血大鼠白质损害。

2. 抗凝血作用

益母草对血小板聚集及血栓形成有拮抗作用，可调节出血和凝血功能，改善血流状态；应用于弥散性血管内凝血模型，能减少微血栓形成等微循环障碍，改善微循环，减轻器官组织损伤或坏死。

3. 对子宫收缩力的影响

益母草煎剂、乙醇浸膏、益母草碱等对豚鼠、小鼠等多种动物的子宫均有兴奋作用，能加强子宫肌电活动，增加子宫收缩幅度。益母草水溶性非生物碱可缓解子宫痉挛。

4. 抗炎、镇痛、抗氧化作用

益母草能抑制角叉菜胶致大鼠足跖肿胀，抑制二甲苯致小鼠耳郭肿胀，具有抗炎作用；可抑制醋酸致小鼠扭体反应，延长小鼠足底对热刺激的疼痛反应潜伏期，提高足底热板痛阈值，有镇痛作用；能清除自由基，有抗氧化作用。

5. 抑菌作用

益母草挥发油对溶酪大球菌、表皮葡萄球菌、粪肠球菌、金黄色葡萄球菌、腐生性葡萄球菌、屎肠球菌等革兰氏阳性菌有抑菌活性。

6. 抗前列腺增生作用

益母草总碱对性激素诱发的前列腺增生老龄大鼠具有治疗作用；对前列腺增生小鼠也具有治疗作用，可减轻前列腺湿重，调节前列腺组织中双氢睾酮和睾酮比例及其他炎性因子水平，减轻前列腺增生病理变化。

7. 抗高尿酸作用

益母草提取物可以降低高尿酸血症大鼠血清尿酸、肌酐的水平，升高尿酸的水平，可下调肾脏 URAT1、GLUT9 的表达，上调 OCTN1、OCTN2 的表达，促进肾脏排泄尿酸。

8. 减轻肾损伤作用

益母草碱可抑制肾氧化应激及炎症反应，改善多柔比星引起的肾损伤。

9. 增强免疫力作用

前益母草素对由 ConA 活化的小鼠 T 淋巴细胞有促进增殖作用，可增强免疫力。

10. 抗肿瘤作用

益母草槲皮素 –3–O– 洋槐双糖苷、芦丁、异槲皮苷、金丝桃苷、槲皮素、芹菜素等可不同程度地抑制人白血病 K562 细胞的活性，具有抗肿瘤作用。

【毒理学研究】

1. 急性毒性

益母草盐酸水苏碱小鼠灌胃最大耐受量大于 5 g/kg，毒性低。

2. 长期毒性

小鼠灌胃益母草总生物碱提取物 50 g 生药 /kg，每日 1 次，连续 15 天，未见明显的肝、肾毒性反应。大鼠灌胃益母草水煎提取物 30 g 生药 /kg，连续 28 天，可见肾脏毒性反应。

# 【参考文献】

[1] 马永明，杨东焱，田治峰，等.益母草对大鼠在体子宫肌电活动的影响 [J].中国中药杂志，2000，25（6）：364-366.

[2] 谢晓芳，熊亮，李丹，等.益母草注射液有效部位对大鼠离体子宫活动的影响 [J].中成药，2015，37（5）：1103-1106.

[3] 徐玉平，钱海兵，朱依谆.益母草碱对急性心肌梗死大鼠的影响 [J].中国实验方剂学杂志，2016，22（17）：113-116.

[4] 何磊，张清秀，魏秀娥，等.益母草碱对小鼠脑缺血再灌注损伤的影响及机制 [J].山东医药，2018，58（46）：38-41.

[5] 王贤英，郑志君，梁辉.益母草碱对慢性脑缺血大鼠白质损伤的神经保护研究 [J].中华中医药学刊，2015，33（11）：2583-2585.

[6] 张雪，谢晓芳，熊亮，等.益母草芳香族化合物对大鼠体外凝血功能影响 [J].中成药，2015，37（7）：1573-1575.

[7] 樊江波，黄琳红.益母草活性成分芫花素对小鼠凝血及抗炎作用的研究 [J].西安交通大学学报（医学版），2019，40（1）：158-161.

[8] 杨槐，周勤梅，彭成，等.益母草香豆素类化学成分与抗血小板聚集活性 [J].中国中药杂志，2014，39（22）：4356-4359.

[9] 熊立红，侯亚利.益母草在弥散性血管内凝血防治中的应用 [J].中国老年学杂志，2012，32（14）：3094-3096.

[10] 苗明三，肖开，高渐联，等.益母草总碱对老龄大鼠前列腺增生模型的影响 [J].中草药，

2015，46（13）：1937-1943.

［11］刘绍奠，白明，纪晓宁，等.益母草总碱对小鼠前列腺增生模型的影响［J］.益母草总碱对小鼠前列腺增生模型的影响，2011，17（21）：177-180.

［12］孙涛，袁斌.益母草碱对多柔比星致小鼠肾损伤的保护作用［J］.医学研究生学报，2018，31（12）：1267-1271.

［13］王丽娟，张丽，王勇，等.益母草镇痛抗炎作用的实验研究［J］.时珍国医国药，2009，20（3）：645-646.

［14］周飞，周勤梅，蒲忠慧，等.益母草总生物碱的提取工艺及抗氧化活性研究［J］.时珍国医国药，2019，30（10）：2348-2352.

［15］丛悦，郭敬功，王天晓，等.益母草的化学成分及其抗人白血病 K562 细胞活性研究［J］.中国中药杂志，2009，34（14）：1816-1818.

［16］闫曼，安雅婷，李舰，等.益母草提取物对大鼠高尿酸血症的调控作用［J］.中国中药杂志，2014，39（24）：4856-4859.

［17］石金金，张美玲，于扬，等.益母草成分盐酸水苏碱对小鼠的急性毒性研究［J］.时珍国医国药，2015，26（4）：865-866.

［18］罗毅，冯晓东，刘红燕，等.益母草总生物碱对小鼠肝、肾的亚急性毒性作用［J］.中国医院药学杂志，2010，30（1）：7-10.

［19］宋哲平，姚广涛，饶潇潇.长期给予不同剂量益母草水煎液对大鼠肾脏的毒性作用［J］.中华中医药学刊，2017，30（4）：73-77.

# 🌱 广西莪术 Ginghgunh

【别名】毛莪术、桂莪术、广术、广莪术、文术、羌七、莙药。

【来源】为姜科植物广西莪术 *Curcuma kwangsiensis* S. G. Lee et C. F. Liang 的根茎。

【生境分布】栽培或野生于山坡草地及灌林丛中。在广西主要分布于南宁、横州、上思、大新、贵港、灵山、百色等地，广东、四川、云南、福建、台湾等亦有分布。

【性味功能】辛、苦，热。通龙路、火路，破瘀散结。用于肝脾肿大、咳嗽、闭经、胃痛、癌肿、跌打损伤、肩周炎、颈椎痛、妇女产后头痛。

【用法用量】内服 6～9 g，煎汤。孕妇禁用。

【现代药理学研究】

1. 抗血栓、抗血小板聚集作用

广西莪术乙酸乙酯部位可提高 NO、6-K-PGF$_{1\alpha}$ 的水平，降低 ET-1、TXB2 的水平，降低全血黏度和血浆黏度，具有抗血栓作用。广西莪术 50% 乙醇洗脱部位能减少角叉菜胶致小鼠尾部血栓黑尾动物数，延长电刺激致大鼠实验性颈总动脉血栓形成时间，抑制血小板聚集。莪术油能改善急性血瘀证大鼠血液流变学，降低急性血瘀大鼠模型的全血黏度，改善红细胞聚集能力及变形能力，改善凝血功能。莪术中倍半萜类成分莪术二酮可抑制凝血酶诱导的血小板活化和聚集。

2. 抗肿瘤作用

广西莪术能抑制卵巢癌细胞 HO-8910 的增殖及凋亡，细胞周期表现为 S 期减少，细胞出现核固缩；对人肝癌细胞 SMMC7721 的增殖、凋亡及细胞周期均有影响；能明显抑制胃癌细胞 BGC823 的增殖及凋亡。广西莪术挥发油对鼻咽癌细胞的增殖有抑制作用；能抑制腹水癌细胞 Ehrlich 在小鼠体内的增殖。莪术醇可通过活性氧和 Akt/GSK3β/Cyclin D1 通路抑制结肠癌细胞的增殖，具有抗结肠癌的作用。

3. 抗炎镇痛及抗菌作用

广西莪术萜类化合物具有抗炎镇痛作用。广西莪术油具有抗真菌活性，对植物病原真菌孢子萌发和菌丝生长均有抑制作用。

4. 降血糖作用

广西莪术多糖能降低 2 型糖尿病大鼠血糖、TC 和 Ta 的水平，减少胰腺 Fas 蛋白的表达，减少胰岛 β 细胞凋亡。

5. 对肝脏的作用

广西莪术提取物可抑制 HSC-LX2 增殖和 Col I 合成，提高 HSC-LX$_2$ 中 MMP-1 的表达，发挥抗肝纤维化作用。

【毒理学研究】

1. 急性毒性

广西莪术水提取物小鼠灌胃最大耐受药量为 224 g 生药 /kg。

2. 遗传毒性

广西莪术提取物在小鼠骨髓微核试验和精子畸形率试验中的结果均为阴性，无遗传毒性。

## 【参考文献】

［1］李萍，谢金鲜，江海燕，等.广西莪术 5 种不同炮制品抗肿瘤作用研究［J］.中国实验方剂学杂志，2010，16（9）：155-157.

［2］覃葆，谢金鲜，杨海玲，等.广西莪术不同炮制品姜黄素含量比较及体内抗肿瘤作用研究［J］.中药材，2010，33（9）：1379-1382.

［3］蒋兴明，黄兴振，苏延旭，等.广西莪术中提取姜黄素及联合顺铂诱导人卵巢癌细胞凋亡的研究［J］.广西医科大学学报，2012，29（5）：669-672.

［4］曾建红，莫炫永，戴平，等.广西莪术挥发油抗肿瘤作用的谱效关系研究［J］.中国实验方剂

学杂志，2012，18（13）：91-94.

［5］李巧云，王朝俊，江映红，等.四种莪术挥发油抗癌作用的比较［J］.四川生理科学杂志，1995（Z1）：137.

［6］唐德才，臧文华，冯海红.莪术不同品种含药血清抑制人卵巢癌细胞 HO-8910 增殖及诱导凋亡的实验研究［J］.时珍国医国药，2013，24（10）：2313-2315.

［7］臧文华，唐德才，冯海红.莪术不同品种含药血清对人肝癌细胞 SMMC7721 增殖、凋亡、细胞周期及核质比的影响［J］.时珍国医国药，2014，25（8）：1797-1799.

［8］唐德才，臧文华，冯海红.莪术不同品种含药血清对人胃癌细胞 BGC823 增殖、凋亡及核质比的影响［J］.北京中医药大学学报，2013，36（4）：254-257.

［9］陈晓军，韦洁，农云开，等.广西莪术水提取物抗血栓形成作用的实验研究［J］.中国中医药科技，2018，25（4）：495-497.

［10］陈晓军，韦洁，蒋珍藕，等.广西莪术乙酸乙酯部位的抗血栓作用［J］.中成药，2018，40（6）：1238-1242.

［11］张季，王巧晗，毛春芹，等.莪术油及其包合物对急性血瘀证大鼠血液流变学和凝血功能的影响［J］.中成药，2016，38（12）：2680-2683.

［12］乔文豪，张冬玲，赵营莉，等.莪术二酮抑制凝血酶诱导血小板活化和聚集的研究［J］.安徽医科大学学报，2017，52（3）：376-382.

［13］肖旺，曾建红，陈旭.广西莪术多糖对 2 型糖尿病大鼠的降血糖作用［J］.中国实验方剂学杂志，2015，21（21）：144-147.

［14］刘雪梅，张园，韦燕飞.桂莪术提取物对人肝星状细胞的影响［J］.世界科学技术 - 中医药现代化，2014，16（4）：780-783.

［15］Yuan H L，Zhao Y L，Ding C F，et al. Anti-inflammatory and antinociceptive effects of *Curcuma kwangsiensis* and its bioactive terpenoids in vivo and in vitro［J］. J Ethnopharmacol，2020，259：112935.

［16］覃葆，谢金鲜，杨海玲，等.不同炮制方法对广西莪术姜黄素成分及镇痛抗炎的影响［J］.中国实验方剂学杂志，2011，17（10）：35-38.

［17］张丹媚，李群，马丹炜，等.广西莪术油抑制植物病原真菌活性的研究［J］.安徽大学学报（自然科学版），2008（1）：81-84.

［18］陆海鹏，李彬，马维.广西莪术水提取物对小鼠的急性毒性反应研究［J］.中国民族民间医药，2010，19（12）：193，199.

［19］李航，李丽丹，农丽红，等.广西莪术的遗传毒性研究［J］.右江民族医学院学报，2010，32（6）：850-851.

［20］戴凌虹，孙云，陈祥艳.莪术醇对人卵巢癌 SKOV3 细胞增殖、迁移、侵袭及凋亡的影响［J］.温州医科大学学报，2019，49（10）：740-743.

［21］陈仲波，邢洁，朱笕青，等.莪术油对卵巢癌裸鼠移植瘤的抑制作用及其联合顺铂的协同作用研究［J］.中国现代应用药学，2019，36（12）：1462-1467.

［22］孙学然，杨克，吕玲玲，等.莪术二酮对乳腺癌HCC1937细胞迁移和侵袭的影响及机制［J］.中国实验方剂学杂志，2019，25（3）：66-73.

［23］郭芳，黎莉莉，臧林泉.莪术醇通过下调Bcl-2蛋白表达介导抗乳腺癌的机制研究［J］.中国临床药理学杂志，2018，34（10）：1175-1178.

［24］黄岚珍，杨飞城，阳晶，等.莪术醇诱导人肝癌HepG2细胞衰老及其机制研究［J］.广西植物，2018，38（7）：894-902.

［25］孙平，张春辉，邱静，等.莪术醇诱导小鼠黑色素瘤B16-F10细胞凋亡作用研究［J］.中药药理与临床，2016，32（4）：12-16.

［26］许政旭，朱诗国，罗俊，等.莪术油对人直肠癌细胞株SW1463细胞增殖及免疫因子的影响［J］.中国实验方剂学杂志，2016，22（13）：102-106.

# 红花 Vahoengz

【别名】草红、刺红花、杜红花、金红花。

【来源】为菊科植物红花 *Carthamus tinctorius* L. 的花。

【生境分布】广西各地均有栽培。

【性味功能】辛，温。通龙路、火路，止痛。用于胸痹、痛经、闭经、产后恶露不尽、产后小腹痛、癥瘕、痈疽、跌打损伤。

【用法用量】内服5～10g，煎汤，入散剂或浸酒；鲜品捣汁。外用适量，研末撒患处。孕妇慎用。

【现代药理学研究】

1. 心肌保护作用

红花可激活PI3K/m-TOR信号通路，抑制炎症因子释放，对心脏缺血再灌注损伤具有保护作用。红花水提取物可降低急性心肌梗死模型大鼠心肌组织中Caspase-3 mRNA和蛋白水平，降低MDA的水平，升高SOD的活性，减少心肌组织的凋亡和氧化损伤，对心肌具有一定的保护作用。红花黄素A能够调控核受体TR3从细胞核向线粒体转位，通过抑制线粒体凋亡通路，减轻氧化应激对心肌细胞的损伤。

红花黄色素可调节TLR/NF-κB通路，抑制炎症反应，对心肌缺血/再灌注损伤大鼠具有保护作用。

2. 脑缺血损伤保护作用

红花提取物能促进脑缺血再灌注模型小鼠神经功能缺损症状的恢复，降低脑梗死体积和脑含水量，提高脑组织 SOD、GSH-Px、CAT 的活力，降低 MDA 的含量，对小鼠急性脑缺血损伤具有保护作用。红花黄色素对急性脑缺血大鼠的炎性损伤有保护作用，可减轻脑损伤及抑制外周血中 TNF-α、IL-6 升高的趋势；可调节抗氧化系统，调节细胞凋亡相关因子，对新生鼠缺血性脑室周围白质损伤有保护作用。

3. 降血压作用

红花注射液可显著降低家兔动脉血压，且具有量效依赖性。

4. 降血脂、抗氧化作用

红花提取物对高脂血症大鼠具有降脂作用，可降低血浆黏度，同时提高机体抗氧化能力。红花黄色素能通过调控脂质代谢和 MMP-9/TIMP-1 平衡，抑制血清 HIF-1α、VEGF、VCAM-1、PF4 的表达，抑制动脉粥样硬化；可降低饮食诱导肥胖小鼠的体脂含量，减轻脂肪肝，改善糖耐量异常及胰岛素抵抗。

5. 抗血栓、改善血液流变学作用

红花可缩短大鼠体外血栓长度，降低体外血栓湿质量和干质量，降低血瘀大鼠红细胞压积、血液黏度和血小板聚集率，延长凝血时间，具有抗血栓形成作用。红花黄色素具有抑制大鼠体内外血栓形成的作用；对急性血瘀大鼠肠系膜微循环的网点数、血液流变性切变率、全血黏度、血浆黏度和血浆纤维蛋白原的黏度有改善作用。

6. 抗炎作用

红花黄色素可下调炎症因子 IL-1β 及 TNF-α 的表达，缓解佐剂型关节炎大鼠的关节炎症。

7. 抗肿瘤作用

红花可通过调控 GSK/3β/NF-κB/Snail 通路抑制肺癌细胞 A549 的增殖、迁移并诱导其凋亡。红花多糖能通过抑制 PI3K/Akt/mTOR 通路，抑制人乳腺癌 MDA-MB-435 细胞的生长，促进其凋亡。红花黄色素通过激活凋亡通路促进人乳腺癌细胞 MDA-MB-231 的凋亡，及抑制转移相关蛋白 MMP-2 的表达来抑制乳腺癌细胞的转移。

8. 其他药理作用

红花能降低肺组织 TGF-β1 蛋白的表达水平，抑制博来霉素诱导的肺纤维化。红花可通过抗氧化、抗炎性因子激活及抑制 JNK 通路激活从而抑制肝细胞减少该通路激活凋亡，对 CCl₄ 致大鼠急性肝损伤有保护作用。红花黄色素可通过抗氧化应激和上调神经生长因子水平，改善 STZ 诱导糖尿病模型大鼠的神经生理功能。

红花黄色素可通过抑制 p38MAPK 信号通路，保护糖尿病大鼠视网膜的神经节细胞，减少其凋亡。

# 【参考文献】

［1］孙波，蔡鑫君，吴婷婷，等.红花提取液对小鼠缺血再灌注脑损伤保护作用的实验研究［J］.中国中医药科技，2018，25（2）：205-207.

［2］宋丽娟，王青，王婧.红花黄色素对急性脑缺血大鼠炎性损伤的保护作用［J］.山西中医学院学报，2017，18（3）：1-4，11.

［3］李裴裴，彭金霞.红花黄色素对缺血性脑室周围白质软化新生鼠脑保护作用及机制研究［J］.天津中医药大学学报，2019，38（4）：383-387.

［4］谢文锡，何荷番，刘炜烽，等.红花水提取物对急性心肌梗死大鼠心肌保护机制研究［J］.解放军预防医学杂志，2017，35（6）：617-619.

［5］牛恒立，伏计能，马云海.红花提取物对大鼠心脏缺血再灌注的保护作用及机制研究［J］.中国现代应用药学，2019，36（12）：1492-1497.

［6］骆杰炉，梁俭，梁文能.红花黄素A调控核受体TR3胞内移位抑制氧化应激对心肌细胞的损伤［J］.中成药，2020，42（6）：1462-1467.

［7］李玲美，付建华，郭浩，等.注射用红花黄色素经TLR-NF-κB炎症通路抗大鼠MIRI的保护作用研究［J］.中国中药杂志，2019，44（12）：2566-2571.

［8］张团笑，敬华娥，买文丽，等.红花注射液降低家兔动脉血压的机制研究［J］.时珍国医国药，2010，21（1）：138-139.

［9］刘淑玲，蔡海荣，蔡鑫桂，等.红花黄色素对高脂血症家兔抗动脉硬化的作用［J］.国际药学研究杂志，2018，45（8）：603-610.

［10］高秀莹，郭彩虹，朱巍.红花黄色素改善肥胖小鼠脂肪肝及胰岛素抵抗的研究［J］.中国药师，2017，20（1）：86-90.

［11］成龙，梁日欣，杨滨，等.红花提取物对高脂血症大鼠降脂和抗氧化的实验研究［J］.中国实验方剂学杂志，2006（9）：25-27.

［12］岳海涛，李金成，吕铭洋，等.红花注射液对大鼠血栓形成的影响及其作用机制［J］.中草药，2011，42（8）：1585-1587.

［13］苏慧，刘萍，温薇，等.红花黄色素冻干粉针对大鼠体内体外血栓形成的影响［J］.中医药信息，2012，29（6）：29-30.

［14］杨志福，文爱东，贾敏，等.红花黄色素对急性血瘀大鼠微循环及血液流变学部分指标的影响［J］.中药材，2001（4）：283-284.

［15］顾超兰，周杰.红花黄色素对佐剂型关节炎大鼠的抗炎作用研究［J］.中国现代应用药学，2017，34（4）：521-523.

［16］孔祥东，袁绍峰，潘良明，等.红花黄色素对乳腺癌细胞增殖和迁移的抑制作用及其分子机制［J］.昆明医科大学学报，2018，39（1）：20-25.

［17］乔婷婷，钟亮亮，朱宗鑫，等．红花注射液对肺癌 A549 细胞迁移的影响及分子机制研究
　　　［J］．皖南医学院学报，2020，39（1）：6-10.

［18］刘楠，朱琳，李纳，等．红花多糖通过阻断 PI3K/Akt/mTOR 通路诱导人乳腺癌 MDA-MB-435
　　　细胞凋亡的机制研究［J］．中草药，2018，49（18）：4374-4379.

［19］何万辉，简小兵，王文英，等．红花黄色素对糖尿病大鼠神经传导速度的影响［J］．中成药，
　　　2020，42（7）：1918-1920.

［20］陈燕，郑寒松，高举．红花黄色素调控 p38MAPK 信号通路保护大鼠糖尿病视网膜神经节细
　　　胞的实验研究［J］．中草药，2019，50（11）：2639-2644.

［21］栾智华，魏砚明，刘必旺，等，白成燕．红花注射液对肺纤维化小鼠的干预作用［J］．中国
　　　新药与临床杂志，2019，38（2）：103-107.

［22］吕晓梅，卢任玲，马月宏，等．红花对四氯化碳致大鼠急性肝损伤的保护作用及其机制
　　　［J］．北京中医药大学学报，2018，41（11）：943-949.

［23］王献红，王赟华，张建锋，等．红花黄色素对新生大鼠缺氧缺血性脑损伤的保护作用
　　　［J］．中国临床药理学杂志，2020，36（19）：3017-3020.

［24］Li C, Gu J F, Chang L L, et al. Extract ameliorates cerebral ischemia-reperfusion injury in rats by
　　　regulating matrix metalloproteinases and apoptosis［J］. Indian Journal of Pharmacology，2020，
　　　52（2）：108-116.

［25］徐婧，常青．藏红花水提取物抑制人卵巢癌细胞 HO-8910 的增殖作用［J］．现代食品科技，
　　　2020，36（12）：22-26.

［26］李媛，李娜，付文静，等．藏红花素抑制 AKT 和 STAT3 的活化对黑色素瘤 A375 细胞裸鼠移
　　　植瘤生长、运动及多器官病变的影响［J］．安徽医科大学学报，2020，55（7）：1073-1079.

［27］艾亮，程俊，李晓清，等．红花多糖可显著抑制 HT29 结直肠癌细胞增殖［J］．基因组学与应
　　　用生物学，2019，38（6）：2781-2786.

［28］赵永吉，陆莹，游志鹏．藏红花酸对链脲佐菌素诱导的糖尿病大鼠视网膜神经上皮的保护作
　　　用［J］．中国药理学通报，2020，36（3）：399-403.

［29］徐芳，施海东，马建民，等．藏红花改善酒精性肝病患者的氧化应激作用及对 Caspase-3、
　　　Bcl-2 水平的影响［J］．中西医结合肝病杂志，2020，30（1）：39-41，44.

［30］闫义涛，王晓丽，谷圆圆，等．藏红花素通过 HIF-1α/VEGF 通路对缺氧诱导的视网膜色素上
　　　皮细胞血管新生的抑制作用［J］．中国免疫学杂志，2019，35（16）：1957-1961.

# 🌱 活血丹 Byacknu

【别名】遍地香、地钱儿、钹儿草、连钱草、铜钱草、白耳草。

【来源】为唇形科植物活血丹 *Glechoma longituba*（Nakai）Kupr. 的全草。

【生境分布】生于林缘、疏林下、草地中、溪边等阴湿处。在广西主要分布于那坡、柳州、金秀、临桂、龙胜等地。

【性味功能】苦、辛，凉。通龙路、火路，清热毒，除湿毒。用于黄疸、带下、淋证、痈疮、跌打损伤。

【用法用量】内服 15～30 g，煎汤；或浸酒，或捣汁。外用适量，捣敷，或绞汁涂敷。

【现代药理学研究】

1. 降脂抗结石作用

连钱草提取物具有降低血脂水平、抗实验性豚鼠胆固醇结石的作用。连钱草提取物可增加尿量，降低血清及肾组织中钙的含量，减轻大鼠肾组织因结石引起的损伤和病变，减少肾内草酸钙结晶，具有抗肾结石作用。

2. 利尿利胆作用

连钱草提取物能促进大鼠胆汁排出，降低胆汁中总胆红素、直接胆红素浓度，增加大鼠排尿量，具有利尿利胆作用。

3. 抗炎、抑菌作用

连钱草提取物通过抑制内源性炎症递质 5-羟色胺和组胺的释放，从而发挥抗炎作用。连钱草水提取物与醇提取物对二甲苯致小鼠耳郭肿胀有抑制作用，对醋酸所致小鼠腹腔毛细血管通透性有抑制作用。连钱草水提取物对角叉菜胶所致小鼠足组织肿胀中 $PGE_2$ 的释放有抑制作用，对蛋清所致小鼠足组织肿胀中组胺、5-羟色胺的释放有抑制作用。

活血丹的水提取物、醇提取物、超声醇提水沉提取物均对绿脓杆菌、大肠埃希菌和金黄色葡萄球菌有抑菌活性。连钱草 80% 乙醇提取物对枯草芽孢杆菌、肺炎双球菌、大肠埃希菌具有一定的抑菌效果。连钱草挥发油和水提取物对大肠埃希菌、金黄色葡萄球菌、变形杆菌、绿脓杆菌具有体外抑菌作用。

4. 降血糖作用

连钱草能降低链脲佐菌素致糖尿病模型小鼠的血糖水平，提高血清 SOD 的活性，降低血清 MDA 的含量，增加胰岛 β 细胞的数量。

5. 调节平滑肌运动作用

连钱草水提取物具有兴奋豚鼠回肠平滑肌的作用，由胃肠道的胆碱受体和肾上腺素受体介导。连钱草醇提取物能抑制豚鼠回肠运动，由胃肠道的胆碱受体和组胺受体介导，直接作用于回肠平滑肌细胞。

6. 其他药理作用

活血丹乙酸乙酯部分、水相部分对完整内皮和去内皮的肠系膜动脉血管环具有舒张作用。

【毒理学研究】

小鼠口服连钱草的最大耐受量为 160 g/kg。

## 【参考文献】

[1] 葛少祥，彭代银，刘金旗，等.连钱草治疗胆固醇结石的实验研究 [J].中药材，2007（7）：842 -845.

[2] 杨念云，刘培，郭建明.连钱草提取物对肾结石模型大鼠的防治作用 [J].中国现代应用药学，2014，31（8）：918-920.

[3] 胡万春，郭宇，喻晓洁.连钱草和金钱草利尿利胆活性筛选与比较试验研究 [J].中华中医药杂志（原中国医药学报），2007（增刊）：234-237.

[4] 陶勇，肖玉秀，石米扬，等.连钱草提取物对炎症递质的影响 [J].医药导报，2007（8）：840-843.

[5] 张彦，文江江，李小峰，等.基于体外抑菌活性的研究探讨活血丹民间用药的合理性 [J].现代中药研究与实践，2018，32（1）：31-33.

[6] 田凤鸣，黄兆辉，王瀚，等.连钱草醇提取物体外抑菌活性的研究 [J].甘肃高师学报，2016，21（3）：42-45.

[7] 陶勇，石米扬.连钱草的抑菌活性研究 [J].中国医院药学杂志，2011，31（10）：824-825.

[8] 袁春玲，王佩琪，郭伟英.连钱草的降血糖作用及其机制研究 [J].中药药理与临床，2008（3）：57-58.

[9] 陶勇，肖玉秀，易吉萍，等.连钱草提取物对豚鼠离体回肠平滑肌运动的影响 [J].中药材，2003（10）：746-747.

[10] 陶勇，石米扬.连钱草提取物急性毒性实验研究 [J].海峡药学，2011，23（4）：21-23.

[11] 张彦，刘欢欢，郭雨鑫，等.活血丹提取物舒张血管作用的初步研究 [J].现代中药研究与实践，2019，33（6）：14-18.

[12] 贤景春，谢婷婷.连钱草总多酚提取及其抗氧化性分析 [J].湖北农业科学，2014，53（17）：4139-4141.

# 🌱 两面针 Songmbiengxcim

【别名】蔓椒、猪椒、花椒刺、出山虎、入山虎、上山虎、入地金牛、光叶花椒。

【来源】为芸香科植物两面针 *Zanthoxylum nitidum*（Roxb.）DC. 的根。

【生境分布】生于海拔 800 米以下的温热地方。在广西主要分布于邕宁、武鸣、龙州、防城港、博白、容县、桂平、平南等地，广东、福建、湖南等亦有分布。

【性味功能】苦、辣，热；有小毒。通龙路、火路，祛风毒，清热毒，消肿止痛。用于风湿骨痛、腰痛、瘰疬、感冒、牙痛、咽痛、烧烫伤、疝气、毒蛇咬伤。

【用法用量】内服 5 ～ 10 g，煎汤。外用适量，研末调敷或煎水洗患处。忌与酸味食物同服。

【现代药理学研究】

1. 心脑血管保护作用

两面针总碱可减轻脑缺血大鼠神经症状，提高血清 SOD 的活性，降低 MDA 水平、脑梗死指数和脑指数，减轻神经元和组织间隙水肿程度，具有抗急性脑缺血作用。

2. 抗炎、镇痛作用

两面针根、茎、枝、叶、地上部分均能减少冰醋酸所致小鼠扭体次数。两面针根、茎均可不同程度改善大鼠慢性浅表性胃炎胃黏膜组织炎症、应激性胃溃疡及吲哚美辛致大鼠胃溃疡的溃疡指数和胃液分析指标，促进胃肠蠕动，具有抗胃炎、保护胃黏膜和改善胃肠运动的作用。两面针茎具有抗击打损伤和镇痛抗炎作用。两面针根挥发油有较强的抗炎镇痛活性。两面针中白屈菜红碱等 6 种成分可抑制炎性因子 $PGE_2$ 的释放，发挥抗炎作用。两面针中木脂素化合物结晶-8 可抑制中枢 $PGE_2$、NO、MDA 的释放，提高抗氧化能力，具有镇痛作用。

3. 抗肿瘤作用

两面针活性成分能够诱导肝癌细胞凋亡，且作用时间与药效呈一定的相关性。两面针碱通过影响肝癌的基因调控，抑制人肝癌裸鼠移植瘤的生长。

4. 抗菌作用

两面针茎的乙酸乙酯部位对大肠埃希菌、沙门氏菌、枯草芽孢杆菌、金黄色葡萄球菌和白色念珠菌均有抗菌活性。两面针根的正丁醇部位对白色念珠菌具有抗菌活性。两面针根中的化合物茵芋碱、8-甲氧基二氢白屈菜红碱、8-甲氧基-9-羟基白屈菜红碱、鹅掌楸碱和两面针碱均能抑制金黄色葡萄球菌和耐甲氧西林金黄色葡萄球菌，具有较强的杀菌活性。

5. 抗溃疡作用

两面针总碱能使三种溃疡模型（无水乙醇法、束缚－冷冻法和幽门结扎法）的溃疡指数降低，对胃液量、游离酸、总酸度无明显影响，可降低胃液胃蛋白酶活性，使胃黏膜 MDA 的含量降低，SOD 的活性和 NO 的含量升高。两面针外用对豚鼠口腔溃疡有较好的疗效，可减轻豚鼠口腔溃疡的局部症状，缩小口腔溃疡面积，减轻溃疡局部病理变化。

6. 其他药理作用

两面针根、茎、叶、地上部分均可减轻盐酸乙醇、消炎痛所致大鼠胃黏膜损伤，具有胃黏膜保护作用。两面针提取物对化学性肝损伤具有保护作用，能明显降低小鼠肝损伤模型血清 ALT 和 AST、肝脏 MDA 的含量，提高肝脏 SOD 的活性。

# 【参考文献】

［1］秦泽慧，陈炜璇，李茹柳，等.两面针根和茎抗胃炎、保护胃黏膜和改善胃肠运动功能的作用比较研究［J］.中药材，2016，39（1）：164-169.

［2］文屏，李加福，高咏莉，等.两面针中白屈菜红碱等成分的抗炎活性研究［J］.今日药学，2018，28（4）：217-220.

［3］陈炜璇，秦泽慧，曾丹，等.两面针根、茎抗击打损伤和镇痛抗炎作用比较研究［J］.中药材，2015，38（11）：2358-2363.

［4］冯洁，周劲帆，覃富景，等.两面针根和茎抗炎镇痛不同部位活性比较研究［J］.中药药理与临床，2011，27（6）：60-63.

［5］周劲帆，覃富景，冯洁，等.两面针根挥发油的抗炎镇痛作用研究［J］.时珍国医国药，2012，23（1）：19-20.

［6］韩正洲，仰铁锤，陈炜璇，等.两面针不同药用部位镇痛和保护胃黏膜作用的研究［J］.中国现代中药，2013，15（3）：178-182.

［7］王希斌，杨斌，刘华钢.两面针中木脂素化合物结晶 -8 对疼痛大鼠中枢 $PGE_2$、NO、MDA 水平的影响［J］.湖南中医药大学学报，2018，38（7）：743-745.

［8］毛晓丽，覃禹，陈相宜，等.拉曼光谱研究两面针活性成分诱导肝癌细胞的凋亡［J］.中国中药杂志，2016，41（21）：4000-4005.

［9］王宏虹，刘华钢，黄慧学，等.两面针抗宫颈癌谱 - 效关系研究［J］.中药药理与临床，2011，27（5）：84-89.

［10］徐露.两面针总碱对大鼠局灶性脑缺血的保护作用［J］.中国中医急症，2011，20（8）：1261-1262.

［11］黄依玲，冯洁，王海华，等.两面针根和茎的抗菌部位研究［J］.中药药理与临床，2013，29（1）：103-105.

［12］叶玉珊，刘嘉炜，刘晓强，等.两面针根抗菌活性成分研究［J］.中草药，2013，44（12）：1546-1551.

［13］庞辉，何惠，简丽娟，等.两面针总碱抗胃溃疡作用研究［J］.中药药理与临床，2007（1）：38-39.

［14］肖开，闫欣，苗明三.两面针外用对豚鼠口腔溃疡模型的影响［J］.中药新药与临床药理，2012，23（5）：533-537.

［15］谢云峰.两面针提取物抗氧化作用［J］.时珍国医国药，2000（1）：1-2.

［16］韩正洲，李茹柳，仰铁锤，等.两面针对盐酸乙醇致大鼠胃黏膜损伤的影响［J］.广州中医药大学学报，2012，29（3）：292-294.

[17] 庞辉, 汤桂芳, 何惠, 等. 两面针提取物对小鼠实验性肝损伤的保护作用 [J]. 广西医学, 2006 (10): 1606-1608.

# 🌱 奇蒿 Ngaihdinbit

【别名】刘寄奴草、金寄奴、南刘寄奴、白花尾、斑枣子、细白花草。

【来源】为菊科植物奇蒿 *Artemisia anomala* S. Moore 的全草。

【生境分布】生于低海拔地区的林缘、路旁、沟边、草地、灌丛及荒坡等。在广西主要分布于全州、灌阳、罗城、灵川、桂林、平乐、富川、贺州、昭平、金秀、来宾、柳江、鹿寨、融安、宜州、环江等地。

【性味功能】辛、微苦，温。调龙路、火路，止血消肿，通谷道。用于闭经、痛经、产后腹痛、恶露不尽、癥瘕、各种血证、风湿痹痛、痈疮肿毒、烫伤、积食、泄泻、痢疾。

【用法用量】内服 5～10 g，消食积可用至 15～30 g，煎汤；或入散剂。外用适量，捣敷，或研末撒患处。

【现代药理学研究】

1. 抗血小板聚集及抗血栓形成

奇蒿有抑制血小板聚集的作用，能降低 ADP 诱导血小板聚集的电阻值，具有抗血栓作用；可影响正常实验动物的凝血时间、血浆复钙凝结时间、凝血酶凝结时间、体外血栓形成长度、聚集指数等指标，有活血化瘀的作用。

2. 抗血管炎症作用

奇蒿总黄酮可抑制 LPS 和 IFN-γ 诱导巨噬细胞内亚硝酸盐的生成，提高细胞活力和总抗氧化能力，抑制 CuZn-SOD 自身硝基化水平，对胶原诱导的血小板聚集呈抑制作用，对 PE 引起的血管收缩呈内皮依赖性舒张效应，具有抑制血管炎症的作用。

3. 抗菌作用

奇蒿 80% 乙醇粗提取物对痢疾志贺菌有抑制作用，奇蒿氯仿提取物可抑制大肠埃希菌、金黄色葡萄球菌。奇蒿乙酸乙酯提取物对福氏志贺菌、痢疾志贺菌、无乳链球菌、金黄色葡萄球菌有抑菌作用。奇蒿正丁醇提取物对无乳链球菌、痢疾志贺菌具有一定的抗菌作用。

4. 促烧伤创面愈合作用

奇蒿氯仿提取物和 80% 乙醇提取物具有促进创面愈合的作用。80% 乙醇提取物可使局部 OHP 含量增高，S 期细胞百分比升高，创面愈合时间缩短。

## 【参考文献】

［1］潘颖宜，孙文忠，郭忻，等.南刘寄奴和北刘寄奴抗血小板聚集及抗血栓形成药理作用的比较研究［J］.中成药，1998，20（7）：45-47.

［2］孙文忠，潘颖宜，郭忻，等.南北刘寄奴活血化瘀药理作用的比较研究［J］.成都中医药大学学报，1997，20（3）：51-53.

［3］潘一峰，章丹丹，凌霜，等.南刘寄奴总黄酮体外抗血管炎症的机制分析［J］.中国中药杂志，2012，37（17）：2597-2602.

［4］陈俊，徐雷，曹青青，等.中药奇蒿氯仿、乙酸乙酯提取物的抗菌化学组分研究［J］.第二军医大学学报，2016，37（2）：236-241.

［5］谭蔚锋，王靖，邢新，等.中药奇蒿提取物体外抗菌活性的实验研究［J］.药学实践杂志，2010，28（2）：101-104.

［6］年华，秦路平，郑汉臣，等.奇蒿不同溶剂提取物对大鼠烧伤创面愈合的作用［J］.第二军医大学学报，2004，25（12）：1385-1387.

［7］谭蔚锋，郭家红，邢新，等.奇蒿80%乙醇提取物对大鼠深Ⅱ度烧伤创面愈合的影响［J］.中医药学刊，2004，22（5）：840-842.

## 🌱 蚂蟥 Duzbing

【别名】宽体金线蛭、水蚂蟥、水蛭。

【来源】为水蛭科动物蚂蟥 *Whimania pigra* Whitman 的全体。

【生境分布】见于稻田、沟渠、浅水污秽坑塘处。在广西各地均有分布。

【性味功能】咸、苦，平；有毒。通龙路、火路。用于闭经、肝硬化、脑血栓、高脂血症、阳痿、癥瘕、跌打损伤。

【用法用量】内服 3～9 g，煎汤；或入丸、散，每次 0.5～1.5 g，大剂量每次 3 g。

【现代药理学研究】

1. 抗凝血、改善血液流变学作用

蚂蟥的药材干燥体含有抗凝血物质，有类似尿激酶样抗栓酶的生物活性，具有抗凝血作用。蚂蟥总脂肪酸能延长血浆复钙时间。水蛭吊干品、滑石粉烫制品、酒润麸制品均能够改善急性血瘀模型大鼠的血液流变学指标，延长凝血时间。

2. 降血脂、抗动脉粥样硬化作用

水蛭可使食饵性高脂血症家兔 6-酮-$PGF_{1\alpha}$ 水平上升，$TXB_2$ 水平下降，6-酮-$PGF_{1\alpha}$/$TXB_2$ 的比值保持相对平衡，降低 TC 和 TG 的水平。水蛭粉可通过减少体内脂质沉积、调节机体代谢紊乱、减轻氧化损伤、抑制炎症反应等作用机制，干预动脉粥样硬化的形成。

3. 对脑缺血损伤的影响

微粉水蛭可以改善大鼠脑缺血再灌注损伤，降低脑缺血再灌注损伤大鼠的神经功能评分，降低脑组织匀浆 MDA、NO 的水平，提高 SOD 的活力，降低 sICAM-1 的水平。

# 【参考文献】

［1］郭文菊，闫树莲，和建国.水蛭类药材抗凝血作用的初步实验［J］.药物分析杂志，1997，17（6）：42-44.

［2］刘君，张丽艳.蚂蟥药材头部与尾部抗凝活性比较研究［J］.长春中医药大学学报，2014，30（3）：407-408.

［3］王常瞵，刘国飞，向泽栋，等.仿生提取法研究蚂蟥不同部位体外抗凝活性［J］.山东科学，2020，33（4）：13-17.

［4］丁月珠，袁瑞娟，孙雪，等.蚂蟥酶解物不同部位的抗凝活性研究［J］.中华中医药杂志，2017，32（7）：3187-3190.

［5］尹玉华，钟山，杨得坡.蚂蟥药材总脂肪酸的 GC-MS 分析及其抗凝活性研究［J］.时珍国医国药，2013，24（3）：520-521.

［6］王常瞵，丛竹凤，刘国飞，等.水蛭不同炮制品对急性血瘀模型大鼠血液流变学及凝血指标的影响［J］.中国药房，2020，31（16）：1984-1988.

［7］王达平，王与章，黄良生，等.水蛭对实验性高脂血症家兔 6- 酮 -PGF$_{1\alpha}$、TXB$_2$、胆固醇、甘油三酯的影响［J］.中华内科杂志，1988，27（8）：472-475.

［8］高丽娟，高娟，胡耀红，等.水蛭粉对高脂血症大鼠动脉粥样硬化形成过程的干预机制［J］.中成药，2014，36（9）：1962-1965.

［9］李克明，武继彪，隋在云，等.微粉水蛭对脑缺血再灌注损伤大鼠的影响［J］.中药药理与临床，2011，27（4）：56-58.

# 🌱 滇白珠 Gohombo

【别名】透骨草、滇白珠、透骨香、万里香、芳香草。

【来源】为杜鹃花科植物滇白珠 *Gaultheria leucocarpa* var. *yunnanensis*（Franch.）T. Z. Hsu et R. C. Fang 的全株。

【生境分布】生于海拔 600 ～ 1100 米的林中。在广西主要分布于桂平、隆林、上林、武鸣等地。

【性味功能】辛，温。通龙路，祛风毒，除湿毒，散寒毒，止疼痛，通气道。用于痹病、咳嗽、胃痛、纳呆、水蛊、风湿痹痛、跌打损伤、湿疹、痈疮。

【用法用量】内服 9～15 g；鲜品 30 g，煎汤，或浸酒。外用适量，煎水洗，或浸酒擦，或捣敷。

【现代药理学研究】

1. 止泻、抗胃溃疡作用

滇白珠提取物具有抑制胃肠运动亢进，改善小肠吸收功能以及止泻作用。滇白珠乙酸乙酯提取物通过拮抗 M 胆碱能受体而增加胃内残留率、降低小肠推进速度、解除胃肠道平滑肌痉挛，对大肠及小肠性腹泻小鼠均具有止泻作用。滇白珠醇提取物对大鼠幽门结扎型胃溃疡及乙醇型胃溃疡均具有抑制作用，其中对幽门结扎型胃溃疡模型的抑制作用可能与减少胃酸分泌有关，对乙醇型胃溃疡模型的抑制作用可能与升高胃黏膜 SOD 水平、同时降低 MDA 水平有关。

2. 抗炎镇痛作用

滇白珠能降低急性痛风性关节炎模型大鼠踝关节关节液中 $K^+$、DA、NE、5-HT 及血清中 $PGE_2$、LTB4 的水平；可抑制炎症介质 NO、TNF-α、IL-1β 和 IL-6 等的产生和分泌，抑制自由基的产生。滇白珠水提取物可以降低大鼠肺组织和血清中的 C- 反应蛋白及 IL-8 的水平，减轻肺组织及气道炎症，降低肺组织中 NF-κB 和 TNF-α 的表达，诱导 Nrf 2 的表达，升高 HO-1 的表达，抑制慢性阻塞性肺疾病大鼠的氧化应激。滇白珠根乙酸乙酯和正丁醇部位能抑制小鼠腹腔毛细血管通透性。滇白珠种子 75% 乙醇提取物乙酸乙酯部位能减轻二甲苯致小鼠耳郭肿胀。滇白珠全株的正丁醇提取物经大孔树脂层析的 30% 乙醇洗脱部分有抗大鼠佐剂性关节炎作用。滇白珠水杨酸甲酯糖苷通过减少胸膜炎大鼠胸腔炎性渗出液的体积、白细胞数量和蛋白质的含量，降低 MDA、NO、TNF-α、IL-1β 和 $PGE_2$ 的含量，升高 SOD 的活力而发挥抗角叉菜胶诱导的大鼠急性胸膜炎作用；可抑制小神经胶质细胞活化产生的炎症反应，抑制 LPS 诱导的 BV-2 细胞中 NO、TNF-α 及 IL-6 的释放；可降低狼疮小鼠体内自身抗体和炎症因子的表达水平，改善免疫功能，可治疗系统性红斑狼疮及其免疫功能失调、狼疮关节炎、狼疮性肾炎、狼疮性脾脏损伤等并发症。

3. 抗氧化作用

滇白珠水杨酸甲酯糖苷能抑制大鼠胸膜炎模型血浆 MDA 的水平，增强 SOD 的活性。

4. 其他药理作用

滇白珠根挥发油对金黄色葡萄球菌、绿脓杆菌、大肠埃希菌和变形杆菌均有抑制作用。滇白珠根水提取物、乙酸乙酯提取物和正丁醇提取物均有一定的抗细菌活性。

滇白珠提取物有抑制 β- 羟高铁血红素形成的活性，具有一定的抗疟活性。

白珠树属植物挥发油中的庚醛可软化、溶解小鼠自发形成的乳腺肿瘤。挥发油中所含的柠檬醛和庚醛均有抑制移植性肿瘤的作用。

滇白珠糖浆对老年痰瘀互阻型眩晕患者有辅助治疗作用，能够显著增加患者的椎动脉血流，同时改善眩晕症状，提高治疗效果。

滇白珠中水杨酸甲酯糖苷可能通过抗炎作用，减少β淀粉样蛋白沉积和保护神经细胞，从而提高阿尔茨海默病小鼠的学习记忆能力。

【毒理学研究】

1. 急性毒性

滇白珠浸膏小鼠口服 $LD_{50}$ 为（756.27 ± 27.54）g 生药 /kg。

2. 长期毒性

大鼠口服 40 天，用临床推荐用药量的 93 倍，连续给药时间为临床用药期的 4 倍，未见动物生理状态异常，各项血液学、血液生化指标及组织病理学亦未见异常改变。对血象、肝功能个别指标有一定影响，但均在正常范围，未见明显毒性反应。

# 【参考文献】

[1] 何飞，韦桂宁，苏华，等.滇白珠提取物对胃肠功能以及止泻作用研究［J］.中医药导报，2016，22（9）：20-23.

[2] 农志欢，何飞，苏华，等.滇白珠乙酸乙酯提取物对腹泻小鼠的止泻作用及其胃肠功能调节机制观察［J］.山东医药，2021，61（11）：6-10.

[3] 苏华，何飞，韦桂宁，等.滇白珠醇提取物预防大鼠胃溃疡的实验研究［J］.中医药导报，2020，26（11）：23-26，32.

[4] 张治针，果德安，李长龄，等.滇白珠抗菌抗炎和镇痛活性的实验研究［J］.西北药学杂志，1999，14（2）：60-61.

[5] 谢威，樊丁珲，尹丽，等.滇白珠种子抗炎化学成分的研究［J］.林产化学与工业，2015，35（2）：142-146.

[6] 王小莉.滇白珠水提取物对慢性阻塞性肺疾病大鼠 Nrf-2 和 HO-1 的影响［J］.海峡药学，2017，29（10）：18-21.

[7] 陈应康，佘福强，刘大腾，等.苗药透骨香抗急性痛风性关节炎作用的实验研究［J］.中药材，2016，39（9）：2118-2121.

[8] Zhang B, He X L, Ding Y, et al. Gaultherin, a natural salicylatederive from Gault heria yunnanensis：towards better nonsteroidal anti-inflammatory drug［J］. Eur J Pharmacol, 2006, 530（1-2）：166-171.

[9] 黄超，张丹，辛文妤，等.水杨酸甲酯糖苷抗大鼠急性胸膜炎的作用研究［J］.中国药理学通报，2013，29（3）：328-332.

[10] 马晓玮，张天泰，杜冠华.新型非甾体抗炎药水杨酸甲酯糖苷抗神经小胶质细胞炎症作用的研究［J］.中国新药杂志，2014，23（6）：654-659.

[11] 李东宸，郭志琴，吕海宁，等.民族药滇白珠的外抗氧化活性研究［J］.中医药学报，2010，

38（6）：62-66.

［12］黄超，张丹，辛文好，等.水杨酸甲酯糖苷抗大鼠急性胸膜炎的作用研究［J］.中国药理学通报，2013，29（3）：328-332.

［13］张治针，果德安，李长龄，等.滇白珠抗菌抗炎和镇痛活性的实验研究［J］.西北药学杂志，1999，14（2）：60-61.

［14］马小军，赵玲，杜程芳，等.滇白珠提取物抗细菌活性的筛选［J］.中国中药杂志，2001，26（4）：223-226.

［15］肖朝江，徐伟，刘子琦，等.滇西地区25种药用植物抗疟活性研究［J］.中国病原生物学杂志，2014，9（6）：542-545.

［16］陈娟，孟祥武，张朝贵，等.滇白珠糖浆对老年眩晕及脑血流的影响［J］.中国老年学杂志，2016，36（9）：2156-2158.

［17］马晓玮，顾红燕，栗芳，等.水杨酸甲酯糖苷对阿尔茨海默病模型鼠学习记忆的影响［J］.中国药理学通报，2021，37（4）：541-549.

［18］周厚琼，殷崎，曾庆卓，等.贵州民族药透骨香毒理研究［J］.贵州医药，1998，22（5）：392.

# 🌱 牛膝 Rumdaujgoeb

【别名】百倍、牛茎、脚斯蹬、铁牛膝、杜牛膝、怀牛膝、怀夕、真夕。

【来源】为苋科植物牛膝 *Achyranthes bidentata* Bl. 的根。

【生境分布】多见于海拔200～1750米的山坡林下。在广西主要分布于防城港、宁明、恭城、全州等地，除东北外全国广泛分布。

【性味功能】苦、酸，平。通龙路、火路，补肝肾，强筋骨。用于风湿痹痛、腰膝酸痛、下肢痿软、产后腹痛、闭经、咽痛、痛经、癥瘕、淋证、跌打损伤、痈疮。

【用法用量】内服5～15 g，煎汤，或浸酒，或入丸、散剂。外用适量，捣敷。孕妇慎用。

【现代药理学研究】

1.调节血液系统作用

怀牛膝多糖能延长小鼠凝血时间、大鼠血浆凝血酶原凝血时间、部分凝血活酶凝血时间。牛膝总苷能改善血瘀模型大鼠血液流变特性，抗血小板黏附和抗血栓形成。牛膝总皂苷可降低卒中型自发性高血压大鼠的血压，改善脑卒中后的神经症状，延长卒中后的存活时间，降低脑系数和脑卒中后大鼠死亡率，保护海马区神经元，对实验性脑卒中大鼠有一定治疗作用。

## 2. 降血糖作用

牛膝多糖可降低四氧嘧啶及肾上腺素诱导糖尿病模型小鼠的血糖水平,同时提高四氧嘧啶诱导糖尿病模型小鼠的肝糖原水平,对高血糖小鼠具有降糖作用。

## 3. 抗炎、镇痛、抗菌作用

牛膝的正丁醇提取部位具有抗炎镇痛以及抗迟发型超敏反应作用。牛膝补肾壮骨有效部位可抑制蛋清引起的大鼠足肿胀和棉球引起的肉芽肿胀,具有抗炎作用。牛膝总皂苷能减轻大鼠和小鼠的急性炎症反应,降低大鼠琼脂肉芽肿的重量,提高小鼠热板痛阈值,改善大鼠血液流变性;可提高机体免疫功能、激活小鼠巨噬细胞对细菌的吞噬作用,促进炎性病变吸收,具有抗炎镇痛及抗菌作用。

## 4. 免疫调节作用

牛膝生品、酒炙品均能提高免疫抑制小鼠的免疫功能。牛膝多糖在体外可以促进老年小鼠 T 淋巴细胞的增殖和 IL-2 的分泌,体内能提高老年大鼠 T 淋巴细胞和血清中 TNF-β、TNF-α、NO 的水平和 NOS 的活性,减少 sIL-2R 的产生,可提高老年大鼠腹腔巨噬细胞中 TNF-α 及 NO 的产生和 NOS 的活性,可启动和活化巨噬细胞,纠正老年鼠的免疫低下状态。

## 5. 抗骨质疏松作用

牛膝总皂苷有防治维甲酸致骨质疏松的作用,可改善骨质疏松大鼠的一般情况,能增加其体重和骨密度,升高骨钙、骨磷的含量。牛膝多糖能够改善老年骨质疏松大鼠的骨代谢,提高骨密度和骨抗压能力。牛膝脱皮甾酮能改善去卵巢后大鼠的骨密度、各项生物力学指标及骨形态计量学指标,对去卵巢大鼠骨质疏松具有一定的防治作用。

## 6. 其他药理作用

牛膝提取物通过阻滞肿瘤细胞周期、诱导细胞凋亡、增强巨噬细胞对肿瘤细胞的杀伤作用及分泌细胞因子 TNF-α、IL-6,发挥抗肿瘤作用。

怀牛膝可升高半乳糖所致衰老模型小鼠血浆中 SOD 和 CAT 的活性及小鼠血浆、肝匀浆中 LPO 的水平,具有抗衰老作用。

## 【参考文献】

[1] 任心慈, 徐先祥, 许杜娟, 等. 牛膝总皂苷防治实验性骨质疏松作用研究 [J]. 安徽医药, 2010, 14 (10): 1133-1135.

[2] 郎小琴, 高越, 周叶, 等. 牛膝多糖对老年骨质疏松大鼠模型骨代谢及生物力学特征的影响 [J]. 中华全科医学, 2019, 17 (4): 547-550.

[3] 董群伟, 陈志峰, 陈少青, 等. 牛膝脱皮甾酮对去卵巢大鼠骨质疏松的治疗作用 [J]. 广东药学院学报, 2009, 25 (5): 512-515.

［4］毛平，夏卉莉，袁秀荣，等.怀牛膝多糖抗凝血作用实验研究［J］.时珍国医国药,2000（12）：1075-1076.

［5］司力，黄世福，李涛，等.牛膝总苷对急性血瘀模型大鼠血液流变性指标的影响［J］.中医药临床杂志，2007（4）：356-358.

［6］陈晓慧，戴平，杨中林.怀牛膝对小鼠血脂的影响［J］.海峡药学，2011，23（3）：32-33.

［7］王丽君，朱焰，廖矛川.牛膝总皂苷对卒中型自发性高血压大鼠的影响［J］.中国中药杂志，2011，36（9）：1239-1241.

［8］李海泉.牛膝多糖降糖作用实验研究［J］.安徽医药，2004（5）：326-327.

［9］薛胜霞，金丽琴，贾东明，等.牛膝多糖衍生物对糖尿病大鼠血糖及血脂的影响［J］.中国药学杂志，2009，44（2）：107-110.

［10］汪蓉，沈晨，吴虹，等.牛膝不同提取部位抗炎镇痛及抗迟发型超敏反应的作用［J］.安徽中医药大学学报，2016，35（3）：71-75.

［11］杨柳，张颖，刘季田媛，等.牛膝补肾壮骨有效部位抗炎、镇痛作用研究［J］.中医药学报，2015，43（6）：25-28.

［12］高昌琨，高建，马如龙，等.牛膝总皂苷抗炎、镇痛和活血作用研究［J］.安徽医药，2003，7（4）：248-249.

［13］吴国学，郗新连，张振凌.牛膝酒炙前后增强免疫作用的比较研究［J］.中华中医药杂志，2012，27（1）：117-120.

［14］崔维，吴国学，张振凌.牛膝饮片及牛膝多糖对小鼠免疫抑制调节作用的研究［J］.中国实验方剂学杂志，2011，17（16）：141-143.

［15］胡洁，齐义新，李巧霞，等.中药牛膝提取物抗肿瘤活性的初步研究［J］.中华微生物学和免疫学杂志，2005，25（5）：415-418.

［16］姜涛，凌翠敏，黄永青，等.牛膝甾酮对小鼠 MC3T3-E1 细胞成骨分化和增殖的影响［J］.中国中西医结合杂志，2020，40（9）：1082-1087.

［17］姜涛，邵敏，陈庆真，等.牛膝甾酮干预 SD 乳鼠成骨细胞的增殖与分化［J］.中国组织工程研究，2020，24（23）：3636-3642.

［18］Ma D J, Li Y, Xiao W, et al. *Achyranthes bidentata* extract protects chondrocytes functions through suppressing glycolysis and apoptosis via MAPK/AKT signaling axis.［J］. American journal of translational research，2020，12（1）：142-152.

［19］王新立，刘汝银，王西彬，等.牛膝总皂苷对大鼠椎间盘髓核细胞外基质合成的影响［J］.中成药，2020，42（01）：69-74.

［20］廖州伟，王立新，胡烈奎，等.牛膝醇提取物对人膝骨关节炎软骨细胞增殖、周期及凋亡的影响［J］.世界中西医结合杂志，2019，14（11）：1539-1542.

［21］高坤，张勇，陈大宇，等.牛膝总皂苷干预兔膝骨关节炎滑膜液来源细胞因子的表达［J］.中

国组织工程研究，2019，23（33）：5317-5321.

［22］马笃军，彭力平，余阗，等.牛膝总皂苷对骨关节炎模型兔软骨修复及低氧诱导因子1信号通路的影响［J］.中国组织工程研究，2019，23（27）：4332-4337.

［23］Zhang S J, Zhang Q, Zhang D W, et al. Anti-osteoporosis activity of a novel *Achyranthes bidentata* polysaccharide via stimulating bone formation［J］. Carbohydrate Polymers，2018，184（5）：288-298.

［24］Song D Z, Cao Z, Huang S, et al. *Achyranthes bidentata* polysaccharide suppresses osteoclastogenesis and bone resorption via inhibiting RANKL signaling［J］. Journal of Cellular Biochemistry，2018，119（6）：4826-4835.

［25］金永哲.牛膝多糖对四氯化碳所诱导大鼠急性肝损伤的保护作用［J］.延边大学医学学报，2018，41（4）：248-251.

［26］胡娅娅，陈阳，李文娜，等.牛膝对小鼠非酒精性脂肪肝改善作用研究［J］.营养学报，2018，40（1）：93-95.

［27］Peng S, Wang C P, Ma J Y, et al. *Achyranthes bidentata* polypeptide protects dopaminergic neurons from apoptosis in Parkinson's disease models both in vitro and in vivo［J］. British Journal of Pharmacology，2018，175（4）：631-643.

［28］何春娇，程琼，丁斐.牛膝多肽活性成分对大鼠短暂性脑缺血的保护作用［J］.南通大学学报（医学版），2017，37（2）：91-96.

# 🌱 黄根 Laghen

【别名】南山花、白狗骨、狗骨木。

【来源】为茜草科植物南山花 *Prismatomeris tetrandra*（Roxburgh）K. Schumann 的根。

【生境分布】生于溪边或山谷林中。在广西主要分布于横州、邕宁、上思、防城、灵山、博白等地，广东、海南、云南等亦有分布。

【性味功能】微苦，微寒。除湿毒，调龙路，强筋骨。用于再生障碍性贫血、地中海贫血、白血病、矽肺、肝炎、痹病、跌打损伤。

【用法用量】内服 15 ～ 30 g。

【现代药理学研究】

1.心脏抑制作用

黄根能降低正常离体大鼠心脏的心肌收缩力、冠脉流量和心率，并能削弱离体大鼠心脏对缺氧的耐受力。黄根醇提取物对正常或缺氧大鼠的心肌功能有一定的抑制作用，能减弱心肌收缩力，减慢窦性心律和降低冠脉流量。

2. 保肝作用

黄根醇提取物可减轻大鼠肝细胞变性坏死程度，减少纤维化组织面积，可降低 $CCl_4$ 致大鼠肝纤维化的肝脾指数升高和血清中 ALT、AST 的活性升高，降低血清中 HA、LN、PC Ⅲ、CIV、GLB 的含量，升高血清中 TP、ALB 的含量和 A/G 的比值，降低肝组织中 MDA 和 Hyp 的水平，提高肝组织中 SOD 和 GSH-Px 的活性。黄根乙酸乙酯部位可抑制 HSC-T6 细胞增殖，抑制细胞中 TGF-β1、Co1I、α-SMA 的表达，减少细胞外基质的合成与沉积，具有抗肝纤维化作用。甲基异茜草素具有抑制 HepG2.2.15 细胞分泌 HBeAg 的作用。

3. 抗溶血作用

黄根可降低红石英和温石棉经处理后细胞的溶血率，具有降低石英及石棉粉尘毒性的作用。

4. 祛痰平喘、保肺作用

黄根对矽肺患者具有镇咳、祛痰、平喘、改善症状和增强抗病能力的作用；可降低石棉粉尘引起的肺损伤、肺纤维化大鼠胸膜粘连的程度及肺胶原蛋白的含量，减轻病理改变。黄根多糖可减轻矽肺大鼠的肺脏器损伤、减缓肺纤维化进程，具有抗矽肺纤维化的作用。

5. 抗菌、抗病毒作用

黄根对金黄色葡萄球菌及炭疽杆菌具有抗菌作用。黄根醇提取物对白色念珠菌生物膜具有抑制作用，可抑制 ALS2、ALS3 的表达。

【毒理学研究】

黄根醇提取物可降低大鼠心肌收缩力、减少冠脉流量和减慢心率，并能削弱心肌对缺氧的耐受力，长期用药要注意对心功能的不良反应。

## 【参考文献】

[1]《全国中草药汇编》编写组.全国中草药汇编：上册［M］.北京：人民卫生出版社，1996：798-799.

[2] 谈潘莉，徐雯，曹毅.黄根醇提取物体外抗白色念珠菌生物膜作用的实验研究［J］.浙江中西医结合杂志，2015，25（3）：224-227.

[3] 何飞，覃佩莉，黄若干，等.黄根片对急性肝损伤和肝纤维化作用的研究［J］.中药药理与临床，2016，32（2）：157-161.

[4] 黄若干，何飞，覃佩莉，等.黄根片对四氯化碳致大鼠慢性肝损伤的影响［J］.中国药师，2014，17（8）：1285-1288.

[5] 杨增艳，韦金育，张青青，等.壮药黄根对肝纤维化大鼠肝脏纤维增生程度的影响［J］.中国

民族民间医药，2011，20（24）：1-2.

［6］邓家刚，周程艳，郑作文.黄根醇提取物对肝纤维化大鼠肝组织中 TGF-β1 表达及 COLI、COL Ⅲ 水平的影响［J］.北京中医药大学学报，2009，32（1）：42-44，76.

［7］杨增艳，赵湘培，韦金育，等.黄根提取物对肝星状细胞及相关细胞外基质的影响［J］.时珍国医国药，2014，25（3）：519-521.

［8］吴立军，雍爱伦，郑河新，等.中草药黄根防治石棉肺的实验研究［J］.中华劳动卫生职业病杂志，2000（5）：42-43，1.

# 🌱 广西血竭 Meizlwedlungz

**【别名】**龙血竭、龙血树、山铁树、剑叶木。

**【来源】**为百合科植物剑叶龙血树 *Dracaena cochinchinensis*(Lour.)S. C. Chen 的茎、根。

**【生境分布】**生于海拔 1700 米以下的石灰岩山地中。在广西主要分布于靖西、龙州、凭祥、大新、宁明等地。

**【性味功能】**咸、甘，平；小毒。通调龙路、火路，生肌止血。用于各种血证、跌打损伤、痢疾、小儿疳积。

**【用法用量】**内服 1 ～ 1.5 g，研末，或入丸剂。外用适量，研末调敷，或入膏药内敷贴。

**【现代药理学研究】**

1. 活血化瘀作用

广西血竭可降低葡聚糖致急性血瘀模型大鼠的全血黏度和血浆黏度，加快红细胞电泳时间，在血液流变学方面显示出活血化瘀的作用，对大鼠实验性血栓形成有抑制作用。

2. 心肌保护作用

龙血竭具有清除氧自由基、减少细胞凋亡、调节 MAPK 信号通路、抑制内质网应激、保护受损心肌细胞的作用。龙血竭通过调控树鼩心肌缺血再灌注模型中 miR-423-3p/ERK 信号通路，上调 Bcl-2 的水平，下调 BAX、CHOP 和 GRP78 的水平，抑制内质网应激诱导的心肌细胞凋亡。龙血竭总黄酮可以改善心肌缺血 / 再灌注损伤，保护心肌组织结构，稳定细胞膜结构，减少心肌 CK-MB 的释放，提高缺血 / 再灌注损伤模型大鼠心肌的收缩功能；可降低 H9C2 心肌细胞的凋亡率，提高 PI3K、Akt 的表达，降低 Bax、Cleaved Caspase-3 及 Cleaved Caspase-8 的表达，减轻 H9C2 心肌细胞的缺氧复氧损伤。

3. 抗炎镇痛作用

广西龙血竭能抑制巴豆油引起的小鼠耳郭肿胀、大鼠角叉菜胶性足肿胀，降低小鼠腹腔毛细血管通透性，减少小鼠扭体反应次数，对抗己烯雌酚引起的大鼠在位子宫收缩。龙血竭总黄酮能提高小鼠热刺激痛阈，减少冰醋酸致小鼠扭体反应，抑制二甲苯致小鼠耳郭肿胀，具有抗炎镇痛作用。龙血竭及龙血素 B 对河豚毒素敏感型电压门控钠离子通道具有调控作用。龙血素 B 直接干预初级神经元电压门控钠离子通道，阻止痛觉信息传入，发挥镇痛作用。

### 4. 降糖降脂作用

龙血竭总黄酮可降低大鼠血清、肝脏和骨骼肌中 TRIG、TC 及游离脂肪酸的水平，并改善机体对胰岛素的敏感性。龙血竭对胰岛具有一定的保护作用，可以促进胰岛 β 细胞的生长。

### 5. 促进表皮修复作用

龙血竭对小鼠触须创面愈合具有早期抗炎作用，能促进血痂尽早形成，促进毛细血管和表皮再生；可缩小大鼠伤口面积，升高血管内皮生长因子水平，促进表皮的生长和伤口愈合；能上调 Bcl-2 的表达，下调 Bax 的表达，抑制细胞凋亡，对糖尿病溃疡创面具有修复作用。

### 6. 脑保护作用

龙血竭能降低大脑动脉阻断引起的大鼠脑组织脂质过氧化物水平、脑梗死面积和脑水肿程度，并增强抗氧化酶的活性；可降低颅脑损伤大鼠血清中 NO 及 TNF-α 的含量，从而对颅脑损伤后的机体起到保护作用；可抑制 LPS 诱导的小胶质细胞 iNOS、IL-6 和 TNF-α 的表达，抑制神经炎症；可通过抗氧化及影响神经介质的释放来发挥延缓衰老作用。龙血竭总黄酮能够升高亚急性衰老模型大鼠的胸腺指数和脾脏指数；降低大鼠血清中 MDA、PC、AGEs 的含量并增强 SOD、GSH-PX 的活性；降低大鼠脑组织中 LPO、LF 的含量及 MAO-B 的活性，改善大鼠脑组织中神经元的退行性改变。

### 7. 保肝作用

龙血蝎对小鼠 2/3 部分肝切除术后的急性肝损伤和肝脏再生具有保护作用；通过上调 HGF、TNF-α 和 EGFR 信号传导，促进肝细胞增殖、肝重量和肝功能恢复。

### 8. 抗肿瘤作用

龙血蝎乙醇提取物可以抑制胆管癌细胞系 QCA939 和 HCCC9810 的增殖并触发细胞凋亡，导致细胞内 Caspase-8 和 PARP 的活化，下调抗凋亡蛋白 survivin 的表达，并上调促凋亡蛋白 Bax 的表达；在体内抑制胆管癌肿瘤的生长。龙血竭中分离的双黄酮化合物 HIS-4，通过上调 MAPK 信号通路和下调 mTOR 信号通路，抑制人肝癌细胞 HepG2 和 SK-HEP-1 的增殖、迁移和侵袭，诱导其凋亡，并抑制血管生成。

### 【毒理学研究】

家兔灌胃给予广西血竭，通过 90 天的长期毒性观察，未发现动物出现病理状态，对红细胞、白细胞的生长无不良影响，肝、肾功能未见损害，其余内脏器官均未见病理性改变。

# 【参考文献】

［1］陈素，吴水才，曾毅，等.龙血竭总黄酮抗炎镇痛作用及其镇痛机制探讨［J］.时珍国医药，2013，24（5）：1030-1032.

［2］刘爱军，李龙基，周园，等.龙血竭对小鼠触须表皮修复的作用研究［J］.四川中医，2010，28（11）：54-56.

［3］周伶俐，黄成坷，林祥杰，等.龙血竭促进糖尿病溃疡大鼠创面修复的机制研究［J］.中国临床药理学杂志，2019，35（18）：2157-2160.

［4］Chen F, Xiong H, Wang J, et al. Antidiabetic effect of total flavonoids from *Sanguis draxonis* in type 2 diabetic rats［J］. J Ethnopharmacol, 2013, 149（3）：729-736.

［5］黄树莲，陈学芬，陈晓军，等.广西血竭的活血化瘀研究［J］.中药材，1994（9）：37-39，56.

［6］齐幼龄，邹玲.广西血竭和进口血竭止血化瘀作用的疗效对比观察（附278例分析）［J］.广西中医药，1989（2）：5-7.

［7］Wen F, Zhao X, Zhao Y, et al. The anticancer effects of *Resina draconis* extract on cholangiocarcinoma［J］. Tumor Biology, 2016, 37（11）：15203-15210.

［8］Xin N, Yang F J, Li Y, et al. Dragon's blood dropping pills have protective effects on focal cerebral ischemia rats model［J］. Phytomedicine, 2013, 21（1）：68-74.

［9］王梦楠，李建民.龙血竭胶囊对颅脑损伤大鼠血清一氧化氮及肿瘤坏死因子-α的影响［J］.现代中西医结合杂志，2012，21（12）：1279-1280.

［10］李睿，贾德云，贾会玉，等.龙血竭总黄酮对D-半乳糖致衰老大鼠脑内神经递质改变及抗氧化作用的实验研究［J］.中国药学杂志，2018，53（23）：2008-2013.

［11］杨天睿，张荣平，穆宁晖.龙血竭对实验树鼩体外心肌缺血再灌注模型的影响［J］.中国实验方剂学杂志，2018，24（4）：137-142.

［12］Yang T R, Zhang T, Mu N H, et al. *Resina draconis* inhibits the endoplasmic-reticulum-induced apoptosis of myocardial cells via regulating miR-423-3p/ERK signaling pathway in a tree shrew myocardial ischemia–reperfusion model［J］. Journal of Biosciences, 2019, 44（2）：1-7.

［13］赵亚楠，杨爱琳，庞道然，等.龙血竭中双黄酮化合物HIS-4对人肝癌HepG2和SK-HEP-1细胞的抗肿瘤作用研究［J］.中国中药杂志，2019，44（7）：1442-1449.

［14］林启云.广西血竭的药理作用及毒性试验［J］.广西中医药，1986（6）：33-35.

# 🌱 蒲葵子 Goganzbiz

【别名】蒲葵、扇叶葵、蓬扇树、葵扇木。

【来源】为棕榈科植物蒲葵 *Livistona chinensis*（Jacq.）R. Br. 的果实。

【生境分布】多为栽培。在广西主要分布于南部，我国南部各地亦有分布。

【性味功能】甘、涩，平。止血抗癌。用于食道癌、绒毛膜上皮癌、恶性葡萄胎、白血病、慢性肝炎。

【用法用量】内服 10 ～ 60 g，煎汤。

【现代药理学研究】

1. 抗肿瘤作用

蒲葵子提取物可抑制肝癌细胞 HepG2 和白血病细胞 HL-60 的增殖。蒲葵子水提取物可下调 Bcl-2 的水平，上调 Bax 的水平，降低 Bcl-2/Bax 的比值，促进人肝癌细胞株 HepG2 的凋亡，并抑制肿瘤血管的形成。蒲葵子乙醇提取物可抑制 VEGF-Notch 通路，抑制人肝癌细胞 Bel-7402 的增殖和迁移。蒲葵子醇提取物乙酸乙酯部位可抑制 VEGF 诱导内皮细胞 Flk-1 mRNA 和蛋白的表达，抑制肿瘤细胞分泌 VEGF，抑制结肠癌细胞 HT-29 和膀胱癌细胞 T24 的生长。蒲葵子总黄酮对人胃癌细胞 SGC7901、人肝癌细胞 HepG2、人非小细胞肺癌细胞 A549 均具有抑制作用。

2. 抗炎、抗氧化作用

蒲葵子可抑制炎症因子、氧化应激和硝化应激，对对乙酰氨基苯酚诱导的肝损伤有保护作用。蒲葵子乙酸乙酯部位具有抗氧化和抗凋亡特性，可保护体内和体外的肝损伤。蒲葵子黄酮可抑制 TLR4/NF-κB 信号传导，改善 LPS/D- 半乳糖诱导的急性肝损伤小鼠的肝脏病理变化，降低 AST、ALT、ALT、MDA 的水平，提高 SOD 和 GSH 的活性；促进 RAW264.7 细胞 Nrf 2/HO-1 信号传导发挥抗氧化作用；可促进 L02 细胞增殖，减少 APAP 诱导的 L02 细胞凋亡，降低细胞中 AST 和 MDA 的水平，升高 SOD GSH 的活性，抑制细胞 iNOS 和 NT 蛋白的表达，对对乙酰氨基苯酚诱导的 L02 细胞损伤具有一定的保护作用。

【毒理学研究】

蒲葵籽的乙醇提取物、正丁醇提取物、醋酸乙酯提取物对 C8166 细胞的毒性较小，$CC_{50}$ 均大于 200 μg/mL。蒲葵籽石油醚提取物有一定的毒性，其 $CC_{50}$ 为 68.72 μg/mL。

## 【参考文献】

［1］陈艳，林新华，李少光，等.蒲葵子的体外抗癌活性［J］.福建医科大学学报，2008（2）：93-95.

［2］何思远，罗翠，覃寿阳，等.蒲葵子水提液对人肝癌细胞株 HepG2 凋亡的作用［J］.广东医学，2016，37（15）：2255-2257.

［3］刘俊斌，吴卫红，靳君华.蒲葵子乙醇提取物对人肝癌 Bel ～ 7402 细胞增殖和迁移的影响［J］.中国现代医学杂志，2015，25（24）：14-18.

［4］王慧，李傲，董小萍，等.蒲葵子抗肿瘤活性部位筛选及抗血管生成作用［J］.中药材，2008

（5）：718-722.

［5］朱丽，黄松，林吉，等.蒲葵子总黄酮提取工艺的优化及其体外抗肿瘤活性［J］.中成药，2018，40（9）：1959-1964.

［6］罗晓云.蒲葵子对肝损伤的保护作用及机制研究［D］.广州：广州中医药大学，2019.

［7］罗晓云，麦燕随，朱丽，等.蒲葵子总黄酮对肝损伤的保护作用及机制研究［J］.中草药，2019，50（4）：925-930.

［8］Wang C L，Zhang L，Wu M M，et al. Antioxidative and hepatoprotective activities of the ethyl acetate fraction separated from the fruit of *Livistona chinensis*［J］. Journal of Traditional Chinese Medicine，2018，38（4）：523-534.

［9］王春丽.蒲葵子总黄酮对 LPS/D-Galn 致小鼠急性肝损伤的保护作用及机制研究［D］.广州：广州中医药大学，2018.

# 🌱 王不留行 Goboebdiengj

【别名】禁宫花、留行子、麦蓝子。

【来源】为石竹科植物麦蓝菜 *Gypsophila vaccaria* (L.) Sm 的种子。

【生境分布】生于山地、路旁、田埂边和丘陵地带，尤以麦田中生长最多。广西各地均有分布，广东、海南、河北、黑龙江、辽宁、山东、山西、湖北等亦有分布。

【性味功能】苦，平。通调龙路，活血通经，下乳消肿，敛疮。用于妇人经闭、痛经、乳汁不通、难产、血淋、痈疖肿毒。

【用法用量】内服 3～15 g，煎汤。外用适量。

【现代药理学研究】

1. 增强子宫平滑肌收缩作用

王不留行可通过激活 L-钙通道和 M 胆碱受体，升高胞浆内 $Ca^{2+}$ 浓度从而增强子宫平滑肌的收缩作用，增强肌条收缩波的振幅、持续时间、面积和频率。

2. 抗肿瘤作用

王不留行提取物可促进肿瘤细胞凋亡及抑制新生血管，抑制 H22 移植性肿瘤的生长。

3. 抑菌作用

炒王不留行总三萜化合物可抑制大肠埃希菌、金黄色葡萄球菌、化脓性链球菌和肺炎链球菌的活性。

4. 抗氧化作用

王不留行黄酮苷可调节 ROS 的水平和 p38MAPK 信号通路，改善 ox-LDL 诱导的巨噬细胞胞脂质沉积。

## 5. 抗骨质疏松作用

王不留行可阻止去势骨质疏松大鼠的骨量丢失，具有促进骨形成、抑制骨吸收的作用，对去势大鼠骨质疏松有防治作用。

### 【毒理学研究】

王不留行提取物 1000 mg/kg 对小鼠的血液凝固、心脏和肾脏有一定的毒性作用。王不留行提取物对小鼠的最小致毒量为 100 mg/kg，最小致死量为 1500 mg/kg。

## 【参考文献】

［1］景炳年，魏磊，王学方，等.超声波提取炒王不留行总三萜的工艺优化及其抑菌活性研究［J］.食品工业科技，2018，39（24）：157-163.

［2］徐非，马欣雨，龚蕾蕾，等.王不留行黄酮苷对 ox-LDL 诱导的巨噬细胞活性氧及泡沫化的影响［J］.中国药理学通报，2020，36（9）：1253-1259.

［3］齐梁煜，黄月维，张航，等.王不留行总黄酮提取工艺及抗氧化活性研究［J］.中国药师，2016，19（12）：2244-2246，2261.

［4］李芸达，颜祖弟，黄涛，等.王不留行多糖的提取工艺及其抗氧化活性研究［J］.天然产物研究与开发，2015，27（3）：446-450.

［5］高越颖，冯磊，邱丽颖.王不留行提取物对 H22 荷瘤小鼠的抗肿瘤作用研究［J］.中药材，2015，38（1）：150-152.

［6］牛彩琴，敬华娥，张团笑.王不留行对大鼠子宫平滑肌的影响［J］.河南中医，2014，34（2）：234-236.

［7］黄庭惠，伍杨，郑永梅.王不留行对去势大鼠骨密度和骨代谢指标的影响［J］.中国老年学杂志，2015，35（11）：2921-2923.

［8］高越颖，冯磊，邱丽颖.王不留行提取物的急性毒理学研究［J］.广州化工，2013，41（19）：6-8，21.

# 🌱 毛冬青 Mbawxcouh

【别名】六月霜、乌尾丁、喉毒药、茶叶冬青。

【来源】为冬青科植物毛冬青 *Ilex pubescens* Hook. et Arn. 的根。

【生境分布】生于山野坡地、丘陵的灌木丛中。广西各地均有分布，安徽、福建、台湾等亦有分布。

【性味功能】苦、涩，寒。解痧毒，清热毒，通龙路。用于痧病、咽痛、高血压、脉管炎、冠心病、烫伤。

【用法用量】内服 60～120 g，煎汤。外用适量，煎成 1∶1 煎剂，敷患处。

【现代药理学研究】

**1. 强心作用**

毛冬青可降低慢性心力衰竭大鼠血清中 IL-1β、NF-κB 的水平，提高射血分数和短轴缩短率，改善慢性心力衰竭的炎症状态和心功能；可上调 miR-133a 的表达，改善慢性心力衰竭大鼠模型的心功能。毛冬青甲素可增加豚鼠心房肌收缩力，延长房室传导时间，降低心脏房室传导的兴奋性，具有强心作用；可改善心脏血流动力和保护心肌，治疗慢性充血性心力衰竭，有抗心衰疗效。

**2. 抗血栓作用**

毛冬青提取物可改善血管内皮的受损程度，保护血管内皮，影响 P2Y12 受体 αGi 亚单位和 βγ 亚单位的表达，降低 P2Y12 受体的含量，抑制血小板聚集，抑制血栓形成，具有一定的抗血栓作用。毛冬青皂苷 A1 可延长小鼠出血时间和凝血时间，加速小鼠耳郭微循环的血流速度，减少 FeCl3 诱导的大鼠腹主动脉血栓生成，具有一定的抗凝、活血、抗血栓作用。毛冬青中三萜皂苷 O 具有抗凝活血作用，同时可减少血栓形成。毛冬青甲素可调节 Wnt/β-catenin 信号通路，上调 CXCR4 的表达，具有促骨髓间充质干细胞迁移的作用。

**3. 脑损伤保护作用**

毛冬青提取物可抑制 MyD88 下游蛋白质和细胞因子的产生，激活 TRIF 依赖性抗炎途径，调节 TLR4-MyD88/TRIF 信号通路，增强脑缺血抗受性；可上调 Bcl-2 蛋白的表达，下调 Bax 蛋白的表达，减少细胞凋亡，保护神经细胞，改善血管性痴呆小鼠的学习记忆功能。毛冬青皂酮可降低大鼠神经行为学评分，降低死亡率，降低大鼠血浆 LPA 水平及血清 CRP 水平，减轻大脑皮层神经细胞的病理变化，对短暂脑缺血发作大鼠具有保护作用。毛冬青总黄酮可降低全血黏度、抑制炎症介质 NOS 的表达、降低葡萄糖的含量、提升 ATP 酶的活力、减轻缺血脑部组织病理变化，改善血瘀合并脑缺血耐受模型小鼠的脑损伤；可改善脑缺血预处理大鼠神经功能缺损评分，减少脑梗死体积，增加皮层及海马 CA1 区 BDNF、VEGF 蛋白的阳性表达面积和积分光密度值。毛冬青总皂苷可改善血液循环、改善能量代谢、诱导内源性抗氧化物活性增强、增强抗凋亡效应，减轻神经细胞损伤，提高脑缺血耐受；可减少 ROS 生成，抑制凋亡相关蛋白 Caspase-3 和 Cleaved Caspase-3 的表达，对 H9C2 心肌细胞缺氧 / 复氧损伤具有保护作用。

**4. 抗炎、镇痛作用**

毛冬青对二甲苯致小鼠耳郭肿胀、蛋清致大鼠足跖肿胀、醋酸致小鼠腹腔毛细血管通透性及大鼠棉球肉芽肿等均有抑制作用。毛冬青乙素对角叉菜胶引起大鼠急性关节肿、二甲苯引起的小鼠毛细血管通透性及紫外照射豚鼠致红斑形成有抑制作用；可抑制醋酸引起的小鼠扭体反应，具有镇痛作用。毛蕊花苷可抑制 NF-κB 信号通路，具有抗炎作用。

# 【参考文献】

[1] 郑惠萍，张双伟，陈洁，等.毛冬青对慢性心力衰竭大鼠模型炎症相关因子的影响［J］.中药新药与临床药理，2014，25（2）：183-185.

[2] 黄习文，游志德，陈洁，等.毛冬青对心衰模型大鼠心功能及 miR133a 表达的影响［J］.中药新药与临床药理，2014，25（1）：48-50，92.

[3] 周园，熊天琴，林朝展，等.毛冬青皂苷 ilexsaponin A1 的制备及其药理活性研究［J］.中药材，2011，34（5）：765-767.

[4] 金晶，秦聪怡，周园，等.毛冬青中三萜皂苷 ilexoside O 的制备及抗血栓活性研究［J］.中草药，2014，45（13）：1834-1837.

[5] 林丽萍，李英，吕晔.毛冬青根提取液不同部位的血小板聚集抑制活性［J］.江苏农业科学，2014，42（8）：289-290.

[6] 郑关毅，李庆双，张碧琴，等.毛冬青甲素促进骨髓间充质干细胞迁移的实验研究［J］.中国中西医结合杂志，2018，38（11）：1379-1383.

[7] 康乐，苗明三，白明，等.毛冬青皂酮胶囊对大鼠短暂脑缺血发作模型的保护作用研究［J］.中药药理与临床，2018，34（3）：165-169.

[8] Fang X Y, Li Y Y, Qiao J Y, et al. Neuroprotective effect of total flavonoids from *Ilex pubescens* against focal cerebral ischemia/reperfusion injury in rats［J］. Mol Med Rep, 2017, 16（5）：7439-7449.

[9] 曹利华，郑雁，辛卫云，等.毛冬青总黄酮对小鼠血瘀合并脑缺血耐受模型的影响［J］.中国中药杂志，2016，41（18）：3419-3424.

[10] 张双伟，李润美，徐进文，等.毛冬青皂苷 E 对 H9C2 心肌细胞缺氧/复氧损伤的影响［J］.中药新药与临床药理，2015，26（5）：591-595.

[11] 方晓艳，左艇，乔静怡，等.毛冬青总黄酮提高大鼠脑缺血耐受作用研究［J］.南京中医药大学学报，2016，32（5）：442-446.

[12] 曹利华，苗明三，辛卫云，等.毛冬青总皂苷提高血瘀大鼠脑缺血耐受的作用机制［J］.中华中医药杂志（原中国医药学报），2017，32（12）：5513-5517.

[13] 闫晓宁，邢燕梅，余柱立，等.毛冬青改善血管性痴呆小鼠学习记忆作用的研究［J］.中药新药与临床药理，2017，28（1）：36-40.

[14] 黄晓亮，马兴菊，韦秀莎，等.毛冬青水提取物的抗氧化及抗脂质过氧化的活性研究［J］.广西医科大学学报，2019，36（7）：1067-1070.

[15] 唐婷范，邓起东，李晓慧，等.毛冬青叶中总黄酮提取工艺及其抗氧化性能研究［J］.食品研究与开发，2018，39（21）：77-82.

[16] 胡科，张保朝，贾东佩，等.毛冬青皂酮胶囊对急性脑梗死模型大鼠神经保护作用［J］.中

医学报，2020，35（9）：1950-1956.

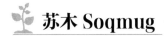

# 苏木 Soqmug

【别名】红苏木、苏方木。

【来源】为豆科植物苏木 *Caesalpinia sappan* L. 的心材。

【生境分布】生于山谷林中或山脚下。在广西主要分布于那坡、平果、天等、龙州、南宁、北流、陆川等地，广东、台湾、贵州、云南、四川等亦有分布。

【性味功能】甘、咸，平。通龙路、火路，消肿止痛。用于烦热腹痛、腰痛、痛经、产后瘀滞腹痛、跌打损伤、白癜风、痢疾、破伤风、痈肿。

【用法用量】内服 10 ～ 15 g，煎汤。外用适量，煎水洗。

【现代药理学研究】

1. 抗炎作用

原苏木素 A 可通过抑制 NO 的释放起抗炎作用；还可通过下调 JAK2 和 STAT3 的磷酸化水平、抑制 STAT3 核易位，抑制 LPS 诱导的促炎介质释放，抑制神经炎症损伤。苏木查尔酮能降低关节炎小鼠血清中 TNF-α、IL-6、IL-1β 的分泌，有效改善关节炎小鼠的关节破坏和表面侵蚀爪症状。

2. 抗肿瘤作用

苏木查尔酮和苏木乙醇提取物对 S180 荷瘤 BALB/c 小鼠的肿瘤生长具有抑制作用。苏木查尔酮可降低 Bcl-2 的表达，减少 ROS 的产生和促进 AIF 向核转运，通过 Caspases 途径制诱导结直肠癌细胞发生凋亡。苏木紫铆花素对肝癌 HCC 荷瘤小鼠的肿瘤生长具有抑制作用。

3. 免疫抑制作用

苏木乙酸乙酯提取物可降低移植心肌细胞中生长因子 FGF-1、FGF-2、PDGF-A、VEGF-C 的表达；可降低动脉粥样硬化模型大鼠 TC、IL-18 的水平，具有降低血脂及免疫抑制作用；可降低同种异位心脏移植模型大鼠心肌 ICAM-1、LFA-1 蛋白的表达，减轻移植心脏的急性排斥反应。原苏木素 A 可延长心脏移植大鼠的存活时间，减小 $CD4^+/CD8^+$ 的比例，抑制 T 细胞增殖，抑制 NF-κB 的活性及下游信号蛋白 IFN-γ、IP-10 的表达。

4. 抗菌作用

苏木对致龋菌及牙髓根尖周炎及牙周病的常见菌有抑制作用。苏木醇提取物能抑制甲氧西林耐药金黄色葡萄球菌及金黄色葡萄球菌的活性。苏木提取物通过抑制 PBP2A 酶的活性限制耐甲氧西林金黄色葡萄球菌的生长。

5. 舒张血管作用

苏木提取物具有舒张血管活性，能够下调内皮细胞中 miR-1183 的表达，进而通过 PI3K/Akt 信号通路抑制内皮细胞凋亡，从而达到抑制血管再狭窄的作用。苏木乙酸乙酯提取物通过降低大鼠心肌组织 Caspase-3 蛋白表达进而抑制心肌细胞凋亡，减轻心肌损伤，延长大鼠存活期。低浓度苏木甲醇提取物通过激活血管内皮依赖性和内源性 NO 的释放，引起血管舒张，高浓度苏木甲醇提取物则以血管内皮和 NO 非依赖性的方式使血管松弛。

6. 神经保护作用

苏木乙醇提取物通过调控 150 个潜在靶蛋白，涉及 JAK/ STAT3、HSP90、DNA 损伤 / 端粒应激等 6 个生物学过程和 10 个通路发挥神经保护作用，预防缺血 / 再灌注致脑损伤。

## 【参考文献】

[1] 李榕涛，冯剑，陈德力，等 . 苏木心材的抗炎化学成分研究 [J]. 中国现代中药,2016,18（6）：753-757.

[2] Jung E G, Han K I, Kwon H J, et al. Anti-inflammatory activity of sappanchalcone isolated from *Caesalpinia sappan* L. in a collagen-induced arthritis mouse model [J]. Arch Pharm Res, 2015, 38（6）: 973-983.

[3] Wang L C, Liao L X, Zhao M B, et al. Protosappanin A exerts anti-neuroinflammatory effect by inhibiting JAK2-STAT3 pathway in lipopolysaccharide-induced BV2microglia [J]. Chin J Nat Med, 2017, 15（9）: 674-679.

[4] Gao X J, Wang T C, Zhang Z C, et al. Brazilin plays an anti-inflammatory role with regulating Toll-like receptor 2 and TLR 2 downstream pathways in Staphylococcus aureus-induced mastitis in mice [J]. Int Immunopharmacol, 2015, 27（1）: 130-137.

[5] Zhang Q, Liu J L, Qi X M, et al. Inhibitory activities of lignum sappan extractives on growth and growth-related signaling of tumor cells [J]. Chin J Nat Med, 2014, 12（8）: 607-612.

[6] Hsieh C Y, Tsai P C, Chu C L, et al. Brazilein suppresses migration and invasion of MDA-MB-231 breast cancer cells [J]. Chem Biol Interact, 2013, 204（2）: 105-115.

[7] 于明薇，孙桂芝，张培彤，等 . 不同类型活血药及其与益气药配伍对小鼠 Lewis 肺癌生长转移的干预作用 [J]. 北京中医药，2011, 30（11）: 859-862.

[8] 杨建飞，张婧懿 . 苏木乙酸乙酯提取物对大鼠慢性排斥移植心脏心肌生长因子含量的影响 [J]. 中医药学报，2016, 44（4）: 14-17.

[9] Ye M, Xie W D, Lei F, et al. Brazilein, an important immunosuppressive component from *Caesalpinia sappan* L. [J]. Int Immunopharmacol, 2006, 6（3）: 426-432.

[10] 张继江，史海蛟 . 苏木乙酸乙酯提取物对心脏移植模型大鼠 ICAM-1 和 LFA-1 蛋白表达的影

响［J］. 中华中医药学刊，2019，37（9）：2085-2088.

［11］李艳红，刘娟，杨丽川，等. 6 种云南天然药物对口腔优势菌的抗菌活性测定［J］. 华西口腔医学杂志，2010，28（2）：199-202，207.

［12］蒲荣，郭永灿，区敬华，等. 苏木对甲氧西林耐药金黄色葡萄球菌抗菌活性研究及其活性成分分离［J］. 检验医学与临床，2013，10（11）：1358-1359，1361.

［13］Xie Y W, Ming D S, Xu H X, et al. Vasorelaxing effects of *Caesalpinia sappan* involvement of endogenous nitric oxide［J］. Life Sci, 2000, 67（15）：1913-1918.

［14］Hu C M, Kang J J, Lee C C, et al. Induction of vasorelaxation through activation of nitric oxide synthase in endothelial cells by brazilin［J］. Eur J Pharmacol, 2003, 468（1）：37-45.

［15］赵芬，孙文宇，刘超，等. 苏木乙酸乙酯提取物抑制心脏移植模型大鼠心肌细胞凋亡及作用机制［J］. 中国临床药理学杂志，2020，36（8）：956-958.

# 田七 Godienzcaet

【别名】三七、参三七、田三七、田漆、山漆、金不换、血参。

【来源】为五加科植物三七 *Panax notoginseng* （Burk.）F. H. Chen 的根茎。

【生境分布】在广西主要分布于德保、靖西、那坡、凌云等地，云南、四川、江西、湖北、福建、广东等亦有分布。

【性味功能】甘、微苦，温。止血止痛，除瘀消肿，通龙路、火路。用于咯血、衄血、吐血、便血、崩漏、跌打损伤、外伤出血。熟田七还用于补血、活血、益气。

【用法用量】内服 3～9 g，煎汤。外用适量，捣敷。

【现代药理学研究】

1. 活血作用

三七总皂苷具有改善急性血瘀大鼠血液流变学的作用，能显著降低急性血瘀大鼠的全血黏度、血浆黏度、红细胞压积、红细胞聚集指数、血小板凝聚率、纤维蛋白原含量，并且延长凝血酶和凝血酶原时间；可降低 ET-1、$TXA_2$、CD62P 和 CD41 的水平，同时升高 $PGF_{1\alpha}$ 水平，抑制血小板的活化、释放、聚集和黏附过程。三七粉能够有效缓解大鼠血液的高凝状态，并能减轻全身炎性反应，进而延缓大鼠深静脉血栓的发生发展。

2. 降血脂及防止动脉粥样硬化作用

三七正丁醇提取物可降低肥胖大鼠血浆 TC、TG 和 LDL-C 的水平，降低肝脏 TC 和 TG 的水平；可降低载脂蛋白基因敲除小鼠细胞分化抗原 CD40 及间质 MMP-9 的表达，具有预防动脉粥样硬化的作用。三七总皂苷通过调节 PCSK9/LDLR 信号通路对高脂血症金黄地鼠具有显著的降脂作用。

3. 调节免疫作用

三七中的多糖及皂苷可刺激巨噬细胞，促进抗体生成和补体活化，促进 T 淋巴细胞的增殖，具有免疫活性。三七总皂苷可辅助治疗风湿性关节炎，显著降低血小板计数，减少 CER、α1–AG、CRP 的表达，从而发挥抗炎镇痛作用。

4. 保肝作用

三七及三七总皂苷对 $CCl_4$、对乙酰氨基酚、D–半乳糖及 LPS 引起的肝损伤具有一定的保护作用。三七对酒精性肝损伤有保护作用，三七总皂苷可降低小鼠血清 ALT、AST、TB、MDA 的含量，提高 SOD、GSH–PX 的活性，降低细胞活性氧的含量，降低瘦素及其受体的表达。三七总皂苷可抑制 $CCl_4$ 诱发肝损伤小鼠血清 ALT、AST、总胆红素、直接胆红素水平，抑制成纤维细胞、肝星状细胞增殖及细胞内外 ColI 的生成；可降低 α–SMA 和 TaF–β1 的表达水平，具有抗肝纤维化作用。

5. 对中枢神经系统作用

（1）镇静作用

三七总皂苷中的人参皂苷 $Rb_1$ 有显著的镇静作用，并能协同中枢抑制药对中枢起到抑制作用，减少突触体谷氨酸水平。

（2）镇痛作用

三七挥发油有中枢止痛作用。三七总皂苷对化学性和热刺激引起的疼痛均有显著抑制作用。三七总皂苷是一种阿片肽受体激动剂，不具成瘾性。

（3）提高记忆力和神经保护作用

三七总皂苷可改善鹅膏蕈氨酸致痴呆大鼠的学习记忆能力，提高海马乙酰胆碱的水平；可改善大鼠的记忆功能及脑 M 受体的密度，提高学习指数和记忆指数，改善动物的拟痴呆症；可改善慢性脑低灌注大鼠的空间学习和记忆能力、情绪唤醒水平、自发性活动水平、探索能力、识别记忆能力；可通过促进海马神经再生改善卒中后抑郁大鼠和全脑缺血后大鼠的学习记忆能力。三七皂苷 Rg1 能激活 MEK5/ERK5 信号通路，抑制海马神经元凋亡，改善海马组织炎症和氧化损伤，从而提高血管性痴呆大鼠的认知功能；通过下调 NF–κB 信号减轻缺氧诱导的 PC12 细胞损伤；通过减少 Aβ 的生成，增加 Aβ 的降解，发挥神经保护作用，并能提高学习记忆能力，具有抗阿尔茨海默病作用。三七总皂苷对大鼠海马神经干细胞具有保护作用，能激活 Wnt/β–catenin 信号通路，增加缺糖缺氧 / 再灌注新生大鼠海马神经干细胞的存活率，抑制神经干细胞的凋亡；对急性脑缺血 / 再灌注损伤大鼠神经血管单元具有整体保护作用。

6. 抗炎作用

三七总皂苷可抑制角叉菜胶、巴豆油、蛋清等多种致炎剂致大鼠足肿胀和小鼠耳郭肿胀，对摘除肾上腺鼠也有一定抗炎作用。三七总皂苷对急性炎症引起的毛细血管通透性升高、炎性渗出和组织水肿以及炎症后期肉芽组织增生均有抑制作用，可阻止炎性细胞内

$Ca^{2+}$ 水平的升高，抑制灌流液中 $PLA_2$ 的活性，减少 $PaE_2$ 的释放；通过 TXNIP 介导激活 NLRP3 炎症小体减轻衰老大鼠的神经炎症；调节 TNF-α / NF-κB 信号通路，减轻哮喘气道过敏性炎症。

### 7. 抗肿瘤作用

三七总皂苷可抑制 SMMC-7721 细胞增殖、诱导细胞凋亡或坏死，恢复或上调细胞的缝隙连接细胞间的通讯功能；抑制骨肉瘤细胞 143b 的增殖和迁移，促进 143b 的凋亡；可影响 HepG2 细胞内 $Ca^{2+}$ 浓度，抑制人肝癌细胞 HepG2 的生长，诱导其凋亡；抑制 ERK/Akt 通路，降低 MDR1 的表达，提高阿霉素在人肝癌阿霉素耐药细胞 HepG2/Adr 中的积累，改变 HepG2/Adr 细胞 ADR 耐药性。三七总皂苷还可激活 MEKK1/SEK1/JNK1/AP-1 信号通路，对 4T1 乳腺癌荷瘤小鼠的肿瘤生长具有抑制作用；可负调控 PI3K/Akt/mTOR 信号通路，在体内外抑制 H22 细胞增殖、促进凋亡。三七二醇皂苷可通过促进含 WW 结构域的氧化还原酶的表达而抑制结肠癌细胞增殖、迁移及侵袭，诱导细胞凋亡。三七皂苷 R1 通过促进 Caspase-3 的表达、抑制 VEGF 的表达及抑制 PI3K/Akt 信号通路的磷酸化，抑制肿瘤细胞的侵袭和迁移，提高急性髓细胞性白血病小鼠的存活率。

### 8. 保肾作用

三七总皂苷可使小鼠肾小管上皮细胞 TCMK-1 内 ROS 和 MDA 水平降低，GSH 水平升高，SOD 和 GSH-Px 活性增强。此外，三七总皂苷可增强细胞活力和 Bcl-2 的表达，恢复线粒体膜电位，抑制 Bax 的表达，抑制 Caspase-3 和 Caspase-9 的活性，降低多黏菌素 E 处理 TCMK-1 细胞的凋亡率，减轻多黏菌素 E 引起的肾毒性。

### 9. 抗骨质疏松作用

三七总皂苷通过促进骨质疏松模型小鼠的血管新生来预防骨丢失；通过调控 PI3K/Akt/mTOR 信号通路，促进去势骨质疏松性骨折大鼠骨密度、骨细胞指数上升，促进骨痂处骨小梁生长，减轻大鼠氧化应激损伤，促进骨痂血管新生及骨折愈合。

### 10. 抗病毒作用

三七总黄酮具有抗病毒作用。三七总黄酮可提高柯萨奇 B3 型病毒感染性心肌炎 BALB/c 小鼠的生存率，降低心肌酶活性，提高小鼠干扰素水平，降低病毒滴度。

### 11. 抗心肌缺血作用

三七总皂苷通过调节 ATF3 / MAP2 K3 / p38 MAPK 和 NF-κB 信号通路改善心梗大鼠的心脏功能和纤维化，抑制大鼠心肌梗死后心室重构。三七总皂苷通过调控 miR-30c-5p 的表达，抑制氧化应激诱导的细胞损伤，缓解心肌缺血再灌注损伤。

### 12. 其他药理作用

三七总皂苷通过 PI3K / Akt 途径抑制 TRPM7，在体外抑制增生性瘢痕形成；通过诱导 Akt/Nrf2 信号通路介导的氧化还原反应保护听觉细胞抵抗顺铂诱导的耳毒性；可提高血清

SOD、GSH、CAT 的活性，具有显著的抗自由基作用。

【毒理学研究】

### 1. 细胞毒性

三七总皂苷 3.2 mg/ml 可使成纤维细胞 NIH/3T3 死亡，浓度大于 0.8 mg/mL 时对大鼠肾小球系膜细胞具有细胞毒性作用。

### 2. 肝脏、肾脏毒性

三七总皂苷以 50 mg/kg、150 mg/kg 和 450 mg/kg 的剂量每日为大鼠肌肉注射，连续给药 28 天。高剂量组在注射的第 3 天出现动物死亡。实验结束时，存活动物处死观察：病理切片高剂量组可以观察到肝窦扩张，肝细胞灶状坏死和炎性细胞浸润；肾小管上皮细胞弥漫性水样变性和坏死，胞浆疏松，坏死上皮细胞脱落。中、低剂量组肝脏可见散在空泡变性，偶有肝细胞坏死；肾脏上皮细胞坏死脱落，肾小管上皮细胞灶性水样变形，炎性细胞碎片堆积。

### 3. 急性毒性

三七水提取物小鼠腹腔注射的 $LD_{50}$ 为 3.77 g/kg。熟三七总黄酮小鼠皮下注射 $LD_{50}$ 为（3451±650）mg/kg，静脉注射 $LD_{50}$ 为（33±32）mg/kg。三七醇提取物小鼠静脉注射的 $LD_{50}$ 为（836±17）mg/kg。

### 4. 神经毒性

给小鼠腹腔注射三七素注射液（2 g/kg），20～30 min 后即可产生眼闭、不能站立、颈部僵硬、腿伸长、肌麻痹等神经毒作用。

### 【参考文献】

［1］韩淑燕，李海霞，文宗曜，等.三七总皂苷对急性血瘀大鼠血液流变学的改善作用［J］.中国药理学与毒理学杂志，2009，23（3）：183-187.

［2］刘同刚，沙凯辉，王邦茂.三七对小鼠急性酒精性肝损伤保护作用的实验研究［J］.山东医药，2010，50（16）：44-45.

［3］屈泽强，谢智光，王乃平，等.三七总皂苷抗衰老作用的实验研究［J］.广州中医药大学学报，2005（2）：130-133.

［4］孙非，衣同辉，梁重阳，等.三七总黄酮对病毒性心肌炎模型治疗作用的药效学研究［J］.中国药理学通报，2006（4）：476-479.

［5］张玉萍，余琼.三七素的止血活性及其神经毒作用实验研究［J］.山东中医杂志，2010，29（1）：43-45.

［6］Ma R F, Chen G, Li H Z, et al. *Panax notoginseng* saponins inhibits ventricular remodeling after myocardial infarction in rats through regulating ATF3/MAP2K3/p38 MAPK and NFκB Pathway

[J]. Chinese Journal of Integrative Medicine，2020，26（12）：897-904.

[7] 梁萍，黄清，农立宇，等.三七对急性脑缺血/再灌注损伤大鼠神经血管单元的整体保护作用研究[J].中国药理学通报，2020，36（12）：1756-1764.

[8] 吴丽园，罗凤医，顾永洁，等.三七总黄酮抗糖皮质激素诱发骨质疏松的效应[J].昆明医科大学学报，2020，41（11）：25-29.

[9] 胡广，关智宇，张开伟.三七总皂苷干预去势骨质疏松性骨折模型大鼠的作用机制[J].中国组织工程研究，2021，25（2）：172-177.

[10] 方姝晨，邹季，史政康，等.三七总皂苷对股骨头坏死大鼠股骨头成骨作用影响的实验研究[J].中国中医骨伤科杂志，2020，28（6）：6-9，15.

[11] 张之燕.三七注射液作用于肠道黏膜屏障调节 LPS/TLR4 通路对 CRF 大鼠肾脏保护作用的机制研究[D].南宁：广西中医药大学，2020.

[12] 谢慕可，许念茹，黄贤胜.三七总皂苷对脊髓损伤大鼠神经元凋亡及 Nrf2、caspase-3 表达的影响[J].世界中医药，2020，15（10）：1410-1413.

[13] 高瑞敏，康玲玲.三七总皂苷对慢性心力衰竭大鼠心功能的改善作用及其机制[J].吉林大学学报（医学版），2020，46（3）：563-568，675-676.

[14] 高利超，徐兵，刘永安，等.三七皂苷 R1 抑制 TGF-β1/Smad3 信号传导对糖尿病肾病大鼠肾脏纤维化和炎症细胞因子的调节作用研究[J].中国免疫学杂志，2020，36（10）：1188-1193.

[15] 项昌培，周瑞，张毅，等.三七中皂苷类成分及其抗脑缺血分子机制研究进展[J].中国中药杂志，2020，45（13）：3045-3054.

[16] Zhang Y B, Cai W S, Han G T, et al. *Panax notoginseng* saponins prevent senescence and inhibit apoptosis by regulating the PI3K-AKT-mTOR pathway in osteoarthritic chondrocytes[J]. International journal of molecular medicine, 2020, 45（4）：1225-1236.

[17] 方芳.三七皂苷 R1 对 Ang Ⅱ诱导动脉粥样硬化的影响及机制研究[D].武汉：湖北中医药大学，2019.

[18] 姜瑞凤，葛俊，王媛媛，等.三七皂苷 Rg1 对大鼠肾缺血再灌注损伤氧化应激水平和外周血 Th1/Th2 细胞因子调节作用[J].中国公共卫生，2019，35（10）：1368-1372.

[19] 冯挺，张家塘.三七粉对深静脉血栓模型大鼠血栓形成的预防作用[J].中医学报，2020，35（3）：623-626.

[20] 吴江立，安胜军，常宏.三七总皂苷对金黄地鼠 PCSK9-LDLR 表达及血脂水平的影响[J].中国病理生理杂志，2020，36（1）：140-145.

[21] 吴朕，马微，臧成昊，等.三七皂苷 R1 保护四氯化碳诱导肝纤维化模型大鼠的作用[J].中国组织工程研究，2020，24（26）：4213-4217.

[22] Zhang Y, Chi X Q, Wang Z C, et al. Protective effects of *Panax notoginseng* saponins on PME-

Induced nephrotoxicity in mice ［J］. Biomedicine & Pharmacotherapy，2019，116：108970.

［23］贺旭，汤艳，陈小语，等.三七总皂苷对卒中后抑郁模型大鼠学习记忆的影响及其作用机制［J］.中华行为医学与脑科学杂志，2020，29（8）：719-724.

［24］毛成远，顾应江，侯小林，等.三七皂苷 Rg1 通过调控 MEK5/ERK5 信号通路改善血管性痴呆大鼠神经损伤及认知功能［J］.中药材，2020，43（4）：981-985.

［25］陈琳，甘露，周红艳，等.三七总皂苷对缺糖缺氧 - 再灌注损伤新生大鼠海马神经干细胞的保护作用及机制研究［J］.中国临床药理学杂志，2019，35（23）：3042-3044.

［26］贺旭，刘英飞，王伟，等.三七总皂苷对全脑缺血大鼠学习记忆的影响及其作用机制研究［J］.中草药，2019，50（22）：5521-5526.

［27］Liu S Z，Cheng W，Shao J W，et al. *Notoginseng saponin* Rg1 prevents cognitive impairment through modulating APP processing in Aβ1-42-injected rats［J］. Current medical science，2019，39（2）：196-203.

［28］任民，徐革，彭伟，等.三七皂苷 R1 对缺氧诱导 PC12 细胞损伤的保护作用［J］.中国临床药理学杂志，2020，36（12）：1657-1660.

［29］魏剑锋，许泽波，王伟，等.三七总皂苷对肝癌细胞株 HepG2 的钙离子平衡和生长的影响［J］.中华实验外科杂志，2020，37（10）：1815-1818.

［30］陆慧敏，孙文熙，霍晨星，等.基于 MEKK1/SEK1/JNK1/AP-1 通路探讨三七总皂苷对 4T1 乳腺癌荷瘤小鼠肿瘤模型的影响［J］.中国实验方剂学杂志，2020，26（24）：75-81.

［31］王红钰，钟轩，蒋涛，等.三七二醇皂苷对结肠癌细胞增殖、凋亡、迁移、侵袭的影响［J］.中国临床药理学杂志，2020，36（10）：1284-1287.

［32］韩广弢，李皓桓.三七总皂苷对骨肉瘤 143b 细胞增殖、凋亡和迁移的影响［J］.武汉大学学报（医学版），2020，41（5）：741-745.

［33］冯磊，马秋玲，石琳，等.三七皂甙 R1 抑制 PI3K/AKT 通路对 AML 小鼠存活和 Caspase-3，VEGF 表达水平的影响［J］.中国实验血液学杂志，2020，28（2）：394-399.

［34］张之燕，黄志敏，江旖旎，等.三七注射液对阿霉素诱导的肾纤维化大鼠 FcγR Ⅱ a（CD32a）蛋白及 C 反应蛋白的影响［J］.中华中医药学刊，2020，38（10）：44-47，267-268.

# 🌱 大驳骨 Gobuegndok

【别名】大接骨、鸭子花、大骨节草、大骨风、接骨木、鸭嘴花。

【来源】为爵床科植物鸭嘴花 *Adhatoda vasica* Nees. 的全株。

【生境分布】多为栽培，也有野生。在广西主要分布于南宁、钦州、玉林、梧州等地，华南、西南等亦有分布。

【性味功能】辛、微苦，平。通龙路，止痛，止血，驳骨。用于瘀血肿痛、风湿麻痹、腰痛、月经过多、崩漏、跌打损伤、筋伤、骨折、扭伤。

【用法用量】内服 10 ～ 30 g，煎汤或浸酒。外用适量，鲜品捣敷，或研末调敷，或煎水洗。

【现代药理学研究】

1. 抗肿瘤作用

大驳骨可降低氮基三醋酸铁诱导的肾癌大鼠脂质过氧化，降低 $H_2O_2$、黄嘌呤氧化酶、血尿素氮和血清肌酐的含量，抑制肾 ODC 的活性和 DNA 的合成，降低肿瘤的发病率。大驳骨活性成分 2- 乙酰苄胺对白血病细胞 MOLM-14、NB-4 均具有细胞毒性，可诱导 MOLM-14 细胞停滞于 $G_2/M$ 期、NB-4 细胞停滞于 $G_0/G_1$ 期，降低 Bcl-2 的表达，增加 Bax 的表达，释放细胞色素 c，激活 Caspases-3 从而诱导细胞凋亡，抑制 MOLM-14 和 NB-4 细胞中 JAK2/STAT3 信号通路的转导，从而抑制细胞的生长、增殖、分化、转移。

2. 对骨关节炎的影响

大驳骨可减轻骨性关节炎模型大鼠膝关节软骨的退变，修复膝关节软骨形态。大驳骨叶甲醇提取物可调节 TLR2 的表达和促炎性介质的释放，对胶原蛋白诱导性关节炎大鼠具有保护作用。

3. 抗炎镇痛作用

大驳骨可延长醋酸扭体实验的潜伏期，减少小鼠扭体次数；可抑制蛋清致大鼠足趾肿胀，具有一定的抗炎镇痛作用；可降低大脑皮层、海马体 TNF-α 等炎症因子的水平，对 STZ 诱导的糖尿病脑病大鼠具有一定的治疗作用。大驳骨吡咯喹唑啉生物碱可下调 LPS 刺激的 RAW264.7 细胞促炎性介质，减弱炎症反应。

4. 保肝作用

大驳骨对 D- 氨基半乳糖致大鼠肝损伤具有保护作用；可提高异烟肼、利福平和吡嗪酰胺致肝损伤大鼠肝脏 GSH 的活性，下调 CYP7A 和 NAT 基因的水平，上调 CYP2E1 基因的水平，通过对氧化应激和异物代谢的调节，保护肝脏。大驳骨含有生物碱和黄酮的活性成分可缓解 t-BHP 诱导的氧化应激，激活 AMPK/p62/Nrf2 通路，对叔丁基过氧化氢诱导的肝损伤具有保护作用。

5. 抗菌作用

大驳骨对藤黄微球菌、产气肠杆菌、表皮葡萄球菌、绿脓杆菌均具有抑菌作用。大驳骨吡咯喹唑啉生物碱对大肠埃希菌、白色念珠菌具有抑菌作用。大驳骨水仙碱、2- 乙酰苄胺对敏感和耐药结核分枝杆菌具有抑菌作用。

## 【参考文献】

[1] 刘文奇，刘洪波，刘娇莹，等. 海南大驳骨对骨性关节炎模型大鼠膝关节软骨形态学的影响

［J］.海峡药学，2014，26（11）：41-42。

［2］谢珍连，甘广玉，罗爱月，等.大驳骨和落地生根及其配伍抗炎镇痛的实验研究［J］.中国医院药学杂志，2018，38（17）：1792-1795.

［3］Amala R，Sujatha S. Presence of pyrroloquinazoline alkaloid in *Adhatoda vasica* attenuates inflammatory response through the downregulation of pro-inflammatory mediators in LPS stimulated RAW 264.7 macrophages［J］. Bioimpacts，2021，11（1）：15-22.

［4］Mohan Y，Patil R，Vadivelan S P，et al. Anti-oxidant，anti-inflammatory and anti-cholinergic action of *Adhatoda vasica* Nees contributes to amelioration of diabetic encephalopathy in rats：Behavioral and biochemical evidences［J］. Int J Diabetes Dev Ctries，2014，34（1）：24-31.

［5］Chakraborty A，Brantner A H. Study of alkaloids from *Adhatoda vasica* Nees on their antiinflammatory activity［J］. Phytother Res，2001，15（6）：532-534.

［6］Enzy Jahangir T，Sultana S. Tumor Promotion and Oxidative Stress in Ferric Nitrilotriacetate-Mediated Renal Carcinogenesis：Protection by Adhatoda vasica［J］. Toxicol Mech Methods，2007，17（7）：421-430.

［7］Balachandran C，Arun Y，Sangeetha B，et al. In vitro and in vivo anticancer activity of 2-acetyl-benzylamine isolated from *Adhatoda vasica* L. leaves［J］. Biomed Pharmacother，2017，93：796-806.

# 第二节　通火路药

## 了刁竹 Baklaghomj

【别名】徐长卿、竹叶细辛、一枝香、对叶草。

【来源】萝摩科植物徐长卿 *Cynanchum paniculatum*（Bunge）Kitag. 的全草。

【生境分布】生于山坡草丛中或路旁。在广西主要分布于桂林、玉林、容县等地，全国大部分地区亦有分布。

【性味功能】辛，温，有小毒。祛寒镇痛，活血解毒，利水消肿。用于风湿痛、寒性腹痛、跌打损伤、牙痛、蛇咬伤、水肿、月经不调、痛经。

【用法用量】内服 5～10 g，煎汤。外用适量，捣敷。

【现代药理学研究】

1. 中枢镇痛作用

徐长卿丹皮酚可通过下调 TRPV1 的表达，抑制神经元的兴奋性，对骨癌痛具有治疗作用。

### 2. 免疫调节作用

徐长卿多糖 CPB64 有促进脾细胞和淋巴细胞增殖的作用。徐长卿多糖 CPBB 可对抗 60rCo 辐射引起的小鼠胸腺、脾缩小和骨髓 DNA 减少的作用，对抗 60rCo 辐射或 CTX 引起的白细胞降低。

### 3. 心血管系统保护作用

徐长卿可减轻心肌细胞内钙超载，可升高因缺血再灌注损伤所致的动脉压和左心室内压下降，降低异常升高的左心室舒张末压和左室压力最大上升速率。徐长卿丹皮酚可降低红细胞比容，使红细胞聚集性和血小板黏附性降低，并增强红细胞的变形能力。

### 4. 抗炎镇痛作用

徐长卿水提取物可减轻小鼠肉芽肿，提高热板痛阈值，延长扭体反应潜伏期，减少扭体次数，具有抗炎和镇痛作用。徐长卿丹皮酚可抑制豚鼠 Forssman 皮肤血管炎；对二甲苯引起的小鼠耳郭肿胀以及绵羊红细胞、牛血清蛋白诱导的小鼠迟发型足跖肿胀有抑制作用；可抑制大鼠主动和被动 Arthus 型足跖肿胀和内毒素引起的腹腔毛细血管通透性升高。丹皮酚磺酸钠可抑制甲醛引起的大鼠足肿。

### 5. 抗肿瘤作用

徐长卿水提取物对 Bel-7407 细胞增殖有抑制作用。徐长卿多糖对小鼠移植性腹水癌 H22、EAC 和 S180 实体瘤的生长具有抑制作用。徐长卿丹皮酚对人肝癌细胞 HepG2 和 SMMC-7721 均具有增殖抑制作用，并可诱导其凋亡。

### 6. 抗过敏作用

徐长卿全草水提取物对大鼠被动皮肤过敏反应具有抑制作用。

### 7. 治疗骨关节炎作用

徐长卿可上调 Bcl-2 蛋白的表达，下调 Bax 蛋白的表达，升高 Bcl-2/Bax 的比值，抑制兔膝骨性关节炎软骨细胞凋亡。徐长卿丹皮酚可下调软骨 MMP-1 的表达水平，对骨性关节炎具有一定的治疗作用。

## 【参考文献】

[1] 许青松, 张红英, 李迎军, 等. 徐长卿水煎剂抗炎及镇痛作用的研究 [J]. 时珍国医国药, 2007 (6): 1407-1408.

[2] 朱世权, 蔡文秀, 薛玲, 等. 徐长卿多糖的分离纯化及其抗辐射和升高白细胞的作用 [J]. 中草药, 2010, 41 (1): 103-106.

[3] 王顺春, 方积年. 徐长卿多糖 CPB54 的结构及其活性的研究 [J]. 药学学报, 2000 (9): 675-

678.

[4] 孙平龙，朱晓梅，卫洪昌.徐长卿内关穴位注射对大鼠心肌缺血再灌注损伤的影响 [J].药学实践杂志，2000（4）：212-215.

[5] 赫锦锦，方东.徐长卿丹皮酚对骨癌痛大鼠镇痛作用的研究 [J].中国药理学通报，2020，36（11）：1526-1531.

[6] 林丽珊，蔡文秀，许云禄.徐长卿多糖抗肿瘤活性研究 [J].中药药理与临床，2008，24（5）：40-42.

[7] 徐淑萍.丹皮酚增强化疗药物对人肝癌细胞的增殖抑制作用及其可能机制 [D].合肥：安徽医科大学，2006.

[8] 张桂芳，吴丽敏，李彦博.徐长卿水提取物抗肝癌作用初探 [J].中华中医药学刊，2007（8）：1723-1724.

[9] 吴琪，任婕.徐长卿丹皮酚对兔膝关节软骨细胞凋亡及相关基因的影响 [J].湖北中医药大学学报，2016，18（2）：11-14.

[10] 吴琪，吴倩，罗勋.徐长卿丹皮酚对兔膝骨性关节炎软骨细胞凋亡的影响 [J].中国药科大学学报，2015，46（3）：359-363.

[11] 吴琪，任婕，胡华，等.徐长卿丹皮酚对兔膝骨性关节炎关节软骨 MMP-1 和 TIMP-1 表达的研究 [J].湖北中医药大学学报，2013，15（3）：9-12.

# 🌱 海桐皮 Godongz

【别名】钉桐皮、鼓桐皮、丁皮、刺桐皮、刺通、接骨药

【来源】为豆科植物刺桐 *Erythrina variegata* L. 的茎皮。

【生境分布】野生或栽植为行道树。在广西主要分布于南宁、北流等地，广东、云南、贵州、浙江、湖南、湖北、福建、台湾等亦有分布。

【性味功能】苦、辛，平。通火路，祛风毒，除湿毒，杀虫止痒。用于风湿痹痛、牙痛、火眼、乳痈、蛔虫病、肝硬化腹水、跌打损伤、疥癣、湿疹。

【用法用量】内服 6～12 g，煎汤。外用适量，水煎洗。

【现代药理学研究】

1. 镇痛抗炎作用

海桐皮对于急性炎症具有抗炎作用。海桐皮茎皮水提取物可减少醋酸诱导的小鼠扭体次数；可抑制二甲苯诱导的小鼠耳郭肿胀和冰醋酸导致的腹腔渗出。

2. 镇静作用

海桐皮茎皮水提取物可以减少小鼠的自发活动，缩短运动距离，延长戊巴比妥钠致小鼠睡眠时间。

3. 抗菌作用

海桐皮水提取物对红色毛癣菌、许兰黄癣菌、铁锈色小芽胞癣菌、腹股沟表皮癣菌等皮肤真菌均有抑制作用。

4. 负性肌力作用

海桐皮稀酸提取物对离体灌流蛙心有一定的负性肌力作用。

5. 其他药理作用

海桐皮酸提取物具有促进胆汁分泌的作用；对最大电击引起的豚鼠痉挛和戊四氮引起惊厥的动物有一定的保护作用；对大鼠离体回肠具有拮抗乙酰胆碱作用。

【毒理学研究】

海桐皮茎皮水煎物 100 g/kg 小鼠灌胃给药，无明显毒副作用。

## 【参考文献】

[1] 田月琴. 海桐皮质量标准及药效学研究 [D]. 太原：山西医科大学，2014.

[2] 李吉珍，黄良月. 六种海桐皮药理作用比较研究 [J]. 中药材，1992（6）：29-32.

[3] Thongmee P, Itharat A. Anti-inflammatory activities of *Erythrina variegata* bark ethanolic extract [J]. Journal of the Medical Association of Thailand, 2016, 99（44）：S166-171.

[4] Martins J, Brijesh S. Anti-depressant activity of *Erythrina variegata* bark extract and regulation of monoamine oxidase activities in mice [J]. Journal of Ethnopharmacology, 2020, 248：112380.

[5] Ohba H, Nishikawa M, Kimura M, et al. Cytotoxicity induced by *Erythrina variegata* serine proteinase inhibitors in tumor hematopoietic stem cell lines [J]. Bioscience, Biotechnology, and Agrochemistry, 2014, 62（6）：1166-1170.

## 🌱 穿山甲*Duzlinh

【别名】鲮鲤甲、鱼甲、鲤甲、麒麟片。

【来源】为鲮鲤科动物鲮鲤 *Manis pentadactyla* L. 的鳞甲。

【生境分布】栖于丘陵或树林湿润地带，掘洞穴居，夜出觅食，能爬树、游泳，受敌时蜷缩一团，常雌雄同居。分布于广西、广东、海南、云南、贵州、湖南、江西、福建、台湾、浙江、安徽、江苏等地。

---

\* 穿山甲为国家一级保护动物，严禁滥捕滥杀。

【性味功能】咸，微寒。消肿溃痈，搜风活血，通经下乳。用于风寒湿痹、月经停闭、乳汁不通、肝硬化、疝气、痈疽疮肿。

【用法用量】内服 3～15 g，煎汤。外用适量，水煎洗。

【现代药理学研究】

1. 抗肿瘤作用

穿山甲对髓细胞白血病细胞 HL-60 有诱导凋亡作用。穿山甲蛋白提取物能够抑制人白血病细胞 K562 的增殖，诱导细胞凋亡。

2. 镇痛作用

穿山甲水提取物能提高小鼠热板法的痛阈值，抑制醋酸致小鼠的扭体反应，具有镇痛作用。穿山甲具有缓解癌性疼痛作用。

3. 改善微循环作用

穿山甲可改善小鼠微循环系统，促进成熟的血细胞进入血管，修复骨髓静脉窦，增加骨髓微血管数，扩张微血管面积，改善红细胞的变形和取向能力，具有改善微循环作用。

4. 抗炎作用

穿山甲对急性炎症及慢性炎症都具有抑制作用。穿山甲可使肠痈脓肿缩小、局限，减轻脓肿大鼠血液流变学的改变，具有抗炎或促炎症修复的作用。

5. 泌乳作用

穿山甲可在机体缺乳状况下对 PRL 进行调节，提高氟化钠中毒后缺乳大鼠血清催乳素水平，纠正产后乳汁分泌不足，促进乳汁的分泌。

6. 消痈排脓作用

穿山甲提取物能够减轻脓肿组织白细胞浸润，促使组织细胞、纤维细胞产生及脓腔局部肉芽组织增生。

## 【参考文献】

［1］王英. 穿山甲蛋白提取物对人白血病 K562 细胞增殖与凋亡的影响［D］. 杭州：浙江大学，2010.

［2］谢新生，张秀丽，赵家军，等. 穿山甲煎液诱导 HL-60 细胞凋亡的研究［J］. 浙江中西医结合杂志，2001（8）：18-20.

［3］吴珊，农彩丽，何显科，等. 穿山甲水提取物镇痛作用的实验研究［J］. 广西医学，2012，34（1）：7-9.

［4］辛军. 穿山甲止癌性疼痛［J］. 中医杂志，2002（2）：94-95.

［5］张东伟，付敏，彭贤文，等. 猪蹄甲与穿山甲抗小鼠骨髓微循环障碍作用的实验研究［J］. 中草药，2005（9）：1364-1367.

［6］李寅超，侯士良，傅曼华，等.比较猪蹄甲、穿山甲抗炎作用的实验研究［J］.哈尔滨商业大学学报：自然科学版，2002（2）：145-147.

［7］侯士良，董秀华.比较猪蹄甲，穿山甲泌乳作用实验研究［J］.中国中药杂志，2000（1）：44-46.

［8］李寅超，赵宜红，陈秀英，等.猪蹄甲与穿山甲消痈排脓作用比较的实验研究［J］.时珍国医国药，2008（6）：1430-1432.

# 🌱 牛大力 Gorengxmox

【别名】山莲藕、美丽崖豆藤、倒吊金钟、大力薯。

【来源】为豆科植物美丽崖豆藤 *Millettia speciosa* Champ. 的块根。

【生境分布】生于山坡疏林下、路边、灌木丛中或山谷、溪边。在广西主要分布于梧州、玉林、钦州、南宁、百色、河池等地，广东、福建、海南等亦有分布。

【性味功能】甘，平。调龙路、火路，通气道、水道，除热毒，补虚。用于咳嗽、腰痛、慢性肝炎、遗精、带下、肺结核。

【用法用量】内服 10 ～ 30 g，煎汤。

【现代药理学研究】

1. 镇咳平喘祛痰作用

牛大力可增加小鼠气管酚红排泌量，促进家鸽气管内墨汁运动，减少氨水引发小鼠和枸橼酸引发豚鼠咳嗽反应的次数，延长咳嗽潜伏期，对抗组胺 – 乙酰胆碱引起的豚鼠支气管哮喘，具有一定的祛痰、镇咳及平喘作用。

2. 调节免疫功能作用

牛大力可提高小鼠的胸腺指数、脾脏指数、抗体生成水平，提高小鼠免疫功能。牛大力多糖可增强免疫功能低下小鼠吞噬细胞的吞噬功能，增加抗体形成细胞的数量，促进淋巴细胞转化。

3. 保肝作用

牛大力能降低 $CCl_4$ 及酒精所致急性肝损伤小鼠血清中 AST 和 ALT 的活性，减少肝匀浆 MDA 的含量，降低肝脏指数，提高胸腺指数。牛大力多糖可降低急性肝损伤小鼠血清中 AST、ALT 的水平，抑制 MDA 的生成，降低 COX–2 的表达，抑制炎性介质的合成和肝损伤引起的肝脏肿大，对肝脏细胞和组织结构的完整性具有保护作用。

4. 降血糖作用

牛大力多糖可以降低 STZ 诱导糖尿病小鼠的空腹血糖水平，增加胰岛素分泌，促进糖原合成，提高模型小鼠空腹胰岛素水平和肝糖原含量。

### 5. 抗痛风作用

牛大力水煎剂具有降尿酸作用，可降低高尿酸引起的肾脏损伤，可缓解尿酸盐诱导的小鼠滑膜细胞炎症。

### 6. 抗炎作用

牛大力水提取物可以减轻二甲苯致小鼠耳郭肿胀、抑制腹腔注射醋酸致小鼠腹腔毛细血管通透性，并且可以抑制大鼠棉球肉芽肿。牛大力多糖可保护机体细胞、抑制脂质过氧化和COX-2/PGE$_2$信号通路，保护机体细胞，与总黄酮联用可增强机体抗氧化能力，抑制ROS的大量释放，发挥协同抗炎作用。

### 7. 抗疲劳、抗应激作用

牛大力可延长小鼠负重游泳时间、耐缺氧时间、耐低温时间和耐高温时间。牛大力多糖可以增加小鼠的游泳耐力和爬杆时长，降低血乳酸、血中尿素氮的含量，提高血LDH的含量。牛大力水提取物可增加肌糖原储备同时减少运动时糖原的消耗，为机体提供更多的能量。

## 【参考文献】

［1］刘丹丹，唐立海，王艳，等.牛大力祛痰、镇咳和平喘作用的实验研究［J］.广州中医药大学学报，2009，26（3）：266-269.

［2］王柳萍，沈茂杰，杨斌，等.牛大力多糖对小鼠脾细胞增殖及分泌细胞因子的影响［J］.医药导报，2017，36（5）：480-483.

［3］田纪祥，钟俊武.牛大力提高小鼠免疫功能的实验研究［J］.现代医学与健康研究，2018（10）：59-59.

［4］苏芬丽，丘振文，孙旭，等.牛大力多糖对糖尿病小鼠降血糖作用的研究［J］.中南药学，2019，17（11）：1856-1859.

［5］黄桂琼，陈洪，周迎春，等.牛大力防治尿酸性肾病的疗效及机制研究［J］.中药材，2019，42（8）：1907-1910.

［6］黄慧，陈洪，黄桂琼，等.中药牛大力对尿酸盐诱导小鼠模型滑膜细胞炎症的影响［J］.中国当代医药，2018，25（20）：8-11.

［7］齐耀群，刘若轩，李常青，等.牛大力多糖对LPS诱导的RAW264.7细胞炎性因子释放的影响［J］.中药新药与临床药理，2016，27（4）：493-497.

［8］曹志方.牛大力多糖和总黄酮抗炎作用及机制的研究［D］.海口：海南大学，2016.

［9］唐专辉，罗秋莲，莫静，等.牛大力多糖对小鼠常压耐缺氧的研究［J］.广西大学学报（自然科学版），2017，42（3）：1203-1208.

［10］罗轩，林翠梧，陈洁晶，等.牛大力多糖对小鼠抗疲劳作用的研究［J］.天然产物研究与开发，2014，26（3）：324-328.

［11］黄翔，王晓平，陈晓白.中药牛大力抗疲劳抗应激作用的实验研究［J］.玉林师范学院学报，2014（2）：55-58.

［12］曹志方，郝赫宣，杨雨辉，等.牛大力多糖在小鼠模型抗肝炎作用的试验观察［J］.中国兽医杂志，2015，51（12）：57-59，51.

［13］周添浓，刘丹丹，唐立海，等.牛大力对四氯化碳及酒精所致小鼠急性肝损伤的保护作用［J］.时珍国医国药，2009，20（10）：2585 -2587.

# 🌱 蜈蚣 Cijsip

【别名】百足虫、千足虫。

【来源】为蜈蚣科动物少棘巨蜈蚣 *Scolopendra subspinipes mutilans* L. Koch 的全体。

【生境分布】栖居于潮湿阴暗处。全国各地多有分布。

【性味功能】辛，温；有毒。通路止痛，解毒散结，祛风止痉。用于惊风、癫痫、痉挛抽搐、中风、破伤风、风湿顽痹、偏正头痛、毒蛇咬伤、疮疡、瘰疬。

【用法用量】内服 2 ~ 5 g，水煎。

【现代药理学研究】

1. 镇痛抗炎作用

蜈蚣提取物能够提高小鼠痛阈值，对醋酸诱导的小鼠扭体反应具有抑制作用；对二甲苯致小鼠耳郭肿胀和棉球肉芽肿具有抑制作用；可通过 NF-κB 途径抑制炎症因子的产生，加速外周神经系统形态学和功能的恢复，治疗神经病性疼痛疾病。

2. 心脑血管系统保护作用

蜈蚣提取物可减轻心肌细胞损害，在心肌保护物质的代谢中具有重要的调节作用。蜈蚣提取物对在体大鼠心脏血流动力学有改善作用，对急性心肌缺血再灌注损伤的左心功能有保护作用，可通过影响 $CD4^+$、$CD25^+$、$FoxP3^+$ Tre 细胞和 CD4/ IL-17T 细胞的相对百分比改善风湿性心脏病。

3. 改善循环系统作用

蜈蚣所含组胺样物质及溶血性蛋白可扩张血管，降低血液黏滞度，改善局部组织因长期血虚循环不畅、缺氧所致的高凝血状态，利于病变组织细胞的复原。蜈蚣小分子生物碱可延长凝血酶时间和凝血酶原时间，抑制凝血酶和活化因子 X 的活性和产生，具有抗血栓和抗血小板活性作用。

4. 抗肿瘤作用

蜈蚣可以改善抗肿瘤免疫反应，诱导细胞周期阻滞和凋亡，降低细胞内 DNA 的含量、细胞内钙超载，对人口腔上皮细胞鳞癌、人结肠癌细胞、人肺癌细胞 NCI-H23、肾癌细胞 U0-31、结肠癌细胞 KM-12、肝癌细胞 BEL-7402 和卵巢癌细胞 SKOV-3 等有抑制作用。

### 5. 促消化作用

蜈蚣水提取物能增加大鼠胃液量、总酸分泌量、胃液酸度和胃蛋白酶总活力，提高大鼠胰液和胰蛋白酶的分泌量，提高胰淀粉酶活力，同时对小鼠肠推进运动有促进作用。

### 6. 对免疫功能的作用

蜈蚣水提取物能降低大鼠血清中过氧化脂质及肝、脑组织中脂褐质的含量，可使红细胞中 SOD 和血中 GSH-Px 活力升高，使免疫器官胸腺和脾脏重量增加；能显著增强机体吞噬细胞的吞噬活性，对吞噬细胞 Fc 受体有增强作用，具有改善机体免疫功能和抗衰老作用。

### 7. 抗菌作用

蜈蚣的酸性提取液对羊毛状小孢子菌、石膏样毛癣菌和红色表皮癣菌等致病性真菌有抑制作用。

【毒理学研究】

### 1. 急性毒性

对小鼠蜈蚣醇提液的最大耐受量为 80 g/kg。

### 2. 突变毒性

40 g/kg 蜈蚣醇提取物具有一定的致突变性。

### 3. 肝脏毒性

蜈蚣可通过脂质过氧化导致肝细胞化学性损伤，通过诱导细胞因子、炎性因子等对肝细胞产生免疫性损伤，因而具有一定的肝毒性。

### 4. 过敏反应

蜈蚣含有多种肽类物质，部分患者用药后出现皮肤瘙痒、皮疹等典型的组胺样反应表现，均可在停止给药后恢复正常。

### 5. 生殖毒性

蜈蚣提取物可使雌性小鼠怀孕率降低，致畸率升高，且低剂量的影响要大于高剂量。

### 【参考文献】

[1] Jiang T C, Zhao Q N, Sun H Y, et al. *Scolopendra subspinipes mutilans* L. Koch ameliorates rheumatic heart disease by affecting relative percentages of CD4+CD25+FoxP3 Treg and CD4+IL17 T Cells [J]. Evidence-Based Complementary and Alternative Medicine, 2019（5）: 4674190.

［2］李小莉，陈红琳，甘民.不同品种蜈蚣的抗炎、镇痛作用［J］.中国中药杂志，1996（8）：498-499，512.

［3］Hwang L, Ko I G, Jin J J, et al. Scolopendra subspinipes mutilans extract suppresses inflammatory and neuropathic pain In vitro and in vivo［J］. Evid Based Complement Alternat Med，2018：5057372.

［4］刘兵，谭竹钧，孔祥平，等.少棘蜈蚣活性蛋白对舌癌细胞 Tea-8113 的抑制作用研究［J］.时珍国医国药，2013，24（6）：1543-1544.

［5］侯欢欢.少棘蜈蚣抗菌肽 scolopin1 和 scolopin2 的基因克隆、表达及抗癌抗菌机制的初步研究［D］.南京：南京师范大学，2014.

［6］Ma W, Liu R, Qi J, et al. Extracts of centipede *Scolopendra subspinipes mutilans* induce cell cycle arrest and apoptosis in A375 human melanoma cells［J］. Oncol Lett，2014，8（1）：414-420.

［7］Zhao H, Li Y, Wang Y, et al. Antitumor and immunostimulatory activity of a polysaccharide-protein complex from *Scolopendra subspinipes mutilans* L. Koch in tumor-bearing mice［J］. Food Chem Toxicol，2012，50（8）：2648-2655.

［8］Lee J H, Kim I W, Kim S H, et al. Anticancer activity of the antimicrobial peptide Scolopendrasin VII derived from the centipede,［J］. J Microbiol Biotechnol，2015，25（8）：1275-1280.

［9］卢佳，邓秋萍，任文华.少棘蜈蚣抗菌肽 Scolopin 2-NH2 的抗菌作用机制研究［J］.生物技术通报，2018，34（11）：179-190.

［10］Lee J H, Kim I W, Kim M A, et al. Antimicrobial activity of the Scolopendrasin V peptide identified from the centipede Scolopendra subspinipes mutilans［J］. J Microbiol Biotechnol，2017，27（1）：43-48.

［11］Lee W, Hwang J S, Lee D G. A novel antimicrobial peptide, scolopendin, from *Scolopendra subspinipes* mutilans and its microbicidal mechanism［J］. Biochimie，2015，118：176-84.

［12］Choi H, Hwang J S, Lee D G. Antifungal effect and pore-forming action of lactoferricin B like peptide derived from centipede *Scolopendra subspinipes mutilans*［J］. Biochim Biophys Acta，2013，1828（11）：2745-2750.

［13］刘翔峰.蜈蚣醇提液的毒理学研究及对肝癌细胞株 Bel-7402 生物学影响［D］.长沙：中南大学，2008.

## 🌱 蚯蚓 Duzndwen

【别名】土龙、地龙、虫膳。

【来源】为钜蚓科动物参环毛蚓 *Pheretima aspergillum*（E. Perrier）的全体。

【生境分布】栖于潮湿疏松的泥土中，行动迟缓，以富含有机物的腐殖土为食。分布于广西、广东、福建等地。

【性味功能】咸，寒。通调两路，清热，平肝，止喘。用于高热狂躁、惊风抽搐、风热头痛、目赤、中风、喘息、关节疼痛、齿衄、瘰疬、疮疡。

【用法用量】内服 5 ～ 10 g，水煎。外用适量，捣敷。

【现代药理学研究】

1. 抗心律失常作用

地龙对氯仿 – 肾上腺素模型大鼠的异位心律有抑制作用；可缩短乌头碱模型大鼠、氯化钡模型家兔、哇巴因模型家兔的心律失常时间；减轻高 KCl 诱导的心肌细胞线粒体损伤和促纤维化作用。

2. 降压作用

地龙乙醇提取液对犬、正常大鼠及肾性高血压大鼠均有降压作用，离体兔心灌流实验证明，低剂量的地龙提取液能引起心脏兴奋，而高剂量则抑制心脏兴奋。

3. 溶栓抗凝作用

蚯蚓溶栓酶可降低大鼠纤维蛋白原和凝血酶时间，能使凝血因子 II、凝血因子 VIII 降解，具有溶栓抗凝作用。

4. 促血小板聚集、抗血栓作用

蚯蚓提取物对体外血凝块有明显溶解作用，能抑制大鼠体内实验性血栓形成；在体外对家兔血小板有促聚集作用。

5. 促进伤口愈合作用

地龙可促进肉芽组织中肌纤维母细胞增生，活跃合成功能，分泌肌动蛋白而有利于伤口的收缩，对伤口的愈合有促进作用。

6. 镇痛抗炎作用

地龙醇提取物可抑制致发炎动物局部肿胀程度，降低血管通透性。

7. 增强免疫作用

地龙能提高巨噬细胞活化率，提高其吞噬中性红染料的能力，增强细胞表面 Fc 受体功能；能提高小鼠的运动耐力，降低体内丙二醛的含量，具有增强小鼠运动耐力与保护细胞的作用。

8. 平喘作用

地龙液对豚鼠过敏性哮喘有保护作用；可部分抑制大白鼠的哮喘控制感知力，对抗组织胺所致的豚鼠哮喘及离体气管片痉挛。

【毒理学研究】

生殖毒性

蚯蚓提取物对人精子具有快速杀灭的作用。

## 【参考文献】

［1］Huang P C, Shibu M A, Kuo C H, et al. *Pheretima aspergillum* extract attenuates high-KCl-induced mitochondrial injury and pro-fibrotic events in cardiomyoblast cells［J］. Environ Toxicol, 2019, 34（8）: 921-927.

［2］吕金胜, 吴畏, 孟德胜, 等. 地龙醇提取物抗炎及镇痛作用的研究［J］. 中国药师, 2003（1）: 16-18.

［3］唐小云, 许静, 梁再赋, 等. 地龙肽免疫药理作用的实验研究［J］. 细胞与分子免疫学杂志, 2004（2）: 249-250.

［4］Huang C Q, Li W, Wu B, et al. *Pheretima aspergillum* decoction suppresses inflammation and relieves asthma in a mouse model of bronchial asthma by NF-κB inhibition［J］. J Ethnopharmacol, 2016, 189: 22-30.

［5］黄传奇. 广地龙的平喘活性及其机制的研究［D］. 广州: 广州中医药大学, 2016.

# 🌱 珍珠母 Gvamjsaehhaij

【别名】珠母、明珠母。

【来源】为蚌科动物三角帆蚌 *Hyriopsis cumingii*（Lea）的贝壳。

【生境分布】分布于广西、江苏、浙江、湖北、安徽等地。

【性味功能】甘、咸，寒。平肝定惊，潜阳止血。用于头眩、耳鸣、心悸、失眠、癫狂、惊痫、吐血、衄血、妇女血崩。

【用法用量】内服 10～20 g，煎汤，或研末服。

【现代药理学研究】

1. 镇静催眠作用

珍珠母富含钙、铁、钠、钾等微量元素，可抑制神经和骨骼肌兴奋，有助于睡眠期，主要影响快动眼睡眠期，也可以通过调节机体的生理功能及代谢平衡等途径间接影响。珍珠母对实验小鼠具有镇静安眠作用，其寡肽类成分可能是药效的物质基础之一，并通过调节 ACTH 达到镇静催眠作用。珍珠母有效组分能使 5-HT 浓度增加，改善 PCPA 诱导的失眠小鼠失眠症状，最终达到镇静催眠的作用。

2. 抗抑郁作用

珍珠母蛋白可抑制酪氨酸羟化酶，阻断酪氨酸合成多巴胺，从而抑制去甲肾上腺素的合成，具有抗抑郁作用。

3. 抗氧化作用

珍珠母提取物具有清除活性氧和提高体内抗活性氧酶活性的能力，对延缓衰老有一定作用。珍珠母提取液可抑制鼠肝均浆 MDA 的生成，提高人体内 SOD 和 GSH-Px 的活性。

## 【参考文献】

［1］刘侗，康馨元，任伯颖，等.珍珠母超微粉蛋白及寡肽对小鼠镇静安眠作用比较［J］.吉林中医药，2014，34（2）：172-173，176.

［2］李影，孙佳明，张静，等.珍珠母不同炮制品对小鼠抗抑郁作用研究［J］.吉林中医药，2014，34（4）：388-389，392.

［3］Qiao D，He X，Wei C，et al. Effects of *Hyriopsis cumingii* polysaccharides on mice immunologic receptor, transcription factor, and cytokine［J］. J Food Sci, 2016, 81（5）：1288-1294.

# 🌱 青葙子 Nyadangjmaj

【别名】野鸡冠、尾花子。

【来源】为苋科植物青葙 *Celosia argentea* L. 的种子。

【生境分布】生于平原或山坡，海拔可达 1100 m。在广西主要分布于乐业、那坡、北流、贺州、钟山、龙胜等地。

【性味功能】苦，微寒。祛风热，清肝火。用于目赤肿痛、障翳、高血压、鼻衄、皮肤风热瘙痒、疥癞。

【用法用量】内服 9 ～ 30 g，煎汤。

【现代药理学研究】

1. 降血脂作用

青葙总皂苷可降低高血脂金黄地鼠血清和肝脏组织中 TC、TG 和 LDL-C 的水平，可降低肝脏组织中 MDA 和 LSP 的含量。

2. 降血糖作用

青葙子醇提取物的正丁醇部分和水提取物中的粗多糖部分具有降血糖活性，粗多糖部分具有促进胰岛素分泌作用，能使四氧嘧啶引起的糖尿病小鼠肾脏和肝脏的肿胀恢复至接近正常。

3. 抗白内障作用

青葙子水提取物能够减轻晶状体的混浊程度，使 SOD、GSH 和 GSH-Px 的含量升高，具有较强的抗氧化能力，防护晶状体氧化损伤。青葙子水提液可以减少氧化损伤诱导的大鼠晶状体上皮细胞凋亡，并使凋亡相关基因 Bcl-2 明显上调，Bax 明显下调，上调 Bcl-2/Bax 的比值，对大鼠晶状体上皮细胞凋亡具有抑制作用。

### 4. 保肝作用

青葙总皂苷可降低血清 ALT、AST 的水平，降低肝组织匀浆中 MDA 的含量，提高 SOD 的活性，减轻肝细胞受损程度。青葙子苷 A 可抑制胰弹性蛋白酶的分泌与激活，抑制 NF-κB 的表达，降低炎症反应，对出血性坏死性胰腺炎诱导的肝损伤具有保护作用。

### 5. 抗肿瘤作用

青葙子提取物可抑制结肠癌细胞 26-L5 的肝转移，对 BALB/c 小鼠的淋巴细胞具有促有丝分裂活性，诱导巨噬细胞分泌 IL-12。青葙苷 A 可激活 Caspase-3/7 和抑制 NF-κB 的表达，诱导 HepG2 细胞凋亡。

### 6. 免疫调节作用

青葙子提取物能够抑制某些过敏性疾病的 IgE 抗体。

### 7. 抗菌作用

青葙醇提取物对不同烧伤病原菌的敏感性依次为志贺菌、假单胞菌、葡萄球菌、链球菌、弧菌、克雷伯菌、大肠埃希菌和沙门氏菌。青葙乙醇对蜡样芽孢杆菌、白色念珠菌、铜绿假单胞菌和金黄色葡萄球菌均有抑制作用。

## 【参考文献】

［1］吴文丹，梁琳，唐颖，等. 青葙总皂苷对高血脂动物脂质代谢的影响［J］. 药学实践杂志，2018（6）：493-498.

［2］刘学铭. 青葙种子乙醇提取物的抗糖尿病活性［J］. 国外医药（植物药分册），2003（3）：123.

［3］郭树鹏，杨进花，赵辉，等. 青葙子提取物对小鼠糖尿病视网膜病血-视网膜屏障的保护作用及机制［J］. 中国医药导报，2016（25）：17-20.

［4］单俊杰，任晋玮，杨静，等. 青葙子提取物降血糖活性的研究［J］. 中国药学杂志，2005（16）：1230-1233.

［5］唐颖，梁琳，郭美丽. 青葙总皂苷对肝损伤保护作用的研究［J］. 药学实践杂志，2016（3）：201-205.

［6］李洪亮，程齐来，孙立波，等. 青葙子苷 A 对 AHNP 诱导肝损伤的保护作用研究［J］. 湖北农业科学，2014，53（15）：3588-3591.

［7］程齐来，李洪亮，黄志勤. 青葙苷 A 诱导肝癌 HepG2 细胞凋亡及相关机制研究［J］. 中国实验方剂学杂志，2013，19（23）：200-204.

# 第六章 治"巧坞"病药

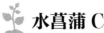 水菖蒲 Cingjfouxnaemq

【别名】香蒲、泥菖、水菖、土菖蒲、水蜡烛、土方便。

【来源】为天南星科植物菖蒲 *Acorus calamus* L. 的根状茎。

【生境分布】生于水边及潮湿地。分布于广西各地，全国各省亦有分布。

【性味功能】辛、苦，温。开窍化痰，健脾利湿，消积，杀虫解毒。用于痰涎壅闭、神志不清、癫痫、中风、慢性支气管炎、痢疾、肠炎、腹胀腹痛、风寒湿痹、疥疮、湿疮。

【用法用量】内服 5 ～ 10 g，煎汤。外用适量，水煎洗。

【现代药理学研究】

1. 预防记忆丧失作用

水菖蒲提取物对 LPS 诱导的神经炎症模型大鼠记忆丧失、焦虑和氧化应激具有预防作用。水菖蒲不同部位（尤其是水部位）可通过减轻氧化应激和炎症反应来预防记忆缺失和应激。

2. 抗抑郁作用

水菖蒲根茎提取物通过调节中枢神经化学物质和下丘脑 – 垂体 – 肾上腺轴对抗悬尾实验和强迫游泳实验诱导的应激反应，介导抗抑郁活性。

3. 抗惊厥作用

水菖蒲甲醇提取物具有显著的抗惊厥作用。水菖蒲可通过调节 GABA 的活性对戊四唑诱发的癫痫发挥治疗作用。

4. 抗炎作用

水菖蒲提取物可通过抑制促炎因子的产生，对急性炎症、慢性炎症和免疫炎症模型产生抗炎作用；可抑制角叉菜胶所致大鼠足趾肿胀，抑制棉球肉芽肿增生，抑制巴豆油肉芽肿囊炎症。

5. 抗氧化作用

水菖蒲中的细辛醚在大鼠噪音应激中具有抗氧化活性，可增强脑部 SOD、LPO 的活性，降低 CAT、GSH-Px 的活性，并降低 GSH、维生素 C、维生素 E、蛋白质硫醇等的含量。水菖蒲乙酸乙酯提取物可清除 DPPH 自由基。

### 6. 降血糖血脂作用

水菖蒲乙醇提取物可增强脂肪细胞分化，可以防止胆固醇吸收和干扰肝肠循环，对糖尿病具有治疗作用。水菖蒲可抑制大鼠 α-葡萄糖苷酶的肝脏 HMG-CoA 还原酶的活性，降低正常小鼠的血糖水平，改善餐后高血糖与心血管并发症。水菖蒲细辛醚可抑制脂肪生成相关转录因子的表达，从而抑制脂肪形成。

### 7. 抗肿瘤作用

水菖蒲醇提取物可通过抑制 TNF-α、NO 和 IL-2 等物质的生成发挥抗肿瘤作用。提取物和挥发油均能抑制人胃癌细胞的生长，诱导细胞发生 $G_1$ 阻滞，使 Oct4 和 NS 下调，且能抑制 HUVEc 细胞的血管生成，具有抗增殖和抗血管生成作用。水菖蒲凝集素可抑制小鼠脾细胞和人类淋巴细胞分裂，抑制小鼠巨噬细胞癌 J774 细胞增殖。水菖蒲表皮素可抑制小鼠白血病细胞和多种人源肿瘤细胞（BXPC-3、MCF-7、SF268 和 DU-145 等）的增殖。

### 8. 保护心血管作用

水菖蒲提取物具有降血压和调节血管的作用。水菖蒲精油可有效抗心房纤维性颤动、心房颤动、室性心律失常等。水菖蒲可提高患有缺血性心脏病患者的健康状况；可改善胸痛、呼吸困难，降低 TC 和 LDL 的水平，增加 HDL 的水平。

### 9. 抑菌作用

水菖蒲挥发油对结核分枝杆菌和枯草芽孢杆菌具有抑制作用。水菖蒲的挥发油、正己醇提取物和甲基丁香酚对酵母菌和痤疮丙酸杆菌具有抑制作用。水菖蒲乙醇提取物和乙酸乙酯萃取部分对乙型溶血性链球菌具有抑制作用。水菖蒲三氯甲烷和正丁醇萃取部分对幽门螺旋杆菌具有抑制作用。

## 【参考文献】

［1］王常丽，吴琼，陈宇峰，等.水菖蒲水提取物的抗炎与促愈活性研究［J］.中国药师，2015，18（5）：730-733.

［2］Manikandan S, Srikumar R, Jeya P N, et al. Protective effect of *Acorus calamus* LINN on free radical scavengers and lipid peroxidation in discrete regions of brain against noise stress exposed rat ［J］. Biol Pharm Bull，2005，28（12）：2327-2330.

［3］Manikandan S, Devi R S. Antioxidant property of alpha-asarone against noise-stress-induced changes in different regions of rat brain ［J］. Pharmacol Res，2005，52（6）：467-474.

［4］Si M M, Lou J S, Zhou C X, et al. Insulin releasing and alpha-glucosidase inhibitory activity of ethyl acetate fraction of *Acorus* calamus in vitro and in vivo〔J〕. J Ethnopharmacol, 2010, 128（1）: 154-159.

〔5〕 Parab R S, Mengi S A. Hypolipidemic activity of *Acorus calamus* L. in rats〔J〕. Fitoterapia, 2002, 73（6）: 451-455.

〔6〕 Bains J S, Dhuna V, Singh J, et al. Novel lectins from rhizomes of two *Acorus* species with mitogenic activity and inhibitory potential towards murine cancer cell lines〔J〕. Int Immunopharmacol, 2005, 5（9）: 1470-1478.

〔7〕 Mehrotra S, Mishra K P, Maurya R, et al. Anticellular and immunosuppressive properties of ethanolic extract of *Acorus calamus* rhizome〔J〕. Int Immunopharmacol, 2003, 3（1）: 53-61.

〔8〕 Shah A J, Gilani A H. Bronchodilatory effect of *Acorus calamus*（Linn.）is mediated through multiple pathways〔J〕. J Ethnopharmacol, 2010, 131（2）: 471-477.

〔9〕 Jayaraman R T, Anitha T, Joshi V D. Analgesic and anticonvulsant effects of *Acorus calamus* roots in mice〔J〕. International Journal of Pharmaceutical Technology Research, 2010, 2（1）: 552 - 555.

〔10〕 Kim W J, Hwang K H, Park D G, et al. Major constituents and antimicrobial activity of Korean herb *Acorus calamus*〔J〕. Nat Prod Res, 2011, 25（13）: 1278-1281.

〔11〕 李娟, 麻晓雪, 李顺祥, 等. 湖南产石菖蒲和水菖蒲乙醇提取物及其萃取组分抑菌活性的比较研究〔J〕. 中成药, 2014, 36（2）: 393-396.

〔12〕 Shaista Y, Shiekh M H, Akhtar R, et al. Evaluation of antidepressant activity of methanolic and hydroalcoholic extracts of *Acorus calamus* L. rhizome through tail suspension test and forced swimming test of mice〔J〕. Journal of Traditional Chinese Medical Sciences, 2020, 7（3）: 301-307.

# 🌱 石菖蒲 Gosipraemx

【别名】野韭菜、水蜈蚣、香草、山菖蒲、苦菖蒲。

【来源】为天南星科植物石菖蒲 *Acorus tatarinowii* Schott 的根茎。

【生境分布】在广西主要分布于宁明、武鸣、马山、德保、隆林、乐业、东兰、南丹、罗城、资源、昭平、陆川、博白、灵山、上思等地。

【性味功能】辛、苦, 微温。调巧坞, 祛风毒, 调气机, 除湿毒, 除瘴毒, 通龙路, 止痛。用于癫痫、健忘、耳鸣、耳聋、腹痛、中风、风湿痹痛、跌打损伤、痈疽、阴痒。

【用法用量】内服 3 ～ 6 g, 煎汤, 鲜品加倍; 或入丸、散剂。外用适量, 煎水洗, 或研末调敷。

【现代药理学研究】

1. 镇静作用

石菖蒲具有镇静作用。石菖蒲 α-细辛醚可提高脑组织的兴奋阈，减弱病灶的兴奋扩散，防治癫痫发作；可通过调控 γ-氨基丁酸 A 型受体来抑制小鼠嗅球脑中输出神经元僧帽细胞的自发放电，并能阻滞 Nav1.2 离子通道使膜电位超级化，从而缓解动物的惊厥症状。石菖蒲中的桉脂素可通过上调小鼠和大鼠脑部 γ-氨基丁酸 A 型受体的表达，对抗电击和戊四唑诱导的癫痫。石菖蒲多糖可延长戊四唑致惊厥小鼠死亡的时间并降低死亡率。

2. 抗抑郁作用

石菖蒲水提取物可增强获得性无助抑郁模型大鼠 5-羟色胺神经系统的功能，减少逃避失败次数，具有一定的抗抑郁活性。石菖蒲 β-细辛醚可通过调节慢性不可预知温和应激抑郁模型大鼠 ERK 信号通路的负调控激酶 MKP-1，促进神经元存活，进而缓解抑郁症状。

3. 益智护脑作用

石菖蒲可有效降低颅脑损伤动物模型中血清炎症因子的表达，降低血清 S100β、NSE 蛋白的水平，减轻脑组织水肿，提高颅脑损伤大鼠的认知能力，有效改善颅脑病理损伤；可提高阿尔茨海默病模型小鼠的学习能力，降低 Tau 蛋白的过度磷酸化，保护阿尔茨海默病患者髓鞘内膜免受损伤；通过上调海马 ERK/CREB 信号通路明显改善运动疲劳大鼠的学习记忆。石菖蒲水提取物能提高 3xTg-AD 小鼠的学习记忆能力，改善肠道菌群失调。石菖蒲挥发油可以通过影响 SOD 和 MDA 的含量对抗自由基的生成，保护脑细胞，从而改善阿尔茨海默病大鼠的学习记忆能力；可降低血清糖皮质激素水平，改善慢性应激小鼠的记忆。石菖蒲 β-细辛醚与左旋多巴联合用药，可通过调节 HSP70/MEF2D/Beclin-1 分子伴侣介导的自噬通路降低 6-OHDA 诱导 PD 大鼠中多巴胺能神经元的损伤。石菖蒲 β-细辛醚可抑制 PC12 细胞凋亡，通过上调 Nrf2/HO-1 信号通路，对 $H_2O_2$ 诱导的 PC12 细胞氧化应激损伤具有保护作用。

4. 抗血栓作用

石菖蒲挥发油、β-细辛醚可减轻大鼠静脉血栓情况，延长凝血酶原时间和活化部分凝血活酶时间，改善高黏血症大鼠的血液流变性，对全血低切黏度和血浆黏度的作用明显；可明显延长小鼠凝血时间；减轻血浆纤维蛋白凝块的重量，有显著的抗血栓作用。

5. 心脑血管保护作用

石菖蒲提取物能够降低缺血大鼠的灌注压、主动脉血流、冠脉流量和心输出量，在再灌注之后快速恢复血液动力学，减少缺血再灌注对心脏的损伤，减轻大鼠缺血再灌注损伤引起的脑水肿；参与调节星形胶质细胞 NKCC1 / AQP4 和 JNK / iNOS 介导的信号通路，减轻细胞肿胀和血脑屏障破坏，从而对脑梗塞和脑水肿发挥神经保护作用；能抑制心肌损伤标记物如 cTnI、TNF-α、过氧化物酶的表达和活性，以及降低脂质过氧化产物的含量，改善异丙肾上腺素诱导的猪心功能障碍；可抑制尼古丁引起的颈动脉血管内皮细胞细胞因子的变化，缓解颈动脉血管内皮细胞凋亡和线粒体损伤。石菖蒲 β-细辛醚能减轻细胞膜损伤，降低线粒体膜通透性和培养液中 LDH、CK 的含量，提高线粒体膜电位，从而提高心肌细胞缺氧/再灌注损伤后的细胞存活率。

6. 抑制破骨细胞作用

石菖蒲多糖 ASP2-1 通过调节 NFATc1 抑制破骨细胞生成，减轻 LPS 诱导的小鼠骨丢失。石菖蒲化合物 Tatarinan N 可通过抑制 NF-κB、MAPKs 和 PLCγ2-Ca$^{2+}$-calcineurin 信号通路活化来调节 NFATc1 的活化；石菖蒲化合物 Tatarinan N 和 Tatarinan T 可以改善 LPS 引起的小鼠骨结构破坏及破骨细胞过度活化。

【毒理学研究】

石菖蒲粗油的 LD$_{50}$ 为 0.382 mL/kg，纯化品的 LD$_{50}$ 为 0.7 mL/kg，存在一定的毒性作用，可能与挥发油中的杂质有关。

## 【参考文献】

[1] Liu H, Song Z, Liao D G, et al. Anticonvulsant and sedative effects of eudesmin isolated from *Acorus tatarinowii* on mice and rats [J]. Phytother Res, 2015, 29 (7): 996-1003.

[2] 李腾飞, 孙秀萍, 高江晖, 等. 石菖蒲水提取物对获得性无助模型的抗抑郁作用 [J]. 中国实验方剂学杂志, 2012, 18 (2): 132-135.

[3] Sun Y R, Wang X Y, Li S S, et al. β-asarone from *Acorus gramineus* alleviates depression by modulating MKP-1 [J]. Genet Mol Res, 2015, 4 (2): 4495-4504.

[4] 周长凯, 王莹, 高静, 等. 石菖蒲挥发油及其纯化品的急性毒性研究 [J]. 江西中医药, 2012, 43 (10): 64-65.

[5] 黄丽平, 宁百乐, 王南卜, 等. 石菖蒲挥发油有效成分 β-细辛醚联合左旋多巴对 6-OHDA 诱导帕金森模型大鼠的分子伴侣介导自噬的影响 [J]. 中药材, 2020 (7): 1720-1724.

[6] 黑鑫鑫, 刘涛. 石菖蒲活性成分对过氧化氢诱导 PC12 细胞 Caspase-1、IL-18 表达的影响 [J]. 时珍国医国药, 2019, 30 (5): 1025-1028.

[7] 刘姚, 王建林, 罗丽华, 等. 石菖蒲对颅脑损伤模型大鼠认知功能障碍、血清炎症因子及 s100β、NSE 蛋白水平的影响 [J]. 中医学报, 2020, 35 (2): 334-337.

[8] 陈惠花, 朱梅菊, 朱洪竹, 等. 石菖蒲及其活性成分 5-羟甲基糠醛对疲劳运动大鼠学习记忆的影响及其机制 [J]. 中国应用生理学杂志, 2019, 35 (4): 366-371.

[9] 高宁辛. 石菖蒲挥发油对 AD 模型小鼠神经元损伤的保护作用及机制探讨 [D]. 广州: 广东药科大学, 2018.

［10］蒋征奎，李晓，陈卓.石菖蒲挥发油对链脲佐菌素致大鼠痴呆模型学习记忆能力的影响
［J］.中国老年学杂志，2018，38（2）：263-265.

［11］王光明，李绍林，蔡琳，等.石菖蒲对慢性应激小鼠记忆的影响及其机制［J］.实用医学杂
志，2017，33（16）：2650-2652.

［12］艾霞，高强强.石菖蒲、远志对老年性痴呆模型小鼠脑组织超氧化物歧化酶和丙二醛的影响
［J］.湖北中医药大学学报，2013，15（6）：12-14.

［13］张予心.石菖蒲木质素类化合对破骨细胞形成的抑制作用及其机制研究［D］.吉林：吉林大
学，2019.

［14］吴启端，吴清和，王绮雯，等.石菖蒲挥发油及β-细辛醚的抗血栓作用［J］.中药新药与临
床药理，2008（1）：29-31.

［15］Kim J H，Chung H S，Antonisamy P，et al. Cardioprotective effect of rhizomes of *Acorus
gramineus* against isoproterenol-induced cardiac damage in pigs［J］. Cardiovasc Toxicol，2014，
14（2）：183-192.

［16］吴启端，王绮雯，陈奕芝，等.β-细辛醚对缺血-再灌注损伤心肌细胞的保护作用［J］.广州
中医药大学学报，2009，26（3）：251-255.

［17］付军，李正.石菖蒲对尼古丁诱导颈动脉血管内皮细胞凋亡作用机制的研究［J］.毒理学杂
志，2019，33（3）：223-226.

# 🌱 猪牙皂 Byaekcikmou

【别名】牙皂、小牙皂、山皂荚。

【来源】为豆科植物皂荚 *Gleditsia sinensis* Lam. 的果实。

【生境分布】生长于村边、路旁、向阳温暖的地方，多为栽培，少野生。在广西主要
分布于桂林等地，全国大部分地区亦有分布。

【性味功能】辛、咸，温；有小毒。祛痰定喘，散瘀消肿，通乳排毒。用于脑充血、
癫痫、产后缺乳、乳痈、白喉。

【用法用量】内服 1～3 g，水煎。外用适量。

【现代药理学研究】

1. 抗肿瘤作用

皂苷物和正丁醇提取物对 S180 肿瘤细胞株具有抑制活性。猪牙皂可抑制食道癌细胞
HKESC-1、HKESC-2 和 SLMT-1 中 INT2、FGF4、EMS1 的表达，抑制端粒末端转移酶的
活性，并对人卵巢癌细胞 SKOV-3、人乳腺癌细胞 MCF-7 具有细胞毒性。猪牙皂可改变
肿瘤细胞中活性氧自由基的含量，调节细胞内酸碱度，破坏线粒体膜，促进细胞色素 C
等细胞凋亡因子的合成，激活 Caspase-3，诱导肿瘤细胞的凋亡。猪牙皂提取物对肝癌大

鼠肝脏形态有明显的修复作用，并能显著诱导肝癌细胞凋亡。此外，猪牙皂提取物可抑制 miR-21、miR-181b 和 miR-183 在 HCC 细胞中的表达，并上调 miR-21、miR-181b 和 miR-183 靶点 PTEN、TIMP-3 和 PDCD4 的表达。

2. 抗炎镇痛、抗氧化作用

猪牙皂总皂苷具有显著的镇痛、抗炎作用。猪牙皂总皂苷可减少醋酸致小鼠扭体反应次数，提高小鼠热板痛阈值，对二甲苯致小鼠耳郭肿胀、角叉菜胶致大鼠足跖肿胀和大鼠棉球肉芽肿具有显著的抑制作用；可降低绵羊红细胞所致小鼠血清溶血素水平，抑制绵羊红细胞所致小鼠迟发型足跖肿胀，可显著缓解小鼠关节炎症状，推迟发病时间，降低发病率，减少关节部位的炎症细胞浸润，改善病灶区滑膜异常增生以及骨质糜烂。猪牙皂水提取物对大鼠足水肿有明显的抑制作用，可降低 LPS 激活巨噬细胞中 COX-2 的表达，显著降低 $PGE_2$、TNF-α、IL-1β 和 IL-6 的生成和 mRNA 的表达。此外，猪牙皂水提取物具有抗氧化作用，能抑制 LPS 诱导的细胞中 ROS 的产生。

3. 抗过敏作用

猪牙皂正丁醇部位可减少白蛋白致敏小鼠的擦鼻次数，降低鼻黏膜对组胺的敏感度和血清 NO 的水平，抑制大鼠鼻腔嗜酸性粒细胞渗出。猪牙皂总皂苷可减轻 2,4,6- 三硝基氯苯所致小鼠迟发型耳郭肿胀，抑制刀豆素 A 引起的小鼠脾细胞增殖和 IL-2 水平，抑制 LPS 致小鼠腹腔巨噬细胞产生 IL-1β 和 NO，通过抑制抗原致敏阶段 T 淋巴细胞的增殖、分化以及效应阶段巨噬细胞的活化，发挥抗迟发型超敏反应作用。

4. 抑菌抗病毒作用

猪牙皂的皂荚皂苷粗提物对解脲支原体有显著的抑制活性，对 HIV-1 有显著的抑制作用。

5. 祛痰作用

猪牙皂石油醚、乙醚、正丁醇、水溶物部位具有显著的祛痰作用。

【毒理学研究】

猪牙皂主要功效成分三萜皂苷具有一定毒性。猪牙皂皂苷 A、皂苷 D、皂苷 F、皂苷 I 和皂苷 Q 对斑马鱼卵的 $LD_{50}$ 分别为 21.3 μmol/L、2.2 μmol/L、31.8 μmol/L、81.5 μmol/L 和 32.2 μmol/L。

【参考文献】

[1] 孙永康，杨海燕，王新志. 王新志应用猪牙皂治疗脑系疾病经验 [J]. 中国中医基础医学杂志，2019，25（9）：1238-1240.

[2] 冯英，贾元印，李贵海，等. 猪牙皂抗肿瘤有效部位的研究 [J]. 时珍国医国药，2006（3）：319-320.

［3］Tang W K, Chui C H, Fatima S, et al. Inhibitory effects of *Gleditsia sinensis* fruit extract on telomerase activity and oncogenic expression in human esophageal squamous cell carcinoma［J］. Int J Mol Med, 2007, 19（6）: 953-960.

［4］Teo I T, Tang J C, Chui C H, et al. Superoxide anion is involved in the early apoptosis mediated by *Gleditsia sinensis* fruit extract［J］. Int J Mol Med, 2004, 13（6）: 909-913.

［5］Zhang Y B, Lam K H, Chen L F, et al. Chemical constituents from the thorns of *Gleditsia sinensis* and their cytotoxic activities［J］. Journal of Asian Natural Products Research, 2020, 22（12）: 1121-1129.

［6］Yu J Q, Li G, Mu Y, et al. Anti-breast cancer triterpenoid saponins from the thorns of *Gleditsia sinensis*［J］. Natural Product Research, 2019, 33（16）: 2308-2313.

［7］Cai Y, Zhang C Z, Zhan L, et al. Anticancer effects of *Gleditsia sinensis* extract in rats transplanted with hepatocellular carcinoma cells［J］. Oncology Research, 2019, 27（8）: 889-899.

［8］焦晓兰, 朱文龙, 殷志琦, 等. 猪牙皂总皂苷的镇痛抗炎作用和免疫抑制活性［J］. 中药药理与临床, 2011, 27（3）: 59-62.

［9］夏玉凤, 戴岳, 符麟军. 猪牙皂正丁醇部分对过敏性鼻炎的影响［J］. 中国临床药理学与治疗学, 2005（8）: 925-928.

［10］Li K K, Zhou X L, Wong H L, et al. In vivo and in vitro anti-inflammatory effects of Zao-Jiao-Ci（the spine of *Gleditsia sinensis* Lam.）aqueous extract and its mechanisms of action［J］. Journal of Ethnopharmacology, 2016, 192（192）: 192-200.

［11］Hou L F, Dai Y, Xia Y F, et al. Alleviation of picrylchloride-induced delayed type hypersensitivity reaction by saponin fraction of *Gleditsia sinensis*［J］. Biol Pharm Bull, 2006, 29（5）: 1056-1059.

［12］赵声兰, 陈朝银, 董其江, 等. 皂荚皂苷的提取及其抗 HIV、抗解脲支原体和抗菌作用的研究［J］. 陕西中医, 2007（7）: 923-925.

［13］邓显仪, 陈晓兰, 唐红艳, 等. 猪牙皂对小鼠祛痰与耐缺氧作用的药效学研究［J］. 贵阳中医学院学报, 2017, 39（3）: 21-24, 28.

［14］陈丽晓, 何明芳, 高晓平, 等. 基于斑马鱼模型探讨猪牙皂皂苷类药物急性毒性与结构的关系［J］. 药学服务与研究, 2015, 15（6）: 466-468.

# 第七章　止血药

## 🌱 大蓟 Nyalinzswj

【别名】老虎刺、草鞋刺、刷把头、刺萝卜。

【来源】为菊科植物蓟 *Cirsium japonicum* Fisch. ex DC. 的地上部分或根。

【生境分布】生于山坡、路边等处。我国南北各省区均有分布。

【性味功能】苦、甘，凉。凉血止血，祛瘀消肿。用于衄血、吐血、尿血、便血、崩漏下血、外伤出血、痈肿疮毒、蛇咬伤。

【用法用量】内服 10 ～ 20 g，煎汤。外用适量。

【现代药理学研究】

1. 凝血止血作用

大蓟全草汁可使凝血时间和凝血酶原时间缩短，血沉加速。大蓟醇提浸膏正丁醇萃取物具有止血功效。

2. 降血压作用

大蓟提取物可上调 NOS 的表达，增加血清 NO 的水平，降低血浆 Ang Ⅱ 的含量，并上调主动脉和左心室的 IMD、ADM 的表达，通过 IMD / NO 途径对两肾一夹型肾血管性高血压大鼠发挥心脏保护作用。大蓟草醇提取物通过增加 IMD 的含量，激活 NO/NOS，对肾性高血压发挥降压作用。

3. 抗肿瘤作用

大蓟提取物可使人白血病细胞 K562、肝癌细胞 HepG2、宫颈癌细胞 Hela、胃癌细胞 BGC823、结肠癌细胞 HT-29 细胞形态上发生皱缩、变圆、脱壁、碎裂等变化，生长受到明显抑制。大蓟总黄酮对 SMMC-7721 和 Hela 细胞具有一定的抑制作用，可见清晰的"梯子"状 DNA 带纹和凋亡小体。大蓟香叶木素能抑制 MCF-7 的增殖并且诱导细胞凋亡。

4. 抑菌作用

大蓟挥发油对大肠埃希菌、沙门氏菌、变形杆菌、卡拉双球菌、金黄色葡萄球菌、白色念珠菌、啤酒酵母菌、黑曲霉均有显著的抑制作用。大蓟草正丁醇提取物对白色念珠菌、克柔念珠菌和热带念珠菌等念珠菌具有一定的抑菌作用。大蓟对石榴枯萎病菌、水稻稻瘟病菌、玉米小斑病菌、烟草蛙眼病菌、茶白星病菌等植物病原菌具有一定的抑菌活性。

5. 抗糖尿病作用

大蓟甲醇提取物和水提取物通过抑制葡萄糖苷酶对糖尿病发挥治疗作用。从大蓟柳穿鱼苷和 5,7–二羟基 –6,4′–二甲氧基黄酮对 STZ 诱导的糖尿病大鼠均有降糖作用。

6. 治疗肥胖作用

大蓟叶提取物可抑制脂肪的形成，其中氯仿提取物对脂肪细胞分化的抑制作用显著。

# 【参考文献】

［1］植飞，孔令义，彭司勋. 中药大蓟的化学及药理研究进展［J］. 中草药，2001（7）：90-93.

［2］陈海芳，陈凯云，袁金斌，等. 大蓟的止血活性药效初步研究［J］. 中华中医药学刊，2010，28（7）：1458-1459.

［3］梁颖，黎济荣，周永忠，等. 大蓟醇提取物对两肾一夹高血压大鼠 Intermedin 变化的影响［J］. 时珍国医国药，2011，22（7）：1572-1574.

［4］Yang X L, Shao H, Chen Y, et al. In renal hypertension, *Cirsium japonicum* strengthens cardiac function via the intermedin/nitric oxide pathway［J］. Biomedicine & Pharmacotherapy, 2018, 101（101）：787-791.

［5］李煜，王振飞，李瑶，等. 大蓟提取液对 4 种癌细胞生长抑制作用的研究［J］. 时珍国医国药，2008（2）：265-266.

［6］王振飞，李煜，戴宝贞，等. 大蓟对 5 种癌细胞抑制作用的研究［J］. 中华中医药学刊，2008（4）：761-762.

［7］刘素君，郭红，潘明，等. 大蓟总黄酮诱导肿瘤细胞凋亡作用的研究［J］. 时珍国医国药，2010，21（2）：294-295.

［8］姚亮亮，王晓珊，何军伟，等. 大蓟炭中香叶木素诱导人乳腺癌 MCF-7 细胞凋亡及其机制研究［J］. 天然产物研究与开发，2017，29（5）：767-773.

［9］罗浔，杨志荣. 大蓟挥发油的 GC-MS 分析及其抑菌活性的研究［J］. 四川大学学报（自然科学版），2009，46（5）：1531-1536.

［10］叶莉，杨凤琴，梁军，等. 宁夏大蓟提取物不同极性部位对 4 种念珠菌的体外抑菌活性［J］. 中国实验方剂学杂志，2011，17（19）：222-223.

［11］魏朝霞，杨彩波，和慧，等. 大蓟提取物对植物病原真菌的抑制活性［J］. 云南农业大学学报（自然科学），2014，29（1）：140-143.

［12］Yin J, Heo S I, Wang M H. Antioxidant and antidiabetic activities of extracts from *Cirsium japonicum* roots［J］. Nutr Res Pract, 2008, 2（4）：247-251.

［13］Liao Z, Chen X, Wu M. Antidiabetic effect of flavones from *Cirsium japonicum* DC in diabetic rats

[J]. Arch Pharm Res, 2010, 33 (3): 353-362.

[14] Park H S, Shim S M, Kim G H. Silydianin in chloroform soluble fraction of *Cirsium japonicum*, leaf inhibited adipocyte differentiation by regulating adipogenic transcription factors and enzymes [J]. J Korean Soc Appl Biol, 2013, 56 (6): 709-713.

# 🌱 飞龙掌血 Gosanhlwed

【别名】散血飞、见血散、散血丹。

【来源】为芸香科植物飞龙掌血 *Toddalia asiatica* (L.) Lam. 的根及茎。

【生境分布】在广西主要分布于融水、罗城等地，湖南、湖北、陕西、福建、台湾、浙江、四川、云南、贵州等亦有分布。

【性味功能】辛、苦，温。祛风止痛，散瘀止血，通龙路。用于血瘀吐血、伤寒衄、寒凝血瘀性闭经、气滞血瘀性痛经、风湿痹痛、胃痛、跌打损伤、刀伤出血、牙痛、阿米巴痢疾。

【用法用量】内服 5 ～ 15g，煎汤。外用适量。

【现代药理学研究】

1. 止血作用

飞龙掌血甲醇部位有提高机体凝血功能、增强止血的作用。

2. 抗炎镇痛作用

飞龙掌血具有一定的抗炎镇痛、抗风寒湿佐剂性关节炎作用。飞龙掌血正丁醇提取部位和水提部位均能提高热板法小鼠的痛阈值，减少扭体法小鼠的扭体次数，减少福尔马林法小鼠的舔足时间；水提部位能明显降低小鼠血清和脑组织中 $PGE_2$ 的含量；乙醇提取物和乙酸乙酯提取物可抑制胶原诱导性关节炎大鼠的关节肿胀，降低 IL-1β、IL-6、TNF-α 等促炎症因子的水平，提高免疫抑制因子 IL-10 的表达。飞龙掌血醇提取物通过增加角叉菜胶致炎大鼠血清中 β-EP 的含量，降低 $PGE_2$、5-HT、$LTB_4$ 的含量，降低皮肤组织中 TNF-α、IL-1β 的含量，以及下调脊髓 SP 及 Fos 蛋白的表达发挥抗炎镇痛作用。飞龙掌血生物总碱能抑制二甲苯所致耳郭肿胀和琼脂所致足肿胀，抑制羧甲基纤维素钠所致腹腔白细胞游走，减少醋酸所致小鼠扭体反应的次数。飞龙掌血中 Aculeatin 和 Toddaculin 可抑制 LPS 诱导的 RAW264 巨噬细胞 p38 磷酸化、ERK1/2 表达和 NF-κB 激活，进而减轻巨噬细胞炎症的水平。

3. 抑菌抗病毒作用

飞龙掌血无水乙醇、乙酸乙酯提取物对枯草杆菌、痢疾杆菌、啤酒酵母菌有显著的抑菌作用。飞龙掌血具有显著的抗流感病毒作用。

### 4. 抗氧化作用

飞龙掌血乙酸乙酯提取物对 DPPH 自由基、羟自由基、一氧化氮自由基具有一定的清除活性，具有显著的抗氧化能力；可显著降低高脂血症大鼠血浆和肝脏的脂质水平，增加 HDL-C 的水平，增强 LDL-C 的代谢，降低血清 TC、TG 的含量。

### 5. 保护心肌作用

飞龙掌血水提取物对结扎冠脉前降支致心肌梗死有显著保护作用；有扩血管作用，可显著减少冠脉左前降支高位结扎致急性心肌缺血新西兰兔缺血心肌的作功和耗氧，纠正心脏对氧的供需平衡失调，改善心脏收缩、舒张和泵血功能，对缺血心肌具有保护作用。飞龙掌血提取物通过调节抗炎与促炎因子的平衡，降低血脂水平，发挥保护心血管的作用。

### 6. 抗肿瘤作用

飞龙掌血二氯甲烷提取物诱导人直肠癌细胞 HT-29 细胞周期阻滞及凋亡，具有抗肿瘤活性。飞龙掌血根部对人乳腺癌细胞 MCF-7 有细胞毒性。

【毒理学研究】

飞龙掌血醇提取物小鼠经口最大耐受量为 9.50 g/kg·bw（相当于生药 220.93 g/kg·bw）。

## 【参考文献】

[1] Yang K, Tong L, Chen C, et al. Therapeutic effects of extracts from radix Toddaliae asiaticae on collagen-induced arthritis in Balb/c mice [J]. J Ethnopharmacol, 2013, 146（1）: 355-62.

[2] 郝小燕，彭琳，叶兰，等.飞龙掌血生物总碱抗炎镇痛作用的研究 [J].中西医结合学报，2004（6）：450-452.

[3] 张源文，胡祖林，罗彦博，等.飞龙掌血镇痛有效部位筛选及机制研究 [J].亚太传统医药，2019，15（6）：13-15.

[4] 陆怡，朱元章，郭晨旭，等.飞龙掌血醇提取物的抗炎镇痛作用 [J].中成药，2018，40（1）：26-32.

[5] 丁文，文赤夫，陈建华，等.飞龙掌血提取物抑菌作用初步研究 [J].生物质化学工程，2007（5）：33-35.

[6] 栗世铀，乔延江，肖培根，等.飞龙掌血抗 A 型流感病毒活性的鉴定 [J].中国中药杂志，2005（13）：998-1001.

[7] 石磊，李昌勤，廉婷婷，等.见血飞对小鼠出血时间和凝血时间的影响 [J].中国药房，2010，21（47）：4424-4425.

[8] 刘明，刘杨，邓颖，等.飞龙掌血提取物对风寒湿佐剂性关节炎大鼠 Th17/Treg 平衡的影响 [J].中药药理与临床，2018，34（3）：108-111.

[9] 王先坤，李溥，任一，等.飞龙掌血醇提取物对佐剂性关节炎模型大鼠炎症相关因子的影响

［J］. 中国药房，2016，27（25）：3524-3527.

［10］Li X，Qiu Z D，Jin Q H，et al. Cell cycle arrest and apoptosis in HT-29 cells induced by dichloromethane fraction from *Toddalia asiatica*（L.）Lam.［J］. Frontiers in pharmacology，2018，9（9）：629.

［11］刘明，刘杨，邓颖，等. 飞龙掌血提取物对高脂血症心肌缺血大鼠炎症因子的影响［J］. 中国比较医学杂志，2018，28（2）：64-68.

［12］赵春梅，刘发梅，杨和金，等. 飞龙掌血醇提取物药理作用研究及急性毒性试验［J］. 云南中医中药杂志，2017，38（2）：80-82.

# 🌱 仙鹤草 Nyacaijmaj

【别名】马连鞍、假龙藤、果藤布。

【来源】为蔷薇科植物龙芽草 *Agrimonia pilosa* Ledeb. 的地上部分。

【生境分布】生于溪边、路旁、草地、灌木丛、林缘及疏林下。在广西主要分布于乐业、靖西、南宁、贵港、平南、玉林、博白、陆川、北流、岑溪、苍梧、富川、平乐、恭城、灌阳、三江等地，我国南北各地亦有分布。

【性味功能】苦、涩，平。调龙路，止血，止痢，杀虫。用于血证、肝硬化腹水、泄泻、痢疾、瘴病、带下、烧伤、无名肿毒、痈疮。

【用法用量】内服 6～12 g，煎汤。外用适量。

【现代药理学研究】

1. 止血作用

仙鹤草对皮外伤口具有收敛止血作用，可以促进烫伤大鼠的伤口愈合；能减少热盛胃出血小鼠模型的胃出血点数。仙鹤草提取物能降低大脑中动脉栓塞缺血再灌注模型大鼠神经功能评分，减少脑梗死的面积；缩短凝血酶原时间、活化部分凝血活酶时间。仙鹤草水提取物、总酚性物质均能缩短人混合血浆活化部分凝血活酶时间和凝血酶原时间，从内源性凝血途径发挥止血作用。

2. 抗炎作用

仙鹤草能够抑制 LPS 诱导 RAW264.7 巨噬细胞产生的 NO，同时抑制 TNF-α、IL-6、IL-1β 等促炎因子的表达。仙鹤草甲醇提取物通过调节 TRIF 依赖的 Syk/PLCγ/Akt 信号通路发挥抗炎作用，对炎症引起的哮喘疾病具有治疗效果。仙鹤草乙醇提取物对二甲苯致小鼠耳郭肿胀和角叉菜胶致大鼠足肿胀有抑制作用。仙鹤草银锻苷可抑制 LPS 诱导 RAW264.7 细胞产生 NO，下调 LPS 诱导 iNOS、COX-2 的表达，抑制 p-JNK、p-p38 的表达。仙鹤草 Pilosanol N 可减少 LPS/IFN-γ 诱导 RAW264.7 细胞 NO 的含量，清除 NOR-3 产生的 NO 或氮自由基。

### 3. 抗肿瘤作用

仙鹤草水提取物对肺癌细胞有显著的抑制作用，联合顺铂用药可产生协同作用；可通过诱导胰腺癌细胞 BXPC-3 和 PANC-1 的凋亡，抑制细胞的增殖，发挥抗胰腺癌作用；可通过上调线粒体凋亡通路 Bax 基因和 Caspase-3 蛋白的表达诱导 HepG2 细胞凋亡；对 S180 肿瘤细胞具有抑制作用。仙鹤草挥发性成分棕榈酸、反式角鲨烯、α-亚麻酸等可抑制 HepG2 细胞增殖，促进细胞凋亡。

### 4. 治疗糖尿病作用

仙鹤草能降低 STZ 诱导的糖尿病小鼠的血糖值。仙鹤草水提取物可以改善高脂饮食引起的糖代谢异常，降低促炎因子 TNF-α、IL-6 的释放，提高脂联素的浓度。仙鹤草乌苏酸可影响胰岛素抵抗的 HepG2 细胞的葡萄糖代谢。仙鹤草内酯和去甲基仙鹤草内酯可显著增加胰岛素介导的肝细胞糖原合成水平，提高肝葡萄糖激酶的活性。仙鹤草地上部位 95% 乙醇提取物对 PTP-1B、α-葡萄糖苷酶有抑制作用。

### 5. 抗氧化作用

仙鹤草内酯和去甲基仙鹤草内酯对 DNA 氧化损伤有明显的保护作用；通过激活 Nrf2 通路清除自由基，抑制 p38 磷酸化，激活 ERK、JNK、MAPK 蛋白磷酸化，提高 SOD 抗氧化酶的活性，有效减轻 $H_2O_2$ 诱导的细胞损伤。仙鹤草 50% 甲醇提取物具有抑制醛糖还原酶和清除 DPPH 自由基的活性。仙鹤草素、木犀草素 -7-O- 葡糖醛酸、槲皮素、木犀草素和阿福豆苷在高山梨醇条件下对醛糖还原酶表现出较强的抑制活性。

### 6. 细胞保护作用

仙鹤草多糖可通过抑制细胞凋亡和激活 Wnt/β-Catenin 信号通路，保护 MC3T3-E1 细胞免受地塞米松诱导的细胞损伤。

## 【参考文献】

[1] 徐威，王耀斌，周彦宇，等. 仙鹤草收敛止血功能及体外抑菌实验 [J]. 天然产物研究与开发，2016，28（7）：1020-1023，1054.

[2] 赵亚. 仙鹤草药效学研究 [D]. 杭州：浙江工业大学，2011.

[3] Taira J, Ohmine W, Ogi T, et al. Suppression of nitric oxide production on LPS/IFN-γ-stimulated RAW264. 7 macrophages by a novel catechin, pilosanol N, from *Agrimonia pilosa* Ledeb[J]. Bioor Med Chem Lett, 2012, 22（4）：1766-1769.

[4] Kim J J, Jiang J, Shim D W, et al. Anti-inflammatory and anti-allergic effects of *Agrimonia pilosa* Ledeb extract on murine cell lines and OVA-induced airway inflammation [J]. J Ethnopharmacol, 2012, 140（2）：213-221.

[5] 田露露，包永睿，王帅，等. 基于人肝癌细胞 HepG2 的仙鹤草挥发性成分体外抗肝肿瘤活性评

价研究［J］. 中南药学，2019，17（1）：15-19.

［6］田露露，包永睿，王帅，等. 中药仙鹤草不同药用部位的体外药效学研究［J］. 世界科学技术 -
中医药现代化，2019，21（3）：408-412.

［7］蔡田恬，赵敏，王建平. 仙鹤草水提液对胰腺癌细胞 BXPC-3 和 PANC-1 增殖的抑制作用研究
［J］. 中国现代应用药学，2018，35（8）：1208-1211.

［8］Wang X，Wang H，Zhang C，et al. Experimental study on inhibition of s180 tumor cells by
*Agrimonia pilosa* extract［J］. Afr J Tradit Complement Altern Med，2013，10（3）：475-479.

［9］张婷婷，周琢艳，嵇丽娜，等. 仙鹤草水提取物对 HepG2 细胞凋亡的影响［J］. 中国临床药理
学杂志，2018，34（23）：2746-2749.

［10］张婷婷，刘文洪，周琢艳，等. 基于线粒体凋亡通路探讨仙鹤草促 HepG_2 细胞凋亡的机制
［J］. 中药材，2018，41（9）：2185-2189.

［11］黄双双，冉孟婷，吕艳春. 仙鹤草对糖尿病小鼠血糖的影响研究［J］. 遵义医学院学报，
2017，40（4）：378-382，388.

［12］Jang H H，Nam S Y，Kim M J，et al. *Agrimonia pilosa* Ledeb. aqueous extract improves impaired
glucose tolerance in high-fat diet-fed rats by decreasing the inflammatory response［J］. BMC
Complem Altern M，2017，17（1）：442-450.

［13］Teng H，Chen L，Song H. The potential beneficial effects of phenolic compounds isolated from
*A. pilosa* Ledeb. on insulin-resistant hepatic HepG2 cells［J］. Food Funct，2016，7（10）：
4400-4409.

［14］Kim S B，Hwang S H，Suh H W，et al. Phytochemical analysis of *Agrimonia pilosa* Ledeb. its
antioxidant activity and aldose reductase inhibitory potential［J］. Int J Mol Sci，2017，18（2）：
379-394.

［15］Huang W，Jin S Y，Yang W B，et al. Protective effect of *Agrimonia pilosa* polysaccharides on
dexamethasone-treated MC3T3-E1 cells via Wnt/β-Catenin pathway［J］. Journal of cellular and
molecular medicine，2020，24（3）：2169-2177.

［16］Jin X，Song S，Wang J，et al. Tiliroside，the major component of *Agrimonia pilosa* Ledeb. ethanol
extract，inhibits MAPK/JNK/p38-mediated inflammation in lipopolysaccharide-activated RAW
264. 7 macrophages［J］. Exp Ther Med，2016，12（1）：499-505.

［17］Bae H，Kim H J，Shin M，et al. Inhibitory effect of *Agrimoniae* Herba on lipopolysaccharide-
induced nitric oxide and proinflammatory cytokine production in BV2 microglial cells［J］. Neurol
Res，2010，32（Supplement-1）：53-57.

# 🌱 地榆 Dizhizndengx

【别名】玉札、山枣子、红地榆、鼠尾地榆、岩地芨。

【来源】为蔷薇科植物地榆 *Sanguisorba officinalis* L. 的根。

【生境分布】生于山地的灌木丛、草原、山坡或田岸边。全国大部分地区有分布。

【性味功能】苦、酸、涩，微寒。凉血止血、解毒敛疮。用于妇女崩漏、便血、痔疮出血、血痢、水火烫伤、痈肿疮毒。

【用法用量】内服 10～20 g，煎汤。外用适量。

【现代药理学研究】

1. 止血和促进创面愈合作用

地榆可缩短小鼠出血时长，具有一定的止血作用。地榆成分 3,3'- 二甲氧基逆没食子酸 -4- 木糖苷可通过调控 TGF-β1 和 Col Ⅰ型胶原蛋白 mRNA 和蛋白的表达水平，促进 NIH3T3 细胞增殖和迁移，促进创面愈合。

2. 抗炎消肿作用

地榆在体内外有良好的抗炎活性。地榆可抑制大鼠甲醛性足跖肿胀，可抑制巴豆油合剂致小鼠耳郭肿胀；可抑制 PGE₁ 所致大鼠皮肤微血管通透性，抑制大鼠棉球肉芽肿的增生；抑制 LPS 刺激的骨髓树突状细胞释放促炎性细胞因子；通过抑制 HaCaT 细胞中 p38 和 JNK 的磷酸化，抑制 IgE/Ag 激活的肥大细胞的脱颗粒，抑制促炎性趋化因子的产生；通过诱导巨噬细胞的自噬改善结肠炎症。地榆甲醇提取物可减少 TNF-α 和 IFN-γ 的产生，从而减少皮肤病变和发炎皮肤组织的病理变化；可抑制 DNFB 诱导的接触性皮炎小鼠的皮肤厚度和体重，抑制发炎组织的海绵状变化和炎症细胞浸润，并改善接触性皮炎小鼠背部皮肤的病变。地榆萜类糖苷在体外可抑制 NO、TNF-α、IL-6 等炎症介质的产生，对 LPS 刺激的巨噬细胞表现出显著的抗炎活性，在体内调节暴露在硫酸铜中的斑马鱼巨噬细胞分布，同时减少细胞数量。地榆多糖还可以改善 LPS 诱导的小鼠急性肾损伤。

3. 免疫调节作用

地榆具有免疫调节作用。地榆可影响免疫抑制大鼠的机能状态，升高大鼠外周血白细胞的数量，尤其是白细胞中的中性粒细胞和淋巴细胞，可增加胸腺皮质层，维持脾脏脾小体结构，可增加骨髓 DNA 含量，对健康大鼠的免疫功能有增强作用。地榆颗粒、地榆皂苷Ⅰ和地榆皂苷Ⅱ可促进小鼠脾脏淋巴细胞增殖，对 IL-2、IL-4、IL-10、IL-12、IFN-γ 的分泌具有明显的促进作用。

4. 抗肿瘤作用

地榆提取物对白血病细胞 K562、肝癌细胞 HepG2、宫颈癌细胞 Hela、胃癌细胞 BGC823 均具有一定的抑制作用。地榆总皂苷可抑制肿瘤组织 VEGF 的表达，对荷 S180 肉瘤小鼠肿瘤组织微血管的生成及 VEGF 的表达具有一定的抑制作用。地榆总皂苷还可以提高 GM-CSF、IL-3、SCF 及 c-Kit mRNA 的表达水平，对 $^{60}$Co-γ 射线致骨髓抑制具有明显保护作用。地榆皂苷 I 通过激活线粒体通路导致人甲状腺乳头状癌细胞 BCPAP 增殖受到抑制并诱导细胞凋亡。

地榆可以抑制子宫内膜癌细胞 HEC-1-B 的生长，诱导细胞凋亡，下调细胞中 IL-1β、IL-8、TNF-α 的表达。地榆可有效抑制三阴性乳腺癌的增殖、形成集落和转移。地榆作为有效的晚期自噬抑制剂，即使在饥饿或缺氧的情况下，也能减少细胞酸性水泡 – 细胞器的形成，并诱导溶酶体功能障碍。此外，地榆具有 Cav-1 依赖性抗自噬和抗转移活性，可通过 HIF-1α/ Cav-1 信号通路抑制自噬相关的转移。地榆在小鼠乳腺癌异种移植和斑马鱼异种移植模型中，具有抑制乳腺癌生长和抑制晚期自噬作用，并伴有抑制 HIF-1α/ Cav-1 信号传导和上皮 – 间质转化的作用。

从地榆中提取的 3,3',4'- 三甲基鞣花酸与 VEGFR$_2$ 的活性腔 Asn223A、Gly922A 和 Leu840A 中结合，抑制 HUVEc 增殖、迁移、微管的形成和 VEGF 及其下游信号传导介质的表达。3,3',4'- 三甲基鞣花酸还可以在体外抑制 HepG2、A549 和 SW620 细胞的增殖，并在体内抑制 SW620 肿瘤的生长。此外，3,3',4'- 三甲基鞣花酸可在癌细胞和肿瘤组织中上调凋亡因子 Bax 和 Caspase-3 的表达，下调抗凋亡因子 CD31 和 Bcl-2 的表达，诱导癌细胞的凋亡，抑制体外癌细胞的增殖和体内肿瘤的生长，通过调节 VEGF/PI3K/Akt/mTOR 信号通路发挥抗肿瘤作用；还可以通过调节黑色素瘤细胞 B16F10 中的 PTEN 的活性诱导 G$_1$ 周期阻滞。

从地榆中提取的 1,4,6-Tri-*O*-galloyl-β-*d*- 吡喃葡萄糖可抑制 Wnt/β-catenin 信号通路，下调 β-catenin 和 Wnt 靶基因（Dkk1、c-Myc、FGF20、NKD1、Survivin）的表达，上调 Cleaved Caspase-3、Cleaved PARP 和 Bax / Bcl-2 的水平，促进结肠癌细胞 HT-29 的凋亡。

5. 抗氧化作用

地榆具有显著的抗氧化作用。地榆提取物可提升加速老化小鼠 GSH 的水平与 GSH/GSSG 比值，降低 GSSG 和 GSH/GSSG 的水平。地榆提取物对羟基自由基具有一定的清除作用。地榆多酚对 H$_2$O$_2$ 具有显著的清除活性。

6. 抗菌作用

地榆提取物可通过干扰细菌细胞壁合成及抑制细胞膜的形成而抑制伤寒杆菌和痢疾杆菌生长。地榆水提取物对多种临床耐药菌均有抑制作用，且在体内外试验中均对临床耐药菌株 MRSA 具有抗菌活性。地榆多酚提取物通过破坏细胞膜结构和降低细胞膜流动性发挥抗菌活性。

7. 其他药理作用

地榆对人面部皮肤具有抗 HYBID 介导的 HA 降解和抗皱活性，并具有改善弹性的作用。

地榆可以抑制 3T3-L1 细胞的脂肪细胞分化，降低细胞内脂质蓄积，并降低关键的脂肪形成转录因子 PPAR-γ、C/EBPα 和 SREBP-1c 的表达水平，增强 ALP 活性和终末成骨细胞分化，增加 3T3-L1 和 MC3T3-E1 细胞中 β-catenin 的表达水平和细胞核积累，通过激活 Wnt/β-catenin 途径发挥抗肥胖和抗骨质疏松症作用。

## 【参考文献】

［1］Li W, Yang C J, Wang L Q, et al. A tannin compound from *Sanguisorba officinalis* blocks Wnt/β-catenin signaling pathway and induces apoptosis of colorectal cancer cells［J］. Chin Med, 2019, 5（31）: 14-22.

［2］刘维，杨誉佳，袁利. 地榆对子宫内膜癌细胞凋亡及炎症因子表达的影响［J］. 中国老年学杂志，2019，39（18）：4547-4551.

［3］高芸，王柯，朱雪，等. 地榆皂苷 Ⅰ 诱导人甲状腺乳头状癌细胞 BCPAP 凋亡的实验研究［J］. 中国中西医结合杂志，2018，38（1）：80-84.

［4］朱林杰，陈琳，黄飞鸿，等. 地榆总皂苷对 ⁶⁰Co-γ 射线所致骨髓抑制小鼠外周血象的保护作用及其机制［J］. 天然产物研究与开发，2017，29（6）：934-940.

［5］吴娟，姚美村，戴聪，等. 地榆对大鼠免疫功能的影响［J］. 沈阳药科大学学报，2018，35（8）：663-668.

［6］Yasueda A, Kayama H, Murohashi M, et al. *Sanguisorba officinalis* L. derived from herbal medicine prevents intestinal inflammation by inducing autophagy in macrophages［J］. Scientific Reports, 2020, 10（1）: 9972.

［7］Jo S, Ryu J, Kim H, et al. Anti-inflammatory effects of *Sanguisorbae* Radix on contact dermatitis induced by dinitrofluorobenzene in mice［J］. Chinese Journal of Integrative Medicine, 2020（9）: 688-693.

［8］Su X D, Ali I, Arooj M, et al. Chemical constituents from Sanguisorba officinalis L. and their inhibitory effects on LPS-stimulated pro-inflammatory cytokine production in bone marrow-derived dendritic cells［J］. Archives of Pharmacal Research, 2018, 41（5）: 497-505.

［9］Zhao W W, Zeng X, Meng F C, et al. Structural characterization and in vitro-in vivo evaluation of effect of a polysaccharide from *Sanguisorba officinalis* on acute kidney injury［J］. Food & function, 2019, 10（11）: 7142-7151.

［10］张斌，鲁兰，王英英，等. 地榆水提液对临床耐药菌 MRSA 的抗菌活性及机理研究［J］. 中药药理与临床，2020，36（4）：120-124.

［11］Zhu H L, Chen G, Chen S N, et al. Changes in cell membrane properties and phospholipid fatty acids of bacillus subtilis induced by polyphenolic extract of *Sanguisorba officinalis* L.［J］. Journal of Food Science, 2020, 85（7）: 2164-2170.

［12］张蕾，满莉，宛春雷，等.地榆提取物的体外抑菌活性及机制［J］.吉林大学学报（理学版），
　　　2019，57（3）: 701-707.

［13］Yoshida H, Yamazaki K, Komiya A, et al. Inhibitory effects of *Sanguisorba officinalis* root extract
　　　on HYBID（KIAA1199）- mediated hyaluronan degradation and skin wrinkling［J］. International
　　　Journal of Cosmetic Science, 2019, 41（1）: 12-20.

［14］柏冲飞，陈琳，孙悦珊，等.地榆成分 3,3'- 二甲氧基逆没食子酸 -4- 木糖苷对 NIH3T3 细胞
　　　促增殖作用及其机制研究［J］.天然产物研究与开发，2018，30（5）: 863-869.

［15］张向阳，赵如同，刘春燕，等.地榆、地榆炭对小鼠止血作用影响的实验研究［J］.河北中
　　　医，2017，39（5）: 735-738.

［16］王振飞，李煜，贾瑞贞.地榆水提液对四种癌细胞生长抑制作用的研究［J］.时珍国医国药，
　　　2008（3）: 671-672.

［17］秦三海，王燕，周玲，等.地榆总皂苷体内抗小鼠肿瘤组织微血管生成的实验研究［J］.中
　　　医药学报，2012，40（5）: 38-40.

［18］余茜.地榆及其提取物免疫调节功能和机制研究［D］.郑州: 河南大学，2015.

［19］魏智芸，滕建文，黄丽，等.地榆提取物抗氧化与抗过敏作用研究［J］.时珍国医国药，
　　　2009，20（8）: 1958-1960.

［20］黄丽，冯志臣，韦保耀，等.地榆与桂枝抗过敏作用的研究［J］.食品科技，2007（6）: 135-
　　　138.

［21］Ji H, Ahn K, Cho H, et al. *Sanguisorba officinalis* L. extracts activate Wnt/β-catenin pathway,
　　　and subsequently control adipo-osteogenic differentiation［J］. Biochem Biophys Res Commun,
　　　2018, 504（1）: 352-358.

# 🌱 吉祥草 Nyabaehgeuj

【别名】观音兰、解晕草、竹叶青、佛顶珠。

【来源】为百合科植物吉祥草 *Reineckea carnea*（Andr.）Kunth 的全草。

【生境分布】生于林下、山谷、山坡阴湿处。在广西主要分布于百色、柳州、桂林等
地，江苏、浙江、安徽、江西、湖南、湖北、河南、陕西、四川、云南、贵州、广东、海
南亦有分布。

【性味功能】甘、辛，平、凉。清解热毒，理气止咳，凉血止血，补肾接骨。用于肺
热咳嗽、吐血、肺结核、急慢性支气管炎、哮喘、黄疸型肝炎、慢性肾盂肾炎、遗精、跌
打损伤、骨折。

【用法用量】内服 10～30 g，煎汤。外用适量，捣敷。

【现代药理学研究】

**1. 抗炎作用**

吉祥草乙酸乙酯提取物及 RCE-4 可抑制促炎因子分泌，抑制角叉菜胶致小鼠足趾肿胀，减少佐剂性关节炎模型大鼠组织内和血清 NO 的含量。吉祥草挥发油可抑制 MAPK 和 NF-κB 信号通路关键蛋白的磷酸化，下调下游相关炎症因子的表达，具有抗炎活性。吉祥草总皂苷具有显著的抗炎作用。

**2. 抗肿瘤作用**

吉祥草提取物能抑制人肾癌细胞 786-O、人结肠癌细胞 HT-29、人肺腺癌细胞 A549 增殖，通过抑制细胞内钙超载、降低线粒体膜电位、激活 Caspase 级联酶诱导 A549 细胞凋亡。吉祥草乙酸乙酯提取物能上调人宫颈癌细胞 Caski 细胞 Bax mRNA 的表达，下调 COX-2、Bcl-2 mRNA 表达和 Bcl-2/Bax 的比值，对 Caski 具有显著的促凋亡作用。吉祥草正丁醇萃取部分分离得到的 3 个化合物对人肾癌细胞 786-O 具有较强的细胞毒活性。吉祥草甾体皂苷 RCE-4 可降低宫颈癌裸鼠移植瘤的体积和质量，上调 Bax、Caspase-3 和 Caspase-9 mRNA 的水平，下调 Bcl-2 mRNA，COX-2、Survivin 蛋白的表达及 Bcl-2/Bax 的比值；可抑制 HepG2 细胞增殖和诱导凋亡，增加细胞内 ROS 水平，促进 p53 及下游靶基因 Bax 表达，增强 Caspase-9 和 Caspase-3 的活性，抑制 Bcl-2 的表达，降低 Bcl-2/Bax 比值及线粒体膜电位，阻滞细胞于 $G_2/M$ 期；可抑制 Caski 细胞的增殖，诱导细胞在 $G_0/G_1$ 期阻滞，抑制 Ras/ERK 和 p16/Cyclin D1/CDK4 信号通路激活。

**3. 镇咳祛痰作用**

吉祥草总皂苷可抑制氨水引起的小鼠咳嗽，促进小鼠气管酚红排泌量。吉祥草中的生物碱 3-氯-2-羟丙基三甲基氯化铵具有体内止咳和祛痰活性。

**4. 抗糖尿病作用**

吉祥草总皂苷皮可增加非胰岛素依赖性糖尿病大鼠肝糖原、肌糖原的储存量，提高外周组织对葡萄糖的利用，改善非胰岛素依赖性糖尿病模型大鼠的胰岛素抵抗。

**5. 镇痛作用**

吉祥草总皂苷可提高实验性弗氏完全佐剂大鼠痛阈值，具有显著的镇痛作用。

**6. 抗氧化作用**

吉祥草中总黄酮具有较强的抗氧化活性。吉祥草提取物对 $H_2O_2$ 所致人神经母细胞瘤株 SH-SY5Y 氧化应激损伤具有一定的抑制作用。

**7. 杀螺作用**

吉祥草原粉及 A 组分对钉螺有较强的毒杀效应。

【毒理学研究】

吉祥草 75 μm 原粉亚慢性经口毒性试验结果表明，吉祥草剂量为 100 mg/kg·d 时，对大鼠的 CHO、GLU、ALP 和脾脏系数产生明显影响，剂量为 1000 mg/kg·d 时，对大鼠的 BUN、肺和肾脏系数产生明显影响。

## 【参考文献】

［1］杨建琼，马华谋，刘海，等.吉祥草提取物体外抗肿瘤活性研究［J］.中药材，2013，36（4）：618-621.

［2］刘海，杨建琼，熊亮，等.吉祥草提取物对人结肠癌 HT-29 细胞体外抑制作用的研究［J］.时珍国医国药，2013，24（5）：1103-1105.

［3］刘海，杨建琼，马华谋，等.吉祥草及其果实不同提取部位的体外抗肿瘤活性筛选［J］.中药新药与临床药理，2013，24（4）：337-340.

［4］刘海，杨建琼，熊亮，等.吉祥草乙醇提取物诱导人肺癌 A549 细胞凋亡机制的初步探讨［J］.中国医院药学杂志，2013，33（19）：1580-1584.

［5］白彩虹，邹坤，贺海波，等.吉祥草乙酸乙酯部位对人宫颈癌 Caski 细胞抑制作用及 COX-2 基因表达与 BCl-2 蛋白家族关系的研究［J］.中药药理与临床，2013，29（6）：45-50.

［6］刘海，杨建琼，马华谋，等.吉祥草中甾体皂苷成分及其抗肿瘤活性研究［J］.中药新药与临床药理，2015，26（3）：348-351.

［7］杨小姣，白彩虹，邹坤，等.吉祥草中甾体皂苷 RCE-4 对宫颈癌裸鼠移植瘤的抑制作用［J］.第三军医大学学报，2016，38（5）：476-482.

［8］杨小姣，邹坤，尉小琴，等.吉祥草中甾体皂苷 RCE-4 激活 p53-ROS 通路诱导人肝癌 HepG2 细胞凋亡的机制研究［J］.中药药理与临床，2016，32（2）：62-67.

［9］颜为红，邹坤，贺海波，等.吉祥草中甾体皂苷 RCE-4 对人宫颈癌 Caski 细胞 Ras/Erk 和 p16/cyclinD1/CDK4 通路的影响［J］.中国临床药理学与治疗学，2018，23（3）：247-254

［10］Xiang W, Zhang R J, Jin G L, et al. RCE4, a potential anticervical cancer drug isolated from *Reineckea carnea*, induces autophagy via the dual blockade of PI3K and ERK pathways in cervical cancer CaSki cells［J］. International journal of molecular medicine，2020，45（1）：245-254.

［11］张元，杜江，许建阳，等.吉祥草总皂苷溶血、止咳、化痰、抗炎作用的研究［J］.武警医学，2006（4）：282-284.

［12］Wang J, Han N, Wang Y, et al. Three alkaloids from *Reineckea carnea* herba and their antitussive and expectorant activities［J］. Natural product research，2014，28（16）：1306-1309.

［13］张元，胡一冰，王学勇，等.吉祥草总皂苷对非胰岛素依赖性糖尿病模型大鼠肌糖原、肝糖原及糖代谢的影响［J］.武警医学，2008（9）：818-820.

［14］张元，胡一冰，杜江，等.吉祥草总皂苷对实验性 Freund's 完全佐剂大鼠影响的实验研究［J］.中药药理与临床，2010，26（5）：51-53.

［15］付雪娇，邹坤，王桂萍，等.吉祥草乙酸乙酯提取物抗炎作用及机制研究［J］.时珍国医国药，2013，24（4）：822-825.

［16］杨晓琴，俸婷婷，周英，等.吉祥草鲜、干品挥发油对LPS诱导的16-HBE细胞炎症的作用及机制研究［J］.中药材，2019，42（4）：907-911.

［17］曾文，毕玉婷，孔玉珊，等.吉祥草中5种提取物对神经细胞的抗氧化活性研究［J］.时珍国医国药，2014，25（7）：1549-1551.

［18］冯玉文，李文新，刘实，等.吉祥草中杀灭钉螺化合物的提取分离［J］.中国血吸虫病防治杂志，2006（3）：178-181.

［19］王张杰，王煜，李秋杰，等.吉祥草亚慢性毒性试验［J］.农药，2008（5）：356-358，360.

# 薯莨 Caeklwed

【别名】朱砂莲、鸡血莲、血丹。

【来源】为薯蓣科植物薯莨 *Dioscorea cirrhosa* Lour. 的块茎。

【生境分布】生于山谷阳处、疏林下或灌木丛中。广西各地均有分布，四川、贵州、云南、湖北、湖南、广东、福建、江西、浙江等亦有分布。

【性味功能】甘、酸，平。理气止痛，活血止血。用于产后腹痛、月经不调、崩漏、内伤吐血、风湿关节痛、外伤出血、痢疾、蛇咬伤、疮疖。

【用法用量】内服 10 ～ 20 g，煎汤。

【现代药理学研究】

1. 止血作用

薯莨乙醇提取物可缩短小鼠的出血时间和凝血时间，提高血小板数量，具有止血作用。

2. 收缩子宫作用

薯莨水提取物可提高苯甲酸雌二醇诱导小鼠离体子宫平滑肌的最大收缩强度、平均收缩强度、收缩频率，使子宫收缩活动能力增强。

3. 抗菌作用

薯莨提取物对金黄色葡萄球菌有抑制作用，对皮肤浅部真菌也有治疗作用。薯莨鞣质粗提物对大肠埃希菌、黑曲霉菌及木霉菌有一定抑制作用。薯莨正丁醇提取物可抑制人型支原体。薯莨色素对大肠埃希菌、桉树青菇菌、巴氏杆菌、蜡状芽孢杆菌、芽孢杆菌、沙门氏杆菌均有抑制作用。

4. 其他药理作用

薯莨醇正丁醇提取物具有降血压作用。薯莨鞣质对人肺癌细胞 A549 和人胃癌细胞

SGC7901 具有抑制作用。薯莨对 $H_2O_2$ 致 H9c2 细胞氧化损伤具有抑制作用。

## 【参考文献】

［1］彭建飞，范润珍，李晓菲.薯莨色素的提取工艺及基本成分和抗菌活性研究［J］.食品与药品，2014，16（2）：106-109.

［2］邓先扩，陈明，许义红，等.薯莨鞣质粗提物体外抗霉菌作用及对人肿瘤细胞生长的影响［J］.中国医药指南，2016，14（29）：22-23.

［3］钟超，朱蕾.薯莨提取物体外抗人型支原体的作用［J］.中国现代医生，2013，51（26）：102-103，106.

［4］朱蕾，钟超.薯莨正丁醇部位洗脱液对人型支原体培养基 pH 值的影响［J］.中国实用医药，2015，10（9）：287-288.

［5］刘春花，陆定艳，游景瑞，等.薯莨抗 $H_2O_2$ 致 H9c2 细胞氧化损伤作用的有效部位筛选研究［J］.中药材，2019，42（11）：2678-2682.

［6］丁乐，刘明轩，彭绵林，等.薯莨水提液对小鼠子宫平滑肌收缩的影响［J］.赣南医学院学报，2012，32（6）：815-816.

［7］安静波，郭健，宋文东，等.薯莨提取物止血效果及化学成分的初步研究［J］.食品工业科技，2013，34（12）：344-346，352.

［8］邓先扩，陈明，许义红，等.薯莨鞣质粗提物体外抗霉菌作用及对人肿瘤细胞生长的影响［J］.中国医药指南，2016，14（29）：22-23.

［9］夏承来，钟超.薯莨醇提成分对大鼠血压的影响［J］.南方医科大学学报，2010，30（1）：160-162.

# 羊蹄 Daezmbe

【别名】土大黄、盐癣草、牛大黄。

【来源】为蓼科植物羊蹄 *Rumex japonicus* Houtt. 的全草。

【生境分布】生于山野、路旁、园边湿地。在广西主要分布于南宁、乐业、凌云、靖西、玉林、贺州、临桂、全州、龙胜、金秀、那坡等地，华东、华中、华南其他地区及四川等亦有分布。

【性味功能】苦，寒；有小毒。清热凉血，杀虫润肠。用于湿热黄疸型肝炎、喉痹不能语、肺结核咯血、胃出血、便血、大便燥结、外伤出血、疥癣、汗斑。

【用法用量】内服 6～10 g，煎汤。外用适量，捣敷或水煎洗。

【现代药理学研究】

1. 止血作用

羊蹄根具有抑制血小板抗体、促进血小板再生和升高血小板数量的作用。羊蹄根大黄酚和大黄素对于激动剂诱导的血管收缩具有抑制作用。大黄酚可缩短血液凝固时间，达到止血效果。羊蹄根丙酮、乙醚提取物对小鼠血小板减少症有治疗作用。

2. 抗菌作用

羊蹄根水提取物对金黄色葡萄球菌、白喉杆菌、炭疽杆菌、乙肝溶血性链球菌具有一定的抑制作用。羊蹄甲醇提取物对金黄色葡萄球菌、枯草芽孢杆菌、大肠埃希菌、痢疾志贺菌、霍乱弧菌具有显著的抗菌活性。羊蹄根 70% 乙醇提取物对皮肤需氧菌群具有抑制作用。羊蹄根酸模素对藤黄八叠球菌、枯草芽孢杆菌具有抑制作用。

3. 抗肿瘤作用

羊蹄乙醇提取物对白血病患者血细胞呼吸链脱氢酶具有抑制作用，其单体化合物对人肝癌细胞 HepG2、人宫颈癌细胞 Hela 和肺癌细胞 A549 具有一定的抑制作用。羊蹄大黄素甲醚 $-8-O-\beta-$ 吡喃葡萄糖苷对肝癌细胞、宫颈癌细胞、口腔鳞癌细胞和肺癌细胞的生长、侵袭及转移具有抑制作用。羊蹄素和大黄素对人体肿瘤细胞具有细胞毒效应。

4. 保肝作用

羊蹄根对肝星状细胞的增殖有抑制作用，可有效缓解肝星状细胞的纤维化程度。羊蹄总皂苷可降低 $CCl_4$ 致肝损伤小鼠的肝脏指数，明显改善肝组织病理学改变，降低血清 ALT 和 AST 的含量，降低肝组织中 MDA、IL-6 及 TNF-α 的含量，上调 GSH 和 SOD 的活性，对 $CCl_4$ 引起的小鼠肝脏损伤有保护作用。

5. 其他药理作用

羊蹄地上部分乙酸乙酯部位可抑制二甲苯致小鼠耳肿胀和醋酸致小鼠腹腔毛细血管通透性增加，可抑制大鼠棉球肉芽组织增生，可抑制 TNF-α 和 IL-6 的过度释放，具有一定的抗炎作用。

羊蹄叶水提取物对小鼠胃排空有抑制作用。

羊蹄根对免疫性血小板减少性紫癜小鼠的免疫功能具有调节作用。

## 【参考文献】

［1］马健康，姜艳霞，马洪波，等. 羊蹄根提取物对血小板减少症模型小鼠造血系统的作用［J］. 吉林大学学报（医学版），2009，35（1）：82-86.

［2］Fu W J, Tang J, Wang H, et al. In vivo and in vitro anti-sepsis effects of physcion 8-O-β-glucopyranoside extracted from *Rumex japonicus*［J］. Chin J Nat Med, 2017, 15（7）: 534-539.

［3］吴琪，黄璐，茹梦，等. 羊蹄化学成分及其抗肿瘤活性研究［J］. 药学与临床研究，2013，21

（3）：227-229.

［4］Xie Q C，Yang Y P. Anti-proliferative of physcion 8-*O*-β-glucopyranoside isolated from *Rumex japonicus* Houtt. on A549 cell lines via inducing apoptosis and cell cycle arrest ［J］. BMC Complement Altern Med，2014，14：377.

［5］蔡清宇，唐慧慧，卢婧，等.羊蹄总皂苷对 $CCl_4$ 致小鼠肝损伤的保护作用［J］.世界中西医结合杂志，2015，10（8）：1079-1082.

［6］卢兴兵，练正秋，白莉莎.羊蹄根对体外肝星状细胞增殖的影响［J］.成都医学院学报，2013，8（5）：551-553.

［7］罗诚，吴纯洁，冉东，等.羊蹄地上部分乙酸乙酯部位的抗炎作用［J］.中成药,2016,38（9）：2042-2045.

［8］田作明，杨金霞，洪兴芹，等.羊蹄叶水提取液对小鼠胃排空作用的影响［J］.辽宁中医杂志，2004（5）：418-419.

［9］方芳，李艳，鞠小红，等.羊蹄根对免疫性血小板减少性紫癜模型小鼠免疫功能的影响［J］.中华中医药杂志，2012，27（8）：2164-2166.

# 第八章 止痛药

 **蜘蛛香 Caetndungz**

【别名】马蹄香、九转香、雷公七、鬼见愁。

【来源】为败酱科植物蜘蛛香 *Valeriana jatamansi* Jones 的根及根状茎。

【生境分布】在广西主要分布于德保、那坡、隆林、凌云、乐业、南丹等地，河南、湖北、四川、贵州、云南等有分布。

【性味功能】辛、微苦，温。调气止痛，消食健胃，祛风除湿，镇静安神。用于胃痛腹胀、消化不良、小儿疳积、胃肠炎、痢疾、风湿痹痛、跌打损伤、失眠、痛经。

【用法用量】内服 5 ～ 10 g，煎汤。

【现代药理学研究】

1. 中枢抑制作用

（1）抗焦虑和抗抑郁作用

蜘蛛香挥发油、二氯甲烷、乙醇、水提取物和醇水提取物均具有一定的抗惊厥、抗焦虑和抗抑郁作用。蜘蛛香乙醇提取物可延长戊四氮致惊厥小鼠的惊厥潜伏期、降低惊厥小鼠的死亡率；提高高架十字迷宫焦虑大鼠在迷宫中的开臂次数和开臂时间，调控下丘脑 – 垂体 – 肾上腺轴，从而调节脑组织神经递质 5-HT、NE、DA 的含量。蜘蛛香中的环烯醚萜类成分通过调节海马和结肠 5 – HT、NE、SP 和 CRF 的表达，增加肠道微生物的多样性和丰富度，具有改善抑郁样行为的作用；通过调节三羧酸循环、神经递质的合成和氨基酸代谢等多种途径发挥抗抑郁作用。蜘蛛香提取物及总缬草素通过作用于下丘脑 – 垂体 – 肾上腺轴和调节脑组织神经递质发挥抗焦虑作用。蜘蛛香中的环烯醚萜类成分通过激动 mGluR2 和 mGluR3，下调 AC-cAMP-PKA 信号通路从而负反馈抑制谷氨酸的释放，发挥抗焦虑作用。

（2）镇静催眠和镇痛作用

蜘蛛香具有一定的镇静催眠、镇痛、抗癫痫和神经保护作用。蜘蛛香水提取物可延长戊巴比妥钠致小鼠睡眠时间；可减少醋酸致小鼠扭体反应次数，提高小鼠痛阈值。蜘蛛香挥发油可减少醋酸致小鼠扭体反应次数，抑制前列腺素合成，提高小鼠痛阈值。蜘蛛香中的戊三酸酯可以调节 GABA 的水平和抑制神经元细胞凋亡，具有抗癫痫活性。蜘蛛香中的蜂斗菜内酯 D、jatamanvaltrate A、valeriotetrate C 和 chlorovaltrate A 能抑制 PC12 细胞凋亡，具有保护神经活性。

### 2. 降压和解痉作用

蜘蛛香水提取物对犬、猫、兔、小白鼠均有降低血压和拟副交感样作用，可阻断颈动脉窦反射及抑制中枢神经系统。蜘蛛香氯仿和水提取物可激活家兔空肠、主动脉和豚鼠回肠 $K^+$-ATP 通道，拮抗 $K^+$ 离子诱导的组织收缩，具有解痉和降压作用。

### 3. 抗肿瘤作用

蜘蛛香提取物可抑制结肠癌细胞 SW480 的增殖，促进凋亡，并具有一定的抗肿瘤转移作用。蜘蛛香总黄酮可抑制 JAK/STAT 信号通路，对肝癌 H22 小鼠有抑瘤作用；通过抑制上皮间质转化，抑制乳腺癌细胞 MDA-MB-231 的侵袭和转移。

蜘蛛香中的环烯醚萜和双环烯醚萜对人脑胶质瘤干细胞具有杀伤作用。蜘蛛香中的环烯醚萜类单体成分缬草素、二氢缬草素及缬草素的代谢产物可以抑制细胞 DNA 及蛋白质的合成，对肝癌细胞株 HTC 具有抑制作用。蜘蛛香中的缬草素在体外可诱导人乳腺癌细胞凋亡，抑制人乳腺癌细胞迁移。

蜘蛛香中的木质素类单体成分 L-9'-异戊氧基落叶松树脂醇对前列腺转移癌细胞 PC-3M 和结肠癌细胞 HCT-8 具有体外抑制作用。蜘蛛香中的 rupesin E 可抑制胶质瘤干细胞增殖和集落形成，诱导细胞凋亡。蜘蛛香中的 Valjatrate E 可抑制异质黏附能力，阻断 MAPK 信号传导，降低 MMP-2 和 MMP-9 的表达，从而调节激酶 p-ERK 的水平，抑制 HepG2 细胞的侵袭和转移。

### 4. 抗菌和抗病毒作用

蜘蛛香单独或合并用药对 CPV 病毒感染的动物模型有治疗作用。蜘蛛香水提取物和萜类成分缬草酸 B 对人轮状病毒所致肠炎有较好的临床疗效。环烯醚萜类成分缬草素具有潜在的抗艾滋病作用，可抑制 HIV 病毒在宿主细胞 MT-4 中产生病毒蛋白 P-24，具有抑制 HIV 病毒转运蛋白 REV 的活性。环烯醚萜类成分异缬草素和异戊酸乙酰氧醇具有抗流感病毒活性。

### 5. 抗寄生虫作用

蜘蛛香甲醇和水提取物具有抗有鞭毛和无鞭毛的利什曼原虫作用，可使利什曼原虫细胞发生形态学改变、DNA 片段化、膜磷脂酰丝氨酸外翻，线粒体膜电位去极化等标志性改变，诱导原虫细胞凋亡。蜘蛛香的根提取物具有杀灭不同种类蚊幼虫和成虫的作用。蜘蛛香的挥发油具有较强的杀灭松树线虫的作用。

### 6. 其他药理作用

蜘蛛香环烯醚萜类成分可通过调节 TPH1 和 MAO-A 的表达，影响血清 5-HT 的水平，降低肠易激综合征（IBS）模型大鼠内脏的敏感性。蜘蛛香环烯醚萜类成分

ethoxyviburtinal-11 对结肠纵行肌细胞具有直接的舒张作用，对 5-HT 引起的结肠纵行肌细胞收缩有显著抑制作用；可抑制 IBS 大鼠肠嗜铬细胞（EC）及肥大细胞（MC）的表达。蜘蛛香环烯醚萜类成分 ZXX 对 IBS 大鼠有治疗作用，并可改善血浆和结肠中 P 物质、血管活性肽和生长抑制素的分泌水平。

【毒理学研究】

小鼠一次腹腔注射蜘蛛香水提取物观察 72 小时，测得 $LD_{50}$ 为（$22.05 \pm 3.53$）g/kg。小鼠一次灌胃给药蜘蛛香水提取物 69.5 g/kg，观察 7 天未出现毒性反应。蜘蛛香提取物无明显毒性作用。

# 【参考文献】

［1］闫智勇，彭佳，秦晋之，等. 蜘蛛香对惊厥小鼠行为学及脑组织 γ- 氨基丁酸和甘氨酸含量的影响［J］. 中药药理与临床，2010，26（1）：47-49.

［2］闫智勇，张天娥，彭佳，等. 蜘蛛香对焦虑模型大鼠行为学及脑组织神经递质含量的影响［J］. 中药药理与临床，2008（3）：67-69.

［3］曹斌，洪庚辛. 蜘蛛香的中枢抑制作用［J］. 中国中药杂志，1994（1）：40-42，63.

［4］Li Y B，Wu L L，Chen C，et al. Serum metabolic profiling reveals the antidepressive effects of the total iridoids of *Valeriana jatamansi* Jones on chronic unpredictable mild stress mice［J］. Frontiers in pharmacology，2020，11（11）：338.

［5］Wang L W，Sun Y，Zhao T T，et al. Antidepressant effects and mechanisms of the total iridoids of *Valeriana jatamansi* on the brain-gut axis［J］. Planta medica，2020，86（3）：172-179.

［6］张雪梅. 基于 mGluR2 和 mGluR3 受体激动作用对蜘蛛香环烯醚萜类成分抗焦虑机制研究［D］. 成都：西南交通大学，2018.

［7］翟欣，孔周扬，王素娟，等. 蜘蛛香提取物及总缬草素的抗焦虑活性研究［J］. 中草药，2016，47（8）：1361-1365.

［8］毛晓健，李静平，王军. 蜘蛛香镇痛、镇静作用及对胃肠运动的影响［J］. 云南中医学院学报，2008（3）：34-37.

［9］Sah S P，Mathela C S，Chopra K. Elucidation of possible mechanism of analgesic action of *Valeriana wallichii* DC chemotype（patchouli alcohol）in experimental animal models［J］. Indian J Exp Biol，2010，48（3）：289-293.

［10］Wu A，Ye X，Huang Q，et al. Anti-epileptic effects of Valepotriate isolated from *Valeriana jatamansi* Jones and its possible Mechanisms［J］. Pharmacognosy magazine，2017，13（51）：512-516.

［11］王茹静，陈银，黄青，等. 蜘蛛香化学成分及其神经保护活性［J］. 中成药，2017，39（4）：

756-760.

[12] 石晋丽, 刘勇, 肖培根. 缬草属植物化学成分与药理作用 [J]. 国外医药（植物药分册）, 2003（6）: 231-239.

[13] 张占平. 蜘蛛香提取物体外抗结肠癌作用研究 [D]. 成都: 西南交通大学, 2010.

[14] 姚欢欢, 陈思思, 邵锦晖, 等. 蜘蛛香总黄酮对乳腺癌细胞侵袭转移抑制作用的实验研究 [J]. 中国中医药科技, 2021, 28（1）: 33-38.

[15] Tian S S, Wang Z Z, Wu Z Q, et al. Valtrate from *Valeriana jatamansi* Jones induces apoptosis and inhibits migration of human breast cancer cells in vitro [J]. Natural Product Research, 2020, 34（18）: 2660-2663.

[16] Quan L Q, Hegazy A M, Zhang Z J, et al. Iridoids and bis-iridoids from *Valeriana jatamansi* and their cytotoxicity against human glioma stem cells [J]. Phytochemistry, 2020, 175（175）: 112372.

[17] 谭玉柱, 杨凡, 李博, 等. 蜘蛛香化学成分及其抗肿瘤活性 [J]. 中成药, 2019, 41（3）: 572-576.

[18] Qi S G, Quan L Q, Cui X Y, et al. A natural compound obtained from *Valeriana jatamansi* selectively inhibitsglioma stem cells [J]. Oncology Letters, 2020, 19（2）: 2071-2075.

[19] Sun Y, Lan M, Chen X, et al. Anti-invasion and anti-metastasis effects of Valjatrate E via reduction of matrix metalloproteinases expression and suppression of MAPK/ERK signaling pathway [J]. Biomedicine & Pharmacotherapy, 2018, 104（104）: 817-824.

[20] Lin S, Chen T, Liu X H, et al. Iridoids and lignans from *Valeriana jatamansi* [J]. J Nat Prod, 2010, 73（4）: 632-638.

[21] Bounthanh C, Bergmann C, Beck J P, et al. Valepotriates, a new class of cytotoxic and antitumor agents [J]. Planta Med, 1981, 41（1）: 21-28.

[22] 马丽娟. CPV LAMP 检测方法建立和蜘蛛香治疗效果研究 [D]. 吉林: 吉林大学, 2010.

[23] 张佩红, 陈啸洪, 王燕, 等. 马蹄香治疗婴幼儿轮状病毒肠炎作用机制的初步探讨 [J]. 中国全科医学, 2010, 13（6）: 610-612.

[24] 刘欢, 吴佳慧, 刘丹, 等. 蜘蛛香中的环烯醚萜类成分及其抗流感病毒活性研究 [J]. 中草药, 2020, 51（11）: 2886-2894.

[25] Ghosh S, Debnath S, Hazra S, et al. *Valeriana wallichii* root extracts and fractions with activity against Leishmania spp [J]. Parasitol Res, 2011, 108（4）: 861-871.

[26] 张婷, 胡京红, 王晶, 等. 蜘蛛香环烯醚萜类成分 ethoxyviburtinal-11 对大鼠结肠纵行肌细胞收缩效应的影响 [J]. 中华中医药杂志, 2016, 31（4）: 1386-1389.

[27] 肖丛瑞, 陶丝雨, 闫兴丽, 等. 蜘蛛香成分 11-ethoxyviburtinal 对肠易激综合征大鼠肠嗜铬细胞及肥大细胞表达的影响 [J]. 北京中医药大学学报, 2016, 39（1）: 21-25.

［28］王娟，史瑞瑞，王晶，等.蜘蛛香环烯醚萜类成分ZXX对肠易激综合征模型大鼠的治疗作用和胃肠激素的影响［J］.长春中医药大学学报，2014，30（3）：396-399.

［29］史瑞瑞，王娟，闫兴丽，等.蜘蛛香环烯醚萜类成分对肠易激综合征大鼠的作用机制研究［J］.北京中医药大学学报，2014，37（5）：304-308.

# 蔓荆 Faenxman

【别名】白布荆、海风柳、小刀豆藤、白背风。

【来源】为马鞭草科植物蔓荆 *Vitex trifolia* L. 的果实。

【生境分布】在广西主要分布于龙州、宁明、北流、岑溪等地，福建、台湾、广东、云南等亦有分布。

【性味功能】辛、苦，微寒。疏风散热，清利头目，通络止痛。用于风热感冒头痛、牙龈肿痛、头晕目眩、目赤多泪、眶上神经痛、肌肉神经痛、支气管炎。

【用法用量】内服 5 ～ 10 g。

【现代药理学研究】

1. 解热镇痛作用

炒焦蔓荆子可提高小鼠痛阈值，具有一定的镇痛作用。云南、山东产的蔓荆子生品均可降低 2,4-二硝基酚致发热大鼠的体温，具有一定的解热作用。

2. 抑制组胺释放作用

蔓荆叶乙醇提取物对大鼠嗜碱性粒细胞性白血病细胞 RBL-2H3 免疫球蛋白 IgE 依赖的组胺释放有抑制作用。蔓荆叶片正己烷提取物对气管挛缩具有抑制作用，蔓荆中的 viteosin A 和杜荆素对组胺释放引起的雄性几内亚猪气管收缩均有抑制作用。杜荆素对卵清蛋白致敏几内亚猪气管收缩具有一定的抑制作用。

3. 抗肿瘤作用

蔓荆 5 个半日花烷型二萜类化合物和 6 个黄酮类化合物对人慢性髓性白血病细胞 K562 和小鼠乳腺癌细胞 tsFT210 均具有抑制细胞周期的作用，可诱导肿瘤细胞凋亡。蔓荆中 Vitexicarpin 对人多种癌细胞均有抑制作用，可通过激活线粒体调控的凋亡通路诱导 K562 细胞凋亡。蔓荆子总黄酮能抑制人小细胞肺癌细胞 NCI-H466 干细胞的自我更新，下调 p-Akt 和细胞自我更新转录因子 Bmi1 的表达。

4. 抗炎作用

蔓荆叶水提取物可抑制 LPS 诱导 RAW264.7 细胞炎症因子的表达和 iNOS mRNA 的合成，具有抗炎作用。紫花牡荆素抑制乙酸致小鼠腹膜毛细管通透性，抑制二甲苯致小鼠耳郭肿胀、鸡蛋清致大鼠足肿胀，其机制与抑制炎症因子释放有关。蔓荆子黄素能够抑制小鼠腹腔巨噬细胞与小鼠单核巨噬细胞 RAW264.7 的活性，可以增加细胞内活性氧水平，降低线粒体膜电位，促进其凋亡。

## 【参考文献】

［1］Li W X，Cui C B，Cai B，et al. Labdane-type diterpenes as new cell cycle inhibitors and apoptosis inducers from *Vitex trifolia* L.［J］. J Asian Nat Prod Res，2005，7（2）：95-105.

［2］Li W X，Cui C B，Cai B，et al. Flavonoids from *Vitex trifolia* L. inhibit cell cycle progression at $G_2/$ M phase and induce apoptosis in mammalian cancer cells［J］. J Asian Nat Prod Res，2005，7（4）：615-626.

［3］王海燕，蔡兵，崔承彬，等. 蔓荆子活性成分 vitexicarpin 诱导 K562 细胞凋亡的机制［J］. 药学学报，2005（1）：27-31.

［4］曹晓诚，肖立红，肖荞，等. 蔓荆子总黄酮抑制 NCI-H446 细胞系肺癌干细胞自我更新［J］. 中草药，2014，45（9）：1284-1287.

［5］Matsui M，Kumar-Roine S，Darius H T，et al. Characterisation of the anti-inflammatory potential of *Vitex trifolia* L.（Labiatae），a multipurpose plant of the Pacific traditional medicine［J］. J Ethnopharmacol，2009，126（3）：427-433.

［6］林珊，张宏，韩婷，等. 紫花牡荆素体内抗炎作用的研究（英文）［J］. 中西医结合学报，2007（5）：573-576.

［7］杨远超，何芳，刘学伟，等. 蔓荆子黄素对小鼠单核巨噬细胞增殖和凋亡的影响［J］. 中国现代医学杂志，2018，28（21）：1-9.

［8］孙蓉，郭长强，高洪常，等. 蔓荆子的炮制药效学研究［J］. 中草药，1997（1）：32-34.

［9］隋在云，王爱洁. 蔓荆子解热作用的实验研究［J］. 中药药理与临床，2007（5）：138-139.

［10］Tiwari N，Luqman S，Masood N，et al. Validated high performance thin layer chromatographic method for simultaneous quantification of major iridoids in *Vitex trifolia* and their antioxidant studies［J］. J Pharm Biomed Anal，2012，61：207-214.

［11］Ikawati Z，Wahyuono S，Maeyama K. Screening of several Indonesian medicinal plants for their inhibitory effect on histamine release from RBL-2H3 cells［J］. J Ethnopharmacol，2001，75（2-3）：249-256.

［12］Alam G，Wahyuono S，Ganjar I G，et al. Tracheospasmolytic activity of viteosin-A and vitexicarpin isolated from *Vitex trifolia*［J］. Planta Med，2002，68（11）：1047-1049.

# 第九章　打虫药

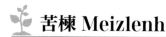

## 苦楝 Meizlenh

【别名】楝树、翠书、金斗木、苦楝皮。

【来源】为楝科植物苦楝 *Melia azedarach* L. 的树皮、根皮。

【生境分布】生于路旁、坡脚，或栽于屋旁、篱边。广西各地均有分布，河北、云南、四川等亦有分布。

【性味功能】苦，寒；有毒。杀虫，疗癣。用于肠道寄生虫病、蛔虫病、钩虫病、蛲虫病、阴道滴虫病、疥疮、头癣。

【用法用量】 内服 6～15 g，鲜品 15～30 g，或入丸、散。外用适量，煎水洗，或研末调敷。

【现代药理学研究】

1. 驱虫作用

苦楝皮提物或醇提取物均对猪蛔虫有抑制作用。较高浓度川楝素对猪蛔虫特别是头部的神经节有麻痹作用，虫体长期受药物抑制作用后间歇性痉挛收缩；低浓度川楝素对猪蛔虫及其节段有兴奋作用，自发活动增强，可引起蛔虫肌肉间歇性出现异常剧烈的收缩作用。苦楝皮提取物对小鼠蛲虫具有麻痹作用。

2. 抗菌、抗病毒作用

苦楝醇提取物对同心性毛癣菌、黄色毛癣菌、奥杜盎氏小芽孢癣菌、许兰氏黄藓菌、铁锈色小芽孢癣菌等均有一定的抑菌作用。苦楝皮乙醇提取物对绿色木霉和黑曲霉具有显著的抑菌作用。苦楝叶成分 Meliacine 通过抑制感染后期产生的特异性感染细胞多肽，干扰 DNA 的合成，对单纯疱疹病毒具有显著的抗病毒活性。苦楝素对脊髓灰质炎病毒、口蹄疫病毒、水疱性口炎病毒、单纯疱疹病毒、辛德比斯病毒等均具有抗病毒作用。

3. 消化系统保护作用

苦楝皮有抗胃溃疡、抗腹泻和利胆作用。苦楝皮醇提取物可抑制小鼠水浸应激性和盐酸性溃疡，减少蓖麻油及番泻叶引起的小鼠腹泻次数，增加麻醉大鼠的胆汁分泌量。

4. 抗肿瘤作用

川楝树提取物可抑制乳腺癌细胞的增殖和迁移，促进癌细胞的凋亡，通过阻滞癌细胞的细胞周期从而抑制癌细胞的增长。苦楝叶提取物对癌细胞具有细胞毒性作用，对结肠癌细胞 HT-29、肺癌细胞 A549 和胃癌细胞 MKN1 具有抗增殖作用；可抑制胃癌细胞 MKN1 小鼠移植瘤的生长，诱导自噬抑制 MKN1 细胞的增殖。苦楝化合物 A1541-43 具有抗白血病活性，可诱导 ERK1/2 的磷酸化，对多种白血病细胞系具有抗增殖活性，可诱导红白血病细胞系的细胞凋亡以及红细胞和巨核细胞分化，抑制红白血病模型小鼠的肿瘤发展。

5. 其他药理作用

苦楝叶提取物可降低 2 型糖尿病小鼠的血糖，通过多靶向作用增加胰岛素的敏感性，增加葡萄糖的外周利用，减少胃排空和肠道内葡萄糖的吸收。

苦楝提取物具有抗焦虑和抗抑郁作用。

苦楝提取物具有解热作用。苦楝皮具有镇痛抗炎和抗血栓形成作用。

【毒理学研究】

1. 急性毒性

川楝素对小鼠的腹腔注射 $LD_{50}$ 为 13.8 mg/kg。

2. 肌肉毒性

川楝素 7.0 mg/kg 体重剂量具有肌无力作用，可先使大鼠膈肌收缩反应幅度增大，后逐步变小直至完全停止，在去神经骨骼肌上则能增强直接刺激引起的收缩反应。

3. 胚胎毒性

川楝皮水提取物对小鼠胚胎有妊娠毒性作用，可引起流产。川楝素 4.45 mg/kg 体重剂量对怀孕小鼠具有特定的胚胎毒性，川楝素诱导孕鼠流产与 Th1 型细胞因子 IFN-γ、TNF-α 含量增加有密切关系。

## 【参考文献】

［1］王家培，余四九，王家鹏，等.苦楝树皮煎液治疗羊绦虫病、肺丝虫病和肝片吸虫病的效果试验［J］.贵州畜牧兽医，2020，44（1）：12-15.

［2］李波，游浩，沈昆伟，等.苦楝水提取液对兔球虫卵囊孢子化率的影响观察［J］.四川畜牧兽医，2015，42（11）：24-26.

［3］姜萍，叶汉玲，安鑫南.苦楝提取物的提取及其抑菌活性的研究［J］.林产化学与工业，2004（4）：23-27.

［4］Laura E A, Andrea A B, Norberto A S, et al. An antiviral principle present in a purified fraction from *Melia azedarach* L. leaf aqueous extract restrains herpes simplex virus type 1 propagation ［J］. Phytother Res, 2002, 16（4）：348-352.

［5］沈雅琴，张明发，朱自平，等.苦楝皮的消化系统药理研究［J］.基层中药杂志，2000（1）：3-5.

［6］徐美玲，李博，李栋梁.川楝树提取物对人乳腺癌细胞增殖、凋亡、迁移及细胞周期分布的影响［J］.湖北中医药大学学报，2020，22（3）：25-29.

［7］Kuniaki N, Taku I K, Tiziana P, et al. Potent and broad anticancer activities of leaf extracts from *Melia azedarach* L. of the subtropical Okinawa islands［J］. Am J Cancer Res, 2020, 10（2）：581-594.

［8］Wang N, Fan Y H, Yuan C M, et al. Selective ERK1/2 agonists isolated from *Melia azedarach* with potent anti-leukemic activity［J］. BMC Cancer, 2019, 19（1）：764.

［9］Humera Ishaq. Anxiolytic and antidepressant activity of different methanolic extracts of *Melia azedarach* Linn［J］. Pak J Pharm Sci, 2016, 29（5）：1649-1655.

［10］沈雅琴，张明发，朱自平，等.苦楝皮的镇痛抗炎和抗血栓形成作用［J］.中国药业，1998（10）：30-31.

［11］熊春生.川楝素对大白鼠膈肌神经肌肉接头超微结构的影响［J］.药学学报，1982（6）：407-412.

［12］张先福，王建华，张树方，等.川楝素对昆明小鼠的胚胎毒性研究［J］.畜牧兽医学报，2005（3）：301-305.

［13］张建楼，钟秀会.川楝素对早期妊娠小鼠的毒性作用及对Th1型细胞因子含量的影响［J］.中国兽医科学，2011，41（1）：94-98.

［14］施玉樑，王文萍.驱蛔中药的活性成分川楝素的生物效应［J］.生理学报，2006（5）：397-406.

［15］李培忠，石笑春，徐在海，等.川楝素的药理毒理学研究［J］.中草药，1982，13（7）：29-32.

# 使君子 Gaeucijgyinh

【别名】留求子、索子果、病柑子、冬君子、君子仁。

【来源】为使君子科植物使君子 *Quisqualis indica* L. 的成熟果实。

【生境分布】生于平原灌木丛或路旁。在广西主要分布于南宁、玉林、桂林等地。

【性味功能】甘，温；有小毒。通谷道，杀虫。用于虫积、疳积、腹胀、泄泻、痢疾。

【用法用量】内服9～15 g，煎汤。

【现代药理学研究】

1. 杀虫作用

使君子水提取物和乙醇提取物对猪蛔虫具有麻痹作用。使君子氨酸的钾盐具有驱除人体肠内蛔虫的作用。使君子水溶性使君子酸钾和脂肪油对猪蛔虫具有驱除作用。

2. 抗菌作用

使君子水提取物对堇色毛癣菌、同心性毛癣菌、许兰黄癣菌、奥杜盎小芽孢癣菌、铁锈色小芽孢癣菌、羊毛状小芽孢癣菌、腹股沟表皮癣菌、星形奴卡菌等皮肤真菌有一定的抑制作用。

3. 其他药理作用

使君子含琥珀酸铵，对震颤性谵妄具有治疗作用。使君子葫芦巴碱对小鼠肝癌具有抑制作用。使君子通过调节前列腺细胞的增殖和凋亡改善良性前列腺增生。使君子甘露醇为高渗利尿脱水剂，在体内不被利用和转化，全部为原形由肾小球滤出，在肾小管中造成高渗压而起到利尿脱水的作用。

【毒理学研究】

1. 胃肠毒性

使君子中有毒成分为使君子酸钾，可致胃肠刺激及膈肌痉挛。

2. 急性毒性

单用使君子煎剂毒性极小，$LD_{50}$ 大于 4 g/kg。小鼠皮下注射使君子水溶液可出现抑制状态，1～2 小时后出现惊厥，而后呼吸困难导致死亡，最小致死量约为 20 g/kg。

# 【参考文献】

［1］沈学文，肖啸，严达伟，等.使君子提取物对驱除猪蛔虫效果研究及对猪主要生理生化指标的影响［J］.中兽医医药杂志，2009，28（1）：8-13.

［2］沈学文，肖啸，严达伟，等.使君子提取物对猪蛔虫虫卵的体外杀虫试验［J］.山东畜牧兽医，2009，30（1）：7-8.

［3］杨继生，肖啸，杨美兰，等.使君子提取物对感染猪蛔虫小鼠的驱虫试验［J］.中国畜牧兽医，2007（8）：81-82.

［4］冯有劲.中药使君子药理作用［J］.中国畜牧兽医文摘，2014，30（4）：189.

［5］Wijerathne C U, Park H S, Jeong H Y, et al. *Quisqualis indica* improves benign prostatic hyperplasia by regulating prostate cell proliferation and apoptosis［J］. Biol Pharm Bull, 2017, 40（12）：2125-2133.

# 第十章　收涩药

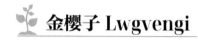

## 金樱子 Lwgvengi

【别名】刺榆子、刺梨子、金罂子、山石榴、山鸡头子、糖莺子。

【来源】为蔷薇科植物金樱子 *Rosa laevigata* Michx. 的成熟果实和根。

【生境分布】生于向阳的山野、田边、溪畔灌木丛中，海拔 200～1600 m。在广西主要分布于凌云、那坡、武鸣、邕宁、桂平、阳朔等地，陕西、安徽、江西、江苏、浙江、湖北、湖南、广东等亦有分布。

【性味功能】金樱子：酸、甜、涩，平。补阴虚，固涩，止泻。用于遗精、遗尿、崩漏、带下、泄泻。金樱根：酸、涩，平。通调龙路，补血，止血，固精涩肠。用于滑精、遗尿、痢疾、崩漏、带下、子宫下垂、水肿、痔疮、烧烫伤。

【用法用量】金樱子：内服 6～12 g。金樱根：内服 15～60 g，外用适量。

【现代药理学研究】

1. 金樱子的药理作用

（1）肠黏膜保护作用

金樱子果实提取物可以降低 2,4,6- 三硝基苯磺酸诱导克罗恩病小鼠结肠重量 / 长度比值，改善结肠炎症水肿程度，降低结肠组织中 TNF-α 和 IFN-γ 的含量，对克罗恩病小鼠有一定治疗作用。

（2）抗炎作用

金樱子乙醇提取物对蛋清致足跖肿胀和琼脂致肉芽肿炎症均具有抑制作用，可减轻血清病型肾炎大鼠肾小球病变并改善肾功能。金樱子多糖能抑制二甲苯致小鼠耳郭肿胀而发挥抗炎作用。金樱子可抑制 PM10 诱导的 A549 细胞炎症反应，抑制 MAPK/NF-κB 通路及下游信号因子 COX-2 的表达，降低 TNF-α、IL-1β、IL-6、IL-13 和 IL-17 的 mRNA 水平。

（3）免疫调节作用

金樱子提取物可增加小鼠胸腺指数和脾脏指数，能够促进血清溶血素形成，增加巨噬细胞吞噬指数及百分率，促进淋巴细胞转化及转化率，对免疫功能具有调节作用。金樱子多糖可提高小鼠巨噬细胞对血中刚果红的吞噬能力，降低血中转氨酶活性，逆转肝指数和脾脏指数，增加小鼠溶血素的生成，显著恢复免疫功能低下小鼠的迟发性免疫反应，具有增强小鼠非特异性免疫、体液免疫和细胞免疫作用。金樱子酸多糖可增强 RAW264.7 细胞中细胞因子的分泌和 mRNA 的表达，激活 MAPK/NF-κB 信号通路增强免疫调节活性；可促进脾淋巴细胞的体外增殖和 IL-2、NO 的产生，提高 NOS 与蛋白激酶 G 的表达，促进腹腔巨噬细胞 TNF-α 的生成，具有良好的体外免疫增强作用。

（4）抗菌、抗病毒作用

金樱子对金黄色葡萄球菌、大肠埃希菌、痢疾杆菌及流感病毒均有抑制作用。金樱子多糖对大肠埃希菌、副伤寒杆菌、白葡萄球菌以及金黄色葡萄球菌等均有抑制作用，对正常小鼠肠道菌群失调也具有一定的调节作用；对呼吸道合胞病毒、手足口病病毒、柯萨奇病毒具有一定的杀灭作用。金樱子乙酸乙酯萃取物对呼吸道合胞病毒、正丁醇萃取物对柯萨奇病毒、醇提取物对单纯疱疹病毒，均具有一定的杀灭作用。

（5）肾功能保护作用

金樱子乙醇提取物对 MsPGN 大鼠肾脏损伤具有保护作用，可抑制 NLRP3 炎性小体通路，抑制促炎性因子 IL-1β 和 IL-18 的表达，缓解肾损伤。

（6）降脂作用

金樱子具有明显的降脂作用。金樱子多糖可抑制胆固醇在肠道的吸收，对高胆固醇血症小鼠具有预防和治疗作用。金樱子总多酚可减少肥胖小鼠体重，升高 HDL-C 水平。金樱子总黄酮可降低高脂血症大鼠血清 TC、TG、LDL-C 的含量，升高肝组织 HL 和 LPL 的活性，改善高脂血症大鼠脂代谢紊乱，提高机体脂代谢能力。

（7）抗氧化作用

金樱子中的多种活性成分都具有抗氧化作用。金樱子总黄酮可降低肝缺血再灌注损伤大鼠血清 AST、ALT 的水平和 MPO、LDH 的活性，降低 MDA 的水平，增加 SOD 和 GSH-Px 的活性，降低 IL-1β、IL-6 和 TNF-α 等炎症因子的基因水平；可提高氧化损伤 HUVEc 细胞 SOD、CAT、GSH-Px 的酶活性；对氧化应激引起的大鼠动脉内皮损伤具有一定的保护作用；可防止 $H_2O_2$ 引起的细胞凋亡、DNA 和线粒体损伤；可减少线粒体进入细胞质和细胞内 $Ca^{2+}$ 水平和细胞色素 C 释放，并减少细胞内活性氧的产生；通过调节氧化应激、抑制细胞凋亡和炎症，对 PC12 细胞的氧化损伤具有保护作用。金樱子多糖可清除超氧阴离子自由基、抑制羟自由基对细胞膜的破坏而引起的溶血和脂质过氧化产物的形成，具有抗氧化作用。

（8）抗肿瘤作用

金樱子多糖可抑制小鼠 S180 肉瘤生长，抑制 S180 腹水瘤细胞增殖，缓解环酰胺导致的白细胞水平下降，增强机体免疫力；对人肝癌细胞 BEL-7402 增殖具有一定抑制作用。金樱子黄酮类化合物对 BEL-7402 细胞的增殖具有一定的抑制作用。

（9）保肝作用

金樱子可降低 LPS 诱导肝损伤小鼠组织 MDA 的水平，提高 SOD 和 GSH-Px 的活性；可降低 $CCl_4$ 诱导肝纤维化小鼠血清中 AST 和 ALT 的含量，提高肝组织中 SOD、GSH-$P_X$、GSH 的活力，降低 MDA 的含量。金樱子总皂苷可恢复 $CCl_4$ 诱导肝纤维化大鼠血清中 AST、ALT、MDA、GSH、SOD 等的水平，降低细胞色素 P450 2E1 的活性，减轻氧化应激并抑制炎症，通过下调 MMP-2、MMP-9 和 ADAM-1 的表达促进基质降解，通过影响 TaF-β/Smad、FAK/PI3K/p70 和 MAPK 信号通路，发挥抗纤维化作用；可抑制高脂饮食诱导的氧化应激和炎症，抑制肝脂肪变性。

2. 金樱根的药理作用

（1）耐缺氧作用

金樱根醇提取液可延长小鼠常压缺氧、特异性心肌缺氧、脑缺血缺氧及游泳的存活时间，具有耐缺氧作用。

（2）抗菌作用

金樱根对枯草芽孢杆菌、金黄色葡萄球菌和大肠埃希菌具有抑菌作用。金樱根水提取物对金黄色葡萄球菌、大肠埃希菌和绿脓杆菌具有一定的抑菌作用。金樱根、金樱茎多糖对正常小鼠肠道菌群失调有一定调整作用；对白色葡萄球菌、柠檬色葡萄球菌、金黄色葡萄球菌、肺炎克雷伯菌、痢疾杆菌均有一定的抑制作用。

（3）抗炎作用

金樱根对急慢性炎症均有抑制作用，对二甲苯引起的小鼠耳郭肿胀、琼脂肉芽组织增生具有抑制作用，可抑制炎症因子 NO 的释放、小鼠足跖肿胀，降低小鼠腹腔毛细血管通透性，对大鼠棉球肉芽肿的生成具有显著的抑制作用。

（4）免疫调节作用

金樱根具有特异性免疫调节活性，对细胞免疫、体液免疫具有抑制作用。金樱根提取物可增加小鼠胸腺指数和脾脏指数，可促进小鼠血清溶血素形成，增加小鼠腹腔巨噬细胞的吞噬指数及百分率，促进淋巴细胞的转化及转化率。

## 【参考文献】

［1］Zhan Q P, Wang Q, Lin R G, et al. Structural characterization and immunomodulatory activity of a novel acid polysaccharide isolated from the pulp of *Rosa laevigata* Michx. fruit［J］. Int J Biol Macromol, 2020, 145: 1080-1090.

［2］皮建辉，谭娟，胡朝暾. 金樱子多糖的体外免疫活性研究［J］. 华西药学杂志，2014，29（2）：149-151.

［3］彭海燕，寿晓云，王涛，等. 不同产地金樱子的根和根茎免疫调节活性研究［J］. 中草药，

2014，45（13）：1903-1906.

［4］李娜，陈倩，刘赫男，等.金樱子总多酚降脂作用［J］.中成药，2019，41（11）：2773-2776.

［5］王奇，芦柏震，章红燕，等.金樱子总黄酮对高脂血症大鼠血脂的影响［J］.中华中医药学刊，
2013，31（9）：2042-2043.

［6］陈传平，吴剑峰，夏和先，等.金樱子总黄酮对氧化应激引起的大鼠动脉内皮损伤的干预作用
［J］.皖西学院学报，2018，34（2）：84-87，122.

［7］苏上贵，韦玉兰，黄燕军，等.金樱子总黄酮抗氧化及清除自由基的作用研究［J］.广西中医
药大学学报，2015，18（1）：47-48.

［8］Ko H M，Choi S H，Kim Y，et al. Effect of *Rosa laevigata* on PM10-induced inflammatory
response of human lung epithelial cells［J］. Evid Based Complement Alternat Med，2020：
2893609.

［9］黄俞龙，刘焱.金樱子提取物中多糖的体外抗肿瘤活性研究［J］.基因组学与应用生物学，
2015，34（9）：1848-1851.

［10］黄俞龙，刘焱.金樱子提取物中黄酮类物质的初步抗肿瘤活性研究［J］.基因组学与应用生
物学，2017，36（10）：4007-4011.

［11］Dong D S，Yin L H，Qi Y，et al. Protective effect of the total saponins from *Rosa laevigata*
Michx. Fruit against carbon tetrachloride-induced liver fibrosis in rats［J］. Nutrients，2015，
7（6）：4829-4850.

［12］尹连红，许有威.金樱子胶囊对四氯化碳诱导小鼠急性肝损伤的保护作用研究［J］.大连医
科大学学报，2018，40（1）：27-32.

［13］Dong D S，Qi Y，Xu L N，et al. Total saponins from *Rosa laevigata* Michx. fruit attenuates
hepatic steatosis induced by high-fat diet in rats［J］. Food Funct，2014，5（12）：3065-3075.

［14］刘相文，田景振，袁琦，等.中药金樱子不同溶剂萃取物抗病毒活性分析［J］.药物分析杂
志，2017，37（12）：2196-2201.

［15］刘相文，侯林，崔清华，等.金樱子多糖的提取优化及其体外抗病毒活性研究［J］.中药材，
2017，40（7）：1679-1682.

［16］林艳梅，彭庆海，陈杰，等.基于NLRP3炎性小体通路探讨金樱子乙醇提取物对系膜增生性
肾小球肾炎大鼠的保护作用［J］.中国免疫学杂志，2020，36（5）：560-565.

［17］边晨，刘新，张扬，等.金樱子提取物对小鼠结肠炎肠黏膜的保护作用［J］.新疆医科大学
学报，2018，41（5）：597-601.

［18］王艳，张立，沈媛珍，等.金樱根、金樱茎多糖对小鼠肠道菌群失调的调整作用［J］.中国
实验方剂学杂志，2012，18（20）：270-272.

［19］王艳，谢蓉，蔡丹燕，田素英.金樱根、茎炮制品抗菌抗炎作用研究［J］.中药材，2014，
37（8）：1356-1359.

［20］邹堂斌，邱运梅.金樱根抗炎及止泻作用试验［J］.中国兽医杂志，2011，47（5）：52-53.

［21］邹堂斌，解庆林.金樱根的抗炎作用及对巨噬细胞释放 NO 的影响［J］.贵州农业科学，2011，39（2）：148-150.

［22］彭海燕，寿晓云，王涛，等.不同产地金樱子的根和根茎免疫调节活性研究［J］.中草药，2014，45（13）：1903-1906.

［23］冯承恩，田素英.金樱根多糖的制备及其体内抗肿瘤作用初探［J］.中国实验方剂学杂志，2011，17（6）：209-212.

# 🌱 石榴皮 Makciklouz

【别名】石榴壳、安石榴、酸榴皮。

【来源】为石榴科植物石榴 *Punica granatum* L. 的果皮。

【生境分布】生于山坡向阳处或栽培于庭院中。我国大部分地区均有栽培。

【性味功能】酸、涩，温。涩肠止泻，固崩止遗，驱蛔定痛，杀虫止痒。用于久泻气虚、脱肛、滑精、血崩、带下、蛔虫、钩虫、绦虫病。

【用法用量】内服 10～30 g，煎汤。外用适量，捣敷或水煎洗。

【现代药理学研究】

1. 抗溃疡作用

石榴皮提取物对大鼠乙醇性胃黏膜损伤具有保护作用，促进胃溃疡上皮细胞合成、提高再生黏膜功能、增强抗氧化能力和促进 NO 合成，抗脂质过氧化反应，抑制 nNOS、eNOS 的表达，对幽门螺杆菌甲硝唑耐药株及敏感株均有抑制作用；对大鼠应激性胃溃疡有保护作用，活化 Gli1-Gli2-Sufu 信号通路，降低 MDA、ACTH、CORT、SOD、IL-8、NF-κB 和 $PGE_2$ 等细胞因子水平，增强大鼠胃黏膜的防御功能，维持胃黏膜屏障的完整性，促进溃疡的愈合、降低溃疡的复发。石榴皮没食子酸对乙醇致小鼠胃损伤具有保护作用，抑制胃酸分泌。

2. 抗菌作用

石榴树皮和根的提取物具有抗念珠菌活性。番石榴多酚对大肠埃希菌、枯草芽孢杆菌及金黄色葡萄球菌具有抑制作用。石榴皮中鞣质和黄酮对金黄色葡萄球菌、福氏痢疾杆菌、沙门氏菌、大肠埃希菌、绿脓杆菌和白色念珠菌均有一定的抑菌作用。鞣质类化合物具有抗耐药菌作用，对革兰氏阳性菌具有较强的抗菌活性，可影响金黄色葡萄球菌的细胞壁和细胞膜结构，且对菌体内蛋白合成具有一定的抑制作用。

3. 抗肿瘤作用

石榴和石榴皮提取物可抑制前列腺癌细胞 DU-145 和 PC-3 的增殖、迁移和集落形成，抑制 mTOR/S6K 信号通路。石榴籽油可抑制乳腺癌细胞的增殖活性，促进凋亡，调节细胞中 COX-2、Bcl-2、Bax、Caspase-3 以及 p53 的表达。石榴皮醇提取物对人体胃癌细胞克隆形成具有抑制作用。石榴皮多酚对人前列腺癌细胞 PC-3 具有抑制作用；可抑制人乳腺癌细胞 MDA-MB-231 增殖，诱导癌细胞凋亡，并阻滞癌细胞在 $G_2$/M 期。石榴皮逆没食子鞣质及鞣花酸具有抗乳腺癌作用。

### 4. 心血管保护作用

石榴皮多酚是保护心血管系统的有效组分，对在体蟾蜍心率和心肌收缩力均有抑制作用，对高脂血症模型大鼠有降低血脂作用。石榴皮鞣质对糖尿病大鼠血管有保护作用，可降低血糖、甲状腺球蛋白的浓度，直接或间接升高 ET-1 的浓度、降低 NO/ET-1 比值，对糖尿病大鼠血管具有保护作用。

### 5. 对骨关节炎的影响

石榴皮提取物对胶原酶诱导的骨关节炎大鼠具有治疗作用，下调 MMP-3 和 COX-2 基因的表达。石榴提取物对抗弗氏完全佐剂引起的关节炎具有治疗作用。

### 6. 降血糖作用

石榴对糖尿病引起的氧化应激和肾病具有改善作用，可降低 MDA 含量、血清肌酐和尿素水平，改善脂质代谢，逆转组织学异常。石榴叶甲醇提取物基于其抗氧化活性对烟酰胺 / 链脲佐菌素诱导的 2 型糖尿病大鼠具有改善作用。石榴水提取物可降低四氧嘧啶诱导糖尿病大鼠的血糖水平，改善糖耐量，上调 IRS-1、Akt、Glut-2 和 Glut-4 的水平。石榴花多酚提取物对 2 型糖尿病大鼠具有改善作用，其机制为激活 Akt/GSK3β 信号通路和抑制 ER 应激。

### 7. 保肝作用

石榴皮提取物可降低 ConA 诱导肝损伤小鼠血清 ALT、AST 和 TNF-α、IFN-γ 和 IL-6 的水平，减少激活的 CD4 和 CD8T 细胞在肝脏的浸润。富含酚醛的石榴果提取物可减轻对高脂肪饮食雄性 C57BL/6 鼠的脂肪肝，抑制肝血脂调节基因，包括 Cd36、Fas、Acot2 和 Slc27a1 的表达，抑制海马 IL-1α、IL-7、IL-11、IFNα、TNFα 和 Lepr 等促炎细胞因子的基因表达，对高脂肪饮食引起的肝和神经系统疾病有保护作用。

### 8. 对肾脏疾病的影响

石榴皮乙醇提取物通过保护组织免受活性氧介导的氧化损伤减少病毒细胞诱导的毒性，并通过调节凋亡相关蛋白的表达来阻碍细胞凋亡，对万古霉素诱导的大鼠肝肾组织损伤具有保护作用；可抑制氧化应激，从而改善庆大霉素诱导大鼠肾病的肾功能，降低庆大霉素诱导的肾损伤小鼠血清肌酐、尿素、TNF-α、脂质过氧化、抗氧化酶的水平，改善组织病理学变化。石榴皮鞣质干预可使肾小球硬化大鼠内源性代谢物聚类性趋近正常水平。

## 9.其他药理作用

石榴皮醇提取物对环磷酰胺致免疫低下小鼠的体液免疫功能具有一定的增强作用，可提高抗体 OD 值和血清溶血素水平。

石榴皮鞣质对糖尿病大鼠的血管有较好的保护作用。

# 【参考文献】

［1］周浓，莫日坚，黄秋艳，等.番石榴多酚的提取纯化及其抑菌活性研究［J］.食品与发酵工业，2020，46（14）：182-188.

［2］松长青，周本宏，易慧兰，等.石榴皮鞣质的抗菌活性及其对金黄色葡萄球菌的抗菌机制［J］.中国医院药学杂志，2016，36（4）：259-265.

［3］Fatemeh L，Darya M，Amir R J，et al. Antifungal effect of the bark and root extracts of *Punica granatum* on oral Candida isolates［J］. Curr Med Mycol，2018，4（4）：20-24.

［4］冯甜，刘盟，程路峰，等.基于凋亡和自噬途径的石榴皮多酚对人前列腺癌 PC3 细胞的抑制作用机制研究［J］.中国药房，2020，31（16）：1978-1983.

［5］付国强，刘璐，张磊，等.石榴籽油抑制乳腺癌细胞恶性生物学行为的研究［J］.军事医学，2015，39（6）：438-442.

［6］章迅，吴艾平，章永红.石榴皮多酚对人乳腺癌细胞 MDA-MB-231 增殖及凋亡的影响［J］.天津中医药大学学报，2012，31（4）：214-217.

［7］赖舒，张玉方.石榴皮多酚对大鼠应激性胃溃疡的保护作用及与 Gli1-Gli2-Sufu 信号通路和细胞因子水平改变的关系［J］.第三军医大学学报，2017，39（19）：1913-1918.

［8］史李娜，王雪飞，马桂芝，等.石榴皮多酚有效部位单次给药毒性及对无水乙醇致大鼠胃溃疡的保护作用［J］.中国药理学通报，2015，31（5）：709-715.

［9］史李娜.石榴皮多酚有效部位抗消化性溃疡的药效学研究［D］.乌鲁木齐：新疆医科大学，2015.

［10］邱红梅，赖舒，尚京川，等.石榴皮鞣质对大鼠乙醇性胃黏膜损伤的保护作用研究［J］.中国药房，2012，23（27）：2509-2512.

［11］周本宏，陈鹏，涂杰，等.石榴皮鞣质对肾小球硬化大鼠内源性物质代谢的影响及代谢通路分析［J］.中草药，2017，48（10）：2072-2080.

［12］Rupesh K G，Sanjay S. Evaluation of antiarthritic activity of butanol fraction of *Punica granatum* Linn. rind extract against freund's complete adjuvant-induced arthritis in rats［J］. J Environ Pathol Toxicol Oncol，2018，37（1）：53-62.

［13］Pottathil S，Nain P，Morsy M A，et al. Mechanisms of antidiabetic activity of methanolic extract of *Punica granatum* Leaves in nicotinamide/streptozotocin-induced type 2 diabetes in rats［J］. Plants

（Basel），2020，9（11）：1609.

［14］Tang D，Liu L，Ajiakber D，et al. Anti-diabetic effect of Punica granatum flower polyphenols extract in type 2 diabetic rats：activation of Akt/GSK-3β and inhibition of IRE1α-XBP1 pathways ［J］. Front Endocrinol（Lausanne），2018（9）：586.

［15］Mollazadeh H，Sadeghnia H R，Hoseini A，et al. Effects of pomegranate seed oil on oxidative stress markers，serum biochemical parameters and pathological findings in kidney and heart of streptozotocin-induced diabetic rats［J］. Ren Fail，2016，38（8）：1256-1266.

［16］Ehsan G，Shideh M K. Study of the antidiabetic activity of Punica granatum L. fruits aqueous extract on the alloxan-diabetic wistar rats［J］. Iran J Pharm Res，2019，18（1）：358-368.

［17］Wang T T，Men R T，Hu M T，et al. Protective effects of *Punica granatum*（pomegranate）peel extract on concanavalin A-induced autoimmune hepatitis in mice［J］. Biomed Pharmacother，2018，100：213-220.

［18］Bohi K M E，Abdel-Motal S M，Khalil S R，et al. The efficiency of pomegranate（*Punica granatum*）peel ethanolic extract in attenuating the vancomycin-triggered liver and kidney tissues injury in rats［J］. Environ Sci Pollut Res Int，2021，28（6）：7134-7150.

［19］Mestry S N，Gawali N B，Pai S A，et al. *Punica granatum* improves renal function in gentamicin-induced nephropathy in rats via attenuation of oxidative stress［J］. J Ayurveda Integr Med，2020，11（1）：16-23.

# 🌱 牡蛎 Gyapsae

【别名】蛎蛤、海蛎子、猴蜊、海蛎、蚝、大蚝、蛎壳。

【来源】为牡蛎科动物长牡蛎 Ostrea gigas Thunberg、大连湾牡蛎 Ostrea talienwhanensis Crosse 或近江牡蛎 Ostrea rivularis Gould 的贝壳。

【生境分布】生于潮间带和潮下带水深不超过 10 m 的范围内，或养殖。在广西主要分布于北海、钦州、防城港等地。

【性味功能】咸，寒。通调龙路、火路，安神定惊，软坚散结，敛汗固精。用于失眠、眩晕、瘰疬、自汗盗汗、遗精、崩漏、带下、胃痛、风湿骨痛。

【用法用量】内服 9～30 g，先煎。外用研末干撒或调敷患处。

【现代药理学研究】

1. 抗疲劳作用

牡蛎提取物可延长小鼠负重游泳时间和缺氧死亡时间，增加肝糖原的含量，降低血清血乳酸的含量，提高免疫器官的重量指数，提高小鼠的抗疲劳能力和耐缺氧能力，增强小鼠的免疫功能；可提高骨骼肌抗氧化防御系统的防御能力，加快自由基的清除，增强机体在有氧和（或）缺氧状态下合成 ATP 的能力，从而提高机体抗疲劳和运动能力；可有效提高小鼠的运动耐力，提高心肌组织抗氧化损伤的能力，调控运动中 NO 合成酶系的表达与 NO 的生成量，减少 NO 的毒性代谢产物对心肌造成的损伤。牡蛎多肽可改善大鼠线粒体氧化应激水平、降低线粒体膜通透性，保护线粒体免受损伤，通过提升呼吸链复合体的活性而提高 ATP 合成能力，上调线粒体转录因子 PGC-1α、TFAM 的表达，对运动性疲劳具有一定的缓解作用；可以促进睾丸组织 StAR mRNA 表达，从而使间质细胞睾酮合成增加，有利于改善长期大负荷训练导致的低血清睾酮。

### 2. 改善性功能和生殖功能

牡蛎肽可提高 CTX 引起的生殖功能障碍大鼠血液雄激素的水平，改善肾脏和睾丸的病理状态和氧化应激状态，提高由 CTX 引起的生殖功能障碍大鼠的繁殖能力；可改善肾阳虚模型大鼠血清 $T_3$、$T_4$ 的水平及下丘脑 TRH mRNA 的表达，调节肾阳虚模型大鼠下丘脑 - 垂体 - 甲状腺轴的功能。牡蛎低聚肽组可缩短 CTX 引起的 PADAM 小鼠的捕捉潜伏期、增加捕捉和交配的次数，增加血清 TT、FT、FSH、LH 和睾丸 AR 的含量，增加精子的数量、活率和活力，改善性功能和生殖功能。

### 3. 抗衰老作用

牡蛎水提取物可延缓去卵巢大鼠脑衰老，使大鼠的纹状皮质分子层厚度增加，分子层厚度和皮层总厚度的比值下降，海马 CA2 区单位面积大锥体细胞数增多，SOD 活性增强，MDA 含量下降，从而起到延缓衰老的作用。

牡蛎肽可修复 D- 半乳糖致衰老大鼠睾丸组织的衰老形态，增加附睾精子数量、精子存活率和睾丸每日精子生成量，减少附睾精子畸形率；升高睾丸组织匀浆的 SOD、GSH-$P_X$ 和 CAT 的活性及干细胞因子的浓度。

牡蛎酶解提取物均可缩短 D- 半乳糖致衰老小鼠空间记忆获取阶段的潜伏期，提高空间探索阶段的穿越平台次数，降低血清 MDA 的含量，提高小鼠血清 SOD 的活性。

### 4. 保肝作用

牡蛎可使肝内乙醇脱氢酶的含量增加；可降低 $CCl_4$ 所致急性肝损伤小鼠血清 ALT、AST 的含量，减轻肝细胞损伤程度，对 $CCl_4$ 引起的小鼠急性肝损伤具有保护作用。牡蛎内脏多糖可减轻 $CCl_4$ 对肝细胞的病理损伤，降低小鼠 ALT、AST 及 MDA 的含量，升高小鼠 SOD 的活性。牡蛎寡肽可降低 $H_2O_2$ 致氧化损伤的 L02 细胞内 ROS 的水平，提高 SOD 和 GSH 的活性，对细胞起到保护作用。牡蛎多糖可以增强肝组织抗氧化能力，抑制 NOS 的活性，减少 NO 的毒性代谢物对肝组织的损伤，保持 ATPase 的活性。

### 5. 免疫调节作用

牡蛎多糖对甲型流感病毒的增殖具有抑制作用。牡蛎寡肽可提高由 CTX 引起的免疫低下模型小鼠的细胞免疫、体液免疫及非特异性免疫功能，对小鼠的免疫功能具有正向调控的作用。牡蛎肽可增加 ICR 雌性小鼠免疫器官的重量指数和血清溶血素的含量，增加抗体生成细胞和迟发型变态反应。牡蛎素对小鼠的非特异性免疫和特异性免疫均有增强作用。

6.抗肿瘤作用

牡蛎低分子活性多肽 BPO-L 可改变人肺腺癌细胞的恶性形态与超微结构特征，调节和干预 c-myc、MTp53 等癌基因与 p21 WAF1/CIP1 和 Rb 等抑癌基因的表达，对肺癌细胞具有诱导分化作用。牡蛎酶解物可增强荷瘤小鼠 T 淋巴细胞和 NK 细胞的功能，提高肺癌细胞的凋亡率和死亡率，抑制肺癌细胞的生长；可抑制结肠癌细胞 SW480 体外增殖、侵袭和转化，c-Myc 和 Cyclin D1 mRNA 水平，抑制 VDR 和 E-cadherin 转录表达，具有抗肠道肿瘤的作用。牡蛎活性肽可抑制卵巢癌细胞 SKOV3 的增殖能力。牡蛎糖胺聚糖可以抑制慢性粒细胞白血病癌细胞 K562、人鼻咽癌细胞 CNE-2Z、人宫颈癌细胞 Hela 的生长，抑制移植性 S180 肉瘤。

7.降血糖作用

牡蛎提取物对四氧嘧啶所致的小鼠胰腺细胞损伤有一定的保护作用。牡蛎水提取物可抑制 ST2 诱导糖尿病小鼠血糖的升高，提高机体对胰岛素的敏感性，提高 SOD 和 GSH 的活性，提高脾脏指数和胸腺指数。牡蛎活性肽具有促进胰岛组织修复和恢复其分泌的功能，对四氧嘧啶诱导糖尿病小鼠的形成、胰岛的损伤有一定的保护作用，具有降低血糖的作用。牡蛎糖胺聚糖、多肽对 α- 葡萄糖苷酶活性具有一定的抑制作用。

## 【参考文献】

［1］王建永.牡蛎多肽对运动疲劳大鼠骨骼肌线粒体功能的影响［J］.安徽大学学报（自然科学版），2020，44（5）：93-99.

［2］蔡亚伟，王海燕，孟辰，等.牡蛎肉提取物对小鼠抗疲劳和耐缺氧能力的影响［J］.山东中医药大学学报，2019，43（5）：503-507.

［3］易传祝，周月婵，刘上，等.牡蛎提取物软胶囊缓解体力疲劳功能研究［J］.实用预防医学，2016，23（4）：493-495.

［4］王勇，袁强，华岩.牡蛎提取液对小鼠运动耐力及骨骼肌自由基、能量代谢酶的影响［J］.现代预防医学，2013，40（1）：106-107，111.

［5］罗齐军，鲁顺保，李红，等.牡蛎多肽对长期大负荷训练大鼠血睾酮、LH 和 StAR mRNA 表达的影响［J］.江西师范大学学报（自然科学版），2013，37（6）：611-616.

［6］王勇，张光芬，陈小青.牡蛎提取液对长期训练小鼠心肌抗氧化能力、一氧化氮及一氧化氮合酶的影响［J］.中国老年学杂志，2015，35（5）：1346-1347.

［7］Li M L, Zhou M, Wei Y, et al. The beneficial effect of oyster peptides and oyster powder on cyclophosphamide-induced reproductive impairment in male rats : A comparative study［J］. J Food

Biochem, 2020，44（11）：e13468.

［8］刘瑜，张海欣，盛卓娴，等.牡蛎低聚肽对 CTX 诱导的 PADAM 大鼠性功能及生殖功能的干预作用［J］.食品工业科技，2020，41（17）：302-307.

［9］李亚，王通，王广飞，等.牡蛎肽对肾阳虚大鼠下丘脑 - 垂体 - 甲状腺轴调节作用的研究［J］.食品工业科技，2019，40（12）：291-294.

［10］张婉虹，谢华.牡蛎肉水提液延缓去卵巢大鼠脑衰老的作用［J］.中国老年学杂志，2007（13）：1239-1241.

［11］李大炜，刘四军，吴庆光.牡蛎肽对 D- 半乳糖致衰老大鼠睾丸组织及精子质量的影响［J］.中医药导报，2019，25（11）：55-58.

［12］徐成，卢虹玉，章超桦，等.牡蛎酶解提取物对 D- 半乳糖致衰小鼠学习记忆的影响［J］.食品工业科技，2016，37（2）：347-351.

［13］刘淑集，许旻，路海霞，等.牡蛎寡肽对 $H_2O_2$ 氧化损伤 L02 人肝细胞的保护作用［J］.现代食品科技，2020，36（5）：1-6，63.

［14］王炫文，赵冠华，佟长青，等.牡蛎内脏多糖抗氧化活性及对四氯化碳所致小鼠急性肝损伤的影响作用［J］.食品工业科技，2017，38（24）：303-307.

［15］侯丽，汪秋宽，何云海，等.牡蛎多糖提取及其对小鼠急性酒精肝损伤的保护作用［J］.食品工业科技，2014，35（22）：356-358，370.

［16］叶绍凡，华岩.牡蛎多糖对力竭运动小鼠肝损伤保护作用［J］.西安体育学院学报，2014，31（4）：464-468.

［17］刘淑集，许旻，苏永昌，等.牡蛎寡肽对免疫低下小鼠模型免疫功能的影响［J］.华南师范大学学报（自然科学版），2018，50（2）：70-76.

［18］胡相卡，杨伟，廖晓宇，等.牡蛎素对正常小鼠免疫调控作用的药效学研究［J］.中药药理与临床，2015，31（6）：55-58.

［19］陈晓文，刘文颖，许丹，等.牡蛎肽对小鼠免疫功能影响的研究［J］.中国食物与营养，2016，22（10）：66-68.

［20］武美彤，张海欣，张梦，等.牡蛎酶解物对 Lewis 肺癌的抑制作用及机制［J］.食品与发酵工业，2020，46（11）：98-104，111.

［21］李超柱，陈艳辉，陈艳华，等.牡蛎活性肽超滤分离工艺及其抗肿瘤活性研究［J］.钦州学院学报，2016，31（10）：9-12.

［22］石梦莹，徐海波，卢小路，等.牡蛎调控肠道肿瘤细胞维生素 D 受体信号通路的研究［J］.中药药理与临床，2015，31（1）：142-145.

［23］吴红棉，范秀萍，胡雪琼，等.近江牡蛎糖胺聚糖体内外抗肿瘤作用研究［J］.现代食品科技，2014，30（6）：18-23.

［24］雷丹青，张辉，廖共山，等.广西北部湾近江牡蛎降糖作用的研究［J］.时珍国医国药，

2010, 21（12）: 3125-3127.

［25］陆颖翀. 牡杨水提取物对糖尿病小鼠的降糖作用及其相关机制初步研究［D］. 南宁: 广西医
科大学, 2019.

［26］于红霞, 徐静, 王世华, 等. 牡蛎提取物对小鼠胰岛 β 细胞损伤的保护作用［J］. 中国公共
卫生, 2006（8）: 978-979.

［27］孔艳, 禤日翔, 戴梓茹, 等. 近江牡蛎糖胺聚糖降血糖及抗凝血活性研究［J］. 食品科技,
2019, 44（10）: 289-293.

# 笔画索引

## 一画

## 二画

## 三画

# 四画

# 五画

# 六画

# 七画

# 八画

# 九画

# 十画

# 十一画

# 十二画

# 十三画

# 十四画

# 十六画

# 十八画

# 拉丁学名索引

## A

## D

# F

# G

# H

# *M*

# *N*

# *O*